消化疾病内科治疗与内镜应用

（上）

高　强等◎主编

吉林科学技术出版社

图书在版编目（CIP）数据

消化疾病内科治疗与内镜应用/ 高强等主编. -- 长春 :吉林科学技术出版社, 2016.9
ISBN 978-7-5578-1050-4

Ⅰ. ①消… Ⅱ. ①高… Ⅲ. ①消化系统疾病—治疗 ②消化系统疾病—内窥镜检 Ⅳ. ①R57

中国版本图书馆CIP数据核字(2016)第167762号

消化疾病内科治疗与内镜应用
XIAOHUA JIBING NEIKE ZHILIAO YU NEIJING YINGYONG

主　　编　高　强　张永强　杨廷旭　张　媛　王国庆　韩　捷
副 主 编　翁志英　滕正青　武育卫　郭爱华
　　　　　亓　民　李　丽　王玉静　王翠艳
出 版 人　李　梁
责任编辑　孟　波　张　卓
封面设计　长春创意广告图文制作有限责任公司
制　　版　长春创意广告图文制作有限责任公司
开　　本　787mm×1092mm　1/16
字　　数　1033千字
印　　张　42
版　　次　2016年9月第1版
印　　次　2017年6月第1版第2次印刷

出　　版　吉林科学技术出版社
发　　行　吉林科学技术出版社
地　　址　长春市人民大街4646号
邮　　编　130021
发行部电话/传真　0431-85635177　85651759　85651628
　　　　　　　　85652585　85635176
储运部电话　0431-86059116
编辑部电话　0431-86037565
网　　址　www.jlstp.net
印　　刷　虎彩印艺股份有限公司

书　　号　ISBN 978-7-5578-1050-4
定　　价　165.00元
如有印装质量问题　可寄出版社调换
因本书作者较多，联系未果，如作者看到此声明，请尽快来电或来函与编辑部联系，以便商洽相应稿酬支付事宜。

主编简介

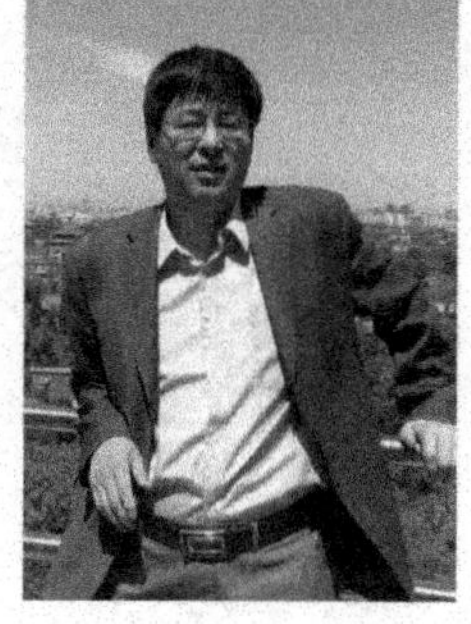

高　强

1961年出生，主任医师，硕士生导师，荷兰莱顿大学博士，美国威斯康辛大学博士后，河南科技大学肿瘤研究所副所长，第一附属医院新区医院消化内科主任，河南省消化内镜学会委员，河南省抗癌专业学会委员，洛阳市消化内镜学会副主委。长期从事消化专业临床诊断、治疗和研究工作，擅长消化系疾病及消化内镜下治疗。在炎症性肠病方面的研究获国家自然科学基金委面上项目资助，已发表SCI文章近20篇，其中第一作者7篇，通信作者5篇，专著2部，专利1项。

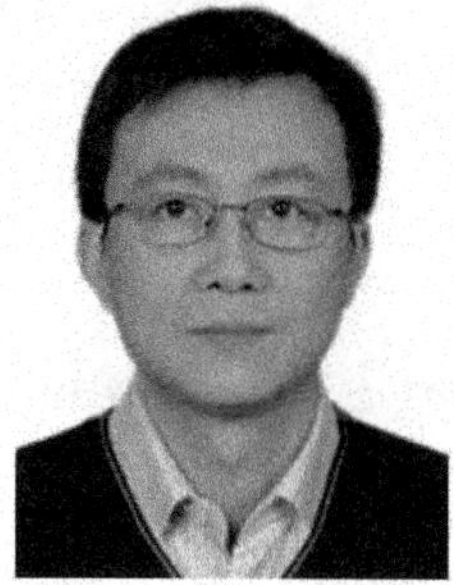

张永强

1971年出生，江苏江阴人，中共党员，现任东南大学医学院附属江阴医院消化内科副主任医师。东南大学在职研究生学历，硕士学位。从事消化内科工作20余年，1995年至1996年在东南大学医学院附属中大医院消化内科进修。擅长消化系疑难危重疾病的诊治，对功能性胃肠病、幽门螺杆菌感染、肝硬化等诊疗有丰富的理论知识和实践经验，熟练掌握胃镜、单人操作结肠镜、EMR及ESD术等内镜下诊疗技术。历年来在统计源核心期刊杂志发表学术论文9篇；完成省级课题1项；获市级科学技术进步奖二等奖、三等奖各1项。

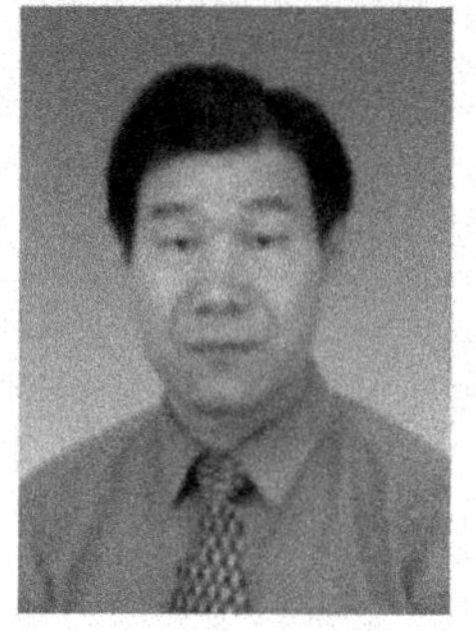

杨廷旭

1970年出生，中西医结合临床硕士，副主任医师。全国疑难及重症肝病攻关协作组全国委员，全国肝胆病科普咨询专家，中华医学会甘肃省消化内镜专业委员会委员，甘肃省中西医结合学会实验与检验专业委员会委员。擅长胃肠、肝胆、胰脾各种疾病的诊治及胃肠镜下各种疾病的诊治。先后在国家级核心期刊发表论文80余篇，申请实用新型专利11项。主持完成的《细菌性肝脓肿液化前后经皮肝穿刺置管冲洗引流疗效比较》等科研分别获“市科技进步一、二、三等奖”。

编 委 会

主　编　高　强　张永强　杨廷旭
　　　　张　媛　王国庆　韩　捷

副主编　翁志英　滕正青　武育卫　郭爱华
　　　　亓　民　李　丽　王玉静　王翠艳

编　委　(按姓氏笔画排序)

丁文斌　长春中医药大学附属医院
王玉静　新乡市中心医院
王国庆　新乡市中心医院
王翠艳　濮阳市人民医院
亓　民　郑州大学附属洛阳中心医院
牛海静　内蒙古医科大学附属医院
李　丽　西南医科大学附属中医医院
李卫红　青岛市第八人民医院
杨廷旭　酒泉市人民医院
张　媛　廊坊市人民医院
张永强　东南大学医学院附属江阴医院
武育卫　中国人民解放军第150中心医院
赵　波　湖北医药学院附属襄阳医院
翁志英　荆门市第二人民医院
高　强　河南科技大学第一附属医院
郭爱华　湖北省孝感市第一人民医院
韩　捷　河南中医药大学第一附属医院
滕正青　甘肃省白银市第一人民医院

前　言

消化系统是人体最重要的系统之一，消化系统疾病是临床的常见病和多发病，严重危害着人们的健康。近年来，随着医学新技术的不断涌现、新药物的不断问世和理论基础的不断更新，消化系统疾病的诊治水平也有了巨大提高。广大医务人员既要忙碌于救死扶伤的伟大事业，还要辛勤耕耘在科学研究的殿堂，他们不断学习、吸取现代医学的先进理论和经验，以便于跟上时代的发展，更好地为患者服务。

本书全面概括了消化系统疾病的诊治思路和最新诊疗技术，并简单介绍了消化系统疾病的护理，对消化系统疾病的中医治疗也有涉及。内容详实，选材新颖，图表清晰，实用性较强，对消化系统疾病的诊断和治疗具有指导意义，适合各级临床医生阅读参考。

参与本书编写的人员均是具有丰富临床经验的专家，有各科的业务骨干，也有优秀的一线青年医师，他们在繁忙的工作之余，将多年的临床实践体验和实际工作需求进行整合，精心撰稿，力争得到最优化的诊疗流程。但是由于参编人数较多，文笔不尽一致，加上编写时间有限，尽管多次校稿，书中难免存在疏漏和不足之处，恳请广大读者提出宝贵意见和建议。

编　者

2016年9月

目录

第一章

消化系统疾病总论

消化系统疾病包括食管、胃、肠、肝、胆、胰等脏器的器质性和功能性疾病，临床上十分常见。据统计胃肠病和肝病引起的疾病负担占所有疾病的十分之一，在我国胃癌和肝癌分别是恶性肿瘤患者死亡的第二位和第三位原因。掌握消化系统的主要结构和功能特点以及与疾病的关系，对于疾病的诊断和为患者提供有效的防治手段是十分重要的。

第一节 消化系统结构功能特点与疾病的关系

胃肠道的主要生理功能是摄取、转运和消化食物，吸收营养和排泄废物。食物在胃肠道内经过一系列复杂的消化分解过程，成为小分子物质，被肠道吸收，肝加工，变为体内物质，供全身组织利用；其余未被吸收和无营养价值的残渣构成粪便，被排出体外。食物成分在胃肠道内的消化分解需要依靠胰腺、胃肠腺分泌的水解酶、肝分泌的胆汁以及肠菌酶等的酶促反应参与，而已消化的营养成分的吸收则必须要有结构和功能完整的肠黏膜上皮细胞。肠黏膜上皮吸收功能不全和平滑肌收缩功能异常是引起胃肠道疾病的主要病理过程。先天性和后天性酶缺乏、肠黏膜炎性和肿瘤性病变、小肠内细菌生长（盲袢综合征）使胆盐分解而失去消化脂肪的作用，肠段切除过多（短肠综合征）丧失大量黏膜吸收面积等是造成消化和吸收不良的主要原因。

消化道的活动受自主神经支配，交感兴奋可导致胃肠动力的变化。迷走神经受损可引起胃十二指肠对扩张的异常敏感性。丘脑下部是自主神经的皮质下中枢，也是联络大脑与低位中枢的重要环节。消化道并不只是一条有上皮内衬的肌肉管道，它具有肠神经系统（entericnervous system，ENS），可以不依赖中枢神经系统独立行使功能，被称为“肠之脑”。ENS可直接接受胃肠道腔内各种信号，被激活后分泌的神经递质为多肽分子，如P物质、阿片类多肽、生长抑素、肠血管活性肽（vasoactive intestinal peptides，VIP）等。ENS有许多反射经路，同时也受中枢神经的调节（脑-肠轴），它在调控胃肠道的运动、分泌、血液和水及电解质转运上都有重要作用。中枢神经系统、自主神经系统和ENS的完整性以及它们之间的协调对于胃肠道动力的调节起重要作用。

各种精神因素，尤其是长期高度紧张可以干扰高级神经的正常活动，造成脑-肠轴的紊乱，引起内脏感觉过敏，进而引起胃肠道功能的紊乱。

胃肠道激素（来源于胃肠道内分泌细胞和神经细胞的小分子活性物质和多肽，作为神经信息的传递物质，被称为脑肠肽）对于维持消化道正常生理功能是不可缺少的，胃肠激素相互之间、胃肠激素与胃肠各种细胞、组织、器官之间相互协调才能维持生理功能，一旦这种平衡被打破，就可以引起疾病。例如胃泌素分泌过多可产生卓－艾综合征；VIP分泌过多可造成“胰性霍乱”，胃动素能强烈刺激上消化道电活动和机械活动，主要影响消化间期的胃肠运动，可能与胃结肠反射的调节有关。因此胃肠道的神经分泌的失衡有可能是导致一些症状综合征，如肠易激综合征、功能性消化不良等功能性疾病的病因。此外，肠免疫系统可能在系统性自身免疫性疾病和免疫耐受的发展中起重要作用，胃肠道相关淋巴组织是常见的黏膜相关淋巴组织的一部分，可识别进入胃肠道的抗原，鉴别哪些抗原应忽视（如营养物质和共生菌落的蛋白），哪些会引起免疫反应（如致病菌的蛋白）。由于消化道直接开口于体外，接纳体外的各种物质，其黏膜接触病原体、致癌物质、毒性物质的机会较多，在免疫及其他防御功能减弱的情况下，容易发生感染、炎症、损伤。消化系统肿瘤的发病率较高也可能与此有关。胃癌、食管癌、肝癌、结肠癌、胰腺癌均是常见的恶性肿瘤，在全身恶性肿瘤中占很大的比例。胃肠道与肝含有大量单核巨噬细胞，构成消化道的免疫保护屏障，保护胃肠道不受外来致病因子的侵袭，当这种功能受损时即出现相应的疾病。胃肠道微生态环境的正常对维持人的健康状况、抵御外来微生物的侵害、防止疾病的发生具有重要的意义。

肝是体内碳水化合物、蛋白质、脂质、维生素合成代谢的重要器官，通过各种复杂的酶促反应而运转，一旦肝细胞受损停止工作或由于酶的缺乏均可引起疾病。例如肝通过糖原分解及异生供给葡萄糖，又通过糖酵解、糖原合成、贮藏摄取葡萄糖，在调节血糖浓度、维持其稳态中起重要作用，如其功能被干扰，例如酒精中毒，就可产生低血糖；肝细胞坏死或肝储备功能下降时，蛋白合成功能障碍，可出现凝血酶原时间延长以及低蛋白血症。中性脂肪的合成、释放，胆固醇的合成、磷脂脂蛋白合成以及脂肪运输，都在肝内进行。病理情况如肝缺少 α_1－抗胰蛋白酶时，可发生肺气肿和肝硬化；缺乏铜蓝蛋白时可出现肝豆状核变性。酒精性肝病、糖尿病患者脂质在肝内积聚形成脂肪肝均是影响肝脂质代谢的结果。

肝又是体内主要的解毒器官，肝摄取、结合、转运、分泌、排泄胆红素，任何一环的障碍均可引起黄疸。肝是胆汁生成的场所，各种原因引起胆汁酸合成、转运、分泌、排泄的障碍均可引起胆汁淤积性肝病和脂溶性维生素缺乏。药物在肝内的代谢主要是通过肝细胞光面内质网上的微粒体内以细胞色素P450为主的一系列药酶作用。肝在药物药代动力学中起重要作用。反过来药物及其代谢产物也可引起肝损害，导致药物性肝病。

（杨廷旭）

第二节　分类

按病变器官分类，常见病种及其主要临床表现有：

一、食管疾病

常见病种有胃食管反流病、食管癌、食管贲门失弛缓症。主要临床表现为咽下困难、胸骨后烧灼感、食管反流。

二、胃、十二指肠疾病

常见病种有胃炎、消化性溃疡、胃癌、十二指肠炎等。主要症状为上腹部不适、疼痛、厌食、恶心、呕吐、嗳气、反酸等。

三、小肠疾病

常见病种有急性肠炎（包括病毒性肠炎）、肠结核、急性出血性坏死性肠炎、克罗恩（Crohn）病、吸收不良综合征等。主要表现有脐周腹痛、腹胀和腹泻，粪便呈糊状或水样，当发生消化或吸收障碍时，则含消化不完全的食物成分，可伴有全身性营养缺乏的表现。

四、结肠疾病

常见病种有痢疾和各种结肠炎、肠易激综合征、溃疡性结肠炎、结肠癌、直肠癌等。主要症状有下腹部一侧或双侧疼痛，腹泻或便秘，黏液、脓血便，累及直肠时有里急后重。

五、肝疾病

常见病种有病毒性肝炎、非酒精性脂肪性肝病、酒精性肝病、自身免疫性肝病、遗传性肝病、药物性肝病、肝脓肿、各种病因引起的肝硬化、原发性和继发性肝癌等。主要临床表现为肝区不适或疼痛、乏力，体征为肝大、肝区压痛、黄疸、门静脉高压征和营养代谢障碍等。

六、胆道疾病

常见病种有胆石症、胆囊炎、胆管炎、胆道蛔虫症等。主要临床表现有右上腹疼痛（胆绞痛）和黄疸。

七、胰腺疾病

常见病种有急、慢性胰腺炎和胰腺癌。主要临床表现有上腹部疼痛（可向腰背部放射）和胰腺分泌障碍所引起的小肠吸收不良和代谢紊乱。

八、腹膜、肠系膜疾病

腹膜与消化器官有紧密的关系。脏腹膜形成一些消化器官的浆膜层。常见病种有各种急、慢性腹膜炎，肠系膜淋巴结结核，腹膜转移癌等。腹膜疾病的主要表现为腹痛与压痛、腹部抵抗感和腹水等。

（杨廷旭）

第三节　诊断与鉴别诊断

任何诊断的确立都应包括以下四方面：①疾病的诊断（病名）。②估计疾病的严重度（轻、中、重）。③疾病的分期（早/晚期、急性/慢性）。④明确基础病变或病因。

消化系统疾病的主要临床表现是消化系统症状，但许多表现如恶心、呕吐、腹痛、腹块等也见于其他系统疾病。因此，正确的诊断必须建立在认真收集临床资料包括病史、体征、常规化验及其他特殊检查结果，并进行全面与综合分析的基础上，而医生须有较广博的临床基础知识，包括生化、免疫、内镜、影像诊断等方面的知识和技能。

一、病史

病史是诊断疾病的基本资料，在诊断消化系统疾病中往往是诊断的主要依据，例如消化性溃疡常能根据病史作出正确的诊断。完整病史的采集对于肝病的诊断尤为重要，包括家族史、用药史、饮酒史、毒品接触史、月经史、性接触史、职业环境因素、旅游史、过去手术史（包括麻醉记录）、输血史等。

二、症状

典型的消化系统疾病多有消化系统的症状但也有病变在消化系统，而症状却是全身性的或属于其他系统的。询问症状时应了解症状的演变情况。

1. 厌食或食欲缺乏　多见于消化系统疾病如胃癌、胰腺癌、慢性胃炎、病毒性肝炎等，但也常见于全身性感染和其他系统疾病如肺结核、尿毒症、精神神经障碍等。厌食与惧食必须分辨清楚：厌食是没有进食的欲望，患者往往对以前喜欢吃的食物都不想吃；惧食是害怕进食后产生不适，如疼痛、呕吐等而不敢进食，多见于胆囊炎、胰腺炎等疾病。

2. 恶心与呕吐　两者可单独发生，但在多数情况下相继出现，先恶心后呕吐。胃部器质性病变如胃癌、胃炎、幽门痉挛与梗阻，最易引起恶心与呕吐。其他消化器官包括肝、胆囊、胆管、胰腺、腹膜的急性炎症均可引起恶心与呕吐，而炎症合并梗阻的管腔疾病如胆总管炎、肠梗阻几乎无例外地发生呕吐。在其他系统疾病中，必须鉴别心因性呕吐、颅内压增高、迷路炎、尿毒症、酮症酸中毒、心力衰竭、早期妊娠等易致呕吐的情况。

3. 嗳气　是进入胃内的空气过多而自口腔溢出的现象。频繁嗳气多因精神因素、饮食习惯不良（如进食、饮水过急）、吞咽动作过多（如口涎过多或过少时）等引起，也可由于消化道特别是胃、十二指肠、胆道疾病所致。

4. 咽下困难　多见于咽、食管或食管周围的器质性疾病，如咽部脓肿、食管炎、食管癌、食管裂孔疝、纵隔肿瘤、主动脉瘤等，也可由于食管运动功能障碍所引起（如贲门失弛缓症）。

5. 灼热感或胃灼热（heartburn）　是一种胸骨和剑突后的烧灼感，主要由于炎症或化学刺激物作用于食管黏膜而引起，有时伴有酸性胃液反流至口腔。常见于胃食管反流病。

6. 腹胀　腹胀的原因有胃肠积气、积食或积粪、腹水、腹内肿物和胃肠运动功能失调等。

7. 腹痛　腹痛是胃肠道功能性疾病较常见的症状，可表现为不同性质的疼痛和不适感，由各种疾病所致，要深入了解腹痛的诱因、发作时间、持续性或阵发性、疼痛的部位、性质和程度、是否放射至其他部位、有无伴随症状以及加重或缓解因素等。

8. 腹块　要了解患者最初觉察腹块的日期，当时的感觉，腹块出现后发展情况，是经常还是偶尔存在，出现和消失的时间和条件和有无伴随症状。

9. 腹泻　腹泻是由于肠蠕动加速、肠分泌增多和吸收障碍所致，见于肠道疾病，亦可由精神因素和其他器官疾病所引起。腹泻伴水样或糊状粪便提示小肠病变。结肠有炎症、溃疡或肿瘤病变时，粪便可含脓、血和黏液。

10. 里急后重　里急后重是直肠激惹症状，多因炎症或直肠癌引起。

11. 便秘　多数反映结肠平滑肌、腹肌、膈肌及肛提肌张力减低、肠梗阻和直肠反射减弱或消失，也可由于结肠缺乏驱动性蠕动或出口梗阻所致。常见于全身性疾病、身体虚弱、不良排便习惯、功能性便秘等情况，以及结肠、直肠、肛门疾病。

12. 呕血、黑粪和便血　呕血和黑粪提示上消化道包括食管、胃、十二指肠和胆道系统出血。每日出血量超过60ml才会产生黑粪。上消化道出血量过大且胃肠排空加速时，也可排出鲜血，此时常伴有血容量不足的全身表现。便血来源于下消化道包括小肠、结肠等，往往呈暗红色，出血部位越近肛门，便出血液越新鲜。当下消化道出血量少、血液停留在肠道内时间较长时，也可表现为黑粪。

13. 黄疸　黄疸的鉴别很重要。肝细胞性黄疸和阻塞性黄疸主要见于消化系统疾病，如肝炎、肝硬化、胆道阻塞，亦可由于先天性胆红素代谢异常引起。溶血性黄疸见于各种原因引起的溶血，属于血液系统疾病。

三、体征

全面系统的体格检查对于消化系统疾病的诊断和鉴别诊断非常重要，肝大腹水的患者不一定由肝硬化引起，如有奇脉和颈静脉扩张，则提示腹水由缩窄性心包炎所致。观察面部表情常能测定疼痛是否存在及其严重性。慢性萎缩性胃炎、肠吸收不良等症常伴有舌炎。口腔小溃疡和大关节炎常提示炎症性肠病。皮肤表现是诊断肝病的重要线索，蜘蛛痣、肝掌、肝病面容、黄疸、腹壁静脉曲张都是存在慢性肝病的标志。腹部检查对消化系统疾病的诊断尤为重要。检查时应注意腹部的轮廓、蠕动波、腹壁静脉曲张及其分布与血流方向、压痛点（固定压痛点更有意义）、反跳痛、腹肌强直、移动性浊音、振水音、鼓音、肠鸣音、肝脾肿大等。急性腹痛时应判断有无外科情况，疝出口的检查可排除嵌顿疝，对于急腹症患者是必要的。当触到腹块时，应了解其部位、深浅、大小、形状和表面情况、硬度、有无移动性、压痛和搏动等，以判断病变的性质和所累及的器官。在有便秘、慢性腹泻、便血、下腹痛的病例，直肠指检是必要的常规检查，常可及时地诊断或排除直肠癌等重要病变，决不可省略。发现体征还应注意其动态变化。

四、实验室和辅助检查

1. 化验检查　粪便检查对胃肠道疾病是一种简便易行的诊断手段，对肠道感染、寄生虫病、腹泻、便秘和消化道出血尤其重要，必要时还须作细菌检查或培养。粪便的肉眼观察、隐血试验、镜检红白细胞、找脂肪滴及虫卵往往可提供有诊断性的第一手资料，不可忽视。血清胆红素、尿液胆红素和尿胆原、肝功能试验包括反映肝胆细胞损伤的血清酶学测定和反映肝细胞合成功能的指标，如血清白蛋白（A）、凝血酶原时间（PT）测定对于黄疸和肝胆疾病的诊断和病情严重程度的确定有价值。血清、胸腹水淀粉酶测定对急性胰腺炎有诊断价值，胰液泌素和胰酶泌素刺激，以及苯甲酰－酪氨酰－对氨苯甲酸（BT－PABA）试验、粪脂肪和粪糜蛋白酶量可反映胰腺外分泌功能；脂肪平衡试验、木糖试验、维生素 B_{12} 吸收试验、氢呼吸试验等可测定小肠吸收功能，对慢性胰腺炎和吸收不良综合征有诊断和鉴别诊断价值，后两种尚可用于测定小肠细菌过度生长。腹水检查对鉴别腹腔结核、癌瘤、肝硬化等有实用价值。乙型及丙型肝炎病毒抗原和抗体检测对乙型丙型肝炎、自身抗体测定对自身免疫性疾病、甲胎蛋白、癌胚抗原、CA19-9等肿瘤标志对于原发性肝癌、结肠癌和胰腺癌是辅助诊断、估计疗效和预后的有价值的方法。放射免疫测定（RIA）、酶联免疫测定（EIA）、聚合酶链反应（PCR）等已广泛应用于各种抗原、抗体、病毒等的检测。基因芯片的应用有助于对某些疾病的诊断。

2. 超声显像　是消化系统疾病诊断上首选的非创伤性检查。可显示肝、脾、胆囊的大小和轮廓，对肝病特别是肝癌、肝脓肿的诊断帮助较大，对梗阻性黄疸患者可以迅速鉴别是由于肝内还是肝外原因引起，并能测定梗阻部位（在肝门区、胰头还是胆总管）和梗阻性质（肿瘤或结石）。对腹水和腹腔内实质性肿块的诊断也有一定价值。实时灰阶B型超声显像，显著地提高了诊断胆囊结石、胆总管扩张、门静脉扩张、胰腺肿大、肝胰占位性病变的正确性，并能监视或导引各种经皮穿刺，例如穿刺肝脓肿抽脓，穿刺肝或胰腺肿瘤进行活组织检查等。

3. 影像学检查

（1）X线检查：腹部平片对于诊断胃肠穿孔、胃肠梗阻、不透X线的胆结石等有帮助。X线钡餐检查适应于怀疑有食管至回肠的消化道疾病或胰腺癌的病例，而可疑的结肠器质性病变则进行钡剂灌肠检查。消化道X线双重造影技术能更清楚地显示黏膜表面的细小结构，提高胃、肠溃疡或癌瘤的确诊率，对炎症性肠病的诊断也很有帮助。小肠插管注钡造影有助于小肠疾病的诊断。标准试餐加服固体小钡条可在X线下进行胃排空试验。数字减影血管造影术有助于评价血管的解剖和病变；选择性腹腔动脉、肠系膜动脉造影对于消化道出血的定位诊断很有帮助。经皮肝穿刺或经动脉、静脉导管门静脉造影术则有助于判断门静脉阻塞的部位、侧支开放的程度、外科门腔分流术和肝移植的术前评估。借助X线进行介入如血管成形术、支架成为治疗动、静脉和胆道阻塞的重要手段。

（2）X线计算机化断层显像（CT）和磁共振成像（MRI）检查：尤其是CT在消化系统疾病的诊断上越来越显重要。CT对腹内脏器病变，尤其是肝、胰、胆占位性病变如囊肿、脓肿、肿瘤、结石等的诊断有重要作用，也是诊断急性重型胰腺炎最可靠的方法。对弥漫性病变如脂肪肝、肝硬化、胰腺炎的诊断也有重要价值。CT和MRI能够显示消化系统肿瘤边缘及周围组织的病变，进行肿瘤术前TNM分期。应用螺旋CT导航三维腔内成像的图像后处理还能进行仿真式胃镜、小肠镜、结肠镜的检查。近期开展的磁共振胰胆管造影术（MRCP）是诊断胆道、胰腺疾病的一项很有前途的无创伤性检查。磁共振血管造影术（MRA）可以清楚地显示门静脉及其分支和腹腔内动脉血管情况，在诊断上可取代上述创伤性血管造影。

4. 内镜检查　消化内镜包括食管镜、胃镜、十二指肠镜、胆道镜、小肠镜、结肠镜、腹腔镜。应用内镜可以直接观察消化道腔内病变和拍照录像记录，急诊胃镜检查对急性上消化道出血原因及部位的诊断起确诊作用。通过十二指肠镜镜身的活检道将导管插入十二指肠乳头，进行逆行胆管和胰管X线造影（endoscopic retrograde choiangio-pancreatography，ERCP）已成为诊断胰腺、胆道疾病的重要手段。结肠镜可插过回盲部，观察回肠末端和整个结肠。双气囊推进式小肠镜可到达小肠任何部位，是大多数小肠疾病最理想的诊断手段。胶囊内镜可以无创展现小肠全貌，对于小肠出血有较高诊断价值。某些困难病例还可作术中内镜检查。

超声内镜对于胃肠道隆起性病变的性质与起源，尤其是黏膜下病变诊断有很大帮助，还可了解病变侵犯管壁深度。配合经超声内镜细针穿刺，行病变部位活组织检查有确诊作用。可用于诊断食管癌、胃癌、壶腹癌（定位和分期）。对胰腺癌的诊断和能否切除的评价以及胰腺内分泌肿瘤的术前定位很有帮助。

微型腹腔镜检查创伤小，安全性高，对了解腹腔块物的性质，确定腹水的病因，尤其是对肝胆疾病、结核性腹膜炎及腹膜间皮瘤的诊断与鉴别诊断有一定帮助。超声腹腔镜（laparoscopic ultrasonography）的应用，可以更清楚地观察腹膜、肝及血管结构，对于消化系统恶性肿瘤的分级起到重要作用。带有多普勒超声的腹腔镜可以看到肿瘤对于血管的浸润程度。

5. 活组织检查　肝穿刺活组织检查是确诊慢性肝病最有价值的方法之一。用于建立肝病的临床诊断；确定已知肝病的活动性、严重性或目前状况；评价肝病治疗的效果；对异常的肝功能进行评价；对不明原因发热、黄疸、肝大进行鉴别。凝血功能障碍者可行经颈静脉肝活检。此外，在内镜直视下，可用活检针、钳或刷，采取食管、胃或结直肠黏膜病变组织做病理检查；在超声或 CT 导引下，用细针经皮穿刺实质性肿块，取活组织做细胞学检查；经腹腔镜肝或腹膜活检；经口插入活检管取小肠黏膜检查；还可通过外科手术进行活组织检查。

6. 脱落细胞检查　冲洗或刷擦消化管腔黏膜（特别是在内镜直视下操作），收集脱落细胞做病理检查，有助于癌瘤的诊断，对食管癌和胃癌的确诊率较高。通过内镜胰腺插管收集胰腺脱落细胞对胰腺癌诊断的阳性率较高。

7. 胃肠动力学检查　测定食管腔 24h pH 和食管下端括约肌水平的腔内压力，对诊断胃食管反流病很有价值，而了解食管各段的活动力，对诊断和鉴别食管运动障碍性疾病如食管痉挛、食管贲门失弛缓症等有帮助。胃 pH、胃排空时间、胃张力测定及胃电图等可了解胃的功能变化。结肠动力测定可用于诊断或随访肠易激惹综合征等。肛门直肠测压、直肠电和盆底肌电描记、排便流速测定等检查方法有助于诊断功能性排便异常。

8. 放射性核素检查　临床上应用静脉注射核素标记的红细胞对于不明原因的下消化道出血的诊断有一定的价值；经由直肠给予 ^{99m}Tc - MIBI 或 $^{99m}TcO_4$ 进行直肠 - 门静脉显像，并以心肝放射比值（H/L）或分流指数（SI）来判断有无门静脉高压及其程度，有助于门脉高压的诊断和疗效考核；消化道动力学检测如食管通过、食管反流，胃排空、十二指肠 - 胃反流测定，胃黏膜异位显像，尿素呼气试验、脂肪酸呼气试验等等，也均是核医学在消化系统疾病中应用的重要方面。单克隆抗体在靶特异性影像方法的发展中起重要作用。如同位素标记的单克隆抗体 ^{111}In CyT103 在临床上已用于结直肠癌的成像诊断。

9. 正电子射线断层检查（positron electron ray tomography，PET）　能反映生理功能而非解剖结构，有助于阐明体内器官正常功能及功能失调，将生理过程形象化和数量化，以及对肿瘤进行分级。由于其定位能力较差，因此现在将 CT 与其放在同一机架，增加其定位能力，形成 PET - CT。近年来 PET - CT 已广泛用于结直肠、肝、胰腺、神经内分泌系统的诊断和预后评估。

（杨廷旭）

第四节 防治原则

消化系统疾病的发生往往与饮食有关，要贯彻预防为主的方针，强调有规律的饮食习惯，节制烟酒，注意饮水和食品的卫生质量。要指导慢性病患者掌握疾病的规律，并采取积极措施，预防复发，防止并发症和后遗症。消化系统疾病的治疗一般分为一般治疗、药物治疗、手术或介入治疗三大方面。消化系统疾病可源于其他系统，也可影响其他系统，因此治疗不宜只针对某一症状或局部病灶，而应进行整体和局部相结合的疗法。首先要使患者对本身疾病有正确的认识，树立治疗信心，消除紧张心理，与医务人员密切合作，才能收到最佳疗效。

（杨廷旭）

第五节 进展和展望

1. 消化系统疾病谱的变化 随着我国经济发展，生活水平提高和生活方式的改变，一些原来在西方国家的常见病如胃食管反流病、功能性胃肠病、炎症性肠病、酒精性和非酒精性肝病在我国发病率逐年增高。消化系统恶性肿瘤如肝癌、胃癌发病率依然居高不下，结肠癌和胰腺癌又不断增加。随着检测技术的提高，早期肿瘤检出率虽然增加，但仍缺乏能进行早期诊断的特异性生物指标和有效的根治方法。这些都是应深入研究的新热点。

2. 消化道内镜的进展 内镜的诊断和治疗已经做到无腔不入，广泛应用于食管、胃肠、胆胰疾病的诊断和治疗。超声内镜、色素内镜、放大内镜和激光扫描内镜使消化系统疾病的诊断水平明显提高。黏膜微小病变的诊断以及在内镜下的治疗都达到了较高水平。内镜诊治在消化系统已没有盲区。而治疗内镜的开展又使得既往需外科治疗的疾病可改用创伤较小的内镜治疗。

3. 消化系统疾病的治疗进展 幽门螺杆菌的发现使不断复发的溃疡病成为可治愈的疾病，甚至对胃癌发病率的降低都有可期望的价值。随着乙肝疫苗的广泛应用，儿童中乙肝的感染率正明显下降。随着乙肝抗病毒治疗的开展，有望使下几个10年后乙肝所致的肝硬化、肝癌发病率和死亡率下降。肝移植的广泛开展，使肝硬化成为可以治愈的疾病。肝干细胞移植开始在肝衰竭治疗中展现了诱人的前景。单克隆抗体的应用改变了克罗恩病的自然病程。肿瘤的分子靶向治疗也具有广阔的前景。

（杨廷旭）

第二章

消化系统疾病的诊断检查

第一节　消化系统常用的分子生物学基本技术

一、核酸分子杂交技术

由于核酸分子杂交的高度特异性及检测方法的灵敏性，它已成为分子生物学中最常用的基本技术，被广泛应用于基因序列的分析及基因突变的检测等。其基本原理是具有一定同源性的核酸单链在一定的条件下（适宜的温度及离子强度等）可按碱基互补配对的原则形成双链。用核酸分子杂交进行分析的最有效方法是将一种核酸单链用同位素或非同位素标记成为探针，再与待测核酸单链进行杂交。核酸探针是指用放射性核素、生物素或其他活性物质标记的，能与特定的核酸序列发生特异性互补的已知 DNA 或 RNA 片段。待测核酸序列通常是基因组 DNA 和细胞总 RNA。

1. 固相杂交（solid - phase hybridizatio）　固相杂交是将变性的 DNA 固定于固体基质（硝酸纤维素膜或尼龙滤膜）上，再与探针进行杂交，也称为膜上印迹杂交。

2. 斑点杂交（dot hybridization）　将被测 DNA 或 RNA 样品变性后固定在滤膜上，然后加入标记好的探针进行杂交。操作简单，事先不用限制性内切酶消化或凝胶电泳分离核酸样品，可在同一张膜上同时进行多个样品的检测，适用于样品的大规模筛选。

3. 印迹杂交（blotting hybridization）

（1）Southern 印迹杂交：凝胶电泳分离经限制性内切酶消化的 DNA 片段，将凝胶上的 DNA 变性并转移至硝酸纤维素膜或其他固相支持物上，再与相对应的已标记探针进行杂交反应，用放射性自显影或酶反应显色，检测特定大小分子的含量。可进行基因的酶切图谱分析、基因突变分析及限制性长度多态性分析（RELP）等。

（2）Northern 印迹杂交：由 Southern 印迹法演变而来，被测样品是 RNA，主要用于鉴定 mRNA 分子的大小及表达量。该法是研究基因表达常用的方法，可与 RT - PCR 方法协同分析基因的表达程度。

4. 核酸原位杂交（nucleic acid hybridization in situ）　用特定标记的已知序列探针与细胞或组织切片中核酸进行杂交并对其实行检测的方法，称为核酸原位杂交。用来检测 DNA 在细胞内的分布，与细胞内 RNA 进行杂交以研究该组织细胞中特定基因表达水平。能在成分复杂的组织中进行单一细胞的研究而不受同一组织中其他成分的影响，对于组织中含量极低的靶序列有极高的敏感性，并可完整地保持组织与细胞的形态。

二、限制性长度多态性分析

限制片段长度多态性主要用于基因多态性分析，其基本原理是限制性内切酶在DNA链的高度特异位点（也称为限制性位点）切割DNA，因此根据不同个体核酸序列的改变（包括点突变、碱基插入和缺失突变）会导致原有限制性酶切位点的丢失、产生新的位点或者已有内切酶位点间的DNA片段长度发生改变，这种变化可以通过Southern杂交进行检测，从而比较不同个体DNA水平的差异（即多态性）。不同限制性内切酶切割基因组DNA后，所切片段长度和类型不同，因此可将限制性内切酶与分子标记组成不同组合进行研究。采用多种限制性内切酶和DNA探针，可以得到某一基因的多重RFLP图谱。现在描述RFLPs之间特殊组合称为基因的单元型（haplotype），单元型是指紧密连锁的、一些染色体特定区域内等位基因的特殊组合，对于分析家族内基因片段的转换（transition）以及基因重组的检测非常有用。

三、PCR-单链构象多态性

PCR-SSCP是近年来发展起来的一种分析基因突变的方法，基本原理是基于序列不同的DNA单链片段空间构象有所不同，当其在非变性聚丙烯酰胺凝胶中电泳时，电泳的位置也会发生变化。根据不同序列DNA单链电泳迁频率的差异，从而判断基因有无突变存在。将PCR技术与SSCP相结合，即通过PCR扩增待测DNA片段，变性成单链后在聚丙烯酰胺凝胶中电泳，即可检出有无突变，检测方法灵敏、快速，对检测基因的单个碱量置换和某一片段DNA突变位点的筛查提供了有效而快速的手段。

四、变性梯度凝胶电泳

DGGE是检测基因突变较为精确的方法，它不仅可以检测单一片段的单点突变，而且也较容易检测基因的多点突变。该方法与PCR技术相结合，能快速对大量标本进行分析。

对于一段特定的DNA片段来说，其退火温度（Tm值）与碱基组成有关，当碱基组成发生变化时，Tm值亦随之改变。突变的DNA片段在变性剂线性梯度增加的凝胶上进行电泳时，当变性剂浓度逐渐增加达一定值时突变的DNA片段发生解链而形成分叉，其电泳迁移速度变慢。因此突变的DNA片段与正常的DNA片段电泳迁移位置有差别，从而将突变DNA和正常DNA片段区分开。研究证明DGGE可检出任何类型的单碱基突变，如果突变型与正常的DNA片段形成异源双链时，其敏感性大大提高。

五、变性高效液相色谱

DHPLC是一种新的高通量筛选DNA序列变异的技术，其专利产品为WAVE DNA片段分析系统（WAVE DNA Fragment Analysis System）。其原理是用离子对反向高效液相色谱法分离并检测异源双链。该方法具有自动化、快速、检出率高、检出DNA片段大小范围广等优点。

DHPLC进行基因突变检测是基于异源双链的形成。变异型和野生型的PCR产物经过变性复性过程，不仅分别形成同源双链，同时也错配形成异源双链，异源双链由于碱基对不匹配，在部分变性的温度条件下，不匹配的碱基对处发生部分解链。由于单链 DNA 带负电荷减少、结合力弱，因此异源双链比同源双链先洗脱出来，根据柱子保留时间的不同将同源双链和异源双链分离，从而识别变异型。

六、多聚酶链反应

PCR 是一种利用 DNA 变性和复性原理在体外进行特定的 DNA 片断高效扩增技术，可以检出微量靶序列。PCR 是在模板 DNA、引物和 4 种脱氧核糖核苷酸存在的条件下依赖于 DNA 聚合酶的酶促合成反应。仅用极少量模板，在一对引物介导下，在数小时内可扩增至 100 万 ~200 万拷贝。PCR 反应分三步：变性、退火及延伸。每三步为一循环，每一循环的产物作为下一个的模板，这样经过数小时的循环，可得到大量复制的特异性 DNA 片段。

1. PCR 直接检测缺失突变　基因发生缺失突变时，可在已知基因序列缺失片段的两侧设计引物，然后进行 PCR，对其产物行琼脂糖凝胶电泳，检测有无特异性的扩增产物，如果未出现扩增产物，表明基因发生缺失突变，可以区分出野生型或突变基因。如果已经明确基因序列，缺失部位也较固定，可在已知基因序列缺失片段的两侧设计一对引物进行 PCR；对于某些致病基因来说，基因缺失具有明显的异质性，即在不同患者基因缺失片段有所不同，用一对缺失部位的引物难以检测出所有的基因缺失。此时可设计多对引物在同一 PCR 体系中扩增多个外显子，然后检测有无缺失片段，若某一特异性的扩增产物带缺如，则可判定为该片段的缺失突变。

2. 多重 PCR 技术　一般 PCR 仅应用一对引物，通过 PCR 扩增产生一个核酸片段。多重 PCR（multiplex PCR），又称多重引物 PCR 或复合 PCR，它是在同一 PCR 反应体系里加上两对以上引物，同时扩增出多个核酸片段的 PCR 反应，如果某些癌基因的突变或缺失存在多个好发部位，多重 PCR 可提高其检出率并同时鉴定其型别及突变等。由于在同一个试管内同时进行多个 PCR 反应，其具有高效性和系统性的特点。

3. 特异 PCR、扩增阻滞突变系统检测单－碱基突变　工作原理是基于 PCR 反应自身的特异性。PCR 扩增时，引物的延伸是从 3′ 末端开始的，而这种延伸的进行要求引物 3′ 端的碱基与模板完全配对，只有这样引物才能延伸，扩增才得以进行下去而得到预期的扩增产物。若引物 3′ 端与模板不能配对，则引物的延伸即阻断，不能得到相对应的扩增产物。特异 PCR 的引物恰好设计位于潜在突变区 3′ 末端，如果引物与野生型序列同源配对，则只能扩增出野生型基因，而不会扩增突变基因片段；反过来，如果引物与突变序列配对的话，则只能扩增出突变序列。扩增阻滞突变系统在每个系统中包含两个 PCR 扩增反应，有两对引物但它们的 3′ 端有差异，一为正常引物，另一为 3′ 端突变引物，正常引物只与正常模板互补，而突变引物只与突变的模板互补，分别扩增出相应的产物。利用该系统进行基因突变检测时很容易判别出有无突变基因的产生，对 DNA 分子上多位点变化的鉴定准确快速、简便，可自动化进行大规模筛选。

4. PCR－寡核苷酸探针斑点杂交　如果某一基因的突变部位、性质经测序分析已经阐明，即可用 PCR－寡核苷酸探针斑点杂交法直接检测突变。该方法的原理即用合成的寡核苷酸片段（一般为 19nt）作为探针，与经 PCR 扩增获得的靶 DNA 进行杂交。在严格控制杂交条件的前提下，探针与靶 DNA 片段之间只要有一个碱基不配对，都能通过斑点杂交来检测 PCR 产物中有无对应的突变序列。

七、DNA 序列分析

DNA 序列分析（测序，sequencing）是分子生物学重要的基本技术。目前最常用的方法有 Maxam – Gilbert 的化学降解法和 Sanger 的双脱氧法等，近年来已有 DNA 序列自动测定仪问世。直接测序分析是检测基因突变最直接最可信的方法，可以检测基因的点突变、缺失、插入突变和核苷酸序列的其他变化。但是在消化系疾病临床工作中，对某一基因进行完整测序不是一种切实可行的方法，而更为实际的手段是通过单倍体分析首先筛选出可能突变的感兴趣基因，对于那些异常单倍体样本再行测序以鉴定突变序列。

八、mRNA 差异显示技术

通过 mRNA 3′末端系统化扩增和 DNA 测序凝胶片段分离进行工作。根据绝大多数真核细胞 mRNA3′端具有的多聚腺苷酸尾（polyA）结构，因此可用含 oligo（dT）的寡聚核苷酸为引物将不同的 mRNA 反转录成 cDNA，接着用任意顺序的附加上游探针进行 PCR 扩增，能产生出 20 000 条左右的 DNA 条带，其中每一条都代表一种特定 mRNA，这一数字大体涵盖了在一定发育阶段某种细胞类型中所表达的全部 mRNA。将差别表达条带中的 DNA 回收，扩增至所需含量，进行 Southern blot、Northern blot 或直接测序，从而对差异条带鉴定分析，以便最终获得差异表达的目的基因。

九、生物芯片技术

生物芯片技术是一门物理学、微电子学与生命科学交叉综合的高新技术。生物芯片实质上是一种高密度的寡聚核苷酸或蛋白质阵列。它采用在位组合合成化学和微电子芯片的光刻技术，或者利用其他方法将大量特定系列的 DNA 或蛋白质探针有序地固化在经特殊处理的玻璃片或其他材料上，从而构成储存有大量生命信息的生物芯片。该技术最早由美国 Affymetrix 公司开发，其特点是高通量、微型化和自动化。

大多数消化系统疾病，特别是消化系肿瘤的发病机制，都有多基因表达异常或失控。传统的单基因研究方法，工作量大、实验条件不稳定，多批样品检测结果的可参比性较低。而生物芯片技术在一张芯片上可以同时筛选众多基因的差异表达，从而系统研究表达基因或蛋白质的功能及相互作用特性。基因芯片具有高密度信息量和并行处理的优点，不仅使多基因分析成为可能，而且保证了诊断的高效、廉价、快速和简便。最近几年基因芯片技术得到迅速发展，应用于消化系肿瘤（如食道癌、肝癌、结直肠癌）以及幽门螺杆菌感染相关性疾病的研究中，极大促进了消化系疾病的发病机理及诊断治疗研究。

近年来应用基因芯片技术对消化系统肿瘤（主要包括食管癌、胃癌和结直肠癌等）进行基因表达谱分析研究，发现了一系列与肿瘤发生发展相关的、涉及细胞内信号传递、细胞周期以及炎症反应、生长因子及其受体等许多上调或下调表达的基因，如 ras，fas，bcl – 2，cyclinA，p53，APC 等基因，多基因的表达异常，特别是癌变早期基因表达谱的改变，对于消化系肿瘤的早期诊断、鉴别诊断和恶性程度的判断都具有重要意义，充分显示了基因芯片技术在消化系疾病发生机制研究中的应用价值。

（张永强）

第二节　分子生物学在消化系病诊疗中的应用

一、胃肠道疾病的诊断

（一）胃肠道肿瘤的早期诊断

1. 胃癌的早期诊断　胃癌的发生涉及多基因表达异常，国内外学者采用多重 PCR、mRNA 差异显示技术以及基因芯片技术等，证实胃癌的发生涉及 ras，c-myc，met，c-erbB-2 等多种癌基因的异常高表达。ras 基因参与细胞增殖调控，它的激活与细胞的生长、增殖有关，在细胞恶性转化过程中可出现 ras 的异常高表达。在胃癌癌前病变中，肠化生、不典型增生胃黏膜的 c-met 基因高水平表达，并随病变的进展呈上升趋势。胃癌组织中存在 p16 基因缺乏，且 p16 缺乏多见于低分化有淋巴结转移的进展期胃癌，故认为 p16 基因缺乏是胃癌晚期表现。p53 基因突变是早期胃癌的重要参考指标，其突变发生率为 50%～57%。p53 基因突变和异常高表达发生率在从胃黏膜发育不良到胃癌早期到晚期胃癌的疾病进程依次增加，因此检测 p53 基因突变和异常表达对早期胃癌的诊断具有一定意义。通过对胃癌基因过度表达或突变的研究，力求寻找某些特异性指标，作为胃癌早期诊断的手段以及肿瘤转移和预后判断的辅助指标。

胃癌分子生物学诊断技术主要包括：①以 PCR 技术为主的基因分析技术，PCR 能够对基因表达水平进行定性、定量分析，比如对 Hp DNA 的定性和量化分析，胃癌高表达、低表达或缺失基因的分析等；②基因结构分析方法，如 SSCP、RFLP、DNA 序列分析等，对于基因点突变或缺失、插入突变等致癌因素的分析非常有意义，如 ras、c-myc 的点突变等，这种分析粗略的可以用 PCR-SSCP 和 PCR-RFLP 等方法完成，准确的突变分析则采用 DNA 测序。

2. 结直肠癌的分子生物学诊疗技术　结直肠癌可以分为遗传性的和非遗传性的，遗传性结直肠癌有两种，一种是家族性腺瘤样息肉病（familial adenomatous polyposis，FAP）；另一种是遗传性非息肉样结直肠癌（hereditary nonpolyposis colorectal cancer，HNPCC）。非遗传性结直肠癌即为散发性结直肠癌，近来研究表明，HNPCC 和散发性结直肠癌的发生与 DNA 错配修复基因的缺陷相关，表现为微卫星不稳定（microsatellite instability，MSI）。不同于癌基因和抑癌基因的杂合丢失（loss of heterozygosity，LOH）途径，是一种新的致癌机制。

微卫星不稳定性（microsatellite instability，MI）是近年来发展起来的用于检测肿瘤组织的一种新标志。研究表明 MI 仅存在肿瘤组织中，有可能成为检测肿瘤的早期分子标志。微卫星 DNA 是短小串联重复序列（STR），重复单位一般为 2～6 个核苷酸，在人类基因组中广泛存在，在人群中表现为高度多态性。微卫星不稳定性（MI）是指实质肿瘤组织与其相应的正常组织 DNA 结构性等位基因的大小发生了改变。MI 首先在结肠癌中观察到，1993 年在 HNPCC 中观察到多条染色体均有（AC）n 重复序列的增加或丢失，以后相继在胃癌、胰腺癌等其他肿瘤组织中发现存在微卫星不稳定现象，提示 MI 可能是肿瘤细胞的另一重要分子标志。MI 常用的分析方法是 PCR-聚丙烯酰胺变性凝胶电泳及银染，应用该方法能快速有效地检测出 MI。

微卫星不稳定性最初是在研究 HNPCC 中发现，通过 PCR 变性梯度凝胶电泳鉴别

HNPCC 患者 DNA 错配基因（包括 MSH_2、MLH_1、PMS_1、PMS_2、MSH_6）的突变发现：在已报道的 126 例遗传性非息肉样结直肠癌几乎都涉及 MSH_2、MLH_1 的突变，仅有 3 例报道 PMS_1 和 PMS_2 突变，2 例 MSH_6 突变。这些基因的失活突变可以引起广泛的基因不稳定性，以微卫星 DNA 的扩散、聚集为特点，被认为与肿瘤的发生发展密切相关。

目前对于 FAP 的病因研究也取得了突破性进展：研究者用 PCR－RFLP 方法检测 FAP 家系的 APC 基因 1309～1311 位点的点突变，发现一个家系中有 2 个成员有点突变发生，经纤维镜检查证实 2 例均属于 FAP 患者。由于 APC 基因较大，突变点比较分散，用 APC 基因点突变检测不宜筛检大肠癌。通过体外翻译结合等位基因特异性表达试验检测了 62 例 FAP 患者，使 APC 基因突变检出率达到 87%（54/62），对于大肠癌的早期发现具有较高的应用价值。最近国外已开始对上述基因突变检测方法进行研究，以期找到针对结直肠癌的早期、灵敏的基因诊断方法。

（二）胃肠道肿瘤易感性检测

目前研究发现一部分恶性肿瘤的发生具有遗传学基础，肿瘤遗传易感性的检测对于肿瘤高危人群的筛检及确定具有较大的实用价值。与胃肠道肿瘤相关的肿瘤易感性基因有 Rb1，p53、APC、$hMSH_2$，$hMLH_1$ 等。

（三）分子诊疗技术在其他消化系疾病中的应用

1. 克罗恩病　2000 年 5 月法国和美国科学家发现了克罗恩病相关基因 Nod_2，该基因位于人类 16 号染色体长臂，控制炎症反应的激活途径，Crohn 病患者 Nod_2 基因突变使得对细菌脂多糖识别困难，免疫系统过度反应，导致炎症失控和肠道细胞损伤，与目前认为克罗恩病是由于肠内菌群与免疫系统异常相互作用所致的观点相符，Nod_2 的发现为今后 Crohn 病的基因诊断与治疗提供了新的理论基础。

2. 幽门螺杆菌（Hp）感染相关性疾病　20 世纪 80 年代初，Warren 和 Marshall 从胃炎及胃溃疡患者的胃黏膜活检标本中发现并分离到幽门螺杆菌，随后大量研究资料确证 HP 与慢性胃炎、消化性溃疡、胃癌的发生有关。世界卫生组织 1994 年将 Hp 列为与胃癌发生有关的病原菌，认为是人类的第 1 类致癌剂（Group Ⅰ carcinogen）。在我国成人 Hp 感染率超过 70%。许多人感染 Hp 引起胃炎而不出现任何症状，部分人可发展为溃疡性疾病，极少数人最终发展为胃癌。

Hp 感染常用的分子生物学诊断方法主要有核酸分子杂交、PCR 技术，至今仍然存在诸多问题，最根本的原因在于通常采用的方法不能同时兼备很高的灵敏性、特异性和易操作性。基因芯片技术具有较高的灵敏性，用多种多点同步杂交法检测靶基因和自动化检测可确保检测的特异性和客观性；同时还可以对结果进行定量，对研究 Hp 与消化系统疾病的关系，指导 Hp 相关性疾病的治疗有重要价值。

目前认为 Hp 菌株存在高度多样性，不仅在表型存在差异性，在基因水平上差异性尤为明显，并且这种差异与 Hp 相关疾病的病情、预后等密切相关。例如 Hp 细胞毒素相关基因 A（Cytotoxin－associated gene A，cagA）存在于 Hp 高毒株中，其表达的产物称为 cagA 蛋白，根据 cagA 表达的有无将 Hp 分成两类：一类是 $cagA^+$，为高毒力株，存在 cagA 和 VacA 基因，有 cagA 基因表达，并产生空泡毒素。另外一类是 $cagA^-$ 株，为低毒力株，无 cagA 基因和 VacA 基因，也不产生 cagA 蛋白和空泡毒素。临床流行病学调查及临床活检标本表明胃炎、胃溃疡与 $cagA^+$ Hp 密切相关，体外实验也提示 cagA 能直接诱导胃黏膜上皮细胞分泌炎性介质如 IL－8 等细胞因子，从而增加局部的炎症细胞浸润，扩大炎症反应，造成黏膜损伤。因此采用基因芯片技术，不仅可以明确 Hp 感染的存在，并且还能根据不同菌株特异基因表达谱对细菌菌株进行分型，对于 Hp 感染的早期诊断、临床治疗以及预后的判断都显示出广阔的应用前景。

二、胃肠疾病的基因治疗手段

（一）细胞信号传导抑制剂 STI－571 对胃肠道间质瘤的治疗

胃肠道间质瘤（gastrointestinal stromal tumors，GISTs）是一组独立起源于胃肠道间质干细胞的肿瘤，GISTs 占消化道恶性肿瘤的 2.2%，在我国每年发病率约为 2/10 万，发病 人数约为 2 万～3 万例。GISTs 大多数起源于胃，约占总数的 50%～60%，小肠约占 25%～30%。GISTs 的发病机制目前认为是由于 Kit 信号转导系统功能失调引发细胞无序的增殖和凋亡的抑制。而针对 c－Kit 基因的分子靶点药物 STI－571（imatinib mesylate，Gleevec）的出现使得 GISTs 的治疗和预后明显改观。STI－571 是一种蛋白酪氨酸激酶抑制剂，是血小板衍化生长因子受体（PDGF－R）和干细胞因子（SCF）受体 c－Kit 的强抑制剂，并有高度选择性，对促使细胞癌变的缺陷位点具有靶向性，而对正常细胞的增殖生长无抑制作用，是目前治疗 GISTs 的最佳药物疗法。

（二）单克隆抗体（mAb17－1A）对结直肠癌的治疗

1994 年报道了一种能识别肠上皮细胞膜的肿瘤相关抗原 GA733－2 的鼠源性单抗 17－1A，在一组 Dukes C 期的结直肠癌术后 5 年的辅助治疗随机研究中，与对照组相比治疗组增加了 30% 的生存率。研究发现 17－1A 单抗的抗肿瘤作用不仅仅依靠直接的细胞毒作用，而且还诱导了特异抗体的非特异性免疫反应，这种非特异免疫反应在根除肿瘤细胞中起到了重要的作用。1995 年德国批准了用于治疗结直肠癌的鼠源性 IgG2a 单克隆抗体 mAb17－1A，靶目标是癌细胞表面抗原 17－1A。

（三）Infliximab 治疗活动性克罗恩病

炎性因子参与 IBD 的发病，众多研究表明，TNF 在活动性克罗恩病发生中起关键作用。一种由人鼠嵌合的抗 TNF 抗体 Infliximab，2 年前被美国 FDA 批准用于治疗活动性克罗恩病，给药剂量是 5mg/kg，连续用药 4～12 周，有效率可达 70%，Infliximab 用于溃疡性结肠炎目前尚处于Ⅱ期临床研究阶段。

（四）针对肿瘤相关巨噬细胞的基因治疗策略

最新的研究表明：肿瘤微环境中的巨噬细胞（tumor－associated macrophages，TAMs）可以促进肿瘤新生血管的形成、细胞外基质的破坏和重塑，其与肿瘤细胞的直接联系导致肿瘤细胞进入血管内壁并产生转移性播散，是肿瘤进展过程中一个非常关键的中心环节。

1. TAMs 选择性细胞毒药物　抗肿瘤药物 Yondelis 对 TAMs 产生选择性细胞毒效应，可显著抑制 IL－6 和 CCL2 的产生，从而对炎症相关类肿瘤如家族性腺瘤样息肉病等产生显著的抑制作用。

2. 针对 TAMs 新标志物分子的 DNA 疫苗　最近美国科学家发现乳腺癌基质中 TAMs 过量表达 Legumain 这种新标志物分子，Legumain 是含天门冬酰胺基的内肽酶，是一种溶酶体半胱氨酸蛋白酶，属于肽酶家族C13，作为一种应激性蛋白表达在几种癌细胞表面，也表达在生长旺盛的肿瘤细胞和缺氧的哺乳活动物癌细胞表面，但在培养的肿瘤细胞系中一般不表达。进一步的实验研究发现针对过度表达在TAMs细胞表面Legumain的DNA疫苗能够抑制$4T_1$乳腺癌细胞的肺转移和$4T_2$结肠癌的实验性肺转移。目前的研究重点是采用基因芯片技术对TAMs进行基因表达谱分析，以分离和鉴定TAMs新型特异的分子标志物、研究这些分子标志物胞内信号传导通路，分析TAMs表达新型标记物后对肿瘤基质浸润、转移以及肿瘤血管生成的影响，用DNA疫苗和小分子抑制物特异靶向TAMs表达新型分子标志物，封闭分子标志物胞内传导通路的关键信号，评价抗肿瘤疗效。

（张永强）

第三节　消化道压力测定

一、食管压力测定

（一）原理

正常时食管腔内有一定的压力，利用压力泵以恒定的速度向置于食管腔内的测压导管注水，水必须克服食管腔内压才能从导管末端或侧孔逸出，通过压力传感器将该机械信号转换成电信号，由多导生理仪记录下来，输入计算机进行数据处理、分析，即为食管压力。

（二）适应证

（1）协助诊断食管动力障碍疾病：对存在吞咽困难、胸骨后疼痛、烧心等症状，检查未发现食管器质性病变及心肺疾病的患者进行食管测压，从而评价吞咽困难患者食管功能紊乱情况：①原发性食管动力障碍：贲门失弛缓症、弥漫性食管痉挛、胡桃夹食管、原发性LES高压、非特异性食管动力障碍；②继发性食管动力障碍：硬皮病、糖尿病、慢性特发性假性小肠梗阻等。

（2）胃-食管反流性疾病患者的诊断：①辅助诊断非典型及复杂病例；②正规药物治疗无效者原因探究；③协助pH电极定位；④抗反流手术前除外食管动力障碍性疾病。

（3）评价药物及手术疗效：贲门失弛缓症的药物、扩张以及手术治疗的疗效；胃食管反流病的各种抗反流治疗的疗效。

（4）对怀疑食管源性胸痛时，可以结合食管测压进行胸痛的诱发试验。

（5）研究食管运动生理和病理生理。

（三）禁忌证

（1）存在经鼻插管禁忌者：①鼻咽部或上食管梗阻；②严重而未能控制的凝血性疾病；③严重的上颌部外伤和/或颅底骨折；④食管黏膜的大疱性疾病。

（2）严重心脏疾病未能稳定者，或对迷走刺激耐受差的患者。

（3）有精神病等不能合作的患者。

（4）以下情况应慎重：近期做过胃手术者；食管肿瘤或溃疡；严重食管静脉曲张。

（四）主要仪器设备

1. 连续液体灌注导管系统　多采用液气压毛细管灌注系统（pneumohydraulic capillary

infusion system），包括灌注泵、多通道水灌注式测压导管（每通道相距5cm）、压力传感器、多导记录系统和计算机分析系统。通常灌注速度为0.5ml/min。如在测压导管远端装上袖套结构（sleeve），可使压力感受面积大大增加，并可更为准确地定位于食管括约肌区域内。

2. 腔内微型传感器导管测压系统　测压导管及与之相连的电磁压力传感器或半导体微型压力传感器。

（五）术前准备

停用可影响食管运动的药物3日以上，如H_2受体阻滞剂、促胃肠动力药、抗精神病药、止痛药、麻醉药等。检查前24h停服所有药物。检查前禁食6~8h。如有明显吞咽困难者，检查前一天进流食，检查前禁食12h以上。连接测压设备，校正测压仪和传感器，排净传感器内的气泡。

（六）方法

临床上常用食管测压方法有三种：液体灌注导管体外传感器法、腔内微型传感器法和气囊法。食管测压内容包括下食管括约肌（LES）、食管体部、上食管括约肌（UES）的压力测定。

1. 插入测压导管　患者坐位，经鼻孔插入测压导管，直至导管所有通道均进入胃内（距鼻孔约60cm），嘱患者卧位，休息5~10min。逐步外拉导管分别进行胃压力基线、LES、食管体部、UES压力测定。

2. 胃压力基线测定　描记到平稳的胃压力基线，将其设为参考基线。胃内基线图形式，压力随呼吸有小幅度波动，吸气时波形向上（即压力升高），咽水后并不引起收缩。

3. LES压力测定　可采用快速牵拉法（rapid pullthrough technique，RPT）或定点牵拉法（stationary pull-through technique，SPT）。现多采用定点牵拉法。

（1）LES静息压及LES总长度：①测压导管插至胃内后，按每次0.5cm或1cm外拉导管，每次停留10~20s，记录图形，每点检测至少10个呼吸波动。测压通道一旦进入LES高压带即可见该通道压力波基底部上升，此点即为LES起点，当测压通道离开LES时，即见压力降至基线以下，此点即为LES终点，据此即可算出LES功能区长度（LESL），并可算出其平均压力；②LES呼吸反转点（RIP）：腹段LES在吸气时压力轻度升高，胸段LES在吸气时压力明显下降，记录图形可显示LES从腹段的吸气向上波变为胸段的吸气向下波，该分界点即LES呼吸反转点，其常位于LES中央。通常在反转点下方可测到一个稳定的LES高压区，故常取此段的平均值计算LES压力。

（2）LES松弛能力：主要检测吞咽运动与LES松弛的协调性及LES松弛后残余压力，计算LES松弛率。测压导管进入LES高压带后，每外拉0.5cm，记录1~2min的静息压，并嘱患者咽水数次（如10次），每次5~10ml，两次咽水应间隔至少20~30s，咽水时记录的压力即为LES松弛压。

4. 食管体部压力测定　①外拉测压导管直至所有测压通道均位于食管体部（导管远端通道离开LES 3~5cm后）；②嘱受试者干咽或咽水5ml，重复10次，每次吞咽间隔30~60s（两次吞咽间保持安静），每次吞咽后记录食管体部蠕动波的幅度、间期、传播方向和速度，取其平均值。

5. UES压力测定　①完成LES和食管体部测压后，继续外拉导管。一旦测压通道进入

UES 区域后（距鼻孔约 15 ~ 20cm），压力曲线上升，可测得一高压带，为静息 UES 压力（UESP）；②继续外拉导管，每次拉出 0.5 ~ 1cm，间隔 15 ~ 30s，并嘱患者咽水 5ml 或干咽 3 ~ 5 次，此时 UES 松弛，UESP 下降至食管内压力水平。继续外拉导管，当测压通道离开 UES 时，压力降低至咽部基线水平；③依据上述压力测定结果可计算 UES 的长度（UESL）及松弛率。

（七）结果判断

1. 参数计算方法及测定值

（1）LES 总长度（LESL）：LES 起点至终点的距离，一般为 2.5 ~ 5.5cm。

（2）LES 静息压（LESP）：存在较大个体差异，国内报道正常人 LES 静息压为 13.6 ~ 20.81mmHg，通常液体灌注法比腔内微型传感器法记录到的 LESP 要低。

（3）LES 松弛率（lower esophageal sphincter relaxtion rate，LESRR）

1）运动与 LES 松弛具有协调性。

2）LES 松弛后残余压：LES 松弛后，连续 3s 以上的 LES 最低压与胃内压基线的压力差。

3）计算 LES 松弛率：（静息压 - 残余压）/静息压 ×100%。正常 LESRR >80% ~90%，LES 松弛时限为 3 ~ 8s。

4）LES 完全松弛的定义：松弛率 >90%，残余压 <5mmHg。

（4）食管体部压力测定：主要检测食管收缩的力量与持续时间。正常吞咽后，食管体部的蠕动从上向下逐渐加强，湿咽较干咽蠕动幅度大，传播速度慢。

1）食管内压：由于胸腔负压的关系，食管内压比胃内压低 2 ~ 5mmHg。微型压力传感器测定为 2 ~ 8mmHg。

2）食管收缩的波幅（amplitude）和时限（duration）：咽水后，食管体部收缩波峰值与基线（呼气末食管内压力）的压力差即为波幅。颈段食管的收缩波幅最高，可达 165mmHg，而时限最短；主动脉弓水平的收缩波幅最低，平均 55mmHg。若收缩波幅超过 180mmHg，即为高压性收缩。收缩时限为收缩波的起点至终点的时间，正常范围为 3 ~ 7s。

3）蠕动速度（peristaltic velocity，PV）：为蠕动波传播一定的距离所需的时间。干咽比咽水引起的蠕动速度快。干咽为 2.3cm/s ± 1.0cm/s 至 4.5cm/s ± 2.1cm/s，湿咽为 1.7cm/s +0.5cm/s 至 3.3cm/s ±2.0cm/s。

4）食管收缩传播方式可分为传导性、同步性、中断性或脱落性。

（5）UES

1）UESL：3 ~ 4cm。

2）UES 静息压（UESP）：为 UES 相对食管腔内压力基线的压力，个体差异较大，通常较 LESP 高得多，约 50 ~ 55mmHg。吞咽时 UESP 变化迅速，腔内微型传感器更能准确记录 UESP。

3）UES 松弛率（UESRR）：计算方法同 LESRR，为 100%。如松弛不全则为异常。

2. 疾病的食管测压结果

（1）贲门失弛缓症：常累及食管远端 2/3。食管测压特征性表现为：①LESP 常 > 45mmHg；②吞咽时 LES 松弛不全，残余压 >5mmHg；③吞咽时食管下 2/3 段推进性运动消失，收缩波振幅变低；④吞咽后食管体部基础压升高，超过胃内压；⑤UES 及食管上段蠕动功能正常。

（2）弥漫性食管痉挛（DES）：累及食管中下段平滑肌。食管压力测定表现为①食管体部同步性（非传导性）收缩增加，可夹杂传导性收缩；②伴随出现多峰或重复收缩；③收缩波幅可以升高（>180mmHg），持续时间延长（>6s）；④非吞咽运动时可出现自发性收缩，吞咽时存在正常蠕动波；⑤原发性蠕动中止；⑥LES 可正常。

（3）胡桃夹食管（nutcracker esophagus）：累及食管中下段，主要表现为吞咽蠕动过强。食管压力显示：①食管中下段高波幅收缩波，平均高于 180mmHg，常可高于 300mmHg；②收缩时限延长（>6s），可伴有 LES 压力升高；③蠕动传播速度及方式正常。

（4）特发性 LES 高压症：①LESP >45mmHg；②吞咽时 LES 多松弛不全，松弛压中度升高，残余压多 >7mmHg；③食管体部吞咽蠕动功能正常。

（5）特发性 LES 功能不全（idopathic hypotensive LES）：其测压特点为：①LESP 低下或消失，继发食管裂孔疝者可检出双峰 LESP；②吞咽后 LES 松弛时间延长；③UESP 及其松弛功能正常。

（6）非特异性食管运动功能紊乱（NEMDs）：主要表现为胸痛和吞咽困难，无食管或其他系统器质性病变。食管测压可有以下任何表现之一：①孤立性 LES 功能不全，如松弛不全（松弛率 <90%，残余压 >5mmHg）；②食管体部多峰或重复性收缩增加（大于 20%），常出现三峰蠕动、逆行蠕动；③食管体部同步性（非传导性）收缩；④食管体部收缩幅度过低，平均 <35mmHg；⑤食管体部蠕动间期延长（平均 >6s）。

（7）胃食管反流病（GERD）：食管压力测定表现为：①LES 功能区缩短；②LESP <10mmHg；③腹压增加时，LESP/胃内压≤1；④食管炎症明显时可见食管体部蠕动减弱、不规则；⑤短暂性 LES 松弛（TLESR），即非吞咽时 LES 一过性松弛，并常伴有食管腔内 pH 下降。

（8）硬皮病：主要累及食管下 2/3，食管测压表现为：①LESP 降低致胃食管反流，但 LES 松弛正常；②食管下段蠕动收缩波幅减低，自发性收缩、三峰收缩和多峰收缩增加，部分患者可出现波幅升高，收缩间期延长；③食管吞咽蠕动减弱或消失；④食管上段及 UES 功能正常。

（八）注意事项

（1）连接设备时，注意传感器位置与食管水平一致。

（2）在检测 LESP、LESRR 及 UESP、UESRR 时，至少要重复 3～6 次，取其平均值。

（3）以下因素可能影响测压结果，应建立相应正常对照值：①生理因素：如括约肌的不对称性、胃消化间期的不同阶段、呼吸、体位变化等；②方法学因素：不同仪器（灌注系统、测压系统）、不同方法、不同的测压技术、吞咽的方式（干咽或湿咽）、咽水量和咽水间隔以及资料分析方法等均能影响结果。

二、胃窦、幽门、十二指肠压力测定

（一）原理

胃窦、幽门、十二指肠的运动均会产生局部压力变化，利用液体灌注导管体外传感器和腔内微型压力传感器进行多点、长时间监测，可将局部压力变化转换成电信号而记录下来，经计算机软件分析处理，从而获得胃、十二指肠运动情况。

（二）适应证

（1）有消化不良、梗阻症状，但经内镜或X线检查无器质性病变的患者。

（2）疑为慢性假性小肠梗阻（CIP）。

（3）CIP患者拟行小肠移植前进行术前评价。

（4）了解某些系统性疾病（如糖尿病、进行性系统硬化症等）的小肠受累情况。

（5）协助诊断病毒感染后，胃轻瘫及动力异常综合征。

（6）代谢、黏膜损害和机械性梗阻后疑有胃动力异常者。

（7）确定病变的性质，如是肌源性还是神经源性。

（8）有助于确定病变部位。

（9）监测病程和对治疗的反应（如使用促动力药后），指导治疗。

（10）确定肠道营养供给的最佳途径（经口、胃或空肠）。

（三）禁忌证

同食管测压。

（四）主要仪器设备

连续液体灌注导管测压系统和腔内微型传感器导管测压系统（同食管测压）。

（五）术前准备

同食管测压。

（六）方法

（1）插入测压导管：在X线透视下将测压导管经鼻孔插入胃和十二指肠，并确定导管或腔内传感器位置，同步测定胃、十二指肠压力变化。

（2）测压过程：受试者卧位或半卧位，用连续灌注导管测压系统进行监测，监测空腹压力变化3h（消化间期），标准餐（固体或半固体）后压力变化2h（消化期），以全面了解消化间期与消化期胃运动功能。便携式微型换能器固态导管测压系统，可连续监测24h，记录昼夜移行性运动复合波（MMC）的总次数，Ⅰ、Ⅱ、Ⅲ相所占的时间，平均MMC周期的时间等。

（3）检测指标：①消化间期指标：主要检测MMC的Ⅰ、Ⅱ、Ⅲ相的时限（Ⅰ相是静止期，无胃肠道运动；Ⅱ相是不规则收缩期，出现间断性蠕动收缩；Ⅲ相是持续收缩期，胃发生强有力的推进性收缩）及所占的比例，Ⅱ相的收缩波幅度、频率，计算胃窦运动指数[log（Ⅱ相收缩幅度总和×收缩波频率+1）]，Ⅲ相起源、频率、持续时间、传导方向、波幅及推进速率；②消化期指标：主要是收缩次数、收缩幅度和运动指数。

（4）记录检查过程中的症状或活动情况。

（5）将数据输入计算机进行处理。

（七）结果判断

1. 胃内压力测定　胃内压力测定，特别是24h测压已成为评估胃运动功能的重要方法。

（1）正常人Ⅰ、Ⅱ相约持续45min，Ⅲ相约7min，整个MMC约80～110min。

（2）50%MMCⅢ相起源于胃窦，移行速度约7～12cm/min，一般空腹3h能记录到1次或1次以上的MMCⅢ相。

（3）餐后胃窦运动指数、胃窦收缩幅度、频率，在正常人分别为 9.7mmHg ± 0.28mmHg、60mmHg ± 9mmHg、81 次/h ± 13 次/h。如餐后胃窦收缩频率低于 50 次/h，平均波幅低于 30mmHg/h，即为动力降低。

（4）餐后 2h 动力指数 < （13 ~ 15），也提示动力异常。

（5）餐后如有早期出现空腹 MMC 变化（90min 内）也为异常。

2. 反映胃窦幽门十二指肠协调收缩情况

（1）胃窦、幽门、十二指肠协调收缩：胃窦、幽门和十二指肠的收缩波依次出现，相邻侧孔间收缩波出现时间在 1 ~ 5s 之间。

（2）幽门十二指肠协调收缩：收缩波发自幽门，胃窦部无收缩。

（3）单纯胃窦收缩：收缩波只出现在远端胃窦。

（4）单纯十二指肠收缩：收缩波只出现在十二指肠。

3. 餐后 MMC 的运动形式　通常餐后 MMC 的运动立即变为餐后形式，其持续时间与试餐的热量和成分有关，通常为 2 ~ 5h。

（1）远端胃出现蠕动性收缩，向幽门方向传播，频率为 3 次/min。

（2）幽门出现波幅高大的规律性收缩波，频率同胃窦为 3 次/min，其波幅远远大于胃窦和十二指肠。

（3）餐后十二指肠出现不规则的散在的收缩。

4. 消化间期和消化期胃肠动力异常形式

（1）消化间期异常：①阵发性的时相性收缩时限异常（ > 2min）；②波幅异常和频率异常；③持续不协调的时相性收缩（ > 30min）局限于一个或多个肠段；④MMC Ⅲ期缺如、不完整或逆蠕动，传导距离 > 30cm；⑤MMC Ⅲ期时基础压上升 > 30mmHg。

（2）消化期动力异常：①餐后持续出现消化间期动力形式；②胃窦和十二指肠的压力波幅减低；③出现阵发性不传导的时相性收缩；④餐后 90min 内 MMC 周期提前出现；⑤分钟节律。

5. 胃窦、幽门、十二指肠测压临床意义

（1）区分肌源性还是内源性或外源性神经病变：①病变累及神经者，如慢性假性小肠梗阻、多发性硬化、糖尿病、帕金森病、脑干疾病、病毒感染等常可损害肠神经系统、自主神经系统或中枢神经系统，而引起胃窦十二指肠动力异常。常表现有 MMC 的形式和推进异常，以及不能将消化间期动力形式转换为消化期动力形式，如清醒状态下 MMC 增多或 MMC 中断、餐后动力低下、进餐后很快即进入 MMC 运动；②病变累及肌肉者，如肌源性假性肠梗阻、淀粉样变性、胶原病、肌营养不良等，可有正常的动力形式，亦可出现病变部位收缩力减低。

（2）协助诊断胃轻瘫：患者常有胃窦动力低下，测压表现为胃窦部不出现Ⅲ期，最常见为餐后胃窦的收缩波幅和频率均低。

（3）协助诊断小肠机械性梗阻：该类患者测压表现有，长时间同步性收缩、微小的簇状暴发性收缩波，中间隔有静止期（如餐后 30min 仍出现上述表现则有重要意义）。

（4）协助诊断放射性肠炎：可出现测压的异常，如局灶性不协调的高振幅或低振幅的收缩波、胃窦动力低下等。

（八）注意事项

（1）测试前进行压力校正，灌注速度应恒定。

（2）插管本身引起的应激反应会抑制胃窦的收缩，增加小肠的丛集性收缩和使 MMC 间期延长。

（3）监测过程中，受检者活动力求接近日常习惯，避免人为影响因素。

（4）测压过程中密切观察测压图形的变化，判断导管的位置，注意导管有滑入十二指肠的可能。

（5）检查前和结束后均要校正仪器。

（6）24h 携带式测定一定要教会受试者掌握各键功能。

三、肠道压力测定

（一）小肠压力测定

小肠测压法是检测小肠收缩后发生的腔内压力变化的一种方法。目前常应用导管灌注法、微型压力传感器及无线电遥测术来记录肠腔内压的变化。

1. 原理

（1）末端开放导管灌注法：将末端开口的多腔测压管插入小肠中，通过毛细管灌注系统，以恒定的速度将水注入测压管中，水自导管流出道流出所需克服的阻力即为小肠腔内压力。这种压力可通过压力转换器记录下来。

（2）微型压力传感器法：在测压管上安装微型末端压力传感器，可将小肠微小紧张性收缩变化记录在体外便携式记录仪上。

（3）无线电遥测法：遥测胶囊内有压力感受器及无线电转换器，受试者吞入遥测胶囊后，小肠内的压力变化被胶囊内压力感受器感受，并经转换器转变为电波，由体外的无线电信号接收器接收，放大并记录到 24h 盒带上。

2. 适应证

（1）了解动力障碍的性质和部位。如病变是源自平滑肌、肠神经丛或外在神经病变累及小肠。

（2）协助制定治疗手段和判断预后。

（3）辅助诊断肠易激综合征、硬皮病、帕金森病和糖尿病。

3. 禁忌证　同食管测压。

4. 主要仪器设备

（1）末端开放导管灌注法：①毛细管灌注系统；②多腔测压管：导管直径 4.8mm，内含 8 根更细的导管，分别与总导管末端的 8 个侧孔相通，可同时记录小肠内 8 个不同部位的压力；③压力转换器。

（2）微型压力传感器法：①毛细管灌注系统；②多腔测压管；③微型末端压力传感器。

（3）无线电遥测法：①带牵引线的遥测胶囊；②体外的无线电信号接收器。

5. 术前准备　同食管测压。

6. 方法

（1）末端开放导管灌注法及微型压力传感器法：①患者取坐位经鼻插入测压管；②通过 X 线透视，在金属导丝引导下，将末端开口多腔测压管插入小肠所需检查部位，并加以固定。置管完毕后让患者适当休息；③通过水压泵用蒸馏水持续灌注每一管腔，灌注速度为0.1～0.5ml/min；④小肠压力变化经压力转换器转为电信号，可在记录仪上显示出；⑤通常记录空腹3h及进餐后2h的压力变化。

（2）无线电遥测法：①患者吞咽两个或多个（带牵引线）无线电遥测胶囊；②通过X线监视，当胶囊到达所需测压的小肠部位后，将牵引线固定在患者面颊上；③无线电胶囊发放的电波信号由体外无线电信号接收器接收、放大、记录储存；④测压完毕后可牵拉引线将胶囊拉出体外，亦可剪断引线，让胶囊随粪便排出。

7. 结果判断

（1）小肠测压主要了解消化间期或消化期小肠的动力活动规律。

1）消化间期的MMC的Ⅰ、Ⅱ、Ⅲ相的时限及所占比例，Ⅲ相是否出现、持续时间、波幅及移行速度，Ⅱ相的收缩波幅和动力指数，有无逆行性收缩。

2）消化期的收缩次数、收缩幅度和动力指数（5min内的压力波幅×收缩数）。

3）小肠测压常与胃测压同步进行，如消化间期Ⅱ相收缩稀少、波幅低下或紊乱、不出现Ⅲ相收缩活动，或即便出现，但波幅低下，紊乱或逆向性收缩均有临床意义。

（2）小肠测压的结果分析

1）肠壁神经丛尤其肠肌间神经丛的活动可从MMCⅢ相和随后的Ⅰ相得到反映。如Ⅲ相出现异常表明肠肌间神经或内脏神经病变。Ⅲ相异常情况有：①Ⅲ相消失，正常人24h内出现2次或以上MMCⅢ相；②Ⅲ相持续时间超过10min；③Ⅲ相在近端小肠传播速率>10cm/min，正常为5～10cm/min。

2）肠环形肌活动多从收缩幅度上得到反映，若收缩消失，表明存在平滑肌病变。

3）进食后小肠的运动反应依赖于肠内外神经活动的完整性。若对食物的运动反应受损或消失，则表明同时存在内脏神经病变和外在自主神经病变。正常在进食混合食物≥500kcal（1kcal=4.186 8kJ）后，应出现有力但不规则的收缩，且至少持续2h，而MMC消失。正常人进食后可出现收缩簇。肠易激综合征患者可出现持久的重复的收缩簇。

4）正常人在睡眠时，Ⅰ相较明显，Ⅱ相消失或减弱。肠易激综合征患者收缩簇也应该消失，否则即为异常。

8. 注意事项

（1）小肠测压需将测压导管压力传感器插至小肠，插管困难者可在胃镜帮助下插入导管。

（2）当测压管插至十二指肠降段或水平段时，可将空气注入测压管末端气囊，这样能加快测压管在胃肠的移动速度。

（3）沿肠壁多点同时记录小肠内压，这样有助于了解收缩方向及速度。

（4）检测前校准记录仪上的扩大系统定标，确定适当走纸速度。

（5）检查中注意保持每个管腔通畅，如阻塞可注入少量水冲洗。

（二）结肠压力测定

结肠测压术是目前运用最多的检测结肠运动功能的方法，从技术上可以将其分为末端开放导管法、球囊导管法、腔内微型传感器导管法和无线电遥测胶囊法四种。

1. 原理

（1）末端开放导管法：同小肠压力测定。

（2）球囊导管法：将一个装有液体的球囊导管与贮液器连接，球囊内的压力保持恒定。球囊置入结肠后，肠腔内压力增高将迫使球囊内的液体流向贮液器，肠腔内压力减低贮液器内的液体可以流回球囊。通过测定球囊与贮液器间液体的流量变化即可了解结肠腔内压力的波动。

（3）微型压力传感器法：同小肠压力测定。

（4）无线电遥测法：同小肠压力测定。

2. 适应证

（1）评价结肠的运动功能，帮助临床医师诊断一些结肠运动障碍性疾病。

（2）记录结肠在空腹和进餐后的动力活动能帮助阐明动力障碍的性质和部位。

（3）对一些非器质性原因引起的顽固性便秘患者进行肠道动力监测，可为是否选择手术治疗提供参考。

3. 禁忌证

（1）小肠或结肠机械性梗阻。

（2）小肠或大肠黏膜严重炎症。

（3）严重而未能控制的凝血性疾病。

（4）严重心脏疾病未能稳定者。

（5）有精神病等不能合作的患者。

4. 主要仪器设备

（1）末端开放导管灌注法：毛细管灌注系统；多腔测压管（其长度、直径、侧孔/传感器数目依测压肠段范围及试验设计要求而定）；压力转换器。

（2）球囊导管法：球囊导管；贮液器。

（3）微型压力传感器法：毛细管灌注系统；多腔测压管；微型末端压力传感器。

（4）无线电遥测法：遥测胶囊；体外的无线电信号接收器。

5. 术前准备

（1）测压前一周停用一切对胃肠道运动和中枢神经系统有影响的药物。

（2）测压前禁食 8 ~ 12h，并按结肠镜检查做肠道准备。

（3）测压前避免激烈的身体活动和情绪激动。不穿收腹裤，放松腰带。

（4）检查室的温度不能太低，应注意保温，防止患者出现肌颤而影响测压结果。

6. 方法

（1）末端开放导管灌注法：①通过结肠镜将导丝送至回盲部或受检肠段，在 X 线透视下，沿导丝的引导将测压导管插入受检肠段，然后退出导丝；②让患者静卧放松半小时后开始测压；③以 0.1 ~ 0.5ml/min 恒定的慢速度向测压导管内注水，打开压力记录仪同时记录导管（8 ~ 12 根）的压力变化数据；④从回盲部开始，边退管边测压，每点测压 10 ~ 20min，视试验设计要求而安排测压的位置。

（2）球囊导管法：①球囊导管的放置方法同末端开放导管灌注法；②测压时用注射器向球囊内注入液体 45ml，并与贮液器连接，使之保持压力平衡；③测压方法同末端开放导管灌注法。

（3）微型压力传感器法：同末端开放导管灌注法。

（4）无线电遥测法：①患者在测压的当日早上 10 时吞下装有测压装置的小球囊，一般在第二天早上 9 时左右测压球囊到达升结肠。第三天早上 9 时在大多数情况下测压囊到达直肠；②第二天早上测压开始，多次进行腹部 X 线检查以了解测压囊的确切位置并记录时间；③测压完毕从患者大便中回收测压囊。

7. 结果判断

（1）结肠测压提供结肠动力学指标：结肠测压分析指标主要是空腹和餐后收缩频率、收缩波的平均幅度及平均收缩时限、动力指数。

（2）结肠测压提供肠动力规律性

1）空腹时，主要为低幅度的非推进性节段性收缩，偶尔出现蠕动性收缩波。

2）餐后及晨醒时，结肠运动明显加强，表现为静止状态与偶发的移行性收缩波、非移行性突发性收缩波、高振幅移行性收缩波交替出现，升结肠与远端结肠间的运动无时相性关系。

3）便秘型肠易激综合征患者左半结肠动力指数低，远端结肠收缩不协调。

8. 注意事项

（1）结肠测压时间应足够长，以能充分反映受检者结肠运动情况。

（2）测压结束时应常规透视证实测压管的位置无变化。

（3）采用末端导管法和微型压力传感器法测压时要随时注意测压管是否堵塞，以免造成假阳性的结果。记录结肠压力变化时要同时记录测压管在结肠内的长度，或者在 X 线透视下观察测压管的位置，以便使记录到的压力变化数据与结肠受检部位相对应。

（4）采用球囊导管法测压时测压前球囊内的压力必须是恒定的，否则将影响测压结果。要注意球囊测压管在结肠内的位置，以便与所测压力相对应。

（5）采用无线电遥测法测压时注意：①测压囊在胃肠道中的运行时间受患者胃肠运动功能的影响，到达结肠的时间个体差异较大，因此开始测压的时间要因人而异；②腹部 X 线透视时注意测压囊的位置和摄入时间；③测压完毕后要嘱咐患者从大便中回收测压囊；④患者不能接近有电磁场的地方，防止电磁波的干扰。

四、肛门直肠测压

（一）测压原理及设备

肛门直肠测压的一般原理及方法是把带有可扩张性气囊的导管置于直肠肛门中，通过观察静息状态、主动收缩状态的压力及气囊扩张刺激后的主观感觉和压力改变，以了解直肠容量感觉阀值，肛门维持自制功能，直肠肛门抑制性反射功能，肛门节制功能等。压力信号可通过液体传导或气体传导，也可通过腔内微型传感器法测量。由于各家所用的记录设备及导管的设计不同，操作方法也各有所异，所得的各项持标正常值也有差异。各实验室应根据自己的设备类型制定相应的正常值范围。

用于肛门直肠测压的仪器类似于食管测压，可用固态导管法、气导法及液导法，分别配合固态腔内微型压力传感器导管、微气囊感受器导管及标准液流灌注式肛门直肠测压导管。导管的中心设有注气通道，顶端设有球状气囊，可充气扩张刺激直肠。固态导管常在适当的部位设有环形压力传感器。液流灌注式肛门直肠测压导管在其顶端的上方约 7cm 处设有 4 ~ 8 个放射状排列的灌注通道侧孔，每两通道间成 45° ~ 90°角。下面以液导法为例介绍肛门直肠测压的步骤。

近几年来电子气压泵（barostat）测压仪用于肛门直肠运动功能测定使检测过程更为方便、结果更为精确。

（二）检测项目及步骤

受检者应该停用影响胃肠运动功能的药物72h以上。术前排空大便，便秘严重者可清洁灌肠。但应注意尽量减少对肛门直肠的刺激，以免影响检测结果。受检者取左侧屈膝卧位，臀部可置尿片或便盆。测压导管用润滑剂润滑后经肛门插入约6cm，让患者休息5min左右，以适应导管，然后顺序检测下列指标。

1. 静息状态的压力测定　记录直肠静息压约5min，以了解直肠紧张度和自发收缩松弛情况。然后用分段外拉法，每次把导管向外拉出0.5～1cm，停留1～2min。当感受器进入肛管时，显示器显示压力升高，这时顺次记录内括约肌静息压，外括约肌静息压。导管退出肛门外括约时压力突然下降，从进入内括约肌压力明显上升到退出外括肌压力开始下降过程导管所拉出的距离即为肛管高压带（HPZ）长度，肛门内括约肌静息压减直肠静息压即为肛管直肠屏障压。上述过程应反复进行2～3次，使结果更为准确可靠。此几项指标可用于评估肛门括约肌功能、盆底肌群的功能、肛门自制维持功能。正常人肛门内括约肌静息压为8～10kPa（水流灌注法），HPZ长度2～4cm。

2. 主动收缩功能测定　把感受器（或传感器）置于内括约肌处及外括约肌处，嘱患者尽最大力气作提肛动作（屏大便动作）并尽量作维持，观察内、外括约肌的最大缩窄压，及肛门主动缩压（内括约肌最大缩窄压减内括约肌静息压）以评价耻骨直肠肌、肛门外括约肌等肌力。通过对肛管矢状容积分析，还可了解肛门括约肌各方位的完整和缺损情况。正常人内括约肌最大缩窄压约14～24kPa。

3. 感觉阈值测定　把球状气囊置于直肠处，以3～4ml/s的速度向气囊内注气（缓慢持续注气法，也可用时相性注气法），观察下列直肠感觉阈值。

（1）直肠初始感觉阈值：即受检者感知直肠被扩张的最小充气量，此值与直肠壁对扩张的敏感性有关。正常人为10～30ml。

（2）直肠初始便意感觉阈值：即注气至受检者开始觉有便意时的注气量，此值与患者排便反射功能有关。

（3）直肠最大耐受量：即引起患者排便窘迫感或腹痛对的注气量，此值与患者的直肠敏感性及耐受性有关。正常人为100～300ml。

（4）把上述注气过程的注气量与直肠内压力（或高顺应气囊的囊内压力，）的关系绘制成曲线即压力－容积曲线，可了解直肠的顺应性（曲线的斜率），正常人为2～6ml/mmHg直肠最大顺应性即直肠最大耐受量与当时直肠内压之比。

4. 直肠肛门抑制反射（rectoanal inhibition reflex，RAIR）功能测定　把球状气囊置于直肠内，感受器置于内括肌处，向气囊注气（可用时相性注气法），当直肠受扩张时，可观察到括约肌压力短暂升高后即松弛，持续一段时间后缓慢回升。内括约肌松弛的幅度与注气的容量和注气的速度呈正相关，当直肠扩张达到一定程度时，肛门括约肌的紧张性收缩可被完全抑制，肛管压力可低至基线水平，需排空气囊内气体才能使压力恢复。通常将能引起肛管松弛的最小注气量称直肠肛门反射最小抑制容量，引起肛管张力完全抑制的注气量称为直肠肛门反射完全抑制容量。临床上，通过直肠－肛门括约肌抑制反射试验来评估排便神经反射的完整性。正常人直肠肛门最小抑制反射容量约30～50ml，肛门内括约肌松弛率大于30%。

（张永强）

第四节 食管、胃腔内 pH 动态监测

一、pH 监测的原理及设备

胃食管反流病（gastroesophageal reflux disease，GERD）是指过多的胃、十二指肠内容物反流入食管引起烧心、反酸等症状，并可导致食管炎和咽、喉及气道等食管外的组织损害。将对氢离子敏感的 pH 电极放置于食管腔内某些特定位置并与体外便携式 pH 记录仪连接，把离子的变化转变为电流的变化并记录储存下来，得到动态 24h 食管腔内 pH 变化，以推测胃内酸性内容物反流至食管的严重度，从而辅助 GERD 的诊断。pH 动态监测所需的仪器设备如下：

（1）便携式 pH 监测仪：接受、处理和记录传感器送来的信号，单通道或多通道，常设置为每 6s 采样一次，可记录 24～96h pH 数据。多数监测仪的面板上设有记事键，可由患者用来标记体位变化、进餐及症状发作等事件。

（2）pH 监测导管：包括 pH 电极、导管及参比电极。pH 电极常用的有金属单晶锑电极、玻璃电极及氢离子敏场效应半导体电极（H^+－ISFET）。单晶锑电极线性范围较窄（pH 3～8），玻璃电极线性范围宽（pH 1～12），但价格昂贵且易损坏。用 H^+－ISFET 制成的传感器具有小型、高精度、高灵敏性等优点，且价格适中、不易折断。监测导管可设计为多通道，记录多部位 pH 值，也可整合在固态测压导管中，作为压力和 pH 同步监测之用。

参比电极可复合在导管中同时置于食管腔内，称内参比电极，也可互相分离而置于胸前皮肤，称外参比电极，一般是 Ag/AgCl 电极。后者精确度稍差但较前者耐用，因而目前较常用。

（3）计算机及专用分析软件。

二、检查方法

（一）术前准备

（1）术前应停用影响胃肠运动功能及分泌功能的药物 72h（质子泵抑制必须停用 7d）以上，这些药物如：抑酸剂，钙通道阻滞剂，硝酸酯类，β 受体阻滞剂和激动剂，抗胆碱能药物，茶碱类，抗抑郁药，镇静安眠药，胃肠促动力药等，有条件时应停用所有的药物直至检查完毕，但为监测药物作用时例外。

（2）医生向受检者说明检查步骤、消除患者的恐惧感、取得其合作。

（3）先后用 pH 7.01 和 pH 1.01 的缓冲液对监测器及 pH 电极进行校准，正常漂移度应在 0.2 pH 以内。

（二）插管及电极定位

（1）先于胸前皮肤固定好皮肤参比电极并把导管连接到监测仪，起动显示屏。

（2）患者取坐位，pH 导管从鼻腔插入，当导管到达咽部时，请患者把头前倾以关闭气道，此时结合吞咽动作，把导管送进食管，以免导管误入气道引起呛咳。进行食管 pH 时，电极一般置于 LES 上缘上方 5cm 处（多通道监测时根据需要来确定电极的位置）。进行胃内 pH 监测时，电极一般置于 LES 下缘下方 5～8cm 处。确定 LES 位置的方法有：测压法，即先行食管测压，这是确定 LES 位置的最佳方法；X 线透视法，即在 X 线透视下观察感受器

的位置；pH 梯度法，即先把 pH 电极插至胃内，此时监测仪显示 pH 为 3 以下，再把电极从胃内缓慢往外牵拉，并观察监测仪显示屏上 pH 值的变化，当电极从胃进入食管时 pH 突然明显升高，该点即为 LES 下缘。继续外拉导管约 8cm（LES 长度约 3cm），使传感器位于 LES 上缘上方 5cm 处，此法定位也不够精确。只在无法实行测压时采用；内镜法，常只用于无法直接插管时。

（3）把导管固定于上唇及颊部再绕过耳后沿颈部侧面下行，并在颈部固定。

三、24h 动态监测过程的注意事项

（1）保持正常生活节律，按时就餐和休息，尤其请患者注意不能因接受检查而整日卧床；不做重体力劳动和剧烈运动；勿沐浴。为特殊研究需要时，可规定作息和进餐时间。

（2）记录平卧、进食及症状发作时间（按监测仪显示的时间），也可教会患者使用记事键标记上述事件。

（3）监测过程不进食 pH <5 的酸性食物或饮料如酸性饮品、果汁、泡菜、西红柿等。含酒精及咖啡等刺激性饮品也应禁止。

四、观察指标及正常值

（一）24h 食管 pH 监测

正常人也存在胃食管反流，即生理性反流。为确定生理性反流和病理性反流的界限，设计出若干指标，以评价胃食管反流的严重度。一般以 pH <4 持续时间（6s 或 6s 以上）≥6s 为一次反流。目前较通用的观察指标如下：

1. pH <4 的总时间百分比（%）　即 pH <4 的时间占总监测时间的百分率。又分为立位 pH <4 时间百分比（%）和卧位 pH <4 时间百分比（%）。

2. 反流总次数　即 pH <4 的反流次数。

3. 反流≥5min 次数　即 pH <4 持续时间≥5min 的反流次数。

4. 最长反流时间　即 pH <4 持续时间最长那一次的时间。

5. 反流总计分　由于上述 6 项指标在某一患者并不是同时都异常或正常，为了确定患者是否病理性反流，必须对上述指标进行综合评定。

Jamieson 等人设计用综合评分系统来计算反流总计分，计算每项指标分数值的简化公式如下：酸反流计分 =（Pt 值 - 均数 +1）/标准差。Pt 值即患者某项指标的实测值；均数为正常人组该项指标的均值；标准差是正常人组该项指标的标准差。

把上述 5 项指标计得的酸反流计分相加得酸反流总计分。

关于 24h 食管 pH 监测正常值范围研究颇多，目前多采用 Jamieson 及 Demeester 的计分方法及正常值（表 2-1），国内上海的高萍等研究的结果（中华消化杂志，1996 年）与其近似。

表 2-1　24h 食管 pH 监测正常值

	Jamieson 等 n =50		高萍等 n =50	
	$\bar{X}\pm S$	正常值	$\bar{X}\pm SD$	正常值
pH <4 总时间百分比	1.5 ±1.4	<4.5	1.25 ±1.05	<3.4
pH <4 立位时间百分比	2.2 ±2.3	<8.4	1.52 ±1.35	<4.3

续表

	Jamieson 等 n = 50		高萍等 n = 50	
	$\bar{X} \pm S$	正常值	$\bar{X} \pm SD$	正常值
pH <4 卧位时间百分比	0.6 ±1.0	<3.5	0.98 ±1.58	<4.3
反流总次数	19 ±12.8	<47	27 ±16	<60
=5 分钟的反流次数	0.8 ±1.2	<3.5	0.5 ±0.18	≤2
最长反流时间（min）	6.7 ±7.9	<19.8	5.4 ±5.96	<16
反流总计分		<14.7		<12.7

6. 症状指数（SI） 计算公式如下：

症状指数 =（pH <4 时的症状次数/总症状次数） ×100%

症状指数≥50% 即有临床意义。

7. 可偶然性分析 当反流发作次数越多时，则症状和反流同时发生（偶然同发）的机会就越大，这样 SI 的意义就受到限制，其特异性将明显降低。

可偶然性分析是计算胃食管反流发作和症状相关概率的简单方法。在此方法中，24h pH 信号被分成连续的 2min 间期（共 720 个间期），这些间期和症状开始前 2min 被用于评价反流的发生，将结果置于一个 4 ×4 偶然性图表，如表 2 –2。

表 2 –2 4 ×4 可偶然性表

		症状		
		+	–	
反流	+	a	b	a + b
	–	c	d	c + d
		a + c	b + d	

根据可偶然性表用 Fisher 确切 P 检验计算出反流和症状发作无相关性的概率（P 值），再计算症状伴随率（SAP）：SAP =（1.0 – P） ×100% 。

通过这种方法，可避免 SI 带来的假阳性（当症状发作少而反流发生多时）或假阴性（当症状发作多而反流发生相对较少时）。

（二）24h 胃内 pH 监测

用于观察疾病状态下的胃内 pH 变化评价药物对胃内 pH 的影响，一般包括平均 pH 值、中位 pH 值、pH >3、4、5、6 的总时间百分率；同时可分别计算出日间（7 时 ~22 时）和夜间（22 时 ~次日 7 时）胃内 pH 变化。

五、pH 监测的临床应用及评价

由于 24h 食管 pH 监测接近生理性，指标较为客观，数据较为精确，曾被认为是确定病理性反流的“金标准”。它不但反映 24h 食管 pH 动态变化，而且通过计算机的有关统计分析，可得出有关反流的发生与体位、进食及症状发作之间关系的各项指标，可取代食管滴试验（Bernstein test），标准酸反流试验，食管酸清除试验等。若把 pH 电极放置于胃中，则可进行胃 pH 监测；pH 监测可联合动态压力监测或胆红素浓度监测同步进行，这对研究胃肠运动功能障碍性疾病的病因及病理生理机制更具重要价值。

但必须认识到：食管腔内长时间 pH 监测毕竟属侵入性检查，成本也较高，患者不易接受。在咽喉部较敏感的患者，由于长时间置管的刺激，可加速唾液的下咽；在极度低酸的患者，反流物酸度本来就不高；这样往往可使监测结果出现假阴性。食管 pH 监测也被证实对评价碱性反流作用不大。因而目前对 24h 食管 pH 监测检查的指征控制较为严格。目前主要用于：

（1）发作性胸痛的鉴别诊断，尤其是对于一些酷似心绞痛的发作而用抗心绞痛药物治疗无效甚至加重者，需要评价症状与酸反流的关系。

（2）对无食管炎而反流症状明显者，尤其是当治疗效果欠佳时（或质子泵抑制剂抑酸治疗试验阴性者），进行 24h 食管 pH 监测，可明确症状是否为酸反流所致。如同时行胃内 pH 监测，可了解药物的抑酸效应及分析治疗失败的原因。

（3）对慢性咽喉炎、慢性咳嗽、哮喘及睡眠呼吸暂停综合征怀疑为胃食管酸反流所致者进行 24h 食管 pH 监测，可明确这些症状与酸反流的关系，为治疗提供必要的参考依据。

（4）对婴幼儿尤其是早产儿有反食、拒奶、哭闹、呼吸暂停及体重不增者行食管 pH 监测，尽早发现病理性酸反流的存在。

（5）围手术期应用，为抗反流手术疗效的评价提供客观依据。胃热及反酸时间。24h 后停止监测并把数据输入计算机进行储存及分析。

六、观察指标及临床应用

目前分析软件可对 MII 及 pH 同步监测进行自动分析，其内容包括液体反流、气液混合反流、气体反流及总反流；又根据 pH 同步监测结果区分为酸反流和非酸反流，后者又可单独根据 Demeester 和 Jamieson 等人设计的评分方法进行评分（见前面的 pH 监测节）。同时，软件可自动测算出酸清除（化学清除）及容量清除（物理清除）时间；又可根据烧心、胸痛及反酸等症状计算出症状指数；精细的分析还可了解食管传递时间和食团通过食管的特点，更重要的是可以监测初次反流和再次反流的发生。据研究，MII 测定可识别出 95% 的食管反流，尤其是非酸性反流的情况。特别适用于经充分酸抑制治疗后仍有症状的患者，可评价其是否仍持续存在反流和非酸反流，从而为进一步确诊或调整治疗方案提供依据。临床上约 40% ~60% 非糜烂性胃食管反流（NERD）病患者为酸碱反流监测阴性，而 MII 技术可监测各种非酸反流，为 NERD 的诊断提供新的客观依据。

（韩　捷）

第五节　胃电图

细胞的一个基本特征是存在跨膜电位，它使生物离子产生细胞内外流动。在生物膜的表面放置电极，将这种离子电流转换为电路的电子流，即生物电；胃肠道平滑肌的电活动为细胞综合性电现象，分为慢波基本电节律、快波、快慢波、早发慢波及复合波。慢波不产生胃肠运动但为快波发生创造条件，慢波后的快波产生运动。一旦胃、肠慢波消失，快波即不能产生，胃、肠运动不能发生。

用于采集生物膜表面电信号的电极，通常由金属－电解质半电池组成，每个电极在离子导电系统与电子导电系统之间形成一个界面，在电极界面发生从离子导电向电子导电的转换，测量生物系统两点间的电位差则是我们得到的胃肠电图。根据电极导联连接方式的不同，电信号的记录可分为单极测量和双极测量。前者是把探测电极置于被探测的部位（可一个或多个）并连接到放大器，另设一个参考电极置于身体的某一适当的位置并连接到放大器的另一端。这样记录到的信号较稳定，结论较可靠，但存在抗干扰能力差等缺点。后者是设两个探测电极分别放置在被测部位的两个点并连接到一个差分放大器的两个输入端，记录两点之间的电位差。这种检测方法回路短，干扰小，但属相对性测量，如果放置电极的两个部位均有病变，则对结果的评价就有困难，结论就不明确。

根据电极放置的组织部位的不同，胃肠电信号的记录分为黏膜吸附法、体表电极法和浆膜电极法三种，后者由于需打开腹腔，故只用于动物试验或手术中的记录。下面将重点叙述体表电极法。

与其他生物电信号一样，胃肠电信号也是随机信号，无法通过一个确切的数学公式来描述，简单地用求平均值的方法来计算其参数和评价检查结果是不准确的。因而目前多采用傅里叶（Fourier）转换原理对胃肠电信号进行频谱分析，典型的频谱分析输出图是显示频率与功率强度的关系，反映胃肠运动节律。快速傅里叶转换还可描绘出运行图谱，它是各连续时段频谱图的组合，形成假性三维图像，显示功率－频率－时间的关系，更方便于对胃肠电节律变化的分析。

一、仪器设备

1. 记录仪　由前置放大器、滤波装置及模拟数字转换器等部件组成。有用于床边记录的生理记录仪和动态记录的便携式记录仪。用于人体检测的记录仪应达到一定的技术性能指标。输入阻抗≥5MΩ；抗干扰能力≥100dB；通频带：胃电记录时可调至0.01～0.1Hz；肠电记录时可调至0.1～0.3Hz。用交流电作电源时，应有可靠的接地装置。便携式记录仪带有数据储存器，可储存24h胃电信号资料。

2. 电极　体表胃肠电记录常用盘状银－氯化银电极，使用时应放在电极与皮肤之间放生理盐水湿棉球或电极糊。用于腔内黏膜表面或腔外浆膜表面胃肠电记录的可用带吸盘的铂金电极或银－氯化银电极，胃内酸度高，用于腔内胃电记录时应考虑电极的抗腐蚀性。用于肌层胃肠电记录的电极应为针线状，以便穿过浆膜进入肌层。

3. 计算机及专用分析软件　用于数据分析和储存。

二、体表胃电图（electrogastrogram，EGG）检测方法

（1）检查前停用影响消化道运动功能和分泌功能的药物72h以上，禁食12h。

（2）受试者平静仰卧于检查床上，放松，避免任何外界或自身干扰，如说话、深呼吸、吞咽、翻身等。

（3）电极放置方法：检测电极最好放置于B超确定的胃体、胃窦的体表投影部位。通常经验的放置部位是：胃窦点在胸骨柄与脐连线中点下或右1cm，胃体点在胸骨柄与脐连线中点上1cm，左侧旁开3～4cm，参考可电极置于右耳垂处或右前臂距腕关节2cm处。电极安放前应严格准备皮肤，体毛浓厚者应剃去放置电极处的体毛，然后用摩擦剂清洁皮肤，或用95%的酒精脱去皮脂，再用生理盐水清洗。盘状银－氯化银电极（先用生理盐水浸泡

30min）与皮肤之间应放电极糊或生理盐水湿棉球，并用胶布固定。

（4）监视信号稳定后，记录空腹胃电信号15～60min，给予试验餐（450kcal），要求5min内完成，然后记录餐后胃电信号15～60min以上。记录过程必须用保证环境安静、温度适宜，避免强磁场干扰，旁人勿接近受检者身边。

三、结果分析

目前胃电尚无统一的观察指标。在完成胃电信号记录后，应先对时间信号曲线进行目测，删除人为干扰的部分，观察波形特征，再行傅里叶频谱分析处理，下列指标可用于胃电图的评判。

1. 波形特征　正常胃电图为频率约3cpm的正弦波，波形较为规则整齐电压幅值变异不大，慢波上较少见负载小波。胃电节律紊乱时波形很不规则，频率快慢不一，幅值高低变化无常，可出现宽大的高幅波，或出现微小颤动波，或慢波上负载有各种形状的小波，甚至出现调幅波。

2. 平均频率及平均波幅　正常人胃电图平均频率2.4～3.7cpm，平均波幅50～300μV。目前认为此两项指标的结果在健康人与患者之间有较大的重复。

3. 餐后电压增幅　即餐后电压幅值增加百分比，餐后电压增幅=（餐后平均波幅－餐前平均波幅）/餐前平均波幅，正常人多为正值，反映胃对进餐的反应。

4. 谱分布　一般的频谱分析所输出的图形是坐标图，以频率为横坐标、功率值为纵坐标，显示不同频段的功率值。正常人频谱图主峰突出（约位于3.0cpm处），旁频分量很少或有符合正态分布的旁频分量。胃电节律异常时可出现主峰左移或右移、多个主峰或无主峰。

5. 主频和主功率　主频也称峰值频率，即功率谱中功率最大处的频率，反映胃的主导频率。正常范围为0.04～0.06Hz（2.4～3.7cpm）。主频＜0.04Hz（＜2.4cpm）为胃电过缓，＞0.06Hz（＞3.7cpm）为胃电过速；主功率即主频处的功率值，其绝对值受诸多因素的影响，除与胃电振幅有关外，还与分析时所截取的频率范围有关。

6. 餐后/餐前功率比　是一个相对值，其意义类似于餐后电压增幅，代表胃对进餐的反应强度。

7. 正常频率百分比　即频率范围为0.04～0.06Hz（2.4～3.7cpm）的慢波占总慢波的百分率。主要反映胃的电节律，正常人应大于70%。据此，频率范围＜0.04Hz（＜2.4cpm）者为过缓频率百分比，频率范围＞0.06Hz（＞3.7cpm）者为过速频率百分比。

8. 慢波频率不稳定系数　即慢波频率的标准差与平均数之比，反映慢波频率的变化，与胃电节律性有关。

四、临床应用及评价

目前胃电图异常与临床病理形态学诊断之间缺乏一致性，而探讨胃电图与胃运动功能之间的关系成为目前国内外关注的一个热门课题。探讨胃电图与胃运动功能之间的关系的常用研究方法是观察胃电的节律性和胃电信号对外加刺激（如进餐后给予药物等）的反应性。

正常的胃运动及排空功能必需以下几个要素：正常的胃慢波活动、胃电活动和机械收缩的偶联、正常的胃窦－幽门－十二指肠协调运动等。虽然胃电记录的结果与胃的运动之间缺乏一对一的关系，但正常的胃电节律是正常胃功能的基础，餐后电压幅值增加是胃电图的正常反应。一般认为：胃动过缓是原位病态起搏点节律异常或传导障碍，而胃动过速则常是异位起搏点低幅电活动所致。不管胃动过缓抑或胃动过速，均可导致胃动力低下及胃排空障碍。但胃电节律正常并不一定胃动力正常，因为胃的功能还与电－机械偶联和胃窦－幽门－十二指肠协调运动有关。临床上功能性消化不良及全身器质性疾病所致的消化不良者，常存在胃电节律紊乱或对试餐的反应低下（餐后胃电幅值不升反而降低），用促动力药治疗可使功能性消化不良患者的临床症状改善的同时伴有胃电图的改善。

关于胃电节律异常类型，从频率上可分为胃电节律过缓、胃电节律过速、混合性胃电节律紊乱及无胃电节律等；从发生的时间上可分为餐前紊乱餐后正常、餐前正常餐后紊乱及餐前餐后均紊乱等。

EGG因其非侵入性已成为临床研究胃电活动的主要方法，其操作简单，准确性和重复性得到认可，与胃运动关系也在不断研究中逐步得到认可。但由于体表胃电信号十分微弱，频率低，易受心电、肌电及呼吸运动的干扰，给记录和分析带来不少困难。目前主要存在设备的技术性能指标不统一、质量不稳定性、检查操作欠规范及观察指标的不一致等问题，更谈不上统一的正常值。

（张　媛）

第六节　B超胃排空检查

超声脉冲通过不同密度的介质时产生不同程度的反射，当液体充满胃腔使其与周围组织的回声形成差异时，即可通过实时超声观察到胃腔。于进餐后动态监测不同切面的径线变化，可计算胃腔某一部分体积或面积，从而获得不同时间点上述指标的变化以了解胃排空功能。胃的体积或面积减少至进餐完毕时的一半所需的时间即为胃半排空时间。由于全胃体积的计算较为复杂及受影响的因素多，目前较多采用胃窦面积或胃窦体积法。又因面积或体积均是由径线计算获得，故只测胃单径变化也可反映胃体积和面积变化，但应注意体位对胃窦形态的影响。

一、方法

常用胃窦中点单切面积法。

（1）检查前一周内禁服影响胃肠运动药物。

（2）测定空腹状态胃窦中点单切面面积：患者取端坐位，避免腹部受压，探头置于上腹部与胃体长轴垂直，自上而下连续扫查，当显示胃窦、胃体、幽门在同一切面时，于胃窦中点处探头垂直转为纵切，即见椭圆形胃窦，在吸气末测量胃窦的上下径（A）和前后径（B），按椭圆面积公式计算胃窦切面面积（$\pi A \cdot B/4$）。

（3）5min内摄入温水500ml或脂肪液体500ml或固－液体混合食物（液体300ml，热量1 046kJ），试剂温度37℃。

（4）于试餐后即刻及每间隔10min测定同一切面胃窦面积变化，至恢复空腹状态为止。

（5）根据不同时间胃窦切面面积变化拟合胃排空曲线并计算胃半排空率。

二、注意事项

（1）检查者应为有经验的超声医师，每位受试者均由同一医师完成检查。

（2）固定部位探测，是获得准确数据的关键，首次确定探头部位后做好标记，以后每次测定均以此部位为准。

（3）测定时注意胃收缩和舒张时相，以舒张相较准确。

（4）为避免胃肠内气体影响，嘱受试者检查前3d内禁服产气食物。

三、临床应用及评价

实时超声测定胃液体排空，因与核素显像法有良好相关性，且经济、安全、可靠、易重复、不接受放射性物质、符合胃生理状态，可用于儿童和孕妇，故已较广泛被医师和受试者接受。该检查还可观察到胃收缩、舒张、胃壁蠕动、液体流通过幽门等情况，这些参数的定量及评价值得进一步探讨。但该法的缺点是：如胃腔内或邻近肠腔气体较多可影响检查结果；测定胃固体排空时影响因素更多，准确性差；每次扫描的部位稍有变化，即可影响结果的准确性。

（高　强）

第七节　肝功能试验异常及其检查程序

一、常用肝功能试验指标

1. 氨基转移酶（简称为转氨酶）　血清转氨酶包括丙氨酸氨基转移酶（ALT）和天冬氨酸氨基转移酶（AST），其升高是反映肝细胞损伤（炎症坏死）的标志。正常情况下，它们存在于肝细胞内，肝细胞膜发生损伤后，转氨酶“漏”出肝细胞，在随后的几个小时内，血清转氨酶出现升高。ALT是反映肝细胞损伤相对特异的指标，而AST不仅存在于肝细胞内，也存在于骨骼肌和心肌中。肌肉损伤后，AST可显著增加，而只有部分情况下才出现ALT升高。

2. 碱性磷酸酶（ALP）和γ-谷氨酰转移酶（GGT）　肝中的ALP存在于靠近毛细胆管的肝细胞膜上，其升高常提示有肝损伤。由于ALP也存在于骨骼和胎盘中，所以血清ALP升高，尚需除外正常骨骼生长（少年）、骨病或妊娠期；亦可检测ALP同工酶的浓度，以明确其升高是来源于肝损伤还是其他组织。

GGT是一种存在于肝内毛细胆管的酶，其升高提示胆管损伤。其“肝特异性”较好，但由于很多药物可诱导GGT升高，故“肝疾病特异性”相对较低。

这两个酶均明显升高者主要见于胆管损伤和肝内外胆汁淤积，亦可见于占位性病变。单纯ALP明显升高可见于正常骨骼生长（少年）、骨病或妊娠期；而单纯GGT升高，可见于长期大量饮酒者、非酒精性脂肪性肝病及服用某些药物者。

3. 胆红素　胆红素是血红蛋白的代谢产物，不溶于水，能被肝细胞摄取。在肝细胞中，胆红素与葡萄糖醛酸结合生成单葡糖醛酸化合物和二葡糖醛酸化合物。胆红素与葡萄糖醛酸结合后胆红素能够溶于水，且被肝细胞分泌至胆管中。

血清胆红素分为直接（结合）胆红素和间接（非结合）胆红素。溶血、血肿再吸收等情况下，胆红素水平升高，且以间接胆红素升高为主，直接胆红素占20%以下；而肝细胞损伤或胆管损伤时，血清胆红素升高以直接胆红素为主，直接胆红素占50%以上。由于直接胆红素溶于水，可通过尿排泌，所以高直接胆红素血症时可出现尿色加深；而肝外胆系梗阻时由于粪便缺少胆红素而颜色变浅。

4. 血清白蛋白和凝血酶原时间　白蛋白和凝血酶原时间是反映肝合成功能的重要指标，它们的明显异常提示可能存在严重肝病，应及时进行其他相关检查。

血清白蛋白的半衰期为21d，因而在肝功能不良时，其血清水平不会立即下降，故此白蛋白降低主要见于慢性肝功能障碍。而严重全身性疾病如菌血症患者，血清白蛋白浓度相对快速下降，这是因为炎性细胞因子的释放和白蛋白代谢加快所致。如果没有明显肝损伤而出现低白蛋白血症，应考虑有泌尿系（如大量蛋白尿）和胃肠道（如蛋白丢失性肠病）丢失白蛋白的可能。

凝血酶原时间（PT）反映肝合成的凝血因子Ⅱ、Ⅴ、Ⅶ、Ⅹ的活动度。这些凝血因子的合成需要维生素K，应用抗生素、长时间禁食、小肠黏膜病变或严重胆汁淤积导致脂溶性维生素吸收障碍，都可导致维生素K缺乏因而使PT延长。肝细胞损伤时，即使有充足的维生素K，肝细胞合成的凝血因子也减少，故其PT延长反映的是肝合成功能障碍。如果补充维生素K后2d内PT延长得以纠正，则可以判断PT延长是由于维生素K缺乏所致；反之，则PT延长是肝细胞损伤引起肝合成功能障碍所致。PT一般以秒表示或较正常对照者延长秒数来表示，而凝血酶原活动度（PTA）和国际标准化比（INR）是表示凝血酶原活力的另外两种方式。

二、以肝细胞损伤性为主的肝病

主要影响肝细胞的疾病可称为“肝细胞损伤性疾病”，它们主要表现为转氨酶水平升高。肝细胞损伤分为急性和慢性。急性肝炎可伴有不适、食欲减退、腹痛、黄疸。

转氨酶升高的变化模式有助于病因诊断。病毒和药物引起的急性肝炎，转氨酶显著升高，常超过1 000U/L，而且ALT的升高大于AST升高。对乙酰氨基酚所致肝细胞损伤、缺血性肝炎或其他一些不常见病毒如疱疹病毒引起的肝炎，转氨酶升高常超过3 000U/L。转氨酶暂时性升高可见于结石引起的暂时性胆管阻塞，转氨酶水平可升高达1 000U/L，但是在24～48h内可显著下降。胰腺炎伴AST或ALT暂时性升高者，提示可能是胆结石造成的胆源性胰腺炎。酒精性肝炎患者转氨酶呈中度升高，一般不超过400U/L，且AST：ALT＞2：1；其胆红素升高更明显，与转氨酶升高水平并不成比例。值得注意的是，非酒精性脂肪性肝炎（NASH）所导致肝功能异常在临床生越来越常见，其特点是ALT和AST多为轻度到中度升高，可伴有GGT的轻度升高，而AKP基本正常，患者多有超重、肥胖、血脂、血糖、糖耐量异常和（或）胰岛素敏感性下降。

一般转氨酶水平持续升高超过6个月，称为“慢性肝炎”。与急性肝炎相比，慢性肝炎患者转氨酶多般呈中度增加（2～5倍正常上限）。慢性肝炎患者可能没有明显症状，也可能有时会出现乏力和右上腹痛。

乙型肝炎危险因素包括乙肝家族史（特别是母亲HBsAg阳性）、静脉注射毒品史、多个性伙伴、不安全注射或其他有创医疗或美容操作史。丙型肝炎的危险因素主要包括输血或血制品史、静脉注射毒品史。非酒精性脂肪性肝病的危险因素包括肥胖、2 型糖尿病或高脂血症。详细询问病史有助于诊断药物性或酒精性肝病。自身免疫性肝炎可表现为急性或慢性肝炎，与其他病因所致慢性肝炎相比，自身免疫性肝炎患者转氨酶水平相对较高，常同时出现自身抗体、高球蛋白症血症、伴有其他自身免疫性疾病。

三、胆汁淤积性疾病

主要影响胆管系统的疾病称为“胆汁淤积性疾病”。胆汁淤积性疾病可影响中小胆管（如原发性胆汁性肝硬化）、大胆管（如胰腺癌所致的胆管阻塞）或两者兼而有之（如原发性硬化性胆管炎），一般均有 ALP 和 GGT 升高。虽然某些疾病引起胆红素升高可被称作“胆汁淤积”，但有些胆红素升高是由严重的肝细胞损伤（如急性肝炎）所引起的，不是经典意义上的胆汁淤积。

原发性胆汁性肝硬化常见于中年女性，多以疲乏或瘙痒为主诉。原发性硬化性胆管炎常合并溃疡性结肠炎，患者常无症状，但也可能会出现黄疸、乏力或瘙痒。结石引起的大胆管阻塞，常伴有转氨酶水平显著升高；如果患者出现肝功异常且有恶性肿瘤病史，则应考虑肝内占位性病变，同时也要考虑淀粉样变、结节病、淋巴瘤等浸润性疾病，其特点是 AKP 显著升高而胆红素水平正常。其他系统炎症如感染或免疫性疾病都会导致非特异性肝功异常，而这种异常可兼有胆汁淤积（ALP 和 GGT）和肝细胞损伤（ALT 或 AST）的改变。

四、黄疸

黄疸是胆红素升高所导致的皮肤黏膜黄染，一般当血清胆红素大于 43μmol/L（2.5mg/dl）时可出现黄疸。首先需区分是以直接胆红素升高为主还是间接胆红素升高为主。间接胆红素升高的常见病因包括红细胞异常所致的溶血和 Gilbert 综合征。溶血性黄疸表现为血红蛋白下降和（或）网织红细胞升高、红细胞形态异常。Gilbert 综合征是常染色体隐性遗传的先天性高间接胆红素血症，其特点是孤立性间接胆红素为主的升高，肝酶学检查正常、血红蛋白和网织红细胞计数正常；一般其总胆红素小于 51μmol/L（3.0mg/dl），而直接胆红素小于 5μmol/L（0.3mg/dl），禁食或罹患其他疾病时，胆红素水平可进一步升高。

直接胆红素升高为主更为多见，其病因也较复杂。应首先区分是胆管阻塞性和非胆管阻塞性疾病所致。Dubin - Johson 综合征和 Rotor 综合征为常染色体隐性遗传的先天性高直接胆红素血症，其特点是孤立的以直接胆红素升高，肝酶学检查正常，肝活检可确定诊断。病毒性肝炎病史、胆红素水平大于 256μmol/L（15mg/dl）、转氨酶持续升高者，提示黄疸系由肝细胞损伤所致。应注意，急性肝细胞损伤患者，胆红素下降常迟于转氨酶水平的下降。如果出现腹痛、发热及胆囊触痛则提示为梗阻性黄疸。肝超声检查敏感、特异、无创、价廉，可以用来排除梗阻性黄疸。在大胆管阻塞的梗阻性黄疸患者，通常可见肝内胆管扩张，特别见于胆红素大于 17μmol/L（10mg/dl）且黄疸持续超过两周者。但胆石引起的急性大胆管阻塞或一过性通过胆总管，胆管不一定扩张。如果临床上高度怀疑为阻塞性黄疸而超声检查并无异常，则应进一步行 MRCP、ERCP 等检查以明确诊断。

五、肝功能异常的检查程序

对肝功能异常的患者，首先应尽可能明确造成肝功能异常的病因。同一患者有可能存在多种造成肝功能异常的疾病，在诊断时需全面考虑。急性肝炎、慢性肝炎、胆汁淤积症和黄疸患者的诊断处理已如前所述。第一次出现肝酶学检查异常的患者大多无明显症状，而且其肝功能异常也是偶然被发现的。如果患者①无肝病的危险因素；②肝酶小于正常值的 3 倍；③肝合成功能较好；④患者无不适主诉，可先观察几周至几个月后复查肝功能。如果复查结果仍为异常，则应考虑慢性肝炎或胆汁淤积的可能，并进行启动相应的检查程序。

患者也可能出现肝硬化或门脉高压。门脉高压大多数由肝硬化引起，但也有部分患者的门脉高压不是肝硬化所致，而是肝前性病变（如先天性肝纤维化和特发性门脉高压、门静脉血栓形成等）或肝后性病变（如布－加综合征、肝静脉血栓形成等）所导致的。肝硬化患者的评估与慢性肝炎和胆汁淤积患者相似。慢性乙型肝炎、慢性丙型肝炎、酒精性肝病、Wilson 病、遗传性血色病、α_1－抗胰蛋白酶缺乏等常导致肝硬化，可伴或不伴门脉高压。如果临床表现支持肝硬化诊断，则不一定要进行肝活检（除非希望通过组织病理学做出病因诊断）。

在评估肝功能检测结果时，一定要综合考虑患者的临床症状。一般来说，对于肝功异常小于正常值上限 2 倍的患者，如果患者无症状，白蛋白、凝血酶原时间和胆红素水平正常，可暂时随访观察。如肝功能持续异常，则应作进一步评估。图 2－1～图 2－3 为 ALT、碱性磷酸酶、直接胆红素异常的一般检查程序。

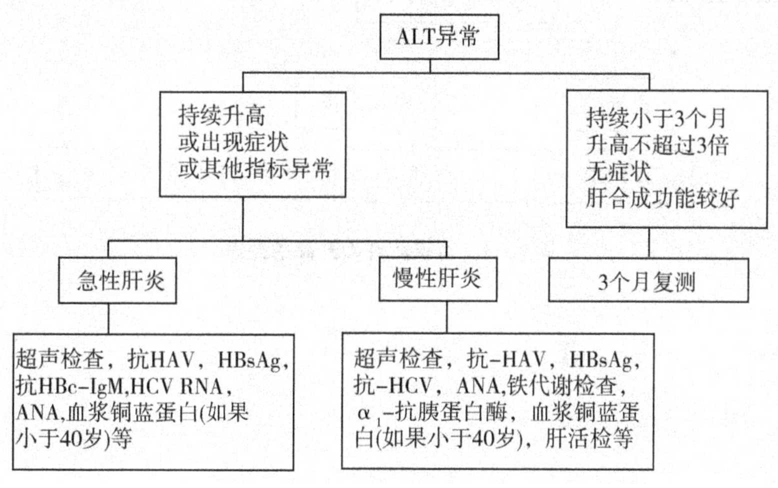

图 2－1　ALT 异常的处理

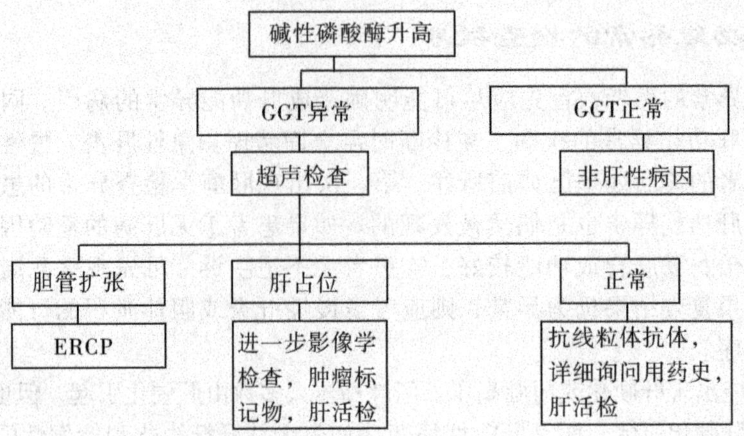

图 2-2 碱性磷酸酶异常的处理

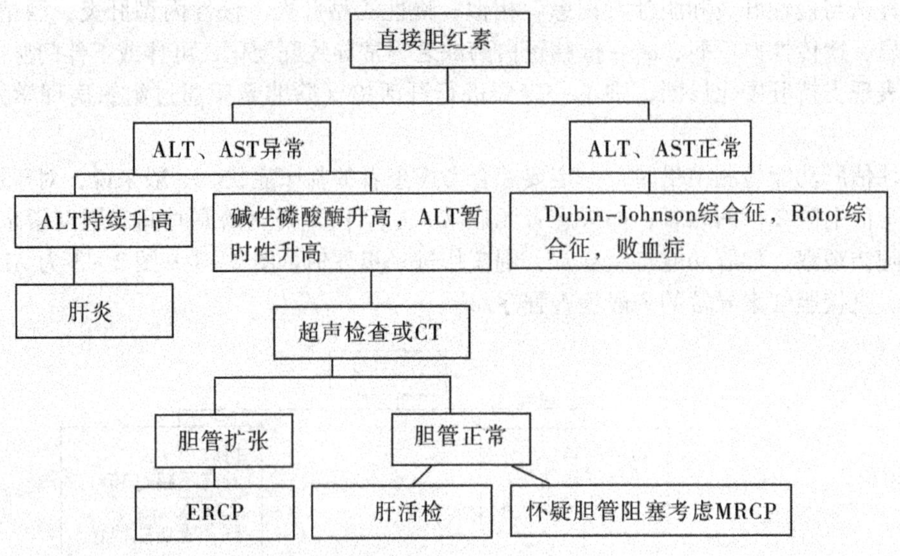

图 2-3 直接胆红素升高的处理

（高　强）

第三章

胃肠道动力的检测方法

胃肠道动力障碍性疾病在临床上很常见，但以往有关这方面的检查手段却很有限。近年来，得益于多学科的发展及融合，包括测压、pH 监测、放射学和核医学等一大批胃肠动力检查项目已被广泛应用于研究和临床诊断中。

第一节　食管动力检测

食管动力障碍在临床上相当常见，有关的检测技术发展较快，诸如测压、pH 检测等方法早已在临床普遍开展，并对临床诊断和评估提供了重要的参考价值。

一、食管测压

食管测压检查是指通过压力传感器，将食管腔内压力变化的机械信号转变为电信号，经多导生理记录仪记录下来的一种技术。该检查已在临床应用 20 余年。

该检查用于评估有食管源性症状的患者，这些症状包括吞咽困难、吞咽疼痛、烧心以及难以解释的胸痛等。该检查也可用于评估反流，并应作为抗反流手术前的常规检查。此外，该检查还有助于明确系统性疾病如硬皮病和慢性特发性假性肠梗阻等是否累积食管。

检查设备包括一根含 3～8 个测压通道的水灌注式测压导管、液压毛细管灌注系统、压力换能器及记录装置。近年来研制带有固态微传感器的测压导管也可用于食管等消化道测压，特别适合于咽部测压或是长时间动态测压。当前有多家国内外厂商可以提供相应的产品及分析软件。

一般经鼻腔插入测压导管至胃内，设置基线。然后通过定点牵拉或快速牵拉使测压通道经过 LES 的。LES 测压指标包括：①LES 上端及末端位置；②LES 总长度；③腹段 LES 长度，即 LES 末端至 RIP 的距离（正常值 0.8～5cm）；④LES 静息压（LESP），即测压通道位于 LES 处测到的相对于胃内压的压力；⑤LES 松弛率测定：将至少一个压力通道置于胃内用以显示胃内压力基线，另将一个压力通道置于 LES 高压区。嘱患者做数次湿咽（5～10ml 温水），检测吞咽后的 LES 残余压。则 LES 松弛率 =（静息压 - 残余压）/静息压 ×100%。松弛率大于 90% 表示 LES 完全松弛。在对食管体部测压时，将测压导管继续向外牵拉后使远端测压通道置 LES 上端上方 3cm 处。嘱患者湿咽 7～15 次以检测食管体部压力，两次湿咽间至少停顿 20～30s。检测指标包括食管蠕动波（包括蠕动传播的方式及速度）、收缩幅度、收缩持续间期、每次收缩的波峰数、收缩波的传导性等。

如果需要检测咽部及食管上括约肌的压力，最好选用固态测压导管（如 Castell 导管）。主要检测指标包括 UES 静息压、UES 松弛压、咽部收缩与 UES 松弛间的协调性等。

食管运动疾病的患者常主诉胸痛、烧心、反食、吞咽困难等，但这些症状的特异性不强，食管静态测压可以显示特异性运动功能异常；可以诊断原发性食管运动疾病；对于全身性疾病有食管症状的患者，也可以发现食管的异常运动。食管静态测压可以评价药，物治疗食管运动性疾病的疗效，指导手术方式并判断手术疗效。常见的食管动力障碍的测压特征归纳如表 3－1。有些疾病，如弥漫性食管痉挛、胡桃夹食管、非特异性食管动力障碍、间歇性吞咽困难等进行静态食管测压，由于时间有限，容易漏诊，可以使用 24h 动态测压降低漏诊率。

表 3－1　食管动力疾病的测压特征

	LES	食管体部
原发性疾病		
贲门失弛缓症	静息压增高（>45mmHg）	基础压增高
	松弛不完全（残余压>8mmHg）	蠕动缺乏
不协调动力（DES）	可能异常	同步收缩（≥20%湿咽）
		间断蠕动
		多峰收缩（≥3 峰）
		持续时间延长（>6 秒）
		逆行收缩
高收缩状态		
高压蠕动	可能增高	远段蠕动振幅增高
（胡桃夹）		（>180mmHg）
		远段蠕动持续时间延长（>6 秒）
LES 高压	LES 静息压增高（>45mmHg）	收缩振幅增高
		可能不完全松弛（>8mmHg）
低收缩状态（可能继发于慢性 GERD）		
无效动力（IEM）		≥30%远端收缩低振幅（<30mmHg）
LES 低压	静息压<10mmHg	
继发性疾病		
系统性硬化	低压	平滑肌蠕动缺乏
		横纹肌蠕动正常
Chagas' 病	表现同贲门失弛缓症	同贲门失弛缓症
特发性假性肠梗阻		远端动力缺乏
慢性 GERD	LES 低压	无效动力（IEM）

注：①LES：食管下括约肌；②DES：弥漫性食管痉挛；③IEM：无效食管动力。

二、24 小时食管 pH 监测

pH 监测技术为胃食管反流病（GERD）的诊断提供了一种客观的方法，随着这项技术的发展，我们对反流性疾病的认识也越来越深入。Spencer 最早描述了用玻璃电极进行持续性食道内 pH 监测的技术。目前，24h 食管 pH 监测已日趋成熟，不仅可以发现反流，还可以了解反流程度，反流与体位、进餐、疼痛的关系，药物治疗疗效观察等。

该检查的适应证包括：①内镜检查无食管炎，但有典型胃食管反流症状者；②非典型症状患者（疑耳鼻喉科疾病、非心源性胸痛、肺部疾病）；③抗反流手术前、后评价。

检查的设备包括带有 pH 监测电极的导管、便携式数据记录仪以及相应的电脑分析软件。检测前一般先通过食管测压确定 LES 上缘距鼻孔的距离。校正 pH 导管，经鼻腔插入 pH 导管，使 pH 电极定位于 LES 上缘以上 5cm 处。在鼻部及颊部用胶带固定 pH 导管。如需使用外置参考电极，需涂上电极糊，将外置参考电极置于患者运动时最不易脱落的位置。调节记录仪开始记录数据，嘱患者检查期间的注意事项。次日反拔出导管，将记录仪中数据输入电脑并做有关分析报告。

24h pH 监测的分析指标及常用的参考正常范围见表 3－2。pH 监测的敏感性和特异性为 90%。选择 pH 值为 4 作为限制条件是基于下面的理由：蛋白溶解酶胃蛋白酶在 pH4 以上失活，有反流症状的患者只有在 pH＜4 时才会出现烧心。pH＜4 所占的时间叫反流时间或酸暴露时间，是应用最广泛的一个指标。

表 3－2　pH 监测的指标和正常值

指标	正常值
pH＜4 的时间（%）	
总时间	＜4.2
平卧时间	＜1.2
直立时间	＜6.3
最长发作时间（分钟）	＜9.2
发作次数	
总次数	＜50.0
长于 5 分钟的次数	＜3.0

食管 pH 监测目的在于了解 GERD 患者的昼夜食管内酸反流的规律及其他生理活动如体位改变、进餐等对反流的影响，分析症状与反流的关系。pH 监测对 GERD 非典型症状患者，尤其是非心源性胸痛、难以控制的哮喘、睡眠呼吸暂停、咽喉炎的诊断很有意义。如和食管压力监测同步进行，能分析症状与反流及动力的相关性可以提供症状发生的病理生理基础，进一步指导治疗。

三、Bravo 胶囊食管 pH 检测

与传统的插管 pH 监测技术相比，近年来研制的 Bravo 胶囊食管 pH 监测技术具有多项优势，因此已普遍在临床开展。其基本原理是通过固定在食管下端的胶囊将其监测到的 pH 数据无线传输至体外的记录仪中。

首先在体外将胶囊分别置于中性和酸性缓冲液中进行校正。然后通过常规内镜检查测量齿状线距门齿的距离，同时观察有无糜烂性食管炎。退出内镜后，将带有胶囊的传送装置通过口腔出入食管，并定位于齿状线上 6cm 处。开启负压吸引系统，使负压达到 510mmHg 以

上，此时食管黏膜被吸入胶囊的小孔中，推开手柄上的保险栓后按下按钮使胶囊孔处的小针扎入孔内的食管黏膜。通过旋转按钮释放胶囊，退出传送装置。嘱患者随身携带接收器，工作、生活如常，但需记录就餐、平卧、反酸烧心等事件的时间。48h 后，患者返回分析数据，5d 左右胶囊便自行脱落。

目前国外许多学者对疑为 GERD 的患者行 Bravo 食管 pH 检测，结果提示 Bravo 胶囊食管 pH 检测安全性好，患者易于接受，无明显不良反应，记录时间长于传统食管 pH 检测（多数患者检测时间可达到48h），可作为诊断 GERD 有无酸反流的理想检测手段。国内上海瑞金医院也已开展这项检查并取得了较好的临床效果。

四、24h 食管胆汁反流监测

十二指肠胃食管反流在胃炎、胃溃疡、残胃癌、胃食管反流病及食管腺癌发病中的作用日益受到重视。1993 年 Bechi 等根据胆汁内胆红素在 450nm 处存在特异性吸收峰的特点，利用分光光度计原理，设计出胆红素的检测仪 Bilitec 2000，临床用于 24h 连续监测胆汁反流，目前在临床开展较为广泛。

检测前先确定 LES 位置。校正导管，经鼻腔插入导管。检测探头固定于 LES 上端上方 5cm 处一调节记录仪开始记录数据。24h 后将导管与记录仪分开并拔出导管。检测过程中禁食吸收光谱与胆红素近似的食物，否则会影响检查结果。

检测指标包括：①24h 胆红素暴露时间：包括 24h 检测样本吸收值≥0. 14 总时间百分比、立位和卧位时检测样本吸收值≥0. 14 总时间百分比；②胆红素暴露的频率：24h 检测样本吸收值≥0. 14 的总次数；③连续胆红素暴露的持续时间：胆汁反流持续时间 >5min 的次数和最长反流持续时间。

应用胆汁反流与 pH 联合监测的方法，能发现胃食管反流病患者中除单纯酸反流之外的反流形式，如酸与胆汁混合反流、单纯胆汁反流等。有助于提高 GERD 的诊断率并指导治疗。但目前对胆汁反流的认识仍存在许多问题，需要进一步研究以明确其发病机制和病理意义。

五、多通道腔内阻抗（multichannel intraluminal impedance，MII）

近来有研究报道利用监测食管腔内不同水平的多个记录电极间阻抗的变化评估胃食管反流。这是一项新兴的技术，目前国内尚未开展。

阻抗导管上排列着一组圆柱状金属电极，检查时将导管经鼻插入食管体部。两个相邻电极间的阻抗取决于电极周围物质的电传导性。当液体流经相邻电极时，由于液体的导电性高，因此阻抗下降。相反，当气体流经电极时，由于其导电性差，阻抗增大。液体、气体或气液混合物在导电性上的差异，有助于我们在阻抗变化曲线中辨认出不同的腔内流经物质。根据不同部位阻抗变化的依次顺序可以辨认出腔内流经物质的方向，反流向上而吞咽向下。

腔内阻抗技术的应用可明确反流物的性质（气体、液体或气体液体混合物），其与 24h 食管 pH 监测联合应用可以明确反流物为酸性或非酸性，同时明确反流物与反流症状的关系，可以监测出所有的反流事件，并可对抗反流屏障的功能，做出最合理的判断，比两者单独应用要有优势。如果电极放置位置合适，能检测出 90% 以上的反流事件。阻抗技术是能够检测出所有类型反流事件的最敏感方法。

六、放射性核素检查

食管测压、24h 食管 pH 监测等方法需要插管，为有创性检查。70 年代末 Malmud 等人首先建立了无创性、能反映生理及病理状态的放射性核素测定食管、胃运动功能的方法。这些方法包括：

（一）食管通过闪烁显像检查（esophageal transit scintigraphy ETS）

患者禁食一夜，或检查前至少禁食 3h。以 ^{99m}Tc 标记药物进行 ETS 检查。固态、半固态和液态食团都可以用于完成和分析 ETS。测定食管动力最简单的方法是测定固态或液态食团通过整个食管的时间。检查前，患者首先做一次吞咽练习，吞咽 15ml 无标记水。然后用吸管吸入 15ml 含 ^{99m}Tc－SC 的水并含在口中，在发出吞咽命令的同时进行图像采集，患者完成一次吞咽动作后放松 30s，用口呼吸以避免出现另一次吞咽动作。计算机采集第 1 个吞咽动作设置为每帧 0.25s，共采集 30s。将食管图像分为上、中、下 3 个感兴趣区段，并分别绘制出各段的时间—放射性曲线，从中计算出各段的放射性峰值、峰时与半排出时间。下段峰时减去上段峰时即为食管通过时间，正常值 <10s，超过此值者为异常。食管上、中段半排出时间 <3s，下段半排出时间 <7s，大于此值为异常。

食管通过闪烁显像是评估食管动力功能的一项无创技术。并可对食管内残留的固体或液体做定量分析。贲门失弛缓症、硬皮病、食管裂孔疝患者食管通过时间及半排出时间明显延长。食管癌病灶所在食管段以上通过时间延长。

（二）放射性核素胃食管反流测定

患者禁食 4h 以上，口服 11.1MBq 的 ^{99m}Tc－硫胶体或 ^{99m}Tc－DTPA 混以 150ml 橘子汁和 150ml 0.1mol/L 盐酸，嘱患者服下，15min 后开始检查。患者仰卧于检查台，γ 闪烁探头对位于上腹部，下段食管应位于视野中央。先于腹部加压前采集影像 30s，然后腹带充气加压，于 2.7 kPa、5.3 kPa、8.0kPa，10.7 kPa、13.3 kPa 时各摄影 30s。用计算机分别取食管下段及胃部感兴趣区，记录各自的放射性记数，按下列公式计算胃食管反流指数。

胃食管反流指数（%）＝（食管下段计数/腹部加压前胃计数）×100%

正常人贲门上方无放射性出现或胃食管反流指数 <4%，若胃食管反流指数 >4% 即提示有胃食管反流存在。

（翁志英）

第二节 胃动力检测

胃是重要的消化器官，其主要的生理功能是容纳食物，然后进行充分的混合与研磨，最后将食物排空。一旦其复杂的神经肌肉功能出现紊乱，会导致各种不适症状。当前胃排空检查与胃电图检查已较广泛地用于临床诊断。

一、核素胃排空检查

正常的胃排空能力是保持良好消化功能的重要环节，无论胃排空速度过快或过慢都会影响消化功能，甚至导致一系列的症状。目前，核素检查是公认的测定胃排空的标准方法。

由于胃对固体和液体食物的排空存在差异，目前常用双重核素扫描技术，分别对试餐中固体成分和液体成分用不同核素进行标记，固体试餐常用^{99m}Tc（2 960μBq）与2个鸡蛋充分搅烂混匀烘制而成，液体试餐常用^{111}In－DTPA（555μBq）加水制成。患者至少禁食6h，于5min内吃完试餐，待食物全部入胃后，仰卧于γ照相机探头下，探头视野包括乳头到脐下，每隔5min采集一帧，每帧采集1min，连续观察90min，并同步或先后进行前、后体位的核素扫描，求其平均值，以纠正仅一面扫描造成的误差。用计算机框出每帧图像中为不感兴趣区，计算其时间—放射性活性曲线，分别求出液体和固体食物胃半排空时间。也有研究者认为最具临床价值的参数是餐后100min或2h和4h已排空的同位素标记固体食物所占的比例。

胃排空检查主要用于有上腹饱胀、早饱、恶心、呕吐等胃排空动力紊乱症状，经上消化道内镜、X线和/或腹部B超检查排除器质性病变，对短期促动力药物治疗无效，或观察其他疾病、某些药物或因子对胃排空功能的影响。该方法检测胃排空目前是评估胃排空的“金标准”，但该方法费用昂贵，不适用于孕妇及儿童。

二、其他胃排空检查方法

（一）X线钡条摄像法

嘱患者进食标准餐后立即含小钡条的胶囊，然后定时摄片观察钡条在胃内的残留及排出情况，可估计胃排空时间。该方法简单易行，结果较可靠。上海瑞金医院在1997年利用此方法进行的研究认为国人中若餐后6h胃内仍有小钡条则疑有胃排空障碍，7h仍有则肯定有胃排空障碍，同时发现70%的非溃疡性消化不良患者胃排空时间延长。

（二）超声胃排空检查

通过相应解剖标志如肠系膜上静脉和动脉水平，用超声方法可评价通过幽门的流量或远端胃的直径可估计胃排空速度。该技术无侵袭性，重复性较好，但其广泛应用受到如下因素的限制：检查操作及结果分析均需专业水平较高者完成，检查过程较短，以及目前尚缺乏足够的疾病状态下的研究结果等。

（三）$^{13}CO_2$呼吸试验

进食含用稳定同位素（如^{13}C）标记底物（如辛酸）的试验餐后，连续3～6h检测呼吸中$^{13}CO_2$的含量是推算胃排空速度的又一新颖的非侵袭性检查技术。该方法的优点是患者无需待在实验室，而只要将呼出的样品储存在密封的容器中，随后送至实验室即可。但该试验原理假设$^{13}CO_2$在最终转运至呼出气体的全过程中，胃排空速度是其限速步骤，故该方法不适合用于有胰腺、肝脏、肺部疾病和内脏血流动力改变的患者。

（四）磁共振影像（MRI）

MRI技术已被用于检测胃排空及观察食物在胃内的分布，目前该方法尚处于研究中，所需费用也很昂贵，仅见个别中心有该方面的经验的报道。

三、胃窦十二指肠测压

消化间期胃及小肠存在一种周期性运动即MMC，进餐后，原有规则的MMC时相消失，变为持续不规则的高振幅相位收缩。通常采用多通道水灌注式测压导管装置，包括一系列骑跨于幽门及胃窦、十二指肠相应位置的紧密排列的压力感受器。在透视下插管及定位后记录空腹和进食标准餐后各若干小时的压力。近来研制的固态测压导管使得测定24h动态压力成为可能，这样便可记录到较多的消化间期移行性运动复合波（MMC）周期和胃对多次进食的反应。

该检查适应证包括：①诊断或除外慢性假性小肠梗阻（CIP）；②研究影响胃肠动力的某些系统性疾病（如糖尿病、进行性系统硬化症），以确定小肠受累情况；③病毒感染后，胃轻瘫及动力异常综合征；④CIP患者小肠移植术前评价；⑤评价无器质性病变，但有严重的特发性消化不良症状（如疼痛、恶心、呕吐等）的患者；⑥预测药物疗效：促动力药（如：西沙必利、胃复安、吗丁啉及红霉素）的即时疗效；⑦确定肠道营养的最佳方法（经口、胃或空肠）。

术前空腹一夜，以防插管时误吸，同时保证能记录到空腹运动模式（MMC）。经鼻腔插管，然后以右侧屈膝卧位，以便测压导管能通过幽门进入十二指肠。在胃窦十二指肠测压时，通常将一个或两个感受器置于胃窦，将末端感受器置于十二指肠近屈氏韧带处。小肠测压时，通常将中间感受器置于屈氏韧带处。使用水灌注式导管静态测压时，患者应保持舒服的卧位。利用固态导管做动态测压时，患者可自由活动，次日按时返回医院拔管即可。进行动态测压时，患者应用记录仪上记事键或日记，记下进食、睡眠姿势变化、症状等起始时间。时间可从记录仪上读取。动态测压应维持24h以上，有助于了解白天空腹、食及消化期间动力改变，以及夜间空腹动力状态。静态测压检测时间应至少维持6h，常检测空腹4h及餐后2h。术中可静注红霉素或皮下注射奥曲肽以进行激发试验。

检测指标包括：①消化间期动力指标。记录MMC的总次数、各时相所占时间、平均MMC周期时间等；②消化期动力指标。胃窦测压可检测到收缩波，主要检测收缩次数、收缩幅度和动力指数。

24h胃窦、十二指肠压力测压现仍主要用于研究，临床可用于诊断或除外慢性假性小肠梗阻；研究某些系统性疾病累及小肠后动力的变化；病毒感染后胃轻瘫及动力异常综合征；慢性假性小肠梗阻患者小肠移植前评价；预测药物疗效等。

四、胃电图（EGG）

胃电图是用体表电极无创记录胃电活动的一种技术。1968年Nelsen和Kohatsu发表了第1篇将EGG与胃动力相联系的文章。与其他电生理测定如心电图、脑电图相比，由于EGG采集数据和分析数据均较困难故而研究进展较为缓慢。随着软硬件的商业化，EGG检查技术的应用越来越标准化，但是对最佳的导联位置以及对特殊频率和波幅参数的分析解释目前仍有争议。

EGG检查的适应证包括：①胃轻瘫；②评估提示有胃动力障碍症状的患者（恶心、呕吐、餐后饱胀、餐后腹痛等）；③检测改变胃肌电活动的药物疗效（止呕药、促胃肠动力药）；④检测有胃肠道其他部位症状的患者，是否也存在胃运动功能异常。

主要分析参数一般包括：①主频。它是指频率起源于胃，同时功率谱上具有峰值功率的频率，可精确地反映胃慢波的频率。无症状正常受试者EGG的主频为2～4周/min。节律紊乱分为增快（胃动过速，>4周/min）、减慢（胃动过缓，<2周/min）和混合方式。任何方式都可出现于特发性或糖尿病胃轻瘫、妊娠呕吐、晕动病；②正常慢波的百分比。该指标能定量评估EGG测量到的胃慢波的规律性。它是指在EGG上测到的正常胃慢波所占时间的

百分比；③胃电节律紊乱的百分比。它是指 EGG 上观察到的胃节律紊乱所占时间的百分比。它反映了胃慢波的不规律性。如果需要，可将其进一步分为胃动过缓百分比、胃动过速百分比等；④功率。EGG 振幅代表潜在的胃肌电活动的加权总和。信号的绝对振幅（或称功率）可能受到体质和电极安置位置的影响。通常，餐后相对于空腹时的功率比 >1。如果功率比 <1，则可能提示胃对进食后运动反应减弱或进食后胃未扩张。EGG 的主频功率概括了胃动过缓、正常节律、胃动过速范围的绝对信号振幅。

EGG 可显示胃肌电频率，也可反映频率正常或异常时的 EGG 信号的振幅或功率，但是不能仅仅依靠 EGG 诊断特异性的疾病。对存在上消化道症状但诊断不明的患者，EGG 可作为胃排空检查和胃十二指肠测压检查的补充。在恶心、呕吐、早饱、厌食、胃轻瘫消化不良、非溃疡性消化不良、妊娠期等情况下都可能检测到异常的 EGG。发现餐后胃电节律紊乱和缺乏餐后 EGG 信号功率的增高时可认为胃排空延迟。异常 EGG 的阳性预测价值估计在 60%~90%。胃轻瘫患者中见到的 EGG 异常包括：①空腹或进食后均异常频率；②空腹或进食后高比例时间内的胃动过缓或胃动过速；③进食固体食物后功率比下降。也有人认为对呕吐、早饱等症状，胃节律紊乱是比胃排空速度更好的指标，而且与药物治疗反应更为相关。

EGG 检查具有非侵袭性和相对易操作性，而且当前国内外市场上新开发的越来越多的检查设备和相应的分析软件紧紧地吸引了临床医生的注意力。但是应当认识到目前任何软件都不能代替肉眼对原始 EGG 图谱的观察分析。同时应当认识到，EGG 是对胃肌电活动的检测，而不是对胃动力的直接测定，故不能简单地认为在 EGG 和胃动力两者间有完全的一对一的关系。

五、24h 胃内 pH 监测

检查方法同 24h 食管 pH 监测，但监测时 pH 探头置于 LES 下缘下方 5cm。其检测指标包括胃内平均 pH 值、pH 中位值、pH >3、pH >4、pH >5 及 pH >6 的时间百分比。该检查目前常用于观察各种致病因素对胃内 pH 的影响，评价胃泌酸功能、抑酸药物疗效及药物治疗无效的 GERD 患者。

六、24h 胃内胆汁监测

近年来研究显示，胆汁酸、胰酶和它们的作用产物溶血卵磷脂对胃黏膜会造成非特异性的组织损害。十二指肠胃反流在胃炎、胃溃疡、残胃癌的发病中起重要作用。24h 胃内胆汁监测有助于这方面的辅助诊断。其检查方法同 24h 食管 pH 监测，但监测时 pH 探头置于 LES 下缘下方 5cm。

（赵　波）

第三节　小肠动力检测

一、呼气试验（HBT）与小肠转运

小肠不能分解吸收乳果糖，而大肠中的细菌可代谢乳果糖，并在这一过程中释放出氢气。产生的氢气可吸收入血并被呼出。HBT 的原理就是通过给予受试者含乳果糖的食物，

然后测定呼出氢气的浓度，根据摄入乳果糖到呼气中出现持续氢浓度增高的时间推断小肠传输时间。HBT是一个简便、无创、较可靠的方法，目前已被用于测定小肠吸收功能、小肠细菌过度生长和肠动力学的研究。

检查前2周起停用抗生素和肠道微生态制剂，前1周起停用胃肠道动力药物。检查前一日饮食控制（不吃奶及奶制品、豆类、麦面食及其他富含粗纤维的食物），检查前12h起禁食、禁水。做基础呼气氢水平测试（基线），随后口服乳果糖10g，并饮水50ml。采集0、20、30、40、60、80、100、120分钟数据，且自第30min起，每10min采样，直到氢气值比前一次采样上升3ppm并至少连续3次为止。

如果小肠通过时间减慢，例如小肠假性肠梗阻硬皮病、糖尿病肠病或胃肠道结构异常，小肠因运动障碍或结构异常而发生细菌过度滋生，氢呼气试验会提前出现一个H_2峰，称小肠峰。典型的小肠细菌过度滋生可出现双峰或H_2峰提前出现且持续升高而与结肠峰合并。

二、核素闪烁扫描与小肠转运

小肠核素闪烁显像测定与胃排空测定或结肠转运测定有很多相同之处。小肠转运的定量测定通常用于评价小肠对药物的反应。临床上小肠转运测定同样也用于评价包括腹部不适、腹胀、腹泻等在内的各种功能性胃肠道症状。

固体和液体通过小肠的时间相似。在测定小肠转运时，无论选用固体标记还是液体标记，都是一种合理的方法。为了减少胃排空对小肠转运时间的影响，核素通常以液体方式（如水）给予。除了胃排空延迟患者外，同位素标记的水一般快速通过胃。受试者口服300ml混有125μCi ^{111}In－DTPA的水。用带有中能准直器的大视野γ相机，即刻开始采集前位及后位图像，然后每隔30分钟采集1帧，共12帧。对于转运减慢的患者，需要采集至同位素在空肠和盲肠的末端积聚为止。可以利用图像中的髂嵴作为分隔图形的标志。图像用标准的感兴趣区计算机程序处理。空肠作为一个有潴留物的空腔在图像上可以见到的。感兴趣区沿着空肠远端勾画。根据前位和后位的计数得到一个几何均数，并且进行同位素衰减校正。以整个腹部的计数减去胃部的计数得到小肠的放射性活度。根据6h内到达空肠、盲肠末端至升结肠的放射性百分数可测定小肠转运时间。使用该技术，正常小肠转运时间内大约40%以上的放射性在该感兴趣区内聚集。不同的实验室之间小肠转运时间测定结果是不同的，因为感兴趣区的构成不同。

三、肠测压

小肠测压可以被看作前节所述胃窦十二指肠测压的延续。所用的技术包括静态水灌注导管系统进行短时及长时间（包括过夜）的观察，动态固态测压导管系统及最近应用的便携式水灌注多通道微测压系统。对人体小肠运动模式的描述是不断进步的，迄今为止，可以对全小肠内不同位点进行24h监测，或对十二指肠及近段空肠的位点进行72h的记录，以及评估其他的食物类型及营养构成的反应。一般而言，小肠运动的记录可应用于反映整个肠神经肌肉功能，中枢神经系统对肠神经肌肉调节功能，及肠道对食物的运动反应。但迄今为止，小肠测压尚难以在临床常规开展。

（赵　波）

第四节　结肠动力检测

在消化道的各个器官中，人们对结肠运动功能的认识还比较欠缺。由于结肠在解剖结构和功能上的特殊性，无论是应用测压、放射学还是核素等常用的动力检查手段在研究结肠时相对比较困难，有些检查项目至今仍然难以在临床中常规开展。

一、肠测压

结肠测压可以评估整个结肠或部分肠段的动力功能。测压导管可以是水灌注式的，也可以是固态微传感器导管。通常在结肠镜的引导下插入测压导管至所需的部位后记录长时间的压力变化，以检测结肠动力活动的各种变异。在记录的过程中，可以给受试者进食标准餐（比如两次含热量1 000kcal的午餐和晚餐，以及一次450kcal的固体早餐）以评估结肠对进食的生理性反应。

表3－3列出了人体结肠收缩模式，大体上可分为3种类型：①单个收缩；②多个部位集体时相性收缩；③推进性收缩。前2种属于节段性收缩，第3种属于推进性活动。

表3－3　人体结肠收缩模式

人体结肠收缩模式
节段性活动
单个收缩
群体收缩
节律性
非节律性
推进性活动
低幅推进性收缩（LAPC）
高幅推进性收缩（HAPC）

节段性活动是人结肠日常动力活动最主要的模式，收缩幅度一般较大，在5～50mmHg，偶尔能见到单个的高幅收缩波。节段性活动是单个的孤立性收缩或几个小的收缩波的集合。收缩通常是无节律性的，但偶尔能记录到一些节律性的收缩（少于全部日常收缩活动的6%），特别是在乙状结肠，以3cpm的频率为主。在直肠乙状结肠连接处也经常能记录到频率为3cpm的规律性收缩。需着重指出的是，直肠乙状结肠处的节律性活动只占其收缩活动全部时间的50%。

虽然推进性活动在整个结肠动力中具有重要的作用，但这种收缩模式只占一小部分。按照其收缩幅度，可以人为地把推进波分为两类：低幅推进性收缩（low－amplitude propagated contractions，LAPCs）和高幅推进性收缩（high－amplitude propagated contractions，HAPCs）。研究发现：①HAPCs是一种少见的结肠运动形式，其频率平均为6次/天/人；②HAPCs的平均幅度约为100mmHg，测压记录时很容易与结肠的基础性收缩鉴别开来；③不同结肠节段记录到的HPACs参数相对恒定，静止或运动时记录到的HAPCs参数也比较恒定；④多数HPACs向结肠末端推进；在某些个体，可观察到约25%的HPACs是逆行推进的（尤其是在末端乙状结肠），并伴向前的推进运动；⑤HPACs发生时，个体可能会感觉到，如出现肠鸣音和排便感，一般先于排便发生；⑥对同一个体重复性研究表明，HAPCs是一种稳定的生理现象；⑦HAPCs 在白天和夜间的不同形式与生理事件有直接的关系。

结肠的运动受许多生理因素的影响。比如睡眠时结肠活动较弱，总体上常表现为静止状态，而在清晨醒来时以及餐后，节段性和推进性动力活动会出现显著的增强。食物成分及所含热量的不同可对餐后动力活动有所影响：脂肪和碳水化合物有刺激作用，氨基酸和蛋白质则抑制大肠运动。在排便排气前后，结肠运动也会出现相应的变化。

结肠测压可以帮助我们对结肠功能的生理学以及结肠功能障碍的病理生理学有所认识。比如，慢性便秘患者通常都表现出 HAPCs 数量的显著降低，提示结肠推进性活动受损。而且便秘患者结肠对进食后的结肠动力反应非常迟钝或是缺如，说明结肠总体上对生理性刺激的反应存在机能障碍。尽管在一些特殊情况下，结肠测压检查可以为我们选择治疗方法提供有用的帮助，但是它目前仍非一种可靠的临床诊断方法。

二、透 X 射线标志物与结肠转运时间

Hinton 于 1969 年首先报道了利用放射学技术检查结肠转运时间（colonic transit time，CTT）的方法，为客观评价与诊断便秘提供了一项重要手段。其基本原理是通过口服一定数量的不透 X 射线的标志物后对受试者连续摄片追踪标志物在肠道中的转运和分布情况以推算食物通过结肠所需要的时间。

不同的检查方法对受试者服用标志物的次数、每次服用的数量、摄片的次数、在平片下各节段结肠的划分等的具体要求也有不同。目前大多采用 Metcalf 的简化技术以减少受试者的放射线暴露时间。受试者在检查开始的第 1 天到第 3 天内，每天服用含不透 X 射线标志物的胶囊 1 粒，每粒胶囊含环形标志物 24 枚。在第 4 天与第 7 天各拍摄腹部平片一张，计算未排出的标志物在结肠中残留的数量及相应部位。根据腹部平片中的骨性标志可判断标志物在结肠中的位置。通常在脊柱的右侧，第 5 腰椎与骨盆出口连线以上部位的标志物定位于右半结肠；在脊柱的左侧，第 5 腰椎与左侧髂前上棘连线以上部位的标志物定位于左半结肠；上述两连线以下部位的标志物则定位于直肠乙状结肠。

该检查技术简便、安全、可靠，为临床医生客观评价便秘提供了有效的手段，可以作为便秘评价与诊断的常规方法。试验还可提示转运减慢的相应部位，如直肠乙状结肠转运显著减慢有助于诊断盆底功能紊乱。同时运用其他肛直肠功能试验有助于明确远端结肠转运减慢的原因究竟是盆底功能紊乱抑或故意延期大便等其他原因。

三、素显像与结肠转运时间

除了应用不透 X 射线的标志物外，核素同样可以被用以检测结肠转运时间。早期的核素显像检查需要通过口盲肠导管顺行性灌注放射 ^{111}In － DTPA 或是通过结肠镜逆行性灌注，但这些方法均具有一定的侵袭性，较少用于临床。目前比较常用的方法是将核素装入一种对 pH 敏感的胶囊内，胶囊口服后其外壳在回肠远端的碱性环境中分解，其内的核素释放并随其他肠内容物一起排空到盲肠。

患者在禁食一夜后口服含有 ^{111}In 的 pH 敏感胶囊，同时给予标准早餐，4h 后进午餐，其后 4h 再进食晚餐。用大视野 γ 相机采集图像。临床检查时可在 4h 和 24h 采集前后位图像，60s/帧。若科研需要可以通过增加采集时间点而得到更详细的结果。使用标准的感兴趣区（ROI）分析图像，将结肠分成若干肠段。每一段用一个数字表示：盲肠和升结肠＝1，横结

肠=2，降结肠=3，直肠和乙状结肠=4，粪便=5通过不同部位内的核素量可以测得平均权重，这些平均权重称为几何中心。通过以下公式可以将测得的各段放射性百分数推算出几何中心：

（%盲肠和升结肠×1+%横结肠×2+%降结肠×3+%直肠和乙状结肠×4+粪便×5）/100

几何中心值越低表示结肠转运越慢；相反，几何中心值越高则表示结肠转运越快。应用上述方法，国外研究报道在正常人群中，4h时的几何中心值是1.14×0.07，而24h时的几何中心值是2.83±0.25。由于试验餐的成分不同以及划分肠段的方法不统一，因此不同研究者所得到的结果并没有直接的可比性。

虽然用^{99m}Tc代替^{111}In更经济、更方便，但因其半衰期短而不适合该检查。最近有研究应用^{67}Ga代替^{111}In取得了较好的结果。由于pH敏感的胶囊制备有一定难度，也有医院以双核素显像技术测定结肠转运时间，其中^{99m}Tc硫胶体能清晰显示结肠轮廓，准确判断$Na^{131}I$胶囊在体内的位置。

（武育卫）

第五节　肛直肠动力检测

肛门和直肠可以看作是结肠的延续，其重要的生理功能是抑便与排便。当肛门和直肠出现动力障碍时，可能导致大便失禁、排便困难等多种症状。排粪造影、测压、肛管超声是目前临床上常用的动力检测技术。

一、粪造影

排粪造影可显示造影剂在直肠内的影像和利用荧光技术观察排便的过程、速度。此项检查已被广泛应用于临床。对存在排便不尽，尤其是需要手指在直肠或阴道中帮助排便的患者，排粪造影有助于直肠凸出的诊断。排粪造影对便秘，特别是盆底肌功能紊乱或协同失调（dyssynergia）具有一定的诊断价值，如部分便秘患者可显示直肠排空功能差。

嘱患者取侧卧位，用注射器将大约200ml浓稠的钡剂注入直肠。一旦直肠得到充盈，在不停止注射的情况下逐渐抽出注射器的头端，使肛门也不能透过X射线。然后让患者坐在一塑料环状椅子上。在静息状态下和钡剂排出过程中分别摄取侧位片。在钡剂排出过程中，要求患者尽可能快、尽可能完全地进行。排便被记录在胶片上供以后评估。肛门直肠角被定义为肛门中轴线和直肠后壁线间的夹角，分别在静息状态、自主挤压和紧张时测量。直肠排空被定义为在特定时间内，通常为60～120s，排出钡剂的百分比。200ml钡剂的正常排空一般在40%～100%之间。

虽然便秘患者的平均排出速度（百分比/秒）较对照组明显减慢，但是两组间的重叠度很大。此外应用球囊肛直肠造影可显示直肠排便时的直肠轮廓，通过不透X射线的球囊还可测量肛直肠角。

二、肛管超声

肛管超声具有精确描记括约肌影像的能力，可清晰地显示肛门内外括约肌的结构完整性是否异常。1986 年 Cammarota 首次尝试以低频探头的超声内镜来评价肛门和肛周形态。

目前，应用最广泛的是 Bruel&Kjaer 内探头和 Kretz 的多平面直肠换能器。两者的末端都包覆了透声硬质材料，从而获得直接的声耦合，避免肛管影像的失真。超声探头频率一般为 7MHz 或 10MHz。检查开始时，患者取左侧卧位，髋部和膝盖弯曲呈 90°角。首先将硬质探头插入远端直肠，然后逐步向外抽出，在这一过程中分别观察近端肛管、中段肛管以及末端肛管的超声影像。

超声检查能显示引起大便失禁不同症状的相应括约肌病变。被动大便失禁（passive fecal incontinence）即大便溢出时患者并无知觉，与肛门内括约肌（IAS）功能紊乱有关；急迫大便失禁（urge incontinence）即大便溢出时虽想控制却无法控制，与肛门外括约肌（EAS）功能紊乱有关。与探针肌电图所描记的肛门外括约肌的轮廓相比，肛管超声更精确，患者更易耐受。它也比肛直肠测压，包括辐射状测压（肛管各方向的压力图）的结果更可靠。因此，肛管超声检查对明确肛门内外括约肌的解剖缺损具有简单、可信、侵袭性小等特点。除此之外，肛管超声检查对肛周脓肿、肛门肿瘤和肛周囊肿等疾病也具有较大的临床意义。

三、直肠测压

肛管是静息压高于直肠静息压 5mmHg 以上的部分。顶端或侧面开口的水灌注式导管、固态微传感器及充气或水的球囊均可用于肛直肠的测压。

检查内容包括：①肛管静息压：该压力同时反映了 IAS 和 EAS 的张力性活动，其中 75% ~85% 来自 IAS。因为肛管压力在各个方向上并不对称，因此肛管静息压应通过各方向上的导管测压结果的平均值表示；②缩榨压：即受试者用力收缩肛管时的压力，同时也可测得最大收缩的持续时间；③直肠肛管抑制反射：正常情况下，无论是直肠扩张抑或当试图排便时都可引起 IAS 的张力受抑制，称直肠肛管抑制反射。向直肠内的球囊注入不同体积的气体或要求受试者模拟排便时均可诱发抑制该反射。注入气体的体积、速度以及直肠的容积、顺应性都能影响抑制反射；④辐射状测压：利用多达 8 个方向的测压导管进行辐射状测压可获得沿肛门括约肌的辐射状压力轮廓。部分学者认为其对肛直肠疾病诊断的敏感性与特异性不高，超声检查是更理想的选择手段。

Felt Bersma 等对 178 例有大便失禁史的患者及 80 名正常对照者进行了肛直肠测压，发现多项测压参数中，最大缩窄压的敏感性与特异性最高。如女性以 60mmHg 作为上限，敏感性为 60%，特异性为 78%；男性以 120mmHg 作为上限，敏感性为 67%，特异性也为 67%。肛管最大静息压的敏感性与特异性均不如最大缩窄压，但好于最大忍受容积。

对慢性便秘患者行测压检查的内容应包括直肠扩张时 IAS 是否存在抑制反射，模拟排便时的 EAS 压力变化等。如果便秘患者缺乏 IAS 的抑制反射，则提示先天性巨结肠，需进一步行组织活检以明确诊断。模拟排便时，若盆底肌协同失调（或称肛门痉挛，anismus）则测压可见 EAS 的压力上升，同时肌电图可发现 EAS 活动增加。因此，肛直肠测压对便秘患者盆底肌协同失调的诊断具有一定的价值。

四、肌电图（EMG）

肛门外括约肌和盆底肌的肌电图检查具有以下 3 项目的：①对括约肌的肌电图图形分析

可明确括约肌受损部位；②检查肌肉是收缩或放松；③明确去神经 - 复神经电位以提示神经受损。使用探针电极、肛周皮肤表面电极或是肛栓（anal plug）均可检测肌电图。

肌电图可用作了解大便失禁患者支配 EAS 神经的破坏情况。大便失禁的患者相对于正常对照者存在较高的单纤维密度（single - fiber density）或更长的平均运动电位时间。同样用探针电极获得的多阶段运动单位电位（polyphasic motor unit potentials）也可发现阴部神经受损，但其结果的分析与解释需要专业的训练和实践。

探针肌电图可描绘围绕在 EAS 环浅层的横纹肌存在或消失，对于诊断由创伤造成的 EAS 受损以及肛直肠发育异常（如先天性肛门闭锁）具有临床价值。尽管在这方面由探针肌电图测定的括约肌影像与肛管超声的结果具有较好的一致性，但超声影像的敏感性更佳，而且患者痛苦更少，耐受性更好。

使用体表电极可非侵袭性地提供有关肌肉运动的定性信息，故而可用于检测便秘患者在模拟排便时 EAS 是否相应地松弛，因而还能用于生物反馈训练中提供视觉或听觉信号。

五、感觉试验

（一）直肠感觉

气囊扩张被用来检测 3 项感觉阈值，分别为初始感觉阈值、急迫排便感阈值、疼痛感阈值（或称直肠最大耐受容积）。

缺乏对直肠扩张的感知能力是大便失禁的充分而非必要的条件。研究发现对大便失禁患者生物反馈训练的最主要部分应是提高其对直肠扩张的感觉能力。慢性便秘的患者的急迫排便感阈值可缺失或增高，但尚不清楚这是先于便秘发生的病因还是对便秘的适应结果。直肠最大耐受容积在有些便秘患者中增高，但也不清楚这是便秘的原因还是结果。

许多研究发现在肠易激综合征患者中，直肠疼痛感阈值较正常人低，可能是由于该病患者的内脏痛觉过敏。因此，有学者提出可将由直肠扩张引起的痛觉阈值作为诊断肠易激综合征的指标之一。但肛直肠感觉敏感性改变的机制还未阐明，而且目前尚无统一的检测胃肠道感觉阈值的最佳方法。

（二）肛管感觉

以适当的电流通过肛管上两电极之间，用此方法记录的感觉阈值具有可重复性。有研究认为除了肛裂和直肠炎外，所有的肛直肠疾病中肛管的感觉总是减弱的。但目前其临床价值有限，只能作为辅助检查方法。

（武育卫）

第六节　胆道动力检测

胆道系统具有胆汁储存、浓缩、排空和防止十二指肠液反流等生理功能。当胆囊或 Oddi 括约肌功能不协调时，即发生胆道运动功能障碍性疾病。目前临床上常用的检测技术包括胆囊运动功能检查和 Oddi 括约肌测压。

一、B 超胆囊运动功能检查

要测定胆囊动力尤其是胆囊的排空能力，首先必须刺激胆囊。内源性的胆囊收缩素

（CCK）就是使胆囊收缩的主要刺激物。临床上，可通过进食一顿标准脂肪餐后使内源性CCK水平升高或者静脉内注入低剂量的CCK八肽（CCK－8）而使胆囊收缩。然而，胃排空能力的减弱或营养吸收障碍却会使胆囊对脂肪餐产生错误的“异常”的反应；因此，应用外源性的CCK－8作为胆囊动力刺激物可使检查结果更为可靠。有研究证明，以20ng/（kg·h）的速度持续静脉内注入CCK－8时胆囊排空最佳，因此临床检查中大多采用这一速度。

实时B超可用于连续地测定刺激反应后的胆囊容积变化。如Dodds等人描述，胆囊容积可以按圆柱体或椭球体的方法来进行计算。前一种方法由于操作耗时繁琐，在临床实践中已少用。后一种方法不但容易计算，而且与前一种方法及胆道闪烁显像术有良好的相关性。在禁食期间评定胆囊绝对容积与排空后评定胆囊剩余容积和再充盈容积是一样的。

检查前一晚患者先禁食。胆囊容积按椭球体的方法来计算。

胆囊容积＝胆囊最大长径（L）×胆囊最大短径（W）×胆囊最大横径（H）＝0.52×（L×W×H）

用静注CCK－8或脂肪餐（如脂肪乳剂）来刺激胆囊使胆囊排空。然后间隔5～10min重新计算胆囊容积，共测定45～60min。

胆囊排空指数（GBEF)%＝刺激后的胆囊容积/刺激前的胆囊容积×100%

二、核素胆囊运动功能检查

与B超胆囊运动功能检查的方法类似，以闪烁显像术代替B超可使检查结果更为精确。二氨基乙酰乙酸（DIDA）在肝脏内完全经胆汁排泄，因此用放射性核素^{99m}锝（^{99m}Tc）标记后，经γ照相机显影后就可以显示胆囊的充盈与排空，通过计算机产生的时间—活性曲线测量胆囊受刺激而引起的排空能力。

检查前一晚禁食，次日上午静脉内注射1.0mCi的^{99m}Tc－DIDA。让患者采取仰卧位，将带有多目标分辨率平行光管的γ照相机置于胆囊兴趣区，进行第1次扫描，约60～90min几乎全部^{99m}Tc－DIDA经肝脏排泄，胆囊放射性活性达峰值。在不改变患者体位的情况下，以20ng/（kg·h）的速度持续静注CCK－8共45min。从开始静注CCK－8前5min起再次扫描，每5min一次进行7显像计数直至注射完CCK－8后20min（总扫描时间为70分钟)。胆囊排空指数（GBEF）用下列公式计算：

胆囊排空指数（GBEF)%＝胆囊容积变化/空腹胆囊容积×100%

三、Oddi括约肌（sphincter of Oddi，SO）测压

Oddi括约肌纤维排列组合较复杂，它是由胆总管括约肌、胰管括约肌及壶腹括约肌（或乳头括约肌）三部分组成。Vondrasek等于1974年首先报道内镜下十二指肠乳头插管Oddi括约肌测压，其后该技术经过不断改进已变得日趋成熟。目前Oddi括约肌测压临床上主要用于证实患者是否存在Oddi括约肌运动功能障碍（sphincter of Oddi dysfunction，SOD）。

以常用的低顺应性毛细管液体灌注系统为例，测压导管通常为1.7mm外径200cm长的三腔聚乙烯导管，每个腔的侧面各有一个0.5mm的开口。最远端开口距导管末端5mm，3个开口相距2mm。导管末端从最远端开口开始，其上标有圆形黑标志，相距2mm的距离可使操作者在内镜下观察导管在Oddi括约肌中的深度。导管的尾部附有一个套管可插入导引

钢丝。导管随导引钢丝而从十二指肠镜的活检通道中通过并且插入到十二指肠乳头和胆管中。此外，近来也有采用带吸引通道的测压导管以减少检查引起的并发症，或是采用固态微传感器测压以延长记录时间。

通常在完成常规 ERCP 检查后内镜直视下经 Oddi 括约肌插入测压导管，观察导管头端的刻度直至所有刻度均进入 Oddi 括约肌。静止 2~3min 待图像稳定。然后以每 2mm 的间隔定点牵拉。在每个刻度停留点，记录至少 60~90s 的压力，直至导管完全退出 Oddi 括约肌。测压结果的内容包括十二指肠内压、胆管或胰管内压、Oddi 括约肌基础压、Oddi 括约肌时相性收缩幅度、收缩频率、收缩时限以及收缩传播方式等（图 3-1）。

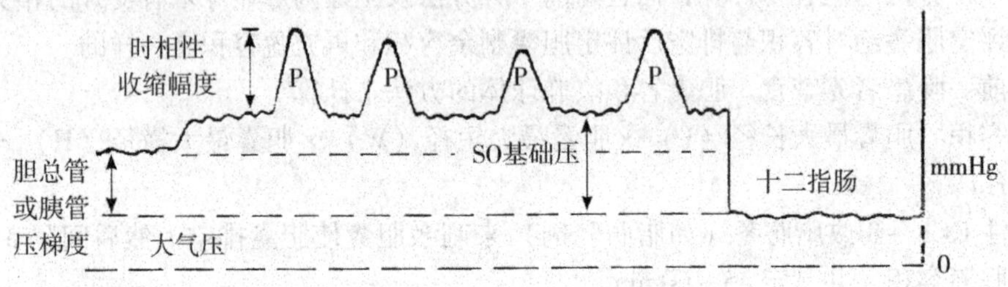

图 3-1　Oddi 括约肌测压中各指标的示意

（王翠艳）

第四章

食管疾病

第一节　食管的解剖与功能

食管是连接咽喉至胃部之间的肌性管道，长 25 ~ 30cm，其功能是输送食物。解剖上一般将其分为上、中、下三段。

食管不是直上直下的，而是从上向下、自后向前，并稍向前斜倾。食管也并非上下一样粗，而是有三个狭窄处：第一个狭窄是食管的起始部，距门齿 15cm；第二狭窄在与气管交叉处；第三狭窄位于食管与膈肌交界处——膈肌食管裂口处。这三处狭窄是异物最容易滞留和卡住的地方，第二、三狭窄处也是肿瘤好发部位。

食管没有分泌和消化的功能，它主要的功能是通过蠕动把食团输送到胃里。在正常情况下，食物从咽部到达胃的贲门所需时间是：液体约 4s，固体食物 6 ~ 9s。

食管是输送饮食的管道。通过食管壁的平滑肌有节律地收缩，将食团从食管上部向胃部推进。在食管蠕动过程中，食管下端的括约肌松弛，使食团得以进入胃，随之，该括约肌关闭以防胃内容物反流至食管。食管除运送食物外，在其下段，即距胃贲门 4 ~ 6cm 长的食管，还有防止胃内食物反流到食管的作用。这是因为，这一段食管内的压力一般比胃内压力高，起到了天然“阀门”的作用。当某些原因使抵抗反流的功能下降或消失时，胃内的胃酸就很容易反流到食管，重者可引起食管炎症、食管糜烂甚至食管溃疡。

食管由黏膜、黏膜下层、肌层和外膜构成。食管无浆膜层，是术后易发生吻合口瘘的因素之一。食管的血液供应来自不同的动脉，尽管这些动脉间有交通支，但不丰富，特别是主动脉弓以上的部位血液供应尤差，故食管手术后愈合能力较差。

（张　媛）

第二节　胃食管反流病

胃食管反流病（gastroesophageal reflux disease，GERD）是指胃内容物异常反流至食管而引起了慢性症状和（或）组织损伤。与之相关的典型症状是烧心和反酸。胃食管反流病的蒙特利尔全球共识定义为：胃内容物反流所引起的一系列不适症状或并发症。轻度症状每周发作 2 次或以上，中（重）度症状每周发作 1 次以上，通常被认为患者有不适症状。这一定义的主要特点在于依靠患者的主观感受，而非外部的仪器检测来进行诊断。GERD 包括食管黏膜有破损表现和无破损表现。其中，前者通常称为反流性食管炎（reflux esophagitis，RE），而后者通常称为非糜烂性或内镜阴性胃食管反流病（non－erosive GERD，non－erosive reflux disease，negative－endoscopy reflux disease，NERD）。Barrett食管是指食管鳞状上皮被柱状上皮所取代，可以伴有或不伴有肠上皮化生，也属于GERD的范畴。GERD为一种多发病，近年我国学者对北京和上海城乡5 000例问卷调查显示，伴有反流症状者分别为10.19%和7.76%，推测GERD的患病率为5.77%。在广东省社区人群中调查发现，社区人群中GERD的患病率为2.3%，而每周至少有1次胃灼热和（或）反酸症状者占6.2%。而国外对GERD患病率的报道多少不一，一般患病率为7%～15%，也有高达20%以上的。患者发病随年龄增长而增加，40～60岁为高峰发病年龄，男女发病无差异，但反流性食管炎患者中，男性多于女性。从目前看，无论西方还是亚洲，本病的发病率呈上升趋势，且有年轻化趋向，部分病人得病后很容易忽视，不能得到及时治疗，使病情加重。本病已经成为一种常见病、多发病，严重影响着患者的健康和生活质量。

一、病因和发病机制

GERD是由多种因素造成的消化道动力障碍性疾病。主要发病机制是抗反流防御机制减弱和反流物对食管黏膜攻击作用的结果。

（一）抗反流屏障

指食管和胃交接的解剖结构，包括食管下括约肌（lower esophageal sphincter，LES）、膈肌脚、膈食管韧带、食管与胃底间的锐角（His角）等，其各部分结构和功能上的缺陷均可造成胃食管反流，其中最主要的是LES的功能状态。抗反流屏障的损伤是GERD病理生理学最重要的方面。食管裂孔疝大小、食管下端括约肌（LES）压力、食管酸暴露，以及反流发作持续>5min的次数均与食管炎的严重程度显著相关。与有持续膈压力峰和LES压力峰组相比，表现为平缓食管裂孔疝压力峰值的病人更易发生反流性疾病。

1. LES压力低下　LES压力降低是引起胃食管反流的主要原因。在生理情况下，正常人静息状态下的LES保持张力性收缩（高于胃内压，是10～30mmHg），当有吞咽动作时LES反射性松弛，压力下降，通过正常的食管蠕动推动食物进入胃内，然后又恢复到正常水平，并出现一个反应性的压力增高以防止食物反流；当胃内压和腹内压升高时，LES会发生反应性主动收缩使其压力超过增高的胃内压，起到抗反流作用。如LES压力降低（<6mmHg），就会造成胃内容物自由反流至食管。GERD患者LES压力降低多见，但无解剖结构异常。引起LES压力降低的因素有食物（高脂肪、巧克力、咖啡等）、药物（钙离子拮抗药、地西泮、茶碱等）、某些激素（胆囊收缩素、促胰液素、胰高血糖素、血管活性肠肽等）。如因某种因素使这种正常的功能发生紊乱时即可引起胃内容物反流入食管。

2. LES周围组织作用减弱　如缺少腹腔段食管，致使腹内压增高时不能传导腹内压至LES使之收缩达到抗反流的作用；小婴儿食管角（由食管和胃贲门形成的夹角、His角）较大（正常为30°～50°）；横膈肌钳夹作用减弱；隔食管韧带和食管下端黏膜辨解剖结构发生器质性或功能性病变时等，均可破坏其正常的抗反流功能。最常见的异常为食管裂孔疝，它是指部分胃经过膈肌的食管裂孔进入胸腔，相当多的食管裂孔疝患者有GERD。裂孔疝并不总是伴有GERD，反之亦然。裂孔疝除了作为反流性食管炎的一个病因，在某些病例还可能是一个结果。

3. 一过性食管下括约肌松弛（TLESR） TLESR 是与吞咽无关的 LES 松弛，这类 GERD 患者 LES 无解剖学异常。过去的研究认为 GERD 病人较正常人有更多的短暂 LES 松弛。但更多的近期研究发现 GERD 病人短暂 LES 松弛次数并没有增加，但短暂 LES 松弛与 GERD 患者的酸反流和志愿者的非酸反流或气反流更为相关。而且，在胃食管交界处有无肠化生的病人总短暂 LES 松弛频率是相似的，但肠化生的病人与酸反流有关的短暂 LES 松弛百分率较高。另一方面，有非典型 GERD 症状的病人由于存在其他有别于短暂 LES 松弛的机制，常有反流至更为近端食管的反流发作。

（二）食管廓清能力降低

正常情况下，食管廓清能力是依靠食管的推动性蠕动、唾液的中和作用、食团的重力和食管黏膜下分泌的碳酸氢盐等多种因素发挥其对反流物的清除作用以缩短反流物和食管黏膜的接触时间。其中推进性蠕动最为重要，当食管蠕动振幅减弱或消失或出现病理性蠕动时，食管通过蠕动清除反流物的能力下降，同时也延长了反流的有害物质在食管内的停留时间，增加了对黏膜的损伤；当蠕动强度降低 30mmHg 以下时反流物无法被排空。食管裂孔疝患者因 LES 位于膈上，膈肌松弛时发生反流，而收缩时反流物又不易排空，不可复性裂孔疝尤为明显。

（三）食管黏膜的屏障功能破坏

食管黏膜防御屏障包括：①上皮前因素：黏液层、黏膜表面的 HCO_3^- 浓度；②上皮因素：上皮细胞间连接结构和上皮运输、细胞内缓冲系统、细胞代谢功能等；③上皮后因素：组织的基础酸状态和血液供应情况。任何导致食管黏膜屏障作用下降的因素（长期吸烟、饮酒以及抑郁等），将使食管黏膜不能抵御反流物的损害；当黏膜防御屏障受损时，即使正常反流也可导致 GERD。因此，食管黏膜屏障作用下降在反流性食管炎发病中起着重要作用。反流物中的某些物质（主要是胃酸、胃蛋白酶，次为十二指肠反流入胃的胆盐和胰酶）使食管黏膜的屏障功能受损，黏膜抵抗力减弱，引起食管黏膜炎症。

（四）反流物对食管黏膜攻击作用

在食管抗反流防御机制下降的基础上，反流物刺激和损害食管黏膜，其受损程度与反流物的质和量有关，也与反流物与黏膜接触的时间、部位有关。胃酸与胃蛋白酶是反流物中损害食管黏膜的主要成分。典型的 GERD 症状更多地与胃酸反流有关。健康人和 GERD 病人反流发作总数相似。但是，GERD 病人胃酸反流发作次数较多，而健康人非胃酸反流较多。近年对胃食管反流病监测证明存在胆汁反流，其中的非结合胆盐和胰酶成为主要的攻击因子，损害食管黏膜。十二指肠胃食管反流在 GERD 的发病中不仅起协同作用，而且可能起着独立和重要的作用，尤其是在 Barrett 食管中。

（五）胃、十二指肠功能失常

（1）胃排空功能低下使胃内容物和压力增加，当胃内压增高超过 LES 压力时可诱发 LES 开放；胃容量增加又导致胃扩张，致使贲门食管段缩短，使抗反流屏障功能降低。缓慢的近端（而非全胃）排空与反流发病次数增加和餐后酸暴露之间显著相关。

（2）十二指肠病变时，十二指肠胃反流可增加胃容量，贲门括约肌关闭不全导致十二指肠胃反流。

（六）食管感觉异常

研究发现 GERD 患者有食管感觉过敏，特别是 NERD 患者食管对球囊扩张感知阈和痛阈降低、酸敏感增加，抗酸治疗后食管对酸的敏感性恢复。

（七）其他因素

婴儿、妊娠、肥胖易发生胃食管反流，硬皮病、糖尿病、腹水、高胃酸分泌状态也常有胃食管反流。心理因素：对只有胃灼热症状患者的问卷调查表明，60% 的患者认为应激是致病的主要因素，因此推测心理因素在本病中起着一定的作用。对胃食管反流病的患者进行放松训练，不但反酸的症状明显减轻，而且食管酸暴露的时间也缩短；而患者的焦虑、抑郁、强迫症等发病率与健康对照组比较显著升高。目前推测本病和心理因素之间的关系可能存在两种机制，即内源性身心因素的影响，心理因素导致胃肠道的敏感性增加，食管内感觉神经末梢对酸的敏感性增加，以及免疫和内分泌系统异常激活的机制。

（八）幽门螺杆菌（Helicobacter pylori，Hp）感染

有重要证据表明，Hp 感染与胃食管反流疾病无关。幽门螺杆菌感染相关的炎症并不影响括约肌动力功能，即幽门螺杆菌阳性病人有正常 LES 压力及正常频率的短暂 LES 松弛。感染 Hp 的患者长期应用 PPI 治疗可以加重萎缩性胃炎的病情。对于胃食管反流疾病患者，如果 Hp 感染阳性，建议在进行长时间的 PPI 治疗前先进行根除 Hp 治疗。

（九）NERD 的病因和发病机制

与 RE 患者相比较，NERD 患者胃食管反流的病理生理学变化机制应该与 RE 患者相同。食管功能异常可以导致酸反流事件持续时间延长，这对于理解有很严重的反流症状而没有食管黏膜损伤是很重要的。食管远端的酸暴露会导致食管上皮细胞间隙扩大，从而使酸性物质进入到上皮层刺激了感觉神经细胞。有学者报道 NERD 患者有三种情况导致有症状而无黏膜损伤：①伴有生理性反流而食管敏感性增强；②伴有病理性反流而食管黏膜抵抗力增强；③其他病理情况导致的非酸性物反流，如糖尿病所致胃排空障碍、心理疾患等。

（十）Barrett 食管的病因和发病机制

主要有两种学说：①先天性异常：Barrett 上皮的发生系先天性异常所致，即由胚胎期食管上皮发育障碍引起，胚胎期由前肠演变而来，表面被覆的单层柱状上皮，在胚胎 4～6 个月从食管中段逐渐向胃及口侧由鳞状上皮取代，至出生前完成，在发育过程中这种取代停止即形成 Barrett 上皮。依此假设则当食管下段表现柱状上皮时，相应的食管上段亦应有此上皮，但临床上并不支持。儿童期 BE 可能并非是先天性而与慢性胃食管反流有关。②获得性异常：多数学者认为本病是因胃食管反流造成食管下段黏膜长期处于酸性环境下的一种适应性变化，由耐酸的柱状上皮取代鳞状上皮，因此它是反流性食管炎的后期表现。24h pH 监测显示 BE 患者的食管廓清能力下降及基础胃酸分泌增加导致食管接触酸的总时间延长，因此高酸和酸反流是 BE 形成的重要原因。有学者提出 BE 的发生顺序是：①多种原因的食管反流；②食管呈现炎症和糜烂；③柱状上皮而不是鳞状上皮再生；④异常的被覆上皮累及食管下段。

二、病理

GERD 的组织学异常包括一系列提示上皮损害和修复的特征。这些改变进行过广泛的研

究，虽然不具有特异性，但足以表现出 GERD 的特征。上皮增生表现为基底层增厚超过整个上皮厚度的15%（增生超过3层）和固有膜乳头状隆起延长大于上皮厚度的2/3。这些改变提示上皮增生和更新加快。这种改变可以见于正常个体食管远端 2～3cm，可以是健康人所患的短暂反流的表现。上皮损害的另外一个指征是气球状细胞，即肿胀的胞浆浅染的圆形鳞状细胞的存在。GERD 黏膜固有膜的反映包括毛细血管的明显扩张和充血，在表浅乳头处形成血管湖或出血。上皮内嗜酸粒细胞是 GERD 的另外一个指征，但仅见于 30%～50% 的 GERD 患者。上皮内淋巴细胞是食管黏膜的一个正常指征，但作为 GERD 炎症反应的一个部分，淋巴细胞数量可能增加，有时显著增加。通常，正常标本每个高倍视野大约少于 10 个淋巴细胞，而 GERD 可以超过 20 个。中性粒细胞浸润是一个不敏感的诊断指标，仅见于 15%～30% 的病例。黏膜糜烂和溃疡是食管黏膜有破损的表现。

最近研究表明，NERD 虽然在内镜下食管黏膜未见损伤，但可能存在超微结构方面的变化。食管细胞间隙扩大很可能是食管内酸、胆汁、胃蛋白酶损伤，造成细胞的钠泵功能障碍，通透性降低，水钠潴留所导致。细胞间隙增宽（DIS）是反流病发生的形态学上的早期表现。具有反流症状的患者较无反流症状的正常人，其鳞状细胞间隙扩大 2～3 倍，并且差异极具显著性。这种改变在 NERD 患者中也有表现，但其程度与 RE 无差异。经 PPI 治疗 3 个月后 DIS 可以明显减小，它与反流症状的改善相关。PPI 治疗延长到 6 个月，患者症状完全缓解，DIS 可恢复正常。这表明食管黏膜在酸和胃蛋白酶暴露下，黏膜屏障受到损害，细胞间隙扩大，H^+可以渗透到上皮内及上皮下，从而刺激黏膜感觉神经末梢，产生症状。而且这一改变在黏膜产生破损前已经出现。随着酸刺激的减少和控制，这种改变逐渐减轻，症状消失，细胞间隙恢复正常。

Barrett 食管是指食管与胃交界的齿状线以上出现柱状上皮替代鳞状上皮。Barrett 上皮的本质系食管黏膜的胃化生或肠化生性变化，上皮病理组织学特点将其分为 3 型：①胃底型上皮（完全胃化生），与胃底上皮相似，有胃小凹、黏液腺、壁细胞、主细胞，分泌胃酸和蛋白酶原，然而与正常胃黏膜相比，Barrett 上皮比较萎缩，腺体较少而且短小；②交界性上皮（不完全胃化生），与贲门上皮相似，有胃小凹、黏液腺，但无壁细胞和主细胞；③特殊型上皮（不完全型肠化生），与小肠上皮相似，表面有绒毛和凹陷，有杯状细胞、潘氏细胞等，但无小肠吸收功能，此型最常见而且癌变率高，其黏液组化显示化生细胞内含大量硫酸黏蛋白，可作为一种癌前特异标志。

三、临床表现

胃食管反流病的临床表现多样，轻重不一，主要有四组表现。其中，最典型的症状是胃灼热和反酸。患者症状的严重程度与病情的严重程度并不相关。

（一）反流症状为主

反酸、反食、反胃、嗳气等，多在餐后明显或加重，平卧或躯体前屈时易出现；因反流物多呈酸性，反酸常伴胃灼热，是胃食管反流病最常见的症状。反胃是指胃内容物在无恶心和不用力的情况下涌入口腔。

（二）反流物刺激食管引起的症状

胃灼热、胸痛、吞咽困难等。胃灼热是指胸骨后烧灼感，常由胸骨下段向上伸延，常在餐后1h出现，卧位、弯腰或腹压增高时可加重。反流物刺激食管痉挛导致胸痛，疼痛发生在胸骨后或剑突下。严重时可为剧烈刺痛，可放射到后背、胸部、肩部、颈部、耳后，有的酷似心绞痛；部分患者有吞咽困难，可能是由于食管痉挛或功能紊乱，症状呈间歇性，进食固体或液体食物均可发生。少部分患者吞咽困难是由食管狭窄引起，此时吞咽困难可呈持续性进行性加重。有严重食管炎或并发食管溃疡者，可伴吞咽疼痛。

（三）食管以外的刺激症状

如咳嗽、哮喘、咽喉炎和龋齿等。少部分患者以咳嗽与哮喘为首发或主要表现，反流引起的哮喘无季节性，常有阵发性、夜间咳嗽与气喘的特点。个别患者可发生吸入性肺炎，甚至出现肺间质纤维化。这是由于反流物吸入气道，刺激支气管黏膜引起炎症和痉挛所致。反流物刺激咽喉部可引起咽喉炎、声嘶。反流物侵蚀牙齿可引起龋齿。反流还可能导致鼻窦炎和反复发作的中耳炎，并引起相关症状。

（四）其他

一些患者诉咽部不适，有异物感、棉团感或堵塞感，但无真正吞咽困难，称为癔球症，其中部分患者可能与酸反流引起食管上段括约肌压力升高有关。

（五）并发症

GERD可导致许多严重的并发症，胃肠道的并发症主要包括溃疡、出血、狭窄、Barrett食管及食管腺癌（EAC）。

1. 上消化道出血　反流性食管炎患者，因食管黏膜炎症、糜烂及溃疡可以导致上消化道出血，临床表现可有呕血和黑粪以及不同程度的缺铁性贫血。

2. 食管狭窄　食管炎反复发作使纤维组织增生，最终导致瘢痕狭窄，这是严重食管炎表现。

3. Barrett食管　在食管黏膜的修复过程中，食管贲门交界处的齿状线以上的食管鳞状上皮被特殊的柱状上皮取代称之为Barrett食管。Barrett食管发生溃疡时，又称Barrett溃疡。Barrett食管尤其伴有特殊肠上皮化生者是食管腺癌的主要癌前病变。

四、实验室及其他检查

（一）钡剂检查

食管吞钡检查能发现部分食管病变，如食管溃疡或狭窄，但亦可能会遗漏一些浅表溃疡或糜烂。气钡双重造影对反流性食管炎的诊断特异性很高，但敏感性较差，但因其方法简单易行，设备及技术要求均不高，很多基层医院仍在广泛开展。钡剂还可以排除食管恶性疾病。

（二）内镜检查

内镜可对食管黏膜进行直视检查，是判断酸产生的食管黏膜损伤及其并发症的有效方法，并可评估疗效及预后。因此内镜加活检是评判反流形成食管损伤类型及程度的“金标准”。反流性食管炎内镜下表现为非特异性的，如弥漫性黏膜红斑、水肿、脆性增加、糜烂、溃疡、狭窄及Barrett上皮。GERD患者的内镜下表现可分为内镜阴性GERD（非糜烂性GERD）及内镜阳性GERD（糜烂性GERD）两大类。反流性食管炎内镜分型采用洛杉矶标准。A 级：食管可见一个或一个以上黏膜破损，长度 < 5mm（局限于一个黏膜皱襞内）；B 级：食管可见一个或一个以上黏膜破损，长度 > 5mm（局限于一个黏膜皱襞内），且病变没有融合；C 级：食管黏膜破损病变有融合，但是小于食管管周的 75%；D 级：食管黏膜破损病变有融合，且大于食管管周的 75%。

目前确诊 Barrett 食管（BE）的唯一可靠的方法是内镜检查，敏感性在 90% 左右。内镜下难以判断有无异型增生，需依靠活检病理学检查确诊。

（三）功能检查

1. 食管 24h pH 监测　已广泛应用于临床并成为诊断胃食管反流性疾病的重要方法。pH 监测的可重复性、敏感性和特异性均好。pH 监测可用来评价症状与酸反流的相关性，其对于内镜检查无食管炎，但有典型胃食管反流症状者及可疑症状（如非心源性胸痛、慢性声嘶等）是否系反流引起及抗反流疗效差时尤其有价值。24h pH 监测可确定是否存在食管酸反流、酸反流的程度（频率及时间）、类型以及症状是否与酸反流有关，从而推算出食管接触反流胃酸的时间等情况，pH < 4 为确定反流存在的界限点。pH < 4 的时间称为反流时间（refulxtime）或酸暴露时间（acid exposure time），其所占时间的百分比是反映胃食管反流最好的总体参数，是临床应用最广泛的反流变量。它可用分钟或时间百分比表示，因其计算简单明了而最为实用。当高度怀疑患者症状为胃食管反流所致时，可应用症状指数（SI）、症状敏感指数（SSI）和症状相关概率（SAP）等参数。症状指数，即 pH 监测证实有酸反流的症状的次数占总症状次数的百分比。症状指数的一个重要缺点是未考虑反流发作的次数，随着反流次数的增多，发生伴有 pH 降低的反流的可能性越大，因而症状指数 > 50% 才有特异性和敏感性。症状指数在反流性疾病患者中的分布呈马鞍型（高值与低值均较中间值者多）。值得注意的是食管酸暴露的程度与症状指数间的相关性差，提示酸暴露与酸敏感是不同的现象。SPA 可避免 SI 的假阳性与假阴性。

对于一些患者的症状或食管炎予以强力的抑酸治疗但仍效果不佳时，若联合应用胃内及食管内 pH 监测可能有较大价值。在使用逐渐增大剂量的抑酸药物的同时反复作 pH 监测，可找到能有效抑制食管酸暴露的最佳剂量。一种带有双 pH 电极（食管与胃内各一）的导管可能更适合这类患者。

2. 食管胆汁动态监测　监测食管内胆汁含量可得到十二指肠胃食管反流（DGER）的频率和量。现有的 24h 胆汁监测仪可得到胆汁反流次数、长时间反流次数、最长反流时间和吸收值≥0. 14 的总时间及其百分比，从而对胃食管反流病做出正确的评价。

3. 食管测压　大部分 GERD 患者并不需要进行食管测压检查。该检查对 GERD 患者选用适当的手术方式及术后疗效判断有重要指导意义，适用于拟进行抗反流手术的患者及对食管下端括约肌（LES）低压力（5 ~ 6mmHg）的患者在药物治疗后的疗效观察。

4. 核素胃食管反流测定　放射性核素显像是一种非侵入性检查。通过测定胃以上放射性试餐量可判断有无胃食管反流。核素显像能对反流发作次数定量并计算 LES 以上放射性的百分比。利用特殊示踪剂还可用来观察胆汁反流，如乙氨基乙酰乙酸（IDA）示踪扫描可发现十二指肠内容物的反流。目前双核实法已成为测定胃排空的最佳方法，对疑有胃排空障碍者，用该法明确其部分反流机制，指导治疗。但因反流症状常间歇发作，短时间的扫描难以了解全面的反流情况，从而限制了胃食管闪烁扫描检查的价值。

5. 激发试验　最常用的食管激发试验为 Bernstein 试验（酸灌注试验），对于确定食管反流与非典型胸痛之间的关系具有一定价值。但是，检查阴性不能排除反流的存在，亦不能区别不同程度的反流。由于其观察时间较短，故敏感性较低。随着24h食管pH监测的应用日益广泛，临床上仅在无条件进行24h pH监测时才采用激发试验。

6. PPI试验　对有胃灼热、反酸等反流症状而疑及GERD的患者，可服用奥美拉唑20mg，每日2次，连服1周，以确定是否为GERD。若症状消失或基本好转可诊断GERD。与内镜及食管24h pH监测相比，奥美拉唑试验的敏感性为75%，特异性为55%。对于有非典型症状患者，亦可运用此做试验性治疗。若治疗过程中出现吞咽困难、体重减轻等症状，则需进一步检查以排除其他病变。

7. 新技术　无线食管pH测定和腔内阻抗技术联合应用食管pH监测等。

五、诊断与鉴别诊断

在临床上，如患者①有典型的胃灼热和反流症状，又无幽门梗阻或消化道梗阻证据，临床上可考虑是GERD。②有食管外症状，又有反流症状，可考虑是反流相关或可能相关的食管外症状，例如反流相关的咳嗽、反流相关的哮喘。③仅有食管外症状，而无典型的胃灼热和反流症状，尚不能诊断GERD。宜进一步了解食管外症状发生的时间、与进餐和体位的关系以及其他诱因。需注意有无重叠症状（如同时有GERD和肠易激综合征或功能性消化不良）、焦虑抑郁状态以及睡眠障碍等。

虽然胃食管反流病的症状有其特点，临床上仍应与其他病因的食管炎、消化性溃疡、各种原因的消化不良、胆道疾病以及食管动力疾病等相鉴别。胸痛为主时，应与心源性、非心源性胸痛的各种病因进行鉴别，如怀疑心绞痛，应做心电图和运动试验，在除外心源性胸痛后，再进行有关食管性胸痛的检查。两种疾病的鉴别要点是：食管炎性胸痛表现为胸骨后或胸骨下烧灼痛、刺痛，也可以为钝痛；其发作与进食、体力活动、体位如卧位和弯腰等有关，进食牛乳、饮水、制酸药可缓解。而心绞痛多在夜间发病，劳累后加重，进食后不能缓解，体位对病情影响小，服用扩血管药物，如硝酸异山梨酯、硝酸甘油等明显有效。对有吞咽困难者，应与食管癌和食管贲门失弛缓症相鉴别。对有吞咽疼痛，同时内镜显示有食管炎的患者，应与感染性食管炎（如真菌性食管炎）、药物性食管炎等鉴别。

六、治疗

治疗GERD的目的是为了治愈食管炎，减轻症状，维持缓解，提高生活质量并防止出现并发症。

（一）一般治疗

生活方式的改变应作为治疗的基本措施。抬高床头15～20cm是简单而有效的方法，这样可在睡眠时利用重力作用加强酸清除能力，减少夜间反流。脂肪、巧克力、茶、咖啡等食物会降低LES压力，宜适当控制。烟草、酒精可削弱食管酸廓清能力，降低LES压力，削弱食管上皮的保护功能，故GERD患者应戒烟戒酒。避免睡前3h饱食，同样可以减少夜间反流。25%的患者经改变上述生活习惯后症状可获改善。

（二）药物治疗

如果通过改变生活方式不能改善反流症状者，应开始系统的药物治疗。治疗目的为减少反流，缓解症状，降低反流物质对黏膜损害，增强食管黏膜抗反流防御功能，达到治愈食管炎，防止复发，预防和治疗重要并发症的作用。

1. H_2 受体阻滞药　H_2 受体阻滞药（H_2RAS）是目前临床治疗 GERD 的主要药物。此类药物与组胺竞争胃壁细胞上 H_2 受体并与之结合，抑制组胺刺激壁细胞的泌酸作用，减少胃酸分泌，从而降低反流液对食管黏膜的损害作用，缓解症状及促进损伤食管黏膜的愈合。

目前有四种 H_2 受体阻滞药在临床上广泛应用，即西咪替丁、雷尼替丁、法莫替丁及尼扎替丁。IT－006 是目前正在研究中的 H_2 受体阻滞药，其和受体结合力较雷尼替丁、法莫替丁强，对泌酸的抑制作用也较强。

2. 质子泵抑制药　PPI 是控制症状和治疗食管炎最有效的药物。PPI 治疗 GERD 的疗效已在世界各国得到认可。EE 患者中、短期应用 PPI 的临床试验表明，PPI 治愈食管炎和完全缓解胃灼热症状的速度较 H_2RA 更快。标准剂量的各种 PPI 治疗 EE 的疗效基本相同。PPI 对 H_2RA 抵抗的 EE 患者同样有疗效。PPI 治疗 EE 4 周和 8 周时的内镜下愈合率分别为 80% 和 90% 左右。基于 PPI 在疗效和症状缓解速度上的优势，治疗 EE 应首选标准剂量的 PPI。部分患者症状控制不满意时可加大剂量。多项临床试验已证实，PPI 缓解 NERD 患者胃灼热症状的疗效低于 EE 患者，但在改善症状方面的疗效优于 H_2RA 和促动力药。对于 NERD 患者，应用 PPI 治疗的时限尚未明确，但已有研究资料显示其疗程应大于 4 周。GERD 的食管外症状，如反流性咽喉炎等，应用 PPI 治疗对大部分患者有一定疗效。对于反流性食管炎患者，持续的 PPI 治疗可以有效地缓解症状并预防复发。目前尚无对 NERD 患者进行 PPI 维持治疗的多中心、随机、双盲对照研究资料，已有的文献显示按需治疗对 NERD 患者也有效。

目前临床上常用的此类药物有奥美拉唑、埃索美拉唑、雷贝拉唑、兰索拉唑和泮托拉唑等。

3. 促动力药　GERD 是一种动力障碍性疾病，常存在食管、胃运动功能异常，H_2RAS 及 PPI 治疗无效时，可应用促动力药。促动力药治疗 GERS 的疗效与 H_2RAS 相似，但对于伴随腹胀、嗳气等动力障碍症状者效果明显优于抑酸剂。比如多潘立酮（Domperidone）、西沙必利、左舒必利、红霉素等。促动力药可作为抑酸药物治疗的辅助用药。

4. 黏膜保护药　硫糖铝作为一种局部作用制剂，能通过黏附于食管黏膜表面，提供物理屏障抵御反流的胃内容物，对胃酸有温和的缓冲作用，但不影响胃酸或胃蛋白酶的分泌，对 LES 压力没有影响。硫糖铝每次 1g，每日 4 次服用对 GERD 症状的控制和食管炎的愈合与标准剂量的 H_2RAS 的疗效相似。但亦有学者认为，硫糖铝对 GERD 无效。

铝碳酸镁能结合反流的胆酸，减少其对黏膜的损伤，并能作为物理屏障黏附于黏膜表面。现已在临床上广泛应用。

5. 其他药物　现认为 TLESR 是造成反流的主要病理生理基础，很多研究者正致力于寻找能降低 TLESR 的药物用于治疗 GERD。其中阿托品和吗啡是最早针对 TLESR 的药物。CCKa 拮抗药如 Loxiglumicle 能减少 TLESR，但不影响吞咽时 LES 的松弛。而且，Loxiglumicle 还能加快胃排空及结肠转运。临床研究发现其副作用少，但需注意因其减慢胆囊排空而致胆石症的作用。另一类能降低 TLESR 的药物是 NO 合成酶抑制药，如 NG－单甲基－L－精氨酸不仅能抑制由于胃扩张诱发的 TLESR，而且还能加速食管蠕动速度及振幅。此外存在于脑干的 Y 氨基丁酸（GABA）是一种重要的中枢性抑制性神经递质，其与 TLESR 发生有关。GABAB 受体激动药如 Baclofen 能使反流发作次数从 1.0/h（0.3～2.7）显著降至 0.3 次/h（0～1.0），使 TLESR 从 5.7 次/h（4.9～7.8）降至 2.2 次/h（1.3～3.8），使 LES 基础压从（8.7±1.4）mmHg 提高至（10.8±0.8）mmHg。因此 Baclofen 有望成为 GERD 治疗的有效药物。

6. 联合治疗　抑酸药治疗无效，且经食管测压证实有食管动力异常的患者可试用促动力药联合抑酸药治疗。2~3 级食管炎患者经西咪替丁 1g/d 联合西沙必利 40mg/d 治疗 12 周后，症状的缓解及食管炎的愈合均较单用西咪替丁为佳。长时间的 pH 监测显示联用西沙必利和雷尼替丁能有效地减少反流总数、直立位反流及餐后反流，减少 GERD 的复发。

7. 维持治疗　目前尚无 GERD 症状维持治疗最佳方案的一致意见。但是，胃食管反流病是一种慢性且极易复发的疾病，应长期治疗，强调维持治疗是控制 GERD 的关键。GERD 是一种慢性疾病，从控制症状、预防并发症的角度而言，GERD 需要维持治疗。以 PPI 标准剂量维持治疗，随访半年后 80% 以上的患者仍可维持正常。按需治疗是间歇治疗的一种，即只在症状出现时服用药物，持续使用至症状缓解。

（三）外科手术治疗

凡长期服药无效、需终身服药者、不能耐受扩张者、需反复扩张者都可考虑进行外科手术。Belsey、Nissen 及 Hill 胃底折叠术是目前临床上最广泛使用的三种抗反流手术。手术的目的是建立腹段食管，在胃食管连接处以胃底肌肉包围食管下段建立一个“活瓣”以提高 LES 压力。对于食管体部运动功能尚正常的患者，NiSSen 胃底折叠术常能取得较好疗效；食管体部运动功能障碍者手术疗效欠佳，且易发生术后吞咽困难，故不能手术或仅选择不完全性手术（即 Toupet 胃底折叠术）。抗反流手术对缓解症状及食管黏膜损伤的愈合有效率可达 85%，但长期随访发现仍有 10% 复发率。抗反流手术常见的并发症为吞咽困难。迷走神经切断术对 GERD 没有任何益处。

腹腔镜下抗反流手术的问世为临床医师提供了一种新的手术治疗方法，有些临床医师已将腹腔镜手术作为抗反流手术的首选方法之一。

（四）内镜下治疗

在过去的几年中，已发展了几种完全经口的内镜操作修复抗反流屏障来治疗 GERD。内镜操作总体上可分为缝补、植入或注射合成药物，以及射频能量传递到胃食管交界处。GERD 的腔内治疗能改善症状，因而是可行的，但仍存在许多问题：操作的时间长度和成功率；对食管酸暴露无改善或疗效弱；病人数目少；随访时间相对短；缺乏“假操作”对照组；长期安全性（特别是射频）。这些操作手段应与药物治疗和外科治疗的长期前瞻性研究进行比较，有助于确认其在 GERD 治疗中的作用。

（五）并发症的治疗

胃食管反流病常见的并发症有食管狭窄、食管溃疡、食管缩短及 Barrett 食管等。对于轻微的食管狭窄，可以通过饮食限制及药物（PPI）治疗改善。短期单纯性狭窄可以用 Teflon 扩张器治疗，弯曲或成角的狭窄可以通过内镜预置的引导钢丝或在 X 线监视下进行扩张。食管腔重建至 13~15mm 时，则患者可无吞咽困难。如果狭窄进行性加重，每 4~6 个月宜扩张 1 次，必要时可行支架植入治疗。部分患者亦可进行外科抗反流手术。

对于食管溃疡，通常需要大剂量 PPI 和黏膜保护药的治疗。Barrett 食管是 GERD 严重的并发症。因其有恶变的可能，应进行内镜随访及活检以早期发现异型增生及腺癌。当患者有低度异型增生时，可采用大剂量的 PPI 治疗，3~6 个月后内镜随访并活检，以观察病情的进展程度，中重度异型增生或出现结节状增生时可行内镜下激光、电凝、氩离子凝固术甚至局部食管切除。

（张 媛）

第三节 食管癌

食管癌（carcinoma of esophagus）是原发于食管的恶性肿瘤，以鳞状上皮癌多见。临床上最典型的症状是进行性吞咽困难。食管癌是世界一些国家和地区常见的恶性肿瘤。中国是世界上食管癌的高发国家，也是世界上食管癌高病死率的国家之一。本病具有地区性分布、男性高于女性以及中老年人群易患的流行病学特点。

一、病因

食管癌的确切病因目前尚不清楚。食管癌的发生与该地区的生活条件、饮食习惯、存在强致癌物、缺乏一些抗癌因素以及有遗传易感性有关。

二、病理

食管癌的病变部位以中段居多，下段次之，上段最少。部分胃贲门癌延伸至食管下段，常与食管下段癌在临床上不易区别，故又称为食管贲门癌。

1. 临床病理分期

（1）早期食管癌的分期：早期食管癌是指癌变局限于黏膜层内，而没有突破黏膜肌层。理论上可以分为 M_1（局限于上皮层内）、M_2（突破上皮层，而未累及黏膜肌层）、M_3（未突破黏膜肌层），而依靠内镜检查很难分清楚。

（2）1976 年全国食管癌工作会议制定的临床病理分期标准（表 4－1）。

表 4－1 1976 年全国食管癌工作会议制定的临床病理分期标准

分期		病变长度	病变范围	转移情况
早期	0	不规则	限于黏膜（原位癌）	（－）
	Ⅰ	<3cm	侵及黏膜下层（早期浸润）	（－）
中期	Ⅱ	3～5cm	侵犯部分肌层	（－）
	Ⅲ	>5cm	侵透肌层或外侵	局部淋巴结（＋）
晚期	Ⅳ	>5cm	明显外侵	局部淋巴结或器官转移（＋）

（3）食管癌的 TNM 分类系统

1）肿瘤浸润（T）：原发肿瘤浸润的深度。

T_0：没有原发肿瘤的证据。

T_{is}：原位癌，上皮内肿瘤。

T_1：肿瘤只侵犯黏膜或黏膜下。

T_2：肿瘤侵犯固有肌层。

T_3：肿瘤侵犯外膜。

T_4：肿瘤侵犯邻近脏器。

2）区域性淋巴结受累（N）：恶性播散到局部。或区域的淋巴结。

N_0：没有局部或区域淋巴结的转移。

N_1：发现一个或更多恶性淋巴结受累。

N_2：不能评价淋巴结浸润。

3）远隔转移（M）。

M_0：没有远隔转移（腹腔轴线的淋巴结被认为是近端和中段食管癌的转移）。

M_1：有远隔转移。

M_X：不能评价转移（例如因为食管阻塞）甚至不能评价胃。

基于 TNM 标准的食管癌分期（表4－2）。

表4－2　基于 TNM 标准的食管分期

分期	肿瘤浸润深度	淋巴结侵犯	转移性疾病
0 期	T_{is}	N_0	M_0
Ⅰ期	T_1	N_0	M_0
ⅡA 期	T_2/T_3	N_0	M_0
ⅡB 期	T_1/T_2	N_1	M_0
Ⅲ期	T_3	N_1	M_0
	T_4	任何 N 期	M_0
Ⅳ期	任何 T 期	任何 N 期	M_1

2. 病理形态分型

（1）早期食管癌的病理形态分型：隐伏型、糜烂型、斑块型和乳头型。

（2）中晚期食管癌的病理形态分型：髓质型、蕈伞型、溃疡型、缩窄型和未定型。

3. 组织学分类　我国约占90%为鳞状细胞癌。少数为腺癌，另有少数为恶性程度高的未分化癌。

4. 食管癌的扩散和转移

（1）直接转移：早中期食管癌主要为壁内扩散，因食管无浆膜层，容易直接侵犯邻近器官。

（2）淋巴转移：食管癌的主要转移方式。

（3）血行转移：晚期可以转移到肝、肺、骨、肾、肾上腺、脑等处。

三、临床表现

1. 早期症状　吞咽时胸骨后有烧灼感或针刺样轻微疼痛，尤以进粗糙过热或过刺激性食物时显著。食物通过缓慢或有滞留感。上述症状时轻时重，持续时间长短不一，甚至可无症状。

2. 中晚期症状　进行性吞咽困难是最常见的主诉。狭窄的食管腔最初导致固体食物的吞咽困难，随着疾病的进展管腔进一步阻塞，导致液体食物吞咽困难。吞咽困难常常在管腔明显狭窄（超过50%）时才表现出来，并导致营养物质摄入的减少和体重下降。食管癌中晚期出现的症状可能与食管肿瘤的位置有关；疼痛可能与吞咽困难或肿瘤扩展到纵隔有关。梗阻部位以上的食物或肿瘤侵入气道可以引起反流、咳嗽和误吸；声嘶或声音改变可能由于喉返神经受侵和（或）反复的反流引起。有长期反流症状的病人，如最近出现进行性吞咽困难，同时反流的症状减轻，则很有可能在他们 Barrett 食管的部位发生了腺癌。显性胃肠道出血如呕血或黑粪并不常见。贫血常常出现，且慢性的、亚临床的出血正是贫血的原因。大出血很罕见，且一旦发生而内镜下治疗失败就需要外科急诊手术。

四、诊断

实验室检查：食管癌的病人没有特异的实验室改变。疾病的隐匿发展可能以贫血和低血清蛋白为特征。贫血可能是由于出血或营养不良，或继发与慢性疾病。血清蛋白的降低可以反映营养不良的程度。肝功能检查的异常可能提示肿瘤的肝脏转移。

对于食管癌的诊断来讲，胃镜检查结合活检病理诊断是食管癌诊断最好的方法，敏感性以及特异性均优于上消化道造影，诊断的准确率超过 95%。但对于早期食管癌，需要与色素内镜、放大内镜、窄带内镜以及超声内镜相结合，提高诊断的准确率。

1. 上消化道造影　早期食管癌 X 线钡剂造影的征象有：①黏膜皱襞增粗，迂曲及中断；②食管边缘毛刺状；③小充盈缺损与小龛影；④局限性管壁僵硬或有钡剂滞留。上消化道气钡双重造影对早期食管癌诊断的准确率最高只有 70%，特异性很低。

中晚期病例可见病变处管腔不规则狭窄、充盈缺损、管壁蠕动消失、黏膜紊乱、软组织影以及腔内型的巨大充盈缺损。如果造影表现为典型的“鸟嘴征”提示贲门失弛缓症的诊断，而患者吞咽困难病史较短、年龄超过 55 岁、食管狭窄段超过 3.5cm 而又缺乏近端扩张的表现应当考虑食管下段癌或贲门癌的诊断。

在内镜检查前或者食管扩张治疗后怀疑食管穿孔时，应该考虑上消化道造影检查。如果食管近乎完全梗阻、食管狭窄扭曲，内镜难以完成时应该考虑上消化道造影检查。另外，食管气管瘘以及食管动力受损也是上消化道造影检查的指征。

2. 内镜检查　是发现和诊断食管癌的首选方法。可直接观察病灶的形态，并可在直视下做活组织病理检查，以确定诊断。内镜下食管黏膜染色法有助于提高早期食管癌的检出率。用甲苯胺蓝染色，食管黏膜不着色，但癌组织可染成蓝色。用 Lugol 碘液，正常鳞状细胞因含糖原而着棕褐色，癌变黏膜则不着色。

早期食管癌内镜下表现为轻度的异常，如局部发红、凹陷、隆起或溃疡改变，有时普通内镜甚至不能发现明确的异常，而是通过色素内镜偶然发现的。而中晚期食管癌内镜下诊断多无困难。

在内镜诊断食管癌时，应该描述病变近端以及远端到门齿的距离；如果存在 Barrett 食管，应该描述其范围。

（1）色素内镜：由于食管早癌普通内镜不易发现，于是色素内镜应运而生，利用某些色素染料，使病变部位与正常部位的区别更为明显，达到早期发现病变的目的。在食管早癌的检查中，最常用的是卢戈碘液。卢戈碘液是一种以碘为基础的可吸收染剂，对非角化的鳞状上皮中的糖原有亲和力，而癌变和不典型增生的鳞状上皮细胞内糖原含量减少甚至消失，对碘溶液反应不着色或淡染色，故两者对比反差大，可指导活检的准确性，提高早期食管癌检出率。甲苯胺蓝染色有时也被采用，它是细胞核染色，由于癌细胞内 DNA 含量明显高于正常细胞核的含量，所以甲苯胺蓝染色后癌上皮与正常鳞状上皮的界线十分清楚。Dawsey 研究显示（Dawsey，1998）：卢戈碘液染色发现的中、重度不典型增生，分别有 55% 和 22%

常规内镜不能发现。而王贵齐等研究发现：在食管癌高发区应用直接内镜下碘染进行普查，对早期食管癌及癌前病变有较高的检出率，其中早期食管癌的检出率可达到 1.6% ~ 4.59%。我们研究也发现，内镜下碘染可大大提高食管非典型增生和早期鳞癌的检出率。

卢戈碘液喷洒方法为：首先活检孔道内用清水冲洗食管中下段，尽量去除黏膜表面的黏液及血液等可能影响染色的附着物，然后用喷洒管（环喷者最好）从齿状线开始，从食管下段向上进行卢戈碘液喷洒，卢戈碘液用量约为 10ml，喷洒后等待 2min，再用清水冲洗食管中下段，然后进行内镜观察，对浅染或不染区域可以再次进行卢戈碘液染色，浅染或不染区域用侧向活检钳取活检，活检标本福尔马林液浸泡后送病理检查。吸净黏液池内残存的碘液，对于活检部位出血者用凝血酶局部喷洒，或者采用其他止血方法止血后方可结束检查。胸痛明显者给予硫代硫酸钠对症止痛治疗。

（2）超声内镜：超声内镜食管检查可以显示食管壁各层次的结构，可以帮助判断肿瘤的浸润深度和有无淋巴结肿大。早期食管癌的内镜超声表现为管壁增厚、层次紊乱、中断及分界消失的不规则低回声。Shen 等检查 44 例可疑黏膜下损害病人，结果发现超声内镜有助于确定可疑黏膜内肿瘤的组织学特性。

（3）窄波成像技术：窄波成像技术是通过滤光片将红、绿、蓝光波长降低，结果蓝光占主导地位，可以提高黏膜血管与周围组织的对比。窄波成像技术与放大内镜相结合，通过观察乳头内毛细血管襻的形态，可以提高肿瘤浸润深度的识别，与病理诊断相比，对黏膜内癌和黏膜下癌诊断正确率可达到 85%。

（4）放大内镜：Kumagai 等结合对手术标本的实体显微镜观察和对应的病理结果，对放大内镜下食道黏膜表面的微小血管形态进行分类研究，提出乳头内毛细血管环的形态变化对区分正常、异常黏膜以及判断癌肿的浸润深度具有重要意义。乳头内毛细血管环是由黏膜下引流静脉分出的树状血管发出的，正常为环形。多形的乳头内毛细血管环有助于食管癌的诊断。

近年来，激光共聚焦内镜、激光激发自体荧光色谱内镜等新技术开始出现并应用于临床，初步研究发现这些技术能够提高食管癌的诊断率，但由于检查需要特殊的设备，技术较为复杂，其具体效果也有待于进一步检验。

3. 食管 CT 扫描检查　可清晰显示食管与邻近纵隔器官的关系。如食管壁厚度 >5cm，与周围器官分界模糊，表示有食管病变存在。CT 有助于制定外科手术方案，放疗的靶区及放疗计划。但 CT 扫描难以发现早期食管癌。

五、鉴别诊断

1. 食管结核　较少见的临床表现有进食发噎史。X 线所见病变部位缩窄发僵，有较大溃疡，周围的充盈缺损及黏膜破坏不如食管癌明显。胃镜检查可确定诊断。

2. 胃食管反流病　是指胃十二指肠内容物异常反流至食管而引起了慢性症状和（或）组织损伤。临床症状主要表现为反酸、胃灼热、吞咽疼痛或吞咽困难。内镜检查可以有黏膜炎症、糜烂或溃疡，有并发症时可以出现食管狭窄，但没有肿瘤证据。

3. 贲门失弛缓症　是一种原因不明的以下食管括约肌松弛障碍和食管体部无蠕动为主要特征的原发性食管动力紊乱性疾病。临床常见症状为吞咽困难、食物反流以及下段胸骨后不适或疼痛。X 线诊断最重要特征是：下食管括约肌（LES）不随吞咽出现松弛，而呈间歇性开放。远端食管光滑变细如鸟嘴状。狭窄部边缘是对称的、光滑的，食管壁柔软绝无僵硬感。吸入亚硝酸异戊酯或口服、舌下含服硝酸异山梨酯 5 ~ 10mg 可使贲门弛缓，钡剂随即通过。

4. 食管良性狭窄　一般由腐蚀性或反流性食管炎所致，也可因长期留置胃管、食管手术或食管胃手术引起。X 线可见食管狭窄、黏膜消失、管壁僵硬、狭窄与正常食管黏膜过渡边缘整齐、无钡影残缺特征。内镜检查可确定诊断。

5. 其他　尚需与肺纵隔淋巴结转移、纵隔肿瘤、纵隔淋巴结炎、食管裂孔疝、左心房明显增大、主动脉瘤外压等食管外压改变，以及食管平滑肌瘤，食管静脉曲张等疾病相鉴别。癔球症患者多为女性，有咽部球样异物感，进食时消失，常有精神因素诱发，无器质性食管疾患。

六、食管其他恶性肿瘤

1. 食管腺癌　占食管恶性肿瘤的0.46% ~1.5%，85%的食管腺癌来自 Barrett 食管。主要症状如吞咽困难等与食管鳞癌相似，预后不良。

2. 食管肉瘤　占食管恶性肿瘤的 0.1% ~0.5%，多发生于老年人，男性多于女性，好发于食管下段。其来源均始于间叶组织，来自纤维细胞的纤维肉瘤最多见，占肉瘤的半数；来自于平滑肌细胞的平滑肌肉瘤少见；来自横纹肌细胞的横纹肌肉瘤最罕见。肉瘤的瘤体多较大，带蒂呈息肉样圆形、卵圆形或结节状。平滑肌肉瘤质地较实，而横纹肌肉瘤和纤维肉瘤较软，表面可有假包膜。一般认为食管肉瘤发生转移晚，对放射线敏感，手术切除率高，目前趋向于综合治疗。

3. 食管恶性黑色素瘤　原发性恶性黑色素瘤起源于食管内的黑色素母细胞。肿瘤绝大部分为有蒂的息肉状、结节状或分叶状，女性较多，多在 50 岁以上。病变一般局限于黏膜下层以上，少数病例肿瘤已侵犯肌层，肿瘤邻近上皮多有增生，基底细胞有黑色素母细胞或黑色素。临床症状主要是吞咽困难和胸骨后疼痛。X 线检查可见较大的充盈缺损，肿瘤突入到食管腔内，可发生于食管各段，但多见于食管中段。内镜下肿瘤呈黑色、棕色或灰白色。组织学检查可见瘤细胞内含特殊染色证实的黑色素颗粒；肿瘤来自于相连的鳞状上皮。典型的显微镜下所见为黏膜与黏膜下层之间有不同程度活性的黑色素细胞。黑色素瘤对 ^{60}Co 和 β 射线的放射治疗有一定的敏感性，手术较易切除，但多数病例手术后 1 年内死亡，平均存活 7.4 个月，个别经术前放疗加手术综合治疗可存活 3 年多，总的预后不佳。

七、治疗

食管癌的治疗有手术、放疗、化疗、内镜下治疗和综合治疗。使用哪种方法应根据病史、病变部位、肿瘤扩展的范围以及病人的全身情况来决定。而本病的根治关键在于对食管癌的早期诊断。

1. 手术治疗　我国食管外科手术切除率已达 80% ~90%，早期切除常可达到根治效果。

2. 放射治疗　鳞癌和未分化癌对放疗有效，而腺癌相对不敏感。放疗主要适用于手术难度大的上段食管癌和不能切除的中、下段食管癌。上段食管癌的放疗效果不亚于手术，故放疗作为首选。手术前放疗可使肿瘤体积缩小，提高切除率和存活率。手术中未能完全清除的病灶或病灶附近有残余未清除的淋巴结进行术后放疗有益。

3. 化疗　食管癌的化疗敏感性较低，主要是因为食管增殖细胞较少，生长比例小的原因。单独应用化疗效果很差。联合化疗比单药疗效有所提高，但总的化疗现状是不令人满意的。

4. 综合治疗　通常是放疗加化疗，两者可以同时进行或序贯应用，能提高食管癌的局部控制率，减少远处转移，延长生存期。化疗可加强放疗的作用，但严重不良反应发生率较高。

5. 内镜介入治疗

（1）食管早癌的内镜治疗：随着越来越多的早期癌的发现，内镜下黏膜切除（endoscopic mucosal resection，EMR）的应用越来越广泛，可以同时用来进行早期食管癌的诊断以及治疗。日本学者在这一方面做的工作较多。与外科手术相比，EMR 治疗效果确切，创伤小，有成为早期食管癌一线治疗方法的趋势。Yoshida 研究显示，如果适应证选择合适，食管早癌 EMR 治疗后 5 年生存率与手术效果相当。Pech 等研究了 EMR 对于食管癌的治疗效果，研究包括 39 例入选者，其中原位癌 10 例，黏膜内癌 19 例，癌变侵犯黏膜下层 10 例。EMR 治疗后，6 例病人发生少量出血，3 例发生食管狭窄，经处理后均改善。原位癌组 5 年生存率 90%，黏膜内癌为 89%，而癌变侵犯黏膜下层组 5 年生存率为 0。以上研究证明 EMR 治疗食管原位癌和黏膜内癌是有效的。

Noguchi 等应用 EMR 治疗早期食管癌 113 例，采用日本食管疾病协会制定的标准：M_1 和 M_2 为绝对适应证。M_3 或 SM_1 为相对适应证，在 M_3 或更深浸润癌变中侵入淋巴管和淋巴结转移明显增加。多数学者认为 EMR 治疗早期食管癌的适应证为 M_1 或 M_2 病变，病变累及 <50% 食管。另有研究报道，M_1、M_2 通过内镜可以治愈，SM_2、SM_3 一般需要外科手术解决。而 M_3 和 SM_1 则根据内镜检查和超声内镜检查结果决定治疗方案。

国内吴明利等应用内镜套帽法治疗早期食管癌（33 例）及癌前病变（中、重度不典型增生 24 例）57 例，其中 48 例（84.2%）完全切除，1 例发生术中出血，术后随访 1 ~ 5 年以上不等，1 例术后复发，非癌死亡 3 例。

以上研究提示，应用 EMR 对食管早癌进行治疗是可行的。

适应证：①原位癌，黏膜内癌和重度不典型增生，后者基本上为不易逆转的癌前病灶；②病灶最大直径 <3cm，这是相对指征，如果病灶较大，可以同期切除 2 次或更多；③病灶侵及食管周径不超过 2/4，而 2/4 ~ 3/4 可作为相对适应证；④最佳部位，病灶位于食管中下段，3 ~ 9 点时钟方位。但任何部位均可由转动内镜将病灶调整到容易操作的 6 点时钟方位。因黏膜切除术是新兴技术，目前上述适应证还是相对的，随着仪器改进，治疗经验积累，其适应证还会拓宽。

禁忌证：①病变广泛，病灶 >3cm 或超过食管周径 3/4 的原位癌和黏膜内癌；②黏膜下浸润癌；③身体一般情况较差和心、肺、肝、肾等重要脏器功能不佳，不能承受内镜下手术操作者；④有食管静脉曲张者；⑤凝血时间不正常或有出血倾向者。

方法：方法主要为 EMR 和内镜下黏膜剥脱术（ESD）。

（2）进展期食管癌内镜下治疗

1）单纯扩张：方法简单，但作用时间短且需要反复扩张；对病变广泛者常无法应用。在内支架术出现后，已经很少单独应用。

2）食管内支架置放术：是治疗食管癌性狭窄的一种姑息治疗，可以较长时间的缓解梗阻，改善患者的生活质量。目前，已经出现覆膜内支架和防反流支架，可以使用在胃食管连接处肿瘤所致狭窄。

适应证：食管的恶性梗阻，患者已无手术机会；食管气管瘘是应用带膜支架的适应证；放疗引起的食管狭窄以及食管肿瘤复发。

禁忌证：穿孔引起的腹膜炎或张力性气腹；多发的食管狭窄，1～2 枚支架不能完全覆盖的；腹膜肿物是相对禁忌证。

放置技术。位置：食管中段狭窄对于支架放置来说最为适合，由于抗反流支架的出现，在胃食管结合部的狭窄部位放置支架逐渐增多，食管上段狭窄放置支架比较困难；长度：支架的上下端应该超出病变各 2.5cm，以防止肿瘤长入引起支架再狭窄；放置前食管扩张：如果管腔严重狭窄，有必要在支架放置前进行扩张治疗，并标记病变的范围；放置安全导丝：应该在 X 线监视下进行，导丝远端应该至少在狭窄远端 20cm 处。支架选择及释放：支架长度应长于病变长度 3～4cm，支架放置前撤出内镜，将支架释放装置沿导丝推进并释放支架。支架释放完后应常规指摄胸片了解支架位置、展开程度以及有无相应的并发症。

3）内镜下消融术：最常用的是 Nd：YAG 激光。适用于外生型或息肉型肿瘤，并且病灶位于食管中段和下段的直线段，最好是 <5cm 的肿瘤。多次内镜激光治疗可以减小腔内肿瘤的大小而改善吞咽。

4）光动力治疗：是一种新的实验性治疗，用于治疗局部食管癌的闭塞。给病人注射一种光敏感化学物，它可以被良好的存留在于肿瘤组织内。在内镜的引导下，与可调的氩－汞染料激光相连的分散纤维被置于邻近肿瘤的部位。激光激活放射出有合适波长的冷光，可以造成敏感肿瘤的选择性坏死。

八、预后

食管癌总的预后是不好的。分期越早的肿瘤病人生存期越长，T_1 或 T_2 的病人和没有淋巴结侵犯的病人，5 年生存率超过 40%。T_3、T_4 的病人，5 年生存率 $<15\%$。因此，术前分期对于指导治疗是必要的，并可以提示预后。0 期、Ⅰ期和Ⅱ期的肿瘤被认为是可切除治愈的，5 年生存率分别可以达到或超过 85%、50%、40%。Ⅲ期患者的肿瘤很少可以切除治愈，而大多数医师认为Ⅳ期肿瘤是不可切除和治疗的。有无淋巴结侵犯对预后也有显著的影响：N_0 期患者的 5 年生存率可以超过 70%，而 N_1 期患者则接近 40%，与 T 分期无关。一般说来，食管癌位于食管上段、病变长度超过 5cm、已经侵犯试管肌层、癌细胞分化程度差及已有转移者，预后不良。

九、预防

食管癌一旦诊断，除早癌外，预后很差，所以预防食管癌的发生非常关键，应从以下几个方面着手：①研究食管癌的诱发因素，并尽最大努力剔除，比如提高高发区群众生活，减少腌渍品的摄入，开展大规模的戒烟运动，戒酒等。②在高发区进行食管癌的普查，在普通人群中进行高危个体的筛查，积极推广色素内镜技术，提高早癌的以及癌前疾病的发现率，并尽早治疗，减少癌的发病。③研究并开展食管癌的化学预防，试验性应用比如 COX－2 抑制药、营养干预、中药等，减少食管癌的发病。

（张　媛）

第四节　腐蚀性食管炎

一、病因

腐蚀性食管炎（corrosive esophagitis）为摄入化学腐蚀物而引起的食管损伤，早期发生管壁组织水肿、溃疡、坏死甚至穿孔，晚期可形成管腔狭窄。致病的化学腐蚀剂品种繁多，一般可分为碱和酸两大类。腐蚀性食管炎多为意外事故，常发生于3岁以下小儿，各种化学腐蚀剂易被小儿误服。在成人多为企图自杀，往往吞服强酸或强碱等化学腐蚀剂而造成食管严重损伤而引起，用盛饮料或酒类的容器存放强酸、碱而不慎被误服的病例也屡见不鲜。另外，临床药物所引起的食管炎亦越来越受到关注。常见的引起腐蚀性食管炎的药物有四环素及其衍生物、抗胆碱能药、氯化钾、奎尼丁、阿司匹林及NSAID等，其发病机制各异。四环素及其衍生物的水溶液可直接损伤黏膜；氯化钾具有高渗性，可使与之接触的黏膜脱水；抗胆碱能药可加重胃－食管的反流；阿司匹林和NSAID破坏黏膜屏障及内源性黏膜保护机制。

腐蚀性食管炎的严重程度与腐蚀剂的种类、浓度和数量等密切相关。强碱能与脂肪起皂化作用并使蛋白质溶解，引起黏膜肿胀、坏死和溃疡，导致食管壁深层甚至食管周围组织和器官的损害。强酸引起食管黏膜的凝固性坏死，即刻在黏膜浅表发生凝固坏死并形成焦痂，限制了病损向深层进展，故不易损害食管壁的深层，但较易引起胃、十二指肠的损害。另外，化学腐蚀剂与食管壁接触的时间及患者的年龄、食管的功能状态也影响着病变的程度。

二、临床表现

服入化学腐蚀物后立即会出现口腔、咽喉及胸骨后、上腹剧烈烧灼痛，可伴吞咽疼痛、吞咽困难、流涎、恶心、呕吐等，如发生剧烈胸痛、皮下气肿、感染症状或休克，提示食管穿孔；出现上腹痛、呕血表明胃可能被涉及；剧烈腹痛可能因胃穿孔所致。损伤呼吸道者可有呼吸困难、咳嗽。严重者还可有高热、大量呕血、休克、昏迷等表现。生存者约1周后临床症状可渐缓解。起病后4～6周，因食管瘢痕形成而致吞咽困难常持续或更趋明显，也有部分患者延迟至数月后才出现吞咽困难。

急性期口咽部黏膜损伤的体征，可因吞服的腐蚀剂不同而有差别，如吞服硫酸可见黑色痂，硝酸为黄色痂，盐酸为灰棕色痂，醋酸呈白色痂，强碱造成黏膜明显水肿，呈红或棕色并有溃疡。但口腔的烧伤程度与食管损失程度不一定平行。

药物引起的食管炎也可有急性症状，如胃灼热、吞咽困难和吞咽痛等。停药或换用剂型，经一般处理后症状可在1周内缓解。少数患者发生呕血、黑便。

三、实验室检查

当腐蚀性食管炎合并食管穿孔、出血或呼吸道感染时可见血白细胞计数升高，血红蛋白降低。

四、辅助检查

1. 放射学检查　X线检查应在急性炎症消退后，能吞服流食后方可进行食管造影检查，急性期不宜做X线钡剂检查，此时食管壁水肿、痉挛，难以判断结果。如有食管瘘或穿孔，造影剂可流入呼吸道，必要时采用碘油造影。如怀疑食管穿孔，应摄立位X线胸、腹片。依据病变发展的不同阶段及损伤程度不同，X线检查可分为①轻度：早期为食管下段继发性痉挛，黏膜纹理尚正常，也可轻度增粗、扭曲、后期瘢痕、狭窄不明显；②中度：食管受累长度增加，继发性痉挛显著，黏膜纹理不规则呈锯齿状或串珠状；③重症：管腔明显缩小，甚至呈鼠尾状。CT对估计灼伤程度及深度的价值尚待评价。

2. 内镜检查 内镜检查是评估食管壁损伤范围及严重程度的最准确、可靠的方法，除休克或穿孔者外，应争取在发病后24h内尽早施行，以判断病变范围，防止因狭窄而形成梗阻。但操作需倍加小心，应注意下列事项：①临床表现提示已经发生或可能发生穿孔者应禁忌检查；②检查过程中应尽量少注气；③在条件许可下，力争检查到十二指肠；④如黏膜有明显黑色、棕色、灰色溃疡，且视野不清时，避免勉强通过；⑤尽量避免翻转镜身；⑥检查过程中保证气道通畅。

根据内镜所见，可对腐蚀性食管炎的严重程度进行分级。①0级：黏膜外观正常；②1级：黏膜充血，血管扩张，上皮脱落，轻度水肿，可形成小溃疡；③2a级：黏膜发白，脆性增加，出血、糜烂、渗出、水疱，可见浅表溃疡形成；④2b级：2a所见伴散在或环壁深溃疡；⑤3级：外观呈棕黑色或灰色，多发性深溃疡和坏死组织。0级、1级和2a级黏膜可完全无瘢愈合，炎症消散后不留任何后遗症。2b级和3级的患者中，约3/4因管壁很快形成肉芽组织、纤维细胞浸润、新生血管生成，在3周内可有胶原纤维形成，收缩后引起食管狭窄。6周内重新生成上皮，长出致密纤维膜，导致管腔进一步狭窄，甚至完全阻塞或形成瘘管。3级损伤常为穿壁性，内镜下难以估计其深度，管壁发黑提示组织坏疽、即将穿孔，患者有死亡的危险，这些重度患者应在6周时复查内镜。以后则根据需要，继续定期复查，直至病变完全愈合或证实狭窄已形成为止。

药物所致食管炎在内镜下偶见特征性的不连续的黏膜溃疡，有时位于相对的管壁上，形成“对吻”溃疡，以食管生理狭窄处最为好发。

由于食管癌的发病率比正常食管要高，尤其是强碱所致而形成的食管狭窄，内镜定期的复查很有必要，并能定期扩张狭窄的食管。

五、诊断及鉴别诊断

腐蚀性食管炎一般根据其病史、症状及体征不难诊断，且常与腐蚀性胃炎并存。但在临床中应注意是否合并有食管的其他病变。对于中老年男性患者而言，还需注意与食管癌的鉴别，食管癌以吞咽困难、消瘦等为主要表现，病情呈进行性加重，X线及胃镜结合活组织检查可明确诊断。

六、治疗

1. 早期处理 立即终止与致病物质接触，停用可疑药物，并促进已吸收的毒物排出。根据毒物的性质，可考虑选择应用相应的解毒药，如强酸中毒时可采用弱碱、肥皂水、氢氧化铝凝胶、蛋清及牛奶等中和。强碱可用弱酸中和，常用稀醋、果汁等。但也有研究结果表明，采用中和疗法其疗效并不可靠，因为腐蚀性食管炎常发生于食管壁与强酸、强碱接触之间，使用中和或解毒药已为时过晚。除以上治疗外，补充血容量、预防感染及其他支持疗法亦很必要。另外，要注意避免洗胃或催吐，以防已进入胃内的化学腐蚀物再次与食管、气管接触而加重损伤。抗酸药、H_2受体阻滞药、硫糖铝、质子泵抑制药等可能有助于控制化学品引起的食管炎，但确切效果有待进一步研究证实。亦有学者主张在急性期置入鼻胃管，既可以给予鼻饲营养支持，并为日后的扩张食管起到引导作用。

2. 晚期食管狭窄的治疗　多采用探条扩张，其目的是防治食管腔狭窄，一般在4～6周进行扩张，亦可采用激光、微波等方法。如若上述治疗仍不满意，则应进行外科手术治疗，进行食管切除和食管胃吻合，或用结肠代食管以恢复消化道的功能。

七、并发症

吞服腐蚀物质后的并发症可以分为局部和全身两类。

1. 全身并发症　服毒量较多，则有全身中毒现象，重者在数小时内或1～2d内死亡。

2. 局部并发症

（1）出血：在服毒后数天内可出现少量呕血，但大量出血则多为坏死组织脱落所致，常出现于1～2周内，严重者可致死亡。

（2）食管穿孔：一般碱性腐蚀物较酸性者更易发生食管穿孔，多在食管下端破裂至左侧胸腔，有时穿至气管，形成气管食管瘘。

（3）腐蚀性胃炎、胃穿孔和腹膜炎：以酸性腐蚀物者为多，可呈急腹症表现，病情危重。

（4）呼吸系统并发症：喉水肿、吸入性肺炎、肺脓肿等可以并发于腐蚀性食管炎急性期和瘢痕狭窄时期，尤易发于儿童患者。

（5）食管瘢痕狭窄：常为难以避免的晚期并发症，胃瘢痕狭窄也常并发于吞咽酸性腐蚀物的患者中。

八、预后

轻度腐蚀性食管炎损伤的病人可无并发症。重度患者易出现食管穿孔、出血、气管食管瘘等急性并发症，病死率高。2b或3级腐蚀性食管炎患者约70%以上可发生食管狭窄，碱类腐蚀损伤所致食管狭窄患者发生食管鳞癌的危险性是对照人群的1 000倍。所以先前有腐蚀性食管炎病史的患者其症状发生变化时，应注意合并食管癌的可能。

（张　媛）

第五节　真菌性食管炎

真菌性食管炎，即真菌侵入食管黏膜造成的食管感染。病原菌以念珠菌最为多见，其中最常见的是白色念珠菌，其次是热带念珠菌和克鲁斯念珠菌。其他少见的有放线菌、毛霉菌、组织胞浆菌、曲霉菌、隐球菌、芽生菌以及一些植物真菌等，这些菌是从外环境中获得的，而不是内生菌丛，其所引起的原发性食管感染仅见于严重免疫低下的病人。主要症状为咽痛、吞咽痛和咽下困难。其症状的轻重与炎症发生的缓急和程度有关。可有厌食、呕血甚至出血。婴儿常伴发口腔鹅口疮，成年念珠菌性食管炎可以在没有念珠菌性口炎的情况下发生。

一、流行病学

真菌在自然界中广泛分布，在已经发现的几千种真菌中可对人类致病的不到100种，而感染食管者只占其中极少数。真菌作为条件致病菌常存在于人体皮肤、黏膜。35%～50%正常人及70%住院病人口咽部可培养出白色念珠菌，当机体抵抗力减弱或正常机体微生物丛间的拮抗作用失衡时便乘虚侵犯多系统引起深部真菌感染。食管是较常侵犯的器官，自1956年Amdren报道以来国内外文献均有不少报道，近年来由于抗生素、激素、免疫抑制药、抗肿瘤药物的广泛应用以及器官移植和慢性衰竭患者日益增多，同时也由于内镜检查的应用诊断水平的提高，因此食管真菌感染屡有报道，尤其是艾滋病、食管癌合并真菌性食管炎颇为常见，但本病的发病率尚不明了，因为许多感染而无症状的病人未做内镜检查。有症状的真菌性食管炎发病率在艾滋病、白血病、淋巴瘤（特别是化疗后）以及一些先天性免疫缺陷综合征的病人中是很高的（艾滋病约占50%），而在一般的以胃肠病为主诉就诊病人中发病率低于5%。在器官移植的病人中有症状的真菌性食管炎发病率相对较低，这可能是由于这些病人进行免疫抑制治疗的同时又采取了有效的措施预防真菌感染，比如念珠菌性食管炎发病率在肾移植病人中为2.2%，心脏移植为0%，骨髓移植为10.9%。病因：念珠菌存在于正常人体的皮肤和黏膜，当机体全身和局部抵抗力降低或大量使用广谱抗生素使其他微生物的生长受到抑制时，念珠菌便会大量生长而致病。因此，念珠菌食管炎多见于：①肿瘤患者，尤其是晚期肿瘤，并接受放射治疗或抗肿瘤药物治疗者；②长期接受抗生素或类固醇激素治疗者；③某些慢性病，如糖尿病或再生障碍性贫血患者；④反流性食管炎，食管黏膜有明显糜烂或溃疡者；⑤艾滋病或艾滋病病毒携带者等免疫缺陷性疾病患者。

二、病因和发病机制

真菌是常存于人体皮肤、黏膜的条件致病菌，是否造成感染与其侵袭力和机体防御力有关。免疫功能低下或缺陷状态、激素或免疫抑制药治疗、长期使用广谱抗生素、慢性衰竭、糖尿病及一些内分泌疾病、肿瘤等均可增加机体对真菌的易感性，致真菌过度生长并侵犯食管等器官引起感染。食管梗阻或运动功能减弱及年老亦可能与真菌性食管炎的发病有关。真菌性食管炎的病原菌以白色念珠菌最为常见，多来自口腔。此病确切发病率尚不明了，Kodsi等发现其内镜检出率为7%。有报道食管癌旁增生上皮中真菌侵犯率高达50%，而真菌性食管炎患者食管癌发病率（17.3%）亦较正常人明显增高。

三、临床表现

真菌性食管炎临床表现轻重差别很大，与发病缓急及炎症范围有关。常见症状为吞咽疼痛，吞咽不畅感或吞咽困难以及胸骨后疼痛或烧灼感，多呈慢性发作，也可呈急性发作或亚急性表现。较少见症状有厌食、恶心、呕吐、出血或高热，严重者甚至可出现穿孔或播散性念珠菌病等，病程较长者可出现营养不良，轻者可无任何症状。真菌性食管炎可伴口腔念珠菌病（即鹅口疮，婴儿多见），口腔及咽部见白色或黄色斑片附着，但并不完全一致。

四、并发症

并发症有食管狭窄、真菌团引起的梗阻、上消化道出血、食管穿孔、食管－气管瘘、真菌扩散以及继发性细菌感染所致的败血症。

五、辅助检查

真菌性食管炎的诊断常需根据病史、临床症状及辅助检查综合得出。主要诊断措施有以下几个方面。

1. 血常规　常可发现中性粒细胞减少。

2. 血清学试验　测定已感染病人血清凝集滴度有 2/3 病人高于 1 ∶ 160；用放免法和酶联法检测血清中甘露聚糖抗原（念珠菌细胞壁上的多糖）；用琼脂凝胶扩散和反向免疫电泳检测念珠菌抗体；在已感染者血清中抗原及其抗体滴度有 1/3 迅速升高。

3. X 线检查　食管 X 线钡剂造影较常用，可见食管运动紊乱、黏膜弥漫性不规则、毛糙或溃疡，因征象多种多样，无明显特异性，诊断价值相对较低。

4. 内镜　内镜检查是目前唯一具有确诊价值的方法，敏感性和特异性均高。内镜下典型征象为食管黏膜弥漫性充血水肿，表面有散在的白色或黄色厚伪膜附着，不易剥脱，大小及程度不等，其下黏膜糜烂、质脆、易出血。严重者黏膜见大片豆腐渣样污秽斑块、广泛出血、变脆、糜烂溃疡或息肉样增生，完全剥脱则呈光滑、灰色、质脆，偶见真菌性肉芽肿。Kodsi 等把内镜下真菌性食管炎表现分为四级，1 级：少数隆起白斑，直径 < 2mm，伴充血，无水肿或溃疡；2 级：多个隆起白斑，直径 > 2mm，伴充血，无水肿或溃疡；3 级：融合的线状或结节样隆起斑块，伴充血和溃疡；4 级：3 级表现加黏膜易脆，有时伴管腔狭窄。

内镜下见食管黏膜附着白色斑块还可能是反流性食管炎、疱疹性食管炎、细菌性食管炎或服用硫糖铝等药物所致，需注意鉴别。真菌性食管炎的白斑附着以食管中下段较严重，但较少累及齿状线，此表现不同于反流性或其他原因所致食管炎，但若真菌性食管炎与其他食管病变合并存在时，内镜下表现可能不典型。诊断时还应注意与真菌性食管炎合并存在的恶性肿瘤。

5. 病原菌检查　多需在内镜下取材进行。真菌性食管炎确诊需内镜下刷检涂片见有真菌菌丝和芽孢，或活检组织病理学检查见组织有菌丝侵入。刷检阳性率显著高于活检，在溃疡底部取活检，用乌洛脱品银染法查菌丝阳性率较高。内镜检查时进行真菌培养主要用于鉴定致病菌株及药敏试验以指导治疗，培养阳性不能单独作为确诊依据。另外，血清凝集素试验大于 1 ∶ 160 对确定念珠菌是否为侵入性感染有一定诊断价值。

六、诊断与鉴别诊断

主要依靠内镜检查，结合真菌检查。有上述严重的原发病、长期接受抗生素或类固醇激素治疗者及免疫缺陷患者，出现不同程度的吞咽疼痛和吞咽困难等症状，应及早进行内镜检查。本病须与下列疾病相鉴别。

1. 食管静脉曲张　本病大多有肝脏病史，查体可见门脉高压体征，如脾大、腹水、腹壁静脉曲张等。无吞咽疼痛，也极少发生吞咽困难。胃镜可见食管黏膜呈灰蓝色串珠状、蚯蚓状或团块状曲张静脉。

2. 食管癌　本病多发于中老年人。临床主要表现有进行性吞咽困难、消瘦、贫血等。通过纤维胃镜检查及病理活检可确诊，可合并真菌性食管炎。

3. 其他类型食管炎　化脓性食管炎；疱疹性食管；食管结核：多数食管结核病人年龄

轻，造影所见食管扩张性好，即使有狭窄通过亦较顺利，纤维内镜下食管黏膜本身为炎症浸润和溃疡，活检病理可发现干酪样肉芽肿，抗酸染色可找到抗酸杆菌。

七、治疗

抗真菌药物治疗是真菌性食管炎治疗的核心。目前临床上使用的抗真菌药物主要有氟康唑、酮康唑、制霉菌素、两性霉素B、伊曲康唑等，国内仍以霉菌素应用最广。治疗期间应密切注意药物不良反应，特别是肝功损害。氟康唑疗效最好，不良反应较少。还有氟胞嘧啶(5-氟胞嘧啶）和咪唑衍生物如克霉唑也可治疗念珠菌感染。前者脱氨后渗入RNA，破坏菌体蛋白质合成，肠道吸收，副作用小。后者使真菌细胞质溶解，抑制其生长。常规治疗，一般持续10d，若症状未完全消失尚可延长，通常治疗后症状可迅速改善，X线及内镜下改变1周左右即可完全恢复，不留后遗症。如有全身性真菌感染，可选用两性霉素B静注，其副作用大，小心慎用，注意毒性反应。在治疗上尚应积极设法消除诱因，特别是合理应用抗生素和皮质激素。白色念珠菌以外的其他真菌感染或伴长期发热者应使用或加用两性霉素B静脉给药。另外，尽可能去除易感因素，消除诱因也很重要，如纠正营养不良、停用或改用部分药物以减少医源性因素、增强免疫力等，有助于增加疗效、防止感染扩散和复发。

真菌性食管炎后期并发食管狭窄者可试行内镜下扩张治疗，扩张无效或不宜扩张以及狭窄范围广泛者需手术治疗。

八、预防及预后

正规抗真菌治疗常可取得良好效果，但对抗生素治疗原发感染的同时继发真菌感染，临床颇难处理，治疗效果也不佳。故应合理地应用抗生素和类固醇激素治疗。因真菌感染所致的食管严重狭窄，外科处理时需慎重考虑。食管真菌的医源性感染在临床上并不罕见，广谱抗生素、H_2受体拮抗药、质子泵抑制药均可破坏人体正常菌群间的生物平衡，导致真菌的过度增生及上皮感染。皮质类固醇激素以及其他免疫抑制药可引起机体免疫功能低下，导致食管和内脏的真菌感染。此外，硬皮病、贲门失弛缓症、食管癌也可因食管淤滞导致真菌的移生和感染。因此正确使用抗生素等药物是预防真菌性食管炎最有效的方法。

（张 媛）

第六节 贲门失弛缓症

贲门失弛缓症是一种原因不明的以下食管括约肌（lower esophageal sphincter，LES）松弛障碍和食管体部无蠕动为主要特征的原发性食管动力紊乱性疾病，也被称为巨食管症或贲门痉挛。临床常见症状主要有吞咽困难、食物反流以及下段胸骨后疼痛或不适，可伴有体重减轻，甚至营养不良，严重影响患者的生活质量。在我国尚缺乏本病的大样本流行病学资料，在欧美等西方国家，该病的发生率有逐渐上升趋势，约在1/10万，本病多见于30~40岁的成年人，男女发病比例大致相同，但其他年龄段也可发病，有5%的患者在成年前即已发病。

一、病因和发病机制

发病原因尚不十分清楚。发病机制有先天性、肌源性及神经源性三种学说。目前人们广泛接受的是神经源性学说，即贲门失弛缓症患者的病理改变主要在神经而不在肌肉。食管的正常运动和LES的正常舒缩功能受中枢迷走神经、颈、胸交感神经和食管壁内的肌间神经丛共同精细调节。食管远端包括LES壁内神经系统有两种重要神经元，一种为胆碱能神经元，释放乙酰胆碱兴奋食管平滑肌引起收缩，另一种是抑制环行肌层的非肾上腺能非胆碱能（NANC）神经元。NANC神经元主要由氮能和肽能神经元构成。氮能神经释放的一氧化氮（NO）和肽能神经释放的血管活性肠肽（VIP）及降钙素相关肽（CGRP）等调节LES的松弛。研究发现贲门失弛缓症患者食管及胃底部NO神经元明显减少，NO神经元减少进一步使VIP减少，从而导致LES压力升高。徐恩斌等研究表明，贲门失弛缓症肌间神经丛的乙酰胆碱酯酶（AchE）阳性神经减少，同时伴有LES乙酰胆碱酯酶活力的降低，LES细胞膜上的乙酰胆碱酯酶数量减少，进而降低乙酰胆碱的水解速度，使最终作用于平滑肌的乙酰胆碱量增加，平滑肌收缩能力升高，而导致贲门失弛缓症的发病。神经源性学说认为贲门失弛缓症的病变不在LES本身，而是支配LES的肌间神经丛中松弛LES的神经减少或缺乏引起。

继发性贲门失弛缓症是其他不同疾病所引起与贲门失弛缓症有相似症状的疾病，包括感染性疾病（如Chagas病）、神经肌肉变性（继发性假性小肠梗阻）及创伤性（胃底折叠术）等。其中Chagas病（南美洲锥虫病）为寄生虫感染破坏肌间神经丛的节细胞导致食管体部扩张及贲门部失弛缓。另外，有一些贲门失弛缓症病例可继发于胃食管反流病。

1. 病毒感染　部分患者的咽下困难突然发生，且具有食管壁肌层神经和迷走神经的退行性变，故有人认为本病可能与神经毒性病毒感染有关。也有报道用补体结合试验在部分患者血清中检测到水痘－带状疱疹病毒。但目前的研究资料并未发现神经组织内有病毒颗粒，流行病学亦无支持病毒感染的依据，最近报道认为贲门失弛缓症与病毒感染并不相关。

2. 基因遗传因素　有研究认为某些患者的发病可能与基因遗传有关，与贲门失弛缓症相关的三A综合征患者存在染色体上12q13特定基因的点突变，导致相应无功能蛋白的表达。而HLA－DQ1等位基因亦发现与贲门失弛缓症发病显著相关。目前流行病学调查并未发现贲门失弛缓症患者有明显家族史。

3. 自身免疫因素　有学者认为贲门失弛缓症的发病与位于环肌层和纵肌层之间神经丛慢性非特异性炎症有关，研究表明肌间神经丛炎性浸润可能由血清中的抗神经元抗体引起。最近研究表明，贲门失弛缓症患者血清中存在抗肠肌丛抗体，且有补体参与了贲门失弛缓症自身免疫的发病过程，但目前补体激发机制尚未完全明白。自身免疫原因作为贲门失驰援症的重要病因之一也越来越受到学者的重视。

二、临床表现

大多数患者起病缓慢，起病时症状不明显，呈间歇性发作症状。突然起病者多与情绪波动有关。

1. 吞咽困难　吞咽困难是本病最常见、最突出的表现，占80%～95%。吞咽困难的特点是时轻时重，多不进行性发展，而呈间歇性发作，常因情绪因素及进食刺激性食物诱发，有时患者自己会采取伸脖子、挺胸、双手过头、突然站起等方法来减轻吞咽困难，当疾病发展至食管明显扩张时，吞咽困难反而减轻。后期症状可为持续性，普食或流食都可出现梗阻，但很少有食管癌的患者从固体到流食到液体的规律性吞咽困难的发病过程。

2. 反食　发生率可达90%，反流物为潴留在食管内的食物，体位改变即可反流出来。

常在进餐或餐后发生反食，因反流物未与胃酸接触，故多不呈酸性反应。病人常主诉仰卧位睡眠时床上有反流物。由于食管所在位置及其与气道的密切关系，反食可造成误吸，部分患者可出现咳嗽、咳痰、发生呼吸道反复感染乃至吸入性肺炎。极度扩张的食管压迫邻近组织器官可发生发绀及声嘶等。

3. 疼痛　占40%～90%，多位于胸骨后，常在进食后发生，并时常迫使病人停止进食。疼痛性质不一，可以是闷痛或刺痛，类似心绞痛的胸痛，单纯根据临床表现很难区分，甚至可用硝酸盐类缓解，但与快速进餐关系密切，有热饮缓解，冷饮加重的特点。

4. 体重减轻　重症、病程较长时，可出现体重减轻，但营养不良一般不重。小儿则影响生长发育。

三、辅助检查

1. 胸部X线平片　贲门失弛缓症早期，胸片多无异常表现。典型的贲门失弛缓症晚期，胸片可发现纵隔旁阴影，食管内可见液平面，胃泡区无气体等。

2. 食管钡剂造影　食管吞钡摄片为本症的首选诊断方法，有确诊价值。要获得满意的检查结果，最好先下较粗的胃管抽净潴留物，并对食管加以清洗。动态造影可见食管的推进性蠕动收缩消失，食管上段有蠕动收缩，卧位时不能再被推进，立位时钡剂充盈食管，食管体部远段明显扩张，与近端形成鲜明对照。LES不随吞咽出现松弛，而呈间歇性开放，远端食管光滑变细如鸟嘴状。X线诊断重要特征是：狭窄部边缘是对称的、光滑的，食管壁柔软绝无僵硬感，应仔细观察。日本学者把食管扩张分为三度：Ⅰ度扩张直径<3.5cm，病变范围仅位于食管下端；Ⅱ度扩张直径3.5～6.0cm，病变范围波及食管下1/3段；Ⅲ度扩张直径>6.0cm，部位已达食管下2/3段。早期病变食管未见扩张，但发现食管第一级收缩仅达主动脉弓水平，以下完全被一种非推进收缩所取代。病变严重时因食管腔内压增高，有时可见内压性憩室。

3. 上消化道内镜检查　为本症必不可少的鉴别诊断方法。镜检时可见食管体部管腔扩张或弯曲变形，可伴憩室样膨出，并可见到腔内存留未消化食物和液体，常影响细微观察，有时可见到体部食管呈环形收缩。食管下段括约肌持续收缩使食管出口关闭，但给胃镜稍稍柔和加力，镜端尚可进入胃腔内，此点与肿瘤等所致的狭窄难以推进感有所不同。内镜检查还可观察到食管壁的一些继发性改变，诸如溃疡、糜烂、炎症等。内镜检查最重要的作用在于，通过细微观察与活检，除贲门部恶性肿瘤的可能，此点对老年患者尤为重要。胃镜进入胃腔后，对胃底、穹窿部反转观察不应省略。食管贲门癌可继发于贲门失弛缓症，甚至可发生在食管中、上部。内镜超声检查可见食管层次清楚，食管壁可有不同程度增厚，尤其以肌层最为显著。若为肿瘤所致，超声内镜可发现异常低回声区。

4. 食管测压　能从病理生理角度反映本症特征，是早期诊断本症或鉴别有疑问病例的有效手段。其特征性改变可出现在X线、内镜等改变之前。因为本症是持续性的，故测压检查不难得出有意义的结果。贲门失弛缓症测压所见的特征性改变为：①体部食管缺乏蠕动；②吞咽时LES松弛不完全，LES呈现高压状态（超过30mmHg）。可供诊断时参考的改变还有：食管腔内基础压升高；出现等压波形等。必要时，测压术还可为药物诱发（缓解）试验提供客观依据。如以测压所见特征性改变为确诊标准，食管X线钡剂造影可以诊断出63%的病例，而单用上消化道内镜能诊断者不到33%。可见放射线法与内镜法并非特异诊断方法，少数情况下，食管测压甚至也并非唯一诊断方法。

5. 食管通过时间测定　常用方法有吞咽食管通过时间、放射性核素食管通过时间和钡剂食管排空指数测定，上述几种检查方法可以判断食管运动是否正常，了解食管运动功能的治疗效果。

四、诊断及鉴别诊断

1. 诊断　具有典型的临床症状，持续时间至少 6 个月，一般情况较好，无明显体征。X 线有食管下端“鸟嘴样”样改变的典型征象或经食管测压均可确诊本病。难以明确时，可进行内镜检查、超声内镜及食管通过时间测定等辅助诊断，并能确定有无食管并发症，并做出鉴别诊断。

2. 鉴别诊断

（1）伴食管狭窄的反流性食管炎：本病患者反流的内容物与食管贲门失弛缓症不同，其反流物多呈酸臭味，有时含有胆汁。X 线检查时食管下端无典型的鸟嘴样改变，食管测压时 LES 的压力下降且压力带较短。患者多有反酸、胃灼热的慢性病史，内镜和食管的 pH 监测可显示黏膜炎症及反流现象。

（2）冠心病：胸痛明显的患者应和冠心病相鉴别。冠心病发作时有典型的心电图改变，且疼痛多因劳累而诱发，而本病多为吞咽诱发，常伴有吞咽困难。

（3）弥漫性食管痉挛：本病也是一种原发性食管动力性障碍性疾病，X 线钡剂检查时有开塞钻样表现，与贲门失弛缓症不同，食管测压亦能做出鉴别。

（4）结缔组织病：不少结缔组织病，如硬皮病、红斑狼疮、皮肌炎、淀粉样变及混合性结缔组织病，都可出现不同程度的吞咽困难、胸痛、反食等症状，甚至 X 线检查时还可发现食管蠕动缓慢、不规则乃至食管扩张，但是无远端食管固定性狭窄。此类疾病共同的临床特征有长期不规则发热，关节痛，不同程度的皮肤及内脏损害，病程缓解和加剧交替，免疫球蛋白增高，狼疮细胞阳性等。细心的医生应当能发现这些结缔组织病的诊断线索。食管测压十分有助于两者的鉴别诊断。

（5）假性失弛缓症：易发生于年龄较大的患者，症状发生突然，早期即可出现消瘦，主要是由于肿瘤浸润造成的功能损害。这种损害可以和真正的贲门失弛缓症完全一样，甚至占到食管测压术诊断为“贲门失弛缓症”病例的 5%，文献报道此类肿瘤中胃癌（特别是贲门胃底癌）最为常见，其他包括胰腺癌、前列腺癌、支气管源性癌及淋巴瘤。严重的反流性食管炎或食管消化性溃疡造成的纤维化亦包括在内。因此，细致的内镜检查必不可少（包括高质量与足够数量的活检标本），此类情况下，胃镜前端通过结合部位时阻力较大，甚至无法进入（切忌强进）。临床医生在做出贲门失弛缓症的诊断时，要警惕假性贲门失弛缓症存在的可能性。

五、并发症

1. 反流所致的食管外并发症　食管反流物被吸入气道时可引起支气管和肺部感染，尤其在熟睡时更易发生。约 1/3 患者可出现夜间阵发性呛咳或反复呼吸道感染。反流物刺激还可诱发咽炎、哮喘等疾病。

2. 食管本身的并发症　本病可继发食管炎、食管黏膜糜烂、溃疡和出血、压出型憩室、食管气管瘘、自发性食管破裂和食管癌等。本病食管癌的并发率为0.3%~20%，当贲门失弛缓症并发癌变时，症状极不典型，应定期进行内镜检查。

六、治疗

1. 药物治疗　许多药物可减少食管下括约肌的压力，但临床治疗效果欠佳。抗胆碱类药物如阿托品、颠茄等多无作用。目前报道最多的是应用硝酸酯类和钙离子拮抗药。硝苯地平，每次10mg，3次/d；异山梨酯，每次5mg，3次/d，可在餐前15min舌下含服。药物治疗的短期有效率可达50%~70%，但长期疗效（1年后）差。因此，口服药物仅用于临时缓解吞咽困难或用于术前准备。

2. 肉毒毒素注射治疗　肉毒毒素（botulinum toxin，BTX）是梭状芽胞杆菌属肉毒梭状菌产生的外毒素，分子量约为15 000的蛋白质，以其抗原性不同分为A~G共7型，目前只有A型用于临床，它作用于神经肌肉接头处，抑制乙酰胆碱的释放，导致肌肉松弛和麻痹。目前，肉毒毒素被广泛用于临床治疗不同类型的神经系统和眼科疾病。肉毒毒素的副作用较少，且持续时间短暂，大多能耐受。肉毒毒素注射治疗贲门失弛缓症时，在内镜下将食管下括约肌分成四个象限，用硬化药注射针沿LES周径（一般4个点）分别注入1ml（20U/ml或25U/ml）肉毒毒素注射液，总量80~100U。超声内镜引导下的注射治疗是近年发展起来的一种新的肉毒毒素注射治疗方法。超声内镜为区分消化道和周围结构提供了准确可靠的方法，它可以鉴别食管下段括约肌，并确保将肉毒毒素注入其内，从而最大限度地发挥疗效，减少复发的机会。与气囊扩张或肌层切开术相比，肉毒毒素注射治疗的不良反应少，少数患者有胸部疼痛症状，但能很快缓解。肉毒毒素注射治疗总有效率约85%，但持续时间短，50%半年后复发。而第2次治疗时仅有76%有效，而且在以后的治疗中有效率会越来越低。此外，尚有25%患者表现为原发耐药，且反复注射肉毒杆菌毒素使以后的手术和扩张更为困难，且术后疗效不好。因此本法适用于药物治疗失败、下食管括约肌的扩张和外科手术治疗风险大的老年病人或拒绝创伤性治疗的患者。

3. 扩张治疗　扩张治疗是目前治疗贲门失弛缓症首选的非手术治疗方法。可采用常规探条扩张器和气囊扩张器。常规探条扩张器对食管良性消化性狭窄很有效，但对贲门失弛缓症仅能暂时缓解吞咽困难症状，疗效仅数天，且可并发穿孔，故一般不用于治疗贲门失弛缓症。目前大多采用气囊扩张，使食管下括约肌发生部分撕裂，解除食管远端梗阻，缓解症状。气囊扩张术的方法有透视下或非透视下胃镜直视下进行。扩张治疗的关键在于贲门狭窄区能否充分扩张，一般扩张压力通常为300mmHg，时间为10~180s，疗效满意者占69.2%。据国外文献报道75%的患者一次扩张的疗效可维持5年以上。多数人主张一次扩张，也有人主张逐渐加压，多次扩张。目前倾向于采用逐步增加气囊直径的方法，可降低食管穿孔的发病率。扩张治疗的主要并发症有：食管穿孔、吸入性肺炎、食管撕裂、消化道出血等，其中最严重的是食管穿孔，发病率1%~5%。如果患者术后出现疼痛、皮下气肿，均应想到食管穿孔的可能，可进行水溶性造影剂造影确诊，及早进行手术修补，因此仅宜在能开展胸外科手术的医院内完成。气囊扩张由于其方法简单，不必住院，费用较低等更适合我国国情。

4. 支架治疗　食管支架是治疗食管狭窄方法之一，对进行腔内支架的病例进行回顾分析发现，腔内支架式治疗贲门失弛缓症能疏通患者进食通道，改善患者进食能力。在食管支架置放术中及术后可出现胸痛、异物感、胃食管反流、出血、穿孔、支架阻塞及移位等并发症。由于相关研究还较少，故是否采取支架置入治疗本症必须谨慎，轻、中度的贲门失弛缓症不主张支架治疗。

5. 手术治疗　目的是降低 LES 的压力，减轻患者的吞咽困难，又要保持一定的 LES 张力以避免术后的反流。Heller 于 1913 年首先报道食管贲门肌层纵行切开术。经胸的 Heller 肌层切开术是开放性手术的标准方法，近年来此手术可经胸、腹用腹腔镜或胸腔镜进行。术后症状缓解率可达 80% ~90%。目前争论较多的是：手术入路选择及是否附加抗反流手术。主张经胸者认为手术暴露好，易于肌层切开，对贲门周围结构破坏少，可同时处理并发的食管下段憩室等疾病。主张经腹者认为腹部切口创伤小，对呼吸功能影响也小，便于同时处理腹腔合并疾病。Heller 肌切开术是否联合抗反流手术也是争论的另一个问题。反对常规使用抗反流手术的人认为单纯 Heller 肌切开术后反流并不高，术后出现胃食管反流可以用药物很好控制，并且抗反流手术可能造成术后持续的吞咽困难或复发。认为需要联合抗反流手术的学者认为 Heller 肌层切开破坏食管下段肌层原本的生理功能，会导致术后严重的反流，而胃食管反流是引起贲门失弛缓症手术晚期失败的主要原因。Malthaner 等报道单纯 Heller 肌切开术后 20 年胃食管反流的发病率可达到 78%。抗反流手术可有效降低手术后胃食管反流率。近 10 余年来，经腔镜改良 Heller 手术在西方国家广泛开展，与传统的开放式手术相比，具有操作简单、手术创伤小、术后疼痛小、住院时间短、康复快、手术瘢痕小、疗效佳等优点，有逐渐取代传统的开放手术的趋势，已经成为手术治疗的首选。

七、预后

本病一般预后良好，大多数患者如能坚持药物及气囊扩张治疗可获得较好疗效，有 10% ~20% 患者扩张效果不满意可考虑手术治疗。如若并发食管癌则预后差。

（王玉静）

第七节　食管贲门黏膜撕裂综合征

食管贲门黏膜撕裂综合征，是指因频繁的剧烈呕吐，或因腹内压骤然增加的其他情况（如剧烈咳嗽、举重、用力排便等），导致食管下部和（或）食管胃贲门连接处或胃黏膜撕裂而引起以上消化道出血为主的综合征。本病是消化系统的常见急症，具有起病急，症状重，但一般预后良好的特点。

1929 年，两位美国学者 Mallory 和 Weiss 最先对本病进行了描述，他们在对因酗酒所致上消化道出血死亡的 4 例患者进行尸体解剖时，发现有胃黏膜纵向撕裂，故本病又称为 Mallory Weiss Syndrome（MWS）。

食管贲门黏膜撕裂症的主要临床表现为上消化道出血。随着 20 世纪 70 年代后内镜的广泛应用，发现率逐渐增多，在上消化道出血的患者中，国内报道发病率为 1.3% ~7.3%，国外为 5% ~15%。本病总病死率为 3% ~8%。

一、病因与发病机制

本病多发生在反复剧烈呕吐和酗酒的患者，由于反射性幽门括约肌收缩和胃窦剧烈痉挛，导致幽门闭锁，经实验测量，当幽门闭锁，胃内压升高到 160mmHg 时，下段食管黏膜和黏膜下层即可发生破裂，甚至发生食管肌层破裂。Atkinson 等测定的干呕健康人胃内压为 120～160mmHg，最高可达 200mmHg，而作为衡量胸腔内压的食管内压仅为 50mmHg，胃和胸腔之间产生了瞬间的巨大压力梯度，这可解释为什么呕吐所致的黏膜撕裂在胸腔而不在腹腔，而且撕裂多在压力阶差最大的胃贲门附近。因压力梯度最大在胃食管连接处，且压力的大小与空腔脏器的直径成反比，所以 90% 的病例发生在此，仅约 10% 发生在食管下段。因黏膜纵向撕裂所需张力是水平的一半，故撕裂呈纵向。

临床上凡可引起剧烈恶心、呕吐或其他致腹内压增加的情况，均可导致食管贲门黏膜撕裂，其中较常见原因有大量饮酒、剧烈咳嗽、顽固性便秘、顽固性呃逆、妊娠反应、抬举重物、幽门梗阻、肿瘤患者应用化疗后剧烈呕吐、胃镜检查中 U 形反转观察贲门时手法过猛、观察时间过长等。

二、临床表现

本病可发生于任何年龄，但临床以 40～50 岁的男性病例多见。典型表现为突发急性上消化道出血，且出血前有反复干呕或呕吐，继之呕血，多为新鲜血液。但也有部分患者出血前无恶心呕吐，且有 5%～10% 的患者仅表现为黑粪或便血。由于是动脉出血，少数患者特别是有多处裂伤的患者，因出血量大可导致失血性休克而死亡。

三、辅助检查

1. 急诊胃镜检查　为诊断本病最有效的方法。内镜表现为贲门部或胃食管连接处黏膜呈纵行撕裂，80% 病例为一处撕裂，一般长度为 3～50mm，宽度为 2～3mm，也可为多处。伤口呈红色，病变处可有鲜血流出。陈旧性撕裂伤可见裂隙状肿胀、糜烂，有白色苔状物附着，周围黏膜充血水肿，愈合期呈溃疡样改变，周边黏膜略红。内镜不但可明确病因，还可进行治疗，但最好在 24h 内急诊胃镜检查，因本病在发病 72h 后撕裂即可自愈。胃镜操作时 U 形反转检查可能使裂伤加重，应注意操作手法轻柔。

2. 双重对比钡剂造影　多于入院 24h 内或出血停止后进行检查，出血部位的小动脉可表现为一小的圆形透明影。钡剂不能顺利流过黏膜面，而是受阻出现异向流动，在出血灶附近形成一个钡剂充盈缺损区；钡剂不能涂布于活动性出血部位，严重出血时，可被血流截断或冲走形成特征性表现。然而因滞留于胃内的钡剂可妨碍内镜观察或选择性腹腔动脉造影检查，所以双重造影应安排在这些检查之后进行。

3. 选择性腹腔动脉造影　对无法耐受或有其他严重疾病而不能做急诊胃镜的患者，以及内镜或钡剂未发现病变者，可进行血管造影检查，可检出速度为每分钟 0.5ml 的出血。有出血的患者，血管造影可见造影剂自食管和胃交界处外溢，虽然造影可对本病做出诊断，但毕竟是有创检查，所以如患者情况允许，应尽量进行胃镜检查。

四、诊断与鉴别诊断

1. 诊断　根据病史，临床表现，特别是结合内镜检查，对本病做出正确诊断并不难，关键是要及时进行胃镜检查。

2. 鉴别诊断　MWS 需与下列疾病进行鉴别。

（1）糜烂出血性胃炎：可表现为呕咖啡样物，部分患者可呕鲜血。但一般伴有无规律的上腹部疼痛，发病前多有服用非甾体抗炎药或大量饮酒病史。另外，一些危急重症或严重感染的患者在晚期可出现因糜烂出血性胃炎所致的上消化道出血，胃镜见胃黏膜呈多处糜烂出血，可予鉴别。

（2）消化性溃疡并出血：以呕咖啡样物和排黑粪多见，既往多有慢性上腹部疼痛，秋冬季发作，空腹痛及夜间痛多见，并伴有反酸、胃灼热等症状，出血后疼痛反而减轻，胃镜见胃或十二指肠溃疡形成，可确诊。

（3）食管胃底静脉曲张破裂出血：可表现为呕鲜血，但呕血量大，常合并失血性休克，既往多有慢性肝病史，查体可见蜘蛛痣、肝掌、脾大和腹水等肝硬化或门脉高压表现，胃镜检查见食管和（或）胃底静脉曲张，可以鉴别。

（4）食管癌合并出血：可表现为呕血，但既往有进行性吞咽困难、消瘦、贫血等表现，胃镜可见食管腔内肿物，并通过活检病理证实。

（5）食管自发性破裂：表现为剧烈呕吐后出现突发胸痛、呼吸困难、纵隔或皮下气肿，也可有呕血，因为是食管全层破裂，不同于食管贲门黏膜撕裂症，后者是食管－胃黏膜的不完全撕裂。

五、治疗

因为75%～90%的患者出血可自行停止，且很少会发生再出血，所以治疗只需支持疗法和对症处理。

1. 一般治疗　对剧烈呕吐者给予止吐药。如肌内注射异丙嗪或甲氧氯普胺，静滴维生素B_6。疼痛烦躁者可给予镇静止痛药如苯巴比妥和地西泮。对失血较多的患者，可给予静滴血浆代用品如706羧甲淀粉和血定安等，达到输血指征的可输血。多数患者经治疗症状可得到缓解。

2. 药物治疗　这是治疗本病的关键，可静滴H_2受体拮抗药（如西咪替丁、雷尼替丁和法莫替丁等）和质子泵抑制药（如奥美拉唑、兰索拉唑、泮托拉唑、雷贝拉唑、埃索美拉唑等），以减少胃液分泌，中和胃酸。防止反流入食管的胃酸继续损伤撕裂的局部黏膜，以免引起再出血。除此之外，静滴垂体后叶素可收缩小血管以促进止血，但对患有高血压、冠心病者要慎用或禁用。另外还可用一些一般止血药如酚磺乙胺和巴曲酶等。

3. 内镜下治疗　内镜下局部止血为本病的主要治疗手段，而且有效、及时、安全。

（1）局部喷洒法：常用巴曲酶、凝血酶或去甲肾上腺素喷洒在出血处，收缩血管，减少出血。还可喷洒云南白药等。

（2）电凝或激光治疗：通过高频热效应或使光能转化为热能，使组织蛋白变性达到止血目的，尤其激光止血迅速安全，成功率可达94%。

（3）局部注射：对出血的小动脉还可选用局部注射硬化药如鱼肝油酸钠或乙氧硬化醇，还可注射1：10 000肾上腺素止血。

（4）血管夹：一般来说，用血管夹止血效果好，通过对病变部位及附近组织的紧箍，阻断血流，达到止血目的。

总之，内镜下治疗可以达到立竿见影的效果，尤其适用于有活动性出血的患者。

4. 血管造影后栓塞治疗　如患者出血不止，胃镜检查又未能发现出血灶，则可选择血管造影栓塞治疗，可将血管造影导管尽量接近动脉，多为胃左动脉，然后从导管注入吸收性明胶海绵和硅胶小球等，20min 后重复造影了解出血情况，若仍有造影剂外溢，可重复注入栓塞剂。

5. 手术治疗　有5% ~10% 的患者因大出血或持续性出血经内科治疗无效，最终需采取手术治疗，多采用撕裂黏膜叠层缝合术。

（王玉静）

第八节　Barrett 食管

Barrett 食管是1950 年由 Norman Barrett 首先描述出来的，他发现慢性食管下段溃疡的表面被覆着柱状上皮，Barrett 食管可以简单地定义为食管柱状上皮化生。1998 年美国胃肠病学会定义 Barrett 食管为内镜及病理证实食管上皮发生小肠上皮化生，但应除外贲门肠上皮化生。自 19 世纪 70 年代以来，美国食管腺癌的发病率升高了 350% ，而 Barrett 食管在西方的发病率较高，并且与食管下端腺癌的发生有明确的关系，在美国每年约有 0. 5% 的 Barrett 食管患者进展为食管腺癌。因此人们对 Barrett 食管进行早期诊断和治疗，用以降低食管腺癌的发病率。

一、病因

Barrett 食管的病因及发病机制尚不清楚，可能与以下因素相关。①能引起胃食管反流的疾病：食管上皮长期暴露于酸环境中导致慢性食管炎症，在食管上皮损伤修复过程中，食管鳞状上皮被柱状上皮所替代形成了 Barrett 食管。这种上皮的化生称为肠上皮化生，肠上皮化生可进一步发展成为异型增生，并最终进展为腺癌。因此胃食管反流病（gastroesphogeal reflux disease，GERD）是 Barrett 食管的重要病因，其他还包括食管下括约肌缺如、食管裂孔疝、全胃切除术后等。②人种：白种人较其他人种 Barrett 食管的发病率要高。③其他：男性、肥胖、吸烟以及年龄同样与 Barrett 食管密切相关。

二、定义及分类

内镜检查发现食管远端有明显的柱状上皮化生并经病理组织学证实，即可诊断为 BE，强调必须详细注明组织学类型及是否存在肠上皮化生。Barrett 食管内镜诊断要明确两个交界线，一是齿状线即 Z 线，为食管鳞状上皮和胃柱状上皮交界线（squamocolumnar junction，SCJ），内镜表现为两种色调不同黏膜的交界线（图 4 -1），呈齿状，边缘不齐。二是食管 - 胃交界线（esophagus - gastro junction，EGJ），内镜判断为食管腔与胃纵行皱襞交接处，其内镜下定位的标志为最小充气状态下胃黏膜皱襞的近侧缘和（或）食管下端纵行栅栏样血管末梢。正常情况下 Z 线与胃食管交界线一致，但有不超过 20% 正常人两者不一致。Barrett 食管内镜下必须观察到 EGJ 上方任何长度的柱状上皮化生（包括柱状上皮岛），其典型表现是 EGJ 的近端出现橘红色柱状上皮，即 SCJ 与 EGJ 分离，因此，明确区分 SCJ 和 EGJ 对识别 BE 十分重要。文献提示，SCJ 与 EGJ 分离在 1cm 以下时，多与正常贲门区相混淆，因此在诊断 SSBE 时，小于 1cm 长度要谨慎。

Barrett 食管根据其在内镜下的形态可以分为三型。①全周型：病变红色黏膜向食管延伸，累及全周，与胃黏膜无明显界限，其游离缘距食管下括约肌在 3cm 以上；②岛型：齿状线处 1cm 以上出现斑片状红色黏膜或红色黏膜内残留岛状灰白色黏膜；③舌型：与齿状线相连，伸向食管呈舌形或半岛状。在我国，全周型发病率为 22.58%，岛状为 56.81%，舌型为 21.08%。

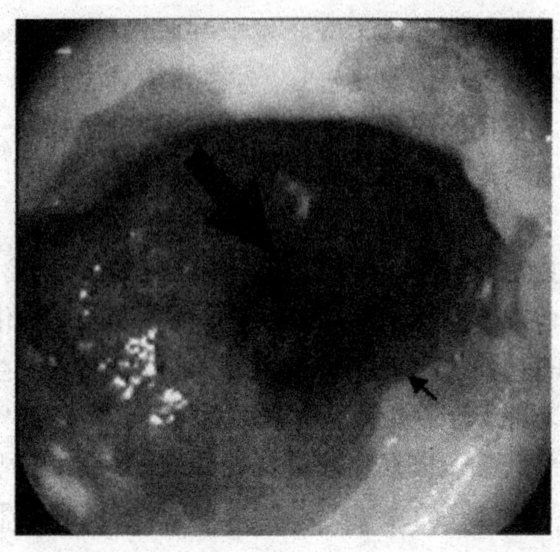

图 4－1　粗箭头所示为食管－胃交界线，细箭头所示为鳞柱交界线

Barrett 食管根据其内镜下长度分类分为长段 BE（long segment Barrett esophagus，LSBE）和短段 BE（short segmentBarrett esophagus，SSBE）两种类型。长段 BE 指粉红色病变累及全周并且长度≥3cm，未累及全周或虽累及全周但长度 < 3cm 的为短段 BE。LSBE 发病率为 21.81%，SSBE 为 78.19%。LSBE 比 SSBE 食管下括约肌压力低、食管下端蠕动功能低、食管下端 pH 更低、反酸强度更强、并发症要多，肠化生及异型增生的检出率也多。据研究，上皮演变为异型增生的发病率在长段 BE 为 19% ~24%，而在短段 BE 为 8% ~12%。但是，短段 BE 与长段 BE 之间以及长短段 BE 与食管腺癌之间有何演变关系尚无法确定。

BE 组织学分型包括①胃底型：可见主细胞和壁细胞；②贲门型：有胃小凹和黏液腺，但无主细胞和壁细胞；③特殊肠化生型：不完全小肠或结肠表型，表面有微绒毛和隐窝，杯状细胞是其特征性细胞。17 篇文献 782 例 BE 有病理结果，其中胃底型 34.65%，贲门型 39.26%，特殊肠化型 33.38%。

三、自然病史

发病开始在儿童，据报道最年轻者只有 8 个月。因化生段的长短难准确量出，故不易评估化生的进展速率。据 10 年的追踪观察，化生段每年可增长 0.5 ~1.7cm。但也有无增长者。严重化生可达食管全长，化生长度的中位数为 5 ~10cm。

四、临床表现

Barrett 食管患者无特异性症状，约 51% 的患者可存在胃灼热、反酸、胸骨后痛等反流性食管炎的症状，并发食管腺癌时还可有吞咽困难等表现，但患者往往在进行胃镜检查时才可发现。食管狭窄也较为常见，突出症状为吞咽困难，狭窄部位多位于 SCJ。溃疡多发生于柱状上皮，称为 Barrett 溃疡，部分可合并隐性出血。

五、诊断

1. 内镜诊断 Barrett 食管的诊断主要依靠胃镜筛查及病理来进行诊断。美国综合 Barrett 食管的高危因素，对具有如下危险因素的患者进行筛查，危险因素包括：慢性 GERD 患者、白种人、男性、年龄大于 60 岁、肥胖、吸烟。国内报道，中国人 Barrett 食管情况也呈逐年升高趋势，男：女 = 2.08 ：1，Barrett 食管患者在筛查后若无异型增生，可在 1 年后复查胃镜，仍无异型增生者可在 3 ~ 5 年后再进行胃镜检查；Barrett 食管患者在筛查时有轻度异型增生则需在 1 年内重复胃镜及病理活检，直至无异型增生为止；Barrett 食管患者在筛查时若有重度异型增生，则需在 3 个月内进行复查，以确定有无癌变的可能。胃镜筛查时需要在食管下端病变范围内的四个象限内均进行活检，每 1 ~ 2cm 取一块活检。内镜诊断的敏感性为 86%，特异性为 88%，若增加碘染，敏感性可达 98%。

2. 其他诊断方法 Barrett 食管还可通过上消化道造影、放射性核素检查等方式进行诊断，但诊断的敏感性和特异性都较内镜检查逊色。

六、伴发症和并发症

BE 中伴发食管裂孔疝为 17.90%，并发食管狭窄的有 39.09%。BE 中伴异型增生为 13.31%，其中低度异型增生（LGD）9.55%。腺癌发病率为 0.61% ~ 15%，尤其具有以下危险因素更应提高警惕：男性、吸烟或饮酒、肠型上皮型 BE 有持续重度反流或吞咽困难、高度异型增生、合并硬皮病、抗反流手术后再发狭窄或反流未能控制。

七、治疗

Barret 食管的治疗宗旨是长期消除食管反流症状，促进食管黏膜的愈合。其治疗主要分为内科药物治疗、外科手术治疗两方面。内科药物治疗主要采用抑酸药，最常用的是质子泵抑制药（pronton pump inhibitor，PPI）和 H_2 受体拮抗药。治疗成功的指标应是基础胃酸分泌减至 < 1mmol/h，同时食物刺激后的酸分泌亦显著减少。奥美拉唑 20mg/d 使用 8 周后，只有 60% 左右的严重消化性食管炎病人痊愈。治疗失败是因奥美拉唑尚未足够抑制酸。用量增至 40mg/d 时，疗效比 20mg/d 稍好。大剂量的疗效尚无随机对照研究。目前临床研究集中于评价维持疗效所需的最低抑酸作用。据报道，用奥美拉唑 20mg/d 使消化性食管炎愈合后再用雷尼替丁 150mg 每日 2 次作维持治疗，效果不佳，但持续用奥美拉唑 20mg/d，则疗效满意可长达 12 个月。患者还可调整自身的生活方式，如抬高床头 15 ~ 20cm，控制体重，戒烟酒、少食影响食管下端括约肌的食物和药物等。

Barrett 食管的内镜治疗方法包括激光、热探头、氩气刀（APC）、光动力（PDT）、内镜下黏膜切除术等。理想的治疗是彻底破坏化生上皮、不典型增生上皮，但不损伤深层组织，以免发生狭窄和穿孔等严重并发症。APC 治疗的深度一般 < 3mm，治疗时氩气流量一般为 1 ~ 2L/min，功率 50W 左右，间隔 4 ~ 6 周治疗 1 次。联合 PPI 治疗平均 2 次 APC 治疗后化生上皮可被新生的鳞状上皮取代，也会有少许残留 BE 上皮。其缺点是因充入氩气会产生腹胀，或治疗后有短暂胸骨后不适、严重的可持续数天和发生食管狭窄，发病率为 5%。在治疗重度不典型增生和局限于黏膜层的 Barrett 癌时可首选 EMR。此方法不但可达到治疗目的，还可取得组织标本，提供病理诊断依据。但在内镜下对病变的深度及范围不好判断，这给使

用 EMR 治疗带来了困难。

Barrett 食管的外科治疗有 Nissen 手术（360°全周胃底折叠术）、Hill 手术（经腹胃后固定术）、Dor 手术（贲门前胃底固定术）、腹腔镜抗反流术等，主要针对抗反流治疗，使用较少。

（王玉静）

第九节　食管裂孔疝

食管裂孔疝是指胃底部通过增宽的膈食管裂孔进入胸腔，在某些患者腹腔内的其他脏器也可以随同疝入胸腔。食管裂孔疝的发病率因为所应用的诊断技术和诊断标准的不同，而有所差别。

一、病因

食管裂孔疝可分为先天性（少见）和后天性（多见），先天性者因膈食管裂孔发育不全，比正常人的宽大松弛所致。后天性者可有以下几种原因：①随年龄增长而出现食管裂孔周围支持组织松弛和长期慢性疾病削弱了膈肌张力而使食管裂孔扩大。②腹内压增高（如肥胖、腹水、妊娠、便秘等）。③可继发于长期反流性食管炎，是由于食管纤维化而缩短以及炎症引起继发性食管痉挛导致部分胃囊拉向胸腔而引起。

二、分类

食管裂孔疝又可分为滑动型（齿状线上移，此型最常见）、食管旁疝和混合型（均少见）三种。

1. 滑动型食管裂孔疝　又称可回复性裂孔疝，最常见，占食管裂孔疝的 90% 以上。此型食管裂孔疝表现为食管胃连接部和一部分胃经增宽了的食管裂孔向上移位至纵隔，裂孔较大时部分结肠、大网膜亦可凸入胸腔，多在平卧时出现，立位时消失。因系沿食管纵轴方向向上滑动，也称为轴性食管裂孔疝。由于食管胃连接部移位入胸腔，故使得下食管 - 胃的夹角（His 角）由正常的锐角变为钝角，且食管下括约肌（LES）的功能也受到影响，食管正常的抗反流机制遭到破坏，可出现病理性胃食管反流。

2. 食管旁疝　此型食管裂孔疝是食管胃连接部仍固定在腹膜后原来的位置上，一部分胃从增宽的食管裂孔经食管旁进入胸腔，有完整的腹膜作为疝囊。此型少见，有时可伴有结肠、大网膜的疝入。因为食管胃连接部仍然位于膈下并保持锐角，所以很少发生胃食管反流。此型可以发生胃腔阻塞，疝囊内食物和胃酸因排空障碍而淤滞，由此而导致血流障碍、黏膜淤血，可以发生溃疡、出血、嵌顿、绞窄和穿孔等并发症。

3. 混合型食管裂孔疝　少见，是指滑动型疝和食管旁疝同时存在。食管胃连接部和一部分胃都疝入胸腔，常出现胃扭转，脾、结肠脾曲和小肠也可随同疝入胸腔。此型食管裂孔疝常为膈食管裂孔过大的结果，通常由食管旁疝发展而来。

三、临床表现

食管裂孔疝的临床症状轻重与食管裂孔增宽程度不一定平行，食管裂孔疝易并发反流性食管炎。致使食管裂孔疝容易出现症状的诱因有：过量进食、便秘、肥胖、平卧、弯腰、皮带过紧、妊娠、剧咳、猛抬重物、吸烟及饮酒等。食管裂孔疝的临床症状有：①不同部位不同性质的腹痛。多因胃底疝入膈上裂孔及反流性食管炎所致，主要为隐痛、胀痛、顶痛或牵拉痛，多在餐后0.5h发生。②烧灼感及反流症状：系因裂孔疝破坏了正常食管抗反流机制，贲门口松弛，食管下括约肌功能障碍引起。③出血、贫血。④梗阻感和吞咽困难：多因饱餐后胃内压力增高，胃底疝入裂孔后引起梗阻感。吞咽困难是由于食管疝太大而压迫食管或者食管炎晚期引起食管狭窄所致。⑤其他：咽部异物感、胸闷、心悸、气短等。

四、诊断及鉴别诊断

1. 胃肠X线钡剂造影　食管裂孔疝主要依靠特殊手法进行胃肠X线钡剂造影检查确诊。滑动型裂孔疝的X线征象是：直接征象包括膈上显示疝囊及胃黏膜皱襞，膈上出现Schatski环（即B环，正常人无此环）。间接征象包括His角增大（正常为锐角常<30°）；食管裂孔增宽；胃食管反流。具备直接征象其中一项者诊断即可成立，或同时具备间接征象中两项者诊断亦成立。

2. 内镜检查　可见：①齿状线上移2cm或更多；②贲门口松弛；③胃体口移向食管纵轴线；④食管下段有炎症表现时，食管囊孔疝的诊断可以成立。

3. 鉴别诊断　下段食管癌：食管下段发生肿瘤，使管腔呈囊性扩张，腔内黏膜中断、破坏，肿瘤下缘食管括约肌无明显收缩环，管壁僵硬，扩张的膈上食管无蠕动，固定不变。内镜下活检有确诊价值。

另外，还需要与胆石症、溃疡病、冠心病等进行鉴别，应该无困难。

五、治疗原则

1. 内科治疗　目的在于减少和防止胃食管反流、尽量避免胃底疝入胸腔，治疗主要靠生活调理。医生应向患者介绍有关裂孔疝的科普知识，让病人在生活中主动地避开一些诱因。

一般治疗：①慢进食；②不饱食；③少吃太油、太黏、太辣、太甜、太稀及较难消化的食物；④不吸烟、不饮酒；⑤午饭后不宜上床平卧；⑥夜间若仍有症状出现时，可将床头抬高；⑦保持大便通畅，每日1次；⑧不用力猛抬重物；⑨腹部避免挤压。

药物治疗：可用抗酸药（硫糖铝1g，每日3次）、抑酸药（西咪替丁80mg，每日1次；法莫替丁20mg，每日2次）及促胃肠动力药（多潘立酮10mg，每日3次）。

2. 外科治疗　手术治疗没有绝对的适应证，如反流症状明显，并经消化内科正规治疗1年，疗效不明显或停药后短期复发者，应考虑手术治疗，特别是微创内镜手术治疗。

（王玉静）

第五章

胃部疾病

第一节　幽门螺杆菌感染的诊治

一、概述

幽门螺杆菌（Helicobacter pylori，H. pylori）是定植于胃黏膜上皮表面的一种微需氧革兰阴性菌。螺旋杆菌属螺菌科，由活动的螺旋形菌体和数根带鞘鞭毛组成。1982 年澳大利亚学者 Marshall 和 Warren 首先从人胃黏膜中分离培养出幽门螺杆菌，并证明其与胃、十二指肠疾病，尤其是慢性胃炎和消化性溃疡的发病相关。此后的 20 多年，全世界范围内大量的研究结果进一步证明了幽门螺杆菌对慢性胃炎和消化性溃疡的致病性，而且这种细菌与胃腺癌和胃黏膜相关淋巴组织淋巴瘤（mucosa - associated lymphoid tissue lymphoma，MALT）发病也密切相关。澳大利亚学者 Warren 和 Marshall 因为他们对幽门螺杆菌的发现，并证明该细菌感染会导致胃炎和消化性溃疡，赢取了 2005 年诺贝尔生理学及医学奖。

二、流行病学和自然病史

流行病学资料表明，幽门螺杆菌在全球自然人群中的感染率超过 50%，但各地差异甚大，发展中国家幽门螺杆菌感染率明显高于发达国家。在不同人群中，儿童幽门螺杆菌的感染率为 10% ~80%。10 岁前，超过 50% 的儿童被感染。我国不同地区、不同民族的人群胃内幽门螺杆菌检出率在 30% ~80%。年龄、种族、性别、地理位置和社会经济状况都是影响幽门螺杆菌感染率的因素。其中首要因素为人群之间社会经济状况的差异。基础卫生设施、安全饮用水和基本卫生保健的缺乏以及不良饮食习惯和过于拥挤的居住环境均会增加幽门螺杆菌的感染率。

幽门螺杆菌主要通过口 - 口或粪 - 口途径传播。污染的胃镜可造成医源性传播。幽门螺杆菌感染者大多无症状。细菌的自发性清除也很少见。所有幽门螺杆菌感染者最终均会发展成胃炎；15% ~20% 的感染者会发展成消化性溃疡；少于 1% 的感染者会发展成胃癌，但存在地区差异。在慢性胃炎、胃溃疡和十二指肠溃疡患者，幽门螺杆菌的检出率显著超过对照组的自然人群，分别为 50% ~70%、70% ~80% 以及 90%。

三、致病机制

感染幽门螺杆菌后，机体难以自身清除之，往往造成终身感染。幽门螺杆菌通过其独特的螺旋形带鞭毛的形态结构，以及产生的适应性酶和蛋白，可以在胃腔酸性环境定植和生存。定植后的幽门螺杆菌可产生多种毒素和有毒性作用的酶破坏胃、十二指肠黏膜屏障，它的存在还使机体产生炎症和免疫反应，进一步损伤黏膜屏障，最终导致一系列疾病的形成。需要指出的是虽然人群感染幽门螺杆菌相当普遍，但感染后的结局却大相径庭：所有幽门螺杆菌感染者最终均会发展成胃炎，但仅少部分发展为消化性溃疡，极少数发展为胃癌或MALT淋巴瘤。目前认为引起这种临床结局巨大差异的原因包括：①宿主因素如年龄、遗传背景、炎症和免疫反应的个体差异等；②环境因素如亚硝胺、高胃酸分泌、高盐饮食、吸烟和非甾体抗炎药（non－steroidal antiinflammatory drug，NSAID）等与幽门螺杆菌感染的协同作用；③幽门螺杆菌本身的因素，包括不同菌株的毒力、感染的不同阶段对感染者出现何种临床表现均有影响。

四、与疾病的相关性

（一）慢性胃炎

幽门螺杆菌感染是慢性胃炎的最常见病因。这一结论基于以下事实：①临床上大多数慢性胃炎患者的胃黏膜可检出幽门螺杆菌。②幽门螺杆菌在胃内的定植与胃炎分布基本一致。③健康志愿者的研究发现服幽门螺杆菌菌液后出现上腹不适和胃黏膜急性炎症过程，动物实验进一步证实灌胃幽门螺杆菌后实验动物出现胃黏膜急性炎症到慢性活动性炎症的动态变化；急性炎症以中性粒细胞浸润为主，慢性炎症以淋巴细胞、浆细胞为主，也见散在的单核细胞和嗜酸性粒细胞，淋巴滤泡常见。④根除幽门螺杆菌可使胃黏膜炎症消退。

幽门螺杆菌感染与胃黏膜活动性炎症密切相关，长期感染所致的炎症免疫反应可使部分患者发生胃黏膜萎缩和肠化。幽门螺杆菌相关慢性胃炎有两种主要类型，全胃炎胃窦为主和全胃炎胃体为主。前者常有高胃酸分泌，发生十二指肠溃疡的危险性增加；后者胃酸分泌常减少，胃溃疡和胃癌发生的危险性增加。宿主、环境和细菌因素的协同作用决定了幽门螺杆菌相关慢性胃炎的类型和胃黏膜萎缩及肠化的发生和发展。

多数幽门螺杆菌相关慢性胃炎患者无任何症状，部分患者可有非特异性的功能性消化不良（functional dyspepsia，FD）症状。临床上对这一部分慢性胃炎伴消化不良症状患者进行幽门螺杆菌根除治疗可使其中部分患者的症状得到改善。我国新的慢性胃炎共识意见已将有胃黏膜萎缩、糜烂或有消化不良症状的幽门螺杆菌相关慢性胃炎作为根除幽门螺杆菌的适应证。

（二）消化性溃疡

确定幽门螺杆菌感染是消化性溃疡的主要病因无疑是消化性溃疡病因学和治疗学上的一场重大革命。幽门螺杆菌感染是消化性溃疡主要病因的依据包括：①大多数消化性溃疡患者都存在幽门螺杆菌感染，特别在十二指肠溃疡患者中幽门螺杆菌感染率甚至可高达90%以上；②根除幽门螺杆菌可显著降低消化性溃疡的复发率。

在此需要指出非甾体抗炎药（NSAID）相关性溃疡与幽门螺杆菌感染的关系。目前认为NSAID的应用与幽门螺杆菌感染是消化性溃疡发生的两个重要的独立危险因素。单纯根除幽门螺杆菌本身不足以预防NSAID相关溃疡；初次使用NSAID前根除幽门螺杆菌可降低NSAID相关溃疡的发生率，但在使用NSAID过程中根除幽门螺杆菌不能加速NSAID相关溃疡的愈合，能否降低溃疡的发生率也有待进一步研究。

(三) 胃癌

胃癌的发生是一个多步骤过程，经典的模式是从慢性胃炎经过胃黏膜萎缩、肠化生和不典型增生，最后到胃癌。幽门螺杆菌主要与肠型胃癌的发生有关。胃癌的发生是幽门螺杆菌感染、宿主因素和环境因素共同作用的结果。现有研究结果表明：①幽门螺杆菌可增加胃癌发生的危险性；②幽门螺杆菌根除后可阻断或延缓萎缩性胃炎和肠化的进一步发展，但是否能使这两种病变逆转尚需进一步研究；③幽门螺杆菌根除后可降低早期胃癌术后的复发率；④目前尚未发现明确与胃癌发生相关的幽门螺杆菌毒力基因。

(四) MALT 淋巴瘤

幽门螺杆菌与 MALT 淋巴瘤发生密切相关，表现在：①幽门螺杆菌感染是 MALT 淋巴瘤发生的重要危险因素。幽门螺杆菌感染后，胃黏膜出现淋巴细胞浸润乃至淋巴滤泡，这种获得性的黏膜相关性淋巴样组织的出现，为淋巴瘤发生提供了活跃的组织学背景。幽门螺杆菌感染对局部炎症系统的持续刺激作用，增加了淋巴细胞恶性转化的可能性。②胃 MALT 淋巴瘤在幽门螺杆菌高发区常见、多发。③根除幽门螺杆菌可以治愈早期的低度恶性的胃 MALT 淋巴瘤。

(五) 胃食管反流病 (gastroesophageal reflux disease，GERD)

幽门螺杆菌与 GERD 的关系仍未明确。临床流行病学资料表明幽门螺杆菌感染与 GERD 的发生存在某些负相关性，但其本质尚不明确，GERD 患者的幽门螺杆菌感染率低于非反流病患者；幽门螺杆菌感染率高的国家和地区 GERD 的发病率低，与之相应的是在某些发展中国家，随着幽门螺杆菌感染率的降低，与之相关的消化性溃疡，甚至胃癌发病率也相应降低，而 GERD 的发病率却上升了。虽然幽门螺杆菌感染与 GERD 的发生存在一定负相关性，但目前的观点倾向于两者之间不存在因果关系；根除幽门螺杆菌与多数 GERD 发生无关，一般也不加重已存在的 GERD。根除幽门螺杆菌不会影响 GERD 患者应用质子泵抑制药 (proton pump inhibitor，PPI) 的治疗效果，对于需长期应用 PPI 维持治疗的幽门螺杆菌阳性 GERD 患者，仍应根除幽门螺杆菌。原因在于长期应用 PPI 可升高胃内 pH，影响幽门螺杆菌在胃内的定植范围，由胃窦向胃体扩散，引起全胃炎，并进一步造成胃腺体的萎缩，导致萎缩性胃炎。

(六) 胃肠外疾病

流行病学资料表明，定植于胃黏膜的幽门螺杆菌可能与某些胃肠外疾病的发生发展有关。这些报道多数是基于对相关疾病的人群进行幽门螺杆菌感染情况的分析。从目前为数不多的包括根除治疗效果分析的前瞻性研究结果看，对某些疾病根除幽门螺杆菌能不同程度地缓解症状或改善临床指标。目前报道可能与幽门螺杆菌感染有关的疾病涉及范围很广，比较多数的研究报道集中在粥样硬化相关血管疾病、某些血液系统疾病如缺铁性贫血和特发性血小板减少性紫癜，以及皮肤病如慢性荨麻疹等。但幽门螺杆菌感染在这些疾病发生中的机制和地位尚无定论。欧洲的共识意见倾向于认为幽门螺杆菌感染可能与部分缺铁性贫血及特发性血小板减少性紫癜有关；可能的机制涉及细菌感染所导致的交叉免疫反应、所引发的炎症因子激活与释放等。

五、诊断

（一）诊断方法

幽门螺杆菌感染的诊断方法：包括侵入性和非侵入性两类方法。侵入性方法依赖胃镜活检，包括快速尿素酶试验（rapid urease test，RUT）、胃黏膜直接涂片染色镜检、胃黏膜组织切片染色镜检（如 WS 银染、改良 Giemsa 染色、甲苯胺蓝染色、免疫组化染色）、细菌培养、基因检测方法（如聚合酶链反应、寡核苷酸探针杂交等）、免疫快速尿素酶试验。而非侵入性检测方法不依赖内镜检查，包括：^{13}C－或^{14}C－尿素呼气试验（^{13}C 或^{14}C－urea breath-test，UBT）、粪便幽门螺杆菌抗原检测（依检测抗体可分为单抗和多抗两类）、血清和分泌物（唾液、尿液等）抗体检测、基因芯片和蛋白芯片检测等。各种诊断方法均有其应用条件，同时存在各自的局限性，因此在实际应用时应该根据不同的条件和目的，对上述方法作出适当选择。

幽门螺杆菌感染诊断方法的使用说明如下：

（1）快速尿素酶试验和^{13}C 或^{14}C－尿素呼气试验均属于尿素酶依赖性实验，其主要原理都是利用幽门螺杆菌尿素酶对尿素的分解来检测细菌的存在。前者是通过尿素被分解后试剂的 pH 变化引起颜色变化来判断细菌的感染状态；后者则通过让受试者口服被^{13}C 或^{14}C 标记的尿素，标记的尿素被其胃内的幽门螺杆菌尿素酶分解为^{13}C 或^{14}C 标记的二氧化碳后从肺呼出，检测呼出气体中^{13}C 或^{14}C 标记的二氧化碳含量即可诊断幽门螺杆菌感染。

（2）近期应用抗生素、质子泵抑制药、铋剂等药物对幽门螺杆菌可有暂时抑制作用，会使除血清抗体检测以外的检查出现假阴性。因此使用上述药物者应在停药至少 2 周后进行检查，而进行幽门螺杆菌根除治疗者应在治疗结束至少 4 周后进行复查。

（3）消化性溃疡出血、胃 MALT 淋巴瘤、萎缩性胃炎、近期或正在使用 PPI 或抗生素时，有可能使许多检测方法，包括 RUT、细菌培养、组织学以及 UBT 呈现假阴性，此时推荐血清学试验或通过多种检查方法确认现症感染。

（二）诊断标准

幽门螺杆菌感染诊断标准原则上要求可靠、简单，以便于实施和推广。根据我国 2007 年发布的最新的对幽门螺杆菌若干问题的共识意见，以下方法检查结果阳性者可诊断幽门螺杆菌现症感染：①胃黏膜组织 RUT、组织切片染色、幽门螺杆菌培养 3 项中任 1 项阳性；②^{13}C－或^{14}C－UBT 阳性；③粪便幽门螺杆菌抗原检测（单克隆法）阳性；④血清幽门螺杆菌抗体检测阳性提示曾经感染（幽门螺杆菌根除后，抗体滴度在 5～6 个月后降至正常），从未治疗者可视为现症感染。幽门螺杆菌感染的根除标准：首选非侵入性方法，在根除治疗结束至少 4 周后进行。符合下述 3 项之一者可判断幽门螺杆菌根除：①^{13}C 或^{14}C－UBT 阴性；②粪便幽门螺杆菌抗原检测（单克隆法）阴性；③基于胃窦、胃体两个部位取材的 RUT 均阴性。

六、治疗

（一）治疗的适应证

幽门螺杆菌感染了世界上超过一半的人口，但感染后的结局却大相径庭，仅有少部分发展为消化性溃疡，极少数发展为胃癌或 MALT 淋巴瘤。考虑到治疗药物的不良反应、滥用抗生素可能引起的细菌耐药以及经济-效益比率，对幽门螺杆菌感染的治疗首先需确定适应证。关于幽门螺杆菌根除治疗的适应证，国内外都有大致相似的共识意见。我国 2007 年幽门螺杆菌根除适应证的共识意见见表 5-1。

表 5-1 幽门螺杆菌根除适应证

幽门螺杆菌阳性疾病	必需	支持
消化性溃疡	√	
早期胃癌术后	√	
胃 MALT 淋巴瘤	√	
慢性胃炎伴胃黏膜萎缩、糜烂	√	
慢性胃炎伴消化不良症状		√
计划长期使用 NSAID		√
胃癌家族史		√
不明原因缺铁性贫血		√
特发性血小板减少性紫癜（ITP）		√
其他幽门螺杆菌相关性胃病（如淋巴性胃炎、胃增生性息肉、Menetrier 病）		√
个人要求治疗		√

需要说明的是以下几点：

（1）消化不良患者可伴或不伴有慢性胃炎，根除幽门螺杆菌仅对慢性胃炎伴消化不良症状的部分患者有改善症状的作用；在幽门螺杆菌阳性消化不良的治疗策略中，根除治疗前应对患者说明根除治疗的益处，可能的不良反应及费用，若患者理解及同意，可予根除治疗。

（2）由于幽门螺杆菌感染与 GERD 之间存在某些负相关性，其本质尚未明确，因此在新的国内外共识中已将 GERD 从根除幽门螺杆菌的适应证中删除。但对于需长期应用 PPI 维持治疗的幽门螺杆菌阳性 GERD 患者，仍应根除幽门螺杆菌，以最大限度预防萎缩性胃炎的发生。

（3）不明原因的缺铁性贫血、特发性血小板减少性紫癜已作为欧洲 Maastricht Ⅲ共识推荐的幽门螺杆菌根除适应证。随机对照研究证实根除幽门螺杆菌对淋巴细胞性胃炎、胃增生性息肉的治疗有效。多项报道证实根除幽门螺杆菌对 Menetrier 病的治疗有效。鉴于这些疾病临床上少见，或缺乏其他有效的治疗方法，且根除幽门螺杆菌治疗已显示有效，因此作为支持根幽门螺杆菌根除的适应证。

（4）对个人强烈要求治疗者指年龄 <45 岁，无报警症状者，支持根除幽门螺杆菌；年龄≥45 岁或有报警症状者则不主张先行根除幽门螺杆菌，建议先行内镜检查。在治疗前需向受治者解释清楚这一处理策略潜在的风险（漏检胃癌、掩盖病情、药物不良反应等）。

（二）常用治疗幽门螺杆菌感染的药物

多种抗生素，抑酸药和铋剂均用于幽门螺杆菌感染的治疗。现将常用的抗幽门螺杆菌药物介绍如下。

1. 抗生素

（1）阿莫西林（Amoxicillin，A）为 β-内酰胺类杀菌性抗生素。在酸性环境中较稳定，但抗菌活性明显降低，当胃内 pH 升至 7.0 时杀菌活性明显增强。药物不良反应主要为胃肠道不适如恶心、呕吐和腹泻等，其次为皮疹。幽门螺杆菌对阿莫西林的耐药比较少见。

（2）克拉霉素（Clarithromycin，C）为抑菌性大环内酯类抗生素。在胃酸中较稳定，但抗菌活性也会降低。根除治疗方案中凡加用克拉霉素者可使根除率提高 10% 以上。该药有恶心、腹泻、腹痛或消化不良等不良反应。现发现对本药的原发性耐药约 10%，继发耐药率则可高达 40%。

（3）甲硝唑（Metronidazole，M）为硝基咪唑类药物。在胃酸性环境下可维持高稳定性和高活性。甲硝唑的不良反应有口腔异味、恶心、腹痛、头痛、一过性白细胞降低和神经毒性反应等。随着临床广泛应用，对甲硝唑耐药的幽门螺杆菌株大量出现，我国大部分地区耐药率超过 40%，部分地区已高达 80% 以上。

（4）四环素（Tetracycline，T）属广谱抗生素，抗幽门螺杆菌效果较好。在补救治疗措施中，四环素是常被选用的抗生素之一。但近年对四环素耐药的幽门螺杆菌株也已经开始出现。

（5）呋喃唑酮（Furazolidone，F）属硝基呋喃类广谱抗生素，已确认其对幽门螺杆菌有抗菌作用，且不易产生耐药性。长期用药可致末梢神经炎。

（6）其他抗生素：在目前幽门螺杆菌对克拉霉素、甲硝唑等常用抗生素耐药率越来越高的情况下，其他抗生素如大环内酯类抗生素阿奇霉素（Azithromycin）、喹诺酮类抗生素如左氧氟沙星（Levofloxacin，L）、莫西沙星（Moxifloxacin）等也开始用于幽门螺杆菌感染的治疗。

2. 抑酸药　包括组胺 H_2 受体阻滞药（H_2 receptor antagonist，H_2RA）（如雷尼替丁、法莫替丁等）和质子泵抑制药（proton pump inhibitor，PPI）（如奥美拉唑、雷贝拉唑等）。H_2 受体阻滞药由于抑酸强度有限，很少用于根除幽门螺杆菌的组方中。质子泵抑制药通过抑制壁细胞胃酸分泌终末步骤的关键酶 H^+-K^+-ATP 酶，发挥强大的抑制胃酸分泌的作用。抑酸药本身并无杀灭幽门螺杆菌的作用，在根除幽门螺杆菌的治疗方案中主要与抗生素合用，以产生协同作用，提高根除率。其作用机制可能为：①提高胃内 pH，增加某些抗生素的抗菌活性；②胃内 pH 提高后影响幽门螺杆菌定植。

3. 铋剂　铋剂（Bismuth，B）如果胶铋、枸橼酸铋钾等，在保护胃黏膜的同时有明显抑制幽门螺杆菌的作用，且不受胃内 pH 影响，不产生耐药性，不会抑制正常肠道菌群，因此常与抗生素合用，根除幽门螺杆菌感染。雷尼替丁枸橼酸铋（ranitidinebismuth citrate，RBC）是雷尼替丁与枸橼酸铋在特定条件下反应生成的络合物，兼有铋剂和 H_2 受体拮抗药的生物活性。

（三）常用治疗方案

由于大多数抗生素在胃内低 pH 环境中活性降低和不能穿透黏液层直接杀灭细菌，因此幽门螺杆菌不易根除。迄今尚无单一药物能有效根除幽门螺杆菌，目前幽门螺杆菌的根除推荐以抑酸药和（或）铋剂为基础加上两种抗生素的联合治疗方案。实施幽门螺杆菌根除治疗时，应选择根除率高的治疗方案。一个理想的治疗方案应该满足如下条件：①根除率≥90%；②病变愈合迅速，症状消失快；③患者依从性好；④不产生耐药性；⑤疗程短，治疗简便；⑥价格便宜。实际上，目前任何一个治疗方案都很难同时达到以上标准。目前国内外大部分共识意见的主要观点如下：①所有共识意见均接受三联疗法：1 种 PPI + 2 种抗生素

(通常是克拉霉素＋阿莫西林）作为在没有铋剂的情况下的首选方案；②以铋剂为基础的四联疗法具有最高的效价比（若铋剂可得）；③需根据抗生素的耐药性选择不同抗生素；④疗程持续 7～14d，但仍有争议。

我国 2007 年的共识意见推荐根除幽门螺杆菌的第一线治疗方案如下。①PPI/RBC（标准剂量）＋C（0.5）＋A（1.0）；②PPI/RBC（标准剂量）＋C（0.5）/A（1.0）＋M（0.4）/F（0.1）；③PPI（标准剂量）＋B（标准剂量）＋C（0.5）＋A（1.0）；④PPI（标准剂量）＋B（标准剂量）＋C（0.5）＋M（0.4）/F（0.1）。治疗方法和疗程：各方案均为 1 日 2 次，疗程 7d 或 10d（对于耐药严重的地区，可考虑适当延长至 14d，但不要超过 14d）。服药方法：PPI 早晚餐前服用，抗生素餐后服用。需要说明的是：①PPI 三联 7d 疗法仍为首选（PPI＋2 种抗生素）；②甲硝唑耐药率≤40% 时，首先考虑 PPI＋M＋C/A；③克拉霉素而药率≤15% 时，首先考虑 PPI＋C＋A/M；④RB［三联疗法（RBC＋两种抗生素）］仍可作为一线治疗方案；⑤为提高幽门螺杆菌根除率，避免继发耐药，也可以将含铋四联疗法作为一线治疗方案；⑥由于幽门螺杆菌对甲硝唑和克拉霉素耐药，呋喃唑酮，四环素和喹诺酮类（如左氧氟沙星和莫西沙星）因耐药率低、疗效相对较高，因而也可作为初次治疗方案的选择；⑦在幽门螺杆菌根除治疗前至少 2 周，不得使用对幽门螺杆菌有抑制作用的药物如 PPI、H_2 受体阻滞药和铋剂，以免影响疗效。

临床上即便选择最有效的治疗方案也会有 10%～20% 的失败率。对于治疗失败后的患者再次进行治疗称为补救治疗或者再次治疗。补救治疗方案主要包括 PPI＋铋剂＋2 种抗生素的四联疗法，疗程 7～14d。补救治疗应视初次治疗的情况而定，尽量避免重复初次治疗时的抗生素。补救治疗中的抗生素建议主要采用 M、T、F 和 L 等。较大剂量甲硝唑（0.4g，3 次/d）可克服其耐药，四环素耐药率低，两者价格均较便宜，与 PPI 和铋剂组成的四联疗法被推荐为补救治疗的首选方案。对于甲硝唑和克拉霉素耐药者应用喹诺酮类药如左氧氟沙星或莫西沙星作为补救治疗或再次治疗可取得较好的疗效。国内对喹诺酮类抗生素的应用经验甚少，选用时要注意观察药物的不良反应。

（四）根除失败的主要原因及补救措施

幽门螺杆菌根除治疗失败的原因有多方面，包括：①细菌本身的因素，如产生耐药性、不同菌株的毒力因子不同、不同基因型菌株的混合感染等；②宿主因素，如宿主的年龄、性别、基因型和免疫状态，宿主对治疗的依从性等；③医源性因素，包括不规范根除治疗或没有严格按照根除治疗适应证进行治疗。其中细菌对抗生素产生耐药性是导致根除失败最重要的原因。流行病学资料显示幽门螺杆菌对甲硝唑的耐药非常普遍，在我国已普遍达到 40% 以上，对克拉霉素的耐药也在逐年增加，目前约为 10%，但对阿莫西林耐药尚低。

避免根除治疗失败以及失败后的补救措施包括：①严格掌握幽门螺杆根除的适应证，选用正规、有效的治疗方案；②联合用药，避免使用单一抗生素；③加强医生对幽门螺杆菌治疗知识的普及与更新；④提高患者依从性。告知患者治疗的重要性，选择副作用较小的药物治疗，降低治疗费用，均有利于提高患者的依从性；⑤对根除治疗失败的病人，有条件的单位再次治疗前先做药物敏感试验，避免使用幽门螺杆菌已耐药的抗生素；⑥对一线治疗失败者，改用补救疗法时，在甲硝唑耐药高发地区尽量避免使用甲硝唑，应改用其他药物，如呋喃唑酮、四环素等；⑦近年文献报道序贯治疗（PPI＋A，5d，接着 PPI＋C＋替硝唑 5d，均为 1 日 2 次）对初治者及初治失败者有较高疗效，但我国相关资料尚少，需在这方面进行研究；⑧寻找新的不易产生耐药的抗生素及研究幽门螺杆菌疫苗。

七、预防

作为一种慢性细菌感染，目前临床上广为使用的以质子泵抑制药或铋剂与抗生素联用的药物疗法虽然可以达到80%左右的根除率，但存在药物副作用较多、患者的依从性下降、耐药菌株的不断增多以及治疗费用较高等问题。鉴于免疫接种是预防和控制感染性疾病最经济而有效的方法，从20世纪90年代初开始，各国研究人员就开始了对幽门螺杆菌疫苗及其相关免疫机制的研究，目前已经取得了不少令人鼓舞的成果。然而距离找到一种能够有效应用于人体的预防或者治疗幽门螺杆菌感染的疫苗还有很长的路要走。筛选最佳抗原或抗原组合及无毒高效的佐剂，发展无需佐剂的疫苗如活载体疫苗或核酸疫苗，联合不同类型疫苗进行免疫，确定最佳免疫剂量、时间及接种年龄，确定简便有效的免疫途径；疫苗和药物联合使用治疗幽门螺杆菌感染等都还有大量工作需要去做。幽门螺杆菌与宿主之间复杂的相互作用，免疫接种后的保护性反应机制以及所涉及的不同免疫细胞的功能等都还需深入探讨。

（李　丽）

第二节　急性胃炎

急性胃炎是由多种不同的病因引起的急性胃黏膜炎症，包括急性单纯性胃炎、急性糜烂出血性胃炎（acute erosive and hemorrhagic gastritis）和吞服腐蚀物引起的急性腐蚀性胃炎（acute corrosivegastritis）与胃壁细菌感染所致的急性化脓性胃炎（acute phlegmonous gastritis）。其中，临床意义最大和发病率最高的是以胃黏膜糜烂、出血为主要表现的急性糜烂出血性胃炎。

（一）流行病学

迄今为止，目前国内外尚缺乏有关急性胃炎的流行病学调查。

（二）病因

急性胃炎的病因众多，大致有外源和内源两大类，包括急性应激、化学性损伤（如药物、乙醇、胆汁、胰液）和急性细菌感染等。

1. 外源因素

（1）药物：各种非甾体类抗炎药（NSAIDs），包括阿司匹林、吲哚美辛、吡罗昔康和多种含有该类成分复方药物。另外常见的有糖皮质激素和某些抗生素及氯化钾等均可导致胃黏膜损伤。

（2）乙醇：主要是大量酗酒可致急性胃黏膜胃糜烂甚或出血。

（3）生物性因素：沙门菌、嗜盐菌和葡萄球菌等细菌或其毒素可使胃黏膜充血水肿和糜烂。Hp感染可引起急、慢性胃炎，致病机制类似，将在慢性胃炎节中叙述。

（4）其他：某些机械性损伤（包括胃内异物或胃柿石等）可损伤胃黏膜。放射疗法可致胃黏膜受损。偶可见因吞服腐蚀性化学物质（强酸或强碱或来苏水及氯化汞、砷、磷等）引起的腐蚀性胃炎。

2. 内源因素

（1）应激因素：多种严重疾病如严重创伤、烧伤或大手术及颅脑病变和重要脏器功能衰竭等可导致胃黏膜缺血缺氧而损伤。通常称为应激性胃炎（stress - induced gastritis），如果系脑血管病变、头颅部外伤和脑手术后引起的胃、十二指肠急性溃疡谓之 Cushing 溃疡，而大面积烧灼伤所致溃疡称为 Curling 溃疡。

（2）局部血供缺乏：主要是腹腔动脉栓塞治疗后或少数因动脉硬化致胃动脉的血栓形成或栓塞引起供血不足。另外，还可见于肝硬化门静脉高压并发上消化道出血者。

（3）急性蜂窝织炎或化脓性胃炎：甚少见。

（三）病理生理学和病理组织学

1. 病理生理学　胃黏膜防御机制包括黏膜屏障、黏液屏障、黏膜上皮修复、黏膜和黏膜下层丰富的血流、前列腺素和肽类物质（表皮生长因子等）和自由基清除系统。上述结果破坏或保护因素减少，使胃腔中的 H^+ 逆弥散至胃壁，肥大细胞释放组胺，则血管充血甚或出血、黏膜水肿及间质液渗出，同时可刺激壁细胞分泌盐酸、主细胞分泌胃蛋白酶原。若致病因子损及腺颈部细胞，则胃黏膜修复延迟、更新受阻而出现糜烂。

严重创伤、大手术、大面积烧伤、脑血管意外和严重脏器功能衰竭及其休克或者败血症等所致的急性应激的发生机制为，急性应激→皮质 - 垂体前叶 - 肾上腺皮质轴活动亢进、交感 - 副交感神经系统失衡→机体的代偿功能不足→不能维持胃黏膜微循环的正常运行→黏膜缺血、缺氧→黏液和碳酸氢盐分泌减少以及内源性前列腺素合成不足→黏膜屏障破坏和氢离子反弥散→降低黏膜内 pH→进一步损伤血管与黏膜→糜烂和出血。

NSAID 所引起者则为抑制环氧合酶（cyclooxygenase，COX）致使前列腺素产生减少，黏膜缺血缺氧。氯化钾和某些抗生素或抗肿瘤药等则可直接刺激胃黏膜引起浅表损伤。

乙醇可致上皮细胞损伤和破坏，黏膜水肿、糜烂和出血。另外幽门关闭不全、胃切除（主要是 BillrothⅡ式）术后可引起十二指肠 - 胃反流，则此时由胆汁和胰液等组成的碱性肠液中的胆盐、溶血卵磷脂、磷脂酶 A 和其他胰酶可破坏胃黏膜屏障，引起急性炎症。

门静脉高压可致胃黏膜毛细血管和小静脉扩张及黏膜水肿，组织学表现为只有轻度或无炎症细胞浸润，可有显性或非显性出血。

2. 病理学改变　急性胃炎主要病理和组织学表现以胃黏膜充血水肿，表面有片状渗出物或黏液覆盖为主。黏膜皱襞上可见局限性或弥漫性陈旧性或新鲜出血与糜烂，糜烂加深可累及胃腺体。

显微镜下则可见黏膜固有层多少不等的中性粒细胞、淋巴细胞、浆细胞和少量嗜酸性细胞浸润，可有水肿。表面的单层柱状上皮细胞和固有腺体细胞出现变性与坏死。重者黏膜下层亦有水肿和充血。

对于腐蚀性胃炎若系接触了高浓度的腐蚀物质且长时间，则胃黏膜出现凝固性坏死、糜烂和溃疡，重者穿孔或出血甚至腹膜炎。

另外少见的化脓性胃炎可表现为整个胃壁（主要是黏膜下层）炎性增厚，大量中性粒细胞浸润，黏膜坏死。可有胃壁脓性蜂窝织炎或胃壁脓肿。

（四）临床表现

1. 症状　部分患者可有上腹痛、腹胀、恶心、呕吐和嗳气及食欲缺乏等。如伴胃黏膜糜烂出血，则有呕血和（或）黑粪，大量出血可引起出血性休克。有时上腹胀气明显。细菌感染致者可出现腹泻等。并有疼痛、吞咽困难和呼吸困难（由于喉头水肿）。腐蚀性胃炎可吐出血性黏液，严重者可发生食管或胃穿孔，引起胸膜炎或弥漫性腹膜炎。化脓性胃炎起病常较急，有上腹剧痛、恶心和呕吐、寒战和高热，血压可下降，出现中毒性休克。

2. 体征　上腹部压痛是常见体征，尤其多见于严重疾病引起的急性胃炎出血者。腐蚀性胃炎因口腔黏膜、食管黏膜和胃黏膜都有损害，口腔、咽喉黏膜充血、水肿和糜烂。化脓性胃炎有时体征酷似急腹症。

3. 辅助检查　急性糜烂出血性胃炎的确诊有赖于急诊胃镜检查，一般应在出血后24～48h内进行，可见到以多发性糜烂、浅表溃疡和出血灶为特征的急性胃黏膜病损。黏液湖或者可有新鲜或陈旧血液。一般急性应激所致的胃黏膜病损以胃体、胃底部为主，而NSAID或乙醇所致的则以胃窦部为主。注意，X线钡剂检查并无诊断价值。出血者作呕吐物或大便隐血试验，红细胞计数和血红蛋白测定。感染因素引起者，白细胞计数和分类检查，大便常规和培养。

（五）诊断和鉴别诊断

主要由病史和症状做出拟诊，而经胃镜检查得以确诊。但吞服腐蚀物质者禁忌胃镜检查。有长期服NSAID、酗酒以及临床重危患者，均应想到急性胃炎可能。对于鉴别诊断，腹痛为主者，应通过反复询问病史而与急性胰腺炎、胆囊炎和急性阑尾炎等急腹症甚至急性心肌梗死相鉴别。

（六）治疗

1. 基础治疗　包括给予安静、禁食、补液、解痉、止吐等对症支持治疗。此后给予流质或半流质饮食。

2. 针对病因治疗　包括根除Hp、去除NSAID或乙醇等诱因。

3. 对症处理　表现为反酸、上腹隐痛、烧灼感和嘈杂者，给予H_2-受体拮抗药或质子泵抑制药。以恶心、呕吐或上腹胀闷为主者可选用甲氧氯普胺、多潘立酮或莫沙必利等促动力药。以痉挛性疼痛为主者，可以莨菪碱等药物进行对症处理。

有胃黏膜糜烂、出血者，可用抑制胃酸分泌的H_2-受体拮抗药或质子泵抑制药外，还可同时应用胃黏膜保护药如硫糖铝或铝碳酸镁等。对于较大量的出血则应采取综合措施进行抢救。当并发大量出血时，可以冰水洗胃或在冰水中加去甲肾上腺素（每200ml冰水中加8ml），或同管内滴注碳酸氢钠，浓度为1 000mmol/L，24h滴1L，使胃内pH保持在5以上。凝血酶是有效的局部止血药，并有促进创面愈合作用，大剂量时止血作用显著。常规的止血药，如卡巴克络、抗血栓溶芳酸和酚磺乙胺等可静脉应用，但效果一般。内镜下止血往往可收到较好效果。

（七）并发症的诊断、预防和治疗

急性胃炎的并发症包括穿孔、腹膜炎、水电解质紊乱和酸碱失衡等。为预防之，细菌感染者选用抗生素治疗，因过度呕吐致脱水者及时补充水和电解质，并适时检测血气分析，必要时纠正紊乱。对于穿孔或腹膜炎者，则必要时外科治疗。

（八）预后

病因去除后，急性胃炎多在短期内恢复正常。相反病因长期持续存在，则可转为慢性胃炎。由于绝大多数慢性胃炎的发生与 Hp 感染有关，而 Hp 自发清除少见，故慢性胃炎可持续存在，但多数患者无症状。流行病学研究显示，部分 Hp 相关性胃窦炎（<20%）可发生十二指肠溃疡。

（李　丽）

第三节　慢性胃炎

慢性胃炎（chronic gastritis）是由各种病因引起的胃黏膜慢性炎症。根据新悉尼胃炎系统和我国 2006 年颁布的《中国慢性胃炎共识意见》标准，由内镜及病理组织学变化，将慢性胃炎分为非萎缩性（浅表性）胃炎及萎缩性胃炎两大基本类型和一些特殊类型胃炎。

一、流行病学

因为幽门螺旋杆菌（Hp）感染为慢性非萎缩性胃炎的主要病因。大致上说来，慢性非萎缩性胃炎发病率与 Hp 感染情况相平行，慢性非萎缩性胃炎流行情况因不同国家、不同地区 Hp 感染情况而异。一般 Hp 感染率发展中国家高于发达国家，感染率随年龄增加而升高。我国属 Hp 高感染率国家，估计人群中 Hp 感染率为 40% ~70%。慢性萎缩性胃炎是原因不明的慢性胃炎，在我国是一种常见病、多发病，在慢性胃炎中占 10% ~20%。

二、病因

（一）慢性非萎缩性胃炎的常见病因

1. Hp 感染　Hp 感染是慢性非萎缩性胃炎最主要的病因，二者的关系符合 Koch 提出的确定病原体为感染性疾病病因的 4 项基本要求（Koch's postulates），即该病原体存在于该病的患者中，病原体的分布与体内病变分布一致，清除病原体后疾病可好转，在动物模型中该病原体可诱发与人相似的疾病。研究表明，80% ~95% 的慢性活动性胃炎患者胃黏膜中有 Hp 感染，5% ~20% 的 Hp 阴性率反映了慢性胃炎病因的多样性；Hp 相关胃炎者，Hp 胃内分布与炎症分布一致；根除 Hp 可使胃黏膜炎症消退，一般中性粒细胞消退较快，但淋巴细胞、浆细胞消退需要较长时间；志愿者和动物模型中已证实 Hp 感染可引起胃炎。

Hp 有一般生物学特性和致病性，其感染引起的慢性非萎缩性胃炎中胃窦为主全胃炎患者胃酸分泌可增加，十二指肠溃疡发生的危险度较高；而胃体为主全胃炎患者胃溃疡和胃癌发生的危险性增加。

2. 胆汁和其他碱性肠液反流　幽门括约肌功能不全时含胆汁和胰液的十二指肠液反流入胃，可削弱胃黏膜屏障功能，使胃黏膜遭到消化液作用，产生炎症、糜烂、出血和上皮化生等病变。

3. 其他外源因素　酗酒、服用 NSAID 等药物、某些刺激性食物等均可反复损伤胃黏膜。这类因素均可各自或与 Hp 感染协同作用而引起或加重胃黏膜慢性炎症。

（二）慢性萎缩性胃炎的主要病因

1973 年 Strickland 将慢性萎缩性胃炎分为 A、B 两型，A 型是胃体弥漫萎缩，导致胃酸分泌下降，影响维生素 B_{12} 及内因子的吸收，因此常合并恶性贫血，与自身免疫有关；B 型在胃窦部，少数人可发展成胃癌，与幽门螺杆菌、化学损伤（胆汁反流、非皮质激素消炎药、吸烟、酗酒等）有关，我国80%以上的属于第二类。

胃内攻击因子与防御修复因子失衡是慢性萎缩性胃炎发生的根本原因。具体病因与慢性非萎缩性胃炎相似。包括Hp感染；长期饮浓茶、烈酒、咖啡、过热、过冷、过于粗糙的食物，可导致胃黏膜的反复损伤；长期大量服用非甾体类消炎药如阿司匹林、吲哚美辛等可抑制胃黏膜前列腺素的合成，破坏黏膜屏障；烟草中的尼古丁不仅影响胃黏膜的血液循环，还可导致幽门括约肌功能紊乱，造成胆汁反流；各种原因的胆汁反流均可破坏黏膜屏障造成胃黏膜慢性炎症改变。比较特殊的是壁细胞抗原和抗体结合形成免疫复合体在补体参与下，破坏壁细胞；胃黏膜营养因子（如胃泌素、表皮生长因子等）缺乏；心力衰竭、动脉硬化、肝硬化合并门脉高压、糖尿病、甲状腺病、慢性肾上腺皮质功能减退、尿毒症、干燥综合征、胃血流量不足以及精神因素等均可导致胃黏膜萎缩。

三、病理生理学和病理学

（一）病理生理学

1. Hp感染　Hp感染途径为粪-口或口-口途径，其外壁靠黏附素而紧贴胃上皮细胞。

Hp感染的持续存在，致使腺体破坏，最终发展成为萎缩性胃炎。而感染Hp后胃炎的严重程度则除了与细菌本身有关外，还决定与患者机体情况和外界环境。如带有空泡毒素（VacA）和细胞毒相关基因（CagA）者，胃黏膜损伤明显较重。患者的免疫应答反应强弱、其胃酸的分泌情况、血型、民族和年龄差异等也影响胃黏膜炎症程度。此外患者饮食情况也有一定作用。

2. 自身免疫机制　研究早已证明，以胃体萎缩为主的A型萎缩性胃炎患者血清中，存在壁细胞抗体（parietal cell antibody，PCA）和内因子抗体（intrinsic factor antibody，IFA）。前者的抗原是壁细胞分泌小管微绒毛膜上的质子泵 H^+-K^+-ATP酶，它破坏壁细胞而使胃酸分泌减少。而IFA则对抗内因子（壁细胞分泌的一种糖蛋白），使食物中的维生素 B_{12} 无法与后者结合被末端回肠吸收，最后引起维生素 B_{12} 吸收不良，甚至导致恶性贫血。IFA具有特异性，几乎仅见于胃萎缩伴恶性贫血者。

造成胃酸和内因子分泌减少或丧失，恶性贫血是A型萎缩性胃炎的终末阶段，是自身免疫性胃炎最严重的标志。当泌酸腺完全萎缩时称为胃萎缩。

另外，近年发现Hp感染者中也存在着自身免疫反应，其血清抗体能与宿主胃黏膜上皮以及黏液起交叉反应，如菌体Lewis X和Lewis Y抗原。

3. 外源损伤因素破坏胃黏膜屏障　碱性十二指肠液反流等，可减弱胃黏膜屏障功能。致使胃腔内 H^+ 通过损害的屏障，反弥散入胃黏膜内，使炎症不易消散。长期慢性炎症，又加重屏障功能的减退，如此恶性循环使慢性胃炎久治不愈。

4. 生理因素和胃黏膜营养因子缺乏　萎缩性变化和肠化生等皆与衰老相关，而炎症细胞浸润程度与年龄关系不大。这主要是老龄者的退行性变-胃黏膜小血管扭曲，小动脉壁玻璃样变性，管腔狭窄导致黏膜营养不良、分泌功能下降。

新近研究证明，某些胃黏膜营养因子（胃泌素、表皮生长因子等）缺乏或胃黏膜感觉神经终器（end-organ）对这些因子不敏感可引起胃黏膜萎缩。如手术后残胃炎原因之一是G细胞数量减少，而引起胃泌素营养作用减弱。

5. 遗传因素 萎缩性胃炎、低酸或无酸、维生素 B_{12} 吸收不良的患病率和 PCA、IFA 的阳性率很高，提示可能有遗传因素的影响。

（二）病理学

慢性胃炎病理变化是由胃黏膜损伤和修复过程所引起。病理组织学的描述包括活动性慢性炎症、萎缩和化生及异型增生等。此外，在慢性炎症过程中，胃黏膜也有反应性增生变化，如胃小凹上皮过形成、黏膜肌增厚、淋巴滤泡形成、纤维组织和腺管增生等。

近几年对于慢性胃炎尤其是慢性萎缩性胃炎的病理组织学，有不少新的进展。以下结合 2006 年 9 月中华医学会消化病学分会的《全国第二次慢性胃炎共识会议》中制订的慢性胃炎诊治的共识意见，论述以下关键进展问题。

1. 萎缩的定义 1996 年新悉尼系统把萎缩定义为“腺体的丧失”，这是模糊而易歧义的定义，反映了当时肠化是否属于萎缩，病理学家间有不同认识。其后国际上一个病理学家的自由组织——萎缩联谊会（Atrophy Club，2000）进行了 3 次研讨会，并在 2002 年发表了对萎缩的新分类，12 位作者中有 8 位也曾是悉尼系统的执笔者，故此意见可认为是悉尼系统的补充和发展，有很高权威性。

萎缩联谊会把萎缩新定义为“萎缩是胃固有腺体的丧失”，将萎缩分为三种情况：无萎缩、未确定萎缩和萎缩，进而将萎缩分两个类型：非化生性萎缩和化生性萎缩。前者特点是腺体丧失伴有黏膜固有层中的纤维化或纤维肌增生；后者是胃黏膜腺体被化生的腺体所替换。这两类萎缩的程度分级仍用最初悉尼系统标准和新悉尼系统的模拟评分图，分为 4 级，即无、轻度、中度和重度萎缩。国际的萎缩新定义对我国来说不是新的，我国学者早年就认为“肠化或假幽门腺化生不是胃固有腺体，因此尽管胃腺体数量未减少，但也属萎缩”，并在全国第一届慢性胃炎共识会议做了说明。

对于上述第二个问题，答案显然是肯定的。这是因为多灶性萎缩性胃炎的胃黏膜萎缩呈灶状分布，即使活检块数少，只要病理活检发现有萎缩，就可诊断为萎缩性胃炎。在此次全国慢性胃炎共识意见中强调，需注意取材于糜烂或溃疡边缘的组织易存在萎缩，但不能简单地视为萎缩性胃炎。此外，活检组织太浅、组织包埋方向不当等因素均可影响萎缩的判断。

“未确定萎缩”是国际新提出的观点，认为黏膜层炎症很明显时，单核细胞密集浸润造成腺体被取代、移置或隐匿，以致难以判断这些“看来似乎丧失”的腺体是否真正丧失，此时暂先诊断为“未确定萎缩”，最后诊断延期到炎症明显消退（大部分在 Hp 根除治疗3 ~ 6 个月后），再取活检时作出。对萎缩的诊断采取了比较谨慎的态度。

目前，我国共识意见并未采用此概念。因为：①炎症明显时腺体被破坏、数量减少，在这个时点上，病理按照萎缩的定义可以诊断为萎缩，非病理不能。②一般临床希望活检后有病理结论，病理如不作诊断，会出现临床难出诊断、对治疗效果无法评价的情况。尤其在临床研究上，设立此诊断项会使治疗前或后失去相当一部分统计资料。慢性胃炎是个动态过程，炎症可以有两个结局：完全修复和不完全修复（纤维化和肠化），炎症明显期病理无责任预言今后趋向哪个结局。可以预料对萎缩采用的诊断标准不一，治疗有效率也不一，采用“未确定萎缩”的研究课题，因为事先去除了一部分可逆的萎缩，萎缩的可逆性就低。

2. 肠化分型的临床意义与价值 用 AB - PAS 和 HID - AB 黏液染色能区分肠化亚型，然而，肠化分型的意义并未明了。传统观念认为，肠化亚型中的小肠型和完全型肠化无明显癌前病变意义，而大肠型肠化的胃癌发生危险性增高，从而引起临床的重视。支持肠化分型有意义的学者认为化生是细胞表型的一种非肿瘤性改变，通常在长期不利环境作用下出现。这种表型改变可以是干细胞内出现体细胞突变的结果，或是表观遗传修饰的变化导致后代细胞向不同方向分化的结果。胃内肠化生部位发现很多遗传改变，这些改变甚至可出现在异型增生前。他们认为肠化生中不完全型结肠型者，具有大多数遗传学改变，有发生胃癌的危险性。但近年越来越多的临床资料显示其预测胃癌价值有限而更强调重视肠化范围，肠化分布范围越广，其发生胃癌的危险性越高。10 多年来罕有从大肠型肠化随访发展成癌的报道。另方面，从病理检测的实际情况看，肠化以混合型多见，大肠型肠化的检出率与活检块数有密切关系，即活检块数越多，大肠型肠化检出率越高。客观地讲，该型肠化生的遗传学改变和胃不典型增生（上皮内瘤）的改变相似。因此，对肠化分型的临床意义和价值的争论仍未有定论。

3. 关于异型增生　异型增生（上皮内瘤变）是重要的胃癌癌前病变。分为轻度和重度（或低级别和高级别）两级。异型增生（dysplasia）和上皮内瘤变（intraepithelial neoplasia）是同义词，后者是 WHO 国际癌症研究协会推荐使用的术语。

4. 萎缩和肠化发生过程是否存在不可逆转点　胃黏膜萎缩的产生主要有两种途径：一是干细胞区室（stem cell compartment）和（或）腺体被破坏；二是选择性破坏特定的上皮细胞而保留干细胞。这两种途径在慢性 Hp 感染中均可发生。

萎缩与肠化的逆转报道已经不在少数，但是否所有病患均有逆转可能？是否在萎缩的发生与发展过程中存在某一不可逆转点（the point of no return）。这一转折点是否可能为肠化生？已明确 Hp 感染可诱发慢性胃炎，经历慢性炎症→萎缩→肠化→异型增生等多个步骤最终发展至胃癌（Correa 模式）。可否通过根除 Hp 来降低胃癌发生危险性始终是近年来关注的热点。多数研究表明，根除 Hp 可防止胃黏膜萎缩和肠化的进一步发展，但萎缩、肠化是否能得到逆转尚待更多研究证实。

Mera 和 Correa 等最新报道了一项长达 12 年的大型前瞻性随机对照研究，纳入 795 例具有胃癌前病变的成人患者，随机给予他们抗 Hp 治疗和（或）抗氧化治疗。他们观察到萎缩黏膜在 Hp 根除后持续保持阴性 12 年后可以完全消退，而肠化黏膜也有逐渐消退的趋向，但可能需要随访更为长时间。他们认为通过抗 Hp 治疗来进行胃癌的化学预防是可行的策略。

但是，部分学者认为在考虑萎缩的可逆性时，需区分缺失腺体的恢复和腺体内特定细胞的再生。在后一种情况下，干细胞区室被保留，去除有害因素可使壁细胞和主细胞再生，并完全恢复腺体功能。当腺体及干细胞被完全破坏后，腺体的恢复只能由周围未被破坏的腺窝单元（pit gland units）来完成。

当萎缩伴有肠化生时，逆转机会进一步减小。如果肠化生是对不利因素的适应性反应，而且不利因素可以被确定和去除，此时肠化生有可能逆转。但是，肠化生还有很多其他原因，如胆汁反流、高盐饮食、乙醇。这意味着即使在 Hp 感染个体，感染以外的其他因素，亦可以引发或加速化生的发生。如果肠化生是稳定的干细胞内体细胞突变的结果，则改变黏膜的环境也许不能使肠化生逆转。

1992—2002 年文献 34 篇，根治 Hp 后萎缩可逆和无好转的基本各占一半，主要由于萎缩诊断标准、随访时间和间隔长短、活检取材部位和数量不统一所造成。建议今后制定统一随访方案，联合各医疗单位合作研究，使能得到大宗病例的统计资料。根治 Hp 可以产生某些有益效应，如消除炎症，消除活性氧所致的 DNA 损伤，缩短细胞更新周期，提高低胃酸者的泌酸量，并逐步恢复胃液维生素 C 的分泌。在预防胃癌方面，这些已被证实的结果可能比希望萎缩和肠化生逆转重要得多。

实际上，国际著名学者对有否此不可逆转点也有争论。如美国的 Correa 教授并不认同它的存在，而英国 Aberdeen 大学的 Emad Munir El－Omar 教授则强烈认为在异型增生发展至胃癌的过程中有某个节点，越过此则基本处于不可逆转阶段，但至今为止尚未明确此点的确切位置。

四、临床表现

流行病学研究表明，多数慢性非萎缩性胃炎患者无任何症状。少数患者可有上腹痛或不适、上腹胀、早饱、嗳气、恶心等非特异性消化不良症状。某些慢性萎缩性胃炎患者可有上腹部灼痛、胀痛、钝痛或胀闷且以餐后为著，食欲缺乏、恶心、嗳气、便秘或腹泻等症状。内镜检查和胃黏膜组织学检查结果与慢性胃炎患者症状的相关分析表明，患者的症状缺乏特异性，且症状之有无及严重程度与内镜所见及组织学分级并无肯定的相关性。

伴有胃黏膜糜烂者，可有少量或大量上消化道出血，长期少量出血可引起缺铁性贫血。胃体萎缩性胃炎可出现恶性贫血，常有全身衰弱、疲软、神情淡漠、隐性黄疸，消化道症状一般较少。

体征多不明显，有时上腹轻压痛，胃体胃炎严重时可有舌炎和贫血。

慢性萎缩性胃炎的临床表现不仅缺乏特异性，而且与病变程度并不完全一致。

五、辅助检查

（一）胃镜及活组织检查

1. 胃镜检查　随着内镜器械的长足发展，内镜观察更加清晰。内镜下慢性非萎缩性胃炎可见红斑（点状、片状、条状），黏膜粗糙不平，出血点（斑），黏膜水肿及渗出等基本表现，尚可见糜烂及胆汁反流。萎缩性胃炎则主要表现为黏膜色泽白，不同程度的皱襞变平或消失。在不过度充气状态下，可透见血管纹，轻度萎缩时见到模糊的血管，重度时看到明显血管分支。内镜下肠化黏膜呈灰白色颗粒状小隆起，重者贴近观察有绒毛状变化。肠化也可以呈平坦或凹陷外观的。如果喷撒亚甲蓝色素，肠化区可能出现被染上蓝色，非肠化黏膜不着色。

胃黏膜血管脆性增加可致黏膜下出血，谓之壁内出血，表现为水肿或充血胃黏膜上见点状、斑状或线状出血，可多发、新鲜和陈旧性出血相混杂。如观察到黑色附着物常提示糜烂等致出血。

值得注意的是，少数 Hp 感染性胃炎可有胃体部皱襞肥厚，甚至宽度达到 5mm 以上，且在适当充气后皱襞不能展平，用活检钳将黏膜提起时，可见帐篷征（tent sign），这是和恶性浸润性病变鉴别点之一。

2. 病理组织学检查　萎缩的确诊依赖于病理组织学检查。萎缩的肉眼与病理之符合率仅为 38%～78%，这与萎缩或肠化甚至 Hp 的分布都是非均匀的，或者说多灶性萎缩性胃炎的胃黏膜萎缩呈灶状分布有关。当然，只要病理活检发现有萎缩，就可诊断为萎缩性胃炎。但如果未能发现萎缩，却不能轻易排除之。如果不取足够多的标本或者内镜医生并未在病变最重部位（这也需要内镜医生的经验）活检，则势必可能遗漏病灶。反之，当在糜烂或溃疡边缘的组织活检时，即使病理发现了萎缩，却不能简单地视为萎缩性胃炎，这是因为活检组织太浅、组织包埋方向不当等因素均可影响萎缩的判断。还有，根除 Hp 可使胃黏膜活动性炎症消退，慢性炎症程度减轻。一些因素可影响结果的判断，如①活检部位的差异；②Hp感染时胃黏膜大量炎症细胞浸润，形如萎缩；但根除 Hp 后胃黏膜炎症细胞消退，黏膜萎缩、肠化可望恢复。然而在胃镜活检取材多少问题上，病理学家的要求与内镜医生出现了矛盾。从病理组织学观点来看，5 块或更多则有利于组织学的准确判断；然而，就内镜医生而言，考虑及病家的医疗费用，主张 2~3 块即可。

（二）Hp 检测

活组织病理学检查时可同时检测 Hp，并可在内镜检查时多取 1 块组织做快速尿素酶检查以增加诊断的可靠性。其他检查 Hp 的方法包括①胃黏膜直接涂片或组织切片，然后以 Gram 或 Giemsa 或 Warthin - Starry 染色（经典方法），甚至 HE 染色；免疫组化染色则有助于检测球形 Hp。②细菌培养，为金标准；需特殊培养基和微需氧环境，培养时间 3~7d，阳性率可能不高但特异性高，且可做药物敏感试验。③血清 Hp 抗体测定，多在流行病学调查时用。④尿素呼吸试验，是一种非侵入性诊断法，口服 ^{13}C 或 ^{14}C 标记的尿素后，检测患者呼气中的 CO_2 或 CO_2 量，结果准确；⑤多聚酶联反应法（PCR 法），能特异地检出不同来源标本中的 Hp。

根除 Hp 治疗后，可在胃镜复查时重复上述检查，亦可采用非侵入性检查手段，如 ^{13}C 或 ^{14}C尿素呼气试验、粪便 Hp 抗原检测及血清学检查。应注意，近期使用抗生素、质子泵抑制药、铋剂等药物，因有暂时抑制 Hp 作用，会使上述检查（血清学检查除外）呈假阴性。

（三）X 线钡剂检查

主要是以很好地显示胃黏膜相的气钡双重造影。对于萎缩性胃炎，常常可见胃皱襞相对平坦和减少。但依靠 X 线诊断慢性胃炎价值不如胃镜和病理组织学。

（四）实验室检查

1. 胃酸分泌功能测定　非萎缩性胃炎胃酸分泌常正常，有时可以增高。萎缩性胃炎病变局限于胃窦时，胃酸可正常或低酸，低酸是由于泌酸细胞数量减少和 H^+ 向胃壁反弥散所致。测定基础胃液分泌量（BAO）及注射组胺或五肽胃泌素后测定最大泌酸量（MAO）和高峰泌酸量（PAO）以判断胃泌酸功能，有助于萎缩性胃炎的诊断及指导临床治疗。A 型慢性萎缩性胃炎患者多无酸或低酸，B 型慢性萎缩性胃炎患者可正常或低酸，往往在给予酸分泌刺激药后，亦不见胃液和胃酸分泌。

2. 胃蛋白酶原（pepsinogen，PG）测定　胃体黏膜萎缩时血清 PGⅠ水平及 PGⅠ/Ⅱ比例下降，严重时可伴餐后血清 G - 17 水平升高；胃窦黏膜萎缩时餐后血清 G - 17 水平下降，严重时可伴 PGⅠ水平及 PGⅠ/Ⅱ比例下降。然而，这主要是一种统计学上的差异（图 5 - 1）。

日本学者发现无症状胃癌患者，本法 85% 阳性，PG Ⅰ或比值降低者，推荐进一步胃镜检查，以检出伴有萎缩性胃炎的胃癌。该试剂盒用于诊断萎缩性胃炎和判断胃癌倾向在欧洲国家应用要多于我国。

3. 血清胃泌素测定　如果以放射免疫法检测血清胃泌素，则正常值应 < 100pg/ml。慢性萎缩性胃炎胃体为主者，因壁细胞分泌胃酸缺乏、反馈性地 G 细胞分泌胃泌素增多，致

胃泌素中度升高。特别是当伴有恶性贫血时，该值可达 1 000pg/ml 或更高。注意此时要与胃泌素瘤相鉴别，后者是高胃酸分泌。慢性萎缩性胃炎以胃窦为主时，空腹血清胃泌素正常或降低。

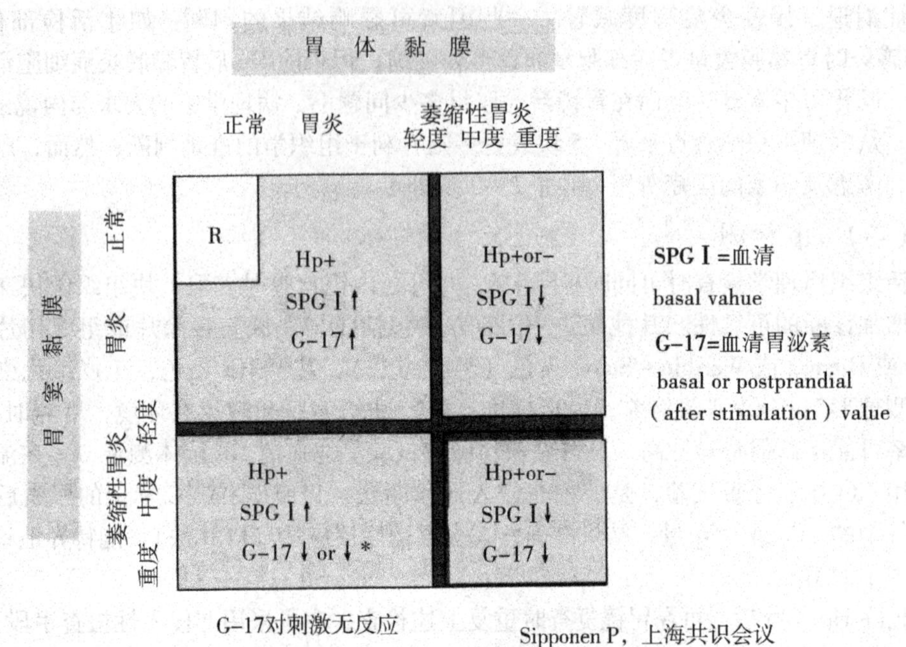

图 5-1　胃蛋白酶原测定

4. 自身抗体　血清 PCA 和 IFA 阳性对诊断慢性胃体萎缩性胃炎有帮助，尽管血清 IFA 阳性率较低，但胃液中 IFA 的阳性，则十分有助于恶性贫血的诊断。

5. 血清维生素 B_{12}浓度和维生素 B_{12}吸收试验　慢性胃体萎缩性胃炎时，维生素 B_{12}缺乏，常低于 200ng/L。维生素 B_{12}吸收试验（Schilling 试验）能检测维生素 B_{12}在末端回肠吸收情况且可与回盲部疾病和严重肾功能障碍相鉴别。同时服用^{58}Co 和^{57}Co（加有内因子）标记的氰钴素胶囊。此后收集 24h 尿液。如两者排出率均大于 10% 则正常，若尿中^{58}Co 排出率低于 10%，而^{57}Co 的排出率正常则提示恶性贫血；而二者均降低的常常是回盲部疾病或者肾功能衰竭者。

六、诊断和鉴别诊断

（一）诊断

鉴于多数慢性胃炎患者无任何症状，或即使有症状也缺乏特异性，且缺乏特异性体征，因此根据症状和体征难以作出慢性胃炎的正确诊断。慢性胃炎的确诊主要依赖于内镜检查和胃黏膜活检组织学检查，尤其是后者的诊断价值更大。

按照悉尼胃炎标准要求，完整的诊断应包括病因、部位和形态学 3 方面。例如诊断为“胃窦为主慢性活动性 Hp 胃炎”“NSAIDs 相关性胃炎”。当胃窦和胃体炎症程度相差 2 级或以上时，加上“为主”修饰词，如“慢性（活动性）胃炎，胃窦显著”。当然这些诊断结论最好是在病理报告后给出，实际的临床工作中，胃镜医生可根据胃镜下表现给予初步诊断。病理诊断则主要根据新悉尼胃炎系统如下图（图 5－2）。

对于自身免疫性胃炎诊断，要予以足够的重视。因为胃体活检者甚少，或者很少开展 PCA 和 IFA 的检测，诊断该病者很少。为此，如果遇到以全身衰弱和贫血为主要表现，而上消化道症状往往不明显者，应做血清胃泌素测定和（或）胃液分析，异常者进一步做维生素 B_{12} 吸收试验，血清维生素 B_{12} 浓度测定可获确诊。注意不能仅仅凭活检组织学诊断本病，特别标本数少时，这是因为 Hp 感染性胃炎后期，胃窦肠化，Hp 上移，胃体炎症变得显著，可与自身免疫性胃炎表现相重叠，但后者胃窦黏膜的变化很轻微。另外淋巴细胞性胃炎也可出现类似情况，而其并无泌酸腺萎缩。

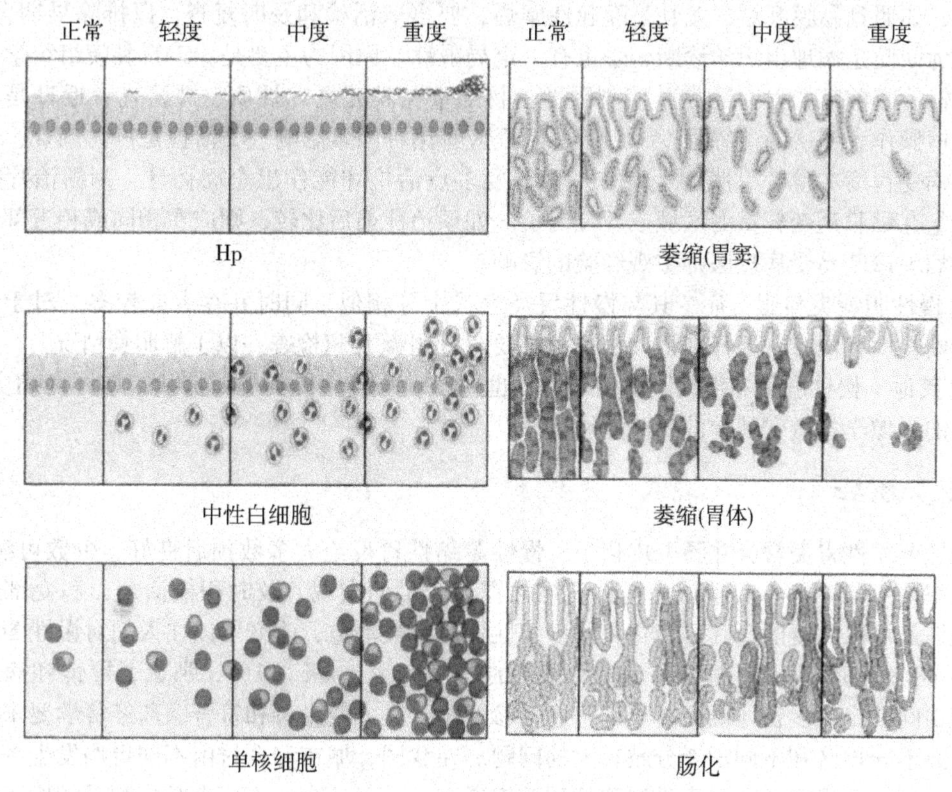

图 5－2　新悉尼胃炎系统

A 型、B 型萎缩性胃炎特点如下表（表 5－2）。

表 5－2　A 型和 B 型慢性萎缩性胃炎的鉴别

项目	A 型慢性萎缩性胃炎	B 型慢性萎缩性胃炎
部位　胃窦	正常	萎缩
胃体	弥漫性萎缩	多灶性
血清胃泌素	明显升高	不定，可以降低或不变
胃酸分泌	降低	降低或正常
自身免疫抗体（内因子抗体和壁细胞抗体）阳性率	90%	10%
恶性贫血发生率	90%	10%
可能的病因	自身免疫，遗传因素	幽门螺杆菌、化学损伤

（二）鉴别诊断

1. 功能性消化不良　2006 年《我国慢性胃炎共识意见》将消化不良症状与慢性胃炎作了对比，一方面慢性胃炎患者可有消化不良的各种症状，另一方面，一部分有消化不良症状者如果胃镜和病理检查无明显阳性发现，可能仅仅为功能性消化不良。当然，少数功能性消化不良患者可同时伴有慢性胃炎。这样在慢性胃炎－消化不良症状－功能性消化不良之间形成较为错综复杂的关系。但一般说来，消化不良症状的有无和严重程度与慢性胃炎的内镜所见或组织学分级并无明显相关性。

2. 早期胃癌和胃溃疡　几种疾病的症状有重叠或类似，但胃镜及病理检查可鉴别。重要的是，如遇到黏膜糜烂，尤其是隆起性糜烂，要多取活检和及时复查，以排除早期胃癌。这是因为即使是病理组织学诊断，恐也有一定局限性。原因为主要是：①胃黏膜组织学变化易受胃镜检查前夜的食物（如某些刺激性食物加重黏膜充血）性质、被检查者近日是否吸烟、胃镜操作者手法的熟练程度、患者恶心反应等诸种因素影响。②活检是点的调查，而慢性胃炎病变程度在整个黏膜面上并非一致，要多点活检才能作出全面估计，判断治疗效果时，尽量在黏膜病变较重的区域或部位活检。如系治疗前后比较，则应在相同或相近部位活检。③病理诊断易受病理医师主观经验的影响。

3. 慢性胆囊炎与胆石症　其与慢性胃炎症状十分相似，同时并存者亦较多。对于中年女性诊断慢性胃炎时，要仔细询问病史，必要时行胆囊 B 超检查，以了解胆囊情况。

4. 其他　慢性肝炎和慢性胰腺疾病等，也可出现与慢性胃炎类似症状，在详询病史后，行必要的影像学检查和特异的实验室检查。

七、预后

慢性萎缩性胃炎常合并肠上皮化生。慢性萎缩性胃炎绝大多数预后良好，少数可癌变，其癌变率为 1% ~3%。目前认为慢性萎缩性胃炎若早期发现，及时积极治疗，病变部位萎缩的腺体是可以恢复的，其可转化为非萎缩性胃炎或被治愈，改变了以往人们对慢性萎缩性胃炎不可逆转的认识。根据萎缩性胃炎每年的癌变率为 0.5% ~1%，那么，胃镜和病理检查的随访间期定位多长才既提高早期胃癌的诊断率，又方便患者和符合医药经济学要求？这也一直是不同地区和不同学者分歧较大的问题。在我国，城市和乡村由不同胃癌发生率和医疗条件差异。如果纯粹从疾病进展和预防角度考虑，一般认为，不伴有肠化和异型增生的萎缩性胃炎可 1 ~2 年做内镜和病理随访 1 次；活检有中－重度萎缩伴有肠化的萎缩性胃炎 1 年左右随访 1 次。伴有轻度异型增生并剔除取于癌旁者，根据内镜和临床情况缩短至 6 ~12 个月随访 1 次；而重度异型增生者需立即复查胃镜和病理，必要时手术治疗或内镜下局部治疗。

八、治疗

慢性非萎缩性胃炎的治疗目的是缓解消化不良症状和改善胃黏膜炎症。治疗应尽可能针对病因，遵循个体化原则。消化不良症状的处理与功能性消化不良相同。无症状、Hp 阴性的非萎缩性胃炎无须特殊治疗。

（一）一般治疗

慢性萎缩性胃炎患者，不论其病因如何，均应戒烟、忌酒，避免使用损害胃黏膜的药物如 NSAID 等，以及避免对胃黏膜有刺激性的食物和饮品，如过于酸、甜、咸、辛辣和过热、过冷食物，浓茶、咖啡等，饮食宜规律，少吃油炸、烟熏、腌制食物，不食腐烂变质的食物，多吃新鲜蔬菜和水果，所食食品要新鲜并富于营养，保证有足够的蛋白质、维生素（如维生素 C 和叶酸等）及铁质摄入，精神上乐观，生活要规律。

（二）针对病因或发病机制的治疗

1. 根除 Hp　具体方法和药物参见有关专门章节，慢性非萎缩性胃炎的主要症状为消化不良，其症状应归属于功能性消化不良范畴。目前国内、外均推荐对 Hp 阳性的功能性消化不良行根除治疗。因此，有消化不良症状的 Hp 阳性慢性非萎缩性胃炎患者均应根除 Hp。另外，如果伴有胃黏膜糜烂，也该根除 Hp。大量研究结果表明，根除 Hp 可使胃黏膜组织学得到改善；对预防消化性溃疡和胃癌等有重要意义；对改善或消除消化不良症状具有费用－疗效比优势。

2. 保护胃黏膜　关于胃黏膜屏障功能的研究由来已久。1964 年美国密歇根大学 Horace Willard Davenport 博士首次提出“胃黏膜具有阻止 H^+ 自胃腔向黏膜内扩散的屏障作用”。1975 年，美国密歇根州 Upjohn 公司的 A. Robert 博士发现前列腺素可明显防止或减轻 NSAID 和应激等对胃黏膜的损伤，其效果呈剂量依赖性。从而提出细胞保护（Cytoprotection）的概念。1996 年加拿大的 Wallace 教授较全面阐述胃黏膜屏障，根据解剖和功能将胃黏膜的防御修复分为五个层次：黏液－HCO_3^- 屏障、单层柱状上皮屏障、胃黏膜血流量、免疫细胞－炎症反应和修复重建因子作用等。至关重要的上皮屏障主要包括胃上皮细胞顶膜能抵御高浓度酸、胃上皮细胞之间紧密连接、胃上皮抗原递呈，免疫探及并限制潜在有害物质，并且它们大约每 72h 完全更新一次。这说明它起着关键作用。

近年来，有关前列腺素和胃黏膜血流量等成为胃黏膜保护领域的研究热点。这与 NSAID 药物的广泛应用带来的副作用日益引起学者的重视有关。美国加州大学戴维斯分校的 Tarnawski 教授的研究显示，前列腺素保护胃黏膜抵抗致溃疡及致坏死因素损害的机制不仅是抑制胃酸分泌。当然表皮生长因子（EGF）、成纤维生长因子（bFGF）和血管内皮生长因子（VEGF）及热休克蛋白等都是重要的黏膜保护因子，在抵御黏膜损害中起重要作用。

然而，当机体遇到有害因素强烈攻击时，仅依靠自身的防御修复能力是不够的，强化黏膜防卫能力，促进黏膜的修复是治疗胃黏膜损伤的重要环节之一。具有保护和增强胃黏膜防御功能或者防止胃黏膜屏障受到损害的一类药物统称为胃黏膜保护药。包括铝碳酸镁、硫糖铝、胶体铋剂、地诺前列酮（喜克溃）、替普瑞酮（又名施维舒）、吉法酯（又名惠加强－G）、谷氨酰胺类（麦滋林－S）、瑞巴派特（膜固思达）等药物。另外，合欢香叶酯能增加胃黏膜更新，提高细胞再生能力，增强胃黏膜对胃酸的抵抗能力，达到保护胃黏膜作用。

3. 抑制胆汁反流　促动力药如多潘立酮可防止或减少胆汁反流；胃黏膜保护药，特别是有结合胆酸作用的铝碳酸镁制剂，可增强胃黏膜屏障、结合胆酸，从而减轻或消除胆汁反流所致的胃黏膜损害。考来烯胺可络合反流至胃内的胆盐，防止胆汁酸破坏胃黏膜屏障，方法为每次 3～4g，1 日 3～4 次。

（三）对症处理

消化不良症状的治疗由于临床症状与慢性非萎缩性胃炎之间并不存在明确关系，因此症状治疗事实上属于功能性消化不良的经验性治疗。慢性胃炎伴胆汁反流者可应用促动力药

（如多潘立酮）和（或）有结合胆酸作用的胃黏膜保护药（如铝碳酸镁制剂）。

（1）有胃黏膜糜烂和（或）以反酸、上腹痛等症状为主者，可根据病情或症状严重程度选用抗酸药、H_2 受体拮抗药或质子泵抑制药（PPI）。

（2）促动力药：如多潘立酮、马来酸曲美布汀、莫沙必利、盐酸伊托必利主要用于上腹饱胀、恶心或呕吐等为主要症状者。

（3）胃黏膜保护药：如硫糖铝、瑞巴派特、替普瑞酮、吉法酯、依卡倍特适用于有胆汁反流、胃黏膜损害和（或）症状明显者。

（4）抗抑郁药或抗焦虑治疗：可用于有明显精神因素的慢性胃炎伴消化不良症状患者，同时应予耐心解释或心理治疗。

（5）助消化治疗：对于伴有腹胀、食欲缺乏等消化不良症而无明显上述胃灼热、反酸、上腹饥饿痛症状者，可选用含有胃酶、胰酶和肠酶等复合酶制剂治疗。

（6）其他对症治疗：包括解痉止痛、止吐、改善贫血等。

（7）对于贫血，若为缺铁，应补充铁剂。大细胞贫血者根据维生素 B_{12} 或叶酸缺乏分别给予补充。

（四）中药治疗

可拓宽慢性胃炎的治疗途径。常用的中成药有温胃舒胶囊、阴虚胃痛冲剂、养胃舒胶囊、虚寒胃痛冲剂、三九胃泰、猴菇菌片、胃乃安胶囊、胃康灵胶囊、养胃冲剂、复方胃乐舒口服液。上述药物除具对症治疗作用外，对胃黏膜上皮修复及炎症也可能具有一定作用。

（五）治疗慢性萎缩性胃炎而预防其癌变

诚然，迄今为止尚缺乏公认的、十分有效的逆转萎缩、肠化和异型增生的药物，但是一些饮食方法或药物已经显示具有诱人的前景。

（1）根除 Hp 是否可逆转胃黏膜萎缩和肠化：根除 Hp 治疗后萎缩可逆性的临床报告结果很不一致，1992—2002 年文献 34 篇，萎缩可逆和无好转的基本各占一半，主要由于萎缩诊断标准、随访时间和间隔长短、活检取材部位和数量不统一所造成。但是，根除 Hp 后炎症的消除、萎缩甚至肠化的好转却是不争的事实。

（2）COX-2 抑制药的化学预防：环氧化酶（cycloo xygenase，COX）是前列腺素（PGs）合成过程中的限速酶，它将花生四烯酸代谢成各种前列腺素产物，后者参与维持机体的各种生理和病理功能。COX 是膜结合蛋白，存在于核膜和微粒体膜。胃上皮壁细胞、肠黏膜细胞、单核/巨噬细胞、平滑肌细胞、血管内皮细胞、滑膜细胞和成纤维细胞可表达 COX-2。COX-2 与炎症及肿瘤的发生、发展有密切关系，并且可作为预防、治疗炎症和肿瘤的靶分子，因而具有重要的临床意义。

（3）生物活性食物成分：除了满足人体必需的营养成分外，同时具有预防疾病、增强体质或延缓衰老等生理功能的食物与膳食成分称之为生物活性食物成分。近年来的研究显示饮食中的一些天然食物成分有一定的预防胃癌作用。

1）叶酸：一种 B 族维生素。主要存在于蔬菜和水果，人体自身不能合成叶酸，必须从膳食获取，若蔬菜和水果摄入不足，极易造成叶酸缺乏，而叶酸缺乏将导致 DNA 甲基化紊乱和 DNA 修复机制减弱，并与人类肿瘤的发生有关。具有较高叶酸水平者发生贲门癌和非贲门胃癌的概率是低叶酸含量人群的 27% 和 33%。Mayne 等在美国进行的一项关于饮食营养素摄入与食管癌及胃癌发病风险的研究中发现，叶酸摄入量最低的人群患食管腺癌、食管鳞癌、贲门癌及胃癌的相对危险度比叶酸摄入量最高的人群分别高出2.08倍、1.72倍、1.37倍和1.49倍。萎缩性胃炎和胃癌发生中不仅有叶酸水平的降低，更有总基因组DNA和癌基因低甲基化的发生。我们实施的动物实验表明叶酸可预防犬胃癌的发生率。也曾进行了叶酸预防慢性萎缩性胃炎癌变的随机对照的临床研究，显示叶酸具有预防胃癌等消化道肿瘤的作用。也有研究者提出在肿瘤发展的不同阶段，叶酸可能具有双重调节作用：在正常上皮组织，叶酸缺乏可使其向肿瘤发展；适当补充叶酸则抑制其转变为肿瘤；而对进展期的肿瘤，补充叶酸则有可能促进其发展。因此补充叶酸需严格控制其干预剂量及时间，以便提供安全有效的肿瘤预防而不是盲目补充叶酸。

2）维生素C：传统的亚硝胺致癌假说和其他的研究结果提示，维生素C具有预防胃癌的作用，机制之一可能与纠正由Hp引起的高胺环境有关。维生素C是一种较好的抗氧化剂，能清除体内的自由基，提高机体的免疫力，对抗多种致癌物质，此外维生素C也具有抗炎和恢复细胞间交通的作用。有人曾给胃癌高发区居民补充足够的维生素C，一定时间后发现这些居民体内及尿中致癌物亚硝胺类含量明显降低。胃病患者进行血清学检测和胃液分析，发现萎缩性胃炎和胃癌患者的胃液内维生素C水平都普遍低于其他胃病患者，并伴有pH和亚硝酸盐水平异常升高。当然，该方面也有一些矛盾之处：对51例多病灶萎缩性胃炎患者进行抗Hp及大剂量维生素C（1g/d）治疗3个月后，发现鸟氨酸脱羧酶（ODC）和COX-2的表达明显减弱，并抑制了致炎细胞因子（IL-1beta，IL-8，TNF-alpha）的释放，同时增加了表皮生长因子和转化生长因子的产物，明显改善了胃黏膜内外分泌活性。该研究显示维生素C不具备抗Hp的作用。但胃液维生素C预防胃癌的疗效在Hp感染时显著降低。如果Hp感染患者的维生素C浓度降低，则对胃癌细胞的抑制作用消失。值得注意的是，维生素C对胃癌的保护作用主要发生在肿瘤形成的起始阶段，这种保护作用在吸烟或酗酒者中无效。

3）维生素E：预防胃癌的作用目前仍有争议，且多认为无效。

4）维生素A类衍生物：对胃癌可能有一定预防作用。不同的维生素A衍生物对胃癌的影响不同，其最佳剂量与肿瘤抑制的相关性还需进一步实验证明。

5）茶多酚：富含茶多酚（如表没食子儿茶素没食子酸脂，又简称EGCG）的绿茶有降低萎缩性胃炎发展为胃癌的危险性。饮茶可以减缓胃黏膜炎症的发生，从而降低慢性胃炎的发病。目前认为茶叶对胃癌的保护作用主要发生在那些大量饮茶者中。在一项国内的报道中，每年饮茶3kg以上者的胃癌发病率呈显著下降趋势。绿茶和红茶中的儿茶素可以诱导胃癌细胞凋亡，而对正常细胞影响较小。其中高分子量成分可以引起G_2/M期阻滞，并伴随$P^{21\,Waf1}$的上调。

6）大蒜素：可减少Hp引起的萎缩性胃炎的胃癌发病率，可能与其影响代谢酶的活性及抑制肿瘤细胞增殖和诱导凋亡有关。研究显示大蒜素具有极强和广泛的杀菌能力，从而阻止Hp引起的胃炎，最终降低胃癌的发生。流行病学研究显示种大蒜以及素有吃大蒜习惯的地区和人群，胃癌的发病率较低，并且长期吃生大蒜者胃内亚硝酸盐的含量远低于其他人群。最近研究还发现大蒜的主要成分大蒜素可以抑制胃癌细胞BGC823的增殖，诱导其发生分化和凋亡。大蒜素可以在胃癌细胞中激发一系列与细胞凋亡通路相关蛋白质的表达响应，进一步抑制胃癌细胞。

7）微量元素硒：对胃癌的预防有一定的作用，但过量应用（如 3 200μg/d，1 年）却有一定的肝、肾毒性。其合适的剂量与疗程，尚待研究。

一般认为，无机硒（亚硒酸钠）毒性大，其吸收前必须先与肠道中的有机配体结合才能被机体吸收利用，而肠道中存在着多种元素与硒竞争有限配体，从而大大影响无机硒的吸收。有机硒是以主动运输机制通过肠壁被机体吸收利用，其吸收率高于无机硒；被人体吸收后可迅速地被人体利用，且安全较高。近年，有学者认为纳米硒的生物活性比有机硒、无机硒高且具有更高的安全性。以上问题值得重视和须深入研究。

（六）手术问题

中年以上的慢性萎缩性胃炎患者，如在治疗或随访过程中出现溃疡、息肉、出血，或即使未见明显病灶，但胃镜活检病理中出现中、重度异型增生者，结合患者临床情况可以考虑做部分胃切除，从这类患者的胃切除标本中可能检出早期胃癌。但要严格掌握指征，尤其是年轻患者。胃窦部重度萎缩性胃炎和肠化并不是手术的绝对指征，因为手术后残胃也很容易发生慢性萎缩性胃炎、肠化和癌变。

（李　丽）

第四节　疣状胃炎

疣状胃炎（verrucosal gastritis）即痘疮性胃炎（variolifrom gastritis）或慢性糜烂性胃炎。

一、流行病学

有关报道较少，为 1.22% ~3.3%。

二、病因学

至今未明，可能与免疫异常和胃酸分泌过高有关，而与 Hp 感染的关系尚无定论。

三、病理学和病理生理学

在该病发生中，存在变态反应异常情形。其胃黏膜中有含有 IgE 的免疫细胞浸润（远高于萎缩性胃炎和正常胃黏膜）。另外与高酸分泌和 H^+ 逆弥散有关。

显微镜下可见糜烂中心覆有渗出物，周围的腺管和胃小凹上皮增生，部分再生腺管常有一定程度异型性。黏膜肌层常增厚。其实，现今不少疣状胃炎同时伴有萎缩性胃炎，或者在萎缩甚至肠上皮化生的基础上有疣状变化。

四、临床表现

多见于中壮年，男性较多。包括腹痛、恶心、呕吐，厌食，少数有消化道出血，体重下降，可有贫血，低蛋白血症。症状与糜烂数目多少无关。体征为上腹部压痛，可有贫血和消瘦。

五、辅助检查

胃镜下可见特征性的疣状糜烂，多分布于幽门腺区域和移行区，少数可见于整个胃，常沿皱襞顶部呈链状排列，圆或椭圆形，直径大小不一但多小于0.5～1.5cm。其隆起的中央凹陷糜烂，色淡红或甚或覆有黄色薄膜。有学者根据其隆起之高低和凹陷之深浅分为成熟型和未成熟型。

六、预后

自然病程较长，有的几个月消退，有的持续多年。部分学者认为该病亦可成为胃癌的癌前疾病。

七、治疗

无特效治疗，有症状的可按溃疡病治疗，也有用激素和抗过敏药治疗的报道。

（张　媛）

第五节　淋巴细胞性胃炎

淋巴细胞性胃炎（lymphocytic gastritis）为一原因不明的特殊类型胃炎，其病理特征是表面上皮和胃小凹上皮中有大量上皮内淋巴细胞（intraepithelial lymphocyte，IEI）浸润。

一、流行病学

有关报道较少，为1.22%～3.3%。

二、病因学

本病原因不明，可能与Hp感染有关。一项多中心研究表明，Hp阳性的淋巴细胞性胃炎在根除Hp后绝大多数患者（95.8%）的胃炎得到显著改善，而服用奥美拉唑或安慰剂的对照组仅53.8%得到改善，未改善者在根除Hp后均得到改善。此外有乳糜泻临床表现和小肠组织学变化患者中，胃黏膜活检45%有本病的组织学变化，提示该病可能与乳糜泻有关。

三、病理学和病理生理学

伴有固有膜显著的慢性炎性细胞浸润，有活动性和局灶性糜烂，或者相反只有少量慢性炎细胞浸润。

每100个上皮细胞只有25～40个淋巴细胞。诊断的界限是上皮内淋巴细胞（IEL）数每100个上皮细胞大于25个。IEL几乎都是T淋巴细胞，且90%左右是CD8阳性的T抑制细胞。胃体和胃窦都可累及，但前者明显。

四、辅助检查

诊断主要靠胃镜和病理。通常胃镜下可有痘疹样胃炎、肥厚性淋巴细胞性胃炎（hypertrophiclymphocytic gastritis，HLG）。后者可表现为胃皱襞肥厚，缺乏Menetrier病的组织学改变，仅有小凹轻度增生，胃体腺正常。皱襞增厚是由于黏膜下层水肿致使胶质网变形膨胀引起，可见血管充盈扩张。临床有的病例伴有体重减轻和蛋白丢失性肠病表现。少数并无异常表现。

（张　媛）

第六节　消化性溃疡

消化性溃疡（peptic ulcer，PU）是最常见的消化疾病之一，主要包括胃溃疡（gastric ulcer，GU）和十二指肠溃疡（duodenal ulcer，DU），此外亦可发生于食管下段、小肠、胃肠吻合口及附近肠襻以及异位胃黏膜。本文中胃溃疡特指胃消化性溃疡，区别于胃溃疡性病灶的总称，后者可包括各种良、恶性病灶。溃疡的黏膜缺损超过黏膜肌层，与糜烂不同。

一、流行病学

消化性溃疡是全球性多发性疾病，但在不同国家、地区的患病率可存在不同差异。通常认为大约10%的个体一生中曾患消化性溃疡。近年来消化性溃疡发病率有逐渐下降趋势，而随着药物与诊断技术的不断发展，严重并发症的发病率亦有降低。

本病好发于男性，十二指肠溃疡常较胃溃疡常见。国内统计资料显示男女消化性溃疡发病率之比在十二指肠溃疡为（4.4～6.8）：1，胃溃疡为（3.6～4.7）：1。消化性溃疡可发生于任何年龄，但十二指肠溃疡多见于青壮年，而胃溃疡多见于中老年，两者的发病高峰可相差10岁。统计显示我国南方发病率高于北方，城市高于农村，可能与饮食习惯、工作精神压力有关。自20世纪80年代以来，随着社会老龄化与期望寿命的不断延长，中老年溃疡患者的比率呈增高趋势。溃疡病发作有季节性，秋冬和冬春之交是高发季节。

二、病因和发病机制

消化性溃疡的发生是由于对胃、十二指肠黏膜有损害作用的侵袭因素和黏膜自身防御、修复因素之间失衡的综合结果。具体在某一特例可表现为前者增强，或后者减弱，或兼而有之。十二指肠溃疡与胃溃疡在发病机制上存在不同，表现为前者主要是防御、修复因素减弱所致，而后者常为胃酸、药物、幽门螺杆菌（Helicobacter pylori，Hp）等侵袭因素增强。所以说，消化性溃疡是由多种病因导致相似结果的一类异质性疾病。

关于溃疡病的主导发病机制，经历了一个世纪的变迁。长久以来人们一直认为胃酸是发生溃疡的必需条件，因此1910年Schwartz提出的“无酸，无溃疡”的设想，在1971年被Kirsner更名为“酸消化性溃疡”的观点曾长期在溃疡的发病机制中占据统治地位。自1983年Warren和Marshall首先从人胃黏膜中分离出Hp后，这一理论逐渐受到挑战。近年来胃肠病学界盛行的溃疡病的病因是Hp，因此又提出了“无Hp，无溃疡”的论点，认为溃疡是Hp感染的结果。依照以上理论，联合应用抑酸药与根除Hp，确实到了愈合溃疡、降低复发率的成果，Warren和Marshall亦因此获得了2005年诺贝尔生理学和医学奖。然而进一步研究却发现上述药物虽可使溃疡愈合，但黏膜表层腺体结构排列紊乱，黏膜下结缔组织处于过度增生状态，从而影响细胞的氧合、营养和黏膜的防御功能，是溃疡复发的病理基础。临床工作中亦发现溃疡多在原来的部位或其邻近处复发。据此，1990年Tarnawski提出了溃疡愈合质量（quality of ulcer healing，QOUH）的概念。近年来强化黏膜防御被作为消化性溃疡治疗的新途径，大量临床试验证实多种胃黏膜保护药与抑酸药联合使用，均可有效提高溃疡愈合质量，减少溃疡复发。

1. Hp感染　大量研究证明Hp感染是消化性溃疡的重要病因。规范化试验证实十二指肠患者的 Hp 感染率超过 90%，而 80% ~90% 的胃溃疡患者亦存在 Hp 感染。因此，对于 Hp 感染阴性的消化性溃疡，应积极寻找原因，其中以 Hp 感染检测手法不当造成假阴性、非甾体类抗炎药（NSAIDs）应用史为常见，其他原因尚包括胃泌素瘤、特发性高酸分泌、克罗恩病、心境障碍等。反之，在存在 Hp 感染的个体中亦观察到了消化性溃疡发病率的显著上升。Hp 感染可使消化性溃疡出血的危险性增加 1.79 倍。若合并 NSAIDs 应用史，Hp 感染将使罹患溃疡的风险增加 3.53 倍。

Hp 凭借其黏附因子与黏膜表面的黏附因子受体结合，在胃型黏膜（胃黏膜，尤其是幽门腺黏膜和伴有胃上皮化生的十二指肠黏膜）上定植；凭借其毒力因子的作用，诱发局部炎症和免疫反应，损害黏膜的防御修复机制；通过增加胃泌素分泌形成高酸环境，增加了侵袭因素，此两者在十二指肠溃疡和胃溃疡的发生中各有侧重。空泡毒素 A（vacuolating cytotoxin A，VacA）和细胞毒相关基因 A（cytotoxin - associated gene A，CagA）是 Hp 的主要毒力标志，而其黏液酶、尿素酶、脂多糖、脂酶/磷脂酶 A、低分子蛋白及其自身抗原亦在破坏黏膜屏障、介导炎症反应方面各具作用。在 Hp 黏附的上皮细胞可见微绒毛减少、细胞间连接丧失、细胞肿胀、表面不规则、胞内黏液颗粒耗竭、空泡样变、细菌与细胞间形成黏着蒂和浅杯样结构等改变。

幽门螺杆菌致胃、十二指肠黏膜损伤有以下 4 种学说，各学说之间可相互补充。

“漏雨的屋顶”学说 Goodwin 把 Hp 感染引起的炎症胃黏膜比喻为“漏雨的屋顶”，无雨（无胃酸）仅是暂时的干燥（无溃疡）。而根除 Hp 相当于修好屋顶，房屋不易漏雨，则溃疡不易复发。许多研究显示溃疡自然病程复发率超过 70%，而 Hp 根除后溃疡的复发率明显降低。

胃泌素相关学说：指 Hp 尿素酶分解尿素产生氨，在菌体周围形成“氨云”，使胃窦部 pH 增高，胃窦黏膜反馈性释放胃泌素，提高胃酸分泌水平，从而在十二指肠溃疡的形成中起重要作用。临床工作中，十二指肠溃疡几乎总伴有 Hp 感染。若能真正根除 Hp，溃疡几乎均可治愈。

胃上皮化生学说：Hp 一般只定植于胃上皮细胞，但在十二指肠内存在胃上皮化生的情况下，Hp 则能定植于该处并引起黏膜损伤，导致十二指肠溃疡的发生。此外，Hp 释放的毒素及其激发的免疫反应导致十二指肠炎症。炎症黏膜可自身引起或通过对其他致溃疡因子的防御力下降而导致溃疡的发生。在十二指肠内，Hp 仅在胃上皮化生部位附着定植为本学说的一个有力证据。

介质冲洗学说：Hp 感染可导致多种炎性介质的释放，这些炎性介质被胃排空至十二指肠而导致相关黏膜损伤。这个学说亦解释了为什么 Hp 主要存在于胃窦，却可以导致十二指肠溃疡的发生。

根除 Hp 的疗效体现于：Hp 被根除后，溃疡往往无需抑酸治疗亦可自行愈合；联合使用根除 Hp 疗法可有效提高抗溃疡效果，减少溃疡复发；对初次使用 NSAIDs 的患者根除 Hp 有助于预防消化性溃疡发生；反复检查已排除恶性肿瘤、NSAIDs 应用史及胃泌素瘤的难治性溃疡往往均伴 Hp 感染，有效的除菌治疗可收到意外效果。根除 Hp 的长期效果还包括阻断胃黏膜炎症 - 萎缩 - 化生的序贯病变，并最终减少胃癌的发生。

2. 非甾体类抗炎药　一些药物对消化道黏膜具有损伤作用，其中以 NSAIDs 为代表。其他药物包括肾上腺皮质激素、治疗骨质疏松的双磷酸盐、氟尿嘧啶、甲氨蝶呤等均有类似作用。一项大型荟萃分析显示，在服用 NSAIDs 的患者中，Hp 感染将使罹患溃疡的风险增加 3.53 倍；反之，在 Hp 感染的患者中，服用 NSAIDs 将使罹患溃疡的风险增加 3.55 倍。Hp 感染和 NSAIDs 可相互独立地显著增加消化性溃疡的出血风险（分别增加 1.79 倍和 4.85 倍）。目前 NSAIDs 和 Hp 已被公认为互相独立的消化性溃疡危险因素，在无 Hp 感染、无 NSAIDs 服用史的个体发生的消化性溃疡终究是少见的。比较公认的 NSAIDs 溃疡风险因素除了与药物的种类、剂量、给药形式和疗程有关外，还与既往溃疡病史、高龄患者、两种以上 NSAIDs 合用、与华法林合用、与糖皮质激素合用、合并 Hp 感染、嗜烟酒和 O 型血有关。

NSAIDs 损伤胃肠黏膜的机制包括局部直接作用和系统作用。NSAIDs 药物具有弱酸性的化学性质，其溶解后释放 H^+ 破坏胃黏膜屏障。环氧合酶（cyclooxygenase，COX）和 5 - 脂肪加氢酶在花生四烯酸生成前列腺素（PG）和白三烯的过程中起核心催化作用，而 PG 对胃肠道黏膜具有重要的保护作用。传统 NSAIDs 抑制 COX - 1 较明显，使内源性前列腺素合成受阻，大量花生四烯酸通过脂肪加氢酶途径合成为白三烯，局部诱导中性粒细胞黏聚和血管收缩。COX - 2 选择性/特异性抑制药减轻了对 COX - 1 的抑制作用，但近来研究发现 COX - 2 与内皮生长因子、转化生长因子的生成关系密切，提示其对胃肠道的细胞屏障亦可能存在一定保护作用。NSAIDs 可促进中性粒细胞释放氧自由基增多，导致胃黏膜微循环障碍，还通过一系列途径引起肠道损伤，导致小肠和结肠的糜烂、溃疡等病变。NSAIDs 溃疡多发生于胃窦部、升结肠和乙状结肠，亦可见于小肠，多为单发，溃疡较表浅，边缘清晰。

3. 胃酸和胃蛋白酶　消化性溃疡被定义为由胃液中的胃酸和胃蛋白酶对胃壁的自身消化而引起，这一论点直到今天仍被广泛认同。尽管 Hp 和 NSAIDs 在溃疡的发病中非常重要，但其最终仍通过自我消化的途径引起溃疡，只是上游机制在不同个体中不尽相同，即消化性溃疡的异质性。胃蛋白酶原由胃黏膜主细胞分泌，经胃酸激活转变为胃蛋白酶而降解蛋白质分子。由于胃蛋白酶的活性收到酸分泌的制约，因而探讨消化性溃疡的发病机制时重点讨论胃酸的作用。无酸的情况下罕见溃疡发生；胃泌素瘤患者好发消化性溃疡；抑酸药物促进溃疡愈合；难治性溃疡经抑酸治疗愈合后，一旦停用药物常很快复发，这些事实均提示胃酸的存在是溃疡发生的重要因素。

高酸环境在十二指肠溃疡的发病机制中占据重要地位，而胃溃疡则更多地表现为正常胃酸分泌或相对低酸。十二指肠溃疡患者对五肽胃泌素、胃泌素、组胺、倍他唑、咖啡因等刺激产生的平均最大胃酸分泌量（maximal acid output，MAO）高于正常个体，但变异范围较广。约 1/3 的患者平均基础胃酸分泌量（basic acid output，BAO）亦较高。消化间期胃酸分泌量反映基础酸分泌能力，该指标通常用 BAO 和 MAO 的比值来反映。十二指肠溃疡患者具有较高的基础酸分泌能力，其原因尚不甚明了。

相比之下，胃溃疡患者的 BAO 和 MAO 均与正常人相似，甚至低于正常；一些胃黏膜保护药虽无减少胃酸的作用，却可以促进溃疡的愈合。研究提示胃溃疡的发生主要起因于胃黏膜的局部。由于胃黏膜保护屏障的破坏，不能有效地对抗胃酸和胃蛋白酶的侵蚀和消化作用，而致溃疡发生。

4. 胃十二指肠运动异常　主要包括胃排空过速、排空延缓和十二指肠液反流。前者可使十二指肠球部酸负荷显著增加而促使十二指肠溃疡发生，而后二者可通过胃窦局部张力增加、胃泌素水平升高、反流的胆汁和胰液对胃黏膜产生损伤而在胃溃疡的发病机制中起重要作用。

5. 环境和生活因素　相同药物治疗条件下，长期吸烟者溃疡愈合率较不吸烟者显著降低。吸烟可刺激胃酸分泌增加，引起血管收缩，抑制胰液和胆汁的分泌而减弱其在十二指肠内中和胃酸的能力；烟草中烟碱可使幽门括约肌张力减低，导致胆汁反流，从而破坏胃黏膜屏障。食物对胃黏膜可引起物理和化学性损害。暴饮暴食或不规则进食可能破坏胃分泌的节律性。咖啡、浓茶、烈酒、高盐饮食、辛辣调料、泡菜等食品，以及偏食、饮食过快、太烫、太凉、不规则等不良饮食习惯，均可能是本病发生的相关因素。

6. 精神因素　根据现代的心理－社会－生物医学模式观点，消化性溃疡属于典型的心身疾病。心理因素如精神紧张、情绪波动、过分焦虑可直接导致胃酸分泌失调、胃黏膜屏障削弱。消化性溃疡病的人格特征表现为顺从依赖、情绪不稳、过分自我克制、内心矛盾重重等。此类性格特点倾向于使患者在面对外来应激时，情绪得不到宣泄，从而迷走神经张力提高，胃酸和胃蛋白酶原水平上调，促进消化性溃疡的发生。

7. 遗传因素　争论较多，早年的认识受到 Hp 感染的巨大挑战而变得缺乏说服力。尽管如此，在同卵双胎同胞中确实发现溃疡发病一致性高于异卵双胎，而消化性溃疡亦为一些遗传性疾病的临床表现之一。

三、病理学

1. 部位　胃溃疡可发生于胃内任何部位，但大多发生于胃窦小弯到胃角附近。年长者则多发生于胃体小弯及后壁，而胃大弯和胃底甚少见。组织学上，胃溃疡大多发生在幽门腺区与胃底腺区移行区域靠幽门腺区一侧。该移行带在年轻人的生理位置位于胃窦近幽门 4 ~ 5cm。随着患者年龄增长，由于半生理性胃底腺萎缩和幽门腺上移［假幽门腺化生和（或）肠上皮化生］，幽门腺区黏膜逐渐扩大，此移行带位置亦逐渐上移，伴随胃黏膜退行性变增加，黏膜屏障的防御能力减弱，高位溃疡的发生机会随年龄而增加。老年人消化性溃疡常见于胃体后壁及小弯侧。Billroth Ⅱ 式胃肠吻合术后发生的吻合口溃疡则多见于吻合口的空肠侧。

2. 数目　消化性溃疡大多为单发，少数可为 2 个或更多，称多发性溃疡。

3. 大小　十二指肠溃疡的直径一般 <1cm；胃溃疡的直径一般 <2.5cm。巨大溃疡尤需与胃癌相鉴别。

4. 形态　典型的胃溃疡呈类圆形，深而壁硬，于贲门侧较深作潜掘状，在幽门侧较浅呈阶梯状。切面因此呈斜漏斗状。溃疡边缘常有增厚而充血水肿，溃疡基底光滑、清洁，表面常覆以纤维素膜或纤维脓性膜而呈现灰白或灰黄色。溃疡亦可呈线状或不规则形。

5. 深度　浅者仅超过黏膜肌层，深者可贯穿肌层甚至浆膜层。

6. 并发病变　溃疡穿透浆膜层即引起穿孔。前壁穿孔多引起急性腹膜炎；后壁穿孔若发展较缓慢，往往和邻近器官如肝、胰、横结肠等粘连，称为穿透性溃疡。当溃疡基底的血管特别是动脉受到侵蚀时，会引起大出血。多次复发或肌层破坏过多，愈合后可留有瘢痕，瘢痕组织可深达胃壁各层。瘢痕收缩可成为溃疡病变局部畸形和幽门梗阻的原因。

7. 显微镜下表现　慢性溃疡底部自表层至深层可分为 4 层。①渗出层：最表层有少量炎性渗出（中性粒细胞、纤维素等）覆盖；②坏死层：主要由坏死的细胞碎片组成；③新鲜的肉芽组织层；④陈旧的肉芽组织瘢痕层：瘢痕层内的中小动脉常呈增殖性动脉内膜炎，管壁增厚，管腔狭窄，常有血栓形成，有防止血管溃破的作用，亦可使局部血供不良，不利于组织修复。溃疡边缘可见黏膜肌和肌层的粘连或愈着，常伴慢性炎症活动。

四、临床表现

本病临床表现不一，部分患者可无症状，或以出血、穿孔为首发症状。

1. 疼痛　慢性、周期性、节律性上腹痛是典型消化性溃疡的主要症状。但无疼痛者亦不在少数，尤其见于老年人溃疡、治疗中溃疡复发以及 NSAIDs 相关性溃疡。典型的十二指肠溃疡疼痛常呈节律性和周期性疼痛，可被进食或服用相关药物所缓解。胃溃疡的症状相对不典型。疼痛产生机制与下列因素有关：①溃疡及周围组织炎症可提高局部内脏感受器的敏感性，使痛阈降低；②局部肌张力增高或痉挛；③胃酸对溃疡面的刺激。

（1）疼痛部位：十二指肠溃疡位于上腹正中或偏右，胃溃疡疼痛多位于剑突下正中或偏左，但高位胃溃疡的疼痛可出现在左上腹或胸骨后。疼痛范围一般较局限，局部有压痛。若溃疡深达浆膜层或为穿透性溃疡时，疼痛因穿透出位不同可放射至胸部、左上腹、右上腹或背部。内脏疼痛定位模糊，不应以疼痛部位确定溃疡部位。

（2）疼痛的性质与程度：溃疡疼痛的程度不一，其性质视患者的痛阈和个体差异而定，可描述为饥饿样不适感、隐痛、钝痛、胀痛、烧灼痛等，亦可诉为嗳气、压迫感、刺痛等。

（3）节律性：与进食相关的节律性疼痛是消化性溃疡的典型特征，但并非见于每个患者。十二指肠溃疡疼痛多在餐后 2～3h 出现，持续至下次进餐或服用抗酸药后完全缓解。胃溃疡疼痛多在餐后半小时出现，持续 1～2h 逐渐消失，直至下次进餐后重复上述规律。十二指肠溃疡可出现夜间疼痛，表现为睡眠中痛醒，而胃溃疡少见。胃溃疡位于幽门管处或同时并存十二指肠溃疡时，其疼痛节律可与十二指肠溃疡相同。当疼痛节律性发生变化时，应考虑病情加剧，或出现并发症。合并较重的慢性胃炎时，疼痛多无节律性。

（4）周期性：周期性疼痛为消化性溃疡的又一特征，尤以十二指肠溃疡为突出。除少数患者在第一次发作后不再复发外，大多数患者反复发作，持续数天至数月后继以较长时间的缓解，病程中出现发作期与缓解期交替。发作频率及发作/缓解期维持时间，因患者个体差异、溃疡发展情况、治疗及巩固效果而异。发作可能与下列诱因有关：季节（尤秋末或冬春）、精神紧张、情绪波动、饮食不调或服用与发病有关的药物等。

2. 其他症状　其他胃肠道症状如嗳气、反酸、胸骨后烧灼感、上腹饱胀、恶心、呕吐、便秘等可单独或伴疼痛出现。恶心、呕吐多反映溃疡活动。频繁呕吐宿食，提示幽门梗阻。部分患者有失眠、多汗等自主神经功能紊乱症状。

3. 体征　消化性溃疡缺乏特异性体征。疾病活动期可有上腹部局限性轻压痛，缓解期无明显体征。幽门梗阻时可及振水音、胃型及胃蠕动波等相应体征。少数患者可出现贫血、体重减轻等体质性症状，多为轻度。部分患者的体质较瘦弱。

五、特殊类型的消化性溃疡

1. 巨大溃疡　指直径 >2.5cm 的胃溃疡或 >2cm 的十二指肠溃疡。症状常难以鉴别，但可伴明显的体重减轻及低蛋白血症，大出血及穿孔较常见。临床上需要同胃癌及恶性淋巴瘤相鉴别。随着内科抗溃疡药物的飞速发展，巨大溃疡的预后已大大好转。

2. 复合性溃疡　指胃和十二指肠同时存在溃疡，大多先发生十二指肠溃疡，后发生胃溃疡。男性多见，疼痛多缺乏节律性，出血和幽门梗阻的发生率较高。

3. 对吻溃疡 指在球部的前后壁或胃腔相对称部位同时见有溃疡。胃腔内好发于胃体部和幽门部的前、后壁。当消化腔蠕动收缩时，两处溃疡恰相合，故名。

4. 多发性溃疡 指胃或十二指肠有两个或两个以上的溃疡，疼痛程度较重、无节律性，疼痛部位不典型。

5. 食管溃疡 通常见于食管下段、齿状线附近。多并发于胃食管反流病和食管裂孔疝患者。发生于鳞状上皮的溃疡多同时伴有反流性食管炎表现，亦可发生于化生的柱状上皮（Barrett 食管）。食管－胃或食管－小肠吻合术后较多见。症状可类似于胃食管反流病或高位胃溃疡。

6. 高位胃溃疡 指胃底、贲门和贲门下区的良性溃疡，疼痛可向背部及剑突下放射，尚可向胸部放射而类似心绞痛。多数患者有消瘦、贫血等体质症状。值得注意的是在老年人，由于半生理性胃底腺萎缩和幽门腺上移，幽门腺与胃底腺交界亦逐渐上移，伴随胃黏膜退行性变增加，黏膜屏障的防御能力减弱，高位溃疡的发生机会随年龄而增大。老年人消化性溃疡常见于胃体后壁及小弯侧，直径常较大，多并发急慢性出血。较小的高位溃疡漏诊率高，若同时伴有胃癌，常进展较快。

7. 幽门管溃疡 指溃疡位于胃窦远端、十二指肠球部前端幽门管处的溃疡。症状极似十二指肠溃疡，表现为进餐后出现腹痛，疼痛剧烈，无节律性，多数患者因进餐后疼痛而畏食，抗酸治疗可缓解症状，但不能彻底，易发生幽门痉挛和幽门梗阻，出现腹胀、恶心、呕吐等症状。疼痛的节律性常不典型，但若合并 DU，疼痛的节律可较典型。常伴高胃酸分泌。内科治疗效果较差。

8. 球后溃疡 发生于十二指肠球部环形皱襞远端的消化性溃疡，多发生在十二指肠降部后内侧壁、乳头近端。具有十二指肠溃疡的症状特征，但疼痛较重而持久，向背部放射，夜间疼痛明显，易伴有出血、穿孔等并发症。漏诊率较高。药物疗效欠佳。

9. 吻合口溃疡 消化腔手术后发生于吻合口或吻合口附近肠黏膜的消化性溃疡。发病率与首次胃切除术式有关，多见于胃空肠吻合术，术后第 2～3 年为高发期。吻合口溃疡常并发出血，是不明原因消化道出血的重要原因。

10. 无症状性溃疡 亦称沉默性溃疡，约占全部消化性溃疡的 5%，近年来发病率有所增加。多见于老年人，无任何症状。常在体检时甚至尸检时才被发现，或以急性消化道出血、穿孔为首发症状。

11. 应激性溃疡 指由烧伤、严重外伤、心脑血管意外、休克、手术、严重感染等应激因素引起的消化性溃疡。由颅脑外伤、手术、肿瘤、感染及脑血管意外所引起者称 Cushing 溃疡；由重度烧伤所致者称 Curling 溃疡。多发生于应激后 1～2 周内，以 3～7d 为高峰期。溃疡通常呈多发性、浅表性不规则形，周围水肿不明显。临床表现多变，多数症状不典型或被原发病掩盖。若应激因素不能及时排除则可持续加重。消化道出血常反复发作，部分患者可发生穿孔等严重并发症，预后差，病死率高。若原发病能有效控制，则溃疡可快速愈合，一般不留瘢痕。

12. 继发于内分泌瘤的溃疡 主要见于胃泌素瘤（Zollinger－Ellison 综合征）。肿瘤分泌大量胃泌素，促使胃酸分泌水平大幅上调，主要表现为顽固性溃疡，以 DU 多见，病程长，症状顽固，常伴有腹泻，易出现出血、穿孔等并发症，药物疗效较差。

13. Dieulafoy 溃疡 发生于胃恒径动脉基础上的溃疡，是引起上消化道致命性大出血的少见病因。男性常见，好发于各种年龄，部位多见于贲门周围6cm。病理解剖基础是异常发育的胃小动脉在自浆膜层深入黏膜下层时未能逐渐变细，而始终维持较粗的直径。该动脉易迂曲或瘤样扩张，一旦黏膜受损、浅溃疡形成则容易损伤而形成无先兆的动脉性出血。其溃疡面较小，内镜下常见裸露的动脉喷血。若不能及时有效干预，病死率甚高。

14. Meckel 憩室溃疡　Meckel 憩室是最常见的先天性真性憩室，系胚胎期卵黄管之回肠端闭合不全所致。位于末端回肠，呈指状，长 0.5 ~ 13cm，平均距回盲瓣 80 ~ 85cm。半数的憩室含有异位组织，大多为胃黏膜，可分泌胃酸引起局部溃疡。大部分患者无症状，可能的症状包括肠套叠、肠梗阻及溃疡所致出血或穿孔，多见于儿童。一旦出现症状，均应接受手术治疗。

六、辅助检查

1. 内镜检查　电子胃镜不仅可直接观察胃、十二指肠黏膜变化及溃疡数量、大小、形态及周围改变，还可直视下刷取细胞或钳取活组织做病理检查，对消化性溃疡作出准确诊断。此外，还能动态观察溃疡的活动期及愈合过程，明确急性出血的部位、出血速度和病因，观察药物治疗效果等。

临床上通常将消化性溃疡的内镜下表现分为3期，每期又可细分为2个阶段。

活动期（active stage，A），又称厚苔期。溃疡初发，看不到皱襞的集中。A_1 期：溃疡覆污秽厚苔，底部可见血凝块和裸露的血管，边缘不整，周围黏膜肿胀。A_2 期：溃疡覆清洁厚苔，溃疡边缘变得清晰，周边出现少量再生上皮，周围黏膜肿胀消退，并出现皱襞向溃疡中心集中的倾向。

愈合期（healing stage，H），又称薄苔期。此期可见皱襞向溃疡中心集中。H_1 期：溃疡白苔开始缩小，再生上皮明显，并向溃疡内部长入。溃疡边缘界限清晰，至底部的黏膜倾斜度变缓。H_2 期：溃疡苔进一步缩小，几乎全部为再生上皮所覆盖，毛细血管集中的范围较白苔的面积大。

瘢痕期（scarring stage，S）。白苔消失，溃疡表面继续被再生上皮修复，可见皱襞集中至溃疡中心。S_1 期（红色瘢痕期）：稍有凹陷的溃疡面全部为再生上皮所覆盖，聚集的皱襞集中于一点。当A期溃疡较大时，此期可表现为皱襞集中于一定的瘢痕范围。再生上皮起初为栅栏状，逐渐演变为颗粒状。S_2 期（白色瘢痕期）：溃疡面平坦，再生上皮与周围黏膜色泽、结构完全相同。皱襞集中不明显。

2. 上消化道钡剂X线检查　上消化道气钡双重对比造影及十二指肠低张造影术是诊断消化性溃疡的重要方法。溃疡的X线征象有直接和间接两种。龛影为钡剂填充溃疡的凹陷部分所形成，是诊断溃疡的直接征象。胃溃疡多在小弯侧，侧面观位于胃轮廓以外，正面观呈圆形或椭圆形，边缘整齐，周围可见皱襞呈放射状向溃疡集中。胃溃疡对侧常可见痉挛性胃切迹。十二指肠球部前后壁溃疡的龛影常呈圆形密度增加的钡影，周围环绕月晕样浅影或透明区，有时可见皱襞集中征象。间接征象多系溃疡周围的炎症、痉挛或瘢痕引起，钡剂检查时可见局部变形、激惹、痉挛性切迹及局部压痛点。十二指肠球部变形常表现为三叶草形和花瓣样。间接征象特异性有限，需注意鉴别。钡剂检查受钡剂及产气粉质量、体位和时机、是否服用有效祛泡剂、检查者操作水平、读片能力等影响明显，对小病灶辨别能力不理想。

3. Hp 感染的检测 Hp 感染状态对分析消化性溃疡的病因、治疗方案的选择具有重要意义。检查方法可分为侵入性和非侵入性。前者需在内镜下取胃黏膜活组织，包括组织学涂片、组织病理学切片、快速尿素酶试验（RUT）、细菌培养、聚合酶链反应（PCR）等；非侵入性检测手段无需借助内镜检查，包括^{13}C 或^{14}C 标记的尿素呼气试验（UBT）、血清学试验和粪便抗原试验（多克隆抗体、单克隆抗体）等。检查前应停用质子泵抑制药、铋剂、抗生素等药物至少 2 周，但血清学试验不受此限。

UBT 的诊断准确性 >95%，是一项准确、实用且易开展的检测方法。RUT 阳性患者足以开始根除治疗，阴性患者存在取样偏倚可能，需在不同部位重复取材。病理切片以 Warthin Starry 银染色或改良 Giemsa 染色效果好，细菌清晰可辨，但菌落密度低、分布不均时易漏诊。粪便抗原试验适合多个标本的成批检测，但对标本保存要求高。血清学试验仅宜用于流行病学调查、评估出血性溃疡、因胃黏膜重度萎缩或黏膜相关淋巴样组织（MALT）淋巴瘤导致低细菌密度的患者以及近期使用相关药物的患者。确认 Hp 根除的试验应在治疗结束 4 周后再进行。对于一般的 Hp 感染，根除治疗后复查首选 UBT；但当患者有指证复查内镜时，可选择侵入性检查方式。

4. 胃液分析 胃溃疡患者的胃酸分泌正常或稍低于正常；十二指肠溃疡患者则多增高，以夜间及空腹时更明显。一般胃液分析结果不能真正反映胃黏膜泌酸能力，现多用五肽胃泌素或增大组胺胃酸分泌试验，分别测定 BAO、MAO 和高峰胃酸分泌量（PAO）。胃液分析操作较繁琐，且结果可与正常人群重叠，临床工作中仅用于排除胃泌素瘤所致消化性溃疡。如 BAO 超过 15mmol/h，MAO 超过 60mmol/h，或 BAO/MAO 比值大于 60%，提示胃泌素瘤。

5. 血清胃泌素测定 若疑为胃泌素瘤引起的消化性溃疡，应做此项测定。血清胃泌素水平一般与胃酸分泌呈反比，而胃泌素瘤患者常表现为两者同时升高。

6. 粪便隐血试验 溃疡活动期以及伴有活动性出血的患者可呈阳性。经积极治疗多在 1 ~2 周内阴转。该试验特异性低，且无法与胃癌、结肠癌等疾病鉴别，临床价值有限。

七、诊断和鉴别诊断

根据患者慢性病程、周期性发作的节律性中上腹疼痛等症状，可作出本病的初步诊断。上消化道钡剂检查、特别是内镜检查可确诊。内镜检查应进镜至十二指肠降段，并做到完整、细致。

本病应与以下疾病相鉴别。

1. 胃癌 典型表现者鉴别并不困难。活动期消化性溃疡尤其是巨大溃疡与胃癌之间有时不易区别。活动期溃疡需要与 0 - Ⅲ型或 0 - Ⅲ + Ⅱc 型早期胃癌鉴别；愈合期溃疡需要与 0 - Ⅱc 型或 0 - Ⅱc 型 + Ⅲ型早期胃癌鉴别；溃疡瘢痕需要与 0 - Ⅱc 型早期胃癌鉴别。即便是内镜下表现为几乎完全愈合的 S_2 期胃溃疡，亦不能排除早期胃癌可能。对于内镜或钡剂下形态可疑、恶性不能除外的病灶，应特别注意病灶部位、边缘有无蚕食改变、周围黏膜皱襞的变细、中断、杵状膨大的现象。内镜下活检部位应选择溃疡边缘、黏膜糜烂表面、皱襞变化移行处。早期胃癌的内镜下表现可酷似良性溃疡或糜烂，蠕动良好不应作为良性病变的依据。活检提示为上皮内瘤变者须经警惕，低级别上皮内瘤变可消退，或为活检欠理想所致；提示为高级别上皮内瘤变者应警惕常已同时伴有胃癌，甚至已发展至进展期。

2. 胃黏膜相关淋巴样组织（MALT）淋巴瘤 症状多非特异性，内镜下形态多样，典型表现为多发性浅表溃疡，与早期胃癌相比，界限不清，黏膜面可见凹凸颗粒状改变，充血明显。溃疡经抗溃疡治疗后可愈合、再发。早期 MALT 淋巴瘤几乎均伴有 Hp 感染，根除治疗多可有效缓解甚至治愈。进展至晚期可发展为高度恶性淋巴瘤，内镜下表现为多发的巨大溃疡和结节状隆起，缺乏皱襞蚕食状、变尖、中断等癌性所见，但与胃癌相比，胃壁舒展性较好。

3. 胃泌素瘤（Zollinger - Ellison 综合征） 由胰腺非 B 细胞瘤分泌过量胃泌素、导致胃酸过度分泌所致，表现为反复发作的消化性溃疡、腹泻等症状。溃疡大多为单发，多发生于十二指肠或胃窦小弯侧，穿孔、出血等并发症发生率高，按难治性溃疡行手术治疗后易复发。由于胃泌素对胃黏膜具有营养作用，患者胃黏膜过度增生，皱襞肥大。

4. 功能性消化不良 部分患者症状酷似消化性溃疡，但不伴有出血、Hp 感染等器质性改变。内镜检查可明确鉴别。

5. 慢性胆囊炎和胆石症 疼痛与进食油腻食物有关，通常位于右上腹，并发射至肩背部，可伴发热及黄疸。可反复发。对典型表现患者不难鉴别，不典型者需依靠腹部 B 超检查。

八、治疗

消化性溃疡病因复杂，影响因素众多，需要综合性治疗，目的在于缓解临床症状，促进溃疡持久愈合，防止复发和减少并发症，提高生活质量。治疗原则需注意整体治疗与局部治疗、发作期治疗与巩固治疗相结合。

1. 一般治疗 消化性溃疡是临床常见病，普及宣教是治疗本病的重要环节。应让患者了解本病的背景因素、发病诱因及发作规律，帮助患者建立规律的生活制度，增强恢复痊愈的信心，积极配合治疗，从而达到持久愈合的目标。

生活上须避免过度紧张与劳累，缓解精神压力，保持愉快的心态。禁烟戒酒，慎用 NSAIDs、肾上腺皮质激素等易致胃黏膜损伤的药物，必须应用时应尽量选用胃肠黏膜损害较小的制剂或选择性 COX - 2 抑制药，或用质子泵抑制药、胃黏膜保护药同服。米索前列醇是被公认能减少 NSAIDs 所致胃肠道并发症的预防性药物。根除 Hp 对预防 NSAIDs 相关溃疡有益。饮食要定时定量，进食不宜太快，避免过饱过饥，避免粗糙、过冷过热和刺激性大的食物如香料、浓茶、咖啡等。急性活动期症状严重的患者可给流质或软食，进食频数适当增加，症状缓解后可逐步过渡至正常饮食。消化性溃疡属心身疾病，对明显伴有焦虑、抑郁等精神症状的患者，应鉴别疾病的因果关系，并给予针对性治疗。

2. Hp 感染的治疗 根除 Hp 可有效治疗消化性溃疡，防止复发，阻遏胃黏膜持续损伤及其引起的一系列萎缩、化生性改变，从而降低胃癌发病的风险。大量证据支持对存在 Hp 感染的溃疡患者，预防溃疡复发和并发症的第一步是给予 Hp 根除治疗。对有溃疡并发症病史，多次复发或顽固性的溃疡病患者，应该持续治疗至证实 Hp 感染确实已被治愈。研究显示单用 Hp 根除疗法可使超过 90% 的十二指肠溃疡愈合。胃食管反流病与根除 Hp 不存在冲突。

一种质子泵抑制药 + 两种抗生素组成的三联疗法是最常用的 Hp 根除方案。质子泵抑制药常用剂量为奥美拉唑 40mg/d、兰索拉唑 60mg/d、泮托拉唑 80mg/d，雷贝拉唑 20mg/d、埃索美拉唑 40mg/d，上述剂量分 2 次，餐前服用。质子泵抑制药可替换为铋剂或 H_2 受体拮抗药，但疗效相应削弱。雷尼替丁铋盐复方制剂（RBC）是可选择的另一种药物。常用抗生素及剂量分别为阿莫西林 2 000mg/d、克拉霉素 1 000mg/d、甲硝唑 800 ~ 1 500mg/d 或替硝唑 1 000mg/d、呋喃唑酮 400mg/d（小儿不宜）、左氧氟沙星 400 ~ 500mg/d（未成年患者不宜）、利福布汀 300mg/d、四环素 1 500 ~ 2 000mg/d，每日分 2 次服用。常用组合如 PPI + 阿莫西林 + 克拉霉素、PPI + 阿莫西林/克拉霉素 + 甲硝唑、PPI + 克拉霉素 + 呋喃唑酮/替硝唑、铋剂 + 甲硝唑 + 四环素等。

由于 Hp 耐药性发展很快，导致在很多国家和地区对甲硝唑、克拉霉素、左氧氟沙星等药物的敏感度显著下降。在三联疗法的基础上，加上含有铋剂的四联疗法已成为一线标准方案。胶体次枸橼酸铋常用量为 480mg/d，每日分 2 次服用。二线、三线抗生素如呋喃唑酮、利福布汀等可根据本地区 Hp 耐药率及患者情况决定是否应用。

Hp 根除治疗至少应持续 7d，亦有推荐 10d 或 14d。研究显示 14d 疗程的疗效较 7d 高 12%。然而较长的疗程对患者依从性要求更高。Maastricht Ⅲ 共识认为，若选择 14d 疗程，四联疗法可能是更好的选择。若 Hp 初治失败，挽救疗法应根据患者的 Hp 药敏试验决定；或暂停所有药物 2 个月以上，待 Hp 敏感性恢复后再选择复治方案。

近年来有报道认为序贯疗法是治疗 Hp 感染的一种有效方法。

3. 药物治疗

（1）制酸药为弱碱或强碱弱酸盐，能结合或中和胃酸，减少氢离子的逆向弥散并降低胃蛋白酶的活性，缓解疼痛，促进溃疡愈合。常用药物种类繁多，有可溶性和不可溶性两类。可溶性抗酸药主要为碳酸氢钠，不溶性抗酸药有碳酸钙、氧化镁、氢氧化镁、氢氧化铝及其凝胶剂、碱式碳酸铋等。中药珍珠粉、乌贼骨主要成分也是碳酸钙类。由于铋、铝、钙制剂可致便秘，而镁制剂可致腹泻，故常将上述元素搭配使用，制成复盐或复方制剂，以抵消各自副作用。中和作用取决于药物颗粒大小及溶解速度，通常以凝胶最佳，粉剂次之，片剂又次之，后者宜嚼碎服用。由于此类药物副作用较大，临床长期应用受限。

（2）H_2 受体拮抗药（H_2RA）：选择性阻断胃黏膜壁细胞上的组胺 H_2 受体，抑制胃酸分泌。由于 H_2 受体拮抗药疗效确切、价格低廉，为临床常用药物。常用的 H_2 受体拮抗药详见表 5 – 3。

表 5 – 3　常用的 H_2 受体拮抗药抑酸作用比较

药物	相对抑酸强度	抑酸等效剂量（mg）	标准剂量（mg）	长期维持剂量（mg）
西咪替丁（甲氰咪胍）	1	600 ~ 800	400bid	400qd
雷尼替丁（呋喃硝胺）	4 ~ 10	150	150bid	150qd
法莫替丁	20 ~ 50	20	20bid	20qd
尼扎替丁	4 ~ 10	150	150bid	150qd

H_2 受体拮抗药口服吸收完全，如与制酸药合用则吸收被轻度抑制。通常认为食物不影响药物吸收。药物半衰期 1 ~ 4h 不等，在体内广泛分布，可通过血 – 脑屏障和胎盘屏障，并分泌到乳汁，故此类药物不适合用于正在哺乳中的妇女。妊娠安全分级为 B 级（无证据显示相关风险）。4 种药物均通过肝脏代谢、肾小球滤过和肾小管分泌而从体内清除。H_2 受体拮抗药治疗消化性溃疡的效果呈时间依赖性，4 周疗程溃疡愈合率 70% ~ 80%，疗程延长至 8 周，则愈合率可达 87% ~ 94%。然而，除非维持治疗，H_2 受体拮抗药治愈的溃疡复发率较高，即溃疡愈合质量欠理想。此外，泌酸反跳现象亦是 H_2 受体拮抗药的主要不足。H_2 受

体拮抗药是相当安全的药物，其可能的不良反应包括抗雄激素作用、免疫增强效应、焦虑、头痛等神经系统症状、肝脏及心脏毒性等，发生率低，大多轻微且可耐受。

(3) 质子泵抑制药（PPI）：作用于壁细胞分泌面的 H^+-K^+-ATP 酶（质子泵）并使其失活，从而显著阻断任何刺激引起的胃酸分泌。仅当新的 H^+-K^+-ATP 酶合成后，壁细胞分泌胃酸的功能才得以恢复，因此质子泵抑制剂抑制胃酸分泌的时间较长。质子泵抑制药安全高效，价格亦随着国际专利的到期、国内仿制品的大量推出而明显下调。目前此类药物已成为治疗消化性溃疡和其他一系列酸相关性疾病的首选药物。目前临床上常用的质子泵抑制药包括奥美拉唑、兰索拉唑、雷贝拉唑、泮托拉唑和埃索美拉唑。

奥美拉唑是第一代的质子泵抑制药，于 1987 年在瑞典上市。其本身是一种苯并咪唑硫氧化物。在通常剂量下，可抑制 90% 以上的胃酸分泌。4 周疗程后十二指肠溃疡愈合率 90%，6～8 周几乎完全愈合，复发风险低。治疗消化性溃疡常用剂量 20～40mg/d，餐前服用，DU 和 GU 的疗程分别为 4 周和 6～8 周。

兰索拉唑在其化学结构侧链中导入了氟元素，生物利用度较奥美拉唑提高了 30% 以上，而对幽门螺杆菌的抑菌活性比奥美拉唑提高了 4 倍。十二指肠溃疡患者通常口服 15～30mg/d，连用 4～6 周；胃溃疡和吻合口溃疡患者通常 30mg/d，疗程同奥美拉唑。维持治疗剂量 15mg/d。

泮托拉唑为合成的二烷氧基吡啶化合物，其生物利用度比奥美拉唑提高 7 倍，在弱酸性环境中稳定性较好，对壁细胞的选择性更高。治疗十二指肠溃疡与胃溃疡的常用剂量分别为 40mg/d 和 80mg/d，疗程同奥美拉唑。维持剂量为 40mg/d。

雷贝拉唑与 H^+-K^+-ATP 酶可逆性结合，可通过内源性谷胱甘肽分离。其体外抗分泌活性较奥美拉唑强 2～10 倍。研究显示雷贝拉唑缓解溃疡患者疼痛症状优于奥美拉唑。本品可直接攻击 Hp，非竞争性地、不可逆地抑制 Hp 的尿素酶。常用剂量为 20mg/d，疗程同奥美拉唑。维持剂量 10mg/d。

埃索美拉唑是奥美拉唑的（S）－异构体，而奥美拉唑则是（S）－型和（R）－型的外消旋体。其代谢过程具有立体选择性，较奥美拉唑的生物利用度更高，药动学一致性较强，抑酸作用优于奥美拉唑。常用剂量为 40mg/d，疗程同奥美拉唑。维持剂量为 20mg/d。

在药物相互作用方面，研究发现奥美拉唑对细胞色素同工酶 CYP2C19 的亲和力较 CYP3A4 大 10 倍。奥美拉唑对其他药物的代谢影响较大，能降低地西泮、氯胍、苯妥英的血浆清除率，抑制吗氯贝胺的代谢，延缓甲氨蝶呤的清除，提高华法林和苯丙香豆素的抗凝血活性，对环孢素的研究结果不一。埃索美拉唑和外消旋奥美拉唑的生物转化过程相同，总代谢清除率则稍低。大量研究证实泮托拉唑的药物相互作用发生率较低。对兰索拉唑和雷贝拉唑的相关研究不如奥美拉唑和泮托拉唑广泛，但初步研究倾向于此两种药物与临床有关的严重药物相互作用较少。

对于妊娠期间用药，需仔细权衡其治疗益处与可能造成的风险。美国食品和药品管理局将奥美拉唑的妊娠安全分级定为 C 级（风险不能除外），其余质子泵抑制药均为 B 级（无证据显示相关风险）。由于研究指出动物实验中药品会转移到乳汁中，故本药品不适合用于正在哺乳中的妇女。如不得已需服药时，应避免哺乳。

总的说来，质子泵抑制药是非常安全的临床药物，不良反应少见。部分患者服用后可出现头晕、口干、恶心、腹胀、腹泻、便秘、皮疹等，大多轻微而无需中断治疗。正因如此，使得其在全球范围的过度使用问题变得越来越突出。有证据显示这种长期过度使用可导致接受治疗者胃内菌群过度生长，导致弯曲菌肠炎和假膜性肠炎的感染风险显著上升，肺炎的发病率亦因此上升。长期应用可能导致胃底腺息肉增生，虽然绝大多数情况下这是无害的。急性间质性肾炎和骨质疏松症虽不常见，亦需给予警惕。质子泵抑制药引起高胃泌素血症，动物研究发现长期大剂量应用可能导致胃黏膜肠嗜铬样细胞的过度增生并诱发胃类癌。此外，研究已提示接受质子泵抑制药治疗后，患者的 Hp 感染部位倾向于由胃窦转移至胃体，由此而致的全胃炎、胃黏膜萎缩是否因此增加，亦已成为临床研究的新热点。

（4）胃黏膜保护药：胃黏膜保护药可保护和增强胃黏膜的防御功能，部分品种尚能促进胃黏膜分泌，促进内源性 PG 合成、增加黏膜血流量等，加速黏膜的自身修复。黏膜保护药一般于餐后 2 ~ 3h 服用。

1）米索前列醇（喜克溃）：是前列腺素 E_1 的衍生物，能抑制胃酸和胃蛋白酶分泌，增加胃十二指肠黏膜分泌功能，增加黏膜血流量。临床研究表明米索前列醇对预防 NSAIDs 引起的胃肠道损伤有效。不良反应主要是痉挛性腹痛和腹泻，可引起子宫收缩，孕妇禁用。常用剂量为 200mg，1 次/d，4 ~ 8 周为 1 个疗程。

2）铋剂：为经典的消化不良与消化性溃疡药物，常用剂型包括枸橼酸铋钾（CBS，如三钾二枸橼酸铋）和次水杨酸铋（BSS）。在酸性环境下效果佳，胃内 pH 升高可妨碍铋盐激活。铋剂可能通过螯合溃疡面蛋白质、抑制胃蛋白酶活性、促进 PG 合成、刺激黏膜分泌及血供等作用促进溃疡愈合，其本身尚有杀灭 Hp 的作用。CBS 常用剂量 120mg，1 次/d 或 240mg，2 次/d。主要不良反应为长期应用可能致铋中毒，又以 CBS 较 BSS 为突出，故本药适合间断服用。铋盐与结肠内硫化氢反应生成氢化铋盐，可使粪便变为黑色。

3）硫糖铝：是硫酸化多糖的氢氧化铝盐，在酸性环境下可覆盖胃黏膜形成保护层，并可吸附胆汁酸和胃蛋白酶，促进 PG 合成，并吸附表皮生长因子使之在溃疡处浓集。硫糖铝亦有部分抗 Hp 的作用。常用剂量为 1g，1 次/d，餐前口服。便秘较常见。主要临床顾虑为慢性铝中毒，应避免与柠檬酸同服，肾功能不全时应谨慎。铝剂可妨碍食物中磷的吸收，长期应用有导致骨质疏松、骨软化的风险。

4）铝碳酸镁：市售品达喜为层状网络晶格结构，作用包括迅速中和胃酸、可逆而选择性结合胆汁酸、阻止胃蛋白酶对胃的损伤，上调表皮生长因子及其受体表达、上调成纤维细胞生长因子及其受体的表达、促进前列腺素生成等。常用剂量 0.5 ~ 1.0g，3 次/d。常见不良反应为腹泻。由于同为铝制剂，应用注意事项同硫糖铝。

5）瑞巴派特（膜固思达）：可促进胃黏膜 PG 合成、增加胃黏膜血流量、促进胃黏膜分泌功能、清除氧自由基等。临床研究证明瑞巴派特可以使 Hp 相关性胃炎和 NSAIDs 引起的胃炎的组织学明显改善。常用剂量 100mg，3 次/d。不良反应轻微，包括皮疹、腹胀、腹痛等，多可耐受。

6）替普瑞酮（施维舒）：萜类化合物，可增加胃黏膜分泌功能、增加内源性 PG 生成、促进胃黏膜再生、增加胃黏膜血流量等，从而减轻多种因子对胃黏膜的损害作用。国内外临床研究表明替普瑞酮可以促进溃疡愈合，提高溃疡愈合质量，并可防治门脉高压性胃病。常用剂量 50mg，tid。不良反应轻微。

7）吉法酯：市售品惠加强 - G 为吉法酯和铝硅酸镁的复方制剂，具有促进溃疡修复愈合，增加胃黏膜前列腺素，促进胃黏膜分泌，增加可视黏液层厚度，促进胃黏膜微循环等作用。常用剂量400～800mg，3次/d。偶见口干、恶心、心悸、便秘等不良反应。

其他胃黏膜保护药还包括L－谷氨酰胺呱仑酸钠、伊索拉定、蒙脱石散剂、表皮生长因子、生长抑素等，对一般患者除后二者外可选择应用。

（5）其他药物：包括促胃肠动力药物和抗胆碱能药物。对于伴有恶心、呕吐、腹胀等症状的患者，排除消化道梗阻后可酌情合用促动力药物，如甲氧氯普胺、多潘立酮、莫沙比利、伊托必利等，宜餐前服用。抗胆碱能药物能抑制胃酸分泌，解除平滑肌和血管痉挛，延缓胃排空作用，可用于十二指肠溃疡，如颠茄、溴丙胺太林等。由于副作用较大，目前已少用。促胃肠动力药物和抗胆碱能药物药理相悖，不宜合用。

4. 药物治疗的选择　对于Hp阳性的消化性溃疡患者，应首先根除Hp感染，必要时（尤其对于胃溃疡）在根除治疗结束后再续用抗溃疡药物治疗。Hp阴性患者直接应用抗溃疡药物治疗，主要药物首选标准剂量质子泵抑制药，次选H_2受体拮抗药或铋剂。胃黏膜保护药亦是有效的辅助药物，可选择1～2种合用。促动力药物等可酌情选用。通常治疗十二指肠溃疡和胃溃疡的疗程为4周和6～8周。

对消化性溃疡患者符合下列情况者，宜考虑维持治疗：不伴有Hp感染者；Hp未能成功根除者在再次根除Hp间期；Hp已根除但溃疡复发者；不能避免溃疡诱发因素（如烟酒、生活精神压力、非选择性NSAIDs药物应用）；有严重并发症而不能手术者。维持治疗方案包括：①正规维持治疗，适合于症状持久、反复发作、部分药物依赖者。可选择维持剂量质子泵抑制药、H_2受体拮抗药或胃黏膜保护药。长期治疗需充分考虑药物体内蓄积危险、与其他药物相互作用及其他潜在风险。②间歇治疗，即当症状发作或溃疡复发时，按初发溃疡给予全疗程标准治疗。③按需治疗，即当症状发作时给予标准剂量治疗，症状控制后停药，易导致治疗不彻底，甚至可能贻误病情。

5. NSAIDs溃疡的治疗和预防　首先应尽可能停用NSAIDs，必须使用时，应选用临床证明对胃肠黏膜损害较小的药物或选择性COX－2抑制药。合理应用外用型NSAIDs可有效减少包括胃肠道症状在内的全身不良反应。对于伴有Hp感染、长期服用NSAIDs的患者，应予根除Hp治疗。质子泵抑制药可有效对抗此类溃疡，故为临床首选，H_2受体拮抗药则疗效欠佳。米索前列醇是唯一能减少NSAIDs所致胃肠道并发症的预防性药物，而多种胃黏膜保护药与质子泵抑制药联用均可取得更巩固的疗效。

6. 难治性溃疡的鉴别诊断　随着消化性溃疡的药物治疗的飞速发展，真正的难治性溃疡已罕见。若消化性溃疡经质子泵抑制药正规治疗仍不能痊愈或反复发作者，在排除精神与生活习惯因素、Hp感染、服用NSAIDs药物史后，应警惕是否伴有其他基础疾病，如胃泌素瘤、甲状旁腺功能亢进或克罗恩病；亦应高度疑及溃疡本身性质。早期胃癌在抗溃疡药物的作用下可几乎完全愈合（假性愈合），经验丰富的内镜操作者常可辨别。这种情况下极易发生漏诊或误诊。少见但非常严重的情况是，BorrmannⅣ型胃癌（皮革胃）的原发病灶，胃体或胃底部小0－Ⅱc型凹陷灶，在抗溃疡药物作用下出现假性愈合。当再次被诊断时，肿瘤往往已进展至非常严重的程度。十二指肠反复不愈的溃疡也可能是恶性淋巴瘤或十二指肠腺癌。

7. 内镜下治疗　溃疡的内镜治疗通常仅限于紧急止血术。消化性溃疡出血是上消化道出血的最常见病因，其风险随着患者年龄增大而急剧增加。尤其合并严重基础疾病、手术的风险较大时，内镜下紧急止血是最核心的处理措施。较常用的方法包括内镜直视下喷洒去甲肾上腺素、5%～10%孟氏液（碱式硫酸铁溶液）、凝血酶；局部注射肾上腺素、硬化药、黏合剂；使用热探头、热活检钳、氩离子凝固术等电外科设备；使用钛夹钳夹止血等。

8. 手术治疗　外科治疗通常限于：胃泌素瘤患者；大量或反复出血，内科治疗无效者；急性穿孔；慢性穿透性溃疡；器质性幽门梗阻；癌溃疡或高度疑及恶性肿瘤，或伴有高级别上皮内瘤变；顽固性及难治性溃疡。术中应行冷冻切片查明病变性质，避免遗漏恶性肿瘤。

九、并发症

1. 上消化道出血　消化性溃疡所致消化道出血是其最常见并发症，也是上消化道出血的首要病因。发生率20%～25%。十二指肠溃疡发生概率多于胃溃疡。部分患者可以消化道出血为首发症状。

溃疡出血的临床表现取决于溃疡深度、出血的部位、速度和出血量。出血量大者同时表现为呕血和黑粪，出血量较少时则仅表现为黑粪或粪便隐血试验阳性。短时间内大量出血可引起头晕、心悸、晕厥、血压下降甚至急性失血性休克。发生出血前可因病灶局部充血致疼痛症状加剧，出血后疼痛反可好转。

根据典型病史和出血的临床表现，诊断不难确立。应争取在出血后24～48h内进行急诊内镜检查，既可进行鉴别诊断，又可明确出血情况，还可进行内镜下治疗，详见上文。急诊出血量大、内科及内镜处理无效者应外科手术治疗。出血容易复发，对于反复出血的患者，按难治性溃疡再次进行鉴别诊断。

2. 穿孔　溃疡穿透胃壁浆膜层达游离腹膜腔即导致急性穿孔，好发于十二指肠和胃的前壁。由于胃和十二指肠球部后壁紧贴脏器和组织，故当溃疡穿孔发生时，胃肠内容物不流入腹膜腔而穿透入邻近器官、组织或在局部形成包裹性积液，称为穿透性溃疡，属于溃疡慢性穿孔。穿透性溃疡以男性患者为多，常见于十二指肠球部后壁溃疡；胃溃疡较少发生，一旦发生则多数穿透至胰腺。较少的情况是溃疡穿透至肠腔形成内瘘，此时患者口中可闻及粪臭。部分情况下后壁亦可发生游离性穿孔，若仅引起局限性腹膜炎，称为亚急性穿孔。穿孔可为溃疡的首发症状。

消化性溃疡急性穿孔为外科急腹症，症状表现为突发剧烈上腹痛，可累及全腹并放射至右肩，亦常伴恶心、呕吐。患者极度痛苦面容，取蜷曲位抵抗运动。体格检查可见腹肌强直如板状、腹部明显压痛及反跳痛等急性腹膜炎体征。实验室检查提示外周血白细胞总数及中性粒细胞明显增高，大部分患者腹部X线片均可见膈下游离气体。腹膜炎症反应累及胰腺时可出现血清淀粉酶升高。慢性溃疡穿透后原先疼痛性质、频率、对药物的反应出现改变，并出现新的放射痛，疼痛位置可位于左上腹、右上腹或胸、背部。溃疡向胰腺穿透常致放射性腰背痛，重症者伸腰时疼痛加重；溃疡穿透入肝、胆囊时，疼痛放射至右肩背部；穿入脾脏时疼痛放射致左肩背部；与横结肠粘连时，疼痛放射致下腹部。同时可伴粘连性肠梗阻征象。体检往往可有局部压痛，部分患者尚可触到腹块，易误诊为恶性肿瘤。

溃疡穿孔需与急性阑尾炎、急性胰腺炎、急性胆道感染、宫外孕破裂、附件囊肿扭转等外科急腹症鉴别，尚需与心肌梗死相鉴别。急性穿孔一般均需急诊外科手术，慢性穿透性溃疡可试行内科治疗，疗效不佳时应选择外科手术。

3. 幽门梗阻　多由十二指肠球部溃疡引起，幽门管及幽门前区溃疡亦可致。因急性溃疡刺激幽门引起的痉挛性，或由溃疡组织重度炎症反应引起的炎症水肿性幽门梗阻均属暂时性，胃肠减压、内科抗溃疡治疗常有效。由于溃疡愈合瘢痕挛缩引起的瘢痕性，以及周围组织形成粘连或牵拉导致的粘连性幽门梗阻均属器质性幽门梗阻，常需外科治疗。

幽门梗阻可引起明显的胃排空障碍，表现为上腹饱胀、嗳气、反酸、呕吐等症状。呕吐物为酸臭的宿食，不含胆汁，量大，常发生于下午或晚上，呕吐后自觉舒适。由于患者惧怕进食，体重可迅速减轻，并出现消耗症状及恶病质。反复呕吐可致胃液中 H^+ 和 K^+ 大量丢失，引起低氯低钾性代谢性碱中毒，出现四肢无力、烦躁不安、呼吸短促、手足搐搦等表现。晨起上腹部饱胀、振水音、胃型及胃蠕动波是幽门梗阻的特征性体征。

幽门梗阻应与食管排空障碍及肠梗阻相鉴别，并需排除恶性肿瘤。禁食、胃肠减压后行胃镜检查或口服水溶性造影剂后行 X 线摄片可确诊。器质性幽门梗阻和内科治疗无效的幽门梗阻应行外科手术。手术目的在于解除梗阻，使食物和胃液能进入小肠，从而改善全身状况。

4. 癌变　既往认为胃溃疡癌变的发生率 1% ~3%，目前更倾向于认为消化性溃疡与胃癌是两种不同发展的疾病，真正由慢性溃疡在反复发生修复的过程中癌变的病灶罕见。更多见的情况是癌黏膜表面易于受到破坏而反复发生消化性溃疡。早期胃癌的恶性循环理论较好地解释了这一现象。此外，在明显炎症背景上出现的异型腺体经常会给病理诊断带来困难，这也是癌溃疡经常难以诊断的原因。此类癌溃疡时常被延误诊断。

临床内镜操作中不仅应重视溃疡的形态，更应注重溃疡周边组织的色调、脆性、质地等征象，以及是否存在黏膜皱襞走行异常征象，并在这些部位进行追加活检。对于溃疡患者原发症状的改变，出现体质症状如发热、明显消瘦等，或持续粪便隐血试验阳性，均应引起注意。对于病程较长、反复就诊的患者，宜适当选择常规内镜、上消化道钡剂造影、超声内镜、腹部 CT 等检查方法的有机组合，避免检查方式单一造成的漏诊。

十、预后

随着消化性溃疡发病机制的愈加澄清以及治疗药物的不断发展，消化性溃疡已成为一种可治愈的疾病。部分患者可反复发作，真正的消化性溃疡极少癌变。

（张　媛）

第七节　胃癌

胃癌（gastric cancer）系指源于胃黏膜上皮细胞的恶性肿瘤，主要是胃腺癌。占胃部恶性肿瘤的 95%。

一、流行病学

2000 年全世界有 88 万胃癌新发病例，67 万人死亡。近年来我国的胃癌发病率平稳或下降，如上海市区 1972 年的胃癌发病率男性为 62.0/10 万，女性为 23.9/10 万；至 2000 年，男性为 36.8/10 万，女性为 18.1/10 万。但由于人口基数大，胃癌的发病人数仍为数不少。每年约有近 20 万新发胃癌，占全部恶性肿瘤发病的 17.2%，仍居首位。多数国家胃癌病死率下降 40% 以上。我国除局部地区近年来有下降迹象外，就总体而言，尚无明显的下降趋势，胃癌的病死率仍约占全部肿瘤病死率的 1/5。我国胃癌高发区比较集中在辽东半岛、华东沿海以及内陆地区宁夏、甘肃、山西和陕西。南方各省为低发区。

二、分子生物学

有关胃癌的分子生物学研究非常多，尤其集中在胃癌的发生、发展、浸润和转移以及多药耐药等问题中。

（一）癌基因的异常表达

癌基因并非肿瘤所特有的，这类基因广泛存在于生物界中，从酵母到人的细胞里都存在着原癌基因。在正常细胞中癌基因可以有低水平的表达，是细胞生长、分化和信息传递的正常基因。只有在其发生突变或异常表达时，才会导致肿瘤发生。10 多年来的研究表明，胃癌的发生涉及到 ras、c－myc、met、c－erb－2、Bcl－2、k－sam 等多种癌基因，而且在不同阶段具有不同基因表达的改变，这些癌基因表达的改变影响着胃癌的生物学和临床特点。

（二）抑癌基因的失活

胃黏膜正常上皮转化成癌是一个多步骤的过程，涉及多种癌基因、抑癌基因、生长因子及其受体、细胞黏附分子及 DNA 修复基因等的异常和积累。而抑癌基因是与癌基因的作用完全相反的一组基因，由于抑癌基因的失活或缺失，正常细胞就向恶性方向发展。因此，可以说肿瘤的形成和发展总是伴随着癌基因的激活和抑癌基因的失活这两种相关但又截然不同的变化。所以对于抑癌基因的研究，对于探索肿瘤的发病机制，寻找预防肿瘤和治疗肿瘤的新措施都具有重要的意义。胃癌是人类常见的肿瘤之一，研究抑癌基因与胃癌的关系已逐渐引起人们的广泛关注。现已发现与胃癌的发生发展有一定关系的抑癌基因有 P53、APC、MCC、DCC、$P21^{WAF1}$、$P16^{INK4A}$和 $P15^{INK4B}$等。

（三）胃癌相关基因表达的表观遗传修饰异常

表观遗传改变是指在细胞分裂过程中进行、非基因序列改变所致基因表达水平的变化，如 DNA 甲基化、组蛋白修饰以及染色质重建等，在基因表达调控中起重要作用。DNA 甲基化是研究最多最深入的一种表观遗传机制，不仅在胚胎发育和细胞分化过程中起关键作用，而且在癌变过程中扮演重要角色。DNA 甲基化通常发生在胞嘧啶和鸟嘌呤 CpG 二核苷酸的胞嘧啶残基上，多种基因的启动子区和第一外显子富含 CpG，而 CpG 相对集中的区域称为 CpG 岛，生理情况下，CpG 岛多为非甲基化。DNA 甲基化参与细胞基因表达的调控，并与 DNA 构象的稳定、基因突变或缺失有关。基因组整体低甲基化以及特定区域（如启动子区）过甲基化，都将破坏基因组的正常甲基化模式，从而影响基因正常表达，最终导致癌变发生。

虽然有关癌基因低甲基化的研究开始较早，但近年来有关抑癌基因高甲基化的研究却发展更为迅速。而随着在不同肿瘤中发现更多的沉默基因，已认识到许多基因启动子区的 CpG 岛存在甲基化，且只有一部分是抑癌基因。较为极端的例子就是一个胃癌细胞系拥有 421 个沉默基因，其中大多数不是抑癌基因。

1. 癌基因的低甲基化　DNA 甲基化是维持细胞遗传稳定性的重要因素之一，某些癌基因的甲基化水平降低或模式改变与癌基因的激活及细胞恶变有关。近年来关于癌基因低甲基化的研究相对较少。c－myc 是一个多功能的癌基因，有转录因子活性，可启动细胞增殖、抑制细胞分化、调节细胞周期并参与细胞凋亡的调控。我们就胃癌组织中 c－myc 癌基因的甲基化状态进行了分析，结果表明 c - myc 启动子区低甲基化导致该基因过度表达，从而参与胃癌的发生。

2. 抑癌基因的高甲基化　研究表明，CpG 岛甲基化致抑癌基因失活是细胞恶性转化的重要步骤。其机制可能为：①直接干扰特异转录因子和各种启动子识别位点的结合；②甲基化的 DNA 结合转录抑制因子引起基因沉默；③通过影响核小体的位置或与其染色体蛋白质相互作用而改变染色体的结构，介导转录抑制。已经证明胃癌发生和发展中，以下抑癌基因的失活与其启动子区的高甲基化有关：P16 基因、APC 基因、RUNX3 基因、E - cad - herin 基因、hMLH1 基因［导致微卫星不稳定（MSI）］。另外，CpG 岛甲基化表型（CpG islandmethylator phenotype，CIMP）可能是胃癌发展的早期分子事件之一。

（四）细胞凋亡和胃癌

近年来，随着对胃肠上皮细胞凋亡的深入研究，人们发现细胞凋亡是胃肠道上皮细胞丢失的主要途径。胃肠道上皮细胞凋亡异常，便会导致胃肠疾病的发生。在正常状态下，胃黏膜上皮细胞增殖缓慢，凋亡也缓慢，两者保持着动态平衡。胃黏膜上皮细胞的增殖与凋亡之间的动态平衡，维持着胃黏膜的正常生理功能，两者之间的平衡失调在胃癌的发生中起着重要的作用。因此，在研究胃癌的发生与发展时，应综合考虑细胞凋亡与增殖这一并存的矛盾。

三、病因与发病机制

胃癌的病因和发病机制远远未明了，但肯定与多种因素相关。

（一）环境因素

不同种族和民族的胃癌发生率病死率明显不同。在夏威夷，来自日本等胃癌高发区的第一代移民与其本土居民相近，但第二代即有明显下降，第三代甚至与当地居民相差无几，说明胃癌的发病与环境因素密切相关，且其中重要的是饮食因素。

1. 亚硝胺致病说　胃癌的发病学说中最经典和最传统的是亚硝胺致病说。研究证实，胃液中亚硝胺前提物质亚硝酸盐的含量与胃癌的患病率明显相关。流调亦提示饮用水中该物质含量高的地区，胃癌发生率显著高于其他地区。天然存在的亚硝基化合物量甚微，腌制的鱼、肉和蔬菜含有大量硝酸盐和亚硝酸盐。但是，在食品加工过程中往往产生的亚硝基化合物，并非人类暴露于亚硝基化合物的主要来源。人类可以在胃内合成内源性亚硝基化合物。当慢性萎缩性胃炎出现胃酸分泌过低时，胃内细菌繁殖，后者加速硝酸盐还原为亚硝酸盐并催化亚硝化反应，生成较多的亚硝基化合物。

2. 多环芳烃化合物　熏鱼、熏肉等食物中含有较严重的包括 3、4 - 苯并芘在内的多环芳烃化合物的污染。过去冰岛居民和我国福建沿海一带有食用熏鱼等习惯，其胃癌发病率较高。

3. 其他饮食相关因素　胃癌与高盐饮食、吸烟、低蛋白饮食和较少进食新鲜蔬菜、水果有关。一些抗氧化维生素和叶酸及茶多酚等摄入较少也与胃癌的发生有一定关系。

（二）感染因素

1. 幽门螺杆菌（Hp）感染　Hp 感染与胃癌发生相关，已经被 WHO 列为Ⅰ类致癌物。然而，Hp 致癌的机制较复杂，主要是该菌在慢性非萎缩性胃炎向萎缩性胃炎伴肠上皮化生的起始阶段，使胃壁细胞泌酸减少，利于胃内细菌繁殖和亚硝基化合物形成。另外，Hp 可释放细胞毒素和各种炎症因子和氧自由基及 NO 等，使 DNA 损伤和基因突变。当然，也有学者认为 Hp 可引起胃黏膜上皮细胞凋亡与增殖失衡。$cagA^+$ 菌属感染可能与胃癌的关系更密切。

2. EB 病毒感染　部分胃癌患者的癌细胞中 EB 病毒感染或在癌旁组织中检出 EB 病毒基因组。

（三）遗传因素

胃癌的发生有一定的家族聚集性。胃癌患者一级亲属中胃癌发生率比者高于对照 2.9 倍，尤其是女性亲属竟高达 4 倍，弥漫型胃癌具有更明显的家族聚集性，相对危险度为 7.0，而肠型仅为 1.4。

种族差异也提示了遗传因素在胃癌发生中的重要性。如同是生活在美国洛杉矶地区，1972—1977 年期间，日本人、西班牙语系人、黑人、白人和中国人的胃癌死亡率分别为 38.3/10 万、18.1/10 万、16.2/10 万、9.5/10 万和 9.0/10 万。

关于血型与胃癌发生率关系，有研究称 A 型血胃癌危险度高于其他血型 20% ~30% 。

尽管如此，迄今为止尚未发现遗传与胃癌有关的分子学依据。况且，遗传因素与共同生活环境因素相互交错，难以将上述结果完全归咎于遗传因素。

肠型胃癌多伴萎缩性胃炎和肠上皮化生，发病与环境及饮食等因素关系密切。而弥漫型胃癌发病年龄较轻，女性较多见，癌旁黏膜一般没有萎缩性胃炎和肠上皮化生，或程度很轻，术后预后比肠型差。与环境及饮食因素关系不明显，遗传因素可能起主要作用。

（四）胃癌前变化

即指某些具有恶变倾向的病变，又分为临床概念癌前期状态（precancerous conditions，又称癌前疾病）和病理学概念癌前病变（precancerous lesions）。

1. 胃癌前疾病

（1）慢性萎缩性胃炎（chronic atrophic gastritis，CAG）：正如在慢性胃炎一节中谈到的那样，该病是最重要的胃癌前疾病。肠型胃癌的发病与 CAG 进而发展为伴有肠化和异型增生直至胃癌直接相关。Correa 教授在 1988 年总结了胃癌流行病学研究的结果，提出了胃癌发病和预防模式并在 1992 年对这一模式加以完善。

胃黏膜的慢性炎症和固有腺体的萎缩。由于壁细胞萎缩而导致泌酸量减少，患者常有胃酸低下或缺乏，使胃内硝酸盐还原酶阳性菌的检出率较正常人高 2 倍，促进了胃内亚硝胺类化合物的合成。此外，此类患者的胃排空时间延长，增加了胃黏膜与致癌物质的接触时间。值得注意的是，弥漫型胃癌的发病过程就可能不同于此肠型。从生物学角度上看，这一病变过程也绝非单一方向的循序渐进过程，这取决于致病与拮抗因素的组合以及宿主的易感性。病变可停留在一个阶段甚至逆转，即使出现 DYS 也可在 5 ~ 10 年内不进展到癌。从上看出，一些胃慢性疾患，如 CAG，IM 和 DYS 与胃癌有发病学的联系。

（2）胃溃疡：迄今多数学者认为胃溃疡有一定的癌变可能性。有趣的是，动物实验和临床随访提示溃疡恶变危险性不在于胃溃疡本身而在于溃疡周围的慢性萎缩性胃炎、肠上皮化生和异型增生。文献报道胃溃疡癌变率在 0.4% ~3.2%，一般不超过 3.0%。

（3）胃息肉：由病理组织学，胃息肉分为增生性息肉和腺瘤性息肉两类。前者发生在胃黏膜慢性炎症基础上，约占胃良性息肉的80%，癌变率低，约1%。部分增生性息肉逐渐长大，可发生局部异型增生（腺瘤性变）而恶变。后者是真性肿瘤，占10%～25%。根据病理形态，可分为腺瘤性（癌变率约10%）、绒毛状（乳头状）腺瘤性（癌变率可高达50%～70%）和混合型腺瘤性。结合息肉的病理学及形态学表现，一般认为直径>2cm、多发性、广基者癌变率高。

（4）残胃：残胃癌是指因良性疾患切除后，于残胃上发生的癌。一般认为残胃癌应是前次良性病变切除术后5年以上（有的指10年以上）在残胃所发生的原发性癌肿，但也有人将胃恶性肿瘤术后20年以上再发生的癌列为残胃癌。残胃癌变的机制尚未完全阐明，目前认为主要与十二指肠液反流、胃内细菌过度生长及N－亚硝基化合物作用有关。残胃癌的发病率一般为0.3%～10%。

（5）巨大胃黏膜肥厚症（Menetrier病）：是一种罕见病，病理学表现为胃表面和小凹的黏液细胞弥漫增生，以至胃小凹明显伸长和纡曲，使胃黏膜皱襞粗大而隆起呈脑回状。病变主要见于胃体部，也可累及胃窦。临床特征是低胃酸和低蛋白血症。本病癌变率为10%～13%。

（6）疣状胃炎（verrucous gastritis，VG）：与胃癌的发生有一定关系。

2. 胃癌前病变　主要系指异型增生（dysplasia），其也称不典型增生（atypical hyperplasia）或上皮内瘤变（intraepithelial neoplasia），后者是WHO国际癌症研究协会推荐使用的术语。病理表现为胃固有腺或化生的肠上皮在不断衰亡和增殖过程中所出现的不正常分化和增殖。根据胃腺上皮细胞的异型程度和累及范围，可分为轻度和重度。

肠上皮化生（简称肠化生）是指胃固有黏膜上皮包括幽门、胃底和贲门腺出现类似小肠黏膜上皮的现象。肠化生有相对不成熟性，具有向胃黏膜和肠黏膜双向分化的特点。

四、病理组织学

（一）发生部位

胃窦癌发生率较高，其次为贲门癌。近几年贲门癌发生率有增长趋势。

（二）大体形态

1. 早期胃癌　病变仅限于黏膜和黏膜下层者为早期胃癌，其中黏膜层者为黏膜内癌，包括未突破固有膜的原位癌。包括隆起型（息肉型，Ⅰ型）、表浅型（胃炎型，Ⅱ型）和凹陷型（溃疡型，Ⅲ型），其中Ⅱ型又分为Ⅱa（隆起表浅型）、Ⅱb（平坦表浅型）及Ⅱc（凹陷表浅型）三亚型。另外，经常存在上述各型的不同组合。

2. 进展期胃癌　胃癌突破黏膜下层累及肌层者即为进展期胃癌，也称为中晚期胃癌。按照Borrmann分类，其可分为以下4个类型。

Ⅰ型（息肉样型或蕈伞型）：少见。向胃腔内生长形如菜花样隆起，中央可有糜烂与溃疡，呈息肉状，基底较宽，境界较清楚。

Ⅱ型（溃疡型）：较多见。肿瘤有较大溃疡形成，边缘隆起明显而清楚，向周围浸润不明显。

Ⅲ型（溃疡浸润型）：最多见。中心有较大溃疡，其边缘隆起，部分被浸润破坏，境界不清，癌组织在黏膜下的浸润范围超过肉眼所见的肿瘤边界，较早侵及浆膜或淋巴结转移。

Ⅳ型（弥漫浸润型）：约占10%。弥漫性浸润生长，边界模糊。因夹杂纤维组织增生，致胃壁增厚而僵硬，又称“皮革胃”。

另外，同时并存2种或以上类型者为混合型。

(三) 组织病理学

1. 组织学分类 而其中WHO分类方法为我国采用。

(1) 腺癌：包括乳头状腺癌、管状腺癌（由分化程度分为高分化和中分化两亚类）、低分化腺癌（基本无腺管结构，胞质内含有黏液）。

(2) 黏液腺癌：瘤组织含大量细胞外黏液，癌细胞“漂浮”在黏液中。

(3) 印戒细胞癌：即黏液癌。

(4) 特殊类型癌：包括腺鳞癌、鳞癌和类癌等。

2. Lauren 分型 根据组织结构、生物学行为及流行病等特征，胃癌可大致分为肠型及弥漫型。

肠型胃癌一般具有明显的腺管结构，类似于肠癌结构。产生的黏液与类似于肠型黏液。弥漫型胃癌的癌细胞分化较差，弥漫性生长，缺乏细胞连接，多数低分化腺癌及印戒细胞癌属于此。其实，还有10%～20%胃癌兼有肠型和弥漫型的特征，难以归入其中的任何一型。

(四) 扩散与转移

1. 直接浸润蔓延 胃窦癌主要是通过浆膜下浸润的癌细胞越过幽门环或黏膜下的癌细胞通过淋巴管蔓延侵及十二指肠。贲门癌等近端癌则可直接扩展侵犯食管下端。胃癌也可直接蔓延至网膜、横结肠及肝和胰腺等。

2. 淋巴结转移 70%左右的胃癌转移（尤其是弥漫型胃癌更多）由淋巴结途径进行。癌细胞经过胃黏膜和黏膜下淋巴丛，转移至胃周淋巴结、主动脉旁淋巴结及腹腔动脉旁淋巴结。癌细胞也通过胸导管转移至左锁骨上淋巴结。当然，也有所谓“跳跃式”转移。

3. 血行转移 最容易受累的是肝和肺，另外是胰腺和骨骼及脑等。

(五) 临床病理分期

参考国际抗癌联盟（UICC）公布的2002年胃癌国际分期。

五、临床表现

(一) 症状

胃癌的早期多无症状或无特异性症状。甚至发展至一定时期，则出现的症状亦无特征性，包括上腹不适、嗳气、吞酸等。

进展期胃癌可出现如下症状。

1. 上腹疼痛 最常见，但因无特异性也常常被忽视。疼痛性质可有隐痛、钝痛。多与饮食关系不定，有的可有类似消化性溃疡症状，应用抗酸或抑酸治疗有效。当肿瘤发生转移时（尤其是侵及胰腺时），则有后背等放射痛无关。肿瘤穿孔时，则可出现剧烈腹痛等急腹症症状。应当注意，老年人感觉迟钝，不一定出现腹痛而往往以腹胀为主。

2. 食欲缺乏、消瘦及乏力 尽管是非特异症状，但出现率较高且呈进行性加重趋势。可伴有发热、贫血和水肿等全身症状。晚期可出现恶病质。

3. 恶心与呕吐　在较早期即可出现，以餐后饱胀及恶心为主。中晚期则可因肿瘤致梗阻或胃功能紊乱所致。对于贲门癌，则可较早进食时梗阻感乃至进展成吞咽困难和食物反流，或者有反复打嗝和呃逆。胃远端癌引起的幽门梗阻时可致呕吐腐败臭气味的隔夜宿食。

4. 出血和黑便　早癌者约20%有出血或黑粪等上消化道出血征象，中晚期者则比例更高。可仅仅是大便隐血阳性，也可有较大量呕血及黑粪。老年患者有时甚至出现无明显其他症状的黑粪。

5. 肿瘤转移致症状　包括腹腔积液、肝大、黄疸及其他脏器转移的相应症状。临床上有时遇到首发症状为转移灶的症状，如卵巢肿块、脐部肿块等。

（二）体征

早期胃癌常无明显体征，中晚期者可出现上腹深压痛，或伴轻度肌抵抗感。上腹部肿块约出现在1/3进展期胃癌患者，多质地较硬和不规则及压痛。另外，可出现一些肿瘤转移后体征，如肝大、黄疸、腹腔积液、左锁骨上等处淋巴结肿大。其他当有胃癌伴癌综合征时，可有血栓性静脉炎和皮肌炎及黑棘皮病等相应体征。

（三）并发症

胃癌的主要并发症包括出血、穿孔、梗阻、胃肠癌瘘管和周围脓肿及粘连。

（四）伴癌综合征

某些胃癌可分泌激素和具有一定生理功能的物质，而引起一系列临床表现，此机伴癌综合征。表现为皮肤改变、神经综合征和血栓-栓塞、类白血病表现、类癌综合征。

六、辅助检查

（一）内镜检查

内镜结合病理是最重要的辅助检查。

1. 早期胃癌　癌组织浸润深度限于黏膜层或黏膜下层，且无论淋巴结转移与否，也不论癌灶表面积大小。对于癌灶面积为5.1～10mm者为小胃癌（small gastric carcinoma，SGC），而<5mm者为微小胃癌（micro gastric carcinoma，MGC）。原位癌系指癌灶仅限于腺管内，未突破腺管基底膜者。如内镜活检证实为胃癌无误，但手术切除病理连续切片未发现癌者称为“一点癌”。

Ⅰ型即隆起型（protruded type）表现为局部黏膜隆起呈息肉状，可有蒂或广基，表面粗糙或伴糜烂。

Ⅱ型即表浅型（superficial type）界限不明，可略隆起或略凹陷，表面粗糙。可分为3亚型。Ⅱa型（浅表隆起型），表面不规则，凹凸不平，伴有出血、糜烂、附有白苔、色泽红或苍白。易与某些局灶性异型增生混淆。Ⅱb型（浅表平坦型），病灶既无隆起亦无凹陷，仅见黏膜色泽不一或欠光泽，粗糙不平，境界不明。有时与局灶性萎缩或溃疡瘢痕鉴别困难。Ⅱc型（浅表凹陷型），最常见。黏膜凹陷糜烂，底部细小颗粒，附白苔或发红，可有岛状黏膜残存，边缘不规则。

Ⅲ型即凹陷型（excavated type），病灶明显凹陷或有溃疡，底部可见坏死组织之白苔或污秽苔，间或伴有细小颗粒或小结节，有岛状黏膜残存，易出血。

混合型即以上两种形态共存一个癌灶中者。

2. 进展期胃癌　癌组织已侵入胃壁肌层、浆膜层或浆膜外，不论癌灶大小或有无转移均称为进展期胃癌。内镜下分型多沿用 Borrmann 分类方法。

隆起为主病变较大，不规则可呈菜花或菊花状，表面可有溃疡和出血。凹陷主的病变则以肿块中间溃疡为突出表现，基地粗糙和渗出与坏死。边缘可呈结节样不规则。

（二）病理组织学检查

活组织检查对于胃癌尤其是早期胃癌的诊断至关重要，其确诊率高达 90% ~95%。注意取材部位是凹陷病变边缘的内侧四周以及凹陷的基底，隆起病变应在顶部与基底部取材。

（三）影像学检查

1. X 线检查

（1）早期胃癌：气钡双重对比造影可发现小充盈缺损，提示隆起型早期胃癌可能，其特点是表面不规整、基底部宽。而对于浅表型者，可发现颗粒状增生或部分见小片钡剂积聚胃壁可较僵硬。凹陷型者可见浅龛影，底部毛糙不平。

（2）进行期胃癌

1）Borrmann Ⅰ型：充盈缺损为主，薄层对比法可观察隆起灶基底部的形态和估计隆起的高度方面有较大的作用。

2）Borrmann Ⅱ型：当癌肿较小时，癌性溃疡与环堤都相对较为规则。随着癌肿的生长，环堤增宽，溃疡加深，环堤的内缘呈结节状，龛影的形态变得不规则，形成了所谓的“指压迹”和“裂隙征”。溃疡底多呈不规则的结节状，凹凸不平。环堤的外缘多清晰锐利，与周围胃壁分界清楚。

3）Borrmann Ⅲ型：本型充盈像为主要表现。胃腔狭窄、胃角变形、边缘异常和小弯缩短。胃窦部者显示胃窦僵硬、胃腔狭窄；位于胃体小弯者则表现为大弯侧的切迹、B 字形胃或砂钟胃等；位于贲门部的癌，除贲门狭窄变形外，还可表现为胃底穹隆部的缩窄。当癌肿累及胃角部时，可出现胃角的轻度变形、胃角开大甚或胃角消失，常伴有胃壁边缘的不光滑或充盈缺损。小弯与大弯胃壁边缘的异常，可由癌肿直接侵袭或间接牵拉所致，主要表现为胃壁的僵直、边缘不光滑以及充盈缺损。

4）Borrmann Ⅳ型：胃腔狭窄、胃壁僵硬可呈直线状、阶梯状或不规则状、蠕动消失、黏膜异常。

2. CT 诊断

（1）胃癌的基本征象：主要表现为胃壁增厚（可为局限性或弥漫性）、腔内肿块［可为孤立隆起、溃疡（胃癌形成腔内溃疡）、环堤（外缘可锐利或不清楚）］和胃腔狭窄。

（2）胃癌的转移征象：观察胃癌腹腔或肺部转移是 CT 的主要作用之一，可分析淋巴结大小、形态，也可研究浆膜及邻近器官受侵情况。

3. 磁共振成像检查　部分作用类似 CT。

4. 实验室检查　常规检查可表现为缺铁性贫血和粪便隐血阳性甚至伴肝转移时可出现肝功能异常。一些肿瘤标志物包括 CEA、CA19 -9、CA72 -4、CA125、CA50、AFP、组织多肽抗原（tissue polypeptide antigen，TPA）及涎酸化 Tn 抗原（sialyl Tnantigen，STn）等检查可能对于病情进展、复发监测和预后评估有一定帮助，但它们的灵敏度和特异性均有待于提高。

七、诊断

主要是如何早期诊断。

（一）普查与高危人群的筛查

日本自1968年起在胃癌高发地区开展气钡双重造影和胃镜检查筛查胃癌，能检出早期胃癌病例，对早期胃癌行手术或内镜黏膜切除术（endoscopic mucosal resection，EMR），是早期胃癌的首选治疗方法。尤其是EMR术后患者恢复迅速。在日本，早期胃癌占胃癌的40%～50%，大大改观了胃癌患者的预后。但日本的普查经验很难在其他国家推广。我国曾有在胃癌高发地区应用吞服隐血珠做隐血试验的方法，阳性者进一步以胃镜筛查胃癌。此外，亦有应用问卷计分进行胃癌筛查，计分高者做胃镜检查。上述方法均可检出早期胃癌患者。近来还有取胃液做荧光光谱分析以鉴别良恶性病变。

目前对早期胃癌的诊断仍依靠内镜和组织病理学检查。要提高早期胃癌的诊断率，还需对癌前状态，如胃腺瘤、胃溃疡、残胃、萎缩性胃炎和肠化生等进行定期随访和胃镜检查。对中、重度异型增生病变者，更应密切观察，以免遗漏胃癌的诊断。对有胃癌家族史者，亦应警惕胃癌的发病。现已证实有胃癌家族史和幽门螺杆菌阳性者，如伴有白细胞介素-1（IL-1）基因变异和低胃酸分泌，则为胃癌易感者，应定期做检查和随访。

（二）特殊内镜检查在早期胃癌诊断中的应用

近年来，内镜技术进展较快，弥补了传统内镜检查的一些不足，提高了早期胃癌的检出率。除放大内镜外，还有色素内镜、荧光光谱成像内镜和超声内镜等。

1. 放大内镜（magnifying endoscopy）　放大内镜能使消化道黏膜图像放大80倍以上，主要用于观察黏膜腺管开口或小凹和绒毛的改变；与组织学对比，胃黏膜粗糙、不规整见于隆起型早期胃癌，凹陷型早期胃癌的小凹更细，黏膜微细结构破坏或消失，可出现异常毛细血管。与常规内镜检查相比，放大内镜对小胃癌的诊断率明显为高，敏感性和特异性分别为96.0%和95.5%。

2. 色素内镜（chromoscopy）　20世纪80年代以来，色素内镜用以诊断浅表型或胃炎样早期胃癌（Ⅱb型）颇有成效，而常规内镜检查对此常难以确诊。应用0.1%靛胭脂喷洒于疑似病变处，可清晰显示黏膜是否不规整，83%的胃炎样Ⅱb型早期胃癌可赖以作出诊断。

3. 荧光光谱成像内镜（fluorescence endoscopy）　近年来，蓝光诱发荧光内镜在胃肠道早期恶性肿瘤和癌前病变的诊断中取得了较高的诊断率。蓝光、紫光或紫外光照射胃肠道黏膜，能激发组织产生较激发光波长更长的荧光，即自体荧光。正常组织的荧光波长与癌肿的荧光波长有所不同，在内镜图像中以假彩色显示自体荧光，可鉴别正常组织、癌肿或异型增生（如红色或暗红色提示癌肿，蓝色提示良性病灶）。荧光光谱成像内镜对早期胃癌的诊断具有重要价值。

4. 超声内镜（endoscopic ultrasonography，EUS）　超声内镜可分辨胃壁的5层结构及其与肿瘤的关系，从客观图像上判断胃癌的浸润深度，发现胃周淋巴结肿大和周围重要脏器受侵情况。超声内镜能清晰显示各层胃壁，有利于早期胃癌的诊断。

此外，还有其他特殊内镜检查有助于胃癌的诊断，如共聚焦内镜（confocal endoscopy）、反射与散射分光内镜（reflectance and light - scattering spectroscopy）、三维分光镜（trimodal spectroscopy）、红外分光镜（infrared spectrometry）和窄带内镜（narrow band imaging，NBI）等，现仍处于临床应用的初步阶段或实验研究阶段。鉴于其有一定的技术要求和费用较昂贵，恐难以很快地在我国临床普及应用。

（三）组织病理学

一些被日本病理学家认为是癌症的黏膜内新生物，在西方国家却被诊断为异型增生。在欧美国家，部分异型增生甚至分化良好的腺瘤被归类为炎症和再生变化。而实际上随访研究证实，75%的重度异型增生可在8个月内演变为癌症。东西方国家对胃黏膜病变病理学分级标准的差异，部分决定了其对早期胃癌的判断和诊断，同时影响早期治疗。正确地使用Vienna胃肠道上皮性肿瘤分类标准，将有助于减少东西方国家对异型增生和早期胃癌定义的差异。

（四）分子生物学研究

胃癌发生早期的某些分子学事件具有重要意义，如一些生长因子及其受体相关的癌基因的活化或突变（c - myc、c - met、K - sam 和 COX - 2 过表达）、抑癌基因的失活（如p53突变，P16INK4A、DAP激酶、THBS1、hMIH1和RUNX3以及VHL启动子区的高甲基化）、端粒酶的活化和微卫星不稳定等，但多数均缺乏器官特异性。来自日本的报道认为血清可溶性IL - 2R水平升高提示早期胃癌患者有淋巴结转移的可能。新近cDNA和组织芯片的结合，分别针对肠型和弥漫型胃癌揭示了部分新的分子生物学标志物，但未能分析早期胃癌或癌前病变的相应变化。寻找到血清胃癌生物标志物将有助于早期胃癌的诊断，这是今后肿瘤学家肩负的科研重任。

八、鉴别诊断

不同分型的胃癌分别须与胃溃疡、胃息肉、胃的其他恶性肿瘤（淋巴瘤等）、良性肿瘤甚至炎症伴糜烂等相鉴别。这些主要靠胃镜和病理组织学。对于胃癌晚期出现其他脏器转移者，则要与该器官其他疾病鉴别。当出现腹腔积液时，则要与常见的肝硬化腹腔积液等鉴别。

内镜下发现广基息肉 <0.5cm、亚蒂息肉 <1.0cm 和有蒂息肉 <2cm 者良性情况多见。注意，某些良性溃疡在强力PPI治疗后可能有愈合情况，故一定要反复多次在溃疡边缘或基底部活检较为妥当。

九、治疗

（一）外科治疗

外科手术是治疗胃癌的主要手段。根据肿瘤是否转移、患者自身体质情况决定手术方式。但无论是根治术还是姑息手术，总的手术原则是尽量切除肿瘤组织和解除肿瘤造成的梗阻症状等。

（二）非手术治疗

1. 化学疗法　包括外科手术前的新辅助化疗以缩小原发灶增加根治切除的可能性；术后辅助化疗用于清除隐匿性转移灶以防止复发；对于肿瘤已经播散不能手术者，则由此控制症状延长生存期。另外，腹腔内化疗（IP）效果不能确定，而腹腔内温热灌注化疗（IHCP）对病期较晚已切除的胃癌，可能有提高疗效作用。

有效的化疗药物包括丝裂霉素（MMC）、氟尿嘧啶（FU）、多柔比星（ADM）、表柔比星（Epi－ADM）、顺铂（CDDP）依托泊苷（Vp－16）等为主。近几年，紫杉醇类、草酸铂、羟喜树碱及口服FU衍生物替加氟（FT207）、优氟啶（UFD）和去氧氟尿苷（氟铁龙，5′－DFUR）的问世为化疗药行列增加了新的生力军。另外，亚叶酸钙（calcium folinate，CF）又称甲酰四氢叶酸钙（leucovorin calcium，LV）是叶酸在体内的活化形式，为四氢叶酸的甲酰衍生物。具有对抗叶酸拮抗药（如甲氨蝶呤、乙胺嘧啶和甲氧苄氨嘧啶等药）毒性的作用，并可增加FU疗效。常常与FU配伍应用。

各种常用的胃癌化疗方案很多，两药以上联合的有效率可高于30%，而三联方案甚至高达40%。

多数化疗药物有各种毒副作用，包括消化道反应、心血管和造血系统及肝肾功能影响、脱发和皮肤反应等。应采取相应的及时检测。另外，除全身用药外，通过血管介入给药可能有更佳疗效和更小的副作用。

2. 内镜下治疗　胃镜下手术切除早期癌，包括胃黏膜切除术、黏膜下剥离术、激光治疗、光动力治疗、微波治疗、局部注药治疗。

（1）黏膜切除术（EMR）：不超过2cm的黏膜内癌可用EMR治疗。但在临床实践中胃癌内镜下黏膜切除术存在诸如术前如何区别黏膜内或黏膜下癌、原发病灶切除不完全、淋巴结内残余病灶以及尚缺乏长期随访资料。

（2）黏膜下剥离术（ESD）：是在EMR基础上发展而来的新技术，完全切除的标本应每个切片边缘均未见癌细胞；任何一个切片之长度应大于相邻切片中癌肿的长度；癌灶边缘距切除标本断端的水平方向距离：在高分化管状腺癌应＞1.4mm，中分化管状腺癌则应＞2.0mm。

（3）Nd：YAG激光：主要适应证为早期癌直径小于2cm，局限于黏膜层的边缘清晰之隆起型；另外，局部进展期胃癌及胃－食管连接部癌发生梗阻者，可以此缓解梗阻狭窄等，改善症状。

（4）光动力治疗：最普遍使用的光敏剂是HpD（血卟啉衍生物），早期癌是最佳治疗对象，治疗局部进展期胃癌只要光可以照到的范围内均有治疗作用。

（5）微波凝固治疗：早期可达到根治效果，晚期为姑息治疗。本法操作简便，发生并发症少，较为安全。

3. 放射治疗　总之效果欠佳。未分化癌、低分化癌、管状腺癌、乳头状腺癌均对放疗有一定的敏感性；如癌灶小而浅在，无溃疡者可能效果最好。

4. 生物治疗　通过生物制剂的直接作用或调节机体的免疫系统。包括免疫刺激药的应用、肿瘤疫苗、过继性免疫治疗、细胞因子治疗和以抗体为基础的靶向治疗及其基因治疗等。有一定前景，但目前尚缺乏循证医学的依据。

5. 其他治疗　胃癌的治疗还包括中医中药治疗、营养支持治疗和对证处理等。

十、并发症的诊断、治疗和预防

主要是出血、梗阻及转移。依靠病史、体检和大便隐血试验和腹部平片等影像检查可诊断。

出血治疗包括内镜下止血、应用补液止血和支持治疗。当系器质性梗阻，必要时可考虑姑息手术治疗。

十一、预后

未经治疗的进展期胃癌，自出现症状后的平均生存期约1年，90%的患者在1年内死亡。国内胃癌根治术后的5年生存率一般在20%～30%。而早期胃癌中黏膜内癌的5年生存率为96.4%，10年生存率94.2%，黏膜下癌的5年生存率93.9%，10年生存率87.8%。早期胃癌的平均5年生存率为95.2%，10年生存率为90.9%。

影响胃癌预后的因素中，60岁以上的胃癌患者预后也较好，青年患者则因未分化癌多而预后也较差。多因素分析证明，肿瘤的浸润深度对胃癌的预后影响最大，其次为淋巴结转移，后依次为远处转移、淋巴清除、年龄及癌的组织类型与肿瘤的大小。

（张　媛）

第八节　胃肠间质瘤

1983年Mazur和Clark首次提出胃肠道间质瘤（gastrointestinal stromal tumors，GIST）概念，它是起源于胃肠道壁内包绕肌丛的间质细胞（intestitial cell of cajal，ICC）的缺乏分化或未定向分化的非上皮性肿瘤，具有多分化潜能的消化道独立的一类间质性肿瘤，亦可发生于肠系膜以及腹膜后组织，以梭形肿瘤细胞CD117免疫组化阳性为特征。GIST不是既往所指的平滑肌肿瘤和神经鞘瘤。

一、流行病学

90% GIST好发于40～79岁，中位发病年龄60岁，发病率男性较女性稍高，也有报道认为性别上无差异。由于既往对该病认识不足，故难有准确的发病率统计，在欧洲1/10～2/10万人，据估计美国每年新发病例为5 000～6 000例。多数GIST为散发型，其中95%的患者为孤立性病灶。偶见家族性GIST报道中，其病灶为多发性，且伴有胃肠黏膜及皮肤色素的沉着。GIST多发生于胃（70%），其次为小肠（20%～25%），较少见于结肠、食管及直肠，偶可见于网膜、肠系膜和腹膜。

二、病因和分子生物学

对GIST的较早研究表明，60%～70%的GIST高表达CD34。CD34是细胞分化抗原，编码基因位于人染色体1q32，编码产物蛋白分子量为105～115kD。虽然CD34表达谱广，特异性较低，但真正的平滑肌瘤和神经鞘瘤不表达CD34，以此首先可将消化道平滑肌瘤、神经鞘瘤和GIST相鉴别。

1998年Hirota等首次报道GIST中存在c－kit变异，c－kit基因位于人染色体4q11－21，编码产物为CD117，分子量为145kD，是跨膜酪氨酸激酶受体，其配体为造血干细胞生长因子（SCF），CD117与配体结合后激活酪氨酸激酶，通过信号转导活化细胞内转录因子从而调节细胞生长、分化、增生。c－kit基因突变导致酪氨酸激酶非配体激活，使细胞异常生长。目前研究发现CD117的功能获得性突变在GIST中可达到90%，最常见的是在c－kit基因外显子11的突变（57%～71%）。在4%～17%的GIST患者中发现外显子13和9的突变。亦有报道发现外显子17的突变。可见CD117信号转导异常是GIST发病机制的核心环节。c－kit基因突变预示肿瘤的恶性程度高，预后不佳。最近发现有部分患者存在PDGFRα基因的第18和12外显子突变。此外，不少研究还发现恶性GIST的DNA拷贝数和高水平扩增大于良性GIST，14、15、22号染色体长臂频繁丢失，提示GIST涉及多基因病变。

PDGFRα基因突变的发现是GIST病因和发病机制研究上继c－kit基因之后的又一重要研究进展。PDGFRα基因定位于人染色体4q11－21，与C－kit基因紧密连锁、结构相似、功能相近。PDGFRα基因突变常见于外显子12和9，突变率可达7.1%～72%。PDGFRα基因突变可见于野生型无c－kit基因突变的GIST，对c－kit野生型GIST的发生和发展起着重要作用。因此，GIST从分子水平上可分三型：c－kit基因突变型、PDGFRα基因突变型和c－kit/PDGFRα野生型。

三、病理学

（一）大体标本

大部分肿瘤源于胃肠道壁，表现为膨胀性生长，多显孤立的圆形或椭圆形肿块，境界清楚。其生长方式表现为：①腔内型，肿瘤向消化道腔内突出，显息肉状，表面可有溃疡；②壁内型，在胃肠道壁内显膨胀性生长；③腔外型，肿瘤向消化道腔外突出；④腔内－腔外亚铃型，肿瘤既向消化道腔内突出，又向腔外膨胀性生长；⑤胃肠道外肿块型，肿瘤源于肠系膜或大网膜。

（二）组织学

1. 光镜　GIST有两种基本的组织学结构，梭型（60%～70%）和上皮样（30%～40%）细胞型，两种细胞常出现在一个肿瘤中。上皮细胞型瘤细胞圆形或多边形，嗜酸性，部分细胞体积较大，核深染，形态多样，可见糖原沉积或核周空泡样改变。梭型细胞呈梭形或短梭形，胞质红染，核为杆状，两端稍钝圆，漩涡状，呈束状和栅栏状分布。间质可见以淋巴细胞和浆细胞为主的炎性细胞浸润，可见间质黏液变性、透明变性、坏死、出血及钙化。不同部位的GIST所含的细胞型不同。胃间质瘤有70%～80%为梭形细胞型，20%～30%为上皮样细胞型，即以往诊断的上皮样平滑肌瘤或平滑肌母细胞瘤或肉瘤。小肠间质瘤通常为梭形细胞型。食管和直肠的间质瘤多为梭形细胞型，瘤细胞排列结构多样。肝脏是恶性GIST最常见的远处转移部位，肿瘤较少转移至区域淋巴结、骨和肺。

2. 超微结构特征　电镜下，GIST显示出不同的分化特点：有的呈现平滑肌分化的特点，如灶状胞质密度增加伴有致密小体的胞质内微丝、胞饮小泡、扩张的粗面内质网、丰富的高尔基复合体和细胞外基底膜物质灶状沉积，此类肿瘤占绝大部分。有的呈现神经样分化特点，如复杂的细胞质延伸和神经样突起、微管、神经轴突样结构以及致密核心的神经内分泌颗粒等。还有小部分为无特异性分化特点的间叶细胞。

3. 免疫组织化学特征　作为酪氨酸激酶的跨膜型受体，CD117存在于造血干细胞、肥大细胞、黑色素细胞、Cajal细胞（interstitial cells of cajal，ICC是分布在消化道，自主神经末梢与平滑肌细胞之间一类特殊细胞，目前认为ICC是胃肠道运动的起搏细胞），被认为是诊断GIST的主要标记物之一，几乎所有的GIST均阳性表达CD117，CD117阴性需要进行kit和PDGFRα（血小板源生长因子）基因突变的检测。另一主要标记物CD34是骨髓造血干细胞抗原，功能不明，但特异性较CD117差，恶性GIST患者CD34表达率略低于良性GIST。故CD34常与CD117联合使用。另SMA（α-平滑肌肌动蛋白）、结蛋白、S-100和NSE（神经元特异性烯醇化酶）、神经巢蛋白、波形蛋白等在GIST中均有较高阳性率，其中S-100和NSE有助于神经源性肿瘤的辅助鉴别，SMA和结蛋白有助于肌源性肿瘤的辅助鉴别，波形蛋白可用于肿瘤良恶性程度的判断。随着免疫组化和电镜技术的发展，可将GIST分为4种类型：①向平滑肌方向分化；②向神经方向分化；③向平滑肌和神经双向分化；④缺乏分化特征。

四、临床表现

GIST可发生于消化道自食管至直肠的任何部位，胃GIST最多见（60%~70%），其次为小肠（20%~30%），较少见于结肠、食管及直肠，偶可见于网膜、肠系膜和腹膜。

GIST的临床表现与肿瘤大小、部位、生长方式有关。一般症状隐匿，多在体检或腹腔手术中被发现。常见的临床表现为消化道出血、腹痛和腹部肿块。

（一）消化道出血

由于肿瘤表面黏膜缺血和溃疡形成，血管破裂所致；其次为肿瘤中心坏死或囊性变向胃或肠腔内破溃的结果。肿瘤多生长在腔内，临床为间歇性出血，出血量不等，可有导致出血性休克者。

（二）腹痛

出现不同部位的腹痛，为胀痛、隐痛或钝痛性质。由于肿瘤向腔内生长形成溃疡，或腔向外生长并向周围组织浸润，可引起穿孔或破溃而形成急腹症的临床表现，如急性腹膜炎、肠梗阻等，这些并发症的出现往往可为本病的首发症状。

（三）腹部肿块

以肿瘤向腔外生长多见。

（四）发生于不同部位的相应临床表现

原发于食管约半数无症状，主要表现有不同程度的胸骨后钝痛，压迫感和间歇性吞咽困难，而吞咽困难的程度与瘤体大小无明显关系。少数可有恶心、呕吐、呃逆和瘤体表面黏膜糜烂、坏死，形成溃疡出血。

胃GIST以消化道出血最为常见，表现为黑粪、呕血。其次为疼痛，腹部包块、消瘦、乏力、恶心、呕吐等，腹痛性质与消化性溃疡相似，如肿瘤位于胃窦、幽门部可出现梗阻症状，不少患者无症状。

小肠GIST多数为恶性肿瘤，向腔外生长，无症状者多见。以消化道出血为主要症状，表现为呕血、便血或仅隐血试验阳性，尤其是十二指肠肿瘤易形成溃疡，可发生大出血。也可因肿瘤膨胀性生长或肠套叠导致小肠梗阻。少数患者因肿瘤中心坏死，可引起肠穿孔。

结肠、直肠和肛门GIST腹痛、腹部包块为主要症状，可有出血、消瘦、便秘等。直肠和肛门处，以排便习惯改变、扪及包块为主要表现，出血也常见。个别直肠GIST患者可见尿频、尿少。

胃肠道外 GIST 多因肿瘤发生于网膜、肠系膜或腹膜，主要表现为腹部肿块，可有消瘦、乏力、腹胀等不适。

（五）其他

可伴有食欲缺乏、发热和体重减轻。有报道称个别病例以肿瘤自发性破裂合并弥漫性腹膜炎为首发表现。

五、辅助检查

（一）内镜检查

随着消化内镜的普及，内镜检查已成为发现和诊断 GIST 的主要方法，特别是对于腔内生长型 GIST。内镜下可见胃肠壁黏膜下肿块呈球形或半球形隆起，边界清晰，表面光滑，表面黏膜色泽正常，可有顶部中心呈溃疡样凹陷，覆白苔及血痂，触之易出血，基底宽，部分可形成桥形皱襞。用活检钳推碰提示肿块质硬，可见肿块在黏膜下移动。肿块表面有正常黏膜覆盖时，普通活检常难以获得肿瘤组织，此时需借助穿刺活检。对于肿块表面顶部中心有溃疡样凹陷的肿瘤，在溃疡边缘取活检测 GIST 检出的阳性率高。

对于小肠 GIST，目前主要可运用推进式小肠镜、双气囊小肠镜、胶囊内镜作出诊断，超声内镜（EUS）可较准确地判断其性质，并可鉴别黏膜下病变，肠外压迫，血管病变及实质肿瘤。GIST 镜下表现为胃肠壁固有肌层的低回声团块，肌层完整。直径 >4cm 的肿瘤，边界不规则，肿瘤内部囊性间隙，引流区见淋巴结肿大等则是恶性和交界性 GIST 的特点；而良性 GIST 的特点为直径 <3cm、边界规则、回声均匀。EUS 对 GIST 敏感，可检测出直径 <2cm 的肿瘤。由于 GIST 为黏膜下肿块，内镜下活检取材不易取到。目前除了通过手术获得标本以外，还可通过超声内镜指导下的细针抽吸活检（EUS - FNA）取得足够的标本，诊断准确。

（二）钡剂或钡灌肠双重造影

内生长表现为球形或卵圆形、轮廓光滑的局限性充盈缺损，周围黏膜正常，如肿瘤表面有溃疡，可见龛影；向腔外生长的 GIST 表现为外压性病变或肿瘤的顶端可见溃疡并有窦道与肿瘤相通。胃间质瘤表现为局部黏膜皱襞变平或消失，小肠间质瘤有不同程度的肠黏膜局限性消失、破坏，仅累及一侧肠壁，并沿肠腔长轴发展，造成肠腔偏侧性狭窄。

（三）CT 和 MRI 检查

影像学技术可发现无症状 GIST，但通常用于对肿瘤的定位、特征、分期和术后监测。无论是原发性还是转移性肿瘤，CT 在检测和描述肿瘤方面较传统的 X 线和钡剂检测更有用。影像学技术通常能在鉴别肿瘤是来自淋巴的间叶细胞组织还是来自胃肠道上皮间叶细胞组织方面提供有价值的信息，但不能用于判断肿瘤的恶性程度。随着针对 GIST 靶向药物治疗的进展，CT 和 MRI 越来越多地用于观察肿瘤对药物的反应和是否复发。PET 也被引进用于检测肿瘤早期肉眼未见改变时的功能性改变。

CT 可直接观察肿瘤的大小、形态、密度、内部结构、边界，对邻近脏器的侵犯也能清楚显示，同时还可以观察其他部位的转移灶。CT 检查可以弥补胃肠造影及内镜对部分小肠肿瘤及向腔外生长的肿瘤诊断的不确定性，无论良恶性均表现为黏膜下、浆膜下或腔内的境界清楚的团块。良性或低度恶性 GIST 主要表现为压迫和推移，偶见钙化，增强扫描为均匀中度或明显强化；恶性或高度恶性 GIST 可表现为浸润和远处转移，可见坏死、囊变形成的多灶性低密度区，与管腔相通后可出现碘水和（或）气体充填影，增强扫描常表现为肿瘤周边实体部分强化明显。肝脏是恶性 GIST 最常见的远处转移部位，肿瘤较少转移至区域淋巴结、骨和肺。

MRI 检查中，GIST 信号表现复杂，良性实体瘤 T_1 加权像的信号与肌肉相似，T_2 加权像呈均匀等信号或稍高信号，这与周围组织分界清晰。恶性者，无论 T_1WI 或 T_2WI 信号表现均不一致，这主要是因瘤体内坏死、囊变和出血。近年来开展的小肠 CT 检查对于 GIST 的诊断具有一定的价值。

PET 检测是运用一种近似葡萄糖的造影剂 PDF，可观测到肿瘤的功能活动，从而可分辨良性肿瘤还是恶性肿瘤；活动性肿瘤组织还是坏死组织；复发肿瘤还是瘢痕组织。其对小肠肿瘤的敏感性较高，多用于观测药物治疗的效果。PET 可提高对治疗反应的判断率，并为这种新药的临床随访和治疗措施提供了依据。

（四）超声

腹部超声可描述出原发和转移肿瘤的内部特征，通常显示与胃肠道紧密相连的均匀低回声团块。在大型肿块中不同程度的不均匀密度可能预示着肿块的坏死、囊状改变和出血。良性间质瘤超声表现为黏膜下、肌壁间或浆膜下低回声肿物，多呈球形，也可呈分叶状不规则形，黏膜面、浆膜面较光滑，伴有不同程度的向腔内或壁外突起。但由于 GIST 肿瘤往往较大，超声视野中不能观其全貌，无法获知肿瘤与周围组织的关系。

（五）选择性血管造影

多数 GIST 具有较丰富的血管，因此，GIST 的血管造影主要表现为血管异常区小血管增粗、迂曲、紊乱，毛细血管相呈结节状、圆形血管团、血管纤细较均匀，中心可见造影剂外溢的出血灶，周围为充盈缺损。瘤内造影剂池明显者常提示恶性。采用肠系膜上动脉造影有助于确定出血部位和早期诊断，故对原因不明消化道出血的患者，X 线钡剂和内镜检查均为阴性者，是腹腔血管造影的适应证。

（六）免疫组织化学检测

绝大多数 GIST 显示弥漫强表达 CD117，CD117 阳性率为 85% ~100%，因此，GIST 最终仍有赖于 CD117 染色的确诊。GIST 的 CD117 阳性特点是普遍的高表达，一般为胞质染色为主，可显示斑点样的“高尔基体”形式，上皮型 GIST 有膜染色，其他许多 GIST 则有核旁染色，梭形细胞肿瘤则胞质全染色。但是，不是所有的 GIST 均 CD117 阳性，而 CD117 阳性的肿瘤并非都是 GIST。目前多用 CD117 与 GIST 的另一种抗原 CD34 联合检测。CD34 在 GIST 中的阳性率为 60% ~70%，平滑肌瘤和神经鞘瘤不表达 CD34。

六、诊断

1. 症状　一般症状隐匿，多在体检或腹腔手术中被发现。最常见的症状是腹部隐痛不适，浸润到消化道内表现为溃疡或出血。其他症状有：食欲和体重下降、肠梗阻等。

2. 辅助检查　内镜检查是目前发现和诊断 GIST 的主要方法，肿瘤位于黏膜下、肌壁间或浆膜下，内镜下活检如取材表浅，则难以确诊，超声内镜指导下的肿块细针穿刺不失为一种术前提高确诊率的手段，但穿刺的技术水平、组织的多少均影响病理检查结果，同时也存在肿瘤播散的问题。光镜下细胞形态多样，以梭形细胞多见，异型性可大可小。可分为梭形细胞为主型、上皮样细胞为主型以及混合细胞型。电镜下超微结构与ICC相似。免疫组化对GIST诊断具有重要作用，免疫组化阳性率CD117（85%～100%）、CD34（50%～80%）、Vim（100%）、S-100（-/灶性+）。免疫组化CD117的意义为大部分GIST的CD117阳性。但是，不是所有的GIST均CD117阳性，而CD117阳性的肿瘤并非都是GIST；CD117阳性的肿瘤适合用酪氨酸激酶抑制药甲磺酸伊马替尼治疗。无论如何，GIST的确诊仍需组织学与免疫组化检测。

3. 良、恶性判断　主要依据病理学标准：肿瘤的大小、核分裂象数目、肿瘤细胞密集程度、有无邻近器官的侵犯及远处转移、有无出血坏死或黏膜侵犯等。现认为没有GIST是真正良性的，“良性的”和“恶性的”分类应该被描述为“低度恶性”和“高度恶性”更加确切。DNA复制量的变化是新的基因参数，它也可能提示GIST的预后。

GIST的恶性程度在许多情况下很难评估，目前国际上缺乏共识，众多指标中较经典的是肿瘤大小和有丝分裂指数（MI）。根据这两个指标可将GIST恶性度分为四级。①良性：肿瘤直径<2cm，MI<5/50高倍镜视野（HPF）；②低度恶性：肿瘤直径>2～5cm，MI<5/50HPF；③中度恶性：肿瘤直径<5cm，MI 6～10/50HPF或者肿瘤直径5～10cm，MI<5/50HPF；④高度恶性：肿瘤直径>5cm，MI>5/50HPF。

Jewi等将GIST的恶性指标分为肯定恶性和潜在恶性，进而将GIST分为良性、潜在恶性和恶性。肯定恶性指标：①远处转移（需组织学证实）；②浸润邻近器官（大肠肿瘤侵犯肠壁肌层）。潜在恶性指标：①胃间质瘤>5.5cm，肠间质瘤>4cm；②胃间质瘤核分裂象>5/50HPF，肠间质瘤见核分裂象；③肿瘤坏死明显；④核异型大；⑤细胞密度大；⑥镜下可见黏膜固有层或血管浸润；⑦上皮样间质瘤中出现腺泡状结构或细胞球结构。良性为无恶性指标，潜在恶性为仅具备一项潜在恶性指标，恶性为具备一项肯定恶性指标或2项以上潜在恶性指标。

Saul suster提出GIST形态学恶性指标：①肿瘤>5cm浸润邻近器官；②瘤体内出现坏死；③核浆比增高；④核分裂象>1/10HPF；⑤肿瘤浸润被覆盖的黏膜。具有两项以上者为恶性，具有一项者为潜在恶性。

估计GIST的复发和转移的危险性高低来代替良恶性，肿瘤>5cm，核分裂象>2/10HPF，表明有复发和转移的高危险性；而肿瘤<5cm，核分裂象<2/10HPF，表明其复发和转移的低危险性；大多数致命的GIST常常显示核分裂象>5/10HPF。总的来说，恶性GIST表现为肿瘤大、分裂象易见、细胞密度高、侵犯黏膜及邻近组织和结构、肿瘤内坏死、局部复发和远处转移等。GIST的预后好坏与肿瘤的大小、有丝分裂指数和完全切除率直接相关。

七、鉴别诊断

1. 平滑肌瘤与平滑肌肉瘤　平滑肌肿瘤又分普通型平滑肌瘤、上皮样型、多形性、血管型、黏液型及伴破骨样巨细胞型等多亚型。平滑肌瘤多见于食管、贲门、胃、小肠，结直肠少见。过去诊断为平滑肌肿瘤的，实质上大多数是GIST。平滑肌瘤组织学形态：瘤细胞稀疏，呈长梭形，胞质明显嗜酸性。平滑肌肉瘤肿瘤细胞形态变化很大，从类似平滑肌细胞的高分化肉瘤到多形性恶性纤维组织细胞瘤的多种形态均可见到。平滑肌瘤及平滑肌肉瘤免疫组化绝大多数都为CD117、CD34阴性，SMA、actin、MSA强阳性，表现为胞质阳性。

Desmin 部分阳性。

2. 神经鞘瘤、神经纤维瘤、恶性周围神经鞘瘤 消化道神经源性肿瘤极少见。神经鞘瘤镜下见瘤细胞呈梭形或上皮样，瘤细胞排列成栅栏状，核常有轻度异型，瘤组织内可见一些淋巴细胞、肥大细胞和吞噬脂质细胞，较多的淋巴细胞浸润肿瘤边缘，有时伴生发中心形成。免疫组化 S－100 蛋白、Leu－7 弥漫强阳性，而 CD117、CD34、desmin、SMA 及 actin 均为阴性。

3. 胃肠道自主神经瘤（gastrointestinal autonomic nerve tumor，GANT） 少见。瘤细胞为梭形或上皮样，免疫表型 CD117、CD34、SMA、desmin 和 S－100 均为阴性。

4. 腹腔内纤维瘤病 IAF 该瘤通常发生在肠系膜和腹膜后，偶尔可以从肠壁发生。虽可表现为局部侵袭性，但不发生转移。瘤细胞形态较单一梭形束状排列，不见出血、坏死和黏液样变。免疫表型尽管 CD117 可为阳性，但表现为胞浆阳性、膜阴性。CD34 为阴性。

5. 立性纤维瘤 SFT 起源于表达 CD34 抗原的树突状间质细胞肿瘤，间质细胞具有纤维母/肌纤维母细胞性分化。肿瘤由梭形细胞和不等量的胶原纤维组成，细胞异型不明显。可以有黏液变。很少有出血、坏死、钙化。尽管 CD34、Bcl－2 阳性，但 CD117 为阴性或灶状阳性。

6. 其他 与良性肿瘤、胃肠道癌、淋巴瘤、异位胰腺和消化道外肿瘤压迫管腔相鉴别。

总之，在诊断与鉴别诊断时，应重点观察瘤细胞的形态及丰富程度、胞质的染色和细胞的排列方式等方面，特别是当细胞团巢形成时，应首先考虑 GIST，并使用免疫组化试剂证明。CD117、CD34 联合使用效果好。

八、治疗

处理原则：争取手术彻底切除，或姑息切除原发灶。复发转移不能切除采取甲磺酸伊马替尼（imatinib mesylate，glivec，格列卫）治疗，放化疗几乎无效。

（一）手术治疗

目前，手术切除仍是 GIST 的首选治疗方法。过去的放化疗方案对 GIST 肿瘤无效果。对肿块体积较小的倾向为良性的 GIST，可考虑行内镜下或腹腔镜下切除，但须考虑到所有 GIST 均具有恶性潜能，切除不充分有复发和转移的危险。

首次完整彻底地切除肿瘤是提高疗效的关键。GIST 的手术切除方案中整体切除比部分切除的治疗效果好，5 年存活率高。De Matte 等报道 200 例 GIST，完全切除的 80 例中，5 年生存率为 54%，中位生存期 66 个月，而不完全切除者术后中位生存期仅 22 个月。因 GIST 极少有淋巴结转移，故手术一般不进行淋巴结的清扫。对倾向为良性的 GIST，通常的手术切缘距肿瘤边缘 2cm 已足够；但对倾向为高度恶性的 GIST，应行根治性切除术，为避免术中肿瘤破裂和术中播散，应强调术中无瘤操作的重要性。

（二）药物治疗

完整彻底地切除肿瘤并不能彻底治愈倾向为高度恶性的 GIST，因为其复发和转移相当常见。GIST 对常规放、化疗不敏感。近年来甲磺酸伊马替尼，已成为治疗不可切除或转移的 GIST 患者最佳选择。格列卫是一种小分子复合物，具水溶性，可用于口服，口服后吸收迅速，生物利用度高，血液中半衰期 13～16h，每日口服 1 次。格列卫可作为酪氨酸激酶的选择性抑制药，能明显抑制 c－kit 酪氨酸激酶的活性，阻断 c－kit 向下信号传导，从而抑制 GIST 细胞增生和促进细胞凋亡和（或）细胞死亡。有报道治疗 147 例进展期 GIST，有效率 53.7%，疾病稳定占 27.9%。2003 年 5 月 ASCO 会议报道，格列卫现在不仅用于治疗晚期 GIST，而且还用于 GIST 的术前和术后辅助治疗。2002 年 2 月美国 FDA 批准可用于治疗非手术和（或）转移的 c－kit 突变阳性的 GIST，其最佳剂量为 400～800mg/d。尽管它能够有效地治疗 GIST，但仍有部分患者对其耐药或者部分患者不能耐受该药的不良反应（包括水肿、体液潴留、恶心、呕吐、腹泻、肌痛、皮疹、骨髓抑制、肝功能异常等），很少有转移性的晚期患者获得完全缓解。而且，部分患者对该药会在服药 6 个月内发生原发性耐药或 6 个月后继发性耐药。

对格列卫产生原发性耐药或继发性耐药的 GIST 患者，可采用二线小分子多靶点作用药物靶向治疗，如舒尼替尼（Sunitinib）、尼罗替尼（Nilotinib）、索拉非尼（Sorafenib）、达沙替尼（Dasatinib）等。

九、预后

GIST 生物学行为难以预测。现已知的与预后有关的因素有：①年龄及性别：年轻患者预后差，男性 GIST 患者预后差；②部位：食管 GIST 预后最好，其次是胃 GIST、肠道 GIST、网膜 GIST、肠系膜 GIST 预后最差；③肿瘤大小与核分裂象：肿瘤越大，核分裂象越多，预后越差；④基因突变：有 c－kit 基因突变的 GIST 比无突变者预后差；⑤免疫组化表达：波形蛋白阳性表达的 GIST 预后较差，血管内皮生长因子、增殖标记 PCNA、IG－67 表达率高者预后差；⑥恶性度：低度恶性的 GIST 有 50% 复发，60% 转移，高度恶性 GIST 有 83% 复发，全部发生转移；⑦DNA 含量与核异型性密切相关并与预后相关：MF 在 1～5 个/10HP 的 5 年生存率在非整倍体 DNA 者为 40%，二倍体 DNA 者达 88%；MF＞5 个/10HP 时 5 年生存率在非整倍体 DNA 者为 17%，二倍体 DNA 者达 33%。

（张　媛）

第九节　胃息肉

胃息肉属临床常见病，目前随着高分辨率内镜设备的普及应用，微小胃息肉的检出率已有明显增加。国外资料显示胃息肉的发病率较结肠息肉低，占所有胃良性病变的5%～10%。

根据胃息肉的组织学可分为肿瘤性及非肿瘤性，前者即胃腺瘤性息肉，后者包括增生性息肉、炎性息肉、错构瘤性息肉、异位性息肉等。

1. 腺瘤性息肉　即胃腺瘤，是指发生于胃黏膜上皮细胞，大都由增生的胃黏液腺所组成的良性肿瘤，一般均起始于胃腺体小凹部。腺瘤一词在欧美指代上皮内肿瘤增生成为一个外观独立且突出生长的病变，而在日本则包括所有的肉眼类型，即扁平和凹陷的病变亦可称之为腺瘤。腺瘤性息肉约占全部胃息肉的 10%，多见于 40 岁以上男性患者，好发于胃窦或胃体中下部的肠上皮化生区域。病理学可分为管状腺瘤（最常见）、管状绒毛状和绒毛状腺瘤。可根据病变的细胞及结构异型性将其病理学分为低级别上皮内瘤变与高级别上皮内瘤变。80% 以上的高级别上皮内瘤变可进展为浸润性癌。

内镜下观察，胃腺瘤多呈广基隆起样，亦可为有蒂、平坦甚至凹陷型。胃管状腺瘤常单发，直径通常 <1cm，80% 的病灶 <2cm。表面多光滑；胃绒毛状腺瘤直径较大，多为广基，典型者直径 2 ~ 4cm，头端常充血、分叶，并伴有糜烂及浅溃疡等改变。胃绒毛状腺瘤的恶变率较管状腺瘤为高。管状绒毛状腺瘤大多系管状腺瘤生长演进而来，有蒂或亚蒂多见，无蒂较少见，瘤体表面光滑，有许多较绒毛粗大的乳头状突起，可有纵沟呈分叶状，组织学上呈管状腺瘤基础，混有绒毛状腺瘤成分，一般超过息肉成分的 20%，但不到 80%，直径大都在 2cm 以上，可发生恶变。

2. 增生性息肉　较常见，以胃窦部及胃体下部居多，好发于慢性萎缩性胃炎及 Billroth Ⅱ式术后的残胃背景。组织学上由幽门腺及腺窝上皮的增生而来，由于富含黏液分泌细胞，表面可覆盖黏液条纹及白苔样黏液而酷似糜烂。多为单发且较小（<1cm），小者多为广基或半球状，表面多明显发红而光滑；大者可为亚蒂或有蒂，头端可见充血、糜烂等改变。有时可为半球形簇状。增生性息肉不是癌前病变，但发生此类病变的胃黏膜常伴有萎缩、肠上皮化生及上皮内瘤变等，且部分增生性息肉患者可在胃内其他部位同时发生胃癌，应予以重视。通常认为增生性息肉癌变率较低，但若息肉直径超过 2cm 应行内镜下完整切除。

3. 炎性息肉　胃黏膜炎症可呈结节状改变，凸出胃腔表面而呈现息肉状外观。病理学表现为肉芽组织，而未见腺体成分。胃炎性纤维性息肉是少见的胃息肉类型，好发于胃窦，隆起病灶的顶部缺乏上皮黏膜，其本质为伴有明显炎性细胞浸润的纤维组织增生。炎性息肉因不含腺体成分，无癌变风险，临床随诊观察为主。

4. 错构瘤性息肉　临床中错构瘤性息肉可单独存在，也可与黏膜皮肤色素沉着和胃肠道息肉病（Peutz - Jeghers 综合征、Cowden 病）共同存在。单独存在的胃错构瘤性息肉局限于胃底腺区域，无蒂，直径通常小于 5mm。在 Peutz - Jeghers 综合征中，息肉较大，而且可带蒂或呈分叶状。组织学上，错构瘤性息肉表现为正常成熟的黏膜成分呈不规则生长，黏液细胞增生，腺窝呈囊性扩张，平滑肌纤维束从黏膜肌层向表层呈放射状分割正常胃腺体。

5. 异位性息肉　主要为异位胰腺及异位 Brunner 腺。异位胰腺常见于胃窦大弯侧，亦可见于胃体大弯。多为单发，内镜下表现为一孤立的结节，中央时可见凹陷。组织学上胰腺组织最常见于黏膜下层，深挖活检不易取得阳性结果；有时也可出现在黏膜层或固有肌层。如被平滑肌包围时即成为腺肌瘤。Brunner 腺瘤多见于十二指肠球部，亦可见于胃窦，其本质为混合了腺泡、导管、纤维肌束和 Paneth 细胞的增生 Brunner 腺。

（张　媛）

第十节　胃平滑肌瘤

胃平滑肌瘤在过去的大部分时间内均被认为是最常见的胃间叶性肿瘤。随着胃肠间质瘤（GISTs）的发现，绝大多数既往诊断的胃平滑肌瘤均被归入 GISTs 的范畴。尽管如此，胃平滑肌瘤仍是一类确实存在的疾病，但由于经病理证实的例数不多而缺乏人口统计学、临床特点或大体特点方面有意义的大宗资料。

组织病理学方面，胃平滑肌瘤由少量或中等量的温和梭形细胞构成，可能存在灶状的核异型性，核分裂象较少。细胞质嗜酸，呈纤维状及丛状。胃平滑肌瘤患者通常一般情况良好，无特殊不适主诉，或可因并存的上消化道其他疾病而产生相应的非特异性症状。

内镜下胃平滑肌瘤一般多为 2 ~ 3mm，大者可达 20mm，多见于胃底及胃体上部，大多为单发，少数可为多发。表面黏膜几乎总是非常光滑地隆起，呈半球形改变。体积较大、黏膜表面出现明显溃疡应疑及恶性 GISTs 或平滑肌肉瘤。内镜检查的重要点在于从多个方向观察肿瘤、注意毛细血管透见的程度、用靛胭脂染色观察黏膜表面以排除上皮来源病变、用活检钳试探肿物的软硬程度及有无活动性，并与胃壁外压迫相鉴别。

超声内镜因可用于明确肿瘤的组织学起源而占有重要地位。超声内镜下肿瘤来源于胃壁5层结构中的第4层，呈现均匀的低回声团块，其余层次均完整连续。近年来开展的超声内镜引导下细针抽吸活检术（EUS－FNA）和切割针活检术（EUS－TCB）可提供细胞学和组织病理学诊断。肿瘤大小超过1cm 时易被增强 CT 发现。增强 CT 或 MRI 可用于评价恶性平滑肌瘤（平滑肌肉瘤）的侵犯和转移情况。

胃平滑肌瘤的鉴别诊断主要包括：①与胃肠间质瘤（GISTs）及其他间叶性肿瘤相鉴别。GISTs 是最常见的胃肠道间叶性肿瘤，其特征为免疫组化 KIT 酪氨酸激酶受体（干细胞因子受体）阳性（CD117 阳性），在70%～80%的病例中可见 CD34 阳性。而平滑肌瘤仅有结蛋白（desmin）和平滑肌肌动蛋白（smooth muscle action）阳性，CD117 和 CD34 均阴性。其他间叶性肿瘤亦可表现为局限性的隆起病变，超声内镜检查可提供有价值的诊断线索，确诊依赖细胞学或组织病理学。②与平滑肌肉瘤相鉴别。平滑肌肉瘤多发于老年人，为典型的高度恶性肿瘤，其免疫组化指标同平滑肌瘤，但体积通常大于2cm，镜下核分裂象＞10 个/10HPF，可伴周围组织侵犯、转移等恶性生物学特征。③与胃息肉相鉴别。表面光滑、外形半球状的胃息肉时可表现为形似黏膜下肿瘤，鉴别特征详见表5－4。超声内镜是鉴别此两种疾病最准确的方法。④与胃腔外压迫相鉴别。胃腔外压迫多见于胃底，亦见于胃的其他部位。大多为脾压迫所致，此外胆囊、肝等亦可造成。鉴别要点见表5－4。

表5－4　内镜下胃腔外压迫与黏膜下肿瘤的鉴别

	胃腔外压迫	胃黏膜下肿瘤
隆起形态	坡度相当缓	缓坡
表面黏膜	正常，一般表面可见正常皱襞	平滑，有时可见充血、毛细血管扩张、增生改变
活检钳探试	实性，可动	实性，硬，有时可动
边界	不清	某种程度上可以辨认
桥形皱襞	一般无	常见

胃平滑肌瘤为良性肿瘤，恶变率低。对单发、瘤体直径＜2cm 者一般无需特殊治疗，临床观察随访大多病情稳定。或可行内镜下挖除治疗，但需注意出血或穿孔风险。对于多发、直径＞2cm、肿瘤表面溃疡出血或伴有消化道梗阻症状、细胞病理学疑有恶变者，应予手术切除。手术方式可根据具体情况而定，选择肿瘤局部切除术、胃楔形切除术、胃大部切除术等，术中宜行冷冻切片排除恶性肿瘤。近年来开展的腹腔镜下胃部分切除术，创伤较小，疗效不逊于传统开腹手术。

（张　媛）

第十一节　其他胃良性肿瘤

（一）胃黄斑瘤

较多见，通常认为是由于慢性黏膜炎症引起胃黏膜局灶性破坏，残留的含脂碎屑被巨噬细胞吞噬并聚集而成的泡沫细胞巢结构。内镜下表现为稍隆起的黄色病变，表面呈细微颗粒状变化，通常直径 <10mm。与高脂血症等疾病无特定关系，临床给予观察随访。

（二）胃脂肪瘤

是比较少见的黏膜下肿瘤，胃脂肪瘤的发病率低于结肠。多数起源于黏膜下层，呈坡度较缓的隆起性病变，亦可为带蒂息肉样病变，蒂常较粗，头端可伴充血。有时略呈白色或黄色。活检钳触之软，有弹性，即 Cushing 征阳性。超声内镜下呈均质中等偏高回声，多数来源于胃壁 5 层结构的第 3 层。临床通常无需处理，预后良好。

（三）胃神经鞘瘤

多见于老年人，可能来源于神经外胚层的 Schwann 细胞和中胚层的神经内膜细胞，免疫组化标记为 S－100 阳性，结蛋白、肌动蛋白及 KIT 均阴性。组织学上，通常位于胃壁的黏膜肌层或黏膜下层。内镜下观察，肿瘤多发于胃体中部，亦见于胃窦和胃底部，胃小弯侧较大弯侧多见。大多单发，表现为向胃腔内隆起的类圆形黏膜下肿瘤，外形规则，少数以腔外生长为主。肿瘤生长缓慢，平均直径 3cm，有完整的包膜。CT 检查呈边缘光整的类圆形低密度影，肿瘤较大、发生出血、坏死时中央可呈不规则低密度灶，增强后无强化或边缘轻度强化。环状强化是神经鞘瘤的重要 MRI 征象。该肿瘤无特异性症状，或可因生长较大而产生溃疡、出血、梗阻、腹部包块等症状和体征。由于消化道神经鞘瘤存在一定的恶变概率，故需手术切除，预后佳。

（四）神经纤维瘤

起源于神经纤维母细胞，组织学上可见 Schwann 细胞、成纤维细胞和黏多糖基质。肿瘤通常为实质性、没有包膜，囊性变和黄色瘤变少见，CT 增强扫描常表现为均匀强化。肿瘤一般无特异性症状，常在上消化道钡剂或胃镜检查时偶尔发现，多位于胃体，小弯侧较大弯侧多见。由于肿瘤无包膜，故可侵犯周围邻近组织，但远处播散较少见。恶变率较低。除非肿瘤存在广泛播散，均应积极手术治疗，预后较佳。

（五）胃脉管性肿瘤

包括血管球瘤、淋巴管瘤、血管内皮瘤、血管外皮细胞瘤等，以血管球瘤最常见。该肿瘤由人体正常动静脉吻合处的血管球器结构中各种组织成分增生过度所致，好发于皮肤，发生于胃者少见。多见于胃窦，表现为直径 1～4cm、小而圆的黏膜下层来源肿瘤，由于含有大量平滑肌成分，故质地坚硬，易被误认为恶性肿瘤。临床症状如上腹疼痛不适、黑粪等多为肿瘤压迫胃黏膜所致。外科切除疗效良好，预后佳。

（张　媛）

第六章

肝脏疾病

第一节　慢性乙型肝炎

一、自然史

人感染 HBV 后，病毒持续 6 个月仍未被清除者称为慢性 HBV 感染。感染时的年龄是影响慢性化的最主要因素。

在围生期和婴幼儿期感染 HBV 者中分别有 90% 和 25% ~30% 将发展成慢性感染。其 HBV 感染的自然史一般可分为 3 个期，即免疫耐受期、免疫清除期和非活动或低（非）复制期。免疫耐受期的特点是 HBV 复制活跃，血清 HBsAg 和 HBeAg 阳性，HBV DNA 滴度较高（$>10^5$ 拷贝/ml），血清 ALT 水平正常，肝组织学无明显异常。免疫清除期表现为血清 HBV DNA 滴度 $>10^5$ 拷贝/ml，但一般低于免疫耐受期，ALT/AST 持续或间歇升高，肝组织学有坏死炎症等表现。非活动或低（非）复制期表现为 HBeAg 阴性，抗 - HBe 阳性，HBV DNA 检测不到（PCR 法）或低于检测下限，ALT/AST 水平正常，肝组织学无明显炎症。

在青少年和成人期感染 HBV 者中仅 5% ~10% 发展成慢性，一般无免疫耐受期。早期即为免疫清除期，表现为活动性慢性乙肝；后期可为非活动或低（非）复制期，肝脏疾病缓解。

无论是围生期和婴幼儿期，还是青少年和成人期，部分感染 HBV 者在非活动或低（非）复制期时又可再活动，出现 HBeAg 阳转；或发生前 C 或 C 区启动子变异，HBV 再度活动，但 HBeAg 阴性，两者均表现为活动性慢性乙肝。

儿童和成人 HBeAg 阳性慢性乙肝患者 5 年和 10 年后发展为非活动或低（非）复制期的比例分别为 50% 和 70%。在我国和亚太地区对非活动或低（非）复制期慢性 HBV 感染者自然史的研究尚不充分，但有资料表明，这些患者可有肝炎反复发作。对一项 684 例慢性乙肝患者的前瞻性研究表明，慢性乙肝患者发展为肝硬化的年发生率约为 2.1%。另一项对 HBeAg 阴性慢性乙肝患者进行平均 9 年（1 ~18.4 年）随访，进展为肝硬化和 HCC 的发生率分别为 23% 和 4.4%。发生肝硬化的高危因素包括病毒载量高、HBeAg 持续阳性、ALT 水平高或反复波动、嗜酒，以及合并 HCV、HDV 或 HIV 感染等。HBeAg 阳性患者的肝硬化发生率高于 HBeAg 阴性者。

慢性乙肝患者肝硬化失代偿的年发生率约 3%，5 年累计发生率约 16%。慢性乙肝、代偿期和失代偿期肝硬化的 5 年病死率分别为 0% ~2%、14% ~20% 和 70% ~86%。其影响因素包括年龄、血清白蛋白和胆红素水平、血小板计数和脾肿大等。自发性或经抗病毒治疗后 HBeAg 血清学转换，且 HBV DNA 持续转阴和 ALT 持续正常者的生存率较高。

HBV 感染是 HCC 的重要相关因素，HBsAg 和 HBeAg 均阳性者的 HCC 发生率显著高于单纯 HBsAg 阳性者。肝硬化患者发生 HCC 的高危因素包括男性、年龄、嗜酒、黄曲霉素、合并 HCV 或 HDV 感染、持续肝脏炎症、持续 HBeAg 阳性及 HBVDNA 持续高水平（$\geq 10^5$ 拷贝/ml）等。在 6 岁以前受感染的人群中，约 25% 在成年时将发展成肝硬化和 HCC。但有少部分与 HBV 感染相关的 HCC 患者无肝硬化证据。HCC 家族史也是相关因素，但在同样的遗传背景下，HBV 载量更为重要。

二、辅助检查

（一）实验室检查

1. 生化检查

（1）ALT 和 AST：血清 ALT 和 AST 水平一般可反映肝细胞损伤程度，最为常用。

（2）胆红素：通常血清胆红素水平与肝细胞坏死程度有关，但需与肝内和肝外胆汁淤积所引起的胆红素升高鉴别。肝功能衰竭患者血清胆红素常较高，且呈进行性升高，每日上升≥1 倍正常值上限（ULN），可≥10 × ULN；也可出现胆红素与 ALT、AST 分离现象。

（3）凝血酶原时间（PT）及凝血酶原活动度（PTA）：PT 是反映肝脏凝血因子合成功能的重要指标。PTA 是 PT 测定值的常用表示方法，对判断疾病进展及预后有较大价值。近期内 PTA 进行性降至 40% 以下为肝功能衰竭的重要诊断标准之一，<20% 者提示预后不良。亦有用国际标准化比值（INR）来表示此项指标者，INR 值的升高同 PTA 值的下降有同样意义。

（4）胆碱酯酶：可反映肝脏合成功能，对了解病情轻重和监测肝病发展有参考价值。

（5）血清白蛋白：反映肝脏合成功能。慢性乙肝、肝硬化和肝衰竭患者的血清白蛋白下降或球蛋白升高，表现为血清白蛋白/球蛋白比值降低。

（6）甲胎蛋白（AFP）：明显升高往往提示 HCC，可用于监测 HCC 的发生。AFP 升高也可提示大量肝细胞坏死后的肝细胞再生，可能有助于判断预后。但应注意 AFP 升高的幅度、持续时间、动态变化及其与 ALT、AST 的关系，并结合患者的临床表现和 B 超等影像学检查结果进行综合分析。

2. HBV 血清学检测　HBV 血清学标志包括 HBsAg、抗 - HBs、HBeAg、抗 - HBe、抗 - HBc 和抗 - HBc IgM，目前常采用酶免疫法（EIA）、放射免疫法（RIA）、微粒子酶免分析法（MEIA）或化学发光法等检测。

HBsAg 阳性表示 HBV 感染；抗 - HBs 为保护性抗体，其阳性表示对 HBV 有免疫力，见于乙肝康复及接种乙肝疫苗者；HBeAg 阳性可作为 HBV 复制和传染性高的指标；抗 - HBe 阳性表示 HBV 复制水平低（但有前 C 区突变者例外）；抗 - HBc IgM 阳性提示 HBV 复制，多见于乙肝急性期；抗 - HBc 总抗体主要是抗 - HBc IgG，只要感染过 HBV，无论病毒是否被清除，此抗体均为阳性。

为了解有无 HBV 与丁型肝炎病毒（HDV）同时或重叠感染，可测定 HDAg、抗 - HDV、抗 - HDV IgM 和 HDV RNA。

3. HBV DNA、基因型和变异检测

(1) HBV DNA 定性和定量检测：反映病毒复制情况或水平，主要用于慢性 HBV 感染的诊断、血清 HBV DNA 及其水平的监测，以及了解抗病毒疗效。

(2) HBV 基因分型常用方法：①基因型特异性引物 PCR 法。②限制性片段长度多态性分析法（RFLP）。③线性探针反向杂交法（INNO – LiPA）。④PCR 微量板核酸杂交酶联免疫法。⑤基因序列测定法等。但目前国内尚无经国家食品药品监督管理局（SFDA）正式批准的 HBV 基因分型试剂盒。

(3) HBV 耐药突变株检测：常用方法有：①HBV 聚合酶区基因序列分析法。②限制性片段长度多态性分析法（RFLP）。③荧光实时 PCR 法。④线性探针反向杂交法等。

（二）影像学诊断

可对肝脏、胆囊、脾脏进行 B 超、CT 和 MRI 等检查。影像学检查的主要目的是鉴别诊断、监测慢性乙肝的病情进展及发现肝脏的占位性病变如 HCC 等。

（三）病理学诊断

肝组织病理学特点是：明显的汇管区炎症，浸润的炎症细胞主要为淋巴细胞，少数为浆细胞和巨噬细胞；炎症细胞聚集常引起汇管区扩大，并可破坏界板引起碎屑样坏死，又称界面肝炎（interface hepatitis）。汇管区炎症及其界面肝炎是慢性乙肝病变活动及进展的特征性病变。小叶内肝细胞变性、坏死，包括融合性坏死和桥接坏死等随病变加重而日趋显著。肝细胞炎症坏死、汇管区及界面肝炎可导致肝内胶原过度沉积，肝纤维化及纤维间隔形成。如进一步加重，可引起肝小叶结构紊乱，形成假小叶并进展为肝硬化。

免疫组织化学法检测可显示肝细胞中有无 HBsAg 和 HBcAg 表达。HBsAg 胞质弥漫型、胞膜型表达和 HBcAg 胞质型、胞膜型表达提示 HBV 复制活跃；HBsAg 包涵体型、周边型表达及 HBcAg 核型表达则提示肝细胞内存在 HBV。

慢性乙肝肝组织炎症坏死的分级（G）、纤维化程度分期（S）可参照 2001 年“病毒性肝炎防治方案”。目前国际上常用 Knodell HAI 评分系统，亦可采用 Ishak、Scheuer 和 Chevallier 等评分系统或半定量计分方案，了解肝脏炎症坏死和纤维化程度，以及评价药物疗效。

三、诊断

已有乙肝或 HBsAg 阳性史 >6 个月，现 HBsAg 和（或）HBV DNA 仍为阳性者，可诊断为慢性 HBV 感染。根据 HBV 感染者的血清学、病毒学、生化学试验及其他临床和辅助检查结果，可将慢性 HBV 感染分为：

（一）慢性乙肝

1. HBeAg 阳性慢性乙肝　血清 HBsAg、HBV DNA 和 HBeAg 阳性，抗 – HBe 阴性，血清 ALT 持续或反复升高，或肝组织学检查有肝炎病变。

2. HBeAg 阴性慢性乙肝　血清 HBsAg 和 HBV DNA 阳性，HBeAg 持续阴性，抗 – HBe 阳性或阴性，血清 ALT 持续或反复异常，或肝组织学检查有肝炎病变。

根据生化学试验及其他临床和辅助检查结果，上述两型慢性乙肝也可进一步分为轻度、中度和重度。

（二）乙肝肝硬化

乙肝肝硬化是慢性乙肝发展的结果，肝组织学表现为弥漫性纤维化及假小叶形成，两者必须同时具备才能作出肝硬化病理诊断。

1. 代偿期肝硬化　一般属 Child－Pugh A 级。可有轻度乏力、食欲减退或腹胀症状，ALT 和 AST 可异常，但尚无明显肝功能失代偿表现。可有门静脉高压症，如脾亢及轻度食管胃底静脉曲张，但无食管胃底静脉曲张破裂出血，无腹水和肝性脑病等。

2. 失代偿期肝硬化　一般属 Child－Pugh B、C 级。患者常发生食管胃底静脉曲张破裂出血、肝性脑病、腹水等严重并发症。多有明显的肝功能失代偿，如血清白蛋白 <35g/L，胆红素 >35μmol/L，ALT 和 AST 不同程度升高，凝血酶原活动度（PTA）<40%，亦可将代偿期和失代偿期肝硬化再分为活动期或静止期。

（三）携带者

1. 慢性 HBV 携带者　血清 HBsAg 和 HBV DNA 阳性，HBeAg 或抗－HBe 阳性，但 1 年内连续随访 3 次以上，血清 ALT 和 AST 均在正常范围，肝组织学检查一般无明显异常。对血清 HBV DNA 阳性者，应动员其做肝穿刺检查，以便进一步确诊和进行相应治疗。

2. 非活动性 HBsAg 携带者　血清 HBsAg 阳性、HBeAg 阴性、抗－HBe 阳性或阴性，HBV DNA 检测不到（PCR 法）或低于最低检测限，1 年内连续随访 3 次以上，ALT 均在正常范围。肝组织学检查显示：Knodell 肝炎活动指数（HAI）<4 或其他的半定量计分系统病变轻微。

（四）隐匿性慢性乙肝

血清 HBsAg 阴性，但血清和（或）肝组织中 HBV DNA 阳性，并有慢性乙肝的临床表现。患者可伴有血清抗－HBs、抗－HBe 和（或）抗－HBc 阳性。另约 20% 隐匿性慢性乙肝患者除 HBV DNA 阳性外，其余 HBV 血清学标志均为阴性。诊断需排除其他病毒及非病毒因素引起的肝损伤。

四、治疗

治疗的总体目标是最大限度地长期抑制或消除 HBV，减轻肝细胞炎症、坏死及肝纤维化，延缓和阻止疾病进展，减少和防止肝脏失代偿、肝硬化、HCC 及其并发症的发生，从而改善生活质量和延长存活时间。

慢性乙肝治疗主要包括抗病毒、免疫调节、抗炎保肝、抗纤维化和对症治疗，其中抗病毒治疗是关键，只要有适应证，且条件允许，就应进行规范的抗病毒治疗。

（一）抗病毒治疗

1. 抗病毒治疗的时机　慢性乙肝抗病毒治疗是否越早越好，其抗病毒的时机至今未能完全统一。“赞成者”认为，全世界有超过 3.5 亿人存在慢性乙肝，他们是通过垂直或幼时水平感染的。他们的生活质量受到影响，且预期寿命缩短的机会是相当大的。处于病毒复制频繁的患者易于导致纤维化及 HCC 等并发症。纤维化的控制是昂贵的，因而会导致卫生保健资金的流失。有效的治疗可以改变这种不良预后。许多潜在的更为有效和安全的治疗方法正在试验中。我们必须及时利用这些治疗的作用。而“反对者”认为乙肝治疗的目标是防止不良临床后果。目前我们只能通过对患者持续治疗来保持一定治疗反应，而这种方法只有在治疗是安全且无长期治疗的副作用时才可施行。因此，由于目前治疗方法取得的长期利益并不能抵消长期的消耗、副作用以及药物耐受，所以在免疫耐受期的乙肝患者中并不推荐治疗。当免疫耐受被打破且 HBeAg 保持阳性及 ALT 升高 >6 个月的患者可推荐治疗。在此阶段的治疗将更有效，并且患者可因为缩短了活动性肝脏损害期而获益。总之，处于免疫耐受期的乙肝患者是理想的治疗候选者，对这些“免疫耐受”患者应该检测相关免疫耐受被打破的依据，待治疗时机成熟时予以切实有效的治疗。

2. 抗病毒治疗的一般适应证　包括：①HBV DNA $\geqslant 10^5$ 拷贝/ml（HBeAg 阴性者为 $\geqslant 10^4$ 拷贝/ml）。②ALT $\geqslant 2\times$ULN；如用干扰素治疗，ALT 应 $\leqslant 10\times$ULN，血总胆红素水平应 $<2\times$ULN。③如 ALT $<2\times$ULN，但肝组织学显示 Knodell HAI≥4，或≥G2 炎症坏死。

具有①并有②或③的患者应进行抗病毒治疗；对达不到上述治疗标准者，应监测病情变化，如持续 HBV DNA 阳性，且 ALT 异常，也应考虑抗病毒治疗。

应注意排除由药物、酒精和其他因素所致的 ALT 升高，也应排除因应用降酶药物后 ALT 暂时性正常。在一些特殊病例如肝硬化，其 AST 水平可高于 ALT，对此种患者可参考 AST 水平。

3. 抗病毒治疗应答

（1）评价目标：对于慢性乙肝抗病毒治疗过程中的评价目标，过去一直很重视 ALT 等肝脏生化、肝功能的变化，认为肝功能正常是一个重要的标记。目前认为 HBV DNA 载量较 ALT 等肝脏生化指标更显得重要，HBV DNA 载量是慢性乙肝患者发生 HCC 的独立危险因素，长期低水平 HBV DNA 载量有利于减慢乙肝的慢性化进程、降低 HCC 的发生率。为此，引发了对 ALT 正常的高 HBV DNA 载量的慢性 HBV 感染者是否需要治疗的讨论，比较一致地认为，长期保持 HBV DNA 低水平是一个重要的治疗目标。

（2）治疗应答分类：治疗应答包含多项内容，有多种分类方法。如按照应答内容可分为：单项应答，如病毒学应答、血清学应答、生化学应答、组织学应答；联合应答，如完全应答、部分应答、无应答。按应答时间可分为初始或早期应答、治疗结束时应答、持久应答、维持应答等。在治疗过程中尚可出现反弹、复发等临床情况。

4. 干扰素治疗　至今抗乙肝病毒治疗的药物依然只是干扰素和核苷（酸）类似物两类。干扰素可分为普通干扰素和长效干扰素两类，在临床应用中各有特点。

荟萃分析表明，HBeAg 阳性患者经普通α干扰素（IFN-α）治疗 4~6 个月后，治疗组和未治疗组 HBV DNA 转阴率（杂交法）分别为 37% 和 17%，HBeAg 转阴率分别为 33% 和 12%，HBsAg 转阴率分别为 7.8% 和 1.8%，其疗效与基线血清 ALT 水平、肝组织学病变程度呈正相关。有关 HBeAg 阴性患者的 4 次随机对照试验表明，治疗结束时应答率为 38%~90%，但持久应答率仅为 10%~47%（平均 24%）。有人报道，普通 IFN-α 疗程至少 1 年才能获得较好疗效。普通 IFN-α（5MU 皮下注射，每日 1 次）治疗慢性乙肝患者，其中部分患者可出现 ALT 升高，少数患者甚至出现黄疸。治疗代偿期乙肝肝硬化患者时，肝功能失代偿的发生率 <1%。

国际多中心随机对照临床试验显示，用聚乙二醇化 IFN-α2a（PegIFN-α2a，40kDa）治疗 HBeAg 阳性慢性乙肝患者（87% 为亚洲人）48 周并停药随访 24 周，HBeAg 血清学转换率为 32%；HBeAg 阴性患者（60% 为亚洲人）治疗 48 周后随访 24 周，HBV DNA $<2\times 10^4$ 拷贝/ml 的患者为 43%，随访 48 周时为 42%。亚太地区一项Ⅱ期临床研究显示，每周 1

次 PegIFN－α2a（40kDa）治疗24 周，随访24 周时的 HBeAg 血清学转换率高于普通 IFN－α（32% vs. 25%，$P<0.05$）。单用 PegIFN－α2b（12kDa）或与拉米夫定联合应用治疗 HBeAg 阳性慢性乙肝患者 52 周，停药后随访 26 周，两组 HBeAg 血清学转换率均为 29%。PegIFN－α2a（40kDa）在我国已被批准用于治疗慢性乙肝。

对普通 IFN－α 治疗后复发的患者再用普通 IFN－α 治疗仍可获得疗效，亦可换用其他普通 IFN－α 亚型、PegIFN－α2a 或核苷（酸）类似物治疗。

（1）干扰素抗病毒疗效的预测因素：有下列因素者常可取得较好的疗效：①治疗前高 ALT 水平。②HBV DNA $<2\times10^8$ 拷贝/ml。③女性。④病程短。⑤非母婴传播。⑥肝脏纤维化程度轻。⑦对治疗的依从性好。⑧无 HCV、HDV 或 HIV 合并感染者。其中治疗前 HBV DNA、ALT 水平及患者的性别是预测疗效的主要因素。治疗 12 周时的早期病毒学应答对预测疗效也很重要。

（2）干扰素治疗的监测和随访：治疗前应检查：①生化学指标，包括 ALT、AST、胆红素、白蛋白及肾功能。②血常规、甲状腺功能、血糖及尿常规。③病毒学标志，包括 HBsAg、HBeAg、抗－HBe 和 HBV DNA 的基线状态或水平。④对于中年以上患者，应做心电图检查和测血压。⑤排除自身免疫病。⑥尿人绒毛膜促性腺激素（HCG）检测以排除妊娠。

治疗过程中应检查：①开始治疗后第 1 个月，应每 1～2 周检查 1 次血常规，以后每月检查 1 次，直至治疗结束。②生化学指标，包括 ALT、AST 等，治疗开始后每月 1 次，连续 3 次，以后随病情改善可每 3 个月 1 次。③病毒学标志，治疗开始后每 3 个月检测 1 次HBsAg、HBeAg、抗－HBe 和 HBVDNA。④其他，每3 个月检测1 次甲状腺功能、血糖和尿常规等指标。如治疗前就已存在甲状腺功能异常，最好先用药物控制甲状腺功能异常，然后再开始干扰素治疗，同时应每月检查甲状腺功能。治疗前已患糖尿病者，也应先用药物控制糖尿病，然后再开始干扰素治疗。⑤应定期评估精神状态，尤其是对出现明显抑郁症和有自杀倾向的患者，应立即停药并密切监护。

（3）干扰素的不良反应及其处理

1）流感样症候群表现为发热、寒战、头痛、肌肉酸痛和乏力等，可在睡前注射 IFN－α，或在注射干扰素同时服用解热镇痛药，以减轻流感样症状。随疗程进展，此类症状可逐渐减轻或消失。

2）一过性骨髓抑制：主要表现为外周血白细胞（中性粒细胞）和血小板减少。如中性粒细胞绝对计数$\leq1.0\times10^9$/L，血小板 $<50\times10^9$/L，应降低 IFN－α 剂量；1～2 周后复查，如恢复，则逐渐增加至原量。如中性粒细胞绝对计数$\leq0.75\times10^9$/L，血小板 $<30\times10^9$/L，则应停药。对中性粒细胞明显降低者，可试用 G－CSF 或 GM－CSF 治疗。

3）精神异常：可表现为抑郁、妄想、重度焦虑等精神病症状。因此，使用干扰素前应评估患者的精神状况，治疗过程中也应密切观察。抗抑郁药可缓解此类不良反应，但对症状严重者应及时停用 IFN－α。

4）干扰素可诱导产生自身抗体和自身免疫病：包括抗甲状腺抗体、抗核抗体和抗胰岛素抗体。多数情况下无明显临床表现，部分患者可出现甲状腺疾病（甲减或甲亢）、糖尿病、血小板减少、银屑病、白斑、类风湿关节炎和系统性红斑狼疮样综合征等，严重者应停药。

5）其他少见的不良反应：包括肾脏损害（间质性肾炎、肾病综合征和急性肾衰竭等）、心血管并发症（心律失常、缺血性心脏病和心肌病等）、视网膜病变、听力下降和间质性肺炎等。发生上述反应时，应停止干扰素治疗。

（4）干扰素治疗的禁忌证

1）绝对禁忌证：包括妊娠、精神病史（如严重抑郁症）、未能控制的癫痫、未戒断的酗酒/吸毒者、未经控制的自身免疫病、失代偿期肝硬化、有症状的心脏病、治疗前中性粒细胞计数 $<1.0\times10^9$/L 和治疗前血小板计数 $<50\times10^9$/L。

2）相对禁忌证：包括甲状腺疾病、视网膜病、银屑病、既往抑郁症史、未控制的糖尿病、未控制的高血压、总胆红素 >51μmol/L（特别是以间接胆红素为主者）。

5. 核苷（酸）类似物治疗

（1）拉米夫定：国内外随机对照临床试验表明，每日口服拉米夫定 100mg 可明显抑制 HBV DNA 水平，HBeAg 血清学转换率随治疗时间延长而提高，治疗 1、2、3、4、5 年后 HBeAg 血清转换率分别为 16%、17%、23%、28%、35%；治疗前 ALT 水平较高者，一般 HBeAg 血清学转换率也较高。长期治疗可以减轻炎症，降低肝纤维化和肝硬化的发生率。随机对照临床试验表明，本药可降低肝功能失代偿和 HCC 发生率。在失代偿期肝硬化患者也能改善肝功能，延长生存期。国外研究结果显示，拉米夫定治疗儿童慢性乙肝的疗效与成人相似，安全性良好。

对乙肝肝移植患者，移植前用拉米夫定，移植后拉米夫定与 HBIG 联用，可明显降低肝移植后 HBV 再感染，并可减少 HBIG 剂量。

随用药时间的延长，患者发生病毒耐药变异的比例增高（第 1、2、3、4 年分别为 14%、38%、49%、66%），从而限制其长期应用。部分患者在发生病毒耐药变异后会出现病情加重，少数甚至发生肝功能失代偿。另外，部分患者在停用本药后会出现 HBV DNA 和 ALT 水平升高，个别患者甚至可发生肝功能失代偿。我国 SFDA 已批准拉米夫定用于肝功能代偿的成年慢性乙肝患者。

（2）阿德福韦酯：目前临床应用的阿德福韦酯是阿德福韦的前体，在体内水解为阿德福韦，发挥抗病毒作用。阿德福韦酯是 5′-单磷酸脱氧阿糖腺苷的无环类似物。随机双盲安慰剂对照的临床试验表明，在 HBeAg 阳性慢性乙肝患者，口服阿德福韦酯可明显抑制 HBV DNA 复制，应用 1、2、3 年时的 HBV DNA 转阴率（<1 000 拷贝/ml）分别为 28%、45%、56%，HBeAg 血清学转换率分别为 12%、29%、43%；其耐药发生率分别为 0%、1.6%、3.1%；治疗 HBeAg 阴性者 1、2、3 年的耐药发生率分别为 0%、3.0% 和 5.9%～11%。本药对拉米夫定耐药变异的代偿期和失代偿期肝硬化患者均有效。在较大剂量时有一定肾毒性，主要表现为血清肌酐升高和血磷下降，但每日 10mg 剂量对肾功能影响较小。每日 10mg，治疗 48～96 周，有 2%～3% 患者血清肌酐较基线值上升 >44.2μmol/L（0.5mg/dl）。因此，对应用阿德福韦酯治疗者，应定期监测血清肌酐和血磷。

阿德福韦酯已获我国 SFDA 批准用于治疗慢性乙肝，其适应证为肝功能代偿的成年慢性乙肝患者。本药尤其适合于需长期用药或已发生拉米夫定耐药者。

（3）恩替卡韦：为环戊酰鸟苷类似物，广泛应用于临床时间不长。Ⅱ/Ⅲ期临床研究表明，成人每日口服 0.5mg 能有效抑制 HBV DNA 复制，疗效优于拉米夫定；Ⅲ期临床研究表明，对发生 YMDD 变异者将剂量提高至每日 1mg 能有效抑制 HBV DNA 复制。对初治患者治疗 1 年时的耐药发生率为 0，但对已发生 YMDD 变异患者治疗 1 年时的耐药发生率为 5.8%。

恩替卡韦也已获我国 SFDA 批准用于治疗慢性乙肝，其适应证为肝功能代偿的成年慢性乙肝，包括拉米夫定失效者。

（4）替比夫定：替比夫定是特异的 HBV 聚合酶的抑制剂，临床研究显示替比夫定具有较强的抗 HBV 效果和良好的安全性，已被我国 SFDA 批准用于慢性乙肝的治疗。

（5）应用核苷（酸）类似物治疗时的监测和随访

1）治疗前检查：①生化学指标，包括 ALT、AST、胆红素、白蛋白等。②病毒学标志，包括 HBeAg、抗 - HBe 和 HBV DNA 的基线状态或水平。③根据病情需要，检测血常规、磷酸肌酸激酶和血清肌酐等。另外，有条件的单位治疗前后可行肝组织学检查。

2）治疗过程中应对相关指标定期监测和随访，以评价疗效和提高依从性：①生化学指标在治疗开始后每月检查 1 次，连续 3 次，以后随病情改善可每 3 个月检查 1 次。②病毒学标志治疗开始后每 3 个月检测 1 次 HBsAg、HBeAg、抗 - HBe、HBV DNA。③根据病情需要，检测血常规、血清磷酸肌酸激酶和肌酐等指标。

无论治疗前 HBeAg 阳性或阴性患者，于治疗 1 年时仍可检测到 HBV DNA，或 HBV DNA 下降 <2log10 者，应改用其他抗病毒药治疗（可先重叠用药 1 ~ 3 个月）。但对肝硬化或肝功能失代偿患者不可轻易停药。

6. 免疫调节治疗　免疫调节治疗是慢性乙肝治疗的重要手段之一，但目前尚缺乏乙肝特异性免疫治疗方法。胸腺肽 α_1 可增强非特异性免疫功能，不良反应小，使用安全，对于有抗病毒适应证，但不能耐受或不愿接受干扰素和核苷（酸）类似物治疗的患者，有条件时可用胸腺肽 α_1 1.6mg，每周 2 次皮下注射，疗程 6 个月。

7. 其他抗病毒药物及中药治疗　苦参素（氧化苦参碱）系我国学者从中药苦豆子中提取，已制成静注、肌注及口服制剂。我国临床研究表明，本药具有改善肝脏生化学指标及一定的抗 HBV 作用。但其抗 HBV 的确切疗效尚需进一步扩大病例数，进行严格的多中心随机对照临床试验加以验证。中医中药治疗慢性乙肝在我国应用广泛，但多数药物缺乏严格随机对照研究，其抗病毒疗效尚需进一步验证。

8. 关于联合治疗　有研究报道，拉米夫定和胸腺肽 α_1 的联合治疗可提高持久应答率，但尚需进一步证实。干扰素或拉米夫定与其他药物（包括中草药）联合治疗慢性乙肝的疗效也需进一步证实。目前不推荐干扰素联合拉米夫定治疗 HBeAg 阳性或阴性慢性乙肝。对 IFN - α、拉米夫定序贯治疗的效果尚需进一步研究。也不推荐拉米夫定联合阿德福韦酯用于初治或未发生拉米夫定耐药突变的慢性乙肝患者。

9. 抗病毒治疗的推荐意见

（1）慢性 HBV 携带者和非活动性 HBsAg 携带者：对慢性 HBV 携带者应动员其做肝组织学检查，如肝组织学显示 Knodell HAI≥4 或≥G2 炎症坏死者，需进行抗病毒治疗。如肝炎病变不明显或未做肝组织学检查者，建议暂不进行治疗。非活动性 HBsAg 携带者一般不需治疗。上述两类携带者均应每 3 ~ 6 个月进行生化学、病毒学、甲胎蛋白和影像学检查，一旦出现 ALT≥2 × ULN，且同时 HBV DNA 阳性，可用 IFN - α 或核苷（酸）类似物治疗。

（2）HBeAg 阳性慢性乙肝患者：对于 HBV DNA 定量 $\geq 1 \times 10^5$ 拷贝/ml，ALT 水平≥ 2 × ULN，或 ALT < 2 × ULN，但肝组织学显示 Knodell HAI≥4，或≥G2 炎症坏死者，应进行抗病毒治疗。可根据具体情况和患者的意愿，选用 IFN - α（ALT 水平应 < 10 × ULN）或核苷（酸）类似物治疗。对 HBV DNA 阳性但 $< 1 \times 10^5$ 拷贝/ml 者经监测病情 3 个月，HBV

DNA 仍未转阴，且 ALT 异常，则应抗病毒治疗。

1）普通 IFN－α 5MU（可根据患者的耐受情况适当调整剂量），每周 3 次或隔日 1 次，皮下或肌内注射，一般疗程为 6 个月。如有应答，为提高疗效，亦可延长疗程至 1 年或更长。应注意剂量及疗程的个体化。如治疗 6 个月无应答者，可改用其他抗病毒药物。

2）PegIFN－α2a 50～180μg，每周 1 次皮下注射，疗程 1 年。剂量应根据患者耐受性等因素决定。

3）拉米夫定 100mg，每日 1 次日服。治疗 1 年时，如 HBV DNA 检测不到（PCR 法）或低于检测下限，ALT 复常，HBeAg 转阴但未出现抗－HBe 者，建议继续用药，直至 HBeAg 血清学转换，经监测 2 次（每次至少间隔 6 个月）仍保持不变者可以停药，但停药后需密切监测肝脏生化学和病毒学指标。

4）阿德福韦酯 10mg，每日 1 次口服。疗程可参照拉米夫定。

5）恩替卡韦 0.5mg（对拉米夫定耐药患者为 1mg），每日 1 次口服。疗程可参照拉米夫定。

6）替比夫定 600mg，每日 1 次口服。疗程可参照拉米夫定。

（3）HBeAg 阴性慢性乙肝患者：HBV DNA 定量≥1×10^4 拷贝/ml，ALT 水平≥2×ULN，或 ALT＜2ULN，但肝组织学检查显示 Knodell HAI≥4，或 G2 炎症坏死者，应进行抗病毒治疗。由于难以确定治疗终点，因此应治疗至检测不出 HBV DNA（PCR 法），ALT 复常。此类患者复发率高，疗程宜长，至少为 1 年。因需要较长期治疗，最好选用 IFN－α（ALT 水平应＜10×ULN），或阿德福韦酯或恩替卡韦等耐药发生率低的核苷（酸）类似物治疗。对达不到上述推荐治疗标准，则应监测病情变化，如持续 HBV DNA 阳性且 ALT 异常，也应考虑抗病毒治疗。

1）普通 IFN－α 5MU，每周 3 次或隔日 1 次皮下或肌内注射，疗程至少 1 年。

2）PegIFN－α2a 50～180μg，每周 1 次皮下注射，疗程至少 1 年。

3）阿德福韦酯 10mg，每日 1 次口服，疗程至少 1 年。当监测 3 次（每次至少间隔 6 个月）HBV DNA 检测不到（PCR 法）或低于检测下限和 ALT 正常时可以停药。

4）拉米夫定 100mg，每日 1 次口服，疗程至少 1 年。治疗终点同阿德福韦酯。

5）恩替卡韦 0.5mg（对拉米夫定耐药患者为 1mg），每日 1 次口服。疗程可参照阿德福韦酯。

（4）代偿期乙肝肝硬化患者：HBeAg 阳性者的治疗指征为 HBV DNA≥10^5 拷贝/ml，HBeAg 阴性者为 HBV DNA≥10^4 拷贝/ml，ALT 正常或升高。治疗目标是延缓、降低肝功能失代偿和 HCC 的发生。

1）拉米夫定 100mg，每日 1 次口服。无固定疗程，需长期应用。

2）阿德福韦酯 10mg，每日 1 次口服。无固定疗程，需长期应用。

3）干扰素因其有导致肝功能失代偿等并发症的可能，应用应十分慎重。如认为有必要，宜从小剂量开始，根据患者的耐受情况逐渐增加到预定的治疗剂量。

（5）失代偿期乙肝肝硬化患者：治疗指征为 HBV DNA 阳性，ALT 正常或升高。治疗目标是通过抑制病毒复制，改善肝功能，以延缓或减少肝移植的需求。抗病毒治疗只能延缓疾病进展，但本身不能改变终末期肝硬化的最终结局。干扰素治疗可导致肝功能衰竭，属禁忌证。

对于病毒复制活跃和炎症活动的失代偿期肝硬化患者，在其知情同意的基础上可给予拉米夫定治疗，以改善肝功能，但不可随意停药。一旦发生耐药变异，应及时加用其他已批准的能治疗耐药变异的核苷（酸）类似物。

（6）应用化疗和免疫抑制剂治疗的患者：对于因其他疾病而接受化疗、免疫抑制剂（特别是肾上腺糖皮质激素）治疗的 HBsAg 阳性者，即使 HBV DNA 阴性和 ALT 正常，也应在治疗前 1 周开始服用拉米夫定，每日 100mg，化疗和免疫抑制剂治疗停止后应根据患者病情决定拉米夫定停药时间。对拉米夫定耐药者，可改用其他已批准的能治疗耐药变异的核苷（酸）类似物。核苷（酸）类似物停用后可出现复发甚至病情恶化，应十分注意。

（7）肝移植患者：对于拟接受肝移植手术的 HBV 感染相关疾病患者，应于肝移植术前 1～3 个月开始服用拉米夫定，每日 100mg 口服，术中无肝期加用 HBIG，术后长期使用拉米夫定和小剂量 HBIG（第 1 周每日 800U，以后每周 800U），并根据抗 - HBs 水平调整 HBIG 剂量和用药间隔（一般抗 - HBs 谷值浓度至少在 100～150mU/ml 以上，术后半年内最好 > 500mU/ml），但理想的疗程有待进一步确定。对于发生拉米夫定耐药者，可选用其他已批准的能治疗耐药变异的核苷（酸）类似物。

（8）其他特殊情况的处理

1）普通 IFN - α 治疗无应答患者：经过规范的普通 IFN - α 治疗无应答患者，再次应用普通 IFN 治疗的疗效很低。可试用 PegIFN - α2a 或核苷（酸）类似物治疗。

2）强化治疗：指在治疗初始阶段每日应用普通 IFN - α，连续 2～3 周后改为隔日或每周 3 次的治疗。目前对此疗法意见不一，因此不予推荐。

3）应用核苷（酸）类似物发生耐药突变后的治疗：拉米夫定治疗期间可发生耐药突变，出现“反弹”，建议加用其他已批准的能治疗耐药变异的核苷（酸）类似物并重叠 1～3 个月，或根据 HBV DNA 检测阴性后撤换拉米夫定；也可使用 IFN - α（建议重叠用药 1～3 个月）。

4）停用核苷（酸）类似物后复发者的治疗：如停药前无拉米夫定耐药，可再用拉米夫定治疗或其他核苷（酸）类似物治疗。如无禁忌证，亦可用 IFN - α 治疗。

（9）儿童患者：12 岁以上慢性乙肝患儿，其普通 IFN - α 治疗的适应证、疗效及安全性与成人相似，剂量为 3～6MU/m^2，最大剂量不超过 10MU/m^2。在知情同意的基础上，也可按成人的剂量和疗程用拉米夫定治疗。

（二）抗炎保肝治疗

肝脏炎症坏死及其所致的肝纤维化是疾病进展的主要病理学基础，因而如能有效抑制肝组织炎症，有可能减少肝细胞破坏和延缓肝纤维化的发展。甘草酸制剂、水飞蓟素类等制剂活性成分比较明确，有不同程度的抗炎、抗氧化、保护肝细胞膜及细胞器等作用，临床应用这些制剂可改善肝脏生化学指标。联苯双酯和双环醇等也可降低血清转氨酶特别是 ALT 水平。

抗炎保肝治疗只是综合治疗的一部分，并不能取代抗病毒治疗。对于 ALT 明显升高或肝组织学明显炎症坏死者，在抗病毒治疗的基础上可适当选用抗炎和保肝药物。不宜同时应用多种抗炎保肝药物，以免加重肝脏负担及因药物间相互作用而引起不良效应。

（三）抗纤维化治疗

有研究表明，经 IFN - α 或核苷（酸）类似物抗病毒治疗后，肝组织病理学可见纤维化甚至肝硬化有所减轻，因此抗病毒治疗是抗纤维化治疗的基础。

根据中医学理论和临床经验，肝纤维化和肝硬化属正虚血瘀证范畴，因此对慢性乙肝肝纤维化及早期肝硬化的治疗多以益气养阴、活血化瘀为主，兼以养血柔肝或滋补肝肾。据报道，国内多家单位所拟定的多个抗肝纤维化中药方剂均有一定疗效。今后应根据循证医学原理，按照新药临床研究管理规范（GCP）进行大样本、随机、双盲临床试验，并重视肝组织学检查结果，以进一步验证各种中药方剂的抗肝纤维化疗效。

（四）患者随访

治疗结束后，不论有无治疗应答，停药后半年内至少每2个月检测1次ALT、AST、血清胆红素（必要时）、HBV血清学标志和HBV DNA，以后每3~6个月检测1次，至少随访12个月。随访中如有病情变化，应缩短随访间隔。

对于持续ALT正常且HBV DNA阴性者，建议每6个月进行HBV DNA、ALT、AFP和B超检查。对于ALT正常但HBV DNA阳性者，建议每3个月检测1次HBV DNA和ALT，每6个月进行AFP和B超检查；如有可能，应做肝穿刺检查。

对于慢性乙肝、肝硬化患者，特别是HCC高危患者（>40岁、男性、嗜酒、肝功能不全或已有AFP增高），应每3~6个月检测AFP和腹部B超（必要时做CT或MRI），以早期发现HCC。

对肝硬化患者还应每1~2年进行胃镜检查或上消化道X线造影，以观察有无食管胃底静脉曲张及其进展情况。

（杨廷旭）

第二节　慢性丙型肝炎

一、自然史

暴露于HCV后1~3周，在外周血中可检测到HCV RNA。但在急性HCV感染者出现临床症状时，仅50%~70%患者抗-HCV阳性，3个月后约90%患者抗-HCV阳转。

感染HCV后，病毒血症持续6个月仍未清除者为慢性感染。丙肝慢性化率为50%~85%。感染后20年，儿童和年轻女性肝硬化发生率为2%~4%；中年时期因输血感染者为20%~30%；一般人群为10%~15%。40岁以下人群及女性感染HCV后自发清除病毒率较高；感染HCV时年龄在40岁以上、男性及合并感染HIV并导致免疫功能低下者可促进疾病进展。

HCV相关HCC发生率在感染30年后为1%~3%，主要见于肝硬化和进展性肝纤维化患者；一旦发展成为肝硬化，HCC的年发生率为1%~7%。以上促进丙肝进展的因素以及糖尿病等均可促进HCC的发生。输血后丙肝患者的HCC发生率相对较高。发生肝硬化和HCC患者的生活质量均有所下降。

肝硬化和HCC是慢性丙肝患者的主要死因，其中失代偿期肝硬化最为重要。有报道，一旦发生肝硬化，10年存活率约为80%，如出现失代偿，10年存活率仅为25%。α干扰素（IFN-α）治疗后完全应答者（包括完全应答后复发者）的HCC发生率较低，而无应答者较高。

影响丙肝自然史的因素很多，除上述相关因素外，尚有合并 HBV 感染、嗜酒（50g/d 以上）、非酒精性脂肪肝（NASH）、感染源、感染途径、肝脏高铁载量、合并血吸虫感染、肝毒性药物、环境污染所致的有毒物质、精神障碍、糖尿病和胰岛素抵抗、种族、咖啡因和大麻等。

二、辅助检查

（一）实验室检查

1. 血清生化学检测　ALT、AST 水平变化可反映肝细胞损害程度，但 ALT、AST 水平与 HCV 感染引起的肝组织炎症分度和病情的严重程度不一定平行；急性丙肝患者 ALT 和 AST 水平一般较低，但也有较高者。急性丙肝患者血清白蛋白、凝血酶原活动度和胆碱酯酶活性降低较少，但在病程较长的慢性肝炎、肝硬化或重型肝炎时可明显降低，其降低程度与疾病的严重程度成正比。

慢性丙肝患者中约 30% ALT 水平正常，约 40% ALT 水平低于 2 倍正常值上限。虽然大多数此类患者只有轻度肝损伤，但有部分患者可发展为肝硬化。ALT 水平下降是抗病毒治疗中出现应答的重要指标之一。凝血酶原时间可作为慢性丙肝患者病情进展的监测指标，但迄今尚无一个或一组血清学标志可对肝纤维化进行准确分期。

2. 抗 - HCV 检测　抗 - HCV 酶免疫法（EIA）适用于高危人群筛查，也可用于 HCV 感染者的初筛。但抗 - HCV 阴转与否不能作为抗病毒疗效的考核指标。用第三代 EIA 法检测丙肝患者，其敏感度和特异度可达 99%，因此不需要用重组免疫印迹法（RIBA）验证。但一些血透析、免疫功能缺陷和自身免疫病患者可出现抗 - HCV 假阳性，因此 HCV RNA 检测有助于确诊这些患者是否合并感染 HCV。

3. HCV RNA 检测　在 HCV 急性感染期，在血浆或血清中的病毒基因组水平可达到 $10^5 \sim 10^7$ 拷贝/ml。在 HCV 慢性感染者中，HCV RNA 水平在不同个体之间存在很大差异，变化范围在 $5 \times 10^4 \sim 5 \times 10^6$ 拷贝/ml 之间，但同一名患者的血液中 HCV RNA 水平相对稳定。

（1）HCV RNA 定性检测：对抗 - HCV 阳性的 HCV 持续感染者，需要通过 HCV RNA 定性试验确证。HCV RNA 定性检测的特异度在 98% 以上，只要一次病毒定性检测为阳性，即可确证 HCV 感染，但一次检测阴性并不能完全排除 HCV 感染，应重复检查。

（2）HCV RNA 定量检测：定量聚合酶链反应（qPCR）、分支 DNA（bDNA）、实时荧光定量 PCR 法均可检测 HCV RNA 病毒载量。国外 HCV RNA 定量检测试剂盒有 PCR 扩增的 Cobas V2.0、SuperQuant、LCx HCV RNA 定量分析法等，但 bDNA 的 Versant HCV RNA 2.0 和 3.0 定量分析法应用较为广泛。国内的实时荧光定量 PCR 法已获得 SFDA 的正式批准。不同 HCV RNA 定量检测法可用拷贝/ml 和 U/ml 两种表示方法，两者之间进行换算时应采用不同检测方法的换算公式，如罗氏公司 Cobas V2.0 的 U/ml 与美国国立遗传学研究所的 SuperQuant 的拷贝数/ml 换算公式是：U/ml = 0.854 × 拷贝数/ml + 0.538。

HCV 载量的高低与疾病严重程度、疾病进展并无绝对相关性，但可作为抗病毒疗效评估的观察指标。在 HCV RNA 检测中应注意可能存在假阳性和假阴性结果。

4. HCV 基因分型　HCV RNA 基因分型方法较多，国内外在抗病毒疗效考核研究中应用 Simmonds 等 1 ~ 6 型分型法最为广泛。HCV RNA 基因分型结果有助于判定治疗的难易程度及制定抗病毒治疗的个体化方案。

（二）病理学检查

病理组织学检查对丙肝的诊断、衡量炎症和纤维化程度、评估药物疗效以及预后判断等方面至关重要。急性丙肝可有与甲型、乙型肝炎相似的小叶内炎症及汇管区各种病变，但也可观察到其他的一些组织学特征，如：①单核细胞增多症样病变，即单个核细胞浸润于肝窦中，形成串珠状。②肝细胞大泡性脂肪变性。③胆管损伤伴汇管区大量淋巴细胞浸润，甚至有淋巴滤泡形成。胆管细胞损毁，叶间胆管数量减少，类似于自身免疫性肝炎。④常见界面性炎症。

慢性丙肝肝组织中常可观察到汇管区淋巴滤泡形成、胆管损伤、小叶内肝细胞脂肪变性、小叶内 Kupffer 细胞或淋巴细胞聚集，这些较为特征性的组织学表现对于慢性丙肝的诊断有一定参考价值。

肝组织炎症程度的分级、纤维化程度的分期诊断可参照“病毒性肝炎防治方案”中病理学诊断标准。对于科研或评估治疗药物的疗效，可根据不同需求，选用国内外各种半定量计分方法。

三、诊断

（一）急性丙肝的诊断

1. 流行病学史　有输血史、应用血液制品史或明确的 HCV 暴露史。输血后急性丙肝的潜伏期为 2～16 周（平均 7 周），散发性急性丙肝的潜伏期尚待研究。

2. 临床表现　全身乏力、食欲减退、恶心和右季肋部疼痛等，少数伴低热、轻度肝肿大，部分患者可出现脾肿大，少数患者可出现黄疸。部分患者无明显症状，表现为隐匿性感染。

3. 实验室检查　ALT 多呈轻度和中度升高，抗 - HCV 和 HCV RNA 阳性。HCV RNA 常在 ALT 恢复正常前转阴，但也有 ALT 恢复正常而 HCV RNA 持续阴性者。

有上述 1 +2 +3 或 2 +3 者可诊断。

（二）慢性丙肝的诊断

1. 诊断依据　HCV 感染 >6 个月，或发病日期不明、无肝炎史，但肝脏组织病理学检查符合慢性肝炎，或根据症状、体征、实验室及影像学检查结果综合分析，亦可诊断。

2. 病变程度判定　病变程度判断可参考中华医学会传染病与寄生虫病学分会、肝病学分会联合修订的“病毒性肝炎防治方案”中关于肝脏炎症和纤维化分级、分期的诊断标准。HCV 单独感染极少引起重型肝炎，HCV 重叠 HIV、HBV 等病毒感染或过量饮酒或应用肝毒性药物时，可发展为重型肝炎。HCV 感染所致重型肝炎的临床表现与其他嗜肝病毒所致重型肝炎基本相同，可表现为急性、亚急性和慢性经过。

3. 慢性丙肝肝外表现　肝外临床表现或综合征可能是机体异常免疫反应所致，包括类风湿关节炎、干燥性结膜角膜炎、扁平苔藓、肾小球肾炎、混合型冷球蛋白血症、B 细胞淋巴瘤和迟发性皮肤卟啉症等。

4. 肝硬化与 HCC　慢性 HCV 感染的最严重结果是进行性肝纤维化所致的肝硬化和 HCC。

5. 混合感染　HCV 与其他病毒的重叠、合并感染统称为混合感染。我国 HCV 与 HBV

或 HIV 混合感染较为多见。

6. 肝脏移植后 HCV 感染的复发 丙肝常在肝移植后复发，且其病程的进展速度明显快于免疫功能正常的丙肝患者。一旦移植的肝脏发生肝硬化，出现并发症的危险性将高于免疫功能正常的肝硬化患者。肝移植后丙肝复发与移植时 HCV RNA 水平及移植后免疫抑制程度有关。

四、治疗

（一）抗病毒治疗

1. 抗病毒治疗的目的 抗病毒治疗的目的是清除或持续抑制体内的 HCV，以改善或减轻肝损害，阻止进展为肝硬化、肝衰竭或 HCC，并提高患者的生活质量。

2. 抗病毒治疗的有效药物 IFN－α 是抗 HCV 的有效药物，包括普通 IFN－α、复合 IFN 和 PegIFN－α。后者是在 IFN－α 分子上交联无活性、无毒性的 PEG 分子，延缓 IFN－α 注射后的吸收和体内清除过程，其半减期较长，每周 1 次给药即可维持有效血药浓度。复合 IFN 9μg 相当于普通 IFN－α 3MU。PegIFN－α 与利巴韦林联合应用是目前最有效的抗病毒治疗方案，其次是普通 IFN－α 或复合 IFN、利巴韦林联合疗法，均优于单用 IFN－α。国外最新临床试验结果显示，PegIFN－α2a（180tlg）或 PegIFN－α2b（1.5μg/kg）每周 1 次皮下注射联合利巴韦林口服治疗 48 周的疗效相似，持续病毒学应答（SVR）率可达 54%～56%；普通 IFN－α（3MU）肌注每周 3 次联合利巴韦林治疗 48 周的 SVR 率稍低，为 44%～47%；单用 PegIFN－α2a 或普通 IFN－α 治疗 48 周的 SVR 率分别仅为 25%～39% 和 12%～19%。我国临床试验结果表明，PegIFN－α2a（180μg）24 周单药治疗慢性丙肝的总 SVR 率为 41.5%，其中基因 1 型患者为 35.4%，非 1 型患者为 66.7%。因此，如无利巴韦林的禁忌证，均应采用联合疗法。

（二）抗病毒治疗的适应证

只有确诊为血清 HCV RNA 阳性的丙肝患者才需要抗病毒治疗。

1. 一般丙肝患者的治疗

（1）急性丙肝：IFN－α 治疗能显著降低急性丙肝的慢性化率，因此如检测到 HCV RNA 阳性，即应开始抗病毒治疗。目前对急性丙肝治疗尚无统一方案，建议给予普通 IFN－α 3MU，隔日 1 次肌注或皮下注射，疗程为 24 周，应同时服用利巴韦林 800～1 000mg/d。

（2）慢性丙肝

1）ALT 或 AST 持续或反复升高，或肝组织学有明显炎症坏死（G≥2）或中度以上纤维化（S≥2）者，易进展为肝硬化，应给予积极治疗。

2）ALT 持续正常者大多数肝脏病变较轻，应根据肝活检病理学结果决定是否治疗。对已有明显纤维化（S2、S3）者，无论炎症坏死程度如何，均应给予抗病毒治疗；对轻微炎症坏死且无明显纤维化（S0、S1）者，可暂不治疗，但每隔 3～6 个月应检测肝功能。

3）ALT 水平并不是预测患者对 IFN－α 应答的重要指标。既往曾报道，用普通 IFN－α 治疗 ALT 正常的丙肝患者无明显效果，因而不主张应用 IFN－α 治疗。但最近有研究发现，用 PegIFN－α2a 与利巴韦林联合治疗 ALT 正常的丙肝患者，其病毒学应答率与 ALT 升高的丙肝患者相似。因此，对于 ALT 正常或轻度升高的丙肝患者，只要 HCV RNA 阳性，也可进行治疗，但尚需积累更多患者作进一步临床研究。

（3）丙肝肝硬化

1）代偿期肝硬化（Child－Pugh A 级）患者，尽管对治疗的耐受性和效果有所降低，但为使病情稳定、延缓或阻止肝衰竭和 HCC 等并发症的发生，建议在严密观察下给予抗病毒治疗。

2）失代偿期肝硬化患者，多难以耐受 IFN－α 治疗的不良反应，有条件者应行肝脏移植术。

（4）肝移植后丙肝复发：HCV 相关的肝硬化或 HCC 患者经肝移植后，HCV 感染复发率很高。IFN－α 治疗对此类患者有一定效果，但有促进对移植肝排斥反应的可能，可在有经验的专科医生指导和严密观察下进行抗病毒治疗。

2. 特殊丙肝患者的治疗

（1）儿童和老年人有关儿童慢性丙肝的治疗经验尚不充分：初步临床研究结果显示，IFN－α 单一治疗的 SVR 率似高于成人，对药物的耐受性也较好。65 岁或 70 岁以上的老年患者原则上也应进行抗病毒治疗，但一般对治疗的耐受性较差。因此，应根据患者的年龄、对药物的耐受性、并发症（如高血压、冠心病等）及患者的意愿等因素全面衡量，以决定是否给予抗病毒治疗。

（2）酗酒及吸毒者：慢性酒精中毒及吸毒可能促进 HCV 复制，加剧肝损害，从而加速发展为肝硬化甚至 HCC 的进程。由于酗酒及吸毒患者对于抗病毒治疗的依从性、耐受性和 SVR 率均较低，因此治疗丙肝必须同时戒酒及戒毒。

（3）合并 HBV 或 HIV 感染者：合并 HBV 感染会加速慢性丙肝向肝硬化或 HCC 的进展。对于 HCV RNA 阳性/HBV DNA 阴性者，先给予抗 HCV 治疗；对于两种病毒均呈活动性复制者，建议首先以 IFN－α 加利巴韦林清除 HCV，对于治疗后 HBV DNA 仍持续阳性者可再给予抗 HBV 治疗。对此类患者的治疗尚需进行深入研究，以确定最佳治疗方案。

合并 HIV 感染也可加速慢性丙肝的进展，抗 HCV 治疗主要取决于患者的 CD_4^+ 细胞计数和肝组织的纤维化分期。免疫功能正常、尚无即刻进行高活性抗反转录病毒治疗（HAART）指征者，应首先治疗 HCV 感染；正在接受 HAART 治疗、肝纤维化呈 S2 或 S3 的患者，需同时给予抗 HCV 治疗；但要特别注意观察利巴韦林与抗 HIV 核苷类似物相互作用的可能性，包括乳酸性酸中毒等。对于严重免疫抑制者（CD_4^+ 阳性淋巴细胞 $<2\times10^8$/L），应首先给抗 HIV 治疗，待免疫功能重建后再考虑抗 HCV 治疗。

（4）慢性肾衰竭：对于慢性丙肝伴肾衰竭且未接受透析者，不应进行抗病毒治疗。已接受透析且组织病理学上尚无肝硬化的患者（特别是准备行肾移植的患者），可单用 IFN－α 治疗（应注意在透析后给药）。由于肾功能不全的患者可发生严重溶血，因此一般不应用利巴韦林联合治疗。

（三）抗病毒治疗的禁忌证

1. IFN－α

（1）绝对禁忌证：妊娠、精神病史（如严重抑郁症）、未能控制的癫痫、未戒掉的酗酒/吸毒者、未经控制的自身免疫病、失代偿期肝硬化、有症状的心脏病、治疗前粒细胞 $<1.0\times10^9$/L；治疗前血小板 $<50\times10^9$/L、器官移植者急性期（肝移植除外）。

（2）相对禁忌证：甲状腺疾病、视网膜病、银屑病、既往抑郁症史、未控制的糖尿病、未控制的高血压。

2. 利巴韦林

（1）绝对禁忌证：妊娠、严重心脏病、肾功能不全、血红蛋白病、血红蛋白 <80g/L。

（2）相对禁忌证：未控制的高血压、未控制的冠心病、血红蛋白 <100g/L。

（四）抗病毒治疗应答的类型及影响因素

1. 抗病毒治疗应答的类型　依据所观察的指标不同，可分为生化学应答、病毒学应答及组织学应答。

（1）生化学应答：ALT 和 AST 恢复正常。

（2）病毒学应答

1）早期病毒学应答（EVR）：指治疗 12 周时血清 HCVRNA 定性检测阴性（或定量检测小于最低检测限），或定量检测降低 2 个对数级（log）以上。有早期 EVR 者易获得 SVR，无 EVR 者不易获得 SVR，因此 EVR 可作为预测 SVR 的指标。

2）治疗结束时病毒学应答（ETVR）：即治疗结束时定性检测 HCV RNA 为阴性（或定量检测小于最低检测限）。

3）SVR：即治疗结束至少随访 24 周时，定性检测 HCVRNA 阴性（或定量检测小于最低检测限）。

4）无应答（NR）：指从未获得 EVR、ETVR 及 SVR 者。

5）复发：指治疗结束时为定性检测 HCV RNA 为阴性（或定量检测小于最低检测限），但停药后 HCV RNA 又变为阳性。

6）治疗中反弹：治疗期间曾有 HCV RNA 载量降低或阴转，但尚未停药即出现 HCV RNA 载量上升或阳转。

（3）组织学应答：指肝组织病理学炎症坏死和纤维化的改善情况，可采用国内外通用的肝组织分级（炎症坏死程度）、分期（纤维化程度）或半定量计分系统来评价。

2. 抗病毒治疗应答的影响因素　慢性丙肝抗病毒疗效应答受多种因素的影响。下列因素有利于取得 SVR：①HCV 基因型 2、3 型。②病毒水平 $<2\times10^6$ 拷贝/ml。③年龄 <40 岁。④女性。⑤感染 HCV 时间短。⑥肝脏纤维化程度轻。⑦对治疗的依从性好。⑧无明显肥胖者。⑨无合并 HBV 及 HIV 感染者。⑩治疗方法以 PegIFN－α 与利巴韦林联合治疗为最佳。

（五）治疗方案

治疗前应进行 HCV RNA 基因分型（1 型和非 1 型）和血中 HCV RNA 定量，以决定抗病毒治疗的疗程和利巴韦林的剂量。

1. HCV RNA 基因　为 1 型，或（和）HCV RNA 定量 $\geqslant 2\times10^6$ 拷贝/ml 者，可选用下列方案之一。

（1）PegIFN－α 联合利巴韦林治疗方案：PegIFN－α2a 180μg，每周 1 次皮下注射，联合口服利巴韦林 1 000mg/d，至 12 周时检测 HCV RNA。如 HCV RNA 下降幅度 <2 个对数级，则考虑停药；如 HCV RNA 定性检测为阴转，或低于定量法的最低检测限，继续治疗至 48 周；如 HCV RNA 未转阴，但下降≥2 个对数级，则继续治疗到 24 周。如 24 周时 HCV RNA 转阴，可继续治疗到 48 周；如果 24 周时仍未转阴，则停药观察。

（2）普通 IFN－α 联合利巴韦林治疗方案：IFN－α 3～5MU，隔日 1 次肌注或皮下注射，联合口服利巴韦林 1 000mg/d，建议治疗 48 周。

(3) 不能耐受利巴韦林不良反应者治疗方案：可单用普通 IFN－α、复合 IFN 或 PegIFN，方法同前。

2. HCV RNA 基因　为非1型，或（和）HCV RNA 定量 $<2\times10^6$ 拷贝/ml 者，可采用以下治疗方案之一。

(1) PegIFN－α 联合利巴韦林治疗方案：PegIFN－α2a 180μg，每周1次皮下注射，联合应用利巴韦林 800mg/d，治疗24周。

(2) 普通 IFN－α 联合利巴韦林治疗方案：IFN－α 3MU，每周3次肌注或皮下注射，联合应用利巴韦林 800～1 000mg/d，治疗24～48周。

(3) 不能耐受利巴韦林不良反应者治疗方案：可单用普通 IFN－α 或 PegIFN－α。

国外文献报道，PegIFN－α2b（1.0～1.5μg/kg）与 PegIFN－α2a（180μg）每周1次皮下注射，联合利巴韦林口服48周，两法治疗丙肝的 SVR 率相似。在采用普通 IFN－α 治疗时，有人采用所谓“诱导疗法”，即每日肌注 IFN－α 3～5MU，连用15～30d，然后改为每周3次。国外研究表明，患者对这一方案的耐受性降低，且能否提高疗效尚不肯定，所以现不推荐使用此方法。利巴韦林用量参考：体重>85kg 者，1 200mg/d；65～85kg 者 1 000mg/d；<65kg 者，800mg/d。但也有文献报道，利巴韦林的有效剂量为>10.6mg/kg。

（六）对于治疗后复发或无应答患者的治疗

对于初次单用 IFN－α 治疗后复发的患者，采用 PegIFN－α2a 或普通 IFN－α 联合利巴韦林再次治疗，可获得较高 SVR 率（分别为47%和60%）；对于初次单用 IFN－α 无应答的患者，采用普通 IFN－α 或 PegIFN－α2a 联合利巴韦林再次治疗，其 SVR 率较低（分别为12%～15%和34%～40%）。对于初次应用普通 IFN－α 和利巴韦林联合疗法无应答或复发的患者，可试用 PegIFN－α2a 与利巴韦林联合疗法。

（七）抗病毒治疗的不良反应及处理方法

1. IFN－α 的主要不良反应　见乙肝治疗部分。

2. 利巴韦林的主要不良反应　利巴韦林的主要不良反应为溶血和致畸作用。

(1) 及时发现溶血性贫血：需定期做血液学检测，包括血红蛋白、红细胞计数和网织红细胞计数。在肾功能不全者可引起严重溶血，应禁用利巴韦林。当血红蛋白降至≤100g/L时应减量；血红蛋白≤80g/L 时应停药。

(2) 致畸性：男女患者在治疗期间及停药后6个月内均应采取避孕措施。

(3) 其他不良反应：利巴韦林还可引起恶心、皮肤干燥、瘙痒、咳嗽和高尿酸血症等。

（八）丙肝患者的监测和随访

1. 对接受抗病毒治疗患者的随访监测

(1) 治疗前监测项目：治疗前应检测肝/肾功能、血常规、甲状腺功能、血糖及尿常规。开始治疗后第1个月应每周检查1次血常规，以后每个月检查1次直至6个月，然后每3个月检查1次。

(2) 生化学检测：治疗期间每个月检查 ALT，治疗结束后6个月内每2个月检测1次。即使患者 HCV 未能清除，也应定期复查 ALT。

(3) 病毒学检查：治疗3个月时测定 HCV RNA；在治疗结束时及结束后6个月也应检测 HCV RNA。

（4）不良反应的监测：所有患者要在治疗过程中每6个月、治疗结束后每3~6个月检测甲状腺功能；如治疗前就已存在甲状腺功能异常，则应每月检查甲状腺功能。对于老年患者，治疗前应做心电图检查和心功能判断。应定期评估精神状态，尤其是对表现有明显抑郁症和有自杀倾向的患者，应给予停药并密切防护。

2. 对于无治疗指征或存在禁忌证及不愿接受抗病毒治疗的患者的随访

（1）肝脏活检：显示无或仅为轻微损害者，肝病进展的可能性小，但仍应每24周进行1次体检并检测ALT。必要时可再做肝活检检查。

（2）生化学检查：对ALT持续正常且未进行肝活检者，每24周进行1次体检并检测ALT。

（3）肝硬化患者的随访：如已发展为肝硬化，应每3~6个月检测甲胎蛋白（AFP）和腹部B超（必要时CT或MRI），以早期发现HCC。对于HCC高危患者（>50岁，男性，嗜酒，肝功能不全或已有AFP增高），更应加强随访。另外，对肝硬化患者还应每1~2年行上消化道内镜或食管X线造影检查，以观察有无食管胃底静脉曲张。

（九）提高丙肝患者对治疗的依从性

患者的依从性是影响疗效的一个重要因素。医生应在治疗开始前向患者详细解释本病的自然病程，并说明抗病毒治疗的必要性、现有抗病毒治疗的疗程、疗效及所需的费用等。还应向患者详细介绍药物的不良反应及其预防和减轻的方法，以及定期来医院检查的重要性，并多给患者关心、安慰和鼓励，以取得患者的积极配合，从而提高疗效。

（杨廷旭）

第三节 自身免疫性肝炎

自身免疫性肝炎（auto immune hepatitis，AIH）是由于自身免疫所引起的一组慢性肝炎综合征，呈慢性活动性肝炎表现，检查可见高球蛋白血症和肝脏相关自身抗体出现，可以发展为肝硬化。该病是一类以自身免疫反应为基础，以高丙种球蛋白血症、高血清自身抗体为特征的肝脏炎症性病变。汇管区大量浆细胞浸润并向周围肝实质侵入形成界板炎症是其典型病理组织学特征。此病最早于1950年由Waldenstren提出，由于本病与系统性红斑狼疮存在某些相似的临床表现和自身抗体，最初被称为“狼疮样肝炎”。以后发现本病与系统性红斑狼疮患者在临床表现和自身抗体上有明显差别。1992年，国际会议将“自身免疫性肝病”和“自身免疫性慢性活动性肝炎”统称为“自身免疫性肝炎”，并取消了病程6个月以上的限制，确定本病为非病毒感染性的自身免疫性疾病。

自身免疫性肝炎分3型：Ⅰ型（经典自身免疫性肝炎）以女性多见，有抗核抗体及抗平滑肌抗体（抗肌动蛋白）；Ⅱ型则以儿童多见，以存在抗肝、肾微粒体型抗原的抗体为特征；Ⅲ型以存在抗肝脏可溶性抗原的抗体为特征。Ⅱ、Ⅲ型较少见。

AIH的流行率约为170/10万左右，本病女性多见，男性与女性比例为1∶3.6。年龄一般在15~40岁之间，青少年期是发病高峰期，女性绝经期为另一小高峰。该病有明显的种族倾向和遗传背景，在北欧、英格兰、爱尔兰和犹太等白种民族中发病率高，而在亚洲黄种民族中相对少见。该病任何年龄均可发病。如不治疗易发展为肝硬化，AIH的病死率很高，超过50%的严重AIH患者5年左右死亡，自行缓解比例很低。

一、病因和发病机制

本病为遗传倾向疾病，具备易患基因的人群可在环境、药物、感染等因素激发下起病。患者由于免疫调控功能缺陷，导致机体对自身肝细胞抗原产生反应，表现为以细胞介导的细胞毒性作用和肝细胞表面特异性抗原与自身抗体结合而产生的免疫反应，并以后者为主。自身免疫性肝炎反映了诱发因素、自身抗原、基因易感性和免疫调节网络之间的综合作用结果。

AIH 的病因和发病机制至今尚未完全清楚，可能涉及遗传、病毒感染、药物和毒素、免疫等多种因素。

（一）病毒感染

所有主要的嗜肝病毒都可能引起 AIH ，包括麻疹病毒、甲型肝炎病毒（HAV）、乙型肝炎病毒（HBV）、丙型肝炎病毒（HCV）、丁型肝炎病毒（HDV）、单纯疱疹病毒 1 型和 EB 病毒。一些观察提示，甲型肝炎后可能发展为 AIH ，也有报道乙型肝炎有类似现象。HCV 感染不引起 AIH，但常伴有 AIH 时可见的自身免疫标记阳性。HDV 感染也可伴有大量的自身免疫反应，特别是出现一些自身抗体，然而，尚无证据说明 HDV 感染可以引起 AIH。AIH 患者中约有 9% ~15% 的根据血清学检查可见庚型肝炎病毒 RNA（HGV RNA），但此比例也见于隐源性慢性肝炎，并低于其他肝脏疾病，如慢性病毒性肝炎。

（二）遗传学机制

抗原必须由抗原呈递细胞（APC）呈递给 T 细胞。在此过程中，抗原首先与表达在 APC 表面的 MHC Ⅱ类分子的抗原结合区结合，形成抗原复合物，APC 再将此复合物呈递给 CD_4^+ T 辅助细胞。MHC Ⅱ类分子的抗原结合区由 DRβ 链构成，该区域内的氨基酸种类、空间结构影响 APC 呈递抗原的能力。β 链的序列有多态性，这种多态性影响了抗原的结合、影响了 CD_4^+ T 细胞的激活。人类的 MHC 分子（即 HLA），目前已基本明确 HLA - DRB130301，- DRB130401 是北欧白人Ⅰ型 AIH 的易感基因。上述等位基因 β 链的 67272 短肽氨基酸组成相同，均为 LLEQKR，其中 DRβ71 位的赖氨酸（K）是影响抗原结合和呈递的关键氨基酸残基。赖氨酸位于 HLA Ⅱ类分子抗原结合区边缘上，能够影响 HLA Ⅱ类分子—抗原复合物的空间构型，从而影响免疫细胞的激活。日本、阿根廷、比利时及墨西哥人Ⅰ型 AIH 的易感基因与北欧白人不同（- DRB130404，- DRB130405），原因是不同人种 HLA Ⅱ类分子结合区内的氨基酸序列略有差异。日本和墨西哥人的 HLA - DRβ71 位赖氨酸由精氨酸（R）替代。由于赖氨酸与精氨酸均为极性氨基酸，因而这种多态性对 APC 的抗原结合和呈递功能影响不大。但是如果 DRβ71 位被一个中性氨基酸取代，将大大降低其抗原结合和呈递能力，因而北欧白种人 HLA - DRB131501 等位基因是抗Ⅰ型 AIH 的基因。HLA - DRB130301 及 30401 位点还与疾病的严重程度相关。其影响机制尚未阐明，推测可能在 HLA - DR3 或 DR4 区内还存在另一个影响病情的相关基因和/或在 HLA2DR 分子中存在其他的决定免疫反应的关键氨基酸。

（三）免疫学机制

目前有关机体对自身抗原免疫耐受丧失的机制尚未阐明，相关的假设、理论较多，其中最令人感兴趣的机制是分子模拟机制，即病原体感染机体后，由于病原体上的某些抗原表位与人体组织蛋白的抗原表位相同或相似，导致病原体刺激机体产生的激活淋巴细胞或抗体与组织抗原发生交叉反应，导致组织器官的损伤。如病毒（HCV、麻疹病毒等）和药物（酚酊、呋喃妥因、苯妥英钠、肼苯达嗪等）等通过分子模拟机制导致肝脏自身免疫性损伤。

其他辅助因素女性激素和环境因子，它们可以上调或下调免疫系统的介质或成分，甚或自身抗原。环境因素，例如尼古丁、酒精和营养，可以上调或下调药物代谢酶而后变成自身抗原。

二、临床表现

AIH 约有 30% 的患者的表现是急性的。AIH 也可以表现为暴发性肝衰竭。其余的患者发病隐匿，直到疾病进展到肝脏严重受损时才被确诊。相当比例的患者会出现黄疸、纳差、乏力，女性患者月经紊乱常见。约 10% ~40% 的患者由于肝脏胀痛而引起腹痛，超过 20% 的患者有发热，大多数患者有肝脏肿大，约半数患者可触及脾脏，患者常出现蜘蛛痣，30% ~80% 的患者在发病时已出现肝硬化，10% ~20% 的患者已经出现失代偿性肝硬化，伴有腹水、甚至肝性脑病。约 20% 的患者出现食管静脉曲张。

AIH 的肝外表现很常见，约 63% 的患者至少有肝脏以外的一个脏器疾病证据。6% ~36% 的患者有关节病变和关节肿胀，影响到双侧的大、小关节，这些通常是短暂的，但可反映病变活动，偶尔也会发生侵蚀性关节炎。约 20% 的患者出现皮疹，表现为多形性、丘疹样或痤疮样皮疹，常见过敏性毛细血管炎、扁平苔癣和下肢溃疡。

AIH 还可伴有其他疾病，特别是溃疡性结肠炎，甚至严重的原发性硬化性胆管炎。特别是儿童，原发性硬化性胆管炎最初可表现为慢性肝炎。AIH 患者也有其他自身免疫性疾病和其他疾病发病率的增高，包括自身免疫性甲状腺炎、干燥综合征、肾小管性酸中毒、纤维化性齿槽炎、周围神经炎和肾小球肾炎。

自身免疫性肝炎大多数隐匿或缓慢起病，起先可有关节酸痛、低热、乏力、皮疹、闭经等。易被误诊为关节炎、结缔组织病或月经不调，直到出现黄疸时才被诊断是自身免疫性肝炎。约 20% ~25% 患者的起病类似急性病毒性肝炎，常表现为乏力、恶心、食欲不振、腹胀、黄疸、肝脾肿大、皮肤瘙痒和体重下降不明显等症状，体格检查时常发现患者肝脏呈进行性肿大，有肝掌、黄疸、脾肿大，面、颈、前胸可见蜘蛛痣。病情发展至肝硬化后，可出现腹水、肝性脑病、食管静脉曲张出血。血清 ALT 和 AST 增高，伴 AKP 和 γ－GT 正常或轻度增高。有些患者表现为轻度的肝功异常，有些表现为严重的肝功异常。

自身免疫性肝炎的肝外表现：

（1）对称性、游走性关节炎，多侵犯大关节，可反复发作，伴疼痛及僵直，无关节畸形。

（2）低热、皮疹、皮肤血管炎和皮下出血。

（3）内分泌失调，有类柯氏面容，紫纹，痤疮，多毛，女性闭经；男性乳房发育，桥本甲状腺炎，甲状腺功能亢进，糖尿病等。

（4）肾小管酸性中毒，肾小球肾炎（常为轻型），肾活检示肾小管有结节状免疫球蛋白淤积。

（5）胸膜炎，间质性肺炎、肺不张、纤维性肺泡炎和肺间质纤维化。偶有肺动－静脉瘘形成、肺动脉高压症。

(6) 血液学改变有轻度贫血，白细胞和血小板减少，后两者由于脾功能亢进或免疫性自身抗白细胞或抗血小板抗体所致。

(7) 偶见溃疡性结肠炎，干燥综合征可见于半数病例。

三、实验室检查

(1) 肝功能试验：转氨酶持续或反复增高，常为正常的3~5倍以上，一般为ALT>AST，有时AST>ALT；γ-GT和腺苷脱氨酶常增高，白蛋白多正常，γ-球蛋白增高更为突出，以IgG增高最明显，其次为IgM和IgA，血清胆红素常明显升高。

(2) 免疫血清学检查：多种自身抗体阳性为本病特征。

1) 抗核抗体阳性，见60%~80%患者，滴度一般低于1∶160。

2) 平滑肌抗体，约30%病例阳性，且为高滴度。

3) 线粒体抗体，约30%病例阳性，一般为低或中等滴度。

4) 肝细胞膜抗体（LSP抗体和LMA），对诊断本病有相对特异性，但亦可见于其他肝病。

四、诊断与分型

(一) AIH的临床诊断

AIH患者可能表现为与肝炎、慢性肝病和暴发性肝衰竭（偶然情况下）等有关的非特异性症状。其生化特点为慢性肝酶水平升高，而缺乏诸如乙型肝炎、丙型肝炎、血色病、酒精性肝炎、药物性肝炎、脂肪肝、肝豆状核变性以及α_2胰蛋白酶缺乏性肝病等的证据。

对AIH的诊断而言，排除包括丙型肝炎等在内的常见病毒性肝炎是十分重要的。对非典型肝病或具有HCV感染危险因素的患者而言，为排除可能相伴的HCV感染，有必要应用聚合酶链反应（PCR）进行有关HCV RNA的检测。另外，应用干扰素2α进行治疗的HCV感染者和具有HCV感染的原发性胆汁性肝硬化（PBC）也可能具有AIH的某些特点。

(二) 分型和亚型的血清学诊断

AIH的分型主要依靠自身抗体的检测来进行。随着血清学试验研究的进展，一些新的自身抗体得到证实，AIH分型取得发展。

经典（Ⅰ型）AIH的诊断包括血清免疫球蛋白水平升高，ANA或抗平滑肌抗体（SMA）阳性以及肝活检显示门脉区内浆细胞浸润。针对细胞色素P450-D6的抗肝肾微粒体（LKM）抗体的发现可以确诊Ⅱ型AIH。当存在高滴度LKM抗体而不伴有病毒性肝病时，则可诊断为Ⅱa型AIH。慢性HCV感染也可能产生低滴度LKM抗体，此谓之Ⅱb型AIH，但此类AIH不应视为典型的AIH，其一线治疗应为抗病毒治疗；丁型肝炎也可能产生LKM抗体；LKM阳性的其他罕见疾病包括苯妥英钠、肼苯达嗪等引起的慢性肝病。

可溶性肝抗原（SLA）抗体阳性为Ⅲ型AIH。其他较新发现的自身抗体还有肝膜脂蛋白抗体、抗中性粒细胞胞浆蛋白抗体（ANCA）、无唾液酸糖蛋白受体抗体和肝胰抗体等。虽然这些自身抗体在AIH分型中的意义尚不清楚，但其存在（一种或多种）有助于判断预后。当SMA和ANA阴性而肝活检强烈提示AIH时，上述自身抗体进行检测甚至有助于AIH的诊断。由于大约三分之二的Ⅰ型AIH和原发性硬化性胆管炎（PSC）患者ANCA可能阳性，部分PBC患者也可能阳性，因而其对AIH不具特异性。

AIH主要发生于青年女性，常导致严重的肝炎表现，并可快速进展至肝硬化。血清转氨酶水平升高、界面性肝炎伴或不伴小叶性肝炎或中央－汇管区桥接样坏死以及存在自身抗体是主要的诊断依据。

任何年轻的肝病患者，尤其是没有酒精、药物、病毒病原学的变化的危险因素的患者，都应考虑是否是自身免疫性肝炎。血清蛋白电泳和自身抗体的检测对自身免疫性肝炎的诊断是非常重要的。一部分自身免疫性肝炎的患者血清丙种球蛋白是正常值的两倍，且有抗核抗体或抗平滑肌（抗肌动蛋白）抗体。

交界性肝炎和门脉浆细胞浸润是本病的组织学特征，然而，上述组织学发现并非AIH必须具备的，没有门脉浆细胞浸润并不能除外AIH的诊断。所有拟诊AIH的患者必须彻底除外遗传性疾病（wilson病、α_1－胰蛋白酶缺乏症和遗传性血色病）、感染性疾病（甲型肝炎、乙型肝炎及丙型肝炎等）和药物性肝脏损害（米诺霉素、呋喃妥因、异烟肼、丙硫氧嘧啶和α甲基多巴等所致）。这些疾病中有些会伴有自身免疫现象，最易与AIH相混淆，如Wilson病、药物性肝脏损害和慢性病毒性肝炎特别是慢性丙型肝炎，自身免疫性肝炎的病毒性肝炎血清学标志阴性，而有多种自身抗体存在。肝活检能够较好地予以确诊。

五、治疗

自身免疫性肝炎的治疗原则主要是抑制异常的自身免疫反应，治疗指征主要根据炎症活动程度，而非肝功能受损程度。

（一）一般治疗

活动期要求卧床休息，限制体力活动，禁酒，进食富含维生素饮食。寻找和去除感染灶，忌用对肝脏有损害的药物。

（二）药物治疗

一般治疗同慢性肝炎，肾上腺皮质激素、硫唑嘌呤可使病情缓解，但这些免疫抑制剂长期服用不良反应大，常常影响治疗能否进行下去，如若患者出现症状明显，病情进展快或γ球蛋白≥正常值的2倍，以及谷草转氨酶≥正常值5倍、谷丙转氨酶≥正常值10倍等情况时，可考虑使用皮质类固醇治疗。经使用免疫抑制剂治疗后，65%的患者可获得临床、生化和组织学缓解。有肝硬化和无肝硬化患者10年生存率分别为89%和90%，因此，有必要严格规范用药。其他新药疗法包括环孢霉素、FK506，也取得一定成效。中医中药辨证施治也有一定疗效。

1. 免疫抑制剂　AIH的首选治疗方法是免疫抑制剂。标准的治疗方法是单用强的松龙或合用硫唑嘌呤，两种疗法均可起到缓解症状的作用。单用强的松龙适用于儿童和有白细胞减少、恶液质、妊娠、准备妊娠的年轻妇女，以及硫唑嘌呤不能耐受者。如果没有应用硫唑嘌呤的禁忌证，成年人均应合用硫唑嘌呤，绝经妇女、骨痛、肥胖、脆性糖尿病、不稳定性高血压、情绪不稳和痤疮患者，应该使用强的松龙和硫唑嘌呤联合治疗。联合治疗比单用强的松龙的药物相关性不良反应要少得多。强的松和强的松龙均可使用，但强的松在体内要经肝脏转化为强的松龙，肝脏功能损害严重的患者不应使用。标准的治疗剂量已在全世界广泛应用多年，免疫抑制剂能够提高严重 AIH 患者的存活率。轻到中度炎症活动的患者无需治疗，临床缓解在生化和组织学缓解后出现。大概有 65% 的患者可在治疗后有 18 个月的临床、生化和组织学缓解，从治疗开始到缓解的时间约为 22 个月（6 个月 ~4 年）。20 年存活率超过 80% ，预期寿命与年龄、性别无关。如果治疗 24 个月未得完全缓解，继续治疗似无必要。超过 80% 的治疗有反应者会在 2 年治疗期结束后复发，如果这样，长程、小剂量的免疫抑制剂维持治疗直到缓解。

超过 10% 的 AIH 患者经用常规免疫抑制剂治疗失败，这些患者再用大剂量的强的松并不能导致组织学缓解，反而会引起严重的药物不良反应。

2. 其他免疫抑制剂　如单用强的松龙或联合应用硫唑嘌呤治疗失败，则可试用其他免疫抑制剂，包括环孢素 A、FK506、霉酚酸和环磷酰胺，然而，这些对强的松龙和/或硫唑嘌呤无效的患者仅有一小部分对此治疗有较好反应。

3. 局部类固醇治疗　丁地去炎松是一种具有糖皮质激素受体的高效亲和力的第二代皮质类固醇药物（比强的松龙强 15 倍），代谢产物无糖皮质激素活性，药物在被代谢前到达相应的淋巴细胞。肝脏代谢可出现严重的副反应，如骨病等。丁地去炎松可以降低 AIH 患者的 ALT 水平至正常。

4. 辅助性治疗　患 AIH 的中年妇女，维生素 D（50 000U/d）和钙制剂（1 000mg/d）应与免疫抑制剂联合应用以预防或治疗骨病。

5. 肝移植　肝移植被确定作为伴有肝硬化的终末期 AIH 的非常有效的治疗方法。虽经长程免疫抑制剂治疗获得完全的生化指标缓解，AIH 患者仍会进展到肝硬化。AIH 是肝移植最好的适应证之一，5 年长期存活率比例超过 90% 。有报道肝移植后 AIH 会复发，因此，肝移植后立即应用免疫抑制剂既可以预防排异，又能预防或治疗 AIH 的复发。

6. 中医药治疗　自身免疫性肝炎属中医学黄疸范畴。黄疸的发病，主要是湿浊之邪为患。故《金匮要略·黄疸病脉证并治》有“黄疸所得，从湿得之”的论断。外表湿浊，湿热疫毒等时邪自口而入，蕴结中焦，脾胃运化失常，湿热熏蒸于脾胃，累及肝胆，以致肝失疏泄，胆液不循肠道，随血泛溢，外溢肌肤，上注于目，下流膀胱，使身目小便俱黄，而成黄疸。茵陈蒿汤加减方中茵陈清热利湿，疏肝利胆退黄；大黄通腑化瘀、泄热解毒；虎杖、栀子清泄三焦湿热，利胆退黄；郁金、金钱草、牡丹皮、白芍药疏肝利胆化瘀；砂仁、苍术、木香化湿柔肝利胆；泽泻、猪苓、茯苓渗利湿邪，使湿热分消，从二便而去。中西药物相互配合，中药则清热利湿退黄，西药则消炎、利胆、保肝，两者协同作用，故取得良好的疗效。

六、预后

自身免疫性肝炎的预后与炎症活动严重程度及宿主遗传因素有关，重型病型可突然起病，发热，黄疸持续不消失或反复出现，肝脏功能有明显损伤，严重时可出现肝性腹水、肝性昏迷。因是慢性经过，病情可时好时坏，反复发作，每发作一次，病情就加重一次，最后可发展成肝硬化或肝功能衰竭而死亡。重症患者不经治疗 10 年后死亡率为 90% 。

自身免疫性肝病的病因尚未十分明确，主要是积极预防肝炎病毒（甲、乙、丙型）的感染，以及避免化学物品或某些药物（替尼酸、双肼屈嗪、氟烷、米诺环素、呋喃妥因）的诱发因素。

点特异性干预能对自身免疫反应的关键环节起作用，但尚处于研究阶段。用合成的多肽与自身抗原竞争结合 MHC Ⅱ类分子的位点可阻断免疫细胞激活的一级信号途径，已被用于风湿性关节炎的治疗，在相关抗原特征明确后可用于 AIH。细胞毒性 T 淋巴细胞抗原 24（CTLA24）可干扰二级共刺激信号途径，可溶性 CTLA24 已被用于错配的骨髓受体的免疫抑制。口服自身抗原以产生免疫耐受的疗法已被用于多发性硬化症和风湿性关节炎等。此种疗法可能对 AIH 特别有效，因为摄入的抗原首先经过门脉循环直接释放入肝脏。动物实验表明，通过 T 细胞疫苗可能对激活的细胞毒 T 细胞行克隆性摧毁，在人类运用的关键是找到靶向的 T 细胞克隆。其他有药物破坏细胞内的信号传导途径或调控细胞因子表达，以及基因疗法抗衡调节性细胞因子的过度表达等。

（杨廷旭）

第四节　酒精性肝病

酒精性肝病（alcoholic liver disease，ALD）是由乙醇及其代谢产物对肝细胞的破坏与毒性作用所引的，以肝脏代谢紊乱为基础的急、慢性肝损伤。临床上表现为脂肪肝、酒精性肝炎和肝硬化。这三类病变可以代表酒精性肝损伤的三个不同发展阶段，但是经常前后二种甚至三种病变合并存在，也可以单独出现一种。病变不仅与饮酒量、时间及频度有关，还常与性别、遗传因素、免疫机制及营养状况等有密切的关系。此病多见于欧美，然而近年来，随着我国酒精消耗量的增多，其发病率有逐年增多的趋势，已成为常见多发病。ALD 的预后直接与戒酒密切相关，与其他原因引起的肝病相比预后较好，但如不戒酒，上消化道出血、黄疸、腹水的发生率亦高，从而增加病死率。

一、酒精对肝脏的损害与毒性作用

肝脏是酒精代谢的主要器官。然而，乙醇本身对肝细胞有直接损伤作用，且其衍生物乙醛的毒副反应导致肝脏的代谢紊乱，分述如下。

（一）乙醇的肝损害作用

ALD 患者的肝细胞线粒体常有肿胀和嵴的异常改变，并且这些线粒体内含有颗粒样沉积及包涵体等，以致肝细胞结构及功能异常。酒精可改变微细胞器浆膜理化性质，同时影响糖蛋白的装配，致使细胞表面无涎酸糖蛋白与胰高血糖素受体数目减少。乙醇可通过增强羟自由基的损坏作用或降低氧自由基的正常保护机制，使两者之间失去平衡。长期饮酒者肝细胞谷胱甘肽水平降低，产生线粒体过氧化变化。ALD 患者的小叶中央区肝细胞氧含量很低，大量饮酒增加氧的消耗可使中央肝细胞缺氧，造成肝细胞坏死，亦可发生星群样透明样细胞坏死。乙醇抑制中链脂肪酸的氧化，改变乙酰辅酶 A 的氧化功能，从而抑制多种三羧酸循环酶的活性。另外，乙醇促使脂肪酸的合成，并增加脂肪的储存。乙醇还可以增加脂肪酸的分解率，从而来自不同组织的脂肪酸又被肝脏摄取，肝内甘油三酯的合成率增加并堆积，又因缺乏极低密度脂蛋白而载脂蛋白减少，导致脂肪分泌障碍造成脂肪肝。由于乙醇的氧化作用抑制葡萄糖合成的谷氨酸盐脱氢酶使三羧酸循环运转发生障碍，可减少肝内葡萄糖的合成。酒精诱导 P450 生物转换系统，这一系统对多种致癌前体有激活作用，这是酒精中毒患者肿瘤发病率增高的原因。长期饮酒也增加部分药物的肝毒性作用，微粒体内 P450 系统影响肝微粒体的药物转化酶，使某些药物作用增强，但另一些药物的清除率增加而减低其作用。乙醇还可改变巨噬细胞功能，正常人给予试验剂量的乙醇，血清中出现细胞毒因子。

(二) 乙醛的肝毒性作用

80%的乙醛脱氢酶活性位于线粒体，乙醇所造成线粒体结构与功能的改变，降低乙醛的清除率，血内乙醛水平增高又进一步降低线粒体转运与呼吸功能，抑制其氧化磷酸化及脂肪酸的氧化。乙醛与肝微粒体蛋白共价结合，可选择性的与某种P450结合形成稳定的复合物，还与半胱氨酸和谷胱甘肽结合，影响氧自由基的清除，造成膜的过氧化损伤。还可取代奥古蛋白内的磷酸吡哆醛，限制维生素 B_6 的活性。乙醛蛋白复合物作为一种新抗原，在人体可引起免疫应答反应而加重肝损伤。乙醛显著降低肝内聚合的微管蛋白含量，使微管减少，影响细胞间蛋白质的转运及分泌。乙醛可增加胶原合成及mRNA的合成，促进肝纤维化的形成。乙醛诱导姐妹染色体互换，降低DNA的修复，亦有利于癌症的发生。

二、酒精在肝脏的代谢转化

乙醇80%~95%在人体内转化为乙醛，再转化为乙酸，5%~10%不变从肺、肾、皮肤排出。肝脏是酒精代谢的主要器官，小量在肾脏、肌肉、肠道及肺组织内氧化。在肝脏其氧化位于肝细胞的胞质液及光面内质网，从被氧化量的角度来看，前者更为主要。人类乙醇脱氢酶（ALDH）有20种同工酶，从分子生物学的催化性能可分为Ⅰ、Ⅱ、Ⅲ型，不同型酶的作用底物不同，其生物学功能也异。亚洲人有半数缺乏活动性ALDH2，其肝内存在一种针对ALDH2的抗体。致使血内乙醛浓度较高，饮酒后易致面红，因此，酒精中毒频率较欧美人为高。微粒体乙醇氧化系统（MEOS）主要依赖细胞色素P450系，乙醇与P450结合干扰经P450的药物转化。MEOS仅占肝内乙醇氧化的10%，大部分仍经可溶性乙醇脱氢酶途径，但当后者达到饱和时，由MEOS发挥更大作用。

乙醛在肝脏被乙醛脱氢酶氧化为乙酸，主要发生于线粒体。肝线粒体的乙醛氧化与呼吸链上 NAD^+ 依赖的脱氢酶密切相关。肝病患者饮酒后，乙醛水平为正常人数倍高。饮酒后外周静脉血可测出的乙醛浓度为2μmol，正常人乙醛99%在肝内氧化，另外红细胞也能氧化乙醛，这两个因素构成外周血乙醛的低水平，但酒精性肝病及无肝病的饮酒者血内乙醛的浓度仍高，可能是肝和红细胞内乙醛脱氢酶浓度较低之故。

三、发病机制

乙醇经过肝细胞质内的乙醇脱氢酶的催化，氧化为乙醛，再经乙醛脱氢酶催化转化为乙酸，最终形成二氧化碳。在乙醇氧化过程中脱下的大量氢离子与辅酶Ⅰ结合。辅酶Ⅰ被还原成还原型辅酶Ⅰ，则使其与辅酶Ⅰ的比值上升，以致细胞的氧化、还原反应发生变化，成为代谢紊乱和致病的基础。乙醛为高活性化合物，能干扰肝细胞多方面的功能，如影响线粒体对ATP的产生、蛋白质的生物合成和排泌、损害微管使蛋白、脂肪排泌障碍而在肝细胞内蓄积，引起细胞渗透性膨胀乃至崩溃。由于酒精被氧化时，产生大量的还原型辅酶Ⅰ，而成为合成脂肪酸的原料，从而促进脂肪的合成。乙醛和大量还原型辅酶Ⅰ可以抑制线粒体的功能使脂肪酸氧化发生障碍，导致脂肪肝的形成。

酒精引起高乳酸血症，通过刺激脯氨酸羟化酶的活性和抑制脯氨酸的氧化，而使脯氨酸增加，从而使肝内胶原形成增加，加速肝硬化过程。并认为高乳酸血症和高脯氨酸血症，可作为酒精性肝病肝纤维化生成的标志。

近年证明酒精性脂肪肝与以下有关：游离脂酸进入血中过多；肝内脂肪酸的新合成增加；肝内脂肪酸的氧化减少；甘油三酯合成过多；肝细胞内脂蛋白释出障碍。目前认为酒精对肝细胞的直接毒性作用是脂肪肝的主要原因。

酒精性肝炎有免疫因素的参与，且有重要意义。目前认为肿大的肝细胞不能排出微丝且在肝细胞内聚积形成酒精性透明小体，并引起透明小体的抗体产生。自身肝抗原和分离的酒精性透明小体可以刺激患者淋巴细胞转化和抑制游走移动因子的活力。在酒精性肝硬化可查出自身免疫性特征的天然 DNA 抗体，和肝细胞膜产生 IgG 和 IgA 抗体。这些抗体能被肝浸液吸附。酒精和乙醛还可以改变肝细胞的膜抗原。

四、病理解剖

（一）酒精性脂肪肝

脂肪肝在酒精性肝病中最为常见，它可表现为部分肝细胞脂肪浸润或波及所有肝细胞，受累的肝细胞约 20% ~ 75% 时，使肝重量增加了 2 ~ 3 倍，肝细胞内有甘油三酯呈泡状，迫使细胞核偏边呈"印戒状"。充满脂肪的细胞可破裂、融合而形成"脂囊"，但很少引起炎症反应。戒酒后，病变可消失。

（二）酒精性肝炎

可有脂肪浸润、肝细胞变性坏死，常伴有透明小体，可见多核粒细胞浸润，小叶内结缔组织增加。透明小体在伊红染色时，细胞内可见嗜酸性丝状聚集的致密蛋白质物质，直径 2 ~ 3μm，PAS 阴性。急性酒精性肝炎发作数周至数月，透明小体渐丢失。脂肪变性及气球样变性、炎症的消失早于透明小体，透明小体起初分布于中央区，随其他变化退失转而分布于汇管区。小叶内中性粒细胞浸润为急性酒精性肝炎典型特点，它包围在貌似健康与脂肪变性及气球样变性的肝细胞、甚至在坏死的肝细胞或含透明小体的肝细胞周围。酒精性肝炎反复急性发作可导致小叶结构变形，网状纤维和胶原使肝窦闭塞并包围肝细胞群，进行性病变导致小叶内纤维化，中央区和汇管区的纤维分隔伸展并相互连接。

（三）酒精性肝硬化

是 ALD 终末期病变，酒精性肝硬化初起时常为小结节性肝硬化，但由于酒精性肝炎的反复发作，门脉高压并发胃肠道出血及低血压，肝窦血流量的减少，可转变为混合结节性肝硬化，最后也有发展为大结节性肝硬化，其肝小叶结节可大至 5cm。

五、临床表现

ALD 的发生与饮酒时间长短、饮酒量多少及营养状态呈正相关。遗传因素对酒精有不同的敏感性，酒精性肝炎和肝硬化，以 HLA - B8、B40 者多见。

（一）脂肪肝

酒精性脂肪肝常无临床症状或生化变化，症状隐袭，有轻度上腹不适、肝区痛，偶见黄疸、水肿及维生素缺乏。肝、脾肿大不常见。重者有门脉高压表现，常有腹水，但无硬化，甚至可因低血糖、脂肪栓塞而死亡。

（二）酒精性肝炎

消化道症状较重，可有恶心、呕吐、食欲减退、乏力、消瘦、肝区疼痛等。严重者可呈爆发性肝炎或急性肝功衰竭。

（三）肝硬化

除一般肝硬化症状外，营养不良、贫血、蜘蛛痣、肝掌、男乳女性化、神经炎、肌萎缩等症状比肝炎肝硬化多见。白指甲、Dupuytren 掌挛缩、腮腺增大也可见到。肝大常见，伴有压痛，表明酒精性肝炎并存，但也可不肿大反见萎缩。脾肿大常见，腹水及侧支静脉明显，表明有门脉高压。继发性营养不良及反复的内毒素血症患者，可导致恶病质及高丙种球蛋白血症。

六、诊断

（1）有饮酒病史，严重的肝硬化可伴大细胞性贫血。

（2）丙氨酸氨基转移酶（ALT）及天门冬氨酸氨基转移酶（AST）。是检测 ALD 的最敏感的检查方法。43% ~100% 患者的 AST 增高，但增高的程度并不明确提示病变严重程度。在酒精性肝病，ALT 水平多低于 AST，AST/ALT 应 >1。ALT 若超过 30.0U/L，则可认为肝病非酒精引起。酒精性肝损害时 ALT 为何正常而 AST 却增高的机制尚不明了，可能与乙醇中毒影响吡哆醇的代谢使其缺乏有关。

（3）γ－谷氨酰胺转肽酶（GGT）：血清 γ－谷氨酰胺转肽酶是诊断酒精中毒与酒精性肝损害的敏感指标，但缺乏特异性。目前认为，慢性酒精饮入过量者多有增高，但增高程度不反映酒精消耗量。其活性变化是一种很敏感的酶学变化，在各种肝病都可增高，但此酶活性恢复也快，有些酒精中毒患者含量正常可能与此有关。

（4）谷氨酸脱氢酶（Glutamate dehydrogenase）：是 ALD 小叶损伤最严重的 Rappaport 第三区带肝细胞线粒体酶。血清谷氨酸脱氢酶含量与肝细胞坏死量呈比例，比天门冬氨酸转移酶更能提示组织损伤程度。

（5）血浆 α－氨基 N－丁酸与亮氨酸比例：在酒精中毒时敏感而有特异性，但此种比例改变是肝细胞功能异常的非特异表现，因此仅供参考。

（6）线粒体天冬氨酸氨基转移酶（mAST）：正常人及病毒性肝炎患者线粒体天冬氨酸氨基转移酶仅占血清中总天冬氨酸氨基转移酶活性的 3%，而酒精中毒时，线粒体天冬氨酸氨基转移酶活性可高达 11% ~13%。线粒体天冬氨酸氨基转移酶是比血清总天冬氨酸氨基转移酶、γ－谷氨酰胺转肽酶、谷氨酸脱氢酶更为敏感的检查项目。

（7）碱性磷酸酶（AKP）：ALD 患者碱性磷酸酶常增高 1 ~2.5 倍，个别者可达 5 倍。对此酶异常增高同时伴有胆红素增高时，需与其他病因引起的黄疸鉴别。

（8）血清胆红素含量与凝血酶原时间测定：能预测 ALD 预后，根据酒精性肝炎的临床表现可分为轻、中、重组。凡胆红素少于 85.5μmol/L 为轻病组，胆红素大于 85.5μmol/L 且凝血酶原时间延长达 4s 为中度严重组，胆红素超过 85.5μmol/L 且凝血酶原时间延长超过 4s 者为重病组。此二项检查有参考价值。

（9）血尿素氮及肌酐含量：血清尿素氮及肌酐含量可随酒精性肝炎严重程度不同而呈相应地增高。轻病组血尿素氮为 3.57mmol/L，肌酐为 88μmol/L。重病组血尿素氮为

10.4mmol/L，肌酐为202μmol/L。死亡组患者血尿素氮为13.5mmol/L，肌酐238μmol/L。

（10）糖分子缺少转铁蛋白（carbohydrate deficient transferin，CDT）：酒精中毒特异的标志物。转铁蛋白为具有微异质性的糖蛋白，其中有末端缺少三糖分子的一种同类物。末端缺少糖分子转铁蛋白是乙醛有抑制糖基转移酶活性所致。敏感性达80%，特异性97%，假阳性少。

（11）血液葡萄糖及甘油三酯水平：酒精中毒者葡萄糖及脂质代谢异常，有些酒精性脂肪肝患者血液葡萄糖及甘油三酯水平增高。

（12）血液胰岛素样生长因子-1（IGF-1）：酒精性肝硬化患者血液IGF-1含量降低，低至3.1nmol/L者预后不佳。

（13）肝活检对诊断具有重要的意义，然而20%的酗酒者可有其他疾病。

（14）超声、CT检查可见脂肪肝或明亮肝。

（15）血清IgA及IgG等免疫球蛋白含量均增高，尤其是IgA增高更为明显。抗核抗体或平滑肌抗体部分患者呈阳性。抗肝特异蛋白（liver-specific protein）抗体阳性。酒精性透明小体（alcoholic hyaline）抗原抗体重症时均阳性，恢复期抗原阴性，抗体仍在短时间内呈阳性。若抗原抗体持续阳性表明病情正在处于进展阶段。

七、治疗

治疗的主要目的为减轻酒精性肝炎的严重程度和防止与逆转肝纤维化，并改善已存在的继发性营养不良。

（一）戒酒

及时戒酒可使病死率明显下降，戒酒后几周或几月内临床和病理表现可以改善，伴有凝血酶原活动度降低和腹水时，病程可有反复，但最终可取得缓解。脂肪肝可望于数周至数月内消退，同时补充蛋白质或氨基酸对肝细胞恢复也很重要。

（二）去脂药

腺苷酸可减少肝内甘油三酯的增加，刺激线粒体氧化脂肪酸的作用。ATP有同样的作用。氯贝丁酯可减少甘油三酯的合成，诱导氧化长链脂肪酸。卵磷脂亦有效。

（三）抗纤维化

秋水仙碱和青霉胺能抑制胶原与前胶原合成，并增加胶原酶的产生。但因疗程长，药物可影响肝细胞的正常生理功能。抑制肝纤维化的中药桃仁、丹参、当归、川芎、赤勺、粉防已碱等，分别有改善肝脏微循环，防止肝细胞变性坏死，减少胶原纤维的产生或增强胶原酶的活性等作用，有助于酒精性肝炎纤维化的治疗。最近还发现多烯非饱和性磷脂酰胆碱可防止乙醛介导的肝胶原堆积，并能刺激胶原酶活性增加，对酒精性肝纤维化有用。

（四）氧自由基清除剂

谷胱甘肽、超氧化物歧化酶、丹参，均有清除引起炎症的氧自由基的作用，对酒精性肝炎还可减轻甚至避免激活肝内巨噬细胞、库普弗细胞及贮脂细胞所致病变。

（五）辅酶Ⅰ

可使γ-GT升高已半年者，经1~2周治疗明显下降或恢复正常，改善肝细胞氧化还原作用。

（六）丙基硫尿嘧啶

基于酒精性肝炎代谢率高及肝细胞相对缺氧的情况，用药后发现可改善酒精性肝病的临床症状，但不延长生存期，同时有严重的药物副反应。

（七）胰岛素与胰高血糖素

每日静滴胰岛素及胰高血糖素 12h，治疗 3 周，肝功能可有改善，但需防低血糖反应。如先给予上皮生长因子，然后再给胰岛素及胰高血糖素，效果可望更好。

（八）营养支持

酒精性肝炎的患者可有继发性蛋白质热量不足性营养不良，与疾病的严重度和病死率有关。可改善患者的营养状态，免疫功能，可加速病情恢复。

至于酒精性肝硬化后期伴有的并发症如：肝性脑病、肝肾综合征、大量腹水、门脉高压、食管静脉曲张破裂出血，其治疗与肝硬化类同。

八、预后

戒酒后脂肪肝可完全恢复，急性酒精性肝炎约 50% 转为非活动性肝炎，少部分可发展为肝硬化。肝硬化者约 25% 可完全恢复，比其他原因的肝硬化预后好。但不戒酒急性酒精性肝炎、酒精性肝硬化的死亡率分别占 50% 和 70%。值得注意的是戒酒者的肝癌发生率增高，其原因认为戒酒后患者的生命得到延长外，酒精对肝细胞再生抑制被解除，肝细胞再生过程中细胞凋亡发生异常所致。

（杨廷旭）

第五节　药物性肝病

药物性肝病（drug induced liver disease）是指某些药物所导致的肝脏损害。药物性肝病是一个十分复杂的疾病，药物本身或其代谢产物，或用药后发生过敏反应都可以导致药物性肝病。药物性肝病肝脏损害的临床和病理类型很多，所致的肝脏损害的严重程度有很大差异，可以具有所有肝脏疾病的表现。临床上药物性肝病既可以是急性过程，也可以是慢性过程。轻者仅表现为血清酶学检查异常，重者可诱发急性暴发性肝衰竭或慢性进行性肝病。

据文献报道，因黄疸而住院的患者中，大约 5% 可能由药物所致，大约 10% 的肝病与药物有关，急性重型肝炎中 20% ~50% 与药物有关。统计数据表明，在所有药物不良反应中，药物性肝病占 5% ~10%。

一、病因

目前已知有 800 多种不同的药物可以导致药物性肝病，随着新药的不断问世，药物性肝病发病率也会不断增加。在我国，抗结核药导致的药物性肝损害占首位，其他较常见的药物有抗生素、非甾体抗炎药、抗肿瘤药等，值得注意的是近年中草药所致肝损害的比例上升，约占药物性肝病的 20% ~25%。

二、发病机制

各种药物导致药物性肝病的发病机制不尽相同，但本质都是药物的毒性和人体功能状况、个体易感性等因素相互作用的结果。

药物在肝脏内的代谢过程一般可分为两个阶段：药物在氧化还原酶（或水解酶）作用下生成中间代谢产物，称为第一相反应；上述中间代谢产物在转移酶作用下产生水溶性高的结合产物，称为第二相反应。第一相反应可产生更具化学活性的代谢产物，大多含极性基团，如羟基（-OH）、羧基（-COOH）、氨基（$-NH_2$）或巯基（-SH）等，可对肝细胞产生损害。第二相反应可使第一相反应的代谢产物与葡萄糖醛酸酯、硫酸酯、谷胱甘肽及甲基、乙基等基团结合，使这些第一相反应的代谢产物灭活，增加其水溶性而排泄。位于光面内质网的细胞色素 P450 酶系是肝脏药物代谢第一相反应中最重要的酶系，细胞色素 P450 基因产物的个体变异、细胞色素 P450 酶的活力的个体差异直接影响药物对肝脏的损害。

（一）毒性代谢产物的直接作用

某些药物在肝脏内经过细胞色素 P450 酶的作用，代谢转化为有毒代谢产物，产生有活性的自由基、亲电子基和氧自由基，它们均可与细胞的大分子物质，如蛋白质、核酸、脂质共价结合或导致脂质过氧化，引起肝细胞损害或坏死。其损害程度与药物剂量相关。

自由基引起细胞膜和细胞器膜的不饱和脂肪酸过氧化，改变了膜的流动性和通透性，导致钙离子内流入细胞质，细胞内钙离子浓度升高，破坏了细胞的结构，并使氨基酸功能基团受损，造成肝细胞坏死。亲电子基可与肝细胞蛋白质的巯基结合，导致细胞膜的钙离子转运障碍。细胞核内的 DNA 也是亲电子基的靶分子，如与其共价连接，可引起 DNA 突变，可诱发肝癌。亲电子基与大分子物质共价连接所形成的分子复合物，形成新抗原，可诱发自身免疫性肝损害。氧自由基可造成细胞膜脂质过氧化，造成肝细胞的损害。

肝细胞具有防御药物导致肝细胞损伤的功能。其中最重要的是谷胱甘肽，谷胱甘肽可提供活性巯基，与亲电子基共价结合，从而达到内源性解毒作用；谷胱甘肽通过维持细胞内蛋白质巯基的还原状态，起到抗氧化功能；谷胱甘肽还可以清除细胞内的自由基。

（二）干扰肝细胞正常代谢

某些药物或其代谢产物可以干扰肝细胞正常的代谢过程，继而导致肝细胞的损伤。如乙硫氨酸可以与甲硫氨酸竞争 ATP，影响了甲硫氨酸的利用。有些药物可以干扰毛细胆管膜上转运器的功能，影响胆汁内胆盐、胆红素、磺溴酞钠（BSP）的排泄。雌二醇可影响肝窦细胞膜 Na^+/K^+ -ATP 酶的活性，使胆汁排泄减少，雌激素的这一作用可以被 S-腺苷蛋氨酸逆转。

（三）过敏反应

药物可以半抗原形式与体内某些蛋白质、多肽及多糖等发生不可逆性结合，形成共价结合的全抗原，经巨噬细胞加工后，被致敏的 T 淋巴细胞识别，产生 T 杀伤细胞和抗体依赖性细胞介导的细胞毒（ADCC）作用。也可以是带亲电子基或自由基的药物代谢产物与肝细胞的蛋白质结合，形成抗原，诱发免疫反应。造成免疫性肝损害的药物包括苯妥英钠、磺胺类药物、氟烷等，常伴有关节炎、皮疹、肾炎等变态反应所导致的病变。某些药物所导致的慢性药物性肝病患者外周血内可检测到多种自身抗体。

三、影响药物肝毒性的因素

许多因素可以影响药物在肝细胞内的代谢过程，从而影响药物对肝细胞的毒性，现在发现这些因素主要为营养状况、年龄、性别、遗传、内分泌功能以及某些原有疾病等。

（一）营养状况和饮食习惯

营养缺乏可导致细胞色素 P450 酶的活力和量降低，同样也可以导致肝细胞内具有保护作用的物质缺乏，如谷胱甘肽、维生素 C、维生素 B_2。肥胖者对氟烷、对乙酰氨基酚、甲氨蝶呤的易感性增加。

长期饮酒可使体内谷胱甘肽消耗过多、合成不足，还可引起肝细胞内细胞色素 P450 酶的功能降低，不能有效地清除体内的反应性代谢产物，因而对药物肝毒性的易感性增加。酒精还能增加甲氨蝶呤、异烟肼、对乙酰氨基酚等药物的肝毒性。

（二）年龄

婴儿出生时第二相反应几乎缺失，故对药物毒性更敏感；老年人肝细胞内微粒体酶活性降低，肝肾功能减退，对某些药物的代谢能力下降，也容易发生药物性肝病。

（三）性别

男性的细胞色素 P450 酶的量较女性多，临床上某些药物所致的药物性肝病女性较男性多见。妊娠可加重肝脏的负担，在妊娠期使用某些药物可诱发肝脏脂肪变性。另外，特异性变态反应所导致的药物性肝损害也多见于女性。

（四）原有疾病

多种疾病可以影响药物在体内的代谢。胆道梗阻可抑制细胞色素 P450 酶系统；肝脏疾病使肝脏对药物的代谢能力降低，药物蓄积于肝脏造成肝细胞损害。肾功能损害能增加对四环素、别嘌呤醇的易感性，风湿热及类风湿关节炎增加对阿司匹林的易感性，甲状腺功能亢进增加对四氯化碳的易感性。

（五）遗传因素

遗传性特异体质或遗传因子的变异均可使某些人对一些药物的敏感性增加，例如某些药物在肝细胞内代谢的第一相反应和第二相反应在不同的种族之间有明显的差异。

（六）药物的剂量、疗程、用药方式和联合用药

一般来说，药物剂量越大，疗程越长，肝损伤越严重。如常规剂量的对乙酰氨基酚较少引起肝损害，如超剂量使用，肝损害的发生率明显增加；异烟肼多在用药 3 个月以后出现肝脏损害。

某些药物在联合应用时，其肝毒性增大，例如抗结核药利福平、异烟肼联合用药较单一用药的肝毒性更大。用药方式也对药物性肝损害有影响，一般每天小剂量给药的危险性大于每周 1 次大剂量给药；四环素静脉途径给药易出现肝毒性，而口服很少出现。

四、临床及病理表现

药物性肝病的临床及组织学表现差异很大，最常见的两种损害类型是肝细胞性损害和胆汁淤积性损害，有些药物可以产生多种类型的损害。有些病例没有症状，但有 ALT、AST 升

高。药物性肝损害多有潜伏期，用药后 2 周内发病者占 50% ~ 70%，8 周内发病者达 80% ~90%。

（一）急性肝细胞损伤

急性肝细胞损伤的典型损害是肝细胞变性、坏死。坏死的严重程度不一，可以是点状坏死、灶性坏死、桥状坏死、大片状坏死或弥漫性坏死。可见嗜酸性小体，汇管区和肝小叶内有多种炎症细胞浸润，Kupffer 细胞增多，有时可见纤维化，大片状坏死可伴有肝脏网状结构的塌陷。病变主要发生于肝小叶第 3 区，少数可见于第 1 区和第 2 区，因为第 3 区药物代谢酶的浓度最高，且窦状隙内氧浓度最低。

临床表现主要有乏力、纳差、恶心、呕吐、皮肤巩膜黄染等急性肝炎样症状，重者可发生急性暴发性肝衰竭。肝脏可肿大。肝功能检查主要是 ALT、AST 明显升高，碱性磷酸酶可正常或轻度升高，胆红素也有不同程度升高，若伴有胆红素明显升高，表示病情较严重。

造成急性肝细胞损伤的药物主要有麻醉药（氟烷、恩氟烷等）、非甾体抗炎药（对乙酰氨基酚、双氯芬酸、舒林酸等）、抗惊厥药（苯妥英钠、卡马西平、丙戊酸等）、抗微生物药（异烟肼、利福平、酮康唑、磺胺嘧啶、吡嗪酰胺等）。

（二）胆汁淤积

药物所致的胆汁淤积性肝损伤的临床表现与实验室检查和肝内胆汁淤积相似。皮肤瘙痒、小便黄、皮肤巩膜黄染、纳差等症状比较明显，血清碱性磷酸酶、γ-谷氨酰转肽酶升高是突出的生化改变，ALT、AST 可轻度升高。药物所致的胆汁淤积性肝损伤可以分为以下三种类型：

1. 非炎症性胆汁淤积　又称单纯淤胆型，表现为肝细胞分泌胆汁异常。病理变化主要是肝小叶中心区淤胆，没有或很少有肝细胞变性、坏死，毛细胆管内有胆栓，肝细胞和 Kupffer 细胞内有胆色素沉着，电镜下可见毛细胆管扩张，微绒毛缩短或消失，毛细胆管周围溶酶体增多。此型多由雌激素、雄激素、合成类固醇类药物所致，其中甲睾酮最为常见，常在服药数月后出现黄疸。

2. 炎症性胆汁淤积　其特征以胆汁淤积为主，伴明显的肝细胞变性、坏死，汇管区有多种炎症细胞浸润，肝细胞可见气球样变性、轻度脂肪变性、灶性坏死。此型损害除药物的毒性作用外，常有过敏反应、免疫性肝损害参与。多由氯丙嗪、依托红霉素、阿莫西林-克拉维酸、丙硫氧嘧啶、吡罗昔康、磺脲类、吩噻嗪类、三环类抗抑郁药等药物所致，预后一般较好。

3. 胆管性胆汁淤积　此型较少见，临床表现与原发性胆汁性肝硬化相似。损伤的特征是小叶间淤胆，并有进行性小胆管破坏、消失。常由氟氯西林、噻苯达唑等药物所致。

另外，氟尿苷经肝动脉灌注化疗后可出现一种特殊类型的药物性肝损害，氟尿苷可诱发血管炎，导致胆管缺血性损伤，造成弥漫性胆管狭窄，表现类似于原发性硬化性胆管炎。

（三）脂肪变性（脂肪肝）

药物的肝细胞毒性可导致肝内蛋白质合成受到抑制，极低密度脂蛋白减少，甘油三酯在肝细胞内堆积，形成脂肪肝。临床上患者常有乏力、右上腹隐痛等症状，可有肝脏肿大，血清 ALT 可升高。其病理变化主要有大泡型和小泡型两种类型。

1. 大泡型脂肪变性　多为慢性，病理改变主要是肝细胞内脂肪滴融合成大泡，占据肝细胞体积的大部分。还可见到肝细胞 Mallory 小体形成、气球样变、小叶炎症、窦周炎症和窦周纤维化等改变。此型损害典型的是由皮质类固醇、酒精、甲氨蝶呤、硫唑嘌呤、丝裂霉素等药物引起。

2. 小泡型脂肪变性　此型比较少见，多为急性，与妊娠期急性脂肪肝和 Reye 综合征相似。通常伴有明显的肝细胞功能异常，并可导致暴发性肝衰竭。病理改变主要是脂肪小滴在整个肝细胞内沉积，镜下肝细胞呈泡沫样改变。大剂量静脉滴注四环素，口服丙戊酸、布洛芬、吡罗昔康等药物可导致此型肝细胞损伤。

（四）慢性肝细胞损害

一些药物导致的药物性肝损害临床过程呈慢性发展，其临床表现、血清学改变和组织学变化类似于慢性肝炎，甚至可引起肝纤维化和肝硬化。

1. 慢性肝炎　药物引起的慢性肝损害通常发病缓慢，可无明显症状或症状轻微。患者常有乏力、纳差、厌食、上腹不适等症状，部分患者有肝外表现，如关节痛、多毛、闭经、皮肤黏膜病变、痤疮等。血清 ALT、胆红素、γ－球蛋白升高，凝血酶原时间延长，还可出现抗核抗体、抗平滑肌抗体阳性。如并发亚急性重型肝炎，可出现腹水、门脉高压、肝性脑病和肝肾综合征。肝活检肝细胞局灶性变性、坏死，伴有汇管区和小叶内炎症细胞浸润。

2. 肝硬化　药物可以引起结节性肝硬化、胆汁性肝硬化和瘀血性肝硬化。

（五）过敏反应

药物诱发免疫反应导致的肝损害病理改变主要是肝细胞灶性坏死、区带性坏死，临床表现除肝功能损害的症状外，可有发热、皮疹、嗜酸性细胞增多、关节炎、肾炎等。

（六）特殊类型的药物性肝损害

1. 肝肉芽肿　据统计，大约 1/3 肉芽肿性肝炎是由药物导致的，常见的诱发药物包括奎尼丁、别嘌呤醇、苯妥英钠、卡马西平、磺胺类等。患者有发热、厌食、纳差、皮肤巩膜黄染、右上腹痛等症状，常伴有全身过敏和血管炎症状。肝活检可见炎症细胞浸润和肉芽肿形成，肉芽肿多为局灶性，全身其他组织也可有肉芽肿形成。

2. 肝素病　服用胺碘酮、马来酸哌克昔林等药物可引起肝素病，是由于药物导致溶酶体磷脂失活，磷脂分解受抑制，从而引起肝细胞内磷脂沉积。磷脂亦可在其他组织沉积。组织学特点与酒精性肝病相似，可见 Mallory 小体、小胆管增生、肝细胞脂肪变性、炎症细胞浸润。患者有 ALT 升高、肝脏肿大、皮肤病变、神经病变等表现。

3. 肝脏紫斑病　长期口服雌激素、雄激素、6－巯基嘌呤、避孕药等药物可导致该病。发病机制不清，可能是药物损伤肝窦内皮细胞，网状支架塌陷，阻塞了肝血窦血流，导致肝窦扩张。病理学上，在肝脏表面及切面上可见大小不等的、充满血液的囊性空腔，显微镜下可见肝窦囊样扩张，Disse 间隙扩张，腔内充满红细胞和胶原纤维。还可见肝细胞灶性坏死、胆汁淤积、小胆管增生。该病的发生可无临床症状，或仅有肝脏增大，但病情严重者可发生腹腔出血、肝肾衰竭，死亡率较高。本病禁做肝穿刺活检，超声、CT 检查有助于诊断。

4. 肝静脉血栓形成　长期口服避孕药可影响凝血机制，引起肝静脉血栓形成和栓塞、肝静脉狭窄、肝脏淤血，临床上表现为 Budd－Chiari 综合征，出现腹胀、顽固性腹水、肝脏增大。病理学上可见肝小叶中央静脉扩张、肝窦充血、肝小叶中央区坏死，以后肝纤维化、肝硬化。

5. 肝小静脉闭塞症　乌拉坦、硫唑嘌呤、千里光生物碱等药物可导致本病。病变主要累及中央静脉，肝小叶中央区肝窦充血，肝细胞坏死，之后肝纤维化、肝硬化。

6. 肝脏肿瘤　长期口服避孕药、雄激素可引起肝脏良性腺瘤，其发生和服药时间及剂量有关。腺瘤恶变，可发生肝细胞癌或胆管细胞癌，但血清 AFP 水平通常不高。

7. 特发性门脉高压症　长期接触石灰、硫酸铜杀虫剂均可引起本病。病理特点是肝内门静脉末梢闭塞，门静脉血栓形成，汇管区纤维化。临床表现为门脉高压症。

五、诊断

提高对本病的警惕性，本病的诊断并不困难。但因为药物性肝病的临床表现和实验室检查没有特异性，并且有时被患者原有疾病所掩盖，所以易被误诊。

急性药物性肝病常常有明确的服药史、较典型的临床症状和血清学改变，结合停用可疑药物后的效应，往往可以做出诊断。在诊断时应该注意用药剂量、用药途径、用药时间、合并用药、用药和肝脏损害的时间关系等因素。

慢性药物性肝病症状隐匿，由于患者常常患有其他疾病，并且大多接受多种药物治疗，要确定用药和肝脏损害之间的关系很困难。需要详细了解患者的全部用药史（包括发病前 3 个月内使用过的药物）、饮酒史、有无肝病、有无药物过敏史、有无过敏性疾病、原患疾病是否可累及肝脏等情况，根据药物接触史、临床表现、实验室检查做出诊断。

诊断药物性肝病可参考以下条件：

（1）肝脏损害出现在用药后 1 ~ 4 周，也可于用药后数月才出现。

（2）有发热、皮疹、瘙痒、关节痛、淋巴结肿大等肝外症状，如有系统性脉管炎，更有助于诊断。

（3）停药后血清 ALT 在 1 周后开始逐步下降，其他肝功能指标也有好转。

（4）可排除酒精、病毒性肝炎或其他疾病所致肝脏损害。

（5）血常规检查嗜酸性细胞 >6%，单核细胞增多。

（6）淋巴细胞转化试验和（或）巨噬细胞（或白细胞）移动抑制试验阳性。

（7）提示药物性肝病的组织学改变。

（8）偶尔再次用药可再次发生肝损害。

凡符合上述第 1 条，加 2 ~ 8 条中任意两条，可考虑诊断药物性肝病。

六、治疗

（一）停用相关药物

立即停用与肝损害相关的药物是治疗的关键。很多患者在停用相关药物后，肝功能可恢复正常，对与可疑药物相似的药物亦属禁忌。如患者的药物不能停用，则应全面权衡相关的利弊，改变用药剂量、用药方法，并定期检测肝功能。

（二）支持治疗

患者应卧床休息，有利于减轻肝脏负担，有助于肝细胞修复和再生。应补充足够的蛋白质、热量、维生素C、维生素B和维生素E，以利于肝细胞修复和再生。但摄入的热量不宜过多，以免形成脂肪肝。同时要注意维持水、电解质和酸碱平衡。

（三）清除体内药物

胃肠道内残留的药物可以通过洗胃、导泻等方法清除。对于血液内的残留药物，可根据药物在体内分布的情况，可采用血液透析、利尿等方法清除。

（四）药物治疗

补充谷胱甘肽可以保护肝细胞膜，并与药物代谢产物结合，消除脂质过氧化，减轻药物的肝毒性。可每日1.2g静脉滴注。多烯磷脂酰胆碱是体内不能合成的必需磷脂，可以结合到肝细胞膜的结构中，有益于肝细胞的再生，改善肝脏损害的组织学变化，并改善肝功能。常用剂量为每日0.5～1.0g静脉滴注，病情较轻者可以减量或口服。也可选用水飞蓟宾、腺苷蛋氨酸等，有出血倾向者可用维生素K_1。

有明显胆汁淤积者，可用熊去氧胆酸（ursodeoxycholic acid，UDCA）。有报道患者使用UDCA治疗后，血清ALT、胆红素、碱性磷酸酶等指标下降，肝脏组织学改变有所改善。其机制可能与改善肝细胞功能、扩张毛细胆管、增加胆汁酸排泄有关。常用剂量为100～200mg，每日3次。苯巴比妥可促进胆红素与葡萄糖酸、γ－球蛋白的结合，增加其转运，降低血浆胆红素浓度；还可增加细胞膜Na^+/K^+－ATP酶的活性。常用剂量为40～60mg，每日3次。

糖皮质激素用于药物性肝炎胆汁淤积目前尚有争议。一般认为，糖皮质激素具有非特异性抗炎、促进某些酶的合成、促进胆汁分泌、抑制过敏和免疫反应等作用，但临床应用疗效不甚满意，且有较多不良反应，应慎重使用。可用泼尼松30mg/d，用药5d如胆红素下降40%～50%，则减量继续使用，总疗程2周；如用药7d无效，应停药。

对乙酰氨基酚引起的药物性肝病可用N－乙酰半胱氨酸解毒。

病情严重的药物性肝病可发生肝性脑病、肝衰竭，应按肝性脑病、肝衰竭给予相应处理，必要时可考虑肝移植。

七、预防

药物性肝病是一种医源性疾病，应提高警惕，预防其发生，尽量把药物性肝病的发生率降到最低。一般应注意以下几点：

（1）注意用药安全，尽量选用肝毒性较小的药物；严格遵守药典规定的剂量、疗程，尽量避免大剂量、长疗程使用同一种药物。

（2）了解有无药物性肝病的易患因素，如患者的年龄、性别、营养状况、有无药物过敏史及过敏性疾病，有无饮酒史、肝肾功能情况等。

（3）尽量避免同类药物的重复使用。

（4）用药期间血清转氨酶、胆红素、碱性磷酸酶等指标和肝脏影像学检查应该作为常规检查项目定期复查，以便及时发现药物性肝损害。

（5）一旦出现肝功能异常，应立即停药，并避免再次使用相同或化学结构相似的药物。

八、预后

急性药物性肝损害如能及时诊断、立即停药，经适当处理后大多数患者预后良好，一般

1～3个月内肝功能逐步恢复。如有大片状或弥漫性肝细胞坏死，则预后较差，可发生肝衰竭或合并肾功能损害，死亡率较高。慢性药物性肝病由于临床表现隐匿，大多无法及时诊断，常进展为肝硬化，预后多较差。

（杨廷旭）

第六节 肝性脑病

肝性脑病（hepatic encephalopathy，HE），曾称肝性昏迷（hepatic coma），是由严重肝病或门－体分流引起的、以代谢紊乱为基础中枢神经系统功能失调后综合征。它也许是可逆的代谢性脑病、脑萎缩、脑水肿中的任何一种，也可是这三种情况任意组合的结果。临床表现轻者可仅有轻微的智力减退，严重者出现意识障碍、行为失常和昏迷。

一、发病机制

（一）神经毒素

氨是促发HE的最主要的神经毒素。虽然肾脏和肌肉均可产氨，但消化道是氨产生的主要部位，当其被吸收后通过门静脉进入体循环。肠道氨来源于：①谷氨酰胺在肠上皮细胞代谢后产生（谷氨酰胺→NH_3＋谷氨酸）。②肠道细菌对含氮物质（摄入的蛋白质及分泌的尿素）的分解（尿素→$NH_3 + CO_2$）。氨以非离子型氨（NH_3）和离子型氨（NH_4^+）两种形式存在，两者的互相转化受pH梯度影响。氨在肠道的吸收主要以NH_3弥散入肠黏膜，当结肠内$pH>6$时，NH_3大量弥散入血；$pH<6$时，则NH_3从血液转至肠腔，随粪便排泄。低血钾时，细胞内K^+外流增加，H^+大量进入细胞内，K^+-H^+交换虽然在一定程度上可以缓冲低血钾，但负面结果是血pH升高，使NH_3大量弥散入血，诱发HE。

健康的肝脏可将门脉输入的氨转变为尿素和谷氨酰胺，使之极少进入体循环。肝衰竭时，肝脏对氨的代谢能力明显减退；当有门体分流存在时，肠道的氨不经肝脏代谢而直接进入体循环，血氨增高。临床上有许多诱因如消化道出血、大量排钾利尿、放腹水、与蛋白饮食、催眠镇静药、麻醉药、外科手术、感染等。均可致氨的生成和吸收增加，使血氨更进一步增高。

（二）神经递质的变化

1. γ－氨基丁酸/苯二氮䓬类（GABA/BZ）神经递质　大脑神经元表面GABA受体与BZ受体及巴比妥受体紧密相连，组成GABA/BZ复合体，共同调节氯离子通道。复合体中任何一个受体被激活均可促使氯离子内流而使神经传导被抑制。过去认为，大脑抑制性神经递质GABA/BZ的增加是导致HE的重要原因。近年的大量实验表明，脑内GABA/BZ的浓度在HE时并没有改变，但在氨的作用下，脑星形胶质细胞BZ受体表达上调。临床上，肝衰竭患者对苯二氮䓬类镇静药及巴比妥类安眠药极为敏感，而BZ拮抗剂，如氟马西尼对部分肝性脑病患者具有苏醒作用，支持这一假说。

2. 假性神经递质　神经冲动的传导是通过递质来完成的。神经递质分兴奋性和抑制性两类，正常时两者保持生理平衡。兴奋性神经递质有儿茶酚胺中的多巴胺和去甲肾上腺素、乙酰胆碱、谷氨酸和门冬氨酸等，食物中的芳香族氨基酸，如酪氨酸、苯丙氨酸等经肠菌脱羧酶的作用分别转变为酪胺和苯乙胺。若肝对酪胺和苯乙胺的清除发生障碍，此两种胺可进入脑组织，在脑内经 β－羟化酶的作用分别形成 β－羟酪胺和苯乙醇胺。后两者的化学结构与正常的神经递质去甲肾上腺素相似，但不能传递神经冲动或作用很弱，因此称为假性神经递质。当假性神经递质被脑细胞摄取并取代了突触中的正常递质，则神经传导发生障碍。

3. 色氨酸　正常情况下色氨酸与白蛋白结合不易通过血脑屏障，肝病时白蛋白合成降低，加之血浆中其他物质对白蛋白的竞争性结合造成游离的色氨酸增多，游离的色氨酸可通过血脑屏障，在大脑中代谢生成5－羟色胺（5－HT）及5－羟吲哚乙酸（5－HITT），两者都是抑制性神经递质，参与肝性脑病的发生，与早期睡眠方式及日夜节律改变有关。

二、临床表现

（一）HE 的常见诱因

肝性脑病发生在严重肝病和（或）广泛门体分流的基础上，临床上常见诱因为：①酒精、药物及麻醉等抑制大脑和呼吸中枢，造成缺氧。②便秘、摄入大量蛋白质食物、上消化道出血、感染、低钾导致代谢性碱中毒等增加氨的产生、吸收及进入大脑；③大量利尿、放胸腹水、呕吐、出血等导致低血容量，肾前性氮质血症，使血氨增高。④手术或自然门体分流，肠源性氨进入体循环增加。⑤HCC 使肝脏对氨的代谢能力明显减退。

（二）症状、体征及分期

HE 主要表现为高级神经中枢的功能紊乱（如性格改变、智力下降、行为失常、意识障碍等）以及运动和反射异常（如扑翼样震颤、肌阵挛、反射亢进和病理反射等）。根据意识障碍程度、神经系统体征和脑电图改变，可将肝性脑病的临床过程分为四期：

一期（前驱期）：焦虑、欣快、激动、淡漠、睡眠倒错、健忘等轻度精神异常，可有扑翼样震颤（flapping tremor），脑电图多数正常。此期临床表现不明显，易被忽略。

二期（昏迷前期）：嗜睡、行为异常（如衣冠不整或随地大小便）、言语不清、书写障碍及定向力障碍。有腱反射亢进、肌张力增高、踝阵挛及 Babinski 征阳性等神经系统体征，有扑翼样震颤，脑电图有特征性异常。

三期（昏睡期）：昏睡，但可唤醒，各种神经系统体征持续或加重，有扑翼样震颤、肌张力增高、腱反射亢进，锥体束征常阳性，脑电图有异常波形。

四期（昏迷期）：昏迷，不能唤醒。由于患者不能合作，扑翼样震颤无法引出。浅昏迷时，腱反射和肌张力仍亢进；深昏迷时，各种反射消失，肌张力降低，脑电图明显异常。

亚临床性肝性脑病（subclinical hepatic encephalopathy，SHE）最近已被更名为轻微肝性脑病（minimal hepatic encephalopathy），是指临床上患者虽无明显上述症状和体征，可从事日常生活和工作，但用精细的智力测验和（或）电生理检测可发现异常，这些患者的反应力常降低，不宜驾车及高空作业。

肝性脑病的临床表现和临床过程因基础肝病不同、肝功能损害严重程度不同及诱因不同而异。HE 分期有助于早期诊断、预后估计及疗效判断。

三、实验室及其他检查

（一）血氨

慢性肝性脑病，尤其是门体分流性脑病患者多有血氨升高，急性肝性脑病患者血氨可以正常。

（二）脑电图

脑电图是大脑细胞活动时所发出的电活动，正常人的脑电图呈α波，每秒8～13次。肝性脑病患者的脑电图表现为节律变慢。2～3期患者表现为δ波或三相波，每秒4～7次；昏迷时表现为高波幅的δ波，每秒少于4次。脑电图的改变特异性不强，尿毒症、呼吸衰竭、低血糖亦可有类似改变。此外，脑电图对亚临床肝性脑病和一期肝性脑病的诊断价值较小。

（三）诱发电位

诱发电位是大脑皮质或皮质下层接收到各种感觉器官受刺激的信息后产生的电位，其有别于脑电图所记录的大脑自发性电活动。可用于轻微肝性脑病的诊断和研究。

（四）心理智能测试

一般将木块图试验、数字连接试验及数字符号试验联合应用，适合于肝性脑病的诊断和轻微肝性脑病的筛选。这些心理智能测试方法简便，无须特殊器材，但受年龄、教育程度的影响。老年人和教育层次比较低者在进行测试时较为迟钝，影响结果。

（五）影像学

头部CT或MRI检查时可发现脑水肿。慢性肝性脑病患者则可发现不同程度的脑萎缩。磁共振波谱分析可测定颅内某些部位代谢产物的含量。

四、诊断和鉴别诊断

有明确肝病病史的患者出现神经、精神症状，HE的诊断不困难，诊断依据如下：①有严重肝病和（或）广泛门体侧支循环形成的基础。②出现精神紊乱、昏睡或昏迷，可引出扑翼样震颤。③有肝性脑病的诱因。④反映肝功能的血生化指标明显异常和（或）血氨增高。⑤脑电图异常。⑥头部CT和MRI排除脑血管意外及颅内肿瘤等疾病。

轻微HE的诊断依据有：①有严重肝病（或）广泛门体侧支循环形成的基础。②心理智能测试、诱发电位及临界视觉闪烁频率异常。

当患者肝病病史不明确，以神经、精神症状为突出表现，应与可引起昏迷的其他疾病，如糖尿病、低血糖、尿毒症、脑血管意外、脑部感染和镇静药过量等相鉴别。对不明原因精神症状的患者，了解其肝病史及检测肝功能等应作为排除HE的常规步骤。

五、治疗

去除HE发作的诱因、保护肝功能免受进一步损伤、治疗氨中毒及调节神经递质是治疗HE的主要措施。

（一）及时去除HE发作的诱因

①禁止饮酒，慎用各种损伤肝脏的药物，停用无益及没有明确疗效的各类药物及保健品。②治疗胸腹水时应注意联合使用保钾和排钾利尿剂，常用螺内酯联合呋塞米，剂量不宜过大。③大量排放腹水时应静脉补充电解质、输入白蛋白以维持有效血容量。④对进食差的患者应重视肠内营养支持，避免低血糖，消化不良者可给予消化酶，也可进食不依赖肠道消化功能的商用肠内营养剂。门体分流术后，应视患者肝功状况，不同程度限制蛋白质饮食。

⑤平时保持大便通畅，减少肠道毒素负荷；消化道出血后，应积极清除肠道积血。⑥给予肠益生菌，有利于肠屏障功能的维护，减少肠菌易位和门脉内毒素水平。⑦预防和控制感染，失代偿期肝硬化患者容易合并感染，特别是对肝硬化大量腹水或合并曲张静脉出血者应高度警惕，必要时予抗生素预防性治疗。一旦发现感染，应积极控制，选用对肝损害小的抗生素。

（二）保护肝功能

①对于伴有活动性乙型病毒性肝炎的患者应予抗乙肝病毒治疗。②S－腺苷蛋氨酸、多烯磷脂酰胆碱、熊去氧胆酸、水飞蓟宾、还原型谷胱甘肽、甘草酸二铵、硫普罗宁、维生素C、维生素E及促肝细胞生长素等药物，可通过解毒、抗氧自由基、增加膜的流动性和稳定性、抗炎症介质及细胞因子等环节，保护肝细胞膜、增加肝细胞的代谢功能、促进肝细胞再生。

（三）治疗氨中毒

1. 减少肠道氨的产生和吸收　HE发生后：①应暂时限制蛋白质饮食，尽量通过肠内营养保证热量供应，补充各种维生素。②口服乳果糖，这是一种合成的双糖，口服后在小肠不会被分解，到达结肠后可被乳酸杆菌、粪肠球菌等细菌分解为乳酸、乙酸而降低肠道的pH。肠道酸化后有利于不产尿素酶的乳酸杆菌的生长，使肠道细菌所产的氨减少；此外，酸性的肠道环境可减少氨的吸收，并促进血液中的氨渗入肠道排出。乳果糖可用于各期肝性脑病及较轻微肝性脑病的治疗，剂量为每日30～60g，分3次口服，调整至患者每天排出2～3次软便。不良反应主要有腹胀、腹痛、恶心、呕吐等，此外，其口感甜腻，使少数患者不能接受。③用生理盐水或弱酸液（如食醋）清洁灌肠，适用于上消化道出血或便秘患者。④口服抗生素，可抑制肠道产尿素酶的细菌，减少氨的生成。常用的抗生素有新霉素、甲硝唑、利福昔明等。新霉素的剂量为2～8g/d，分4次口服，短期使用。利福昔明具有广谱、强效的抑制肠道细菌生长作用，口服不吸收，只在胃肠道局部起作用，剂量为1.2g/d，分三次口服。

2. 促进体内氨的代谢　①L－鸟氨酸－L－门冬氨酸（L－ornithine－L－aspartate，OA）：是一种鸟氨酸和门冬氨酸的混合制剂，能促进体内的尿素循环（鸟氨酸循环）而降低血氨。每日静脉注射20g的OA可降低血氨，改善症状，不良反应为恶心、呕吐。②鸟氨酸－α－酮戊二酸：其降氨机制与OA相同，但疗效不如OA。③其他：谷氨酸钠或钾、精氨酸等药物理论上具有降血氨作用，但尚无证据肯定其临床疗效。尽管如此，当没有更好的降氨药物且患者存在低血钾、低血钠及代谢性碱中毒时，适当应用这类药物，有利于纠正电解质和酸碱失衡。

（四）调节神经递质

1. GABA/BZ复合受体拮抗剂　氟马西尼，可以拮抗内源性苯二氮䓬类所致的神经抑制。对部分3～4期患者具有促醒作用。静脉注射氟马西尼起效快，往往在数分钟之内见效，但维持时间很短，通常在4h之内。其用量为0.5～1mg静脉注射；或1mg/h持续静脉滴注。

2. 减少或拮抗假性神经递质　支链氨基酸制剂是一种以亮氨酸、异亮氨酸、缬氨酸等为主的复合氨基酸。其机制为竞争性抑制芳香族氨基酸进入大脑，减少假性神经递质的形成，其疗效尚有争议，但对于不能耐受蛋白质的营养不良者，补充支链氨基酸有助于改善其氮平衡。

（五）重症监护

维护有效循环血容量、保证能量供应及避免缺氧。注意纠正严重的低血钠。保持呼吸道通畅，对深昏迷者，应做气管切开排痰给氧。用冰帽降低颅内温度，以减少能量消耗，保护脑细胞功能。也可静脉滴注高渗葡萄糖、甘露醇等脱水药以防治脑水肿。

（六）人工肝

用分子吸附剂再循环系统可清除肝性脑病患者血液中部分有毒物质、降低血胆红素浓度及改善凝血酶原时间，有可能赢取时间为肝移植做准备，尤适用于急性肝衰竭患者。生物型人工肝的研究近年有一定进展，期望可在体外代替肝的部分生物功能。

（七）肝移植

肝移植是治疗各种终末期肝病的一种有效手段，严重和顽固性的肝性脑病有肝移植的指征。

六、预后

肝硬化因门腔侧支循环或人工建立的分流道所导致的肝性脑病，多数临床经过良好，可自行恢复。失代偿期肝硬化病程中有明显诱因的肝性脑病，临床表现的各个阶段比较分明，如能去除诱因及恰当治疗可能恢复。肝硬化终末期肝性脑病，起病缓慢，反复发作，逐渐转入昏迷至死亡。暴发性肝衰竭所致的肝性脑病发生后很快昏迷、死亡。

（杨廷旭）

第七节　肝肾综合征

肝肾综合征（hepatorenal syndrome，HRS）是指慢性肝病患者出现进展期肝功能衰竭和门脉高压时，以肾功能损伤、血流动力学改变和内源性血管活性物质明显异常为特征的一种综合征。临床主要表现为进行性少尿或无尿，血尿素氮、肌酐升高等，但肾脏并无明显器质性病变。HRS 是内科急症，在有腹水的肝硬化患者中，HRS 发病率约为 8%，在肝功能衰竭患者中发生率约为 60% ~80%。虽然近年来治疗上的进展显著改善了预后，但其死亡率仍然很高。

一、病因及发病机制

目前广泛接受的为“血管充盈不足学说”。门静脉高压和肝功能不全时，血循环中血管舒张因子，如胰高血糖素、胆酸等在肝脏中摄取和代谢减少；血管内皮生成的旁分泌血管活性分子，如一氧化氮、前列腺素生成增加，上述多因素作用使内脏血管显著扩张。内脏和外周血管扩张，导致有效循环血量不足，全身动脉血管极度低充盈，血管收缩系统（肾素 - 血管紧张素醛固酮系统及交感神经系统）被激活：血管收缩系统对肾血管的作用并不能被肾脏的或全身的血管扩张物质所对抗，肾动脉收缩，肾血流和肾小球滤过率（GFR）下降，最终导致少尿、无尿、血尿素氮和肌酐升高。

肾内血流分布异常也起到十分重要的作用。参与滤过的肾单位主要分布在皮质，HRS

患者皮质血管收缩、血流量减少，而深部髓质的血流量增多；肾动静脉之间形成短路，使肾灌注量进一步减少，从而 GFR 下降。多种相关活性物质如肾素－血管紧张素－醛固酮系统（RAAS）、前列腺素、心房利钠肽、内皮素、精氨酸血管加压素等参与了这一过程。

二、诊断

（一）病史采集要点

（1）急、慢性肝病及其并发症：如肝性脑病的症状。

（2）大多有门脉高压的症状：包括腹胀、消化道出血等。

（3）进行性少尿或无尿：着重了解有无明确的诱因（感染、剧烈利尿、大量放腹水、消化道大出血、休克、应用肾毒性药物等）。

（4）既往有无肾病史，有无肿瘤、慢性肝炎、结缔组织病、高血压等病史。

（二）体格检查要点

（1）肝功能衰竭的体征。

（2）门脉高压的体征。

（三）门诊资料分析

（1）小便常规：多数正常或尿比重增加。

（2）血肾功能检查：血肌酐、尿素氮及尿酸进行性升高；可能合并水电解质及酸碱紊乱，如高钾血症、代谢性酸中毒等。

（3）肝功能检查：多有低白蛋白血症，转氨酶可能正常或异常。

（四）进一步检查项目

（1）在监测肝功能的基础上，继续监测小便及肾功能的变化情况。

（2）其他主要为排除其他可能引起肾功能损害的病因。B 超排除有无尿道梗阻及肾器质性病变。行肿瘤标志物检测等。

（五）诊断要点

HRS 的诊断是基于肾小球滤过率（GFR）降低而无其他原因导致的肾功能衰竭，并没有特异性的检查方法。

HRS 主要诊断标准：①急性或慢性肝病伴晚期肝衰竭和门脉高压。②低 GFR，血肌酐浓度 >130μmol/L（1.5mg/dl），或 24h 肌酐清除率 <40ml/min。③排除其他病因（休克、感染、使用肾毒性药物、剧烈利尿或胃肠道丢失液体等）。④停利尿剂和扩容治疗（输入扩容剂 1.5L）后，肾功能无持久改变［血肌酐水平降至 130μmmol/L（1.5mg/dl）或更低，肌酐清除率升高至 40ml/min 或更高］。⑤尿蛋白 <500mg/d，超声检查无肾、尿路梗阻和实质损害等异常。

次要诊断标准：①尿量 <500ml/d。②尿钠 <10mmol/L。③尿渗透压 > 血渗透压。④尿红细胞 <50 个/高倍视野。⑤血钠 <130mmol/L。

确诊 HRS 应具备全部主要标准。次要标准非确诊必要但可支持诊断。

（六）鉴别诊断要点

1. 休克后肾功能衰竭　肝硬化患者常伴有胃肠道出血和细菌感染而至休克，休克时间过长可导致急性肾小管坏死（ATN）而发生急性肾功能衰竭，这类患者的 ATN 特征与无肝病的 ATN 特征相似。但是，需要鉴别的是一些 HRS 后期患者由于肾血管的进一步收缩可致肾脏缺血而出现 ATN，所以，有无休克病史是鉴别的关键。大出血和感染性休克已足以导致 ATN，故不能称之为 HRS。

2. 细菌感染和肾毒性药物所致的肾功能衰竭 表明肝硬化患者出现自发性细菌性腹膜炎后，接近 1/3 发生于感染有关的肾功能损害。这类肾损害经过有效的抗感染治疗后有 1/3 是可以恢复的，因此，诊断 HRS 需要排除细菌感染。一些药物也可导致肾功能损害，其中最主要的是非甾体类消炎药、氨基糖甙类抗生素、利尿剂等。

3. 肾前性氮质血症 反复呕吐、严重腹泻、腹腔穿刺大量放腹水和过度利尿等均可导致有效循环血容量减少，肾小球滤过率降低，使血清肌酐浓度升高及 24h 肌酐清除率降低，表现特点与 HRS 相似，但是，肾前性氮质血症经扩容后很快得到纠正。HRS 虽经扩容肾功能损害仍不能纠正，所以诊断 HRS 前，有必要停用利尿剂及应用 1. 5L 生理盐水扩容后了解肾功能有无改善，若尿量达 30ml/h 以上或超过补液前 2h 尿量，则考虑肾前性氮质血症，可继续补液。

4. 肾脏本身病变引起的肾功能损害 HRS 无明显的肾小球和肾小管损害，因此无蛋白尿。如果肝硬化患者出现明显的蛋白尿（尿蛋白 >500mg/d），提示肾功能损害是肾脏本身病变引起的，不能诊断 HRS。小便镜检见到红细胞、白细胞、管型也提示肾脏本身病变。值得注意的是，与肝病有关的肾小球疾病并不少见，例如慢性乙型肝炎病毒形成的免疫复合物沉着引起的肾炎，可有尿检异常。尿钠的重吸收与肾小管正常与否有关，尿钠浓度升高提示肾小管损害，HRS 患者无肾小管损害，故通常尿钠 <10mmol/L。尿渗透压反应的是肾脏的浓缩功能，HRS 浓缩功能正常，故通常尿渗透压 > 血浆渗透压。但是，HRS 患者血钠浓度常低于 130mmol/L（稀释性低钠血症），这是 HRS 患者不同于其他肾脏损害的地方。

5. 同时累及肝脏和肾脏的疾病 如多囊性病变、心衰、结缔组织病、药物中毒等。多囊性病变超声检查可发现问题。慢性充血性心力衰竭患者，于急性肺水肿发作后数小时产生的具有肝脏损害和功能性肾脏损害，称为心源性肝肾综合征，根据病史可以鉴别。严重黄疸时，胆红素逐渐蓄积，使肾小管变性、坏死，病理上称之为黄疸肾，表现为小管损害，血清肌酐浓度可无变化。

其他疾病结合病史及临床检查可以鉴别。

（七）临床类型

根据起病急缓，HRS 分为两个临床亚型。

1. Ⅰ型 急进型，其特征是肾功能迅速进展恶化。在几天或 2 周内出现少尿，血肌酐、尿素氮迅速增加，通常在 2 周内血肌酐超过 221μmol/L（2. 5mg/dl），24h 肌酐清除率下降至 <20ml/min，预后较差。此型多见于晚期肝衰竭，部分患者无明显诱因，另一些患者并发于感染特别是自发性腹膜炎、食管静脉曲张出血、腹腔穿刺大量放腹水而未补充胶体溶液。

2. Ⅱ型 渐进型，肾功能障碍进展较慢，可持续数周或数月，GFR 逐步下降，肾功能损害较Ⅰ型轻，预后较好。此型常见于严重肝病尚有一定程度的代偿功能且较稳定者，临床主要表现为对利尿剂有抵抗。

三、治疗

（一）治疗原则

加强原发病治疗，预防 HRS 的发生，恢复有效动脉血容量、改善肾脏血流灌注，肝移植是最确切有效的措施。

（二）治疗计划

治疗原发病，积极预防 HRS 发生。

（1）治疗肝脏基础疾病。

（2）改善或纠正低钾血症、低钠血症和酸碱失衡。

（3）注意预防和处理各种感染、上消化道出血，及时纠正引起肾前性肾衰的各种诱因。特别注意防治自发性腹膜炎，其措施包括：上消化道出血时要静脉使用抗生素；腹水白蛋白小于 1.0g/dl 预防性使用抗生素。发生自发性腹膜炎时要静脉使用抗生素，并且需要长期口服预防再感染。还有研究指出治疗自发性腹膜炎时，抗生素联合白蛋白静滴，造成的继发肾损害和死亡率都明显低于单用抗生素组，从而提示抗生素治疗时，保证充足的血容量，可降低感染导致的肾损害和死亡率。

（4）避免肾毒性药物：氨基糖苷类药物可诱发肝硬化腹水患者急性肾小管坏死。非甾体抗炎药物也是诱发肾功能衰竭的重要因素，其机制可能是抑制肾内前列腺素合成，引起肝硬化腹水患者肾功能减退和水钠排泄障碍。

（5）治疗难治性腹水/张力性腹水/难治性腹水/张力性腹水，是 HRS 前期或早期的先兆症候。在积极预防和治疗 HRS 的同时，临床上急需要解决难治性腹水/张力性腹水的治疗问题。

HRS 治疗首先以扩容为基础，加用小剂量血管收缩药及（或）肾血管扩张药；或 N－乙酰半胱氨酸；有条件者试用 V2 型血管加压素受体拮抗剂。仍未能实施肝移植者，则考虑血液透析、腰交感神经节封闭，最后考虑经颈静脉肝内门体支架分流（TIPS）。

（三）治疗方案的选择

1. 扩容治疗　作为 HRS 的基础治疗，但不能根本解决系统循环及肾血流动力学的改变，应与其他治疗措施联合应用。较多采用新鲜冻干血浆 500～1 000ml/d 或白蛋白 5～10g/d，连续 4d。

（1）肾血管扩张剂：如多巴胺和前列腺素。有报道，以 0.5～2.0μg/（kg·min）小剂量多巴胺持续静滴 24h 可增加肾血流量，长时间滴注可增加尿量和尿钠排出。但多数研究提示单用多巴胺无效，应与呋噻咪或小剂量血管加压素合用。

（2）血管收缩剂联合血浆扩容治疗：是目前最受关注也最有前景的治疗途径：血管收缩剂包括：①8－鸟氨酸加压素：为加压素衍生物，体循环及内脏缩血管作用较强，冠状动脉、肾动脉收缩作用不明显。多项研究表明，HRS 患者经鸟氨酸加压素（4.5～6.0U/h，静脉缓慢持续 4h）治疗后，肾脏灌注增加，尿量增多，肾功能改善。但因其引起全身血管收缩可能引起如缺血性肠炎、缺血性舌炎等不良反应，使其应用受到限制。②特利加压素：为加压素的衍生物，作用与 8－鸟氨酸加压素相同，但缩血管作用选择性更强，体内持续作用时间更长。特利加压素 0.5mg 静脉给药，每 4h 一次，对治疗没有反应者剂量可逐步加大（如每 2～3d）至 1mg/4h，然后 2mg/4h。多项报道提示特利加压素对肝硬化 HRS 可在相当程度上改善了肾功能，无明显8-鸟氨酸加压素样不良反应，治疗HRS安全、有效。③米多君：一种新型α受体激动剂，可使肝硬化腹水患者体循环血管收缩、肾灌注改善。和奥曲肽联合应用治疗HRS。④奥曲肽：为八肽生长抑素类似物，能选择性收缩内脏血管，降低门静脉压力，改善肾脏血流，可用于治疗HRS；但也有报道单用奥曲肽治疗HRS无明显疗效。Angeli等报道静脉滴注奥曲肽联合口服米多君，奥曲肽初剂量：100μg，皮下注射，tid，然后增加至200μg，tid；米多君初剂量：7.5mg，tid，然后增至12.5mg，tid，口服；另50~100ml白蛋白静脉滴注持续20d治疗HRS。可在10d后改善肾功能，20d后肾功能基本恢复正常。

2. 乙酰半胱氨酸　N-乙酰半胱氨酸抗氧化剂损伤作用可改善肾功能。Holt等报道12例HRS患者静脉注射N-乙酰半胱氨酸，开始剂量：150mg/kg，静脉滴注，于2h滴完后，继以维持量：100mg/（kg·d），静脉连续用药5d，肾功能明显改善。

3. V_2型血管加压素受体拮抗剂及κ-阿片样受体激动剂　血管加压素（AVP）又称抗利尿激素（ADH），是神经垂体中一种重要的多肽激素，有加压和抗利尿作用，有助于细胞外液的容积和渗透压的维持。V_2型血管加压素受体拮抗剂可与肾集合管上皮细胞表面的AVP-V_2型受体结合，选择性地拮抗AVP的抗利尿作用，阻断水的重吸收。

κ-阿片样受体激动剂，可抑制神经垂体，减少AVP的释放；直接作用于肾集合管，抑制水的重吸收。

这是两种具有高度选择性的新型利尿剂，只促进水的排泄，对钠的排泄无作用或者作用甚微，且其排水作用呈剂量依赖关系，与扩容及缩血管药物联合应用，可使HRS逆转。

4. 大量腹腔穿刺抽液配合扩容　张力性腹水是指：大量腹水聚集，腹压升高，心、肺、肾功能被压抑。需紧急大量腹腔穿刺抽液，单次抽液4~6L后，可恢复对利尿剂的敏感性。

难治性腹水是指：对限制性钠的摄入和大剂量的利尿剂（螺内酯400mg/d），联合双氢克尿噻160mg/d，持续7d仍无利尿反应者（可视为对利尿剂有抵抗）。在扩容的基础上，抽液2~4L/2周，是比较安全的。

大量腹腔穿刺抽液可能诱导循环功能衰竭，所以应联合扩容治疗。推荐方式是当腹水去除量超过5L时，使用白蛋白扩容，用量为每去除1L腹水给8g白蛋白，这接近于腹水中丢失的蛋白值，在放腹水后立刻输入一半剂量，剩下的一半于6h后给予。而当腹水去除量低于5L时，可以考虑使用较便宜的血浆、低分子右旋糖酐等。

值得提出的是，大量腹腔穿刺抽液仅作为HRS难治性腹水/张力性腹水的对症处理，并不能改善HRS的肾血流动力学及肾功能异常。

5. 腰交感神经节封闭　肾交感神经起始于脊髓，其节前纤维终于脊柱旁胸$_{11}$~腰$_1$交感神经节，节后纤维随肾动脉入肾，沿肾血管分布，以调控肾血管的张力。交感神经在肾血管收缩的发病机理中起一定作用。进行腰交感神经节封闭，阻断交感神经对肾血管的收缩作用，有可能提高肾灌流量及改善肾功能。但此法临床研究较少，尚不能确定其疗效，有待进一步评价。

6. 血管净化治疗　是暂时性的支持疗法，虽然对急、慢性肾衰治疗有效，但对HRS的疗效尚未确定。一般而言：可逆性急性肝衰竭并发HRS时，采用持续性肾脏替代治疗（CRRT）治疗，使患者渡过肾衰竭危重阶段，待肝功能好转，HRS会随之好转。终末期肝衰竭在接受肝移植的准备阶段，血液透析/持续性肾脏替代治疗（CRRT）可作为过渡治疗。

分子黏附再循环系统（MARS）是一种新的改良的血液透析系统，可以清除血浆白蛋白结合毒素以及过多的水分和水溶性毒素。可选择性用于部分急性肝功能衰竭或慢性肝病并发HRS等待肝移植的患者。

7. 经颈静脉肝内门体支架分流（TIPS）　近年来建立的经颈肝内门体分流术（TIPS）是一种门脉高压减压术，是应用介入放射学的方法在肝内的门静脉和肝静脉的主要分支之间建立分流通道。有报道指出，应用TIPS治疗能明显改善肾功能、GFR和肾血浆流量。但由于TIPS存在术后一段时间常发生分流通道堵塞和大部分患者在术后18个月死亡，故仅作为晚期肝病患者等待肝移植期的过渡治疗，其疗效还需要进一步评价。

8. 肝移植　HRS治疗成功的关键是基础肝病的恢复和逆转。但大多数慢性肝病晚期是不可逆的，肝移植是能治愈HRS的最有效方法。但肝移植从准备到实施约需12～18个月，晚期肝硬化并发HRS者中位生存率低于10周，因此，一旦确诊HRS，能进行肝移植的机会已经很少。肝移植应在HRS发生前尽早实施。

四、病程观察及处理

（一）病情观察要点

（1）监测生命体征，监测小便量。

（2）治疗前需有评估内环境的检查结果，包括血清电解质、肾功能及肝功能结果。如果已经出现危及生命的紊乱，如严重的高钾血症或代谢性酸中毒等，应该立即抢救，纠正后再考虑治疗肾功能不全。

（3）使用血管活性药物或扩容治疗时要注意心功能不全可能，需更密切观察心率、血压、呼吸以及患者反应，危重患者需要心电监护和中心静脉压监测。

（二）疗效判断与处理

如上述，治疗HRS的方法有多种，但疗效确实的很少。患者对何种方案敏感需要个体化探索。一般根据患者当时的病理生理学特点，考虑最能拮抗这种紊乱的方案，同时注意患者的基础状态。所以，治疗前必须有各项观察指标的基线值。治疗后复查指标改善，且能够维持患者症状平稳，可认为治疗有效，继续使用与否取决于治疗拮抗紊乱是否还存在。如果治疗后无改善，或内环境的紊乱已经纠正考虑停药。停药时要注意，有的药物不能骤然停用，需要递减。

五、预后

肝肾综合征的发生常伴有严重的肝病，预后差。Ⅰ型肝肾综合征两周内死亡率高达80%。Ⅱ型肝肾综合征平均生存时间长于Ⅰ型患者，但预后仍差。

（杨廷旭）

第八节　肝肺综合征

肝肺综合征（hepatopulmonary syndrome，HPS）发生于无心肺疾病基础的慢性肝病和（或）门静脉高压患者。于1956年首先由Rydell Hoffbauer报道，1977年Kenned与Knudson

提出 HPS 的概念。患者肺泡－动脉血氧分压差（$AaDO_2$）增大或动脉血氧分压（PaO_2）降低，肺血管扩张。

一、病因

各种急/慢性肝病均可伴有肺血管异常和低氧血症，但最常见于慢性肝病导致的肝硬化患者，如病毒性肝炎、肝硬化、酒精性肝硬化和原发性胆汁性肝硬化等，发病率在 5%～29%。也见于非肝硬化性门静脉高压患者，门静脉高压可能是与 HPS 有关的主要因素。

二、发病机制

HPS 的发病机制尚不很清楚，可能与以下因素有关。

（一）肺泡毛细血管扩张和肺内分流的产生

HPS 时由于肝脏功能严重受损，肠源性肺血管扩张物质不能被肝细胞灭活，造成扩血管物质增多，如胰高血糖素、血管活性肠肽、前列腺素、血管紧张素Ⅱ、5－羟色胺等；非肠源性肺血管扩张物质也增多，如心房利钠肽、P 物质、TNF、PAF 等。同时，肺内皮局部对肠源性扩血管物质的敏感性增加，引起毛细血管前交通支开放，形成肺内动－静脉分流（右至左分流）。

HPS 时肺毛细血管扩张的原因主要与肺内 NO 生成增多有关。肺泡毛细血管扩张时，来自邻近肺泡的氧不能弥散入扩张的毛细血管血流中央与红细胞血红蛋白结合，扩张的毛细血管使得红细胞更快地通过肺实质，这样就降低了红细胞氧合的时间，即使吸入纯氧仅能部分改善氧合。肝硬化患者同时伴有血容量增多和血流量增加，致使肺泡弥散的容积普遍下降。

对伴有低氧血症的严重肝病患者作尸检，可以发现肺毛细血管直径从正常的 8～15μm 扩张至 15～160μm（最大达 500μm），异常的动静脉交通支形成，肺气体交换障碍导致的动脉血液氧合作用异常——$A-\alpha PO_2$ 上升，甚至低氧血症，是 HPS 重要的病理生理基础。

（二）通气/血流比例不匹配

微血管扩张后，血流增加，通气相对不足，造成通气/血流比例失衡，即功能性分流。此外，扩张的毛细血管因缺乏平滑肌细胞而对外界刺激的反应很小，肺微循环在慢性肝病时丧失了自我调节的能力，也是造成通气/血流比例不匹配的原因。

（三）肺外分流

通过肝硬化的门静脉，血液进入食管静脉至前纵隔静脉到达肺静脉，将低氧的门静脉血与已氧合的肺静脉血相混合而导致动脉性低氧血症，这可以造成心排血量增加和外周血管阻力降低。门静脉和肺静脉分流的形成是肝硬化患者氧合能力下降的重要原因。同时，在慢性肝病中，胸膜表面的肺动静脉之间存在着扩张的交通支，有时这些交通支比肺内扩张的毛细血管更多，这些通路的大小、数量的增多甚至成为慢性肝病时肺血液绕过肺脏的主要原因。

（四）肺内动脉高压

主要原因是：①肺内、外动－静脉分流。②门－肺静脉分流。③胸膜分流。

（五）间质性纤维化

肝－肺受肝炎病毒损伤所致的与免疫反应有关的间质性肺纤维性肺泡炎。

（六）腹水的机械效应

HPS 患者的低氧血症可与腹水导致的肺功能失调并存，并被后者加重。腹水可经由扩张的淋巴管穿过膈肌进入胸腔，腹内压与胸内压升高使胸腔容量改变，肺容量与功能性肺泡面积的进行性丧失引起明显的低氧血症。然而，肺内血管扩张所致的肺内分流是气体交换异常的主要原因，HPS 也可以不伴有腹水及其他晚期肝病并发症。

三、病理生理

许多研究指出，肺微循环中出现相当多的结构紊乱，尤其是肺动－静脉畸形导致肺内分流，引起严重血流动力学改变，是混合静脉血直接流入肺静脉的原因。在前毛细血管床及毛细血管床水平普遍存在血管扩张和出现直接肺动－静脉交通，是 HPS 患者肺血管改变的标志，同时，气体交换区域以外也可发现较大的动－静脉畸形，可能由正常毛细血管扩张至前毛细血管直径水平或前毛细血管的交通支交替开放发展而来［充血和（或）扩张］，引起肺内血液右向左分流。电镜显示小静脉基底层增厚，肺毛细血管增厚，使气体交换距离增加，通气/血流比例失调，弥散功能受限，气体交换障碍，最终引起低氧血症。

四、临床表现

HPS 的临床主要表现为呼吸系统的症状，如呼吸困难与发绀；以及与慢性肝病相关的临床表现。

（1）肝病表现：HPS 的基础病因是慢性肝病、肝硬化。多数患者有明确的慢性肝病病史及相应的症状、体征。蜘蛛痣是常见的体征，但对 HPS 的诊断无特异性。

（2）在慢性肝病、肝硬化的表现基础上，患者逐渐出现呼吸系统症状：如呼吸困难、发绀等。进行性呼吸困难是 HPS 最常见的肺部症状，但特异性差。斜卧位呼吸这一体征的敏感性较差，但特异性较好。直立性低氧血症是 HPS 最重要的特征性表现。咳嗽不是 HPS 患者的常见症状。肝脏疾病或门静脉高压的患者如出现发绀、杵状指等，则是 HPS 较特异的体征。HPS 患者胸部体检一般无明显异常。

五、辅助检查

1. 肝功能检查　可有明显的异常。

2. 动脉血气分析　呼吸室内空气时 HPS 患者 PaO_2 下降（＜70mmHg），$AaDO_2$ 增大（＞20mmHg），动脉血氧饱和度（SaO_2）＜90%。部分患者从平卧位变为直立位时 PaO_2 进一步降低，PaO_2 降低＞10%，称为直立性缺氧，为 HPS 的特征性表现。PaO_2 下降虽是诊断 HPS 的条件，但由于 PaO_2 有时可被肝病患者的高通气和高动力循环所弥补，所以在诊断 HPS 时以 $AaDO_2$ 升高的敏感性更高。

3. 增强超声心动图　利用造影剂增强的超声心动图是证实肺内血管扩张首选的非侵入性检查方法。给患者静注搅动的生理盐水、20% 甘露醇或吲哚氰绿所产生的微泡（＞20μm），正常情况下微泡不能通过肺泡的毛细血管（直径 8～15μm）到达左心系统，如存在肺内血管扩张或动静脉分流，则经 3～6 个心脏循环后可在左心房看到云雾状阴影。气体交换正常的患者也可以在此检查中呈阳性反应，即并非有血管扩张的患者都出现低氧血症，

提示 PaO_2 <70mmHg 前可能已经存在亚临床的血管扩张；亦表明增强的超声心动图对肺血管扩张的诊断比 PaO_2 更敏感，并有助于确定病变部位和严重程度。超声检查阴性基本可除外 HPS。

4. 放射性核素扫描 ^{99m}Tc 标记的聚颗粒白蛋白（^{99m}Tc－MAA）扫描的原理与微小气泡的超声造影相似，此种白蛋白颗粒直径 >20μm，不能通过正常肺毛细血管。如肾、脾、脑、甲状腺等部位出现该微粒的图像，又能排除心内分流，即可判断存在肺内分流。^{99m}Tc－MAA 能半定量测定肺内血管扩张及分流程度，可用于随访病情演变情况，同时也有助于低氧血症病因的鉴别，还可以评估肺内血管扩张对肝硬化患者低氧血症的影响程度，帮助决定是否采取肝移植。

5. 肺血管造影或 DSA 此方法是证实肺内血管扩张的确诊方法，是侵入性评价方法，检查有较大的风险。HPS 患者肺血管病变可能有 3 种表现：Ⅰ型，呈蜘蛛样弥散性扩张，多见于初期，患者对吸纯氧有良好反应；Ⅱ型，呈海绵状动脉扩张，主要位于肺底部，多见于 HPS 中期，此期对吸氧反应有限；Ⅲ型，呈直接动静脉交通，可见于肺门水平或肺底部，为孤立的蚯蚓状或团块阴影，类似动－静脉畸形，此期缺氧严重，发绀明显，对吸氧无反应。肺血管造影术还可用于区别 HPS 所致低氧血症与肺栓塞所致的低氧血症。

6. 胸部 X 线 表现为：①以下肺野为主的弥漫性小栗粒状阴影。②肺动脉扩张。③肺纹理增强。

六、诊断

HPS 尚无统一诊断标准。

HPS 的通常诊断依据为：①慢性肝病或门静脉高压患者。②年龄矫正的 $AaDO_2$ 增高。③有肺内分流的证据。如果患者有心、肺疾病基础，那么对 HPS 作出诊断将十分困难。

Roisin 等提出的诊断标准为：①有慢性肝病或严重肝病存在，有或无严重的肝功能不全。②无原发性心、肺疾病。③肺气体交换异常，有或无低氧血症，但 $AaDO_2$ 增加（≥20mmHg）。④肺外静脉有放射性核素标记物，或增强超声心动图阳性，提示肺内血管异常。

七、鉴别诊断

（一）与肝病患者肺部其他并发症鉴别

1. 肝病合并大量胸腔积液 患者可出现不同程度的胸闷、呼吸困难、咳嗽。呼吸困难的症状是由于腹水对横膈的机械压迫作用及胸腔积液对肺的直接压迫所致。胸部体检、B 超和 X 线检查等均可提示胸腔积液、腹水的存在。

2. 门静脉高压合并肺动脉高压 为一种罕见的肝病并发症。早期也可出现呼吸困难、发绀，晕厥较为多见，晚期可出现右心衰竭的体征，如颈静脉怒张、肝颈静脉反流征阳性、心界扩大、下肢水肿等。心电图可见右束支传导阻滞，右心室肥厚和（或）劳损。胸部 X 线摄片可见肺动脉段突出，右心室、右心房增大。即便是严重肺动脉高压的患者（平均肺动脉压力 >50mmHg），也可仅有极轻微的氧合异常，PaO_2 >60mmHg。

3. 肝病合并 ARDS 主要临床表现也为进行性低氧血症，且对一般氧疗不敏感。ARDS 虽然也存在弥散功能降低，但主要是通气功能障碍，肺活量、肺容量、残气量、功能残气量均减少。虽然早期胸片可正常或仅轻微异常，但晚期胸部 X 线检查则呈现弥漫性肺泡浸润。

4. 肝病合并COPD　一般见于中、老年患者，既往有慢性支气管炎反复发作病史，体格检查有阻塞性肺气肿的相应症状和体征，如桶状胸、叩诊过清音、呼吸音减弱，肺功能检查以通气功能异常为主。

（二）与先天性肺血管畸形、先天性心脏病所致的低氧血症鉴别

一般发生于儿童、青少年患者，超声心动图、肺血管造影等有助于鉴别诊断。

八、治疗

目前主要是纠正低氧血症和治疗肝脏原发病。

（一）吸氧

对早期轻症患者可减轻或纠正低氧血症，但对于严重患者及存在右向左分流者，单纯氧疗效果欠佳，低氧血症不能完全纠正。

（二）药物治疗

因HPS的发病机制尚未完全阐明，故各种药物的临床疗效尚不肯定。亚甲基蓝、烯丙哌三嗪、抗生素、生长抑素及其类似物、皮质激素、大蒜类药物等的应用、疗效等均有待进一步研究确定。

（三）手术治疗

1. 经颈静脉肝内门-体分流术（TIPS）　有报道TIPS可降低门静脉压力，纠正低氧血症，动脉氧合作用和肺内分流都显著改善。但TIPS是有创的治疗手段，并可能诱发或加重肝性脑病。尽管TIPS对HPS患者长期治疗效果及风险尚需评估，目前仍认为TIPS是有效的手段之一，尤其对等待肝移植的患者，TIPS能缓和移植前缺氧状态，降低移植后死亡率。

2. 肺血管栓塞术　肺血管造影呈Ⅲ型表现者，因其有较大而局限的血管扩张或动-静脉交通，栓塞术较易获得成功，尤其是对严重缺氧且吸纯氧反应较差的患者和肝移植后缺氧未获得明显改善的患者疗效更佳。如果患者肺血管造影为弥漫性肺血管扩张表现，表明其病变广泛，肺血管栓塞术不易使之完全闭塞，故疗效较差。

3. 肝移植术　肝移植是治疗HPS的根本方法。85%以上患者在接受肝移植后低氧血症被改善或安全纠正，然而这种改善所需的时间各家报道不同，可能需要1年的时间。许多肝移植中心已将HPS的出现作为肝移植手术的指征之一。但严重低氧血症患者肝移植后的死亡率较高。HPS患者能否接受肝移植治疗，关键在于麻醉过程中患者能否进行完全氧合。有学者认为吸入纯氧有反应、肝功能稳定、动脉氧合近期无恶化的HPS患者应首选肝移植。肺血管造影呈Ⅰ型肺血管扩张者，肝移植术后症状可逆转，但是有Ⅲ型表现者因其有较大肺血管扩张和肺动静脉直接交通，肝移植术后缺氧不易改善。手术前 $PaO_2 < 50mmHg$ 或 ^{99m}Tc-MAA肺灌注扫描脑摄取量 $> 30\%$ 的患者，术后死亡率明显升高。Stavrou等认为合并肺纤维化的HPS患者为肝移植手术禁忌证。围手术期治疗是将来研究的重点。

九、预后

HPS是肝硬化患者死亡的独立危险因素，Krowka等报道出现呼吸困难的HPS患者2.5年死亡率为41%。Schenk等研究一组等待肝移植的肝硬化患者，结果有HPS患者的平均存

活时间较无 HPS 的肝硬化患者要短约 75%（10.6 个月 vs. 40.8 个月），且 HPS 患者的死亡率、缺氧的严重程度及肝功能受损的严重程度（Child - Pugh 分级）相关，Child - Pugh 与缺氧的严重程度能协同增加死亡的风险。表 6 - 1 为结合这两个因素的评分系统。这个系统能预测等待肝移植的肝硬化患者的死亡风险。若总分在 2 ~ 3 分，提示死亡风险低；4 ~ 5 分，死亡风险中等；6 分，提示死亡风险高。

表 6 - 1 HPS 患者死亡分析评估量表

项目	分数	项目	分数
Child - Pugh 分级		缺氧严重度	
Child - Pugh A	1	PaO_2 70 ~ 80mmHg	1
Child - Pugh B	2	PaO_2 60 ~ 70mmHg	2
Child - Pugh C	3	PaO_2 50 ~ 60mmHg	3

（杨廷旭）

第九节 脂肪肝

脂肪肝是常见的弥散性肝病，表现为肝内蓄积脂肪量的异常。正常肝组织内脂质含量占肝湿重的 3% ~ 5%，包括甘油三酯（TG）、脂肪酸（FA）、磷脂、胆固醇和胆固醇酯。由于疾病或药物等因素导致肝细胞组织内脂质超过肝湿重的 5%，或组织学上每单位面积见 1/3 以上肝细胞脂变时，称之为脂肪肝。大多数脂肪肝属于甘油三酯（TG）含量异常增高，脂肪肝轻者无症状，实验室检查常缺乏特异性，常需肝穿刺活检确诊。脂肪肝多属可逆性疾病，及早诊断和治疗常可恢复正常。脂肪肝继续发展可出现脂肪性肝炎，肝纤维化，肝硬化。

一、流行病学

五十年代流行病学调查显示脂肪肝检出率 3.2%，随后检出率逐渐增加，最近我国学者用 B 超普查发现脂肪肝的发生率高达 12.9%。脂肪肝检出率的增高，与人们生活方式改变有很大关系，而且由于影像学诊断技术的发展，尤其是超声显像在集体筛查中的应用，脂肪肝的报道日渐增多。脂肪肝的病因也发生了变化，欧美国家酗酒所致的脂肪肝仍占首位（45%），其次为肥胖（25%）、非胰岛素依赖性糖尿病（10%）和其他因素如药物、蛋白质 - 热量营养不良等所致的脂肪肝（20%），我国过去以营养缺乏为常见病因，80 年代后，营养过剩所造成的肥胖引起的脂肪肝日见增多，另外酒精，糖尿病也为常见的因素。脂肪肝的发生与年龄、性别、血脂、血糖、血压、肥胖有密切关系，嗜酒、高脂高蛋白饮食、睡前加餐、睡眠过多均是脂肪肝的危险因素，因此脂肪肝发生的流行病学因素是多方面的。高甘油三酯血症在脂肪肝中的作用较为复杂，很难与肥胖和饮食习惯分割开来。

二、病因

脂肪肝病因复杂，依病因不同可做如下分类。

（一）营养性脂肪肝

（1）营养不良：蛋白质、胆碱缺乏、维生素缺乏。

（2）肥胖。

（3）高脂高糖摄入：包括静脉输注过多。

（4）小肠旁路术、胃成形术、胃分隔术、小肠大面积切除等。

（5）Kwashiorkor 病。

（6）全胃肠外营养（TPN）。

（二）中毒性脂肪肝

1. 酒精　嗜酒。

2. 药物与毒物　药物有四环素、糖皮质激素、阿司匹林、胺碘酮、氨甲蝶呤、雌激素、异烟肼、环己胺、哌克昔林、心舒灵（Perhexiline maleate）等。毒物有氯仿、黄磷、四氯化碳、蓖麻碱、依米丁、银、汞、砷、铅、Jamaican 呕吐病。

（三）妊娠期急性脂肪肝

又称产科急性假性黄色肝萎缩。

（四）内分泌及代谢性脂肪肝

（1）糖尿病。

（2）Cushing 综合征。

（3）甲亢或甲减。

（4）高脂血症。

（5）遗传性脂质贮积病：遗传性胆固醇贮积病（Wolman 病）、Farber 病、Taysach 病、Gaucher 病。

（6）性腺异常。

（7）低 β 脂蛋白血症或异常 β 脂蛋白血症。

（8）Reye 综合征。

（9）半乳糖或果糖不耐受症。

（10）Wilson 病。

（11）高酪氨酸血症。

（12）结节性非化脓性脂膜炎（Weber - Christica 病）。

（13）乙酰辅酶 A 脱氢酶缺乏。

（五）化疗及放射性肝炎性脂肪肝

也有人将其病因归为两大类。

1. 酒精性肝病（ALD）

（1）酒精性脂肪肝。

（2）酒精性肝炎。

（3）酒精性肝纤维化。

（4）酒精性肝硬化。

2. 非酒精性肝病

（1）肥胖。

（2）糖尿病。

（3）药物及毒物。

（4）内分泌及代谢。

（5）其他。

三、发生机制

（一）肝脏与脂肪代谢

脂类包括脂肪和类脂，脂肪（即甘油三酯，TG）主要作用是贮能和供能，类脂包括磷脂，胆固醇及胆固醇酯等。肝脏是脂类代谢的主要器官，包括脂类的摄取、转化、运输、分解及合成等代谢。体内脂肪来源于肠道吸收的乳糜微粒（CM）和体内脂肪组织，经肝脏代谢后氧化供能，组成结构脂肪或重新形成极低密度脂蛋白（VLDL）进入脂肪组织重新贮存起来。

人体每日从膳食中摄入的脂质，95%为TG，即外源性脂肪，其余为磷脂，胆固醇（酯）。脂质在小肠腔内经胆盐乳化，胰脂酶水解，生成游离脂肪酸（FA），β-甘油一酯，溶血磷脂酰胆碱及胆固醇，并形成混合胶粒，在抵达小肠黏膜细胞后，已消化的脂质分解产物被吸收，并在内质网重新合成TG及磷脂等，在细胞内载脂蛋白作用下，装配成CM，经淋巴进入血循环。乳糜微粒进入肝脏后先被库普弗细胞分解成甘油和脂肪酸。肝脏主要摄取来自血中和CM水解生成的脂肪酸，还摄取血中糖代谢的三碳化合物转化的脂肪酸。FA进入肝细胞后，部分在线粒体内进行β氧化提供能量，部分重新合成甘油三酯，磷脂和胆固醇酯（CE），大部分甘油与载脂蛋白合成VLDL，释放入血。

肝细胞内质网和高尔基参与VLDL的合成与分泌。粗面内质网合成载质蛋白（Apoprotein，Apo），尤其是Apo-B。脂质不溶于水，必须以可溶性形式才能在血液中转运，这种可溶性形式即脂蛋白。载脂蛋白B和光面内质网合成的TG、磷脂、胆固醇等在粗面内质网和光面内质网连接处共同装配成脂蛋白，进入高尔基体糖化最后形成VLDL，在微管运动的帮助下，经胞吐作用分泌入Disse腔。CM是外源性脂肪的一种转运形式，VLDL是内源性脂肪的一种转运形式。另外肝细胞内也有脂蛋白的分解系统：高尔基体-内质网-溶酶体复合物（GERL）。

机体的脂肪代谢受神经-体液调节，如交感神经、促肾上腺皮质激素、促甲状腺激素、甲状腺激素、生长素、胰高糖素等。还受某些药物影响。

（二）脂肪肝发生的一般机制

1. 脂肪来源过多　FA从食物和脂肪组织来源过多，摄食过多或饥饿。肝内TG或FA合成过多。

2. 脂肪从肝中排出减少　载脂蛋白合成不足，如蛋白质，胆碱缺乏；VLDL合成、分泌障碍；GERL功能障碍；FA氧化减少。

脂肪肝的发生是上述各步骤中一项或几项异常的结果。肝脏酯化FA合成TG的能力较强而氧化FA和合成脂蛋白的能力有限，因而上述因素常造成肝脏代谢脂肪能力相对/绝对不足，脂质贮积形成脂肪肝。

（三）几种常见的脂肪肝

1. 肥胖　不管是成人或是儿童，其肥胖均与脂肪肝的发生有关，甚至有早至6岁发生肥胖性脂肪肝的报道。有研究表明几乎所有显著肥胖患者和75%中重度肥胖症（超过体重标准10%）有肝脏脂肪变性，体脂分布研究表明，腹部和臀脂比例高的个体发生脂肪肝的危险性大。肝炎后不适当地增加营养而又缺乏运动所致的肥胖是我国常见的引起脂肪肝原因之一。肥胖者虽然可存在其他辅助因素，如嗜酒、糖尿病、蛋白质营养不良、药物反应等，但多数肥胖的脂肪肝患者不存在这些辅助因素，说明单一肥胖本身即可引起脂肪肝。肥胖患者周围脂肪组织过多，（尤其是肠系膜的脂肪较皮下脂肪更易在肝内蓄积），释出的 FA 增多，肝内脂肪贮积速度超过转化和分解速度，加上肥胖患者常有营养失衡，进食碳水化合物多而蛋白质少，存在饮食蛋白质 - 热量失衡，导致脂肪肝的发生。肥胖患者虽常有血中胰岛素水平升高，但其调节作用被过多的脂肪组织总量所抵消，表现为胰岛素耐受。患者体重增高与肝内脂肪贮积程度正相关，体重得到控制后，肝内脂肪浸润程度有所减少。多数肥胖性脂肪肝患者无症状，一般也不发生肝硬化，但如果出现脂肪性肝炎，则可恶化为脂肪性肝硬化，出现肝硬化的表现。80% 肥胖性脂肪肝患者胆碱酯酶升高，对其病因有一定鉴别诊断意义。

2. 糖尿病　2 型糖尿病是脂肪肝的原因之一，尸检中发现 1/3 非肥胖 2 型糖尿病患者有脂肪肝，也有资料显示 50% 的糖尿病患者伴发脂肪肝，51% 糖尿病酮症酸中毒患者尸检中发现脂肪肝。另外超声发现的脂肪肝患者较无脂肪肝者糖耐量异常和胰岛素基线水平上升现象多见。有人认为 2 型糖尿病脂肪肝的发生与慢性胰岛素水平升高有关，而与高血糖症关系不大，因为 2 型糖尿病者肝脏发生脂肪变较 1 型糖尿病多见。但也有人认为 2 型糖尿病者由于糖类摄入过多而出现肥胖，从而导致脂肪肝，统计资料表明 50% ~ 80% 的 2 型糖尿病患者为肥胖患者，而且用胆碱去脂治疗，对脂肪浸润疗效甚微，控制血糖，减轻体重后肝内脂肪浸润改善。1 型糖尿病少见脂肪肝的发生，1 型糖尿病脂肪肝的发生可能与胰岛素缺乏，脂肪分解，血浆脂蛋白清除能力降低有关。糖尿病在脂肪肝发展至非酒精性脂肪性肝炎（NASH）和肝纤维化中的因果作用尚有争议，尚无明确证据表明单有糖尿病而无其他伴发因素（如肥胖）作用下可以发展成慢性肝病。糖尿病所伴发的脂肪肝约 75% 其脂肪浸润既不呈现小叶中心型也不呈弥散分布，肝内脂肪浸润与糖尿病控制程度或病程长短无相关性，肝内脂肪变性的出现对糖尿病的预后影响较小。

3. 营养不良　营养失调的原因很多，与脂肪肝有关的因素主要是蛋白质缺乏，胆碱缺乏而糖、脂肪过多。

（1）长期摄入高脂、高糖：长期摄入高脂饮食即外源性脂肪增加可致高脂血症，肝脏摄取外源性 FA 及其酯化作用增强，而 Apo - B 及磷脂合成相对减少，TG 合成超过其转运，从而在肝内沉积。高糖摄入见于饮食中碳水化合物过多或输注糖液，摄入的糖在满足糖原合成后，其代谢生成的三碳化合物由肝细胞摄取转化为 FA，并酯化成 TG 在肝内沉积。

（2）营养缺乏：严重慢性炎症性肠病如溃疡性结肠炎、克罗恩病、小肠旁路术、胃成形术、胃分隔术、慢性消耗性疾病、恶性营养缺乏均可致营养缺乏。由严重慢性炎症性肠病及小肠旁路等手术所致的吸收不良，导致 Apo - B 及磷脂合成所需成分缺乏，脂蛋白生成不足，TG 不能及时转运而沉积于肝内。慢性消耗性疾病时，摄入的热量不足以满足基本的能量需求，出现糖皮质激素分泌增多，交感神经兴奋性增强，体内脂肪库中脂肪动员增加，大量 FA 释放入血，肝细胞摄取后酯化为 TG，超过了肝脏转运能力即可引起脂肪肝。恶性营养缺乏病（Kwashiorkor 病）多见于非洲儿童，由于食物中蛋白质长期摄入不足，Apo - B 和磷脂合成不足引起脂蛋白合成相应减少，加上总热量摄入不足，贮脂动员，TG 合成增强而引起脂肪肝。以低蛋白血症性水肿、皮肤色素减少、脂肪肝为特点。

脂蛋白合成的绝对或相对不足引起营养失调性脂肪肝，其具体机制如下：①胆碱和甲基供体不足。胆碱是合成磷脂的原料，体内胆碱可以由食物摄取，也可以由丝氨酸合成，丝氨酸合成胆碱时需由甲基供体（蛋氨酸甲硫氨酸等）提供甲基。因而摄入胆碱和甲基供体不足均可引起磷脂合成减少，进而影响脂蛋白的合成；②必需脂肪酸缺乏，磷脂中的脂肪酸多为不饱和脂肪酸，机体不能合成，必须由食物中摄入，故称必需脂肪酸，如其摄入减少或吸收不良，则影响磷脂合成。长期高胆固醇膳食时，由于胆固醇可与磷脂竞争必需脂肪酸，故也可导致磷脂形成减少；③合成 Apo－B 的氨基酸缺乏，饮食中蛋白质摄入不足或吸收不良，合成 Apo－B 所需的氨基酸如精氨酸、苏氨酸、亮氨酸、异亮氨酸等缺乏，Apo－B 合成减少影响脂蛋白合成。轻者一般无临床症状，中、重度者常呈非特异性肝病表现。本病营养失调纠正后，肝内沉积的脂肪可逐渐消退，但若同时伴肝细胞炎症、坏死病变，可发展至肝纤维化，进展至肝硬化者少见。

4. 药物及毒物　很多药物具有肝毒性，可表现为急性肝毒性或慢性肝毒性，而且其引起肝损伤的表现多种多样，如肝细胞坏死、肝炎、肝硬化、胆汁淤积等。引起脂肪肝的常见药物有四环素、放线菌素、糖皮质激素、雌激素、门冬酰胺酶、降脂药、抗心绞痛药（如胺碘酮）。常见的毒物有氯仿、四氯化碳、黄磷等。药物性脂肪肝多为大泡型脂肪肝如乙醇、皮质激素、别嘌呤醇、氟烷、异烟肼、甲基多巴、乙酰氨酚等，患者出现肝大、转氨酶升高，肝功能多保持完好，这种形式的脂肪肝多由药物的直接肝毒性所引起。也有表现为小泡型脂肪肝，如四环素、阿米庚酸、丙戊酸、苯基丙酸、Valproic acid 等。

皮质激素引起的脂肪肝和肝脏释放脂质的功能障碍有关，其临床表现与肝脏脂肪浸润程度有关。四环素通过抑制氧化磷酸化而抑制蛋白质的合成，肝内脂蛋白合成减少，导致 TG 在肝内沉积，四环素常引起急性脂肪肝，出现类似急性病毒性肝炎的表现，病理检查可见肝细胞内脂肪浸润以小叶中央区最显著，也可波及整个小叶，荧光检查提示四环素定位于线粒体。甲氨蝶呤是一种叶酸拮抗剂，能可逆性地抑制二氢叶酸还原酶，间接干扰蛋氨酸和胆碱合成，从而影响脂蛋白形成。四氯化碳可抑制蛋白质合成；降低肝内脂肪酸氧化率，使 TG 合成障碍，从而引起脂肪肝。黄磷主要是影响肝内载脂蛋白合成而使脂类分泌减少，在肝内大量沉积。异丙醇可使肝内 2－磷酸甘油增加，脂肪细胞分解脂肪增多，FA 大量入肝，使肝脏 TG 合成增多而出现脂肪肝。

Jamaican 呕吐病，由 hypoglycin 的代谢产物所致，它存在于 ackee 树不成熟的果实中，进入体内后变成辅酶 A 硫脂和卡尼汀衍生物，后二者不能被进一步代谢而明显贮积于卡尼汀池中，影响脂肪酸的氧化，ATP 产生和糖异生减少，脂肪酸酯化 TG 增多，可引起小脂滴性脂肪肝。

5. 遗传及代谢性疾病

（1）低 β 脂蛋白血症：是一种常染色体隐性遗传病，其特点是 Apo－B 血浆水平降低，常表现营养不良，棘红细胞血症，色素性视网膜炎、神经肌肉退行病和脂肪肝。纯合子者常有 Apo－B 和 LDL－胆固醇（LDL－C）极度降低，杂合子者多无症状，Apo－B 和 LDL－C 轻度降低。其脂肪肝的发生是由于肝细胞脂蛋白分泌缺陷，尤其是 Apo－B_{100} 缺陷所致。肝大不明显，肝细胞脂肪沉积多为大泡型，可出现肝纤维化和肝硬化。本病无特异治疗方法，可用中链 TG 代替长链 TG 促进肠道吸收，维生素缺乏者需补充维生素。

（2）家族性高密度脂蛋白缺乏症：也称 Tangier 病，常染色体隐性遗传。其特点是血中高密度脂蛋（HDL）减少或完全缺乏，肝脏、脾、肠系膜、淋巴结等组织胆固醇浸润。虽然血浆胆固醇水平减低，但 TG 水平正常或增多，此点有助于诊断。无特殊治疗方法。

（3）酸性脂酶缺乏症（Wolman 病和胆固醇酯贮积症）：本病是溶酶体酸性脂酶 A 缺乏引起的中性脂肪代谢障碍。

Wolman 病，常染色体隐性遗传，其溶酶体酸性脂酶 A 缺乏较重，使胆固醇酯和 TG 不能降解，而贮积在网状内皮系统的溶酶体中。患儿出生后一年发病，主要是消化道症状，几乎所有器官均有中性脂肪浸润（胆固醇酯和 TG）。患儿多在发病 6 月内死亡。

胆固醇酯贮积症，其溶酶体酸性脂酶 A 缺乏较上者为轻，发病较晚。本病经过缓和，预后较好。

（4）Reye 综合征：其特征是急性脑病伴内脏脂肪浸润，病因不明，常有先期病毒感染（如流感 A 或 B 或水痘病毒），随后出现呕吐和神经系统表现。可见于儿童，也可发生于成人。其发生原因可能与感染（病毒、细菌）、药物（如阿司匹林）、某些内源性毒物（如脂酸分解的二羧酸）和宿主的易感性有关。肝脏病变特点为：①小泡型脂肪浸润；②虽然线粒体改变显著，但肝内浓度不减少；③肝病与脑病损害程度一致，一般为可逆性的，历时短、变化快。线粒体变化特点是基质扩张与基质致密体进行性丧失，少数表现为多态性线粒体；严重时基质解体或明显肿胀。由于线粒体广泛损害，造成机体代谢紊乱，出现脑水肿等表现，并且为内源性毒素产生创造了条件，这些毒素又进一步加重线粒体损伤，形成恶性循环。患者常在病毒等前驱感染好转后又出现急性脑病，伴有呕吐、惊厥等。及早治疗，尤其是脑水肿的治疗，可使患者很快痊愈，若未能控制脑病，病死率可达 40% ~50%。其预后取决于脑病的程度和病变范围，而与肝功能损害程度无直接关系。

（5）β 脂蛋白缺乏症：遗传性疾病，小肠黏膜活检绒毛结构正常，但上皮细胞因脂肪过度而致空泡状改变，患者呈吸收不良综合征表现，有脂肪泻，低胆固醇血症，红细胞畸形，色素性视网膜炎，共济失调等。

四、病理

脂肪变的肝细胞可弥散分布，以肝小叶静脉周围（Ⅲ带）或汇管区周围（Ⅰ带）为主；也有在肝内呈灶状分布，偶尔形成脂肪性肉芽肿。肝细胞内的脂滴可以是大泡型，小泡型或混合型。大脂滴直径 >25μm，脂滴增多、融合将肝细胞核推向细胞边缘，使肝细胞呈现脂肪细胞样外观。大的脂滴可融合形成微脂囊肿，甚至脂肪性肉芽肿，此型脂肪变多见于肝腺泡Ⅲ带，预后较好，若累及Ⅰ带则预后差。小泡型脂滴直径多为 3 ~5μm，肝细胞核无移位，肝小叶结构无紊乱，无坏死或炎症，不发展为肝硬化。

（一）脂肪肝的病理分型

有学者根据肝脏脂肪的含量占肝湿重的比例或肝活检病理切片脂肪染色，将脂肪肝分为三型。

（1）轻度：含脂肪 5% ~10% 或光镜下每单位面积有 1/3 ~2/3 肝细胞脂肪产生。

（2）中度：含脂肪 10% ~25% 或光镜下每单位面积有 2/3 以上肝细胞脂肪产生。

（3）重度：含脂肪 25% ~50% 或光镜下每单位面积几乎所有肝细胞均质变。

（二）脂肪肝的病理分期

（1）Ⅰ期，单纯性脂肪肝：不伴炎症反应，依肝细胞脂肪变的范围又分弥漫性脂肪肝、局灶性脂肪肝，弥漫性脂肪肝伴正常肝岛。单纯性脂肪肝属良性病变，临床多无症状。单纯性脂肪肝的脂质沉积与肝组织炎症和纤维化及最终肝硬化的因果关系尚未确定，但临床和动物实验研究表明肝脏内脂质沉积的程度和炎症程度有关，而且可进展至肝纤维化和肝硬化。

（2）Ⅱ期，脂肪性肝炎：出现汇管区炎症和纤维化。此期除了肝细胞脂肪变性外，可见如下变化：Mallory 小体，或叫酒精透明小体，位于肝细胞质内，是细胞内骨架蛋白在胞浆内聚积而成的嗜酸性物质，在 AH 和非酒精性脂肪性肝炎（NASH）中均可出现。但以 AH 中较常见而且较大。如果检出大的鹿角状 Mallory 小体提示其病为酒精性；肝细胞气球样变性，并出现灶状坏死；炎症细胞浸润，AH 以淋巴细胞、单核细胞、多形核白细胞浸润。NASH 常为轻度的中性粒和单核细胞浸润，而且很少有明显的汇管区炎症细胞浸润，中性粒细胞并不一定是炎症细胞的主要类型，但可在局灶性坏死中出现；纤维化，早期多出现于中央静脉周围和肝窦周围，随后发展至汇管区，NASH 的纤维化常较 AH 轻。另外还可有淤胆现象。

（3）Ⅲ期，脂肪性肝纤维化：脂肪肝及脂肪性肝炎、原发性病因的存在，可激活库普弗细胞，枯否氏细胞增生并释放与肝纤维化有关的因素如 TGFβ/α、PDGF 等。这些因子使肝脏间质中的贮脂细胞（Ito 细胞）激活、增生。Ito 细胞的主要功能是贮存及代谢维生素 A，合成及分泌细胞外基质（ECM），并有一定产生胶原酶能力。脂肪肝时 Ito 细胞在库普弗细胞产生的细胞因子及其他因素作用下活化、增生，大量产生Ⅰ、Ⅲ型胶原；同时又产生Ⅳ型胶原酶，破坏正常的 ECM。最终Ⅰ型胶原代替基底膜，窦间隙毛细血管化，肝功能进一步受到损害，肝内血管阻力增加，这些因素又可促使库普弗细胞释放细胞因子，激活 Ito 细胞，形成恶性循环，大量 ECM 沉积，形成纤维条索和纤维间隔。其组织学特点是：窦周围及细胞周围纤维化；终末静脉周围纤维化；汇管区及汇管区周围纤维化，随后向实质呈条索状延伸侵蚀界板，可出现桥接纤维化分布。

（4）Ⅳ期，脂肪性肝硬化：虽然有研究证明，每年约有 12% 酒精性脂肪肝发展为肝硬化，但一般认为由脂肪肝直接发展而来的很少，多数来自 AH。AH 时由于肝细胞坏死，炎症细胞浸润，最终出现纤维化，相邻肝小叶纤维化条索相互连接，使肝小叶正常结构被分割破坏，发展成假小叶和肝细胞结节状再生，形成酒精性肝硬化（AC）。AC 一般为小结节性，但一些戒酒后的患者可发展为小结节为主的大小结节混合性肝硬化。非酒精性肝硬化也多为小结节性，有报道称肥胖者 1.5% ~8.0% 可有肝硬化，也有人发现 NASH 初次肝活检呈重度纤维化和非活动性肝硬化者达 15% ~50%。

五、临床表现

脂肪肝常无特异的临床表现，轻症者多无症状，仅在体检时发现转氨酶升高或 B 超有阳性发现。中重度脂肪肝可有上腹不适等症状而就诊。

（一）病史

经详细询问可发现酗酒、肝炎、药物及毒物接触、糖尿病史，少数患者有相应的遗传病家族史。

(二) 症状

轻症者可无症状。中重度脂肪肝者可出现以下表现：上腹部隐痛或不适感，多在右上腹、纳差、恶心、呕吐、腹胀、腹泻，还可有阳痿、闭经、男性乳房肥大、肝掌、蜘蛛痣，鼻出血、皮下瘀血、末梢神经炎、舌炎、角膜干燥等。

(三) 体征

肝脏肿大、表面光滑、边缘钝、质地柔软或韧硬，少数患者可出现脾大，可有门脉高压症（如腹水、水肿、上消化道出血），体重可减轻，但有全身脂质沉着者体重增加。

多数脂肪肝呈慢性经过，但也有呈急性经过，如 Reye 综合征，可有急性脑病表现，妊娠期急性脂肪肝可有妊高征等表现。

六、诊断

由于单纯脂肪肝多无特异性临床症状，或其症状常与其他肝病尤其是慢性肝病相似，因而必须通过实验室，影像和病理组织学检查才可确诊，完整的诊断应包括病因、病理及分型等。

肥胖者如无肝炎、输血、使用导致肝损害的药物，或有肥胖倾向并可排除由其他疾病所致，而且血浆中脂质增高，应做 B 超检查以确定有无肥胖性脂肪肝。对于长期、大量饮酒者，出现轻度疲乏，肝大而质地柔软，消化不良，转氨酶升高者，应考虑有脂肪肝的可能。头胎或双胎妊娠，妊娠晚期迅速出现消化道症状、黄疸、出血倾向，应考虑妊娠期合并重症肝炎或妊娠期急性脂肪肝。有药物及毒物接触史或婴幼儿急性脑病伴肝功能异常者应考虑相应的病因所致的脂肪肝。

(一) 辅助检查

生化检查，脂肪肝的生化检查常有阳性发现，但表现多较轻，而且其异常程度与脂肪肝的病变范围和严重程度并不一致，所以诊断意义不大。生化检查可用于筛选一些肝脏疾病以及动态观察原发病的肝脏情况。

1. 血清酶学检查

(1) ALT、AST：一般为轻度升高，达正常上限的 2～3 倍。酒精性脂肪肝的 AST 升高明显，AST/ALT > 2 有诊断意义。非酒精性脂肪肝时则 ALT/AST > 1。ALT > 130U/L，提示肝小叶脂肪浸润明显，ALT 持续增高提示有脂肪性肉芽肿。

(2) γ - GT、AKP：酒精性脂肪肝时 γ - GT 升高较常见，AKP 也可见升高，达正常上限的 2 倍；非酒精性脂肪肝患者 γ - GT 可以升高。

(3) GST：可反映应激性肝损伤，较 ALT 更敏感。

(4) 谷氨酸脱氢酶（GDH）、鸟氨酸氨甲酰转移酶（DCT）：GDH 为线粒体酶，主要在肝腺泡Ⅲ带富有活性，DCT 为尿素合成酶，参与转甲基反应。脂肪肝时两酶都升高。尤其是酒精性脂肪肝，其 GDH/OCT > 0.6。

(5) 胆碱酯酶（CHE）、磷脂酰胆碱胆固醇酰基转移酶（LCAT）：80% 脂肪肝血清 CHE 和 LCAH 升高，但低营养状态的酒精性脂肪肝升高不明显。CHE 对鉴别肥胖性脂肪肝有一定意义。

2. 血浆蛋白变化

(1) α_1、α_2、β 球蛋白多升高。

（2）白蛋白多正常。

（3）肥胖性脂肪肝时，LDL－C升高，HDL－C显著降低，Apo－B，Apo－E，Apo－CⅡ和Ⅲ升高。

3. 血浆脂类　TG、FA、胆固醇、磷脂常升高，其中胆固醇升高显著，常＞13mmol/L。

4. 色素排泄试验　BSP、ICG排泄减少。在肥胖性和酒精性脂肪肝时，因为脂肪贮积多在肝腺泡Ⅲ带，而色素处理也在此部位。肝脏脂肪贮积影响了肝细胞排泄色素的功能。排泄减少的程度与肝脏脂肪浸润程度有关。

5. 胆红素　严重脂肪肝时可有血胆红素升高，轻中度脂肪肝胆红素多正常。

6. 凝血酶原时间（PT）　非酒精性脂肪肝多正常，部分可延长。

7. 血胰岛素　血胰岛素水平，呈高反应延迟型，糖耐量曲线高峰上升，下降延迟。

8. 其他　血尿素氮、尿酸偶见升高。

（二）影像检查

1. B超　B超检查经济、迅速、无创伤、有实用价值，可作为首选方法。B超在脂肪含量＞30%时即可有阳性发现，＞50%时的脂肪肝其检出率达90%，近年来趋向于把B超指标量化，以综合积分判断脂肪肝的程度。彩色多普勒的应用也有助于来定量分析。

弥漫性脂肪肝：肝脏轻中度增大，回声增强，呈“明亮肝”。①肝肾对比可见其回声差异，肝实质回声强度＞肾回声强度；②肝近场和远场回声差异，近场回声密集增强，远场回声减弱；③肝内管道结构特别是静脉变细不清；④肝脏轻中度增大。

B超可将脂肪肝分三度：

（1）轻度：近场回声增强，远场回声衰减不明显，肝内管状结构可见。

（2）中度：近场回声增强，远场回声衰减不明显，肝内管状结构模糊。

（3）重度：近场回声显著增强，远场回声明显衰减，肝内管状结构辨认不清。

局限性脂肪肝，可表现为单个或多个强回声结节，呈椭圆形。有时因其间所含正常肝组织呈低回声而出现“假瘤征”，应和其他占位性病变相鉴别。

有时B超不能区别和脂肪沉积相似的病变。如血管瘤通常是强回声，但周围有更高密度的肝脂肪变时，它可表现为低密度损伤，常需动态CT扫描进行鉴别。另外，超声常难以检测脂肪肝时的肝内扩张的胆管，因为脂肪肝时肝和胆管壁间的超声对比消失。

2. CT　其准确性优于B超，除可对脂肪肝进行分型外，还可观察治疗前后肝脏大小和密度变化。但费用较昂贵且具有放射性，限制了它的应用。

弥漫性脂肪肝，肝实质密度普遍低于脾脏、肾脏和肝内血管，而相比之下，门静脉内回声增强。增强后肝内血管显影清楚，形态、走向均正常。CT值的高低与肝内脂肪沉积量呈明显负相关，因脾脏CT值较恒定，故肝/脾CT值的比值可作为衡量脂肪浸润程度的参考标准，或作为随访疗效的依据。酒精性脂肪肝时，肝脾CT值之比可小于0.85。

局灶性脂肪肝，常发生于左叶内侧段，表现为局灶性肝内低密度影，呈扇形/不规则形，密度一般较均匀，增强后有轻度强化，其内可见正常形态和走行的血管影。

3. MRI　价格昂贵而少用。MRI可清晰区分水和脂肪信号差异。脂肪肝为低信号，与正常肝实质信号相比明显降低。此项检查不但可检出脂肪肝，而且可很好的鉴别脂肪肝和肝脏占位性病变，后者呈高信号。

4. ^{99m}Tc 核素扫描　有助于区别局限性脂肪肝和肝内占位性病变。脂肪肝时肝弥漫性不均，肝肾摄取比值下降，肝骨髓摄取比值上升，其诊断脂肪肝的敏感性达 86%。但由于其准确性不高于 B 超，临床很少应用。

（三）肝活检

肝活检是诊断脂肪肝的重要方法。如果影像学检查发现肝脏有脂肪变，应该明确是否需要进行肝脏活检。如同时有血清转氨酶升高，常需活检；若转氨酶正常而仅有影像的异常发现，多不需活检。对于局灶性脂肪肝，B 超引导下肝穿刺，定位准确，安全。必要时对活检组织进行特殊染色、免疫组化、组织生化测定及特殊细胞学检查，以提高诊断的目的性。另外，偶然的影像学检查发现肝内弥漫性或灶性脂肪浸润但酶学正常，不能作为肝活检的依据。肝活检有创伤性，患者难以接受，目前主要用于：

（1）确定有无脂肪浸润，有无肝纤维化。

（2）探明某些少见疾病，如白血病、胆固醇贮积病、糖原贮积病。

（3）灶性脂肪肝和肝脏肿瘤的区别。

（4）无症状性可疑 NASH，肝活检是唯一诊断手段。

（5）戒酒后 ALD 或有 ALD 不能解释的临床或生化异常表现者。

（6）肥胖者体重减 10% 后，肝脏酶学异常仍存在者，需肝活检寻找其他病因。

（7）任何怀疑不是单纯肝细胞脂肪变或怀疑有多病因者。

（四）鉴别诊断

1. 病毒性肝炎及病毒性肝炎合并脂肪肝　脂肪肝和病毒性肝炎患者常有相似的临床表现如乏力、纳差、恶心、呕吐、黄疸等，而且影像检查都可表现为弥漫性肝损害，常不易鉴别。流行病学、病原学及血清学阳性有助确诊。

2. 肝占位病变　局限性脂肪肝与肝占位性病变（如肝癌、肝血管瘤、肝脓肿、肝囊肿等）常不易区别。肝细胞癌常呈超声衰减，有包膜和门脉侵犯。转移性肝癌多为超声增强，多结节，无门脉系统侵犯，CT 显示肝癌多呈边界较清楚的低密度区，加注造影剂后扫描组织对比增强。肿瘤血管和血管瘤用选择性肝动脉造影可以很好地显示。

七、治疗

治疗原则：①去除病因；②合理饮食；③合理锻炼；④降脂药物治疗。

（一）病因治疗

应针对不同病因采取合理的治疗措施。酒精性脂肪肝患者治疗的关键在于戒酒；营养不良性脂肪肝需改善营养状况；肥胖性脂肪肝和肝炎后肥胖所致的脂肪肝在保证营养的前提下，应适当减少糖、脂肪和总热量的摄入，并适当加强锻炼。如果能成功地控制体重，B 超可发现肝脏脂肪沉积减轻，血清转氨酶水平也得到改善。减重的方法很重要，饥饿可以降低体重，但由于减少了蛋白质和其他营养物质的摄入，导致外周脂库动员，脂肪酸进入肝脏增加而加重脂肪肝的病情，甚至出现 NASH；糖尿病性脂肪肝应给予低热量、低脂肪和高纤维素饮食，并积极治疗糖尿病，对Ⅰ型糖尿病控制血糖水平很重要，对Ⅱ型糖尿病最重要的是减重，血糖控制次之；药物和毒物引起的脂肪肝应停用肝毒性药物，避免毒性化学物质的接触；胃肠道旁路术引起的脂肪肝，应重新恢复正常肠道的解剖和生理功能。妊娠期急性脂肪肝应立即终止妊娠。

全胃肠道外营养（TPN）所致脂肪肝应注意以下几点：

（1）由于 TPN 常伴有其他引起脂肪肝的疾病，故首先应针对这些疾病进行治疗。

（2）TPN 期间，肠道革兰氏阴性细菌过量繁殖，产生内毒素使巨噬细胞不断释放 TNF，后者可导致肝脂变，抗 α－TNF 多克隆抗体能显著减低此种肝脂肪变。

（3）TPN 期间常有胆碱缺乏，应注意补充。

（二）合理饮食

饮食治疗是脂肪肝治疗的重要方法。合理的饮食应是高蛋白，适当热量和低糖类饮食。蛋白质是脂肪肝患者的主要营养素，可促进脂蛋白的合成，同时血浆白蛋白水平升高，有利于纠正重症患者的低蛋白血症，防止水肿和腹水形成。一般按 1.5～2g/kg 体重给予。

酒精性脂肪肝禁酒和纠正营养不良可使大部分脂肪肝在 1～6 周内消退，但也有需更长时间者。其饮食应高热量、高蛋白，并补充少量维生素。如总热量足够而蛋白质摄入不足，可促使脂肪肝继续发展。饮食脂肪总量以不超过总热量的 15%～20% 为宜，同时应含有必需脂肪酸。维生素的治疗可纠正临床及实验室检查异常，但对肝内脂肪浸润并无影响。

肥胖引起的脂肪肝应合理饮食以减轻体重。可以 400～800cal/d 逐渐增至 1 000～1 500cal/d，短期内减肥速度过快，易致脂肪性肝炎、电解质紊乱、高尿酸血症、酮症酸中毒及体重反跳。

营养不良性脂肪肝应以高蛋白饮食，足量糖类和脂肪为原则，同时给予高维生素和低纤维素，病情严重者应加用复合氨基酸制剂。

糖尿病性脂肪肝应低热量、低脂肪、高纤维素饮食，合并肾病者应限制蛋白摄入［<1g/(kg·d)］，以减轻肾脏负担。

肝炎后脂肪肝除了加强原发病的治疗外，饮食中应适当降低脂肪、糖及总热量，并加强适当锻炼。

（三）运动治疗

对肥胖、糖尿病、高脂血症、肝炎后脂肪肝患者应加强运动，运动量和运动方式结合具体情况，应长期坚持有氧运动。一般以中等量运动为度，心率达到一定标准（20～30 岁 130 次/min，40～50 岁 120 次/min，60～70 岁 110 次/min），每次 10～30min，每周 3 次以上。对肥胖者运动疗法比单纯节食减肥更重要，因为运动去除的脂肪主要是腹部内脏脂肪，可使 TG、LDL－C 下降，HDL－C 上升，葡萄糖耐量改善及血压下降。

（四）药物治疗

脂肪肝目前尚缺乏有效治疗的理想药物，而且有些药物的作用还有争议。

1. 胆碱蛋氨酸和 L－肉碱　仅适用于相关的营养不良性脂肪肝，如恶性营养不良和静脉高营养所致的脂肪肝，同时应注意其诱发肝性脑病的作用。胆碱是构成磷脂的成分之一，也参与体内甲基转换作用；蛋氨酸在体内可转化成胆碱；L－肉碱可促进脂肪酸氧化及膜修复。常用氯化胆碱 0.3～1.0g，每日 3 次，口服或复方胆碱 2ml，每日 1～2 次，肌注。

2. 多价不饱和磷脂酰胆碱　如肝得健，是一复合制剂，主要成分是磷脂，维生素 B、E 等。是目前临床应用较多的药物。磷脂是肝细胞器及肝细胞质膜的基本组成部分，可增加膜的流动性和稳定性，可起到保护肝细胞的作用。

3. S－腺苷甲硫氨酸　通过质膜磷脂和蛋白质的甲基化影响其流动性和微黏性，通过转硫基化增加肝内谷胱甘肽（GSH）、硫酸根及牛磺酸水平，对恶性营养不良，肝毒性物质及酒精性脂肪肝有效。

4. 抗氧化剂　还原型谷胱甘肽、牛磺酸、β－胡萝卜素，维生素E、月见草－E、硒有机化合物（Ebselen）、Silymarin及氨基类固醇衍化物Iazaroid等。本类药物可减少氧应激性损害及脂质过氧化导致的肝纤维化，但有待进一步证实其疗效。

5. 熊去氧胆酸　可以降低血脂，稳定肝细胞膜，抑制单核细胞产生细胞因子，有报道可改善患者ALP、ALT、γ－GT及肝脂肪浸润情况。

6. 降脂药物　烟酸类，苯氧乙酸（氯贝丁酯、苯扎贝特等）、HMG－CoA还原酶抑制剂（如辛伐他丁等）。许多降脂药物具有潜在肝毒性，降低糖耐量，升高血尿酸等不良反应，而肝内脂肪沉积无改善甚至加重。烟酸的衍生物如烟酸肌醇、烟酸果糖酶、烟酸戊四醇酯不良反应相对较少。

另外实验发现前列腺素E具有提高细胞cAMP水平，抑制肝细胞胆固醇和中性脂肪合成，防止肝细胞脂肪浸润的作用。

7. 中医中药治疗　常用中药有丹参、泽泻、何首乌、山楂、枸杞子、黄芩、姜黄、大黄等，可按中医辨证施治原则组方治疗，如肝郁气滞型患者，可用柴胡肝散加减，气血淤阻以逐瘀汤加减，痰浊内阻用四逆散合导痰汤加减，正虚淤结用八珍汤合积丸加减。中医药治疗缺乏系统的临床试验，疗效尚难肯定，但其最大优点是不良反应小，具有广泛开发前景。

八、预后

由于病因复杂，远期随访资料也较少，各种治疗尤其是药物治疗效果评价标准差异，因此对各种影响预后的因素的评价尚缺乏全面资料。对脂肪肝预后的争论有二。脂肪肝是否会引起演变为肝硬化；脂肪肝是否会引起严重肝损害。一般情况下，肥胖性脂肪肝很少引起肝损害，酒精与药物是引起肝纤维化和肝硬化的主要原因。糖尿病性脂肪肝和蛋白质摄入不足易引起脂肪性肝炎。特殊类型的脂肪肝如妊娠期急性脂肪肝如未及时终止妊娠，死亡率很高，多达60%～80%。

（韩　捷）

第十节　肝脓肿

一、细菌性肝脓肿

细菌性肝脓肿是由化脓性细菌侵入肝脏所致。起病急骤，寒战、高热、肝区痛、肝大伴压痛，毒血症症状显著。如未能及时有效治疗，可发生脓肿破入胸腔或腹腔，形成胸、腹膜炎、膈下脓肿、败血症等严重并发症。

（一）病因、发病机制

本病的致病菌主要为金黄色葡萄球菌和大肠杆菌。细菌可以下列途径进入肝脏：①胆道：胆道蛔虫症，胆管结石等并发化脓性胆管炎时，细菌沿着胆管上行，是引起细菌性肝脓肿的主要原因。②肝动脉：体内任何部位的化脓性病变，如骨髓炎，中耳炎、痈等，特别在发生脓毒血症时，细菌可经肝动脉进入肝脏。③门静脉：已较少见，如痔核感染、坏疽性阑尾炎、菌痢等，引起门静脉属支的血栓性静脉炎，脓毒栓子脱落进入肝内，即可引起脓肿。④其他：包括临近脏器化脓灶侵入、肝肿瘤坏死并发感染、肝外伤等。在机体抵抗力下降时发病。

细菌侵入肝脏后，即引起炎症反应，进而形成小脓肿，小脓肿逐渐扩大，互相融合成较大脓肿。来源于胆道的病变者，脓肿以左叶多见，且多与胆管相同，和肝内胆管病变相一致，呈节段性。来源于门静脉系统者，脓肿以右叶多见。

（二）诊断

1. 病史采集要点　细菌性肝脓肿多为继发性病变，但也可在原发疾病已经好转后独立存在。典型表现是在原发病的基础上骤起寒战、高热、大汗，肝区或右上腹痛并伴有厌食、乏力和体重减轻等。单个脓肿表现多不典型，起病隐匿，常有低热、不适、倦怠、腹胀、吸气后右上腹痛、恶心呕吐等，且通常病史超过15d，要求临床医生要有早期诊断的高度警惕性。口服类固醇激素、糖尿病、慢性酒精中毒和原因不明的出现右肺异常也应怀疑细菌性肝脓肿。

2. 体格检查要点　肝大和右上腹触痛是最常见的体征。肝大程度不一，有叩击痛或压痛，若脓肿在右肝下缘且较浅在，则右上腹有触痛及肌紧张。若肝脏病灶广泛或严重时，可出现黄疸和腹水。

3. 门诊资料分析

（1）血常规：白细胞计数及中性粒细胞增多，白细胞升高可达（20～30）$\times 10^9$/L，50%出现贫血。

（2）肝功能试验可出现不同程度的损害，包括总胆红素升高、低蛋白血症、凝血酶原时间延长。

（3）X线检查可见病侧膈肌抬高和固定，常有胸腔积液、右下肺炎和肺不张。

（4）B超诊断符合率85%～96%，它可以了解脓肿部位及大小，其特征表现常与病程及脓肿的液化程度有关。是门诊最重要的筛查手段。

4. 进一步检查项目

（1）CT对脓肿的检出率为90%～97%，其准确性不受肠道气体和体位的影响，能发现肝内直径小到0.5cm的病变，还可标出脓肿空间的位置，指导穿刺和导管引流。

（2）磁共振（MRI）对小脓肿有早期诊断价值。

（3）选择性肝动脉造影对直径<2cm多发性小脓肿有诊断价值，有助于确定手术途径。

（4）诊断性肝穿刺抽脓是确诊的重要手段。应在超声波探查引导下进行，通常在疼痛最明显部位进针。抽出的脓液应在严格无氧和微嗜氧条件下培养，检查需氧和厌氧菌及真菌。约1/3的化脓性肝脓肿是需氧菌感染，另有1/3是厌氧菌，余者为混合感染。

5. 诊断要点

（1）有潜在或原发疾病，如胆道疾病、败血症、腹部化脓性感染、恶性肿瘤、糖尿病、肝硬化、慢性酒精中毒、艾滋病、口服类固醇激素等，或是近期有介入治疗史。

（2）出现寒战、肝区痛及叩痛、肝大并有触痛等，及发热等非特异临床症状。

（3）原发病灶清除后持续发热，伴有右上腹痛或肝功能损害应排除并发肝脓肿可能。

（4）结合上述辅助检查，其中肝穿刺穿脓及细菌培养是确诊标准。

（5）明确诊断后注意探查膈下、心包以及胸膜腔和下肺，排除脓肿侵犯。

6. 鉴别诊断要点

（1）阿米巴性肝脓肿：单纯阿米巴肝脓肿临床表现较缓和，肝区压痛较轻，黄疸少见，白细胞增加不显著且以嗜酸性粒细胞居多。脓液呈巧克力，可找到 Charcot - Leyden 晶体，具有鉴别意义。阿米巴血清检查间接血凝法阳性（1 ∶ 128 为临界值，1 ∶ 32 为阴性）。但目前单纯阿米巴脓肿并不多见，常伴有细菌感染，血培养阳性率为 48%，脓液细菌培养阳性率为 90%，可发现致病菌。

（2）结核性肝脓肿：临床表现轻重不一，复杂多样，无特异性。和细菌性肝脓肿难以鉴别，有时需要依靠肝穿刺或腹腔镜直视下、肝组织学和（或）病原学检查才能确诊。结核性肝脓肿在抗结核药物治疗后 2 个月体温降至正常，6 ~ 9 个月病灶可以消散，通过治疗也可协助诊断，但要有耐心并取得患者配合。

（3）肝癌坏死液化：与脓肿相比，病程较慢，无急性感染表现。肝呈进行肿大坚硬、表面高低不平而无显著压痛。血清甲胎蛋白测定常呈阳性，超声波检查等有助于鉴别。但当肝癌并发高热或癌块坏死合并感染时，易导致误诊。

（4）临床类型：细菌性肝脓肿的严重并发症是向膈下，腹腔、胸腔穿破以及胆源性肝脓肿引起胆道大出血。

（三）治疗

1. 治疗原则

（1）重视一般支持疗法，输血、输液，纠正体液和电解质紊乱，补充各种维生素，合理应用抗生素；尤其要注意血浆白蛋白水平要尽可能维持正常。

（2）穿刺置管或手术切开引流。

（3）注意原发病的治疗，如胆结石等。

2. 治疗计划

（1）抗生素：尽早应用大量有效抗生素是治疗本病的关键，常采用两种以上抗生素联合应用。在未证实病源菌前，脓液样本的革兰染色检查可以指导抗生素的选择。一般来说，可先选用针对大肠杆菌和金黄色葡萄球菌给药，待敏感试验报告后再调整抗菌药物。大肠杆菌所致之肝脓肿，用氨苄西林加庆大霉素或卡那霉素；或庆大霉素加氯霉素。近期使用的头孢菌素或喹诺酮类与之联用，效果更好。葡萄球菌所致肝脓肿，首选青霉素 G，红霉素或第三代头孢菌素，次选庆大、卡那霉素。若有厌氧菌感染或同时并有阿米巴脓肿时加用甲硝唑，每日 1.5 ~ 2g 静滴。

（2）对脓肿的处理：单发性脓肿，首选穿刺，抽脓。穿刺抽脓时应尽量将脓液抽尽，若脓液稠厚，可用生理盐水或 5% 碳酸氢钠溶液反复冲洗。一般需每天或隔天抽脓一次。行置管引流时，应反复脓腔冲洗。

（3）手术切除引流：指征为①巨大肝脓肿，抽脓困难或脓液不易抽出者。②脓肿已经穿破到胸、腹腔者。③肝左叶脓肿或肝右叶前下方脓肿，穿刺抽脓或置管引流困难者。④较大的多发性脓肿或已融合为较大脓腔者。⑤脓液黏稠或坏死组织堵塞针头或导管，引流不畅者。⑥穿刺抽脓不畅，药物治疗后脓肿不见减少者。⑦脓肿伴有腹膜炎体征者。

（4）治疗方案的选择

1）单个脓肿：小脓肿可先内科抗感染治疗；较大脓肿在 B 超引导下穿刺置管引流。

2）较大脓肿有穿破可能或已经穿破：手术切开引流。

3）多发性肝脓肿：不适于手术治疗，应采用内科保守治疗，注意营养支持。

4）慢性肝脓肿：手术切开引流。慢性局限性的厚壁肝脓肿可行肝叶切除。

5）肝脓肿是消耗性疾病，营养支持很重要。

（四）病程观察及处理

1. 病情观察要点　观察腹痛、体温和引流物的性状和体积。血常规及血生化检查，病程较长者注意白蛋白等营养指标，定期B超检查脓腔大小。如果腹痛突然好转而体温未降，警惕脓肿穿破可能。引流物计量时需减去冲洗脓腔所用的液体量。

2. 疗效判断与处理　腹痛好转、体温正常、脓性引流物逐渐减少是好转的指标。如果不再排脓，临床症状消失，B超下脓腔小于2cm后，可将导管拔出。

（五）预后

细菌性肝脓肿的预后，取决于脓肿数目、部位、细菌的种类和毒力，患者的一般状态、治疗开始早晚、是否彻底、有无并发症等因素。在同时应用抗生素、穿刺、导管或切开引流条件下，多发性细菌性肝脓肿死亡率为50%左右，单发性肝脓肿死亡率较低约20%左右。若伴有低蛋白血症、肾功能改变、胸腔渗出、梗阻性黄疸、脓毒性休克和贫血者，死亡率升高。

二、阿米巴肝脓肿

阿米巴肝脓肿是由阿米巴原虫所引起的肝脏感染性疾病，是最常见的肠外阿米巴病。主要表现为长期发热、右上腹或右下胸痛、全身消耗、肝大及压痛、血白细胞增高等。由于并发问题复杂多变，易造成误诊。

（一）病因及发病机制

溶组织内阿米巴是引起人体阿米巴的病原体，有滋养体和包囊两种形态。滋养体为活动期，它以细菌及组织为食，在大肠的肠腔或黏膜内繁殖、寄生，有时侵犯组织和器官；有些滋养体在结肠腔内变为包囊并随粪便排至体外，污染食物、水源而再感染新的宿主。

当酗酒、饮食不当、营养障碍、肝区外伤及其他感染削弱人体抵抗力时，居于肠腔的阿米巴，借其伪足的机械作用和溶组织酶的化学作用而侵入肠壁组织，随血液进入门脉系统。首先到达肝脏，因肝小叶微静脉有过滤作用而停留在微静脉末端，若侵入肝脏的原虫数量不多，且人体抵抗力强，可将原虫消失而不造成损害；若机体抵抗力下降或肝脏内环境发生改变，侵入肝脏的阿米巴滋养体可引起微静脉及其周围组织的炎性反应，滋养体繁殖，形成微静脉栓塞，导致该处肝组织缺血、缺氧，滋养体从破坏的血管逸出，引起肝组织的灶性坏死、液化而成为微小脓肿，相近之脓肿互相融合，最后形成临床上的巨大脓肿。除经门静脉外，肠道阿米巴还可直接透过肠壁或经淋巴道侵入肝脏形成脓肿。

（二）诊断

1. 病史采集要点

（1）起病情况：本病起病多缓慢，急性者少见，常于酗酒、暴饮暴食、营养障碍、肝区外伤或其他疾病使抵抗力下降而诱发。

（2）主要临床表现：常见的症状为发热和肝区疼痛。发热呈弛张热或不规则发热，体温大多午后上升，傍晚达高峰，夜间热退时伴盗汗。肝区疼痛的性质和程度与脓肿距肝包膜之远近、脓肿发展之急缓以及患者的痛阈有关，和脓肿大小无平行关系。若脓肿位于膈下，则疼痛可位于右上腹、上腹、胸部或右肩部。

（3）既往史：半数以上肝脓肿患者病前有腹泻或痢疾的病史。阿米巴肝脓肿一般发生在腹泻发作后 1 个月，但也可早到和腹泻同时发生，或迟到痢疾已愈数月或数年、甚至数十年后发生。

2. 体格检查要点　肝脏往往呈弥漫性肿大，病变所在部位有明显的局限性压痛及叩击痛，肝脏下缘钝圆，有充实感，质中坚。部分患者肝区有局限性波动感。黄疸少见且多轻微，多发性脓肿的黄疸发生率较高。

3. 门诊资料分析

（1）血象检查：急性期白细胞总数中度增高，中性粒细胞 80% 左右，有继发感染时更高。病程较长时白细胞计数大多接近正常或减少，贫血较明显，血沉增快。

（2）粪便检查：少数患者可查获溶组织阿米巴。

（3）肝功能检查：碱性磷酸酶增高最常见，胆固醇和白蛋白大多降低。

（4）血清学检查：同阿米巴肠病，抗体阳性率可达 90% 以上。阴性者基本上可排除本病。

（5）肝脏显影：超声波探查无创伤，准确方便，成为诊断肝脓肿的基本方法。脓肿所在部位显示与脓肿大小基本一致的液平段，并或作穿刺或手术引流定位，反复探查可观察脓腔的进展情况。B 型超声显像敏感性高，但与其他液性病灶鉴别较困难，需作动态观察。CT、超声造影、肝动脉造影、放射性核素肝扫描、磁共振均可显示肝内占位性病变，对阿米巴肝病和肝癌、肝囊肿鉴别有一定帮助，其中 CT、超声造影尤为方便可靠，有条件者可选用。

（6）X 线检查：常见右侧膈肌抬高，运动受限，胸膜反应或积液，肺底有云雾状阴影等。左叶肝脓肿时胃肠道钡餐透视可见胃小弯受压或十二指肠移位，侧位片见右肋前内侧隆起致心膈角或前膈角消失。偶尔在平片上见肝区不规则透光液 - 气影，颇具特征性。

4. 进一步检查项目　B 超定位下抽取脓液，是确诊的线索。

5. 诊断要点　确诊需从脓液中查到病原体。但由于各种原因，检出病原体十分困难，故临床上多用综合分析诊断本病。临床上有发热、右上腹疼痛、肝大，同时 X 线检查右侧膈肌抬高、运动减弱，或超声波检查显示肝液性暗区者，再具下述任何一项：

（1）肝穿刺抽脓呈巧克力色。

（2）脓液中找到阿米巴滋养体。

（3）经抗阿米巴治疗取得显著疗效或痊愈者，诊断可成立。

6. 鉴别诊断要点

（1）细菌性肝脓肿：常先有原发感染灶，发病急骤而重，伴明显脓毒症状（如畏寒发热，白细胞计数尤其中性粒细胞显著增高）。超声显示多为较小的多个脓肿，穿刺脓液呈黄白或黄绿色、有臭味，涂片或培养有菌，抗生素有效。但与继发细菌感染的阿米巴肝脓肿颇难鉴别。

（2）肝囊肿：慢性阿米巴肝脓肿，临床无明显炎症表现；或肝囊肿伴感染者亦需细心鉴别。超声显像与穿刺所得脓液的特征有助鉴别。

（3）肝包虫囊肿：疫区居住史与包虫皮试阳性是肝包虫囊肿的两个特征。通常不难鉴别，但若合并感染者宜细察。肝包虫病是穿刺禁忌，安排脓肿穿刺前应先排除。

（4）原发性肝癌：中心液化坏死伴癌性发热的肝癌患者宜细心鉴别，尤其是和阿米巴肝脓肿尚未完全成熟液化者，很难鉴别。对未完全液化的病灶，肝穿刺宜谨慎。若患者为老年，有肝炎或肝硬化史，血象白细胞正常或降低，肝功能慢性损害，AFP阳性，超声显像示占位性病变周围有晕圈，血管造影提示肿瘤血管及肿瘤染色，均提示原发性肝癌可能。氯喹治疗后热退，也不能完全排除肝癌，应仔细分析，有时需短期随访观察其动态变化。

7. 并发症　阿米巴肝脓肿可产生三类并发症，血源播散、继发细菌感染及脓肿穿破。

（1）血源播散：罕见，阿米巴原虫偶可侵入肝内血管，经肝静脉回流至右心，并随血流播散至全身而形成肺、脑、脾、胰、肾等处阿米巴病。

（2）继发细菌感染：发生率4.1%～23.3%，阿米巴肝脓肿发生感染后持续高热，中毒症状明显。单纯抗阿米巴药物治疗无效，必须加用有效抗生素。大肠杆菌和金黄色葡萄球菌为最常见致病菌，其次为变形杆菌、产气杆菌等。不能单依靠脓液颜色判断是否发生继发性细菌感染。第一次抽脓时，均应常规细菌培养。

（3）穿破：发生率23%～30.9%。脓肿穿破与病程较长、脓肿居肝脏边缘、脓肿较大、抽脓次数较多及腹压增高等因素有关。若脓肿穿破横膈进入胸腔，形成脓胸；穿破入肺引起肺脓肿；如和支气管相通时，导致肝－胸膜－肺－支气管瘘；若脓肿向腹膜穿破，可致急性腹膜炎。有时脓肿可穿破于胃、胆、肾等处，左叶脓肿还可向心包及纵隔穿破。发生脓肿穿破后，临床表现变得复杂多变，易致误诊。脓肿穿破到一些特殊部位后治疗困难，预后差，穿破至心包及腹腔者预后最差。

（三）治疗

1. 治疗原则　内科治疗为主，关键在于合理而及时地应用抗阿米巴药物，酌情辅以肝穿刺抽脓。必要时行外科治疗。

2. 治疗计划

（1）内科治疗

1）抗阿米巴治疗：选用组织内杀阿米巴药为主，辅以肠内杀阿米巴药以根治。多首选甲硝唑，剂量1.2g/d，疗程10～30d，治愈率90%以上。无并发症者服药后72h内肝痛、发热等临床情况明显改善，体温于6～9d内消退，肝大、压痛、白细胞增多等在治疗后2周左右恢复，但脓腔吸收要延迟至4个月左右。第二代硝基咪唑类药物的抗虫活力、药代动力学特点与甲硝唑相同，但半衰期更长，疗效优于阿米巴肠病。东南亚地区采用短程（1～3d）治疗，可取代甲硝唑。少数甲硝唑疗效不佳者可换用氯喹或依米丁，但前者有较高的复发率，后者心血管和胃肠道反应较多。治疗后期常规加用一疗程肠内抗阿米巴药，预防复发达到根治目的。

2）肝穿刺引流：多数阿米巴肝脓肿已无穿刺的必要。对恰当的药物治疗5～7d、临床情况无明显改善，或肝局部隆起显著、压痛明显，有穿破危险者采用穿刺引流。穿刺最好在抗阿米巴药物治疗2～4d后进行。穿刺最好在超声引导定位下进行，部位常选右腋前线第8或第9肋间，或右中腋线上第9或10肋间或肝区隆起、压痛最明显处。穿刺次数视病情需要而决定，每次穿刺应尽量将脓液抽净，脓液量在200ml以上者常需在3～5d后重复抽吸。脓腔大者经抽吸可加速康复。穿刺放置导管持续闭合引流，可免去反复穿刺、继发性感染之缺点，有条件者采用。

3）抗生素治疗：有混合感染时，视细菌种类选用适当的抗生素全身应用。

（2）外科治疗：手术切开，置管闭式引流。

3. 治疗方案的选择　首选药物治疗和穿刺引流。

阿米巴肝脓肿需手术引流者一般<5%，适应证为：①抗阿米巴药物治疗及穿刺引流失败者。②脓肿位置特殊，贴近肝门、大血管或位置过深（>8cm），穿刺易伤及邻近器官者。③脓肿穿破入腹腔或邻近内脏而引流不畅者。④脓肿中有继发细菌感染，药物治疗不能控制者。⑤多发性脓肿，使穿刺引流困难或失败者。⑥左叶肝脓肿易向心包穿破，穿刺易污染腹腔，也应考虑手术。

（四）病程观察及处理

1. 病情观察要点　肝区疼痛、体温、血常规及血生化检查，病程较长者注意白蛋白等营养指标。定期B超动态观察脓腔大小。有闭式引流者需要记录引流量。有穿破危象者要高度注意邻近器官情况。

2. 疗效判断与处理　肝脓肿的治愈标准尚不一致，一般以症状及体征消失为临床治愈，肝脓肿的充盈缺损大多在6个月内完全吸收，10%可持续迁延至1年。少数病灶较大者可残留肝囊肿。血沉也可作为参考指标。

（五）预后

阿米巴肝脓肿患者痊愈后具有一定的免疫保护力，很少发生再感染。

（亓　民）

第十一节　肝硬化

肝硬化不是一个独立的疾病，而是各种慢性肝脏疾病的最后发展阶段。病理学上以肝组织弥漫性纤维化、假小叶和再生结节形成为特征，临床上主要表现为肝细胞功能障碍和门脉高压症。

一、流行病学

肝硬化的发病高峰年龄在35~48岁，男女比例为3.6：1~8：1。在美国肝硬化的流行率约为0.15%，因多数患者没有症状，预计人群中肝硬化的发生率可达1%。目前尚无我国人群中肝硬化的发生率的准确流行病学资料。以往资料表明，肝硬化一旦进展到肝功能失代偿期，如不进行肝移植则5年存活率仅15%。

二、病因

1. 病毒性肝炎　乙型、丙型肝炎，乙型和丁型病毒肝炎重叠感染经慢性病程所致。

2. 酒精性肝病　长期大量饮酒者可历经轻症酒精性肝病、酒精性脂肪肝、酒精性肝炎、酒精性肝纤维化，最终进展为酒精性肝硬化。

3. 自身免疫性肝病　自身免疫性肝炎或其他自身免疫性疾病累及肝脏。

4. 遗传代谢性疾病　Wilson病、遗传性血色病、α_1抗胰蛋白酶缺乏、糖代谢障碍、脂代谢异常、尿素循环缺陷、卟啉症、氨基酸代谢障碍、胆酸代谢障碍均可引起肝硬化。

5. 药物和毒物　服用甲氨蝶呤、异烟肼、维生素A、胺碘酮、马来酸哌克昔林、甲基多巴、酚丁、野百合碱，或长期接触四氯化碳、磷、砷等。

6. 胆汁淤积 原发性或继发性胆汁性肝硬化、原发性硬化性胆管炎、囊性纤维化、胆道闭锁或新生儿肝炎、先天性胆管囊肿等。

7. 营养不良 慢性炎症性肠病、长期食物中缺乏蛋白质、维生素等可引起吸收不良和营养失调，使肝细胞发生脂肪变性和坏死，并降低肝脏对其他致病因素的抵抗能力。

8. 循环障碍 慢性充血性心功能衰竭、缩窄性心包炎、布加综合征、肝小静脉闭塞病、遗传性出血性毛细血管扩张症等。

9. 血吸虫性肝纤维化 长期反复感染血吸虫者，其虫卵沉积于汇管区，虫卵及其毒性代谢产物可引起大量结缔组织增生，但再生结节不明显，故称为血吸虫性肝纤维化。

10. 隐源性 有部分肝硬化患者的病因不明，通称隐源性。随着病因的逐步阐明，此类肝硬化的比例会越来越少。

三、病理与分型

在大体形态上，肝脏早期肿大，晚期明显缩小、质地变硬、重量减轻、包膜增厚，肝表面有弥漫性大小不等的结节和塌陷区。

肝硬化的形态学分类：①小结节性肝硬化：结节大小均匀，直径一般在3～5mm，最大不超过1cm。长期过量饮酒导致的酒精性肝硬化是典型的小结节性肝硬化；营养不良和贫血患者中也可见。②大结节性肝硬化：结节粗大，大小不均，直径一般在1～3cm。慢性病毒性肝炎导致的肝硬化常为大结节性肝硬化。③大小结节混合性肝硬化：即肝内同时存在大小结节两种病理形态。

四、临床表现

往往起病隐匿，病程进展缓慢，可潜伏3～5年或10年以上。临床上常分为肝硬化代偿期及失代偿期。

代偿期可有门静脉高压症或脾功能亢进表现，如食管静脉曲张、白细胞或血小板减少等，但无腹水、肝性脑病或上消化道出血，肝功能储备一般属Child－Pugh A级。一般血清白蛋白≥35g/L，胆红素 <35μmol/L，凝血酶原活动度多≥60%。

失代偿期一旦出现腹水、肝性脑病及食管胃底静脉曲张破裂出血之一，即进入失代偿期，肝功能储备一般属Child－Pugh B、C级。多有明显肝功能失代偿征象，如血清白蛋白 < 35g/L，A/G <1.0，胆红素 >35μmol/L，凝血酶原活动度 <60%。

（一）症状

可有乏力、食欲缺乏、腹胀、腹泻、消瘦、皮肤瘙痒、发热等症状。有些代偿期肝硬化患者可无明显症状。

（二）体征

可有肝病面容、黄疸、肝掌、蜘蛛痣、腹壁静脉曲张；肝脏早期多可触及肿大，质硬、边钝，晚期因肝脏萎缩而触不到。可有不同程度脾脏增大；在肝硬化伴有腹水时，可出现脐疝及股疝。在酒精性肝硬化患者中可见腮腺肿大及Dupuytren掌挛缩，原发性胆汁性肝硬化患者可见黄色瘤。

（三）其他各系统的表现

内分泌系统紊乱的表现：因雌激素增多、雄激素减少，男性患者有性欲减退、睾丸萎缩、乳房发育和女式阴毛分布等；在女性可表现为月经失调、闭经、不孕等。易发生肝源性糖尿病，与原发性糖尿病不易区别。甲状腺激素异常可表现为总 T_4 升高、游离 T_4 正常或升高，而总 T_3 和游离 T_3 降低，TSH 正常或升高。可有肾上腺皮质激素增多，患者常有闭经、痤疮、多毛症、皮肤紫纹、满月脸等。

血液系统可出现贫血、白细胞和血小板减少及凝血机制障碍。

呼吸系统可出现肝肺综合征和门脉性肺动脉高压。

五、辅助检查

（一）生化学

血清谷丙转氨酶、谷草转氨酶和胆红素水平可反映肝细胞受损情况，但与肝脏受损严重程度并不完全一致。碱性磷酸酶和 γ－谷氨酰转肽酶可反映肝内胆汁淤积的情况，在原发性胆汁性肝硬化中此两种酶有中度以上升高；酒精性肝硬化时，γ－谷氨酰转肽酶升高明显。血清白蛋白可反映肝脏合成能力，肝硬化时血清白蛋白降低。在自身免疫性肝炎肝硬化时，可见 γ－球蛋白升高，在原发性胆汁性肝硬化时 IgM 升高。胆碱酯酶可反映肝脏功能储备，在肝硬化时可有下降明显。

（二）血液学

血常规检查可显示轻度贫血、白细胞、血小板降低提示脾功能亢进。凝血酶原时间与肝细胞受损害程度有一定的关系。如明显延长，而且经注射维生素 K 仍不能纠正（凝血酶原活动度低于 40%），常表示肝功能严重衰竭。

（三）影像学

1. 肝脏超声显像　肝硬化早期可有肝脏增大，而晚期则左叶增大，右叶缩小，尾叶增大也较常见；肝脏边缘弯钝，肝脏表面凸凹不平，呈锯齿状、波浪状或结节状；肝实质回声增强、不均匀或呈结节状。脾脏常增厚（>40mm）。门脉高压时，门静脉直径常 >14mm，脾门脾静脉直径常 >10mm。

2. 计算机断层扫描（CT）　肝硬化时各叶比例失调，左叶外侧段和尾状叶增大常见。肝表面明显凸凹不整、边缘变钝，肝实质密度不均匀，可呈结节样。脾静脉及门静脉曲张，可见侧支循环形成，胃短静脉、胃冠状静脉及食管静脉曲张。对于发现肝占位病变 CT 优于超声显像。

3. 磁共振成像（MRI）　肝边缘波浪状或结节状改变，左肝外叶、肝尾叶增大，右肝及左肝内叶缩小，肝裂增宽，脾大。MRI 对于鉴别肝脏占位病变能提供比 CT 更多的信息。

4. 上消化道内镜或钡剂 X 线造影　胃镜可直接观察到食管胃底静脉曲张的部位和程度，并可进行内镜下治疗如曲张静脉套扎术或硬化注射术。食管及胃钡剂造影亦可发现食管静脉及胃底静脉曲张征象；典型食管静脉曲张呈串珠样、蚯蚓样或虫蚀样充盈缺损，纵行黏膜皱襞增亮；胃底静脉曲张可见菊花样充盈缺损。

（四）肝活检组织病理学检查

是确诊代偿期肝硬化的金标准。除对肝脏组织切片进行光学显微镜下检查外，还可做各种特殊化学染色、免疫组化染色甚至原位杂交，有助于病因诊断。

六、并发症

（一）上消化道出血

为最常见的并发症。常引起出血性休克或诱发肝性脑病，每年静脉曲张引起的消化道出血发生率为5%～15%，首次出血死亡率为25%～30%。

（二）肝性脑病

是终末期肝病的常见并发症，初期为可逆性而反复发生，但重度肝性脑病是失代偿期肝硬化的重要死亡原因。

（三）自发性腹膜炎和其他感染

自发性腹膜炎是因肠道细菌易位进入腹水所致的腹腔感染，多为单一革兰阴性需氧菌感染。可有发热、腹痛，有或无压痛反跳痛。有的患者起病缓慢，并无明显腹膜炎的症状及体征。腹水常规显示白细胞数 $>0.5\times10^9$/L，中性粒细胞 >50%，即 $>250/mm^3$（0.25×10^9/L）。另外，失代偿期肝硬化患者也常并发呼吸道、泌尿系、肠道及胆道的细菌感染。

（四）肝肾综合征

是继发于严重肝功能障碍基础上的功能性肾衰竭，多发生在大量腹水的患者，其中主要发生机制为由于全身内脏动脉扩张所致的肾动脉收缩。其临床表现为血肌酐升高，可有尿量减少但无明显蛋白尿，超声显像亦无肾实质萎缩或尿路梗阻的表现。

（五）原发性肝癌

乙型肝炎或丙型肝炎肝硬化患者中每年有3%～5%发生肝癌。

（六）其他

肝硬化患者胆结石发生率增高，且随着肝功能失代偿程度加重，胆石症发生率亦会升高。肝硬化患者因门静脉血流淤滞，门静脉主干、肠系膜上、下静脉及脾静脉均可形成血栓，尤其是脾切除术后，门静脉、脾静脉栓塞率可高达25%。由于长期钠摄入不足以及腹泻、利尿、大量放腹水等，可导致肝硬化患者电解质紊乱，如易发生低钾、低氯血症、代谢性碱中毒，这些电解质紊乱容易诱发肝性脑病，持续重度低钠血症，容易引起肝肾综合征，失代偿期肝硬化患者还可引起肝肺综合征和门脉性肺动脉高压。

七、诊断及鉴别诊断

（一）诊断依据

1. 病史　有助于了解肝硬化的病因，包括肝炎史、饮酒史、药物史、输血史、社交史及家族遗传性疾病史。

2. 症状体征　确定是否存在门脉高压和肝功能障碍表现。

3. 肝功能试验　血清白蛋白降低、胆碱酯酶下降、凝血酶原时间延长提示肝功能储备降低。

4. 影像学检查　B超、CT或MRI可见肝硬化的征象。

完整的诊断需包括：①是否有肝硬化。②肝硬化病因。③是否有肝硬化并发症。④肝功能分级情况：Child－Pugh 评分或 MELD 评分。

（二）鉴别诊断

（1）肝大时需与慢性肝炎、原发性肝癌、肝包虫病、华支睾吸虫病、慢性白血病、肝豆状核变性等鉴别。

（2）腹水时需与心功能不全、慢性肾小球肾炎、结核性腹膜炎、缩窄性心包炎、腹腔内肿瘤和巨大卵巢囊肿等鉴别。

（3）脾大应与疟疾、慢性白血病、血吸虫病相鉴别。

（4）出现并发症时的鉴别包括：急性上消化道出血应和消化性溃疡、糜烂性出血性胃炎、胃癌并发出血相鉴别；肝性脑病与低血糖、尿毒症、糖尿病酮症酸中毒等鉴别；肝肾综合征和慢性肾小球肾炎、急性肾小管坏死等鉴别。

八、治疗

（一）病因治疗

在肝硬化早期，去除致病因素可减轻或逆转肝硬化。在乙肝肝硬化患者，可根据患者病情和意愿选择干扰素、拉米夫定、阿德福韦酯、恩替卡韦、替比夫定等进行有效的个体化抗病毒治疗，但需注意在失代偿期肝硬化患者应禁用干扰素。对于酒精性肝硬化患者，戒酒是治疗的关键所在。对于肝豆状核变性患者应进行规范的驱铜治疗（主要药物为青霉胺、锌制剂）。对于血色病患者需采用放血疗法以减少体内铁负荷。有血吸虫病感染者应予抗血吸虫治疗。

（二）一般支持疗法

肝硬化患者往往全身营养状况差，需要加强休息、调节饮食习惯、综合营养支持治疗。

1. 休息　代偿期肝硬化可适当工作或劳动，但应注意劳逸结合，以不感疲劳为度。失代偿期应以休息为主。

2. 饮食　肝硬化患者的饮食原则应是高热量、足够蛋白质、充足维生素和低盐饮食。蛋白质以每日每千克体重 1～1.5g 为宜，可进食瘦肉、鱼肉、鸡肉等优质蛋白。对有肝性脑病前驱症状者，应暂时限制蛋白摄入量。有食管静脉曲张者应避免坚硬粗糙的食物。严禁饮酒。肝硬化患者宜实行低盐饮食，尤其腹水患者更应限制钠的摄入。

3. 营养　肝硬化患者常有消化不良，若碳水化合物供能不足，机体将消耗蛋白质供能，加重肝脏代谢负担。肠内营养是机体获得能量的最好方式，对于肝功能的维护、防止肠源性感染十分重要。对有食欲减退、食物不耐受的患者，可予以预消化的、蛋白质已水解为小肽段的肠内营养制剂。

（三）并发症的治疗

本节仅介绍腹水、自发性腹膜炎、肝肾综合征、肝性脑病的治疗，上消化道出血的治疗见相关章节的治疗。

1. 肝硬化腹水的治疗

（1）针对病因的治疗：根据腹水形成的病因不同，其治疗原则各有差异。如因心力衰竭所致的腹水，应强心利尿治疗；结核性腹膜炎的腹水应采取有效的抗结核治疗；因肾功能障碍所致的腹水，应改善肾功能，配合利尿治疗；癌性腹水，应积极治疗原发肿瘤，同时配合利尿治疗。

（2）限制钠盐摄入：腹水的患者要限制每日的钠盐摄入量，一般控制在每天 88mmol（2 000mg）。门脉高压性腹水患者的体重改变与机体的钠平衡直接相关，要使患者体重下降和腹水减少，重要的是限钠而不是限水。

（3）限制水分摄入：对大多数肝硬化腹水的患者来说，不必限制水的摄入。在肝硬化患者中，慢性低钠血症很常见，但患者很少因此而死亡。应用高张钠来快速纠正低钠血症可能会造成比低钠血症本身更为严重的并发症。因此，只有当血钠低于 120～125mmol/L 时，才需要限制水的入量。

（4）口服利尿药：常规的口服利尿药治疗从每天早晨服一次螺内酯和呋塞米开始。起始剂量为螺内酯 100mg 和呋塞米 40mg。因为螺内酯的半衰期较长，并可能导致高钾血症，故一般不单独应用。

根据病情可以逐渐调整两种药物的剂量，如果利尿效果或体重下降不明显，可每隔 3～5d 同时增加两药的剂量，注意一定要保持两药 100mg ：40mg 的比例，这样可以维持正常的血钾水平。两药的最大剂量为：螺内酯 400mg/d，呋塞米 160mg/d。合并肾实质疾病的患者对螺内酯的耐受量较小，因为容易引起高钾血症。对有轻微男性乳房发育的患者，可以用氨苯蝶啶（10～40mg/d）来替代螺内酯。

对有严重水肿的患者，每天的体重下降没有限制。当水肿缓解后，体重的下降要控制在每天 0. 5kg 之内。

（5）张力性腹水的治疗：一次大量放腹水可以迅速缓解张力性腹水。对限制钠盐和利尿药治疗效果不佳的有腹水患者，大量放腹水（ >5L）的同时给予静脉补充白蛋白（每多放 1L 腹水补充 8g 白蛋白）治疗是安全的。放腹水治疗虽然能快速缓解症状，但是它对引起腹水的根本原因没有治疗作用。所以，对张力性腹水，单次大量放腹水后仍应继续给予限钠和利尿药治疗。

（6）难治性腹水的治疗：利尿治疗无效表现为：应用利尿药出现体重降低很少或无降低，同时尿钠的排出量 <78mmol/d；或者利尿药导致有临床意义的并发症，如肝性脑病、血清肌酐 >176. 8μmol/L、血钠 <120mmol/L 或血清钾 >6. 0mmol/L。

顽固性腹水的定义是：对限制钠的摄入和大剂量的利尿药（螺内酯 400mg/d，呋塞米 160mg/d）治疗无效的腹水，或者治疗性腹腔穿刺术放腹水后很快复发者。

系列放腹水治疗可以有效地控制腹水。即使对无尿钠排出的患者，每 2 周进行一次放腹水治疗仍然有效。对无尿钠排泄的患者，一次放液 6L 就相当于抽出 10d 的潴留钠。穿刺 10L 腹水可抽出约 17d 的潴留钠。有尿钠排出的患者，放腹水间隔应相应延长。

对大量放腹水是否要补充胶体液尚有不同意见。目前推荐如果一次抽腹水少于 4～5L，在腹腔穿刺术后可不必输白蛋白；如果更大量放腹水，每增加 1L 腹水可给予输白蛋白 8～10g。

对于上述治疗仍难以控制的腹水，可试用腹水超滤浓缩腹腔回输治疗、腹腔静脉分流术或经颈静脉肝内门体静脉分流术（TIPS）。

2. 自发性腹膜炎的治疗　除一般支持治疗外，强调早期、足量应用抗菌药物。细菌培养阳性者参考药敏试验给药，如细菌培养阴性，则应按最常见的致病菌（即大肠杆菌或肺炎克雷伯杆菌）选用静脉滴注头孢类抗生素，如头孢噻肟、头孢哌酮或头孢他啶等，用药时间不少于2周。预防自发性腹膜炎则常用诺氟沙星，400mg/d，消化道大出血者用7d。长期用药只限于曾患自发性腹膜炎而预防再发者。

3. 肝肾综合征的治疗　1型肝肾综合征发展迅速，在没有有效治疗的情况下，病死率几乎为100%，平均生存时间不到2周。2型肝肾综合征发展相对缓慢，病情比较平稳，平均生存时间在6个月左右。肝肾综合征一经诊断，应给予扩充血浆容量，同时采用血管收缩剂以收缩内脏血管、增加肾脏灌注。

（1）药物治疗：主要通过静脉输注白蛋白来扩充血容量，国际腹水研究小组推荐剂量为1g/kg（第1天），以后为20～50g/d。血管收缩药物主要包括三类：垂体后叶素类似物（特利加压素）、生长抑素类似物（奥曲肽）及α肾上腺素受体激动剂（米多君，去甲肾上腺素）。目前文献报道应用最多的是特利加压素，用法为0.5mg/4h，2～3d后逐渐增至1mg/4h，最大剂量2mg/4h。奥曲肽为100μg/d，皮下注射，必要时增至200μg。米多君为2.5～7.5mg，口服1日3次，必要时增至12.5mg。去甲肾上腺素用量为0.5～3mg/h持续静脉注射，从0.5mg/h开始，至少平均动脉压升高10mmHg或4h的尿量大于200ml，如果其中一项未达标，则增加0.5mg/h，每4h评价1次，最大剂量为3mg/h。当病情恢复（血清肌酐<133μmol/L或肌酐清除率>40ml/min）或用药达到15d时，可停药。

（2）透析治疗：包括持续血液过滤、间歇血液透析和分子吸附再循环系统等，由于不良反应较多（低血压、凝血异常、消化道出血等）通常不作为独立的治疗手段。但对于有肝移植适应证，而对药物治疗效果不佳的患者，透析可作为过渡治疗。

（3）肝移植：是治疗肝肾综合征最有效的手段，但在肝移植前应尽量恢复肾功能。

4. 肝性脑病的治疗　氨中毒学说仍被认为是肝性脑病的主要发病机制之一，因此治疗的主要目的是清除体内的氨。

（1）治疗或去除可能的诱发因素：如上消化道出血、高蛋白饮食、饮酒、应用镇静剂、安眠药、过度利尿、低血容量、低血钾、感染、手术（包括TIPS）等。

（2）减少氨的产生：低蛋白饮食可减少氨的产生，肝功失代偿时应控制蛋白摄入量不超过70～80g/d；发生脑病时，不超过每日40g，患者苏醒后可逐渐增加。

（3）减少氨的吸收：乳果糖在结肠内可被细菌降解，产生乳酸及乙酸，使NH_3变成NH_4^+，同时它还能改善肠道微生态，减少内毒素的产生与吸收。乳果糖剂量为20g（30ml），每日3次口服，以维持大便每日2～3次为宜。如不能口服，用60～100ml灌肠亦可。山梨醇与乳果糖类似，剂量为500～750g，每日分3次服用。

（4）促进氨的清除：近年多个有对照的研究报道L－鸟氨酸－L天门冬氨酸每日20g静脉滴注，或6～9g，每日3次口服，对治疗肝性脑病有效。

（5）其他：支链氨基酸可调节体内氨基酸平衡，静脉输注对不能耐受口服蛋白摄入者有维持营养的作用。苯二氮䓬受体拮抗剂氟马西尼对由苯二氮䓬类药物（如地西泮）诱发的肝性脑病有促苏醒的作用。对于有锥体外系症状者可应用多巴胺能激动药如溴隐亭。对于血液pH偏碱者可静脉输注精氨酸。

九、预后

肝硬化的预后取决于病因、肝功能代偿程度及有无并发症。对于酒精性肝硬化、自身免疫性肝炎肝硬化或乙型肝炎肝硬化等，如能及时确诊并给予积极的病因治疗，病变可趋静止甚至部分逆转。Child－Pugh 分级和 MELD 评分有助于判断预后。失代偿期肝硬化患者的常见死亡原因包括：肝性脑病、上消化道大出血、继发感染和肝肾综合征等。

（亓 民）

第十二节 门脉高压症

门脉系统血流受阻和（或）血流量增加，导致门脉及其属支静水压升高，称为门脉高压症（portal hypertenstion，PHT）。正常门静脉压力一般为 0.67～1.33kPa，门静脉压超过 1.33～1.60kPa 称为门静脉高压症。

一、诊断

（一）病史采集

1. 起病情况　多数起病缓慢，也有以上消化道出血和肝性脑病等并发症表现急性起病。

2. 主要临床表现

（1）门－体侧支循环：最主要的是食管胃底静脉曲张，是肝硬化上消化道出血的主要原因；其次是直肠静脉丛形成痔核，痔核破裂可导致便血和慢性失血性贫血。

（2）脾肿大和脾功能亢进：脾大是本病的主要临床表现之一，有时是临床最早发现的体征。但脾大小与门静脉高压的高低无明显的关系。由于脾内大量储血，脾内血流减慢，血细胞被单核－巨噬细胞吞噬，可出现血细胞减少。

（3）腹水：是门脉高压常见的表现，有些患者可出现肝性胸水。

（4）门静脉高压性胃肠血管病：是长期门脉高压所致胃肠黏膜血管病变，其发病部位依次为胃、小肠、大肠和直肠。病理改变为胃肠道微循环障碍、黏膜缺血。诊断主要依靠内镜。

（5）肝性脑病：门体侧支循环可使血氨增高，产生慢性肝性脑病。

3. 既往病史　有病毒性肝炎、血吸虫病、酒精性、药物性肝病、代谢性肝病，以及腹水、黄疸，肝性脑病史常可有助诊断。

（二）体格检查要点

可有脾大和腹水的体征，如有腹壁静脉曲张，应注意血流回流方向，正常为脐上往上，脐下往下。如脐下往上说明下腔静脉阻塞。

（三）继续检查项目

1. 实验室检查　血常规检查可呈全血细胞减少。肝功能检查白蛋白下降，球蛋白增高，白/球比例倒置。肝硬化活动期，转氨酶和胆红素常增高，凝血酶原时间延长。

2. 超声扫描　可发现脾大及扩大的门静脉、脾静脉、胃底静脉及其他侧支循环，以及腹水、门静脉海绵样变、门静脉血栓等。

3. 内镜和 X 线钡剂检查　内镜诊断食管胃底静脉曲张优于食管吞钡，可判断范围、大小、有无红色征。

4. CT 检查　可显示肝大小、形态、边缘，脾大小及侧支循环情况，特别是孤立性胃底静脉曲张。

5. 门静脉造影　有经脾门静脉造影、经皮肝穿刺门脉造影，可显示门静脉高压的血流动力学变化。

6. 门脉血流动力学测定　肝静脉嵌入压及其静脉血流量测定，以及经胃镜测定食管曲张静脉压力。

（四）诊断要点

（1）门静脉高压症的确立：门静脉高压症的三大临床表现：脾大、腹水、侧支循环的建立和开放，特别是侧支循环开放的证据。

（2）门静脉高压症的病因：应根据患者的病史及临床表现，进行必要的实验室及辅助检查。80%的门静脉高压是由肝硬化引起，在我国多为乙型病毒性肝炎肝硬化，但也应注意门脉高压症的其他原因。按门静脉高压发生部位可分为肝前型、肝内型和肝后型。

（3）门静脉高压症的程度及食管静脉曲张出血的危险性，可通过为胃镜检查、肝静脉压力梯度测量、门静脉系统血流动力学及彩色多普勒检查，以及肝功能检查来评估。

（五）鉴别诊断要点

1. 与脾大疾病鉴别　如慢性血吸虫病、疟疾、溶血性贫血、淋巴瘤、白血病、特发性血小板减少性紫癜、风湿性疾病等。

2. 与腹水为主要表现疾病鉴别　须与心源性、肾性、营养不良性、癌性及腹膜、妇科疾病等所致腹水鉴别，除腹水检查外，还需根据病史体征作其他相关检查。

3. 与上消化道出血疾病鉴别　如消化道溃疡、胃癌、食管癌等鉴别。

二、治疗

（一）治疗原则

门脉高压症病治疗大多相当困难，急性出血时止血及预防食管静脉曲张首次及再次出血以及针对其他并发症治疗是治疗主要目的。

（二）治疗计划

1. 急性出血期治疗

（1）非手术治疗：根据出血情况积极补充血容量，但注意避免输血和输液量过多或速度过快，以免短期内门脉压增高引起复发出血。尽早行急诊胃镜检查明确出血原因及部位，门脉高压急性上消化道出血的主要原因是食管静脉曲张破裂，但也可来自消化性溃疡、门脉高压性胃病，均应给予降门脉压治疗。此外静脉应用抑制胃酸分泌的药物，如 H_2 受体阻滞剂、质子泵抑制剂等，以控制胃黏膜糜烂及出血。

1）药物治疗：a. 生长抑素：可减少内脏血流量、降低门脉压，不良反应少。天然生长抑素（思他宁）首先缓慢静注 250μg，然后以每小时 250μg 持续静滴，维持 5d。人工合成生长抑素（善宁）首先缓慢静注 0.1mg，然后以每小时 25～50μg 速度持续静滴，维持 5d。b. 垂体后叶素：直接收缩内脏血管床的小动脉和毛细血管前括约肌，使内脏循环血容量减少，门脉血流量减少，减少侧支循环血流量。用法 0.2～0.4 单位/分钟持续静滴，与硝酸甘油联用，可有效克服相互不良反应，加强降门脉压作用。三甘氨酰赖氨酸加压素效果优于垂体后叶素，不良反应少，但价格昂贵。

2）内镜下硬化剂注射或套扎治疗：此方法相对简单、安全，肝功能不良的患者也能用此法治疗，应作为食管静脉曲张出血治疗的首选方法。注射方法有静脉旁、静脉内注射及上述两者混合法，常用硬化剂有鱼肝油酸钠、乙氧硬化醇。硬化治疗的主要并发症有食管狭窄、溃疡形成、发热和胸腔积液，有时尚可发生异位栓塞如肺、肾栓塞。内镜下曲张静脉套扎术技术和设备要求高，但更加方便和安全，目前已广泛应用。

3）三腔二囊管：一般不作为首选措施，往往作为手术和内镜治疗前的一种临时止血措施。

4）经颈静脉肝内门体分流术：本方法技术要求高，价格昂贵，且存在肝性脑病及支架易堵塞等问题，目前已较少开展。

（2）手术治疗：大出血时有效循环血量减少，肝血流量减少，可导致肝功能进一步损害，患者对急症手术的耐受性低，应尽量选用非手术治疗法，如仍不能止血可作食管胃底静脉缝扎术或门奇静脉断流术，术后择期行脾切除加奇静脉断流或分流术。

2. 非止血期的治疗

（1）降门脉压药物：主要有两类：血管收缩药和血管扩张药。缩血管药可减少门脉血流量，常用的非选择性 β - 受体阻滞剂普萘洛尔；从小剂量开始，要求心率不低于 60 次/分，切忌突然停药。扩血管药可降低门脉系统血管阻力，常用的有哌唑嗪、可乐定、硝酸酯类、钙通道拮抗剂等。普萘洛尔加单硝酸异山梨酯可预防食管静脉曲张首次及再次出血，并可减少彼此不良反应。利尿药可通过降低有效血容量，反射性引起内脏血管收缩，从而降低门静脉压。

（2）内镜治疗：对重度食管静脉曲张并有红色征者可选择内镜下套扎和（或）硬化剂注射以预防首次出血。

（3）手术治疗：对肝功能良好，存在脾功能亢进及食管静脉曲张严重者可考虑行脾切除加门奇断流术。

（4）介入治疗：如脾功能亢进明显，还可考虑经股动脉插管脾动脉栓塞治疗，也可行经皮经肝胃左静脉栓塞术（PTO）。

三、介入治疗

（一）经颈静脉肝内门体静脉分流术

经颈静脉肝内门体静脉分流术（transjugular intrahepatic portal - systemicstenting shunt，TIPSS）是近十余年来逐步成熟的用于治疗肝硬化门脉高压症的一项介入治疗技术。它集穿刺、血管成形、支架植入等多项介入技术为一体。是最具代表性的综合介入放射学技术。TIPSS 的发明源于一个偶然的机会，美国学者 Rosch 在经颈门静脉行胆管造影时，误刺入门静脉而想到这是一种治疗门静脉高压的方法。而球囊导管和金属支架的出现为这项技术的临床应用和推广，提供了方便条件。

TIPSS 的基本原理：采用特殊介入治疗器材，在 X 线透视导引下，经颈静脉入路，在肝内建立一个肝静脉与门静脉之间的人工分流通道，使部分门静脉血流直接分流入下腔静脉，从而使门静脉压力降低，控制和预防食管胃底静脉曲张破裂出血，促进腹水吸收。TIPSS 技术在 20 世纪 80 年代初应用于临床，至 90 年代技术日臻完善，疗效肯定，但至今尚未根本性地解决分流道再狭窄的问题。

1. 适应证与禁忌证

（1）适应证

1）难以控制的食管、胃底静脉曲张破裂出血。

2）食管、胃底静脉曲张破裂出血经内镜治疗后复发。

3）门脉高压性胃病。

4）顽固性腹水。

5）肝性胸水。

6）布－加氏综合征（Budd－chiari's Syndrome）。

（2）禁忌证：TIPSS 技术无绝对禁忌证，但下述情况因易引起并发症而作为相对禁忌证。

1）右心或左心压力升高。

2）心功能衰竭或心脏瓣膜功能衰竭。

3）肝功能进行性衰竭。

4）重度或难以纠正的肝性脑病。

5）难以控制的全身感染或败血症。

6）难以解除的胆道梗阻。

7）肝脏多囊性病变。

8）肝原发或转移性恶性肿瘤范围巨大。

9）重度或难以纠正的凝血功能障碍。

2. 治疗方法

（1）择期患者术前准备

1）心肺肝肾功能检查，功能不全者予以纠正。

2）凝血时间检查，不良者予以纠正。

3）血常规检查，失血性贫血者予以纠正。

4）肝脏彩色超声检查，增强 CT 及三维重建，或 MR 检查，必要时可先行间接门脉造影。重点了解肝静脉与门静脉是否闭塞，两者空间关系以及拟建分流道路径情况。门脉分支的拟穿刺部位如无肝实质包裹则不能行该手术。

5）术前 3d 预防性应用抗生素及做肠道清洁准备。

6）术前 2d 低蛋白饮食，避免应用含氨浓度高的血制品。

7）穿刺部位备皮。

8）术前 1d 做好碘过敏试验。

9）术前 6h 禁食水。

10）向患者本人及家属说明手术目的、方法和可能出现的各种并发症并签署患者知情同意书。同时强调术后长期保肝、抗凝治疗的必要性，以及随访和分流道再次介入手术修正的重要性。

11）术前给予镇静，必要时可给予止痛处理。

（2）急诊患者术前准备：急诊患者应尽可能完成择期患者的术前准备，尤应行急诊 CT 以明确肝脏及门脉血管情况可否行 TIPSS，并于术中行间接门脉造影，以确定穿刺角度、方位。

（3）器材及药品准备

1）门脉穿刺系统：如 RUPS 100（Cook 公司）和 RTPS 100（Cook 公司）肝穿装置。

2）球囊导管：如直径 8～12mm。

3）管腔内支架：如目前主张选择直径 8～10mm 的激光切割或编织式钛合金自膨式支架。

4）造影导管等：0.035 英寸（1 英寸 =2.54cm）的超滑导丝，超硬导丝，穿刺针，导管鞘等常规器材。

5）术中用药：局麻药，常用1%普鲁卡因或2%利多卡因。抗凝剂，常用肝素。对比剂，离子型或非离子型对比剂。止痛镇静剂。

（4）主要操作步骤与方法

1）颈内静脉穿刺术：患者仰卧，头偏向左侧或右侧。以右或左侧胸锁乳突肌中点的外缘即胸锁乳突肌三角区的头侧角为中心，行常规皮肤的消毒和局部麻醉。在拟穿刺点皮肤横切口3mm后，充分扩张皮下通道，采用静脉穿刺针呈负压状态进针，行颈内静脉穿刺术。穿刺针成45°角进针，针尖指向同侧乳头方向，进针深度约3～5cm。穿刺成功后，将导丝送入下腔静脉，并用10～12F扩张鞘扩张局部穿刺通道；引入静脉长鞘，通过导丝及肝静脉管选择性插入肝静脉，一般选择右肝静脉进行测压、造影，在少数情况下，选择左或中肝静脉具有优势。

2）经肝静脉门静脉穿刺术：当静脉长鞘送入靶肝静脉后，根据造影确定门脉穿刺点，一般选择距肝静脉开口2cm左右的静脉点，此点向前距门脉右干约1.5cm，向下距门脉右干2～3cm；少数肝硬化后严重肝萎缩或大量腹水的患者，应适时选择更高或更低的位置。根据门静脉穿刺针柄部方向调节器的指引穿刺针方向和深浅度进行门脉穿刺。当穿入肝内门脉1级或2级分支后，将导丝引入门脉主干，将5F穿刺针外套管沿导丝送入门脉，置换超硬导丝，沿导丝将肝穿刺装置插入门脉主干后，保留带标记长鞘导管，经此号管插入带侧孔造影导管行门脉造影及压力测定。

3）肝内分流道开通术：门脉造影后，将超硬导丝送入肠系膜上静脉或脾静脉，沿该导丝置换球囊导管行分流道开通术，分别充分扩张门静脉入口、肝实质段、肝静脉出口。

4）管腔内支架植入术：分流遭并通后，沿导丝将装有管腔内支架的输送器送入分流道，精确定位后释放，一般推荐选用直径8～10mm，长度60～80mm的自扩式金属内支架。

5）食管下段胃底静脉硬化栓塞术：肝内分流道建立后，对胃冠状静脉、胃短静脉及所属食管、胃底静脉血流仍然较明显或有活动性出血患者，可同时行此项治疗。其步骤为：经TIPSS入路送入单弯导管，根据门脉造影情况，将导管插入胃冠状静脉等侧支血管，经导管注入硬化栓塞剂。常用硬化剂推荐5%鱼肝油酸钠和（或）无水乙醇；栓塞剂推荐钢圈、吸收性明胶海绵或聚乙烯醇颗粒。

3. 并发症的预防与处理

（1）心包填塞：为TIPSS操作时器械损伤右心房所致。术中应谨慎操作，避免动作粗暴。如发生应紧急做心包引流或心包修补术。

（2）腹腔内出血：术前充分研究肝静脉、门脉立体关系，减少盲穿次数。有条件者在超声指引下穿刺，推荐术中经肝静脉 CO_2 造影显示门脉系统的方法。若术中患者出现急性失血性休克表现，应及时行肝动脉造影，明确有无肝动脉损伤，必要时应行肝动脉栓塞术止血。若为门脉损伤导致的腹腔内出血，往往比较凶险，患者可很快出现失血性休克表现，在抗休克的同时行外科门脉修补术。

（3）胆系损伤：穿刺损伤肝内胆管或分流道阻塞了肝内胆管，术后可出现胆系出血或梗阻性黄疸，发生率较低，对症处理多可缓解。

（4）术后感染：以胆系及肺部感染多，强调围手术期抗生素的应用。

（5）肝性脑病：术前肝功能储备的评估是预防肝性脑病的关键，分流量的控制和充分的肠道准备是围手术期的重要环节，辅以保肝降氨治疗。

4. 疗效判定

（1）TIPSS技术成功的标准：一般认为TIPSS建立以后门脉压力与肝静脉压力梯度低于2.66kPa，静脉曲张消失，是TIPSS成功的客观标准。

（2）临床成功的标准：出血立即停止和随访未发生出血。技术成功标准肝内分流道成功建立，管腔内支架释放准确，展开程度达到目的要求，分流道通畅。

5. 随访与预后　TIPSS近期止血效果虽确切，但中远期效果并不理想。TIPSS主要存在以下两个方面的问题：①肝性脑病；②分流道狭窄；术后半年狭窄率为20%～30%，1年为40.5%～55%，再狭窄的发生率随时间延长呈增加趋势，但主要发生在术后1年内。其分流道狭窄或闭塞的机理不完全清楚，一般认为，早期（3个月内）与内支架留置不当和术后抗凝不足有关，中、远期主要与支架内的假性内膜过度增生有关。尽管早、中期分流道再狭窄发生率较高，但本项技术可重复性操作较强，90%左右的患者可通过溶栓、球囊扩张或内支架置入获得再通，能保持中长期的有效分流，从一定程度上解决了TIPSS中远期疗效不佳的问题。因此，TIPSS仍是食管胃底静脉脉曲张破裂大出血的有效止血方法，随着技术的不断进步和研究的深入，相信TIPSS有着更加光明的前景。

6. 注意事项

（1）术中注意事项

1）颈内静脉穿刺：应选择三角区的顶角或颈动脉搏动外侧2～5mm处作为穿刺点，并负压进针。注意回血颜色以区别于动脉；穿刺不宜过低，以免引起气胸；有条件者可在超声指引下穿刺，必要时也可术中经股静脉植入导丝于颈内静脉内作为穿刺指引。

2）肝内穿刺：入门脉后，试推对比剂“冒烟”，观察有无门脉显示及显示哪些结构，以判断入门脉的部位。一般选择门静脉分叉部偏右侧主干1～2cm处，若门脉左右干均显影，可疑穿刺入分叉部或分叉下门脉，应特别小心肝外分流所致的出血；注意与肝静脉和肝动脉的鉴别，密切注意有无对比剂外溢。

3）球囊：其有效长度以4～6cm为宜，推荐选用长度在4cm以下的超薄高压球囊；球囊的直径可根据门脉的自然分流量（侧支循环的多少）确定，一般选择8～12mm，必要时选用6mm直径的小球囊作预扩张。球囊扩张完成后，抽空球囊但勿急于撤出，密切观察患者血压和脉搏变化；如发生肝外门脉撕裂引起大出血，则可充盈球囊止血以争取手术时间。

4）管腔内支架：所选管腔内支架的管径应与扩张分流道所用的球囊导管直径一致或略大1～2mm；支架应伸入门脉内1～2mm；伸入肝静脉内可略长或覆盖肝静脉。

5）硬化栓塞剂：导管插入胃冠状静脉后，应先行造影观察，并充分了解血流状态和方向再注入硬化栓塞剂。注入硬化剂的量一般为10～15ml，若发现有反流或血管“铸型”应立即停止注射，以防止硬化剂反流入门脉导致门脉系统栓塞。

（2）术后注意事项

1）注意患者生命体征，发现异常及时对症处理。

2）常规应用广谱抗生素以预防感染。

3）注意肝肾功能变化，加强保肝及水化保肾治疗。

4）抗凝治疗。

5）降氨、促代谢治疗。

6）分流道通畅性的监测，推荐术后分流道留置管早期干预策略。

（二）经球囊闭塞法逆行性静脉栓塞术

近年来，Kanagawa 采用经球囊闭塞法逆行性静脉栓塞术（balloon - ocduded retrograde transvenolls obliteration，BRTO）治疗存在较大门体通道的胃静脉曲张。此法与以往其他方法比较，创伤小，疗效肯定，几乎无并发症，重复性好。B - RTO 技术采用经股静脉进入下腔静脉，通过门体侧支或交通进入门脉，其解剖基础是胃静脉曲张主要由胃短静脉和胃后静脉出血，部分有胃冠状静脉参与。在门脉高压症时，食管胃静脉形成广泛的门体侧支循环，其中主要有脾 - 胃、胃 - 肾分流和经左膈下静脉的胃 - 下腔分流。Watanabe 对一组 230 例食管胃静脉曲张的分析，发现 39% 的胃静脉曲张伴有胃 - 肾分流。曲张的胃静脉多通过左。肾静脉与下腔静脉相通，并可同时经胃 - 肾和胃 - 下腔途径分流。

1. 适应证与禁忌证

（1）适应证

1）确诊为食管胃底静脉曲张破裂出血、而以胃底静脉曲张为主者。

2）有出血既往史，经血管造影或内镜检查有再出血的危险者。

3）门脉高压症食管胃底静脉曲张破裂出血，经血管加压素或垂体后叶素治疗、三腔气囊压迫等常规内科治疗失败者。

4）手术后或内镜硬化剂注射止血治疗后再出血者。

5）不能耐受紧急手术治疗的出血者。

6）TIPSS 术中同时以球囊闭塞分流道远端后对胃冠状静脉、胃短静脉进行栓塞，避免了栓塞物质经自发分流道进入肾静脉造成误栓，可使栓塞更为彻底。

（2）禁忌证

1）肝功能严重损害。

2）大量腹水。

3）有出血倾向。

4）败血症或肝脓肿。

2. 治疗方法

（1）BRTO 术前，患者需进行内镜检查，腹部增强 CT 扫描或动脉性门脉造影（经脾动脉、肠系膜上动脉或胃左动脉），以确定曲张静脉和门体侧支的存在及形态。

采用 Seldinger 技术穿刺股静脉，选用 5F 或 6F 导管，确定流出道，若流出道为左肾静脉，则导管经下腔静脉、左肾静脉及胃 - 肾通道进入曲张静脉流出道远端，若流出道为胃 - 下腔静脉通道，导管则经下腔静脉左侧壁进入其流出道。经球囊导管注入对比剂扩张球囊，使之阻断流出道远端血流后造影。显示流入道、流出道及曲张静脉的形态，以估计栓塞硬化剂的用量。球囊充分阻断远端血流，向靶血管注入栓塞硬化剂，并留置 30min，注射结束后开始逐渐抽出部分药物，直至治疗结束，将剩余药物全部回抽。栓塞硬化过程中，其量要用足，以保证栓塞效果。当门 - 体侧支显示为胃 - 肾通道和胃 - 下腔静脉通道共存时，可经双侧股静脉穿刺，球囊闭塞导管分别进入两条门 - 体侧支，同时栓塞硬化。最近，有报道通过采用经颈静脉途径，行球囊导管闭塞法逆行栓塞静脉曲张，认为更易操作且有效。

（2）栓塞材料：选用 5% 乙醇胺碘乐混合物（ethanolamine oleate iopamidol，EOI），其

用量需通过曲张胃静脉的造影表现而定，通常一般为 20~60ml（平均 30ml）。也有报道可同时加入无水乙醇。EOI 能有效地凝集血小板，破坏血管内皮细胞，激活凝血因子，从而形成血栓，逐渐使曲张静脉消失。通常产生的血小板凝集活动作用迅速，因此，即便是流向靶血管外，也不会产生血栓。

3. 并发症 BRTO 最常见的并发症是血红蛋白尿和发热。EOI 能引起血管内溶血，导致血浆游离血红蛋白，促成肾小管功能失调和肾功能不全。其处理通常可在经球囊导管注射 EOI 的同时给予输注结合珠蛋白，以阻止血管内溶血的发生。Koito 通过对 30 例胃静脉曲张行 BRTO 术，同时输注结合珠蛋白后，追踪观察肝、肾功能有无进一步损害，并认为血红蛋白尿和发热呈短暂发生，一般多在 5d 内消失。最严重的并发症是使食管静脉曲张恶化，对于同时合并食管静脉曲张的患者在 BRTO 后可能有恶化倾向，通过内镜硬化可有效阻止破裂出血。Koito 认为 BRTO 后食管静脉曲张是否恶化取决于门脉血流方向，假如术前通过胃静脉曲张的血流流入食管静脉，其食管静脉曲张加重，恶化；若 BRTO 后经胃 - 肾的血流仍存在，就不会出现进一步加重。

4. 疗效分析 BRTO 治疗胃静脉曲张疗效满意，技术操作容易，且可重复进行治疗。Koito 对一组 30 例胃静脉曲张的 BRTO 治疗，平均追踪 17 个月（10~30 个月），全部显示胃静脉曲张消失。3 例先前伴有的食管静脉曲张显示加重，通过内镜硬化治疗后消失，并未见新的食管静脉曲张出现。30 例中仅有 3 例分别在 12、15、16 个月后复发，通过再次 BRTO 后消失。此法不仅适合于治疗代偿期肝硬化门脉高压症胃静脉曲张患者，对于失代偿期亦可施行，同时伴有食管静脉曲张的患者，辅经内镜硬化治疗，可进一步有效提高食管胃静脉曲张的治疗效果。

BRTO 对门脉高压症胃静脉曲张的治疗，创伤小，技术操作简单，安全可靠，且可重复治疗，故可作为孤立性胃 - 静脉曲张的治疗方法之一。对伴有食管静脉曲张，同时辅以内镜硬化治疗，可望提高治疗效果。进一步的研究是 BRTO 后离肝血流的血流动力学改变及长期疗效。

（三）经皮经肝食管胃底静脉曲张栓塞术

经皮经肝食管胃底静脉曲张栓塞术（percutaneous transhepatic obliteration，PTO）是一种经皮经肝穿刺途径将导管植入门静脉并超选择地插入胃冠状静脉和胃短静脉，然后经导管注入造影剂及栓塞剂，从而阻断门脉血流达到止血目的的一种介入治疗方法。1972 年 Rosch 等报道用栓塞出血部位供血动脉的方法治疗消化道出血获得成功。1974 年 Lunderquist 等首创经皮经肝穿刺门静脉插管至食管静脉的侧支胃冠状静脉内，然后注入各种不同的栓塞剂，栓塞胃冠状静脉以达到治疗食管胃底静脉曲张破裂出血的目的，其近期止血率为 50%。1982 年由 Yune 等系统报道了本疗法的主要操作步骤，并建议其主要适用于常用治疗方法无效而又不能紧急作外科分流手术的患者。Viamonte 报告 32 例急性出血和 35 例非急性出血患者栓塞后全部止血。Keller（1985）报告的 32 例中，30 例（93.7%）成功。

胃冠状静脉和（或）胃短静脉栓塞后，门静脉压力进一步增高，联合部分脾动脉栓塞术可以降低门脉压力，同是缓解脾功能亢进。胃冠状静脉和（或）胃短静脉栓塞后，增加了门静脉血的向肝灌注，解决了单纯部分脾动脉栓塞后，门脉压力下降，门静脉血向肝的灌注减少，肝功能损害的问题，有利于肝细胞的再生和其功能的改善。

1. 适应证和禁忌证

（1）适应证：食管胃冠状静脉栓塞术主要用于临床保守治疗或内镜下治疗无效的食管胃底静脉曲张破裂出血，治疗主要在出血期进行。

（2）禁忌证：有明显出血倾向者或终末期患者。

2. 治疗方法　在DSA电视监视下，取右腋中线肋膈角下方2cm或剑突下偏右侧穿刺，采用22G千叶针对准肝门方向进针，进针深度5～7cm。边退针边用注射器回抽，见血后注入对比剂观察是否进入门静脉分支。如进入门静脉分支则经穿刺针插入0.018英寸（1英寸=2.54cm）导丝，导丝头端进入门静脉主干，经导丝插入4F导管鞘，建立表皮到门静脉系统的通道。经导管鞘插入4F单弯导管或cobra导管，导管头端分别置于脾静脉近脾门处，肠系膜上静脉主干，以5ml/s，总量15～20ml注入对比剂，观察门静脉血流方向和胃冠状静脉、胃短静脉、食管静脉及门静脉体静脉交通等。将导管尾端连接测压玻璃管，导管头端置于门静脉主干、脾静脉测压。用导丝配合将导管分别插入胃冠状静脉、胃短静脉逐一造影，判断血流速度和方向，然后分别给予栓塞。对于血流速度快，曲张静脉增粗明显的分支，先用5～10mm直径的钢圈栓塞以减慢血流，部分患者加用吸收性明胶海绵颗粒，然后缓慢注射无水乙醇。每注入3～5ml，等待3min后即手推对比剂观察栓塞程度，直至曲张的血管团不再显示。栓塞完毕后再次行门静脉测压、造影。栓塞完毕撤出导管，将导管鞘退出门静脉，保留在肝实质内，经此鞘送入1～3枚弹簧钢圈栓塞穿刺通道。介入治疗术后给予护肝、营养支持治疗，用抗生素3d，继续给予抑酸药物及消化道黏膜保护剂3～5d。

3. 并发症

（1）腹腔内出血：其主要原因为患者凝血功能差及操作损伤所致，一般采用内科保守治疗，若大量出血则急症手术。

（2）血胸及气胸：主要因穿刺点过于偏高或偏向头侧进入胸腔所致。少量可自行吸收，大量则需胸腔引流、排气。

（3）门静脉血栓形成：较少见。

（4）其他：肺动脉栓塞、脑动脉栓塞、不锈钢圈移位等，多与栓塞剂应用不当及操作不熟练有关。

4. 疗效评价　胃冠状静脉栓塞术既能使曲张血管广泛形成血栓，又能使其主干血流完全阻断，急性出血止血率可达100%，联合部分脾动脉栓塞术或TIPSS，可明显降低远期再出血率；部分脾动脉栓塞面积应在60%～70%，既保留了部分脾脏功能，又缓解了脾功能亢进，降低了门静脉压力，手术成功率80%～90%。不成功的原因有：肝内门静脉相对较细，门静脉与食管胃底静脉丛间侧支较多，胃冠状静脉和（或）胃短静脉起始段与门静脉角度、方向、扭曲程度使导管导丝不易进入，胃短静脉距穿刺点较远，导管导丝不易调节等。与分流手术比较，栓塞术后肝性脑病的发生率较低；与断流手术比较，不会使胃黏膜病变加重；适应证相对较广，创伤小；与内镜下治疗比较，不仅对食管曲张静脉破裂出血有效，对贲门胃底曲张静脉破裂出血也有效。

5. 注意事项　由于肝硬化患者肝脏缩小，且伴有腹水，应在透视下选择穿刺点，避免穿入胸膜腔形成血气胸。腹水较多的患者可于术前先放腹水2 000～3 000ml，以提高门静脉穿刺成功率。导管进入胃冠状静脉或胃短静脉后，注入无水乙醇前应先造影，证实造影剂无反流方可进行栓塞。注入无水乙醇时要分次缓慢，注入10min左右才能观察是否有血流停滞。切忌急于复查和追加栓塞剂，注入过量的栓塞剂可造成门静脉系统血栓形成。也可与造影剂混合在透视下注入。如数次注入无水乙醇仍未完全闭塞时，可与吸收性明胶海绵颗粒混合使用；或用不锈钢圈栓塞粗大的静脉后，再将导管头越过钢圈，追加少量无水乙醇。注入无水乙醇时患者可出现疼痛，可于栓塞前先注入利多卡因。不锈钢圈的直径应与要栓塞的血管直径一致。为防止穿刺道出血，可于穿刺道内放置吸收性明胶海绵或不锈钢圈。

（四）部分性脾栓塞术

门静脉高压伴脾功能亢进者，采用脾切除术改善脾功能亢进所致的血液学改变是多年来传统治疗方法。但由于对脾生理和病理生理的进一步认识，脾切除不再被认为是无关紧要的了。因为脾脏是产生抗体和非特异性免疫球蛋白的器官，它在全身防卫体制中起重要作用，脾切除后发生严重感染的机会明显增多。1973 年 Maddison 首次报道门脉高压伴脾功能亢进患者用自体血凝块进行脾动脉栓塞获得成功，1980 年 Spigos 对脾动脉栓塞术进行改进，采用部分性脾栓塞术（portional splenk embolization，PSE）获得成功，并认为部分性脾栓塞能够保留部分脾脏以完成其免疫功能，同时有效地改善患者的外周血象，以此来替代脾切除术。这就是后来被称作的“内科脾切除”。

1. 适应证与禁忌证

（1）适应证

1）各种原因所致的脾肿大并有脾功能亢进，具有外科手术指征者。

2）脾功能亢进导致全血细胞显著减少者。

3）门静脉高压，充血性脾肿大并有脾功能亢进，具有上消化道出血史及出血倾向者。

4）门静脉高压，经颈静脉肝内分流术失败者。

（2）禁忌证

1）继发性脾功能亢进，其原发疾病已达终末期者，有恶液质及脏器功能衰竭者。

2）严重感染及脓毒血症，脾栓塞有发生脾脓肿的高危患者。

3）凝血酶原时间低于正常 70% 者，需纠正凝血功能后再行介入治疗。

4）巨脾症，严重黄疸，大量腹水者为相对的禁忌证。

5）其他常规介入操作的不适应者。

2. 治疗方法

（1）术前准备

1）常规检查血象、凝血三项、肝功能等。

2）穿刺部位备皮。

3）术前抗生素应用以预防感染：一般方案为青霉素 80 万单位，庆大霉素 16 万单位，静脉滴注，必要时可加用甲硝唑 0.2g，术前两天开始。也有报道应用喹诺酮类抗生素。

（2）栓塞步骤和方法

1）步骤：常规消毒铺巾，局麻下以 Seldinger 技术穿刺股动脉。小儿可由麻醉医师施以静脉麻醉和镇静，以保证不影响操作。小儿可应用 18G 穿刺针和 4F 动脉鞘，较大的穿刺针成功率会减低，现有新型的多重交换的小穿刺套件较适合小儿股动脉的穿刺。穿刺成功及保留血管鞘后，引入 4～5F 的导管做腹腔动脉甚至脾动脉的插管造影，并将导管借助导丝超选择插管至脾动脉干的末段或者不同的脾支内，要求导管前端越过胰尾动脉，然后经导管注入栓塞剂进行栓塞。

2）栓塞方法：采用适当大小的吸收性明胶海绵条使一定大小的脾内分支栓塞，由于脾的解剖决定了脾小梁之间没有血管互相吻合，因此引起栓塞动脉远端的脾梗死，栓塞过程通过造影证实形成脾梗死范围在40%～60%，可达到“部分性脾切除”的效果，既改善了临床症状，又保留脾的免疫功能。该方法较安全，并发症较少。但由于末梢脾窦未能栓塞，仍有充血空间，当动脉压力减低后，带细菌的肠系膜静脉血和门静脉血倒流入脾，易引起梗死区的感染形成脓肿，而且脾功能亢进较易复发。

3）栓塞部位的控制：其一是超选择脾下极的动脉分支，认为优点是脾下极有大网膜相邻包裹，即使产生坏死，很快能被周围的大网膜包裹，不易弥散引起全腹膜炎，同时左下胸膜腔和肺的反应较轻，另外栓塞范围也易控制。其二是在脾动脉远端以低压流控法注入栓塞剂，利用血液的流动分布栓塞末端脾组织，通过反复造影与栓塞前比较，控制栓塞范围大小。或根据血流的速度的改变来估计，如脾内造影药剂流速减慢约50%～60%，造影药剂停滞时超过80%。

4）栓塞程度的控制：采用全脾周围性栓塞，将导管置于脾动脉主干远端（避开胰背动脉和胃短动脉）利用低压流控技术注入栓塞剂，栓子顺血流随机均匀阻塞相应口径脾动脉分支。过去常根据脾动脉主干血流速度来估计栓塞程度。但因目测者的经验以及血管痉挛等因素影响，栓塞不足或过度栓塞难以避免。有研究表明在欲栓塞脾脏体积一定的条件下，脾脏内1mm的动脉分支数与2mm×2mm×2mm大小新鲜吸收性明胶海绵颗粒数呈正相关，与脾脏大小无关，并总结出经验公式：$G=(E-11.5)A/50.5$。E表示新鲜的大小约2mm×2mm×2mm或经高压消毒后1mm×1mm×1mm的吸收性明胶海绵颗粒数，式中G为预期栓塞程度×100%，A表示直径约1mm左右的脾内动脉分支数。

3. 并发症及处理原则

（1）脾脓肿：可由导管导丝及栓塞剂污染引起，体内其他感染灶的带菌血逆流进脾静脉也是一个原因。较小的脓肿可经保守治疗而愈。较大的脓肿可经皮穿刺引流辅助治疗。如果脓肿破裂并引起腹膜炎，应及早行外科手术治疗。

（2）误栓：导管前端位置过近或注入栓塞剂的压力过大，栓塞剂反流误栓塞胃、胰的动脉，严重者可导致急性胰腺炎。因此，栓塞剂应伴造影剂在透视下进行缓慢推注，压力应小，确保无反流，可减少意外栓塞非靶器官的机会，轻度胰腺炎用抗生素对症处理，一般可痊愈。

（3）左下胸腔积液及左下肺炎发生率约18%：脾上部栓塞后局部反应可刺激左膈及左下胸膜而引起炎症及疼痛，左下肺呼吸受限易诱发肺炎及胸腔积液。对此，可应用抗生素、镇痛及局部理疗等方法，多能恢复正常。

（4）栓塞后综合征：发生率几乎100%，但程度不同，可有一过性发热、左上腹不适、食欲不振、腹痛等，经用抗生素消炎、止痛、退热的治疗可逐渐缓解，多在1周左右消失。

4. 疗效评价

（1）脾动脉栓塞术后的影像学改变：脾动脉属终末动脉，栓塞后可引起局部梗塞性坏死，其典型的超声声像图表现为尖端朝向脾门的楔形或不规则形回声区，边界清楚，未液化坏死或局部钙化后形成强回声区或有声影的强回声斑。栓塞后1周内在CT上难以显示，2周时在CT上呈低密度区。2周后，在CT上表现为明显的低密度区，有的类似于囊性病灶，边缘多较清楚。1个月以后，在CT上因瘢痕收缩，脾包膜向内凹陷，表现为脾内的低密度区。术后远期复发常意味着脾功能亢进复发。

（2）脾动脉栓塞术后外周血象的变化：脾动脉栓塞术后1d即可见白细胞升高，并在1周内达峰值，血小板可在1周内明显升高，甚至超过正常值。红细胞的增长速度较缓慢，一般在1个月左右可以达峰值。对于特发性血小板减少性紫癜，一次性栓塞治愈率约80%，但有一定的复发率。对脾功能亢进引起的白细胞、血小板和红细胞减少，近期疗效达90%以上，半年复发率约20%～30%，可以再次栓塞治疗。

5. 注意事项

（1）栓塞范围的控制：文献报道脾栓塞范围应控制在40%～70%，绝对不能过度栓塞，但是栓塞范围过小临床症状改善效果不明显，应视患者的全身情况及耐受程度而定。代谢旺盛的小儿患者、全身情况好或血液病所致的脾功能亢进者栓塞范围略放宽，较差的患者采用分期多次栓塞的方法达到治疗目的又减少并发症的出现。

（2）术后处理：股动脉穿刺部位要彻底压迫止血加压包扎，由于脾功能亢进者血小板明显减少，凝血功能较差，注意有无穿刺点再出血是必要的。术后卧床，为保持穿刺点的加压包扎，禁止穿刺侧髋关节24h。严密观察生命体征、神智、腹部的症状、体征等。使用有效的抗生素和皮质激素3d以上，预防感染和减轻术后并发症。连续观察血象变化，必要时做B超或CT检查以了解脾内的变化或腹腔的情况。

四、预后

与门脉高压的病因、肝功能及并发症有关，肝功能越差，并发症越多，其预后也越差。如有条件行肝移植手术，可改善门脉高压患者预后。

（王玉静）

第十三节　急性肝功能衰竭

急性肝功能衰竭（acute liver failure，ALF）是指平时肝功能正常的人出现肝功能快速恶化，导致意识和凝血功能障碍的一种少见状态。在美国，每年大约2 000人次发生ALF。最主要的原因是药物诱发性肝损伤，病毒性肝炎，自身免疫疾病和休克或低灌注状态，约有20%的患者无明确原因。年轻人发病率高于其他人群，病死者年轻人更多；儿童发病者少，但病死率可达70%。开展肝移植前，ALF的存活率不足15%，近年来，由于肝移植的广泛开展，目前移植后短期存活率可达65%以上。

一、病因

寻找ALF的病因对诊断、处理和预后评估均有重要作用。ALF病因中，我国以病毒性肝炎（乙、丙型）最为多见，欧美国家40%～54%是由对乙酰胺基酚中毒所致，其次是血清阴性肝炎和病毒性肝炎；感染性原因包括细菌感染如脓毒症、败血症，寄生虫病感染如血吸虫病，病毒性感染如巨细胞病毒（CMV）、EB病毒、肠道病毒等；中毒性原因包括毒蘑菇中毒，药物诱发性肝毒性如抗结核药、化疗药、乙醇等；代谢异常如肝豆状核变性（Wilson病）、遗传性代谢障碍等；自身免疫性肝炎；肝损伤如休克，急性缺血性肝损伤，充血性心衰致肝瘀血性损伤，创伤性肝损伤，辐射性肝损伤；急性妊娠脂肪肝综合征；Budd－Chiari 综合征；恶性肿瘤肝浸润；肝移植、外科手术后等；不明原因性肝功能衰竭。

二、临床表现

急性肝衰竭早期可表现为极度乏力，明显厌食或食欲减退，恶心、呕吐、腹胀等严重消化道症状。皮肤巩膜黄染，并进行性加深。出血倾向，随着病情加重或病程延长可有出血性瘀斑，上消化道出血等。重者合并精神、定向力障碍，嗜睡、昏睡甚至昏迷等肝性脑病表现。体检可见精神不振或萎靡不振，黄疸，出血点、瘀斑。心动过速。如合并感染可出现肺部啰音等。腹水征阳性，叩诊有肠胀气表现，早期肝脏可有肿大，但不一定能触及，暴发性肝衰竭者肝脏可缩小，肝浊音界变小等，肠鸣音减少或消失。注意，虽可有黄疸，但并非所有患者均有肉眼黄疸。右上腹压痛变化较大。由于大面积肝细胞坏死，肝浊音界可能无法叩清，肝脏大小触诊不清。早期病毒性肝炎、恶性肿瘤肝浸润、充血性心衰或急性 Budd－Chiari 综合征史患者可能肝脏增大。

三、辅助检查

（1）初始实验室检查：血常规，血型；生化检查如血钠、血钾、血氯、碳酸氢盐、血钙、血镁、血磷、血糖等；肝功能检查如 AST、ALT、ALP、GGT、胆红素（结合/游离），白蛋白/球蛋白；肾功能如 Cr、BUN；凝血功能如凝血酶原时间（PT）/国际标准化比率（INR）；动脉血气分析；动脉血乳酸；血淀粉酶和脂肪酶。

（2）病毒性肝炎血清学检查：如抗 HAV IgM，HBsAg，抗 HBc IgM，抗 HEV，抗 HCV；血氨水平检测；自身抗原如抗核抗体（ANA）、抗中性粒细胞抗体、抗线粒体抗体，以及免疫球蛋白水平等；疑为中毒性肝衰竭者应在病史询问基础上，选择性进行毒物检测；育龄妇女应做妊娠试验检查；疑有 AIDS 者应监测 HIV。

（3）其他检查：如心肌酶谱变化，大小便常规等。

（4）影像学检查：肝脏 B 超，必要时行 CT 扫描，以了解肝脏大小、结构变化，以及胆道系统、脾脏、胰腺情况，有无腹水等。胸片检查有助于排除肺部病变，胸腔积液情况。ECG 检查了解心电变化，特别是有无心肌缺血性改变等。

四、诊断评估与鉴别

1. 分期　根据病程，肝功能衰竭分为 4 类：超急性期、急性期、亚急性期和慢性期。超急性期是指病程少于 7 天者，急性期指病程 7～21 天者，亚急性期指病程多于 21 天而少于 26 周者，慢性期指病程超过 26 周者。但这种诊断的区分对预后意义不大，除非是对乙酰胺基酚中毒者。

所有临床或实验室提示中到重度急性肝炎的患者均应立即检测凝血酶原时间（PT），并认真检查、评估意识状态。如果 PT 延长约 4～6s 或以上（INR≥1.5），并有感觉异常的证据者，可诊断为急性肝功能衰竭，并应入院治疗。因为 ALF 进展迅速，数小时内会发生意识变化，一旦诊断确立，便应转入 ICU 治疗。

2. 各期肝衰竭命名及鉴别

（1）急性肝衰竭：是指急性起病，2 周内出现以Ⅱ度以上肝性脑病（四度划分法）为特征的肝衰竭，表现为极度乏力，伴有明显厌食、腹胀、恶心呕吐等消化道症状，数天内黄疸进行性加深，出血倾向明显，凝血酶原活动度（PTA）低于40%，肝脏进行性缩小；病理表现为肝细胞呈一次性坏死，坏死面积大于肝实质的2/3，或亚大块坏死，或桥接坏死，伴存活肝细胞严重变性，肝窦网状支架不塌陷或非完全性塌陷。

（2）亚急性肝衰竭：是指起病较急，15天至26周出现肝衰竭的临床表现，如极度乏力，明显消化道症状，黄疸迅速加深，血清总胆红素大于正常值上限10倍或每日上升≥17.1μmol/L，PT明显延长，PTA≤40%，排除其他原因者；病理表现为肝组织呈新旧不等的亚大块坏死或桥接坏死，较陈旧的坏死区网状纤维塌陷，或有胶原纤维沉积，残留肝细胞有程度不等的再生，并可见细、小胆管增生和胆汁淤积。

（3）慢加急性（亚急性）肝衰竭：是指在慢性肝病基础上，出现急性肝功能失代偿；病理表现为在慢性肝病损害的基础上，发生新的程度不等的肝细胞坏死性病变。

（4）慢性肝衰竭：是指在肝硬化基础上，出现慢性肝功能失代偿，如出现腹水或其他门静脉高压表现，可有肝性脑病，血清总胆红素升高，白蛋白明显下降，有凝血功能障碍，PTA≤40%；病理表现为弥漫性肝脏纤维化以及异常结节形成，可伴有分布不均的肝细胞坏死。

五、处置

肝衰竭尚无特异药物和手段，主要强调早期诊断、早期治疗，针对不同病因采取个体化的综合治疗措施，防治并发症。

（一）支持治疗

卧床休息，抬高床头20°~30°有助于减轻脑水肿，减少能量消耗，减轻肝脏负担，加强生命体征监护和生化指标监测。充分补给热量，以高碳水化合物、低脂、适量蛋白质饮食为主，维持水、电解质和酸碱平衡。60kg成人总热卡约1 500~2 000kcal/d，或35~50kcal/kg，如无法经口补充，应考虑静脉补足。纠正低白蛋白血症和凝血功能障碍。维生素E、还原型谷胱甘肽等抗氧化剂可能对肝脏有一定保护作用。

ALT易合并脑水肿和（或）颅内高压、肝性脑病，约80%的暴发性肝衰竭伴Ⅳ级肝性脑病患者发生脑水肿，通常q4~6小时检查和评估神经功能。Ⅰ/Ⅱ级肝性脑病者应做头颅CT扫描，以排除其他引起意识改变的疾病，但对脑水肿诊断价值不大；避免刺激，必要时给予镇静；预防性使用抗生素。血氨水平>200μg/dl与脑疝有高度相关性，口服乳果糖（无法口服者可用乳果糖灌肠）有助于降低肠道产氨，防止氨的吸收，一般30~60ml/d，口服，或60~120ml灌肠，保持大便2~4次/d即可。Ⅲ/Ⅳ级肝性脑病者在上述处理基础上，大多数需气管插管保持气道通畅，适当镇静，抬高床头约30°左右，有条件者可作颅内压监测。

（二）控制抽搐

抽搐会升高颅内高压，引起脑缺氧，加重脑水肿，应积极控制抽搐或惊厥。最好选用苯妥英钠，因镇静剂对意识评估不便，且肝衰竭时地西泮（安定）清除减慢，使用苯二氮䓬类时宜小剂量给药。

（三）防治脑水肿

（1）甘露醇是最有效的脱颅压药，一般 0.5～1g/kg，iv，drip，q6～8 小时，注意避免血浆渗透压过高（一般≤320mOsm/L），但不必预防性使用甘露醇。

（2）过度通气能收缩脑血管，降低脑血流，可迅速降低颅内压，一般控制 $PaCO_2$ 于 25～30mmHg，但这种效应不能持久。

（3）最近随机对对照研究发现，30% 的高渗氯化钠可起到降低颅内高压的作用，维持血清钠在 145～155mmol/L，但需更多研究证实。

（4）对严重颅内高压且对上述措施效差的患者，可考虑使用短效巴比妥类如硫喷妥钠或戊巴比妥，可起到降低颅内压的作用，但易引起低血压，限制了其使用。用法：戊巴比妥 100～150mg，iv，q15min×4 次，而后 1～3mg/（kg·h）可有效控制脑水肿；或硫喷妥钠 250～500mg，iv，q15min，继之 50～250mg/h。

（5）激素对肿瘤和颅内感染引起的颅内高压有预防和治疗作用，但对 ALF 患者的脑水肿防治和提高存活率均无益处。

（6）低体温可预防脑充血，改变脑氨水平和（或）糖代谢，32～34℃的中度低体温可起到预防或控制 ALF 颅内高压作用，但低体温有增加感染、引起或加重凝血障碍和心律失常的风险。

（四）感染

所有 ALF 患者均有感染（细菌或真菌）的风险，严重者引起脓毒症，感染和（或）全身炎症反应综合征（SIRS）与肝性脑病深度有相关性，肝性脑病增加脑水肿概率，发热也会增加颅内压，预防细菌和真菌感染可减少感染风险，降低脑水肿和颅内高压的风险。入院前 3 天感染的主要致病菌是金黄色葡萄球菌、表皮葡萄球菌或革兰阴性肠杆菌（如大肠杆菌），可考虑口服肠道不吸收抗生素如多西环素等。一旦有发热、白细胞升高等感染征象，应积极寻找感染部位，可定期（一般 3～5 天）复查胸片和送血、尿、痰标本作细菌和真菌培养，寻找感染源和致病菌。经验性使用肝素毒性较小的抗生素，可选用三代头孢菌素如头孢噻肟 2～6g/d，iv，哌拉西林、他唑巴坦和万古霉素等。常见的真菌感染是念珠菌或曲菌，多是在广谱抗生素使用 1 周后出现。

（五）凝血障碍

肝衰竭导致凝血因子合成减少，可能发生凝血因子和血小板消耗增多，因此，不少患者血小板≤100×10^9/L（10 万/mm^3）。常规使用维生素 K_1 5～10mg 皮下注射，或 10～30mg，静脉滴注，qd。明显凝血功能障碍（PT 延长 4s 或以上、INR≥1.5）伴出血者，应考虑输注新鲜冷冻血浆（FFP），如无出血，不必使用新鲜血浆。冷沉淀物同样有助于改善凝血功能。血小板一般以 100×10^9/L（10 万/mm^3）界线。不过，如能维持在（50～70）$\times10^9$/L（5 万～7 万/mm^3），常规有创操作如注射、抽血等可能不会产生较多出血，但如 50×10^9/L（<5 万/mm^3），应考虑输注血小板。如有条件，ALF 伴凝血障碍者可考虑输注重组活化Ⅶ因子（rFⅦa），有研究表明 FFP＋rFⅦa 效果更佳。

（六）胃肠道出血预防

胃肠道出血是 ALF 公认的并发症，机械通气＞48 小时和凝血功能障碍是危重患者胃肠道出血的最主要危险因素，其他危险因素包括肝、肾衰竭、脓毒症（sepsis）、休克等。H_2受体拮抗剂如雷尼替丁［3mg/（kg·d）］和硫糖铝（2～4g/d）均可有效预防和减少此类出血的发生，前者的有效性更大，后者只作为二线用药，但两者在预防肺炎方面的作用相当。质子泵抑制剂也有效，但研究资料更少。维持胃液 pH＞5.0 可有效减少胃肠道出血。

（七）血流动力学

ALF 生理机制与肝硬化和肝肾综合征相似。由于意识变化导致摄入不足、液体渗出至血管外和可能有的消化道失血等原因，可能患者入院时就有血管内容量不足。因此，大多数患者需要液体复苏，而放置肺动脉导管对液体控制和监测指导补液有一定作用。对 ALF 患者，胶体液如白蛋白较晶体液如生理盐水更为重要，应首先考虑，输入液中应含葡萄糖，以维持能量需求和血糖水平。充分的液体复苏和控制潜在感染和脓毒症对纠正低血压起着重要作用，必要时加用升压药，以维持平均动脉压≥50～60mmHg，肺毛细血管楔压 8～14mmHg。为维持血压水平，可选用多巴胺、肾上腺素、去甲肾上腺素，但多巴胺对增加氧输送似乎更有效；但一般不选用加压素类，否则会增加脑血流，促进颅内高压。

（八）肾功能保护

ALF 患者常合并急性肾衰竭，大多是肾前性或低血容量，其他原因包括肝肾综合征、急性肾小管坏死，药物或毒素中毒等。对乙酰胺基酚中毒导致 ALF 者，约占肾衰竭的 70%，而其他原因约 30%。ALF 患者合并肾衰竭是预后恶劣的重要预测因素，因此，避免使用肾毒性药如氨基糖苷类、非甾体抗炎药（NSAID）、对比造影剂和积极控制感染显得极为重要。如有透析指征，首选持续静脉－静脉替代（CVVHD）而非间断透析疗法，这对改善心血管功能稳定和控制颅内压很有帮助。

（九）代谢问题

ALF 患者最常出现四低（4H），即低血糖（Hypoglycaemia）、低血钠（Hyponatraemia）、低血钾（Hypokalaemia）、低血磷（Hypophosphataemia）和代谢性碱中毒。因此，需密切监测血糖，血气分析和血清钾、钠、镁、磷等。低血糖可能因肝性脑病而掩盖，尤应反复监测血糖水平，防止或及早发现低血糖，以便即时处理，一般最好维持血糖＞4mmol/L。电解质和酸碱平衡对保持正常代谢极为重要，严格限制蛋白摄入，每日蛋白量控制在 60g（1g/kg）即可，支链氨基酸并未优于其他制剂。原则上只要有能力，应首选胃肠道营养，但肝性脑病者忌经肠内给予蛋白，以防增加血氨产量，加重病情。

（十）肝移植

原位肝移植是 ALF 维持生命的最后希望。但因条件所限，不少患者无法获得此机会。主要适应证包括各种原因所致的中晚期肝衰竭，经积极内科和人工肝治疗疗效欠佳；各种类型的终末期肝硬化。

（十一）人工肝支持

人工肝是指通过体外的机械、物理化学或生物装置，清除各种有害物质，补充必须物质，改善内环境，暂时替代衰竭肝脏部分功能的治疗方法，能为肝细胞再生及肝功能恢复创造条件或等待机会进行肝移植。有条件者可试用，但其确切有效性尚待进一步论证，最近的初步研究显示体外全肝灌注（extracorporeal whole liver perfusion，EWLP）可有效清除血氨。

目前人工肝主要包括血浆置换、血液灌流、血浆胆红素吸附、血液滤过、血液透析、白蛋白透析、血浆滤过透析和持续性血液净化疗法。主要适用于：①各种原因引起的肝衰竭早、中期，PTA 在 20% ~40% 之间和血小板大于 5 万/mm 为宜；晚期肝衰竭患者也可进行治疗，但并发症明显增多；对未达到肝衰竭诊断标准者而有肝衰竭倾向者，也可考虑早期干预。②晚期肝衰竭肝移植术前等待供体、肝移植术后排异反应、移植肝无功能期。其禁忌证包括：严重活动性出血或弥漫性血管内凝血者；对治疗过程中所用血制品或药品如血浆、肝素和钱精蛋白等高度过敏者；循环功能衰竭者；心脑梗死非稳定者；妊娠晚期等。

（王翠艳）

第十四节　肝良性肿瘤

一、肝血管瘤

肝血管瘤大多数属海绵状血管瘤（cavernous heman - gioma）是一种常见的肝良性肿瘤，可发生于任何年龄，但常在成年人出现症状，女性较多。肿瘤见于肝任何部位，常位于包膜下，多为单发（约 10% 为多发），肿瘤直径多小于 4cm，但亦可小至数毫米，大至 30cm 者。肿瘤表面呈暗红或紫色，外有包膜，切面呈海绵状，有时血管瘤内可见血栓形成和瘢痕，偶有钙化。显微镜下血管瘤是一内壁为不同大小的扁平内皮细胞的血管管道构成交通的空隙网，其中含红细胞，有时可见新鲜的机化血栓。肿瘤与周围组织分界清楚。

（一）临床表现

小于 4cm 者多无症状，常于体格检查作腹部超声时偶然发现：4cm 以上者约 40% 伴腹部不适，肝大，食欲缺乏、消化不良等症状。肝血管瘤常含机化血栓，可能反复血栓形成，造成肿瘤肿胀，引起 Glisson's 包膜牵拉胀痛。肿块软硬不一，有不同程度的可压缩感，少数呈坚硬结节感。肿块很少自发破裂。肝功能一般正常，过大的血管瘤罕见的综合征为消耗性凝血障碍、血小板减少及低纤维蛋白血症。

（二）影像学检查

多种影像学检查可助诊断。①超声波显像呈典型的边缘清晰的回声增强区，可见管道通入。大血管瘤可见网状回声不均，有时可见钙化。②CT 造影剂增强或延迟扫描呈先有肿瘤周边过度增强，逐渐向中心填充呈等密度的典型表现。③MRI 在 SET_1 加权像上，瘤灶示边界清楚的类圆形低信号区，T_2 加权像上瘤灶信号显著增强且均匀升高，表现呈特征性，而正常肝实质信号强度明显衰减，瘤/肝信号强度比明显增加。④核素血池扫描呈明显填充现象。在诊断和鉴别诊断有困难者，可考虑剖腹探查，针刺活检常可导致严重出血故属禁忌。

（三）治疗

肝海绵状血管瘤多数不需要治疗。但需定期随访，多数体积变化不大，但也有少数会逐渐增大。如体积较大的血管瘤有明显的临床症状，特别是伴有消耗性凝血障碍者应手术切除，如病变广泛不能切除者可予肝动脉结扎术或栓塞治疗。

二、肝腺瘤

肝腺瘤（adenoma of liver）是极罕见的一种良性肿瘤，按细胞来源可区分为肝细胞性、胆管细胞性及胆管、肝细胞性腺瘤三种。胆管细胞瘤（choiangioadenoma）又可分为管状腺瘤和囊腺瘤两种。后者少见，常为多房性。腺瘤可以单个或多个。直径可为 1 ~20cm。外观可与正常肝组织的色泽相似，但稍浅淡，呈灰色、黄色或棕黄色，外有包膜，肉眼有时不易与肝癌相区别。

肝细胞腺瘤（hepatocellular adenoma）是一种非常罕见的良性肿瘤，多见于中年女性，发病年龄在 15 ~45 岁，大多 20 ~39 岁之间。发病机制尚不明，多数有长期口服避孕药史。但实验证明，性激素仅起促进作用。肝细胞腺瘤就医者中 5% ~10% 系偶然发现，25% ~35% 因腹块，20% ~25% 有慢性或轻度发作性腹痛，30% ~40% 为急腹痛。其中 30% 系肿瘤内出血，70% 为腹腔内出血。腹腔内出血是最严重的并发症，须急诊手术处理。

（一）病理

肝细胞腺瘤多为孤立结节，肿瘤呈球形向肝表面膨出，检出时肿瘤直径常为 5 ~15cm 亦有直径达 30cm 者，常有大血管横跨于肿瘤表面，少数可呈带蒂状。切面可见肿瘤与周围肝组织分界清楚。常无包膜，色泽由黄褐色到棕色，常伴坏死和出血区，或坏死后的瘢痕。显微镜下，腺瘤细胞似良性肝细胞排列呈片状或索状，无腺泡状结构，细胞大小一致，核规则无分裂象。胞质因糖原或脂肪含量增加而显苍白。

（二）诊断

常用的影像学方法实时超声、CT、肝动脉造影等，均可助定位诊断。肝胆显像剂（吡哆醛 -5 甲基色氨酸，PMT）行肝核素扫描，腺瘤区呈强阳性填充，有助于腺瘤诊断。确诊依靠病理组织学检查。

（三）治疗

腺瘤由于可发生危及生命的破裂内出血故应及早手术切除。持续服用避孕药者停用口服避孕药多不再发展，腺瘤破裂可引起腹腔内出血、腹痛及休克。巨大腺瘤，腺瘤癌变或发生破裂出血时均须外科手术处理，切除范围宜适当扩大，预后好，不易复发。

三、肝非寄生虫性囊肿

“非寄生虫性肝囊肿（non patasitic cysts of liver）”据尸体解剖和剖腹手术资料，其发病数为 0. 14% ~5. 3%。先天性的肝囊肿如孤立性肝囊肿、多囊肝；后天性如创伤性肝囊肿等。肝囊肿多见于女性，多在 40 岁以后发现。孤立性肝囊肿不伴有肾囊肿，可为单个，也可多发。而多囊肝多伴有肾或其他脏器的多囊症，约 50% 伴有多囊肾。囊肿大小自数毫米至 10cm 或更大，增大速度缓慢。患者通常在 40 ~50 岁后出现临床症状。肝右叶囊肿多见。囊肿可布满肝，也可仅局限于胆小管而表现为胆小管的分段扭曲及扩张。囊内液体成分随囊肿类型、大小及有无并发症而改变。多囊肝的囊液澄清，不含胆汁；若囊内出血则囊液呈棕或红色；如并发感染，囊液可呈脓性。

（一）临床表现

与囊肿大小有关，主要为消化道症状如消化不良、食欲减退、嗳气、恶心、呕吐和右上腹痛。有时腹痛难忍，平卧后可减轻，继发感染后出现寒战和发热。巨大囊肿压迫胆总管或肝管可致黄疸，但少见。腹部触诊可扪到肿大肝或富有弹性的肿块，表面不平整。肝功能多半正常。合并其他脏器囊肿者有相应症状，如多囊肾有肾功能不全和高血压。

（二）诊断

主要依靠影像学检查，如超声波检查肝区可见多个液性暗区。如有多囊肾，肾区也可见液性暗区。CT 示明显低密度区，造影剂无填充。肝囊肿需要和囊肿的癌变或囊腺癌鉴别，CT 或 MRI 显示内部不规则的实质性改变，动脉相有增强，血清 CEA 或 CA19 - 9 升高。穿刺活检的阳性率不高，怀疑或不能排除癌变者可手术切除。

（三）治疗

体积较小的肝囊肿无需治疗，但需要定期随访。对于巨大有压迫症状的肝囊肿，需行开窗术治疗，有条件的可在经腹腔镜下行开窗术，手术安全、创伤小。

四、肝局灶性结节增生（FNH）

复旦大学肝癌研究所 1996—1999 年经病理证实的 FNH 20 例，是少见的肝良性肿瘤之一。常为单发，多见于青壮年，45 岁以下占 80%。70% 患者无症状，85% 患者无肝炎背景。84.6% 患者彩超可以见到特征性的粗大的中央血管，血流流速快，阻力系数低。CT 动态扫描 75% 患者呈现动脉早期增强，50% 强化均匀，部分有中央星状瘢痕。75% 静脉相等密度。MRI 示 83.3% 增强后早期明显强化，66.7% 信号均一。92.9% 病灶小于 5cm、无包膜，病灶中央见星状纤维瘢痕并向四周放射将病灶分成大小不等的结节。

FNH 系良性病变，无恶变的倾向，也很少发生出血，因此可长期随访观察而无需治疗。重要的是 FNH 需要和 HCC 以及肝腺瘤进行鉴别，鉴别依赖于影像学检查，必要时可做肝穿刺活检予以鉴别。

五、炎性假瘤

发生于任何年龄，患者一般情况好或症状轻微，无肝硬化史，AFP 阴性。实时超声示质地均匀、低回声区，CT 显示为质地不太均匀、边界清楚的低密度区。手术时肝质地柔软，肿瘤边界清晰，剖面平滑，韧实不脆，呈黄色。病理为多种细胞组成的炎性肉芽肿。炎性假瘤发生癌变的可能性也须注意。

六、肝硬化再生结节

肝硬化多伴有肝内再生结节。再生结节 CT 呈低密度区，CT 增强亦无强化，如和肝细胞癌鉴别困难，可做 MRI 检查，多可做出鉴别诊断。不过，值得注意的是，有报道肝再生结节长期随访发生癌变者，因此，需要密切随访。鉴别困难者，可行针刺活检明确诊断。外科条件较好的医院可放宽手术探查指征，术中切除病灶，并得诊断和治疗双重目的。

七、肝错构瘤

肝发育畸形所形成的肿瘤样肿物，婴幼儿多见。实时超声显示中央有回声增强的之光带分隔，内伴有大小不等的囊性暗区或低回声区。应尽可能予以切除。

（亓 民）

第十五节　原发性肝癌

原发性肝癌（primary carcinoma of the liver，HCC）是指由肝细胞或肝内胆管上皮细胞发生的恶性肿瘤，简称肝癌。其发生率在各国和地区间差异很大，是我国常见的恶性肿瘤之一，死亡率高，在恶性肿瘤死亡率仅次于胃、食管而居第三位，在部分地区的农村中则占第二位，仅次于胃癌，严重地危害生命健康。我国每年约有11万人死于肝癌，占全球肝癌死亡数的45%，其中江苏启东和广西扶绥的发病率最高。在国外，非洲撒哈拉以南和亚洲太平洋沿岸地区的发病率明显高于其他地区，而欧、美、大洋洲发病率较低。据世界卫生组织报告，HCC占所有恶性肿瘤的比例在高发国家为30%，中发国家为10%，低发国家为2%。值得注意的是，世界各地HCC发病率有上升趋势。本病可发生于任何年龄，以40~49岁为最多，多见于男性，男女比为（2~5）：1。近年来由于依靠血清甲胎蛋白（AFP）检测结合超声显像对高危人群的监测，使早期肝癌的检出率和诊断率有明显的提高，积极综合治疗，已经使肝癌的5年生存率有了显著提高，尤其是肝癌早期切除率上升，明显改善患者的长期预后。

一、病因及发病机制

原发性肝癌的发病原因迄今尚不完全清楚，根据流行病学调查资料，以下因素可能与肝癌流行有关：

1. 病毒性肝炎和肝硬化　尤其是乙型肝炎和丙型肝炎病毒感染。乙型肝炎病毒和肝癌关系的研究发现：①肝癌患者血清中乙型肝炎标志物阳性率高达90%以上（对照组仅约15%）。②肝癌高发区HBsAg阳性者发生肝癌机会比阴性者高6~50倍。③分子生物学研究显示，我国肝癌患者中整合型HBV DNA占51.5%。④HBV的X基因可改变HBV感染的肝细胞的基因表达与癌变可能有关。以上说明乙型肝炎病毒与肝癌关系密切。其过程可能是乙型肝炎病毒引起肝细胞损害继而发生增生或不典型增生，从而对致癌物质敏感，在多病因参与的发病过程中可能有多种基因发生改变，即一群原癌基因被激活为癌基因，以及一个或多个抗癌基因失活，其结果引起细胞生长的失控，肝细胞出现持续增殖，最后导致癌变。近年来丙型肝炎与肝癌关系引起注意，丙肝与肝癌的关系可能与肝硬化有关。我国资料显示肝细胞癌中5%~8%患者抗HCV阳性，对照组为0~2%，肝癌病例中抗HCV与HBV合并感染者多，丙肝患者发生肝癌时，几乎均有肝硬化。肝硬化与肝癌关系密切，一项研究发现，在500例肝癌尸检材料中，肝癌和肝硬化合并率为83.6%，肝硬化与肝癌伴发率为49.9%，其中大结节性肝硬化占73.3%。

2. 黄曲霉毒素　流行病学调查发现，肝癌高发区人群尿液黄曲霉毒素B_1代谢产物黄曲霉毒素M_1含量很高，提示肝癌可能与黄曲霉毒素对粮食的污染有关。黄曲霉毒素B_1是动物肝癌最强的致癌剂，但与人肝癌的关系迄今尚无直接证据。

3. 饮水污染　饮水被某些重金属或其他致癌物质污染可能与肝癌发生的有关。目前缺乏直接和足够证据证实。

4. 遗传因素　在高发区肝癌有时出现家族聚集现象，尤以共同生活并有血缘关系者的肝癌罹患率高。可能与肝炎病毒垂直传播有关，但尚待证实。

5. 年龄和性别 HCC 患者男性多于女性，但可能与乙肝和丙肝男性患者比率较高有一定的关系。流行病学调查发现，40～45 岁以上的人群中 HCC 发病率明显上升，如果不合并 HBV 感染，45 岁以下人群很少发生 HCC，HCC 有两个发病高峰年龄，即 45 岁和 65 岁左右。

6. 其他 引起肝癌的其他致癌物质或可疑的致癌因素尚有：①慢性酒精中毒。②亚硝胺。③其他：如微量元素（含铜、锌过高，钼过低）、性激素、放射性物质、寄生虫（华支睾吸虫）、吸烟、遗传因素等。

二、诊断

（一）病史采集要点

（1）起病常隐匿：多在肝病随访中或常规体检中应用 AFP 及 B 型超声检查时偶然发现肝癌，此时患者既无症状，体格检查亦缺乏肿瘤本身的体征。如肿瘤生长缓慢，即使病情到了中晚期，部分患者也可能完全无疼痛或仅有轻微钝痛。

（2）临床症状：不同阶段的肝癌，其临床表现有明显差异。肝区疼痛、乏力、食欲缺乏、消瘦是肝癌最具特征性的常见症状。一旦出现症状而来就诊者其病程大多已进入中晚期。

1）肝区疼痛：肝区疼痛系 HCC 最常见的症状，半数以上患者有肝区疼痛，多呈持续性胀痛或钝痛，常由于肿瘤生长迅速使肝脏包膜绷紧所致；肿瘤侵犯膈肌，疼痛可放射至右肩或右背。向右后生长的肿瘤可致右腰疼痛。突然发生肝区剧烈腹痛和腹膜刺激征提示肝癌结节包膜下出血或向腹腔破溃。当肝表面的癌结节破裂，坏死的癌组织及血液流入腹腔时，可突然引起剧痛，从肝区开始迅速延至全腹，产生急腹症的表现。肝癌疼痛常具有以下特点：①多为持续性。②早期多为隐痛不适，中晚期常表现为胀痛、刺痛或剧痛。③疼痛与体位有关，右侧卧位常较其他体位疼痛明显。④夜间或劳累后加重，休息或药物难以控制。⑤疼痛部位与病灶所在肝的部位有关，如右肝癌以右上腹或右季肋部疼痛为主，左肝癌则为剑突下疼痛。⑥少数肝癌结节破裂可以突然发生剧痛，迅速延至全腹，伴血性腹水及休克。

2）消化道症状：胃纳减退、消化不良、恶心、呕吐和腹泻等，因缺乏性特异性而易被忽视。

3）乏力、消瘦、全身衰竭：晚期少数患者可呈恶病质状态。

4）发热：肝癌患者的发热多为低热，少数可有高热，热型多不规则。其发热的原因可能有：①并发感染（腹腔、呼吸道、泌尿道等）。②癌组织坏死，毒性物质吸收。③肿瘤生长压迫胆管，引起胆管炎。并发感染者，抗生素治疗多有效，癌性发热者，发热多为持续性，吲哚美辛可暂时性退热，但难以控制。

5）转移灶症状：肿瘤转移之处有相应症状，有时成为发现肝癌的首诊症状：①肝内转移。肝内血行转移发生最早，也最常见，可侵犯门静脉并形成癌栓。癌栓脱落在肝内可引起多发性转移病灶，门静脉主干癌栓阻塞可引起门静脉高压和顽固性腹水。②肝外转移包括血行转移：以肺转移率最高，肝静脉发生癌栓后，向上延伸到下腔静脉，甚至达右心腔，或较小的癌栓落入肺动脉引起肺小动脉栓塞而形成转移灶，如转移至肺可引起咳嗽咯血，胸膜转移可引起胸痛和血性胸水，癌栓栓塞肺动脉或其分支可引起肺梗死，突然发生严重呼吸困难和胸痛；还可累及骨、肾上腺、肾、脑等器官，转移至骨骼，可引起局部疼痛，甚至病理性骨折；转移到脊柱或压迫脊髓神经可引起局部疼痛和截瘫等；颅内转移可出现相应的定位症状和体征，颅内高压亦可导致脑疝而突然死亡；淋巴转移：局部转移到肝门淋巴结最常见，也可转移到主动脉旁、锁骨上、胰、脾等处淋巴结；偶尔发生种植转移，如种植于腹膜可出现大量腹水，女性尚可有卵巢转移癌。癌栓阻塞下腔静脉，可出现下肢严重水肿，甚至血压下降；阻塞肝静脉可出现 Budd - Chiari 综合征，亦可出现下肢水肿。

6）其他全身症状：癌肿本身代谢异常或癌组织通过某些机制影响机体的内分泌或代谢而出现一些临床症候群，称之为伴癌综合征。肝癌的伴癌综合征已超过50种。这些伴癌综合征虽仅在少数肝癌患者中发生，但往往具有相当重要的临床意义，因为其出现有时先于肝癌局部症状，甚至可为首诊症状，如能及时识别，将有助于肝癌的早期诊断。同时，对这些症状的处理，也有助于减轻患者的痛苦，延长生存期。常见的有：①自发性低血糖症。10% ~30%患者可出现自发性低血糖症，系因肝细胞能异位分泌胰岛素或胰岛素样物质；或肿瘤抑制胰岛素酶或分泌一种胰岛 β 细胞刺激因子或糖原储存过多；亦可因肝癌组织过多消耗葡萄糖所致。此症严重者可致昏迷、休克导致死亡，正确判断和及时对症处理可挽救患者避免死亡。②红细胞增多症。2% ~10%患者可发生红细胞增多症，可能系循环中促红细胞生成素增加引起。③其他。罕见的尚有高脂血症、高钙血症、类癌综合征、性早熟和促性腺激素分泌异常综合征、皮肤卟啉症、异常纤维蛋白原血症、高胆固醇血症、甲状腺功能减退、肥大性关节炎、类白血病反应、溶血性贫血、血小板增多症、多发性神经病变、浆细胞增多症、高血压等。

（二）体格检查的要点

1. 一般情况　早期患者常无明显的体征，或可见慢性肝病或肝硬化的相关体征，如慢性肝病面容等。中晚期肝癌患者可能出现精神萎靡，消瘦体型，甚至恶病质等。

2. 皮肤黏膜　由于大部分患者合并慢性肝脏疾病，患者可能出现不同程度的贫血、蜘蛛痣、毛细血管扩张及肝掌等。

3. 肝大　进行性肝肿大为最常见的特征性体征之一。肝质地坚硬，表面及边缘不规则，常呈结节状，少数肿瘤深埋于肝实质内者则肝表面光滑，伴或不伴明显压痛。肝右叶膈面癌肿可使右侧膈肌明显抬高导致肝区相对浊音界上移。

4. 脾肿大　多见于合并肝硬化与门静脉高压症病例。门静脉或脾静脉内癌栓或肝癌压迫门静脉或脾静脉也能引起充血性脾肿大。

5. 腹水　多因合并肝硬化、门静脉高压、门静脉或肝静脉癌栓所致。合并腹膜转移或种植时出现大量腹水，向肝表面浸润的癌肿局部破溃糜烂或肝脏凝血机能障碍可致血性腹水。

6. 黄疸　当癌肿广泛浸润可引起肝细胞性黄疸；当侵犯肝内胆管或肝门淋巴结肿大压迫胆道时，可出现阻塞性黄疸。有时肿瘤坏死组织和血块脱落入胆道引起胆道阻塞可出现梗阻性黄疸。

7. 肝区血管杂音　由于肿瘤压迫肝内大血管或肿瘤本身血管丰富所产生。

8. 肝区摩擦音　于肝区表面偶可闻及，提示肝包膜为肿瘤所侵犯。

9. 转移灶的相应体征　可有锁骨上淋巴结肿大，胸膜淋巴转移可出现胸腔积液或血胸。骨转移可见骨骼表面向外突出，出现局部疼痛，有时可出现病理性骨折。脊髓转移压迫脊髓神经可表现截瘫，颅内转移可出现偏瘫等神经病理性体征。

10. 其他　如伴癌综合征或肝癌并发症的相关体征。

（三）实验室辅助检查

1. 血清甲胎蛋白（AFP）　是一种由胎儿肝细胞或卵黄囊细胞合成的正常血清胚胎蛋白，当成年人肝细胞恶变后又可重新获得这一功能，是目前应用最为广泛、最为特异的监测肝癌的血清学肿瘤标记物。目前检测的方法主要采用放射免疫法（RIA）或 AFP 单克隆抗体酶联免疫法（ELISA）测定，正常血清浓度仅为 10～20ng/ml。孕妇、新生儿及睾丸或卵巢的生殖腺胚胎肿瘤也可出现血清 AFP 浓度升高。另外，在一部分肝炎、肝硬化患者及少数消化道肿瘤，如胃癌、结肠癌、胰腺癌等转移性肝脏肿瘤也可能出现低浓度的 AFP 升高（一般 <200ng/ml）。若 AFP >400ng/ml 持续四周，或进行性升高，并排除妊娠、活动性肝病及生殖腺胚胎源性肿瘤，应高度怀疑肝癌。血清 AFP 结合肝脏 B 超检查是临床上常用的监测早期肝癌和肝癌术后随访的常用手段。若影像学提示肝脏内有占位性病变，AFP >200ng/ml，也应该高度怀疑肝癌。APF 诊断肝癌的敏感性高达 50%～90%，约有 20% 肝癌患者 AFP 正常。APF 常与肝癌的大小有关，而且与病理分化程度有关（肝癌细胞病理组织分化接近正常肝细胞或分化程度极低者，AFP 浓度较低或测不出来），另外存在个体差异性。AFP 200～400ng/m 以上时，肝癌直径常大于 2～4cm，而且随着肿瘤的增大，AFP 水平也随着逐渐升高。但也相当部分肝癌患者的血清 AFP 正常或轻度升高。近年来发现，采用毒扁豆凝集素 LCA 亲和双向放射免疫电泳方法检测，AFP 有两种异质体：LCA 结合型和 LCA 非结合型。肝癌患者这种 LCA 结合型比值高于 25%，而良性肝脏疾病 LCA 结合型比值低于 25%，根据两型异质体的比值有助于良恶性肝脏疾病的鉴别，对肝癌的诊断准确率约为 87.2%，假阳性率仅为 2.5%，且不受 AFP 浓度、肿瘤大小和病程早晚的影响。

2. 血清其他肝癌标志检查

（1）碱性磷酸酶同工酶Ⅰ（ALP－Ⅰ）：约有 20% 的肝细胞癌患者血清 ALP－Ⅰ增高，但特异性高。

（2）γ－谷氨酰转肽酶同工酶Ⅱ（γ－GTⅡ）：在原发性和转移性肝癌患者血清 γ－GTⅡ均升高，阳性率和特异性均可高达 90% 以上。γ－GTⅡ阳性与 AFP 无关，即使是 AFP 低度阳性或阴性的肝癌患者，γ－GTⅡ也有较高的阳性率。

（3）异常凝血酶原（AP）：近年来研究发现，肝癌细胞具有合成和释放异常凝血酶原的功能。采用放免自显影法检测，AP >250μg/L 为阳性，肝癌患者 AP 阳性率 69.4%，AFP 低浓度和 AFP 阴性肝癌患者的血清 AP 阳性率分别为 68.3% 和 65.5%，小肝癌诊断符合率约为 62.2%。AP 对原发性肝癌有较高的特异性，各种良性肝脏疾病、转移性肝癌假阳性率很低。

（4）5－核苷酸磷酸二酯酶同工酶Ⅴ（5′－NPDⅤ），约有 70% 的肝癌患者该酶阳性，转移性肝癌患者阳性率更高。

（5）其他：如 α－L－岩藻糖苷酶（AFU）在肝癌患者，包括 AFP 阴性肝癌及小肝癌患者 AFU 均有较高的阳性率和特异性，有助于肝癌的早期诊断。血清 α－抗胰蛋白酶（α－AT）、同工铁蛋白酶、M_2 型丙酮酸激酶、癌胚抗原（CEA）等在肝癌患者中均有升高的报道。

3. 肝功能及乙型和丙型病毒性肝炎抗原抗体系统检查　肝功能异常及乙型和丙型病毒性肝炎抗原抗体阳性提示有原发性肝癌的肝病基础。肝功能检查有助于肝脏代偿能力的评估和决定治疗方案。

4. 影像学检查 具有定性和定位诊断的意义，提示肝内占位性病变的性质和部位。

（1）B 超检查：是临床上常用的监测和发现肝癌的检测手段，诊断的准确性常与检查者的水平和经验有关。肝癌 B 超具有以下的特点：①对于肝癌的 B 超影像学改变显示内部回声多是低回声，肿瘤增大到一定的程度，内部可出现缺血坏死、出血而呈现高回声、混合回声变化。②部分肿瘤有清晰的肿瘤包膜，B 超显示有“声晕”：结节中心呈现比较均匀的高回声区而邻近包膜部位为一低回声暗环，即“声晕”。③结节中的结节：在肿瘤区内可见多个不同回声的结节，提示肝癌细胞中生长有新的子瘤。对于直径 3～5cm 或以上的肝癌，检出率可高达 85%～95%，对于有经验的医生，直径在 1～2cm 的小肝癌检出率可达 60%～80%，近年来采用彩色多普勒 B 超扫描对 1cm 以下的微小肝癌也有一定的检出率。应用彩色多普勒血流成像结合 B 超造影，可分析测量进出肿瘤的血流量，根据病灶的血供情况，对于肝脏占位性病变的良恶性鉴别有较高的敏感性和特异性，对微小肝癌的早期诊断非常有意义。

（2）CT 及 MRI 检查：CT 和 MRI 均能反映肝脏病理形态学表现，如病灶大小、形态、部位、数目及有无病灶内出血坏死等，均有利于肝癌的诊断。

肝癌 CT 平扫检查检查显示局灶性密度减低区，边界清楚或模糊，单个或多个，部分病灶周围有一层更低密度的环影（晕圈征）；增强，即静脉注射碘造影剂后采用团注法动态扫描或螺旋 CT 快速扫描，病灶和肝组织密度得到不同程度的提高，在早期（肝动脉期）病灶呈高密度增强，高于周围正常肝脏组织，持续 10～30 秒，随后病灶密度迅速下降，接近正常肝组织为等密度，此期易遗漏；此后病灶密度继续下降，此期可持续数分钟。CT 平扫可显示直径在 1～2cm 或以上的肝癌病灶，CT 平扫对肝癌直径小于 2cm 或密度近似正常肝实质的肝癌难以显示，肝癌呈弥漫性时，CT 平扫也不易发现；CT 平扫对区别原发性或继发性肝癌也有困难。如采用增强 CT 扫描或结合肝动脉造影（CTA），经造影增强后可显著提高对直径在 1～2cm 以下小病灶的检出率和诊断准确性。门脉系统及其他系统受侵犯的表现：原发性肝癌门脉系统癌栓形成时，CT 显示增强后，局部可见较长时间内为强化的癌栓，与周围明显强化的血流形成较大的差异，表现条状的充盈缺损，门脉主干或分支血管不规则或不显影。CT 尚可见肝门周围及其他部位的肝脏转移癌病灶。

MRI 能更清楚的显示肝癌内部结构特征和肝癌的转移性病灶，可作不同方位的层面扫描，对于显示子瘤和癌栓更有价值。肝癌 MRI 检查显示 T_1 和 T_2 弛豫时间延长，T_1 加权图表现为低信号或等信号，T_2 加权图为高信号。原发性肝癌的 MRI 的特征性表现：①肿瘤的脂肪样变性，T_1 弛豫时间长，T_1 加权图产生等或高信号，T_2 加权图示不均匀的高信号，病灶边缘常不清楚，而肝癌伴有肝纤维化者 T_1 弛豫时间长而产生低信号。②肿瘤包膜存在：T_1 加权图示肿瘤周围呈低信号强度环，T_2 加权图显示包膜不满意。③肿瘤浸润血管，显示门静脉肝静脉分支、血管受压推移，癌栓时 T_1 加权图为中等信号强度，T_2 加权图呈高信号强度。④子结节在 T_2 加权图显示为较正常肝组织高的信号强度。肝脏 CT 扫描或和 MRI 扫描是目前诊断小肝癌和微小肝癌的最佳方法。

（3）选择性肝动脉造影及数字减影造影：选择性肝动脉造影，是一种灵敏的检查方法，可显示直径在 1cm 以内的肝癌，阳性率可高达 87%。结合血清 AFP 水平，有助于小肝癌的早期诊断。另外，选择行肝动脉造影可明确病变的部位，有助于外科手术方案的选择。肝癌血管造影的表现如下：①肿瘤的血管和肿瘤染色，是小肝癌的特征性表现，动脉期显示肿瘤血管增生紊乱，毛细血管期显示肿瘤染色，小肝癌有时仅显示肿瘤染色而无血管增生，治疗后肿瘤血管减少或消失，以及肿瘤染色改变是判断治疗疗效的重要指标。②较大的肿瘤可显示恶性肿瘤的特征：如动脉位置拉直、扭曲和移位；动脉期造影剂聚集在肿瘤内排空延迟而成为“肿瘤湖”；肿瘤生长浸润时，被包绕的动脉受压不规则或僵直，形成所谓的肿瘤包绕血管征；动静脉瘘（动脉期显示门静脉影）；门静脉癌栓形成静脉期见到门静脉内有与其平行走向的条索状“绒纹征”。但由于该项检查有一定的创伤性，而且对少血管型和肝左叶病灶显示较差，近年来以较少作为肝癌诊断的首选方法。近年来临床上采用数字减影肝动脉造影（DSA），通过计算机进行一系列图像数据处理，使图像对比度增强，可清楚显示直径1～2cm 的小肝癌。肝癌选择性动脉造影时可进行化疗栓塞或导入抗癌药物或其他生物免疫制剂。

（4）放射性核素肝脏显像：肝胆放射性核素显像常采用单光子发射型计算机断层（SPECT）。近年来采用一些特异性高、亲和力强的放射性药物，有助于提高，诊断的准确性和特异性。放射性核素肝脏显像常用于以下几个方面：肝脏肿瘤的定位和定性诊断，病变的大小在 2cm 以上才能呈现阳性结果，对于直径在 2cm 以内的肿瘤难以显示；鉴别原发性和转移性肝脏肿瘤；肝外肿瘤灶的诊断。由于受影响的因素较多，目前临床应用上不够理想。

5. 肝穿刺活检　由于对 2cm 以下小肝癌的早期诊断还存在一定的困难，因此，在超声或 CT 引导下肝脏活检或细针穿刺肝脏活组织检查，是目前获得 2cm 以下小肝癌确诊的有效方法，但近边缘的肝癌易引起肝癌破裂，另外尚有针道转移的风险，目前临床较少作为常规检查项目，仅用于其他手段不能确诊的患者。

6. 其他检查　淋巴结活检、腹水找癌细胞等。

三、肝癌的分型、分期

分型和分期是估计肝癌预后和选择治疗方法的重要依据。

1. 分型　肝癌分为三型：①单纯型：临床和血清肝功能生化学检查无明显肝硬化者。②硬化型：有明显肝硬化的临床和血清肝功能生化学表现者。③炎症型：病情发展迅速，并伴有持续性癌性高热或 ALT 升高 1 倍以上者。

2. 肝癌分期

（1）TNM 分期：表 6－2 国际抗癌联盟（NICC）1987 年公布的肝癌 FNM 分期方案：国际抗癌联盟（NICC）1987 年公布的肝癌 TNM 分期方案，即按肝细胞肝癌结节数目和有无侵犯血管（T）／淋巴结转移（N）和远处转移情况（M）分为 4 期，基本上是按病理分期。

表 6－2　国际抗癌联盟（NICC）公布的肝癌 TNM 分期

分期	TNM	局部淋巴结	远处转移
Ⅰ	T_1	N_0	M_0
Ⅱ	T_2	N_0	M_0
Ⅲ	T_1	N_1	M_0
	T_2	N_1	M_0

续　表

分期	TNM	局部淋巴结	远处转移
	T_3	N_0，N_1	M_0
ⅣA	T_4	N_0，N_1	M_0
ⅣB	T_{1-4}	N_0，N_1	M_1

注：TNM 是指 T－肿瘤，N－淋巴结，M－远处转移。

T_1：孤立病灶，肿瘤直径≤2cm，没有局部血管浸润。

T_2：①孤立病灶，肿瘤直径≤2cm，局部血管有浸润。②多个病灶局限在一个肝叶内，肿瘤直径≤2cm，没有局部血管浸润。③孤立病灶，肿瘤直径＞2cm，没有局部血管浸润。

T_3：①孤立病灶，肿瘤直径＞2cm，局部血管有浸润。②多个病灶局限在一个肝叶内，肿瘤直径≤2cm，局部血管有浸润。③多个病灶局限在一个肝叶内，肿瘤直径≥2cm，伴或不伴局部血管有浸润。

T_4：多发性病灶分布在一个以上的肝叶，浸润到门静脉或肝静脉的主干或主要分支。

N_0：无局部淋巴结转移；N_1：有局部淋巴结转移。

M_0：无远处转移；M_1：伴有远处转移。

（2）2001 年我国抗癌协会肝癌专业委员会修订的“原发性肝癌的临床分期标准”见表 6－3。

表 6－3　2001 年我国抗癌协会肝癌专业委员会修订的“原发性肝癌的临床分期标准”

分期	肿瘤	癌栓、腹腔淋巴结转移及远处转移	肝功能 Child 分级
$Ⅰ_a$	单个≤3cm	无	A
$Ⅰ_b$	单个或两个肿瘤最大直径之和≤5cm，在半肝	无	A
$Ⅱ_a$	①单个或两个肿瘤最大直径之和≤10cm，在半肝；②或两个肿瘤最大直径之和≤5cm，在左右两半肝	无	A
$Ⅱ_b$	单个或两个肿瘤最大直径之和≤10cm，在半肝；或两个＞5cm，在左右两半肝或多个肿瘤	无	A
	或肿瘤情况不论	门静脉分支、肝静脉或胆管癌栓	B
$Ⅲ_a$	肿瘤情况不论	具有以下任何一点者：①门静脉主干或下腔静脉癌栓。②腹腔淋巴结转移。③远处转移	A 或 B
$Ⅲ_b$	肿瘤情况不论	有或无	C

（3）1977 年全国肝癌防治协作会议上，曾有一个将肝癌分为Ⅰ～Ⅲ期的分期方案：Ⅰ期即早期或亚临床期，指无肝癌症状与体征的肝癌。Ⅲ期为晚期，指有黄疸、腹水、肝外转移或恶液质的肝癌；而合乎二者之间的为Ⅱ期。这一方案简单明了，甚易掌握，可惜过于简略，尤其是Ⅱ期跨度太大，同期之中病情相差甚远。

四、肝癌的组织病理学分类

1. 肝细胞性肝癌的大体形态与分类

（1）弥漫型：癌结节小，呈弥漫性分布于整个肝脏，与肝硬化易混淆。

（2）块状型：最常见，癌肿直径大于5cm，其中大于10cm者为巨块型。又可进一步细分为：①单块型：单个癌块边界清楚或不规则，包膜完整或不完整。②融合块型：相邻癌肿融合成块，周围肝组织中常有散在的卫星癌结节。③多块型：由多个单块或融合块癌肿形成。

（3）结节型：癌结节直径小于5cm，常见亚型有：①单结节型：单个癌结节边界清楚有包膜，周边常见小的卫星结节。②融合结节型：边界不规则，周围卫星结节散在。③多结节型：分散于肝脏各处，边界清楚或不规则。

（4）小癌型：单个癌结节直径小于3cm，或相邻两个癌结节直径之和小于3cm，边界清楚，常有明显包膜。

2. 胆管细胞性肝癌　原则上也分为弥漫型、块状型和结节型，以单块型为多见。肿瘤多无包膜，瘤体内纤维结缔组织丰富，质地坚硬，周围肝组织多无肝硬化。

3. 肝癌的组织学形态与分类　根据HCC的细胞形态特点分类。

（1）肝细胞型：分化较高的HCC细胞组织呈梁状或索状排列，间质不多，血窦丰富，少许库普弗细胞，称“肝梁状细胞癌”；“肝腺样癌”见癌组织中腔隙呈索条状扩大；“肝实体型癌”，癌细胞丰富，弥漫排列，不见血窦或间质；“肝硬化型癌”，癌细胞较小，纤维间质丰富，癌组织被分隔成不规则的细梁或腺泡状，无基底膜围绕，放疗或化疗致肿瘤坏死也可有上述表现；“低分化型癌”，癌细胞异形或呈梭形，散在排列，血窦不明显或排列不规则。胆管细胞癌显示较典型的腺癌结构，可形成腺管状、囊状或乳头状。肿瘤根据分化程度按Edmonson标准分为4级：Ⅰ级分化最好，癌细胞形态和正常细胞相似；Ⅳ级分化最差，癌细胞核大，形态变异大；Ⅱ级和Ⅲ级介于两者之间，其中以Ⅱ级和Ⅲ级最为常见。早期肝癌的病理特点：肿瘤分化程度和肿瘤大小多呈正相关。微小肝癌多分化良好，Edmonson Ⅰ级占7.5%，随肿瘤增大癌细胞DNA干系水平从二倍体向异倍体方向发展。肝纤维板层样癌（fibrolamellar carcinoma of the liver）是新近注意的一类型肝细胞癌，包绕癌巢有板层状纤维，手术切除率高，以年轻人多，预后较普通型癌为好。

（2）胆管细胞型：细胞呈立方或柱状，排列成腺体。癌细胞多来自小胆管上皮，也有来自大胆管的。

（3）混合型：部分组织形态似肝细胞，部分似胆管细胞，有些癌细胞呈过渡形态。

五、治疗对策

（一）治疗原则

（1）早诊断早治疗：早期治疗是改善肝癌预后的最主要因素。

（2）治疗的目的：早期肝癌和部分进展期肝癌尽可能手术根治治疗，提高生存期，积极防治肝癌复发；终末期肝癌和部分无法根治的进展期肝癌尽可能采取多模式的综合治疗，延长寿命，减轻症状，改善生活质量。

（3）肝癌的治疗方案的选择应结合患者的个体情况：如病程、病灶大小、数目和分布、临床分期、肝脏代偿情况、原发肝脏疾病、伴随疾病和患者的一般情况等。

（4）手术治疗（肝癌切除和肝移植）：是治疗肝癌首选的治疗手段，尤其是不合并肝硬化、肝脏功能良好的早期肝癌应尽量采取手术切除，对不能切除的大肝癌亦可采用多模式的综合治疗。

（二）治疗计划

1. 手术治疗

（1）手术切除：手术切除仍是目前根治原发性肝癌的最好方法，凡有手术指征者而无禁忌证者均应不失时机争取手术切除。手术适应证为：肝癌诊断明确，有手术切除的可能，包括：①病变局限于一叶或半肝，未侵及第一、第二肝门和下腔静脉者。②小肝癌者；术后复发，病变局限于肝的一叶者。③经肝动脉栓塞化疗或肝动脉结扎、插管化疗后，病变明显缩小，有可能手术切除者。手术切除的禁忌证：①肝硬化伴有肝脏萎缩或肝功能失代偿（Child－Pugh 分级 C 级及部分 B 级患者），PT 延长超过正常的 50% 以上，人血白蛋白在 28g/L 以下，血清总胆红素超过 34μmol/L 以上。②伴有中大量腹水或远处转移者。③严重的心、肺和肾功能损害者不能耐受手术者。④其他原因不能手术者，如一般情况差等。其中单个肝癌结节，直径小于 5cm，且不合并肝硬化或肝硬化患者肝功能代偿良好者（Child－Pugh 分级 A 级）患者，首选手术切除治疗。

肝切除量在肝功能正常患者不超过 70%；中度肝硬化者不超过 50%，或仅能做右半肝切除；终末期肝硬化患者不能作肝叶切除。近年对小肝癌采取局部切除代替肝叶切除，使多数合并肝硬化者能耐受手术，对大肝癌可采取二步切除术。对术后复发或有转移灶的患者也可行手术治疗，也可考虑采用或联合其他治疗措施，如瘤内无水酒精注射手术、消融术或肝动脉栓塞化疗或肝动脉结扎、插管化疗，这些措施为延长患者生存期起了重要作用。根治切除术后宜密切随访，如检测到“亚临床期”复发的小肝癌，如无肝硬化，以二次手术为首选，第二次手术后五年生存率仍可达 30%～50%。

如剖腹探查发现肿瘤已不适于切除，术中可考虑做肝动脉插管进行局部化学药物灌注治疗，效果优于全身治疗；还可考虑作肝血流阻断术（即肝动脉结扎或门静脉分支结扎）以减少肝癌的血液供应，手术结扎肝动脉加插管化疗效果较好，有时可获得缩小肿瘤和延长生命的近期效果，并使部分患者获得第二步手术切除的机会。研究发现，以局部切除代替规则性肝叶切除远期效果相同，术后 5 年生存率高于 50%，而术后肝功能紊乱减轻，手术死亡率亦降低。由于根治切除仍有相当高的复发率，5 年累计复发率高达 50%～85%，故术后宜定期复查 AFP 及超声显像，以便早期发现肝癌复发。复发的危险因素主要是术前肝癌浸润微小动脉和病灶周围有卫星灶。尚无循证医学证据表明，对于可行根治治疗手术的患者，行术前和术后辅助化疗能降低术后肝癌复发率。

（2）原位肝移植：肝移植术虽不失为治疗肝癌的一种方法，近年来国内外报道日益增多，但在治疗肝癌中的长期预后和价值仍有待进一步证实，术后长期免疫抑制剂的应用，患者常死于复发。在发展中国家，由于供体来源及费用问题近年仍难以推广。根据 Milan 标准：肝移植的最佳适应证是肝硬化并发肝癌，单个结节，直径小于 5cm，或 3 个结节，直径小于 3cm；近年来，国内不少医疗单位开展进展期肝癌甚至终末期肝癌行肝移植术，但其远期效果仍有待进一步评估；乙肝患者肝移植术前及术后宜长期应用核苷类似物抗乙肝病毒药物治疗；在等候肝移植期间，以积极采用其他治疗措施控制肝癌的发展和改善患者的一般状况。

2. 局部及全身化学抗肿瘤药物治疗　现已证明，除阿霉素、顺铂、替加氟等少数对肝癌有一定效果的药物外，其他单一药物的全身治疗大多无效。联合应用多种药物作全身治疗的方法也已基本被否定。

肝动脉栓塞化疗（TACE）可明显提高肝癌患者的3年生存率，已成为肝癌非手术治疗法中的首选方法之一。这是80年代发展的一种非手术的肿瘤治疗方法，对肝癌有很好疗效，甚至一度被推荐为非手术疗法中的首选方案。多采用碘化油（lipiodol）混合化疗药、^{131}I或^{125}I脂质体或^{90}钇微球栓塞肿瘤远端，阻断肿瘤血供，再用吸收性明胶海绵栓塞肿瘤近端肝动脉，使之难以建立侧支循环，致使肿瘤病灶缺血坏死。化疗药常用CDDP 80～100mg，5－FU 1 000mg，丝裂霉素10mg［或阿霉素（ADM）40～60mg］，先行动脉内灌注，再混合丝裂霉素（MMC）10mg于超声乳化的脂质体内行远端肝动脉栓塞。肝动脉栓塞化疗应反复多次治疗，效果较好。主要适用于以右叶为主的大病灶或多发病灶，以及术后复发而无法手术切除的肝癌，且不伴有大血管浸润和肝外转移者。但以下情况为禁忌证：①严重的肝功能障碍和肝细胞性黄疸。②大量腹水伴少尿。③终末期肝硬化伴有肝脏明显萎缩，肝功能失代偿（Child－Pugh分级B、C级）。④严重的凝血机制障碍和出血倾向。⑤重度高血压、冠心病、心功能不全。⑥肿瘤体积超过肝脏的70%。⑦终末期肝癌患者伴有明显恶病质。

TACE的主要步骤是经皮穿刺股动脉，在X线透视下将导管插至肝固有动脉或其分支，注射抗肿瘤药或栓塞剂。常用栓塞剂有吸收性明胶海绵碎片和碘化油。碘化油能栓塞0.05mm口径血管，甚至可填塞肝血窦，发挥持久阻断血流的作用。现在多采用“三联”，即常用表柔比星10～20mg加入5～10ml碘化油中，缓慢经导管注入，再推注表柔比星10～20mg、顺铂100～200mg、5－FU 1～1.5g，或再加入丝裂霉素10～20mg的“四联”疗法。如果肝功能为Child－Pugh分级B级，施行TACE应慎重，用药量为上述的1/3～2/3。一般每4～6周重复1次，经2～5次治疗，许多肝癌明显缩小，可进行手术切除。

3. 放射治疗　HCC对放射治疗不甚敏感，而邻近肝的器官却易受放射损害，因此过去的治疗效果常不够满意。近年来由于定位方法的改进，常用放射能源为^{60}Co和直线加速器，技术上采用局部或半肝移动条野照射，一些病灶较为局限、肝功能较好的早期病例，如能耐受40Gy（4 000rad）以上的放射剂量，疗效可显著提高。目前趋向于用放射治疗合并化疗，如同时结合中药或其他支持疗法，效果更好。主要适应证为：①肿瘤较局限，在10cm×10cm以内，有根治可能者。②肿瘤较大或肝内累及较广者，亦有一定姑息治疗价值。③患者无黄疸、腹水，肝硬化不明显，无脾功能亢进或食管静脉曲张。禁忌证为：①全身情况较差。②肝硬化明显，肝功能受损严重。③有黄疸、腹水及广泛转移。④并发肝昏迷、消化道出血。

放射源一般采用加速器、^{60}Co或深部X线，放射方式包括内、外放射源两种，多采用的为外放射，外放射使肝区达到总量40～60Gy（4 000～6 000rad），放射范围一般多采用肝脏局部放疗，可减少肝功能的损害，很少采用全肝照射，如病变范围较广需要照射时，近年来多采用移动条的方法来进行，即将预定照射的肝区分成2cm或2.5cm宽的若干条，每条照满4次，多次轮流照完后，总照射量达40Gy。放射总量在30Gy以下，一般认为不会引起肝脏的放射性损害，但如在35Gy以上，即有可能产生。肝脏的放射性损伤表现为：在放疗后1～6个月内，肝脏迅速肿大；出现黄疸、腹水；ALP升高；肝活检组织有放射性损伤改变。

放射总量达45Gy时，胃肠均可遭到不同程度损伤，肾脏更易受到放射性损伤，在3周内给予20Gy时肾脏可以耐受，超过此量时亦易被损害。

近年来放射性核素微球经肝动脉灌注，到达肿瘤组织内定向的内照射已开始用于临床治疗，主要有^{90}Y玻璃微球、^{32}P玻璃微球和^{131}I明胶微球，临床应用显示具有一定的疗效。

4. 中医中药 目前临床上所见到的肝癌多半属于晚期，已失去手术根治机会，而各种非手术疗法中又难以找到效果十分确切的疗法，尤其有些非手术疗法如化疗、放疗又常需要中医中药以减少副作用，提高疗效，因此，中医中药在治疗肝癌上占有一定地位。中草药扶正抗癌适用于晚期肝癌患者和肝功能严重失代偿无法耐受其他治疗者，可起改善机体全身状况，延长生命的作用，亦可配合手术、放疗和化疗以减少不良反应，提高疗效。主要适应证有：①作为手术、放疗或化疗的辅助治疗。②肝功能有明显损害的肝癌患者，可先用中医中药治疗，待肝功能改善后根据情况再采取其他治疗。③癌灶较小但弥漫全肝且肝硬化明显者，有时可收到一定疗效。④癌块较大，肝硬化明显不适于其他疗法者，但此种患者多半疗效较差。

六、预后

国内有人提出，将肝细胞癌的自然病程分为4个阶段：①早期亚临床期：由发生开始到亚临床肝癌诊断成立，中位时间约10个月。②亚临床期：亚临床期肝癌诊断成立至症状、体征出现，约9个月。③中期：由症状与体征出现至黄疸、腹水或远处转移出现。④晚期：指黄疸、腹水或远处转移出现至死亡，约2个月。

近20多年由于诊断和治疗方法的进步，本病患者得到早诊断早治疗的增多，早期肝癌的根治切除率和术后5年生存率明显提高。无症状、直径小于4.5cm的小肝癌切除后的5年生存率已高达69.4%。但中晚期的肝癌预后较差，未经治疗的患者一般生存期仅6个月左右。即使是已失去手术切除机会的大肝癌、中晚期肝癌，由于开展了多种模式的综合治疗方案，使这一部分晚期肝癌患者，延长了生存期。

肝癌患者的预后与治疗效果有密切关系。病情的发展及预后还与下列因素有关：①肿瘤的大小和分化程度：瘤体小于5cm，能早期手术者则预后好；分化好的生存期则较长，反之则较短。②肿瘤的生长方式：凡浸润性生长，无清楚界限的肿瘤其预后均较差，而有一假性包膜，出现类似膨胀性生长式的肿瘤则预后较好。③有无包膜及包膜是否完整：目前认为这是影响肝癌预后的一个重要因素，有无包膜及包膜是否完整又取决于肿瘤的分化程度及机体对肿瘤的免疫能力。癌肿包膜完整，尚无癌栓形成者预后好，因为有包膜者且包膜完整的肝癌出现血管内癌栓或肝外转移者较少，反之，无包膜或包膜不完整者，则出现上述肿瘤扩散现象增多，预后差。④机体对肿瘤的免疫能力：机体免疫状态良好者预后好。临床上较常见的虽肝脏肿瘤较大，但经提高患者免疫功能的治疗后带瘤生存时间却较长。相反如果患者免疫功能低下，虽然肿瘤较小而且较早地做了手术切除，但术后却很快的复发或转移。⑤是否及时采取恰当的治疗方案有关。⑥合并肝硬化或有肝外转移者预后较差，发生消化道出血、肝癌破裂者预后很差。⑦ALT显著升高者预后差。至于肝癌患者同时有无慢性肝炎、HBsAg是否阳性、AFP含量高低等是否亦与肝癌预后有关，目前观点上不一致。

（亓 民）

第十六节　继发性肝癌

肝血源丰富，其他癌肿可转移至肝。上海医科大学病理解剖资料，继发性肝癌（secondary liver cancer）为原发性肝癌的1.2倍，而西方国家多在20倍以上。其中以继发于胃癌的最多，其次为结直肠癌、肺癌、乳腺癌、胰等的癌肿，原发癌在消化系统的最为多见，占35%～50%。

一、病理

肝的转移癌结节大小不一呈弥漫型多发结节，质地较硬呈灰白色。四周边缘隆起，中央可凹陷呈“脐凹”。癌结节多包膜完整、边界清晰。继发性肝癌很少伴有肝硬化。

二、临床表现

继发性肝癌可出现肝痛、消化道不适症状。少部分患者可伴有原发癌的症状，如结肠癌肝转移可伴有腹泻、黑便等，胰腺癌肝转移伴有腹疼等。由于影像学检查的普及，不少患者在体检时发现有多发性肝占位性病变而得以诊断。

多数继发性肝癌有原发癌的病史，如胃癌、结肠癌、胃癌、肺癌、乳腺癌、胰腺癌等。首次发现的继发性肝癌可通过影像学检查和内镜检查多可发现原发癌，但也有部分继发性肝癌因原发病灶隐匿不能发现。

三、诊断

有肝外原发肿瘤的病史结合继发性肝癌的影像学表现多可做出诊断。肿瘤标志物如癌胚抗原（CEA）可升高，部分来自于胃肠道的继发性肝癌也可伴有甲胎蛋白（AFP）的升高。超声导引下肝肿瘤组织活检可明确转移癌的类型，有助于诊断。

四、治疗

原发灶已根治性切除，肝转移灶呈单个结节者可考虑手术切除。如病灶直径在3cm以下，肿瘤结节数不超过3个，也可采用射频毁损治疗。

肝动脉化疗栓塞适合于转移性肝癌之血供丰富者，如结肠癌肝转移，也可获得较好的效果。

（亓　民）

第七章

胆囊疾病

第一节　急性胆囊炎

急性胆囊炎起病多与饱食、吃油腻食物、劳累及精神因素等有关，常突然发病，一开始就出现右上腹绞痛，呈阵发性加剧，并向右肩或胸背部放射，伴有恶心及呕吐。在发病早期可以没有发冷及发热，当胆囊有化脓感染时，则可出现寒战及发热。有些患者还可以出现双眼巩膜黄染。当炎症波及胆囊周围时，病情日益严重，腹痛加重，范围也比原来扩大。这时右上腹部不能触碰，稍加用力按压更感疼痛难忍。

一、病因病机

（一）单纯性胆囊炎

常常多见于炎症发生的早期，此时胆囊充血、水肿、炎性细胞浸入胆囊黏膜。

（二）急性化脓性胆囊炎

胆囊黏膜高度水肿，细菌感染及胆囊积脓淤血。

（三）坏疽性胆囊炎

除了急性炎症外，主要由于胆囊的循环障碍引起出血及胆囊组织坏死。

（四）胆囊穿孔

由于胆囊坏死，囊壁穿孔，常见穿孔在胆囊底部血管分开较少的部位，穿孔后的脓性胆汁污染整个胆管而引起胆汁性腹膜炎及肝内、外胆管炎等。

急性结石性胆囊炎的起病是由于结石阻塞胆囊管，造成胆囊内胆汁滞留，继发细菌感染而引起急性炎症。如仅在胆囊黏膜层产生炎症、充血和水肿，称为急性单纯性胆囊炎。如炎症波及胆囊全层，胆囊内充满脓液，浆膜面亦有脓性纤维素性渗出，则称为急性化脓性胆囊炎。胆囊因积脓极度膨胀，引起胆囊壁缺血和坏疽，即为急性坏疽性胆囊炎。坏死的胆囊壁可发生穿孔，导致胆囊性腹膜炎。胆囊穿孔部位多发生于胆囊底部或结石嵌顿的胆囊壶腹部或者颈部。如胆囊穿孔至邻近脏器中，如十二指肠、结肠和胃等，可造成胆内瘘。此时胆囊内的急性炎症可经内瘘口得到引流，炎症可很快消失，症状得到缓解。如胆囊内脓液排入胆总管可引起急性胆管炎，少数患者还可发生急性胰腺炎。致病菌多数为大肠埃希菌、肺炎克雷伯杆菌和粪链球菌，厌氧菌占10% ~15%，但有时可高达45%。

1. 结石 在胆囊管嵌顿引起梗阻、胆囊内胆汁淤积，浓缩的胆盐损害胆囊黏膜引起炎症。

2. 细菌感染 常见的致病菌为大肠埃希菌、产气杆菌、绿脓杆菌等，大多从胆管逆行而来。

3. 化学刺激 如胰液经“共同通路”反流入胆管内引起胰酶性胆囊炎。近年来，随着国人的饮食习惯的改变，城市人的胆囊结石发病率明显升高，故急性胆囊炎以城市居民为多，成年人发病率高，尤其是肥胖女性，据统计女∶男为2∶1。本病急性症状反复发作可转为慢性胆囊炎。目前本病外科治疗治愈率高。病情轻的单纯性胆囊炎可选用药物治疗；对于化脓性或坏疽性胆囊炎应及时手术治疗，避免并发症发生。

二、临床表现

有以下临床表现：①突发性右上腹持续性绞痛，伴向右肩胛下区放射，伴有恶心、呕吐。②发冷、发热、纳差、腹胀。③10%的患者可有轻度黄疸。④过去曾有类似病史，脂餐饮食易诱发。胆囊结石引起者，夜间发病为一特点。⑤右上腹肌紧张，压痛或反跳痛，Murphy 征阳性。30% ~50%的患者可触及肿大胆囊有压痛。

三、辅助检查

（一）口服法胆囊造影

口服法胆囊造影可见：①胆囊不显影（20%的正常人也可因其他原因而不显影）；②胆囊显影浅淡、延迟，胆囊缩小或增大，是诊断慢性胆囊炎较为可靠的征象；③胆囊收缩功能不良，对诊断价值有限。静脉法胆系造影如胆管显影良好而胆囊不显影或胆囊显影延迟、密度浅淡而轮廓模糊，可诊断有胆囊疾病存在。

口服法胆囊造影，根据胆囊不显影而作胆囊炎的诊断时，必须排除引起胆囊不显影的其他因素，包括造影剂剂量不足（过分肥胖或体重超过80kg）；服造影剂后呕吐、腹泻；幽门梗阻；造影剂崩解不良或停留于食管或十二指肠憩室内；肝功能明显受损；小肠吸收不良；妊娠期或哺乳期的妇女；胆管与肠管间有异常通道或 Oddi 括约肌松弛，使含碘胆汁不进入胆囊；严重的糖尿病；胆囊位置异常胆囊先天性缺如；照片太小未能将胆囊包括在内；胆囊已切除等。

（二）实验室检查

当医生检查患者的腹部时，可以发现右上腹部有压痛，并有腹肌紧张，大约在1/3的患者中还能摸到肿大的胆囊。化验患者的血液，会发现多数人血中的白细胞计数及中性粒细胞增多。

（三）B超

B超检查可发现胆囊肿大、囊壁增厚，并可见结石堵在胆囊的颈部。

四、诊断

（一）B超

急性结石性胆囊炎主要依靠临床表现和B超检查即可得到确诊。B超检查能显示胆囊体积增大，胆囊壁增厚，厚度常超过3mm，在85% ~90%的患者中能显示结石影。在诊断有疑问时，可应用同位素^{99m}Tc－IDA作胆系扫描和照相，在造影片上常显示胆管，胆囊因胆囊管阻塞而不显示，从而确定急性胆囊炎的诊断。此法正确率可达95%以上。急性非结石性胆囊炎的诊断比较困难。诊断的关键在于创伤或腹部手术后出现上述急性胆囊炎的临床表现时，要想到该病的可能性，对少数由产气杆菌引起的急性气肿性胆囊炎中，摄胆囊区平片，可发现胆囊壁和腔内均有气体存在。

①有典型的阵发性腹绞痛发作及右上腹压痛、肌紧张征象。②血白细胞总数剧增，中性粒细胞比例增高。③B 型超声检查，胆囊增大，囊壁增厚，可能看到结石的影像。

（二）诊断依据

急性胆囊炎是一种临床常见病，多发生于有结石的胆囊，也可继发于胆管结石和胆管蛔虫等疾病。多由化学性刺激和细菌感染等因素引发此病。

诊断依据：①白细胞总数 $>10\times10^9/L$，核左移。②腹部 X 线摄片胆囊区可见阳性结石。③B 超检查示胆囊增大，壁厚 >3.5mm，内有强光团伴声影。④静脉胆管造影胆囊不显影。⑤CT 或 MRI 显示胆囊结石。

（三）临床表现

急性胆囊炎的症状主要有右上腹疼、恶心、呕吐和发热等。急性胆囊炎会引起右上腹疼痛，一开始疼痛与胆绞痛非常相似，但急性胆囊炎引起的腹痛其持续的时间往往较长，作呼吸和改变体位常常能使疼痛加重，因此患者多喜欢向右侧静卧，以减轻腹疼。有些患者会有恶心和呕吐，但呕吐一般并不剧烈。大多数患者还伴有发热，体温通常在 38.0 ~ 38.5℃，高热和寒战并不多见。少数患者还有眼白和皮肤轻度发黄。

（四）体格检查

急性结石性胆囊炎患者体检时，常表现为急性病容、痛苦表情和呼吸短浅以及虚脱现象。此与急性胆囊炎相同，但尚可出现以下特点：①胆绞痛发作后 1 ~ 2d 内，可见轻度眼巩膜黄染和尿色变深，很快自然消退；如黄疸较深或持久不退，须考虑伴有胆总管结石的存在。②患者取平卧位，检查者用右手指触压患者的右上腹部时，患者诉腹痛或有痛苦的表情，同时右上腹肌呈局限性轻度紧张感。③患者取直立位深吸气时，检查者用右手食、中及无名指深压胆囊区，患者诉说疼痛。④患者取平卧位，检查者用右手指深压右上腹部时，患者有轻痛感。⑤患者取右侧卧位或俯卧位时感有上腹部疼痛。⑥检查者用左手掌置于患者的右季肋部，右手握拳用中度力叩击左手背时，患者诉说疼痛。

根据以上的症状、体格检查和各种辅助检查，医生一般能及时作出急性胆囊炎的诊断。

五、鉴别诊断

本病多见于 40 岁以上的肥胖女性。根据典型症状、体征、B 型超声波、X 线，急性胆囊炎的诊断大多都能明确。但需与以下疾病进行鉴别：如急性病毒性肝炎、急性胰腺炎、急性阑尾炎、消化性溃疡急性穿孔和右心衰竭等疾病，一般经过有关的辅助检查，结合病史及体格检查，均能作出正确的诊断。

青年女性患者应与 Fitz – Hugh – Curtis 综合征相鉴别，这是由于急性输卵管炎所伴发的肝周围炎，可有右上腹部疼痛，易误诊为急性胆囊炎：如妇科检查发现附件有压痛，宫颈涂片可见淋球菌或沙眼包涵体可资鉴别。如鉴别有困难则可进行腹腔镜检查，本病可见肝包膜表面有特殊的琴弦状粘连带。

六、治疗

（一）急性胆囊炎的治疗措施

1. 卧床休息、禁食 严重呕吐者可行胃肠减压。应静脉补充营养，维持水、电解质平衡，供给足够的葡萄糖和维生素以保护肝脏。

2. 解痉、镇痛 可使用阿托品、硝酸甘油、哌替啶、盐酸美沙酮等，以维持正常心血管功能和保护肾脏等功能。

3. 抗菌治疗 抗生素使用是为了预防菌血症和化脓性并发症，通常选用氨苄青霉素、氯林可霉素和氨基糖苷类联合应用，或选用第二代头孢霉素治疗，抗生素的更换应根据血培养及药敏试验结果而定。

在进行上述治疗的同时，应做好外科手术的准备，在药物治疗不能控制病情发展时，应及时改用手术疗法切除胆囊。

（二）急性胆囊炎的治疗方法

1. 非手术治疗 妊娠合并急性胆囊炎，绝大多数合并胆石症，主张非手术疗法。多数经非手术治疗有效。

（1）饮食控制：应禁食，必要时胃肠减压，缓解期给予低脂肪、低胆固醇饮食。

（2）支持疗法：纠正水、电解质紊乱和酸碱失衡。

（3）抗感染：需选用对胎儿无害的广谱抗生素，如氨苄西林以及头孢唑林钠、头孢噻肟钠等。

（4）对症治疗：发生胆绞痛时给予解痉镇痛药，如阿托品、哌替啶肌注。缓解期给予利胆药物，如苯丙醇、非布丙醇等。

非手术疗法对大多数（80% ~85%）早期急性胆囊炎的患者有效。此法包括解痉镇痛，抗生素的应用，纠正水电解质和酸碱平衡失调，以及全身的支持疗法。在非手术疗法治疗期间，必须密切观察病情变化，如症状和体征有发展，应及时改为手术治疗。特别是老年人和糖尿病患者，病情变化较快，更应注意。据统计约 1/4 的急性胆囊炎患者将发展成胆囊坏疽或穿孔。

2. 手术治疗 目前对于手术时机的选择还存在着争论，一般认为应采用早期手术。早期手术不等于急诊手术，而是患者在入院后经过一段时期的非手术治疗和术前准备，并同时应用 B 超和同位素检查进一步确定诊断后，在发病时间不超过 72h 的前提下进行手术。早期手术并不增加手术的死亡率和并发症的发生率。对非手术治疗有效的患者可采用延期手术（或称晚期手术），一般在 6 周之后进行。

手术方法有 2 种，一种为胆囊切除术，在急性期胆囊周围组织水肿，解剖关系常不清楚，操作必须细心，此免误伤胆管和邻近重要组织。有条件时，应用术中胆管造影以发现胆管结石和可能存在的胆管畸形。另一种手术为胆囊造口术，主要应用于一些老年患者，一般情况较差或伴有严重的心肺疾病，估计不能耐受胆囊切除手术者，有时在急性期胆囊周围解剖不清而致手术操作困难者，也可先作胆囊造口术。胆囊造口手术可在局麻下进行，其目的是采用简单的方法引流胆囊炎症，使患者度过危险期，待其情况稳定后，一般于胆囊造口术后 3 个月，再作胆囊切除以根治病灶。对胆囊炎并发急性胆管炎者，除作胆囊切除术外，还须同时作胆总管切开探查和T管引流。

对症状较轻微的急性单纯性胆囊炎，可考虑先用非手术疗法控制炎症，待进一步查明病情后进行择期手术。对较重的急性化脓性或坏疽性胆囊炎或胆囊穿孔，应及时进行手术治疗，但必须作好术前准备，包括纠正水电解质和酸碱平衡的失调，以及应用抗生素等。

对于急性非结石性胆囊炎患者，由于病情发展较快，一般不采用非手术疗法，宜在做好术前准备后及时进行手术治疗。关于急性胆囊炎应用抗生素的问题，由于胆囊管已阻塞，抗生素不能随胆汁进入胆囊，对胆囊内的感染不能起到预期的控制作用，胆囊炎症的发展和并发症的发生与否，并不受抗生素应用的影响。但是抗生素的应用可在血中达到一定的药物治疗浓度，可减少胆囊炎所造成的全身性感染，以及能有效地减少手术后感染性并发症的发生。对发热和白细胞计数较高者，特别是对一些老年人，或伴有糖尿病和长期应用免疫抑制剂等有高度感染易感性的患者，全身抗生素的应用仍非常必要。一般应用于广谱抗生素，如庆大霉素、氯霉素、先锋霉素或氨苄青霉素等，并常联合应用。

3. 针灸治疗　急性胆囊炎的针灸治疗，始见于50年代末。60年代初，已有人就针刺治疗胆囊炎的机制作了初步探讨。但有关资料还不太多。近30年来，在方法上有较大发展，电针、穴位注射、耳针、光针、腕踝针等法竞相应用，使治疗效果有所提高。从目前情况看，针灸及其各种变革之法对急性单纯性胆囊炎疗效确切，如属急性化脓型、急性坏疽型胆囊炎或伴中毒性休克的胆囊感染则宜采用中西医综合治疗，甚或手术处理。

（三）慢性胆囊炎的治疗方法

1. 内科治疗　内科治疗主要是消炎利胆的方法，如消炎利胆片、利胆醇、舒胆通、胆通、去氢胆酸以及熊脱氧胆酸等，有些患者有效，但难根治。

2. 外科治疗　反复发作胆绞痛、胆囊无功能、有急性发作，尤其是伴有结石者，应手术治疗。80%的胆囊癌并有慢性胆囊炎胆石症，手术可起到预防胆囊癌的作用。

经常保持愉快的心情，注意劳逸结合，寒温适宜。劳累、气候突变、悲观忧虑均可诱发此病急性发作。常服用利胆药物及食物，保持大便通畅。

（四）其他措施

其他措施有以下几点：①急性发作时应卧床休息、禁食。静脉输液以纠正脱水和酸中毒。在右上腹热敷等。待急性发作缓解后，酌情给予流质或半流质饮食。②严重病例，应配合中西药物抗感染治疗。③针灸效果不显时，须即改用其他有效疗法（包括手术疗法）。

七、并发症

（一）气肿性胆囊炎

是急性胆囊炎的变型，应及时进行外科手术治疗。

（二）开放性穿孔

是少见的并发症，死亡率可高达25%，应及时手术治疗，同时应用抗生素治疗感染。

（三）局限性穿孔

多数可施行胆囊切除术，严重者也可进行胆囊造瘘和脓肿引流术治疗。

（四）胆石性肠梗阻

该病极易延误诊断，故死亡率可达15%～20%，一般给予手术治疗。

八、预防

（一）注意饮食

食品以平淡为宜，少食油腻和炸、烤食品。

（二）保持大便畅通

六腑以通为用，肝胆湿热，大便秘结时，症状加重，保持大便畅通很重要。

（三）要改变静坐生活方式

多走动，多运动。

（四）要养性

长期家庭不睦，心情不畅的人可引发或加重此病，要做到心胸宽广，心情愉快。

（翁志英）

第二节　慢性胆囊炎

慢性胆囊炎（chronic cholecystitis）系指胆囊慢性炎症性病变，大多为慢性结石性胆囊炎，占85% ~95%，少数为非结石性胆囊炎，如伤寒带菌者。本病可由急性胆囊炎反复发作迁延而来，也可慢性起病。临床表现无特异性，常见的是右上腹部或心窝部隐痛，食后饱胀不适，嗳气，进食油腻食物后可有恶心，偶有呕吐。在老年人，可无临床症状，称无症状性胆囊炎。

一、流行病学

本病分成慢性结石性胆囊炎与慢性非结石胆囊炎。临床上最为多见的是结石性胆囊炎，其发病率高达85% ~95%，胆囊急性炎症消退后遗留下来的病理状态，是慢性胆囊炎最常见的类型。

二、病因病机

（一）慢性结石性胆囊炎

与急性胆囊炎一样，因为胆囊结石引起急性胆囊炎反复小发作而成，即慢性胆囊炎和急性胆囊炎是同一疾病不同阶段的表现。

（二）慢性非结石性胆囊炎

在尸检或手术时，此型病例占所有胆囊病变患者的2% ~10%。

（三）伴有结石的慢性萎缩性胆囊炎

又称瓷瓶样胆囊。结石引起的炎症与刺激，导致胆囊壁钙化所形成，钙化可局限于黏膜、肌层或两者皆有。以65岁以上的女性患者多见。

（四）黄色肉芽肿样胆囊炎

比较少见，约占胆囊炎性疾病的0.7% ~1.8%。系由于胆汁脂质进入胆囊腔的结缔组织致炎性反应形成。

三、临床表现

在不同患者可有甚大区别，且与实际的病理变化也常不一致；大多数患者合并有胆囊结石，过去多有胆绞痛发作史。患者症状可以明显地继急性胆囊炎首次发作后即不断出现，也有发病隐匿，症状轻微，甚至诊断确定后才注意有症状存在。

主要症状为：①消化不良：表现为上腹饱闷、不适、饱食后上腹不适。②对脂肪性食物不耐受。③右上腹痛：患者还常感右肩胛骨下或右腰部隐痛，有时和胆绞痛相仿。④体检除右上腹轻度触痛外，常无阳性体征。偶可扪及肿大的胆囊，亦可在第 8 ~ 10 胸椎右侧有压痛。

四、辅助检查

十二指肠引流收集胆汁进行检查，可发现胆汁内有脓细胞、胆固醇结晶、胆红素钙沉淀、寄生虫卵等。胆汁培养可发现致病菌。

（一）B 超检查

B 超检查最有诊断价值，可显示胆囊大小、囊壁厚度、囊内结石和胆囊收缩情况。

（二）放射学检查

腹部 X 线平片可显示阳性结石、胆囊钙化及胆囊膨胀的征象；胆囊造影可显示结石、胆囊大小、形状、胆囊收缩和浓缩等征象。

（三）造影

口服、静脉胆管造影除可显示结石、胆囊大小、胆囊钙化、胆囊膨胀的征象外，还可观察胆总管形态及胆总管内结石、蛔虫、肿瘤等征象，对本病有很大诊断价值。有条件时以逆行胰胆管造影为好，不仅结果可靠，并可行十二指肠镜下治疗。

五、诊断

本病的诊断主依据：临床症状及体征；实验室及其他辅助检查。

六、鉴别诊断

慢性胆囊炎应与以下疾病相鉴别。

（一）反流性食管炎

因有胃 - 食管酸性或碱性液体的反流，故胸骨后烧灼感或疼痛是主要症状，部分患者同时伴上腹部隐痛或不适，故易与慢性胆囊炎相混淆。胃镜检查及 24h 食管内 pH 值动态监测对反流性食管炎有重要诊断价值。如系碱性反流，则测定食管内胆汁酸含量对诊断有帮助（Bilitec - 2000 胆汁监测仪）。而 B 超检查可确定慢性胆囊炎的诊断。

（二）慢性胃炎及消化性溃疡

多为上腹部的隐痛与饱胀等，常无慢性胆囊炎急性发作时的右上腹绞痛。消化性溃疡的上腹部疼痛常具有节律性，疼痛与饮食关系更加密切。十二指肠溃疡除有饥饿痛外，还常有夜间痛，同时常伴有反酸症状。胃镜检查对慢性胃炎及消化性溃疡的诊断有重要帮助。必须指出，少数患者慢性胆囊炎可与慢性胃炎或消化性溃疡并存。

（三）慢性胰腺炎

慢性胰腺炎的上腹部疼痛等症状常与慢性胆囊炎、胆石症相类似（但需注意，慢性胆囊炎患者有时可并存有慢性胰腺炎）。慢性胰腺炎还常有左侧腰背部的疼痛，疼痛常与体位有关，即平卧位时疼痛加重，躯体前倾时疼痛可减轻。B 超、CT 或 MRI、ERCP 及胰腺外分泌功能检查等，均有利于慢性胰腺炎与慢性胆囊炎的鉴别。

（四）右侧结肠病变

升结肠或肝曲部癌可引起右上腹疼痛不适，易误诊为慢性胆囊炎（有时两者也可并存）。但升结肠或肝曲癌多有大便习惯的改变。钡剂灌肠或结肠镜检查可发现肿瘤。B 超检查对结肠癌的诊断也有重要的辅助价值。

（五）心绞痛

有少数心绞痛患者的疼痛可位于剑突下，与慢性胆囊炎的疼痛部位与性质相类似。但前者的疼痛持续时间比胆绞痛要短，多数患者休息后疼痛可缓解。心电图、血清肌酸磷酸激酶等测定有利于心绞痛的诊断。少数慢性结石性胆囊炎患者可出现期前收缩等心脏病症状，但其心脏本身并无病变，在行胆囊切除术后，期前收缩等心脏症状也随之消失。这种因胆囊病变而引起的心脏症状，称之为“胆心综合征”。

七、治疗

（一）内科治疗

1. 一般治疗　低脂饮食，可减少发病机会。

2. 解痉、镇痛　一般情况下可给予 33% 硫酸镁 10 ~ 30ml，口服利胆，或单用抗胆碱能药物，如阿托品 0.5mg，或山莨菪碱 10mg 肌内注射，解除 Oddi 括约肌痉挛。

3. 驱虫治疗　如十二指肠引流物发现有梨形鞭毛虫或华支睾吸虫感染者，应进行驱虫治疗。

4. 溶石疗法　口服熊去氧胆酸、鹅去氧胆酸溶石，但疗效不肯定。近年来，通过逆行胰胆管造影放置鼻胆管，鼻胆管内直接将溶石药物注入胆管及胆囊内，可提高疗效，但疗程较长，费用也较昂贵。

5. 抗菌治疗　对于感染性胆囊炎或其他类型胆囊炎合并细菌感染者，应给予抗生素抗感染治疗，抗生素应用方案与急性胆囊炎基本相同。

（二）外科治疗

一些非结石的慢性胆囊炎可通过饮食控制及内科治疗而维持不发病，但疗效不可靠。对伴有结石者，由于其反复急性发作的可能性大，且可引发一系列并发症，因而目前普遍认为手术仍是慢性胆囊炎的最佳治疗方案。

1. 有症状的患者　尤其是反复发作伴有胆囊结石的慢性胆囊炎患者，手术切除胆囊，根本去除感染病灶，防止一切并发症，是首选的治疗方案。

2. 对临床症状　轻微、不典型或诊断不确定的患者手术切除胆囊疗效可能较差，所以手术时应注意适应证的选择。

3. 对于全身情况　较差而不利于手术的患者应先给予积极的内科治疗，待全身情况好转后再行手术治疗。

（三）内镜治疗

1. 腹腔镜下胆囊切除术　对于与周围组织无明显粘连的慢性胆囊炎或合并胆囊结石的胆囊炎，尤其是全身一般情况不宜实施普通外科手术者，可通过该方案切除胆囊。

2. 十二指肠镜下 Oddi 括约肌切开术　对于伴有胆管结石的慢性胆囊炎患者，有条件的情况下必须在手术前作 ERCP 及乳头括约肌切开取石术，再根据情况决定是否手术切除胆囊。

八、并发症

（一）胆囊积水

慢性胆囊炎时，胆囊黏膜上皮分泌黏液过多。当胆石阻塞于胆囊管时不断增加的黏液使胆囊缓慢地无痛地逐渐扩张（如迅速地扩张会引起疼痛）。若无急性炎症发生，则胆汁为无菌。此时右上腹可扪及一无痛性肿大的胆囊。胆囊积水应与因胆总管缓慢阻塞引起胆囊扩张相鉴别。后者的扩张不是因为黏液分泌引起，并伴有黄疸，而胆囊积水不伴有黄疸。

（二）白胆汁

当胆囊积水持续数周，胆色素被分解、吸收后，胆汁变成无色透明。

（三）石灰乳胆汁

糊状或乳状，胶状石灰石沉积于胆囊内称之为石灰乳胆汁。1.3% ~3.4% 的胆石症手术患者可见有石灰乳胆汁。男女之比为 1 ∶ 2.7。1911 年 Churchman 报道首例石灰乳胆汁以来，目前对此病已有深入了解。

（四）瓷器样胆囊

所谓瓷器样胆囊是胆囊壁钙化，似瓷器样硬而易碎。瓷器样胆囊见于 0.06% ~0.80% 的胆囊摘除术，男女之比为 1 ∶ 3，平均发病年龄为 54 岁，癌变率大于 25% 。

九、预防

注意饮食卫生防止感染发生；当炎症出现时及时应用有效的抗生素。合理调配食谱不宜过多食用含动物脂肪类食物，如肥肉和动物油等；当有肠虫（主要为蛔虫）时及时重点应用驱虫药物，用量要足，以防用药不足，虫活跃易钻入胆管造成阻塞，引起胆管蛔虫症。

（翁志英）

第三节　胆结石

胆结石病又称胆系结石病或胆石症，是胆管系统的常见病，是胆囊结石、胆管结石（又分肝内、肝外）的总称。胆结石应以预防为主，发病后应即时治疗，一般有非手术及手术治疗两类治疗手段。

一、流行病学

胆结石患病随年龄增加而增加，并且好发于女性。育龄妇女与同龄男性的患病比率超过3：1，而70岁以后则下降到2：1。怀孕、肥胖、西化的饮食、全胃肠外营养等因素可增加胆结石的患病风险。另外，人种因素亦与发病相关，如美国西部印第安人患病率超过75%，是全球胆石最高发的人群。

1983—1985年对我国26个省市11 342例胆石患者调查显示，胆石的分布、类型与地域、饮食、职业、感染相关。在饮食习惯中，凡蛋白质、脂肪或糖类其中任何一类吃得多者，其胆囊结石或胆固醇结石发病率较高，而普通饮食或蔬菜吃的多得则胆管结石和胆色素结石增高。城市胆管结石：胆管结石约为3：1～5：1，农村为15：1。职业中职员胆囊结石接近70%，胆管为20%；工人中胆囊结石接近60%，胆管为30%；农民中胆囊结石仅25%，胆管占65%。胆固醇结石73%在胆囊，17%在肝内外胆管；胆色素结石62%在肝内外胆管，胆石症每年造成约10 000人死亡。因与胆石有关的疾病而每年都有50多万人的胆囊被切除，其费用超过60亿美元。

二、病因病机

作为结石形成的一般规律，其具有胆汁成分的析出、沉淀、成核及积聚增长等基本过程。其发病机制包括几种要素，首先，胆汁中的胆固醇或钙必须过饱和；其次，溶质必须从溶液中成核并呈固体结晶状而沉淀；第三，结晶体必须聚集和融合以形成结石，结晶物在遍布于胆囊壁的黏液、凝胶里增长和集结，胆囊排空受损害有利于胆结石形成。

胆固醇结石形成的基础为胆汁中胆固醇、胆汁酸以及卵磷脂等成分的比例失调，导致胆汁中的胆固醇呈过饱和状态而发生成品、析出、结聚、成石。大部分胆汁中的胆固醇来源于肝细胞的生物合成，而不是饮食中胆固醇的分泌。胆固醇结石的形成，主要是由于肝细胞合成的胆汁中胆固醇处于过饱和状态，以及胆汁中的蛋白质促胆固醇晶体成核作用，另外的因素则应归因于胆囊运动功能损害，它们共同作用，致使胆汁淤滞，促发胆石形成。此外，目前还有一些研究显示，胆囊前列腺素合成的变化和胆汁中钙离子浓度的过高也可能促发胆石形成。在部分患者中，胆石形成的前提条件是胆泥生成。所谓胆泥，是由含胆固醇晶体的黏滞的糖蛋白组成。这种胆泥在超声下可以查见，并且可能是胆绞痛、胰腺炎或胆管炎患者进行辅助检查所能发现的唯一异常处。

胆色素结石包括黑色结石和棕色结石两种。黑色结石主要在患有肝硬化或慢性溶血性疾病患者的胆囊内形成，而棕色结石则既可在胆囊，又可在胆管内形成。细菌感染是原发性胆管结石形成的主要原因。原发性胆管结石在亚洲十分常见，感染源可能归咎于寄生虫如华支睾吸虫或其他不太清楚的病因。

三、临床表现

（一）发热与寒战

发热与胆囊炎症程度有关。坏疽性胆囊炎及化脓性胆囊炎可有寒战、高烧。

（二）胃肠道症状

胆囊结石急性发作时，继腹痛后常有恶心、呕吐等胃肠道反应。呕吐物多为胃内容物，呕吐后腹痛无明显缓解。急性发作后常有厌油腻食物、腹胀和消化不良等症状。

（三）黄疸

部分胆囊结石患者可以出现一过性黄疸，多在剧烈腹痛之后，且黄疸较轻。胆囊结石伴胆管炎，肿大胆囊压迫胆总管，引起部分梗阻，或由于感染引起肝细胞一过性损害等，都可造成黄疸，表现为眼睛巩膜颜色变黄。

（四）腹痛

腹痛是胆囊结石主要临床表现之一。胆囊结石发作时多有典型的胆绞痛。其特点为上腹或右上腹阵发性痉挛性疼痛，伴有渐进性加重，常向右肩背放射。腹痛原因为结石由胆囊腔内移动至胆囊管造成结石嵌阻所引起。由于胆囊管被结石梗阻，使胆囊内压升高，胆囊平滑肌收缩及痉挛，并企图将胆石排出而发生剧烈的胆绞痛。

90%以上胆绞痛为突然发作，常发生在饱餐、过度劳累或剧烈运动后。平卧时结石容易坠入胆囊管，部分患者可以在夜间突然发病。除剧烈疼痛外，常有坐卧不安，甚至辗转反侧、心烦意乱、大汗淋漓、面色苍白等表现。每次发作可持续10min至数小时，如此发作往往需经数日才能缓解。疼痛缓解或消失表明结石退入胆囊，此时其他症状随之消失。

四、辅助检查

胆石症的辅助检查主要有：超声检查；口服或静脉胆囊造影；计算机断层扫描（CT）；经内镜逆行胆胰管造影术（ERCP）；经皮肝穿刺胆管造影（PTC）；超声内镜（EUS）；核磁共振胆管成像MRCP；螺旋CT胆管成像；放射性核素扫描。

五、鉴别诊断

主要为胆石症与胆囊炎的鉴别诊断。

急性胆囊炎，可出现右上腹饱胀疼痛，体位改变和呼吸时疼痛加剧，右肩或后背部放射性疼痛，高热，寒战，并可有恶心、呕吐。慢性胆囊炎，常出现消化不良，上腹不适或钝疼，可有恶心，腹胀及嗳气，进食油腻食物后加剧。

胆石症的表现很多与胆石的大小和部位有关。如果结石嵌入并阻塞胆囊管时，可引起胆绞痛，中上腹或右上腹剧烈疼痛，坐卧不安，大汗淋漓，面色苍白，恶心，呕吐，甚至出现黄疸和高热。但也有症状不典型，不感疼痛的，称“无疼性胆石”。

胆囊炎并发胆石症者，结石嵌顿时，可引起穿孔，导致腹膜炎，疼痛加重，甚至出现中毒性休克或衰竭。胆囊炎胆石症可加重或诱发冠心病，引起心肌缺血性改变。专家认为：胆囊结石是诱发胆囊癌的重要因素之一。胆囊炎胆石症常可引起胰腺炎，由胆管疾病引起的急性胰腺炎约占50%。因此，胆囊炎要及时调治。

六、治疗

（一）胆结石的非手术疗法

1. 溶石疗法（口服胆酸等药物溶石）　形成胆囊结石的主要机制是胆汁理化成分的改变，胆汁酸池的缩小和胆固醇浓度的升高。通过实验发现予口服鹅去氧胆酸后，胆汁酸池便能扩大，肝脏分泌胆固醇减少，从而可使胆囊内胆汁中胆固醇转为非饱和状态，胆囊内胆固醇结石有可能得到溶解消失。1972 年 Danjinger 首先应用鹅去氧胆酸成功地使 4 例胆囊胆固醇结石溶解消失。但此药对肝脏有一定的毒性反应，如谷丙转氨酶有升高等，并可刺激结肠引起腹泻。

目前溶石治疗的药物主要是鹅去氧胆酸和其衍生物熊去氧胆酸。治疗适应证：①胆囊结石直径在 2cm 以下；②胆囊结石为含钙少的 X 线能透过的结石；③胆囊管通畅，即口服胆囊造影片上能显示有功能的胆囊；④患者的肝脏功能正常；⑤无明显的慢性腹泻史。治疗剂量为每日 15mg/g，疗程为 6 ~24 个月。溶解结石的有效率一般为 30% ~70%。治疗期间每半年作 B 超或口服胆囊造影 1 次，以了解结石的溶解情况。由于此种溶石治疗的药物价值昂贵，且有一定的副作用和毒性反应，又必须终生服药，如停药后 3 个月，胆汁中胆固醇又将重新变为过饱和状态，结石便将复发，据统计 3 年复发率可达 25%，目前此种溶石治疗还有一定的限制。此外，一些新的药物，如 Rowachol、甲硝唑（metronidazole）也有一定的溶石作用。苯巴比妥与鹅去氧胆酸联合应用常能增加溶石效果。1985 年更有人报告应用经皮肝穿刺胆囊插管注入辛酸甘油单脂或甲基叔丁醚，直接在胆囊内溶石，取得一定的疗效。

2. 中医药溶石碎石促排石　适于结石细沙样而且少胆囊功能完好的患者。

（二）胆结石的手术疗法

胆结石的手术疗法主要有：①传统开腹手术切除胆囊取石；②开腹探查胆管取石；③腹腔镜微小切口切除胆囊；④腹腔镜联合胆管镜探查胆管取石；⑤小切口保胆取石方法（适合于那些胆囊功能完好、年轻的患者，也是目前比较好的既可以把结石取出又可以保住胆囊的方法）。

（三）体外冲击波震波碎石（ESWL）

体外冲击波震波碎石世界范围内得到推广，疗效相当肯定。体外冲击波震波碎石机的主要类型，按体外冲击波发生器不同分为 3 种类型：①液电冲击波；②电磁冲击波，应用电磁脉冲发生器的工作原理碎石；③压电冲击波，是利用反压电效应的原理碎石。

七、并发症

（一）癌变

胆结石可能会癌变，胆结石是胆囊癌的发病诱因。胆囊长期受慢性炎症和胆结石内胆酸、胆碱的刺激容易使胆囊黏膜发生癌变。由于胆囊癌患者往往都有胆结石，因此诊断时经常误诊。

（二）继发性胆管结石

继发性胆管结石是指该结石的原发部位在胆囊而不是在胆管，是胆囊结石通过扩大的胆囊管进入胆总管内，所以胆囊内的结石与胆管内的结石其形态和性质基本相同。继发性胆管结石多为胆固醇性混合结石，大约有 14% 的胆囊结石患者可有继发性胆管结石，国内报道胆管内同时存在结石者占 5% ~29%，平均高达 18%。

（三）继发性感染

胆管蛔虫及细菌感染可以继发性感染。

八、预防

饮食调控是防止胆石症、胆囊癌发生的最理想预防方法。预防胆结石应注意饮食调节，膳食要多样，此外，生冷、油腻、高蛋白、刺激性食物及烈酒等易助湿生热，使胆汁淤积，也应该少食。富含维生素 A 和维生素 C 的蔬菜和水果、鱼类及海产类食物则有助于清胆利湿、溶解结石，应该多吃。

生活要有规律，注意劳逸结合，经常参加体育活动、按时吃早餐、避免发胖、减少妊娠次数等也是非常重要的预防措施。每晚喝 1 杯牛奶或早餐进食 1 个煎鸡蛋，可以使胆囊定时收缩，排空，减少胆汁在胆囊中的停留时间。

最近的研究还发现，坚果的摄取似乎能降低患胆结石的危险。健康饮食的脂肪来源，有大部分是来自于坚果类。

（翁志英）

第四节 胆囊癌

一、概述

胆囊癌（gallbladder carcinoma，GBC）是指发生在胆囊（包括胆囊管）的癌肿，由于胆囊管特异的解剖结构和生物学行为，部分学者认为将胆囊管癌列为一种独立的疾病更为合理。尽管目前对胆囊管癌的定义存在争议，但国内外主要文献和著作仍将胆囊管癌定义为胆囊癌。

胆囊癌是最常见的胆道恶性肿瘤，在消化道肿瘤中仅次于胃、结肠、直肠、食管、胰腺占第 6 位，占胆囊手术的 1% ~2%，尸检检出率 0.55% ~1%。胆囊癌好发于 50 ~70 岁的老年人，约 3/4 以上的胆囊癌患者年龄超过 65 岁。女性患者约为男性患者的 2 ~3 倍，其中部分原因是女性的胆囊结石病发病率高于男性。近年来国内外的流行病学资料显示，胆囊癌的发病率有逐年上升的趋势，上海市肿瘤研究所 2005 年的流行病学调查资料显示，上海市胆道癌（胆囊癌、胆管癌）的发病率以约 5% 逐年递增。不同地区和种族的人群发病率有明显差异，以欧裔犹太人及美国的印第安人发病率最高，女性中胆囊癌的发病率以智利（27/100 000）和波兰（14/100 000）最高。在美国每年有 6 000 ~7 000 例新增胆囊癌确诊病例，尽管总的发病率不到 2/100 000，但新墨西哥州的土著女性的发病率高达 14.5/100 000。美国墨西哥裔、西班牙裔和印第安人的发病率高于平均水平的 6 倍以上，黑人的发病率最低。在我国则以西北部较高，且胆囊癌的发病率低于胆管癌的发病率。我国胆囊癌占同期胆道疾病的构成比为 0.14% ~3.18%，平均为 1.153%。中华外科学会胆道外科学组对全国 1 098 例胆道癌手术病例的分析，其中胆囊癌 272 例（24.8%），肝外胆管癌 826 例（占 75.2%）。

胆囊癌恶性程度高，早期缺乏特异性症状而不易诊断，癌肿极易向肝等邻近器官浸润和出现远处淋巴结转移而不能根治性切除，预后极差。西方国家的文献报道胆囊癌总的 5 年生存率仅为 5% ~38%，出现淋巴结转移或远处转移的患者 5 年生存率更低，平均生存时间不足 6 个月。除少数病人因胆囊结石病等症状就医而获得早期诊断外，绝大多数病人出现明显的临床症状时，已属晚期。因此，改善胆囊癌预后的关键是早期诊断、早期治疗，以及合理的综合治疗方案，有效控制胆囊癌的浸润和转移。近年来，随着对胆囊癌分子生物学特性以及对肿瘤耐药、放化疗增敏、新一代化疗药物、生物治疗和靶向治疗等方面研究的深入，为从根本上改善中晚期胆囊癌预后指明治疗方向，同时也必将会改变以往对胆囊癌综合治疗不佳的固有观念，更加重视胆囊癌的综合治疗。

二、病因学

胆囊癌的确切原因尚不明确，但以下危险因素可能与之相关。

（一）胆石症

胆石症是与胆囊癌相关的最主要危险因素：75% ~95%的胆囊癌合并胆囊结石；胆囊结石患者胆囊癌的发生率比无结石者高7倍；结石直径>3cm 比<1cm 患胆囊癌的危险性高10倍；症状性胆囊结石患者（特别是有反复发作的胆囊炎）患胆囊癌的风险明显高于无症状性胆囊结石患者；胆囊结石患者发生胆囊癌的比例约为0.4%，未经治疗的胆囊结石患者20年内发生胆囊癌的危险性为0.2% ~0.4%；约1%的因胆石症行胆囊切除术的胆囊标本可发现隐灶癌。

胆囊结石致癌机制是综合作用的结果，包括结石的机械刺激、炎症、胆固醇的代谢异常、胆汁刺激和致癌物质的作用等。慢性黏液损伤是胆囊新生物恶性转化的重要促发因素。结石可引起胆囊黏膜慢性损伤或炎症，进而导致黏膜上皮发育异常，后者具有癌变倾向。胆石长期机械刺激胆囊黏膜 - 胆汁排空障碍、胆汁淤滞与感染→不典型增生或肠上皮化生→癌变。胆汁中的厌氧菌（梭状芽孢杆菌）使胆胺 + 核脱氢反应→去氧胆酸、石胆酸（致癌物质）。

（二）胆胰管连接异常（anomalous pancreatobiliaryduct junction，APBDJ）

APBDJ易发生包括胆囊癌在内的胆道恶性肿瘤。胆总管囊肿患者患胆道肿瘤的风险均增加，其中胆囊癌的发生率约为12%。可能的机制是：胆汁成分的改变、基因突变和上皮细胞增生。胰液反流→胆汁中的卵磷脂被胰液中的磷酸肽酶Aa水解→产生脱脂酶卵磷脂→被胆囊吸收→积聚在胆囊壁内→胆囊上皮细胞变性和化生→癌变；慢性炎症→胆囊黏液损伤→再生修复→不典型增生或上皮异形化→癌变。

（三）细菌感染

有文献报道，伤寒和副伤寒杆菌的慢性感染和携带者患胆囊癌的危险性比正常人高100倍以上，印度最近的临床对照研究发现，伤寒杆菌携带者的发病率是非携带者的8倍以上，具体机制不明。最近的研究发现，胆汁和胆囊癌组织中可检测到幽门螺旋杆菌，其是否与胆囊癌的发生相关值得进一步研究。

（四）胆囊腺瘤

胆囊腺瘤是癌前病变，癌变率为6% ~36%；单发、无蒂、直径>1cm 的胆囊息肉恶变的危险性增高，如合并结石则更增加了癌变的危险性。癌变机制可能为：腺瘤 - 腺癌的顺序性病变（adenoma - adenocarcinoma　sequence）。

（五）胆囊腺肌瘤

又称胆囊腺肌增生症，是以胆囊黏液和肌纤维肥厚、罗 - 阿氏窦（R - Asinuses）数目增多、窦腔扩大并穿入肌层为特征的一种增生性疾病。病变通常位于胆囊底部，形成结节，癌变率为5% ~15%。其发病机制可能与胆囊内长期高压有关。病变区R - A窦扩大、增多并形成假憩室，可深达黏液下层和肌层，窦隙内衬以柱状上皮，呈腺样结构，周围为增厚的平滑肌纤维所包绕。扩大、增多的R - A窦形成假憩室，内含黏液或胆砂、胆石，有管道与胆囊相连，故亦有胆囊憩室之称。病变分为弥漫型、节段型和局限型，以局限型最为常见。

（六）溃疡性结肠炎

胆囊癌的发病率为一般人群的10倍，发病机制不明，可能为：胃肠道中的梭状芽孢杆菌使肠肝循环中的胆汁酸→还原→3→甲基胆蒽；胆道梗阻感染→胆汁中的胆酸→去氧胆酸、石胆酸（致癌物质）。

（七）瓷性胆囊

慢性胆囊炎合并胆囊壁钙化，即“瓷胆囊”，恶变率为12.5%～61%。

（八）Mirizzi综合征

大多数学者认为，胆囊结石可以引起胆囊黏膜持续性损害，并可导致胆囊壁溃疡和纤维化，上皮细胞对致癌物质的防御能力降低，加上胆汁长期淤积，有利于胆汁酸向增生性物质转化，可能是胆囊癌发生的原因，而Mirizzi综合征包含了上述所有的病理变化。

（九）肥胖

体重指数>30的年龄在20～44岁的女性，患胆囊癌的风险是2.53倍。

（十）其他因素

原发性硬化性胆管炎，雌激素，以及致癌物质如：偶氮甲苯、亚硝胺、甲基胆蒽、二氧化钍等。

（十一）与胆囊癌发生相关的分子机制

文献报道与胆囊癌关系比较密切的基因有p53，K-ras，CDKN2（9p21），Bcl-2，C-myc和COX-2。Bcl-2基因是被发现的第一个凋亡抑制基因，Bcl-2表达可抑制细胞凋亡、延长细胞寿命、增加细胞其他突变机会或使突变基因在细胞内聚积，导致细胞恶性转化。研究发现，Bcl-2表达增加是抑制胆囊病变组织中细胞凋亡的机制之一，与胆囊癌的分化程度有密切关系。C-myc基因可能通过促进survivin的表达来抑制胆囊癌细胞凋亡，有待进一步的实验证实。最近有文献报道环氧化酶-2（COX-2）在血管内皮生长因子介导的肿瘤发生中具有重要作用。

三、病理学

（一）大体分型

胆囊癌多发生在胆囊底部，其次为胆囊壶腹和颈部。通常表现为胆囊内的肿块（图7-1），也可表现为局部胆囊壁增厚或息肉样新生物。根据大体外观可分为乳头状和非乳头状。日本胆道外科协会将GBC分为隆起型和扁平型。隆起型可以为乳头状或结节状。也可分为浅表型和浸润型。

（二）组织学分型

分为5种：腺癌（90%）、未分化癌（4%）、鳞癌（3%）、混合型（1%）、其他少见肿瘤如腺鳞癌、燕麦细胞癌、癌肉瘤等（2%）。

90%以上为腺癌，可分为①硬癌（60%）：纤维组织丰富、质地硬，早期表现为胆囊壁的局限性硬结或增厚；常早期侵犯肝，淋巴转移率较高；晚期整个胆囊壁可增厚、胆囊腔闭塞成为较大硬块；胆囊管阻塞时，胆囊可积液、肿大。②乳头状癌（25%）：肿瘤软而呈胶状，细胞内含有较多假黏液蛋白，可长至较大，充满胆囊内腔；较少直接侵犯肝，淋巴转移率低。③黏液腺癌（15%）：质软、突入胆囊腔内，可生长至较大的体积，肿瘤常发生坏死及出血（图7-1）。

其余5%～20%为分化不良或未分化癌：未分化癌恶性程度高，转移早，预后极差。按癌细胞分化程度的差异，可分为高、中、低和未分化腺癌，分化程度高则预后较好，分化差或未分化癌预后最差。

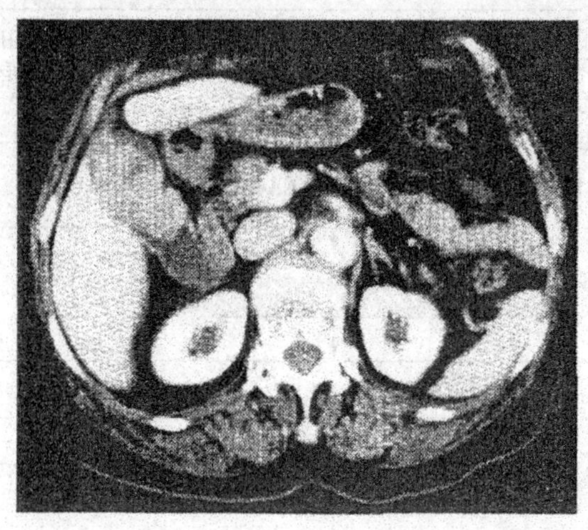

图7－1　胆囊癌（CT）：肿块型；肿块向胆囊腔内生长，增强后可强化

（三）转移途径

胆囊癌可多种途径播散，包括直接侵犯、淋巴、血行、沿神经血管丛播散、腹腔内种植、胆管腔内播散等。直接侵犯（肝脏及周围脏器）和淋巴转移是胆囊癌的主要转移方式。在确诊的胆囊癌病例中，癌肿局限在胆囊壁仅约为25%，出现局部淋巴结转移或侵犯肝脏等邻近脏器35%，40%存在远处淋巴结或脏器转移。

1. 直接侵犯　占65%～90%，因胆囊床一侧的胆囊壁没有浆膜层，胆囊癌通过胆囊床直接侵犯肝（第Ⅳ和Ⅴ肝段）比较多见。同时由于胆囊静脉丛直接回流入附近的肝，癌肿既可沿血管神经丛直接侵犯肝实质，晚期也可经血行途径引起肝内远处转移或远处脏器转移。癌肿可直接侵犯胆囊周围邻近脏器（胆总管、胃窦、十二指肠、胰腺和横结肠等），或经血管神经丛沿肝十二指肠韧带上下蔓延，直接侵犯肝外胆管或肝门周围淋巴结转移压迫胆总管而致梗阻性黄疸。

2. 淋巴转移　占40%～85%。当胆囊肌层受犯时，即可出现淋巴结转移，胆囊癌淋巴结转移的模式和范围与胆囊的淋巴引流途径是一致的；淋巴结转移绝大多数首先发生在胆囊管淋巴结，其次是胆总管周围淋巴结和肝门淋巴结，最后转移至其他区域淋巴结：胰腺周围、十二指肠旁、门静脉周围、腹腔干、肠系膜上动脉周围淋巴结等；少数可逆行向上转移至沿肝门部。

3. 血行转移　占20%～25%，经胆囊深静脉回流至肝方叶，表现为近原发灶处肝内局部肿块，伴或不伴卫星结节；肺转移较少见。

4. 沿神经蔓延　少见，占10%～15%。可沿胆囊壁内或肝十二指肠韧带内神经丛蔓延。

5. 胆管内播散　少见，肿瘤沿胆囊颈管下行至胆总管，在颈部和胆总管内壁种植，癌组织也可脱落进入胆总管，造成梗阻性黄疸。

6. 腹腔种植　少见，胆囊癌破溃或穿孔致腹腔广泛种植。

四、诊断

胆囊癌的诊治流程见图 7－2。

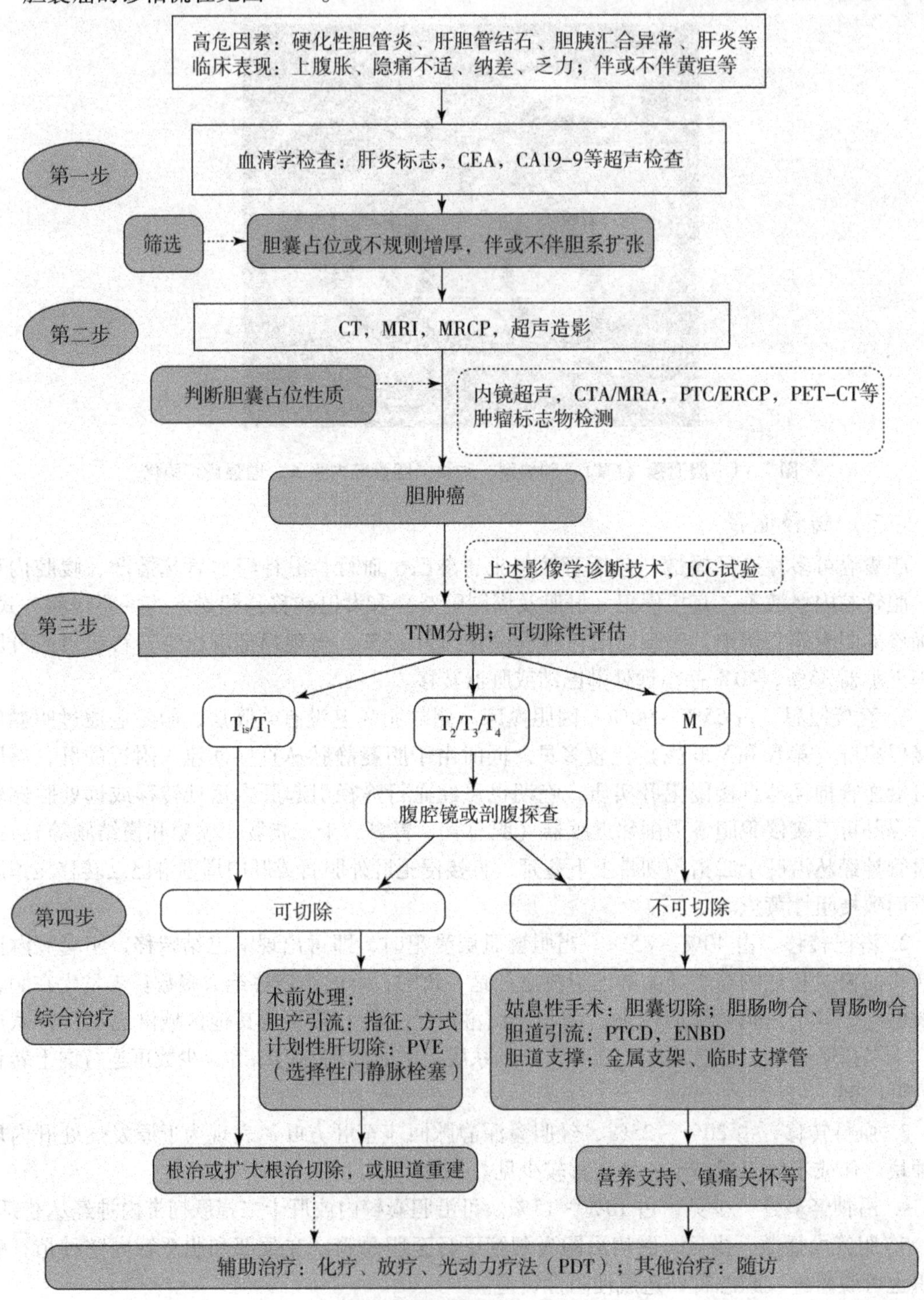

图 7－2 胆囊癌诊治流程图

五、临床表现

（一）症状

胆囊癌早期因缺乏特异性症状而不易被察觉，当出现明显的临床症状时，多已属晚期并已有转移而无法根治性切除，预后极差。胆囊癌早期可出现一些类似于良性胆道疾病（急性或慢性胆囊炎、胆石症等）的症状，如上腹部隐痛、胀痛不适、恶心、呕吐、乏力、纳差等。

1. 右上腹痛不适　是胆囊癌最常见的症状（60% ~87%），40%的胆囊癌患者可出现腹痛症状加重、发作频率增多或持续时间变长。

2. 恶心、呕吐　占30% ~40%，与急慢性胆囊炎有关，少数因肿瘤侵犯十二指肠致幽门梗阻。

3. 黄疸　约30%患者因肿瘤直接侵犯或肝门淋巴结转移压迫肝外胆管或胆管内播散均可导致梗阻性黄疸。

4. 其他　少数病人因合并感染或肿瘤性发热，而出现低热。一旦出现上腹部肿块、黄疸、腹水、明显消瘦、贫血和邻近脏器压迫症状，提示已属晚期。

（二）体征

早期胆囊癌无特异性体征。合并急性胆囊炎时可有右上腹压痛；胆总管受到侵犯或压迫时，可出现阻塞性黄疸；胆囊管阻塞致胆囊肿大、肿瘤累及肝或邻近器官时可扪及腹部肿块；晚期还可出现肝大、腹水、下肢水肿等。

六、实验室检查

迄今尚未发现对诊断胆囊癌具有重要诊断价值的特异性肿瘤标志物。血清和胆汁中CEA（癌胚抗原）及CA19 -9（糖链抗原）测定对早期诊断有一定的帮助，特别是后者的阳性率较高，可用作辅助诊断和根治术后的疗效观察。有研究表明，CA19 -9及CEA平行法联合检测可将灵敏度提高到84.4%，系列法联合检测可将特异度提高到90.7%。迄今未发现对胆管癌具有特异性诊断价值的基因标志和诊断方法，文献报道与胆囊癌关系比较密切的基因有p53，K -ras和CDKN2（9p21）。细针穿刺细胞学检查特异性高，但敏感性差、假阴性率高，且有一定并发症，临床很少应用。

七、医学影像学检查

（一）超声检查

超声具有简便、无创、费用低、可反复检查等优点。为首选的检查方法。超声对胆囊癌的诊断敏感性为85%，诊断符合率80%。对胆囊微小隆起性病变以及早期胆囊癌的诊断价值优于CT，可作为胆囊癌的筛选检查方法，因此，定期行超声检查对早期诊断胆囊癌具有重要价值。

1. B超　B超下诊断胆囊癌有4种类型：Ⅰ型为隆起型，乳头状结节从胆囊壁突入腔内，胆囊腔存在；Ⅱ型为壁厚型，胆囊壁局限或弥漫不规则增厚；Ⅲ型为实块型，因胆囊壁被肿瘤广泛浸润、增厚，加之腔内癌块充填形成实质性肿块；Ⅳ型为混合型。超声能清晰显示病变的大小、部位、数目、内部结构以及胆囊壁的厚度和肝受犯范围。其不足是：易受胃肠道气体干扰，对同时患有胆囊结石的微小胆囊黏液隆起性病变检出率低。

2. 彩色多普勒超声　彩色多普勒超声能测及肿块内血流，可与胆囊胆固醇性息肉和结石鉴别。对胆囊隆起性病变的鉴别诊断具有重要价值。同时能无创地精确显示胆管和肝受犯范围和程度，以及肝门区主要血管（肝动脉、门静脉等）的受犯情况，与CT和MRI血管成像价值相近，甚至可替代血管造影。对胆囊癌的精确分期和手术可切除性评估有较高价值。此外，近来开展的超声造影检查对胆囊癌诊断准确率更高。

3. 实时谐波超声造影（CEUS）　通过周围静脉注射六氟化硫微泡造影剂，随后用CnTI谐波技术在低声压下对病灶进行观察，可以实时观察肿块增强的方式及回声强度变化，并且与周围肝实质进行对比，有利于对病灶范围作出判断。

4. 内镜超声（EUS）　EUS是近年来发展起来的一项技术，采用高频探头隔着胃或十二指肠对胆囊进行扫描，避免了肠道气体的干扰，不仅能检出<5mm的病变，并可清晰地显示出胆囊壁的3层结构，能精确判定胆囊壁各层结构受犯深度和范围、周围血管受犯情况以及区域淋巴结有无转移，因而对胆囊癌早期诊断、精确分期及手术可切除性评估具有更高价值，可作为超声和彩超检查的补充手段。

（二）动态增强CT

1. CT的优势　CT具有较高的软组织分辨率，对胆囊癌的诊断、分期、评估手术切除可能性均有帮助，是术前不可缺少的检查，对治疗方案的决定、术式的选择和预后判断具有很高价值，在这方面CT明显优于超声检查。增强CT能够精确显示肿瘤直接侵犯肝或肝门部、是否有肝转移、淋巴结及邻近脏器转移情况。

2. CT的典型表现　①胆囊壁局限或整体增厚，多超过0.5cm，不规则，厚薄不一，增强扫描有明显强化。②胆囊腔内有软组织块影，基底多较宽，增强扫描有强化，密度较肝实质低而较胆汁高。③合并慢性胆囊炎和胆囊结石时有相应征象。厚壁型胆囊癌需与慢性胆囊炎鉴别，后者多为均匀性增厚；腔内肿块型需与胆囊息肉和腺瘤等鉴别，后者基底部多较窄。薄层和增强CT扫描可精确显示胆囊壁厚度及胆囊壁的浸润深度、肝及邻近器官和组织的受犯范围和程度、有无区域淋巴转移和肝内转移等。

3. 螺旋CT血管成像（CTA）　CTA能对门静脉、肝动脉等周围血管受犯情况可作出精确判断，对术前可切除性评估具有重要价值。CT对判断胆囊癌可切除和不可切除的准确率分别为80%和89%。

（三）磁共振（MRI）

1. MRI的优势　与CT相比，MRI具有更高的对软组织分辨率，在对腔内小结节型早期胆囊癌的显示优于CT。磁共振胆管成像（MRCP）可无创地获取整个肝内外胆道树的影像，对胆管受犯范围和程度可作出精确判断；磁共振血管成像（MRA）能精确地显示肝门区血管的受犯情况，与CTA价值相近。MRI对胆囊癌的术前分期、可切除性评估、手术方式的选择及评估预后等具有较高价值。

2. 胆囊癌的MRI典型表现

（1）Ⅰ期：胆囊壁局限性或弥漫性不规则增厚，胆囊内壁毛糙不光整或凹凸不平，可伴有突向腔内的菜花状或结节状肿块。T_1W_1呈低信号，T_2W_1呈等偏高信号，MRCP可见胆囊内充盈缺损影，但胆囊壁的浆膜面光整。

（2）Ⅱ期：胆囊窝内不规则异常软组织肿块，与胆囊壁分界不清，胆囊壁外层即浆膜面毛糙，胆囊窝脂肪间隙模糊不清，但与胆囊窝邻近肝组织分界尚清晰。

（3）Ⅲ期：胆囊窝脂肪间隙消失，胆囊区见不规则软组织肿块，T_1W_1 呈等偏低信号，T_2W_1 呈等偏高信号，肿块占据胆囊大部分囊腔，胆囊基本形态不同程度消失，MRCP 表现为胆囊不显影或胆囊显示不清。胆囊窝周围邻近肝实质内出现异常信号，T_1W_1 呈偏低信号，T_2W_1 呈高信号，边缘不规则，与胆囊分界不清。

（4）Ⅳ期：胆囊癌的 MRI 和 MRCP 表现除了上述Ⅲ期的表现外，还可有直接侵犯胃窦部、十二指肠，侵犯邻近腹膜、肝十二指肠韧带的表现，侵犯肝内外胆管和结肠等，以及腹腔肝门淋巴结转移、胰腺及胰头周围淋巴结转移、后腹膜淋巴结转移等的相应 MRI 征象。

MRA 能精确地显示肝门区血管的受犯情况，同时 MRCP 还能精确显示肝内外胆管受犯范围和程度。Kim 等报道 MRI 结合 MRA 和 MRCP 可以用于检查血管侵犯情况（灵敏度 100%，特异度 87%）、胆管受犯（灵敏度 100%，特异度 89%）、肝受犯（灵敏度 67%，特异度 89%）和淋巴结转移（灵敏度 56%，特异度 89%）。但由于存在运动伪影，缺乏脂肪和部分容积效应，MRI 往往难以评估胆囊癌对十二指肠的侵犯，且 MRI 也难以显示网膜转移。磁共振 B－TFE（balanced－turbo fieldecho）序列是近年来采用的一种新的成像序列，属于梯度回波序列中的真稳态进动快速成像序列，具有扫描速度快、运动伪影少等特点，目前在临床中主要用于心脏、大血管的检查。有研究说明该技术能够清楚地显示增厚的胆囊壁、胆囊内的肿块及胆囊腔的改变，对于病变的检出率明显高于 MRI 常规序列。该序列除了能显示胆囊本身的改变外，还能清晰地显示病变对邻近肝、胆道等有无侵犯。而且在该序列中血液亦呈现为高信号，故也可以清楚显示病变对血管的包绕、侵犯及血管内有无癌栓，也有利于血管与淋巴结的鉴别。B－TFE 能够提供较多的胆囊癌的术前分期信息，对临床客观地评价患者术前情况、确定手术方式、评估预后提供了很大帮助。

（四）正电子发射－断层扫描（PET－OT）

PETCT 是目前判断胆囊占的良恶性、胆囊癌根治术后的有无复发和转移的最精确的检查方法，同时能精确显示意外胆囊癌行胆囊切除术后的肿瘤残余情况以及远处淋巴结和脏器的转移情况。一项研究对 16 例临床症状、影像学检查均提示良性胆囊病变的患者行 FDG－PET，诊断胆囊癌灵敏度为 80%，特异度为 82%。目前，FDG－PET 在诊断胆囊癌中的作用仍在研究，其不足是检查费用昂贵，应根据患者个体情况来选择。

（五）内镜逆行胰胆管造影（EROP）

ERCP 对胆囊癌常规影像学诊断意义不大，仅有一半左右的病例可显示胆囊，早期诊断价值不高，适用于鉴别肝总管或胆总管的占位病变或采集胆汁行细胞学检查。

八、鉴别诊断

胆囊癌的鉴别诊断根据肿瘤的病程而不同：早期的胆囊癌主要与胆囊息肉、胆囊炎和胆囊结石鉴别。对老年女性、长期患有胆囊结石、胆囊萎缩或充满型结石、腹痛症状加重、发作频率增多或持续时间变长时，应警惕胆囊癌的可能，宜做深入检查。晚期胆囊癌需要与原发性肝癌侵犯胆囊鉴别，肝癌侵犯胆囊后可在胆囊区和肝门部形成较大肿块，类似晚期胆囊癌侵犯肝门胆管或淋巴结转移。胆囊颈管癌可直接侵犯或通过淋巴转移发生高位的胆管阻塞，临床表现类似肝门部胆管癌。胆囊癌常需与以下疾病鉴别。

1. 胆囊腺瘤性息肉　与早期胆囊癌鉴别困难，年龄 >50 岁；单发息肉，直径 >1.2cm；蒂宽、胆囊壁厚者，应高度怀疑恶变，尽早手术。

2. 胆囊胆固醇沉着症　常多发，超声为等回声团，无声影，直径多 <10mm；彩超不能测及血流。

3. 胆囊结石　B 超为强光团回声伴声影，可多发，位置可随体位变化。

4. 黄色肉芽肿性胆囊炎　患者一般情况好；常有反复胆囊炎发作病史；胆囊壁明显增厚但形态较光整、内壁光滑。

5. 原发性肝癌侵犯胆囊　多有肝病史，AFP 明显升高，肿块较大、多位于胆囊窝区或肝门部。

九、临床分期

目前胆囊癌的主要分期有 3 种：Nevin 分期（1976 年）、美国抗癌联盟（AJCC）分期和日本胆道外科学会分期（淋巴结分站）。其中 AJCC 的 TNM 分期是目前被广泛接受的分期方法，正确的分期是选择合理治疗方案和判断预后的主要依据。

（一）Nevin 分期

根据肿瘤侵犯胆囊壁的深度分期。Ⅰ期：肿瘤位于黏液内；Ⅱ期：肿瘤侵犯黏液下层和肌层；Ⅲ期：肿瘤侵犯胆囊壁全层，无淋巴结转移；Ⅳ期：肿瘤侵犯全层伴胆囊周围淋巴结转移；Ⅴ期：肿瘤直接侵犯肝或邻近脏器或远处转移。

（二）AJCC 分期

美国癌症联合委员会（AJCC）推出了肿瘤 TNM 分期第 7 版（2009 年 10 月，芝加哥）。其中胆囊癌 TNM 分期发生了较大变化。

1. 胆囊管癌　在第 6 版是属于肝外胆管癌，现并入胆囊癌范畴。

2. 淋巴结　分为两站，N_1，肝门淋巴结：胆囊管淋巴结，胆总管、肝动脉、门静脉旁淋巴结；N_2，其他区域淋巴结：腹腔干、十二指肠旁、胰腺周围、肠系膜上动脉周围淋巴结等。与第 5 版的淋巴结分站相似（但具体的淋巴结归属略有不同：门静脉旁淋巴结从第 5 版的 N_2 变成了第 7 版的 N_1）。淋巴结转移明确作为确认ⅢB（N_1）和ⅣB（N_2）的标准。

3. 胆囊癌　分期的改变可对肿瘤的可切除性和患者的预后作出更准确的判断。不能根治性切除的第 4 期重新并入Ⅳ期。

4. 强调意外胆囊癌　再次根治性手术的必要性及胆囊癌生物学特性的特殊性。

（三）JSBS 分期：日本胆道外科学会（淋巴结分站）

N_1：胆囊颈淋巴结及胆总管周围淋巴结。

N_2：胰十二指肠后上淋巴结、肝总动脉旁淋巴结和门静脉后淋巴结。

N_3：腹腔动脉淋巴结、主动脉旁淋巴结和肠系膜上动脉淋巴结。

N_4：其余更远处的淋巴结。

十、治疗原则

胆囊癌的治疗目标是：根治；延长生存期，提高生活质量；缩短住院时间。治疗原则也有三，即早期治疗、根治治疗、综合治疗。改善预后的关键是：重预防。

（一）早期治疗

早期治疗的关键在于早期诊断。由于胆囊癌早期症状不典型，临床上不易早期诊断。大多数是在常规胆囊切除术中或术后（包括开放胆囊切除术和腹腔镜胆囊切除术）快速冷冻活检或石蜡病理中确诊。这类患者多为NevinⅠ期、Ⅱ期或TNM分期为0期、Ⅰ期，以往认为仅行胆囊切除术即可达治疗目的。但近年的研究表明，由于胆囊壁淋巴管丰富，胆囊癌可有极早的淋巴转移，并且早期发生肝转移也不少见。因而，尽管是早期病例，亦有根治性切除的必要。

对有胆囊癌易患因素的病变行预防性胆囊切除术，特别是对50岁以上的慢性萎缩性胆囊炎、结石直径>3cm，瓷性胆囊、胆囊息肉、胆囊腺肌病、原发性硬化性胆管炎（PSC）、胰胆管汇合异常等患者，应行预防性胆囊切除术。

（二）根治治疗

胆囊癌根治性手术的目标是肿瘤完全切除，病理学切缘阴性，切除范围至少应包括胆囊、受累的肝（切除胆囊附近2cm以上肝组织，甚至肝右叶切除或扩大肝右叶切除）和区域淋巴结。淋巴清扫要求将整个肝十二指肠韧带、肝总动脉周围及胰头后方的淋巴结缔组织连同血管鞘一并清除，真正使肝门骨骼化才符合操作规范，必要时还需游离胰头十二指肠，行腹主动脉周围骨骼化清扫。若位于胆囊颈部的肿瘤侵犯胆总管，或胆囊管手术切缘不够，应该进行胆总管切除和肝管空肠吻合。

（三）综合治疗

不能切除或不宜切除的胆囊癌，可采用综合治疗，包括化疗、放疗、免疫治疗、中医治疗和靶向治疗等。对放化疗等辅助治疗的效果存在争议，传统的观念认为胆囊癌对放化疗均不敏感，疗效有限。但随着辅助治疗的研究深入，新的放化疗技术方法的进步以及新的化疗药物的应用，越来越多的前瞻性研究显示了令人振奋的结果，放疗、化疗及免疫治疗等综合治疗能明显地提高胆囊癌患者的生存时间和生活质量，因此，随着胆囊癌的综合治疗的研究不断深入，综合治疗将会更加受到重视。

十一、整体治疗方案

（一）胆囊癌治疗方法选择的依据

在选择胆囊癌的治疗方法前，需弄清以下情况。

1. 肿瘤情况　TNM分期是国际公认的确定治疗方法的依据之一，包括肿瘤的大小、胆囊壁的浸润深度、肝受犯范围和程度、淋巴结转移情况，肝外胆管和血管（尤其是门静脉和肝静脉）的受犯范围和程度，邻近脏器（胃、十二指肠、胰腺和横结肠等）受犯情况，以及远处脏器是否有转移等。通常0～Ⅲ期可选择手术治疗，Ⅳ期则根据具体情况可选择手术和姑息性治疗。

2. 肝功能情况　对需要行较大范围肝切除的患者，术前应对肝储备情况进行精确评估。

3. 全身情况　包括年龄、心肺功能、糖尿病、其他脏器严重病变。

（二）治疗方法的选择

应严格按照病理分期（TNM分期）、邻近器官受犯情况、肝功能情况及病人的全身情况，选择合理的治疗方案。

1. 手术治疗

（1）单纯胆囊切除术：沿肝将胆囊完整切除。T_{is}及Ⅰ期切缘阴性患者5年生存率可达90%以上。

（2）胆囊癌根治术：包括完整切除胆囊及胆囊床外2cm以上的肝组织，将肝十二指肠韧带骨骼化清扫（包括肝门区后胰头后淋巴结）。Ⅱ期、Ⅰ期切缘阳性患者，5年生存率70%～90%。

（3）扩大根治术：胆囊癌根治术同时需切除邻近脏器（胃、十二指肠、结肠等），累及肝外胆管时，同时行肝外胆管切除、胆管空肠鲁氏Y形吻合术，甚至胰十二指肠切除术。Ⅲ期及部分ⅣA期患者，5年生存率可达20%～40%。

（4）姑息性手术：对部分Ⅳ期胆囊癌患者出现相关的并发症，为延长患者生存时间或改善患者生活质量而施以相应的手术，5年生存率0～5%。

姑息性减黄术：对无法根治性切除或不能耐受手术的胆囊癌患者出现梗阻性黄疸时，可行PTCD外引流或置入金属内支架管，或经ERCP置入塑料胆道内支撑管或金属内支架管，近来可回收胆道金属内支架及具有内放射治疗作用的金属胆道支架管，也开始应用于临床。部分能耐受手术的患者，也可行肝胆管空肠鲁氏Y形吻合术、U管或T管支撑引流术、金属胆道支架置入术。

胃空肠吻合术：伴有十二指肠梗阻。

姑息性胆囊切除术：对伴有胆囊炎患者，出现局限性腹膜炎，胆囊可能发生坏疽甚至穿孔时。

2. 规范胆囊癌的活检方法　不应剖开胆囊取组织活检，应整块切除胆囊送检，避免胆汁外溢、癌细胞播散和种植。

方法：在胆囊肿块周围正常肝、胃、肠处解剖和分离，整块切除胆囊游离缘肿块，将胆囊从胆囊床全层切下。肿瘤位于胆囊床一侧或向肝浸润性生长应行肝楔形切除；肿块向横结肠、十二指肠、胃窦部浸润性生长则应行胃、肠部分切除术；黄色肉芽肿性胆囊炎和胆囊胃肠道瘘：肿块处穿刺活检，化学胶封堵。

高度癌疑照此方法处理而病理为良性病变者，亦不应视为违反医疗常规，但对此观点，因受现行的医疗规范的限制，目前尚有争议。

3. 腹腔镜在胆囊癌诊治中的相关问题　当腹腔镜胆囊切除未及时发现肿瘤时，关于腹壁戳孔处肿瘤种植和胆囊切除几个月内便有腹腔内广泛播散的事实（发生率约6%，发生戳孔种植或腹腔播散的患者平均生存时间不足10个月），已越来越引起人们关注，因此，术前高度怀疑或已确诊为胆囊癌的患者，一度被视为腹腔镜手术的禁忌。若在腹腔镜手术下怀疑为胆囊癌（可切除）时，应立即中转开腹手术。腹腔镜胆囊切除术中应避免胆囊破裂、胆汁外溢，应用标本袋装入标本后取出，并常规剖检胆囊，对可疑病灶，应及时送快速病理检查。

随着腹腔镜技术的完善以及对术中操作的重视和改进，由于50%以上的胆囊癌患者在手术时被发现不能切除，因此，部分学者主张：对TNM分期Ⅰ～Ⅲ期胆囊癌患者，先行腹腔镜探查，如经探查发现肿瘤能被切除则转开腹手术，如不能切除则终止手术，或选择其他治疗方法。优点是创伤小、恢复快，可明显改善病人的生活质量、缩短住院时间，也有利于其他综合治疗方法的尽早实施。

4. 化疗

（1）术后辅助治疗：以往的文献报道显示胆囊癌的化疗效果不佳，常用的药物有氟尿嘧啶（5－FU）、丝裂霉素（MMC）、多柔比星、表柔比星、顺铂等。近年来，一些新的化疗药开发并应用于胆管癌的治疗，以及化疗增敏方面的研究的进展，胆管癌的辅助化疗值得期待。例如：紫杉醇、紫杉特尔（docetaxel）、依立替康（irinotecan）、吉西他滨（gemcitabine）等。单一用药的有效率约为10%；联合化疗：FAM方案（5－FU＋ADM＋MMC）、吉西他滨＋顺铂、吉西他滨＋紫杉特尔、吉西他滨＋氟尿嘧啶等，有效率为15%～30%。有文献报道口服希罗达（xeloda）对胆管肿瘤效果较好，对晚期胆囊癌有效率为50%。

复旦大学中山医院普外科对胆囊癌和肝外胆管癌体外药敏实验的研究发现，药物敏感性由高到低依次为紫杉醇（TAL）100%，吉西他滨（G2）75%，米托蒽醌（Mito）66.7%，长春新碱（VCR）58.3%，羟喜树碱（HPT）58.3%，丝裂霉素（MMC）48.9%，卡铂（CP）48.5%，顺铂（DDP）46.7%，表柔比星（EADM）46.7%，多柔比星（ADM）30.3%，氟尿嘧啶（FU）33.3%，甲氨蝶呤（MTX）15.6%。结果提示，胆囊癌和胆管癌对TAL，GZ，Mito，VCR，HPT较敏感，MMC，CP，DDP，EADM次之。

近年来有关胆囊癌化疗的系列性研究报道逐年增加，尤其是一些新的化疗药开发并应用于胆道癌的治疗，以及化疗增敏方面的研究的进展，辅助化疗的价值将日益受到重视。目前较为常用的胆囊癌化疗方案有：紫杉醇或紫杉特尔或吉西他滨联合奥沙利铂的方案。

（2）术前辅助化疗：胆囊癌的新辅助化疗，临床应用少，鲜有报道：

（3）选择性动脉插管灌注化疗：有报道在手术中经胃网膜右动脉置管入肝动脉，经皮下埋藏灌注药泵，于切口愈合后，选用FMP方案等化疗药物进行灌注化疗，根据病情需要间隔数周重复使用。此外，通过门静脉注入碘化油加入化疗药物，使其微粒充分进入肝窦后可起到局部化疗和暂时性阻断肿瘤扩散途径的作用，临床应用取得了一定效果，为无法切除的胆囊癌伴有肝转移的病人提供了可行的治疗途径。

（4）腹腔化疗：腹腔内灌注顺铂和氟尿嘧啶对预防和治疗胆囊癌的腹腔种植转移有一定的疗效。亦有报道开腹手术直视下置入缓释氟尿嘧啶，未开腹术后患者通过腹腔引流管在B超指导下将缓释氟尿嘧啶洒于胆囊床周围，可能会延长生存期。

5. 放疗

（1）适应证：胆囊癌根治术后、不能切除或姑息性切除的晚期胆囊癌、术后局部复发者。

多组前瞻性的研究结果显示，胆囊癌对放疗有一定敏感性，可减少胆囊癌根治术后的复发率，对术后局部复发的病例以及不能切除或姑息性切除的晚期胆囊癌可缓解症状和延长生存时间。其中以Kresl和Coworkers的报道效果最好，外照射联合氟尿嘧啶等化疗可使根治性切除术患者的；年生存率由33%提高到64%。近年来，伽马刀、射博刀等定向放射也有应用于胆囊癌原发灶和转移灶的治疗，可能有一定疗效，但缺乏大宗资料的研究。

（2）放疗方法选择：放疗方法有术前、术中、术后放疗以及经PTCD导管实施腔内照射，临床上应用最多的是术后放射治疗。术前放疗的目的是：降低肿瘤细胞的活性，减少术中转移的机会；尽可能地缩小肿瘤，增加手术切除的机会。但术前放疗临床应用少，鲜有报道。根据手术中明确的肿瘤部位和大小，并以金属夹对术后放疗的区域做出标记，进行外照射治疗。照射的剂量为40～70Gy，分5～7周完成。术中放疗的剂量通常为20～30Gy，术后可联合外照射和化疗治疗：45Gy外照射、氟尿嘧啶350mg/m^2 第1～5和第28～32d滴注化疗。

体外照射范围，原则上应包括原发灶和区域淋巴结。病灶局限又无远处转移的非根治性切除是术后体外照射的最好适应证。综合各家术后放疗结果报道，接受术后放疗的病人中位生存期均高于对照组，尤其是对于 NevinⅢ期、Ⅳ期或非根治性切除的病例，相对疗效更为明显。术后放射治疗一般在术后 4～5 周开始，外照射 4～5 周，选择的剂量既为肿瘤的治疗量又应在正常组织耐受范围之内。一般每周照射 5d，1 次/d，每次为 1.8～2.0Gy。治愈性切除的预防性照射进行 5 周，总量为 50Gy，非治愈性切除的放射总量为 60～65Gy。腔内照射是指通过 PTCD 的导管将^{226}镭、^{60}钴及^{192}铱等密封的小放射源送入胆管腔内的放疗。腔内照射具有局部病灶照射剂量大、周围脏器放射损伤小的优点，尤其适用于胆管狭窄。但对远离放射源的胆管断端及手术剥离面照射剂量不够，所以一般将腔内照射与体外照射联合应用，剂量分别为 10～20Gy 和 40～50Gy。

6. 介入治疗

（1）介入性胆道引流术：对已失去手术机会伴有黄疸的晚期胆囊癌，尚可采用介入性胆道引流术减黄，如 PTCD 外引流或经 PTCD 或 ERCP 途径置入胆道内支撑管或金属内支架引流等。

（2）介入区域性化疗：对肿瘤姑息性切除和肝转移患者还可行介入区域性化疗。具体方法是首先行选择性腹腔动脉造影，导管进入肝总动脉后，30min 内持续输注丝裂霉素 20mg，以后隔 6 周重复 1 次上述治疗。从第 2 次起每次丝裂霉素剂量为 10～15mg，每个患者至少接受 5～7 次治疗，总剂量为 75～85mg。也可选用紫杉醇、吉西他滨和奥沙利铂等化疗药物。结果表明，高选择性动脉内化疗对肿瘤局限于胆囊壁（NevinⅠ～Ⅲ期）者效果较好；如果肿瘤侵犯胆囊壁以外，区域性化疗起不到控制肿瘤生长的作用。介入区域性化疗的优点是：①靶器官的药物浓度高；②术前应用使肿瘤和周围血管之间产生炎性间隙，有助于提高手术切除率；③术后应用可杀死体内残留的肿瘤细胞，减少术后复发和转移；④对于不能切除的胆囊癌患者，介入性区域性化疗能有效地抑制肿瘤生长，延长患者生存期；⑤减轻全身性的毒副作用。

7. 靶向治疗　有关胆囊癌的靶向治疗的研究报道不多，但研究已证实表皮生长因子受体（EGFR）和 C－Erb－B_2 在胆囊癌组织中均有表达，因此，厄洛替尼（erlotinib），一种口服的表皮生长因子的酪氨酸激酶抑制药物，可用于胆囊癌的靶向治疗。环氧化酶－2（COX－2）在血管内皮生长因子介导的肿瘤发生中具有重要作用，预示 COX－2 抑制药可用于胆囊癌的靶向治疗药物，也可与化疗联合。

8. 其他治疗　其他治疗方法包括免疫治疗、生物治疗、中医治疗、射频消融治疗等，疗效尚不确定。有文献报道应用干扰素 α2b 及胸腺肽或胸腺五肽、白介素－Ⅱ等生物制剂联合化疗，可提高疗效。

（三）意外胆囊癌的诊治

意外胆囊癌是指在术中未能及时发现而在术后经病理证实的胆囊癌，常见原因有：术中未能认真剖检胆囊而漏诊：急性胆囊炎手术因胆囊壁明显增厚而不易发现病灶；胆囊息肉行腹腔镜胆囊或开腹手术以及胆囊壁增厚误诊为黄色肉芽肿性胆囊炎等，术中未送病理检查。有关资料证实胆囊癌 390 例，其中意外胆囊癌 78 例，所有病例 TNM 分期均在Ⅲ期以下（0 期 9 例，Ⅰ期 27 例，Ⅱ期 31 例，Ⅲ期 11 例），无一例再手术。

2009 年 10 月，AJCC 会议强调了意外胆囊癌再次根治性手术的必要性，应根据癌肿的部位、大小、浸润深度、累及范围、病理分期、术中是否播散，决定是否再手术及手术方式。①病理分期：查阅原始病历资料、术前术后影像学资料、手术记录、病理巨检和镜检报告；②癌肿是否播散：了解术中胆囊破裂、癌组织破碎、胆囊大部分切除残留黏液烧灼、LC 穿刺孔种植、有无腹块、腹水。一般而言，Ⅱ～Ⅲ期的意外胆囊癌应再手术治疗，术前应行相关检查，排除癌症转移或播散。

其实大多数意外胆囊癌只要术中仔细剖检胆囊并及时送病理检查是可以发现的，因此，意外胆囊癌防治的关键首先是在术中仔细剖检胆囊并及时送病理检查，对符合再手术条件的应及时再手术（图 7－3）。

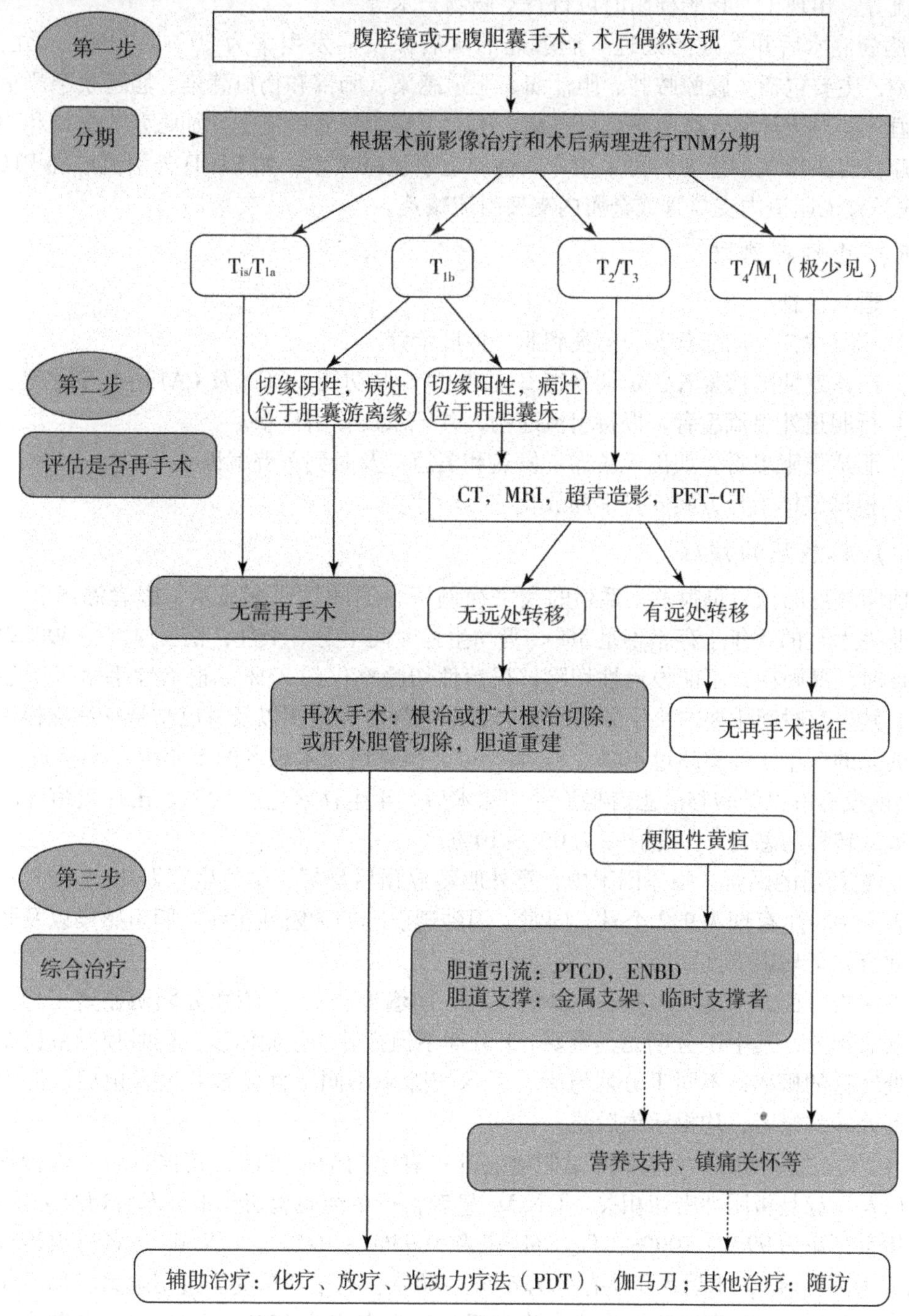

图 7－3　意外胆囊癌的诊治流程图

（四）胆囊癌并发症的处理

1. 胆囊癌相关并发症的处理　合并急性胆囊炎胆囊肿大坏疽甚至穿孔，可行姑息性胆囊切除或胆囊造口术；出现阻塞性黄疸时，可根据具体情况选择合适的减黄方法，如内引流或外引流等。出现十二指肠梗阻时可行胃空肠吻合术等。

2. 胆囊癌术后并发症的处理　胆囊癌的术后并发症发生率为20%～30%，死亡率为0%～4%，主要包括：腹腔脓肿、胆汁瘤、胆道感染、肺部和伤口感染、胆道狭窄严重时可出现黄疸等。对胆汁漏、腹腔感染可在超声引导下穿刺置管引流，并加强营养支持和积极抗感染治疗；对出现黄疸患者，可采用介入性胆道引流减黄术，如PTCD外引流或经PTCD或ERCP途径置入胆道内支撑管或金属内支架引流减黄。

（五）出院后建议

（1）适当休息。

（2）调节饮食，加强营养。消炎利胆、保肝治疗。

（3）门诊定期随访复查：定期复查B超或CT、肝功能、CEA及CA19－9变化等。

（4）行胆道外引流患者，保持引流通畅，并记录每日引流量。

（5）胆道梗阻患者，如出现腹痛、发热和黄疸，及时到医院就诊。

（6）根据整体治疗方案安排辅助放化疗等治疗。

（六）胆囊癌的预后

目前胆囊癌的预后仍很差，系列的大宗病例资料回顾性研究显示，胆囊癌患者（包括手术和非手术）的5年生存率不足5%，平均生存时间不足6个月，根本原因是40%以上的患者就诊时已属晚期，不能根治性切除，根治性切除率仅约25%。根治性手术可明显提高生存率，其生存时间主要取决于肿瘤侵犯胆囊壁的深度和范围以及淋巴结转移情况根治性切除患者的总的5年生存率超过40%，T_1期行单纯胆囊切除术患者的5年生存率接近100%，T_2及T_3期没有淋巴结转移的患者根治性切除术后5年生存率超过50%，出现黄疸、淋巴结转移或远处转移的患者5年生存率为0%～10%。

1. 影响预后的因素　临床因素中，意外胆囊癌预后最好，中位生存期26.5个月；可疑胆囊癌患者中位生存期为9.2个月。同时，因肿瘤引起的梗阻性黄疸、胆道感染以及肠梗阻这一系列合并征均影响其预后。

病理因素方面，与绝大多数恶性肿瘤一样，胆囊癌预后与TNM分期明显呈正相关，分期越晚预后越差，其中T分期尤其重要。T分期不但指肿瘤侵犯深度，同时预示淋巴结转移以及远处转移的概率；不同T分期患者，手术切除率不同，直接影响患者预后。淋巴结转移以及远处转移患者，均提示预后差。

2. 治疗方法与预后　手术切除是胆囊癌唯一有效的治疗方法，其预后与能否行根治性切除术以及切缘是否阴性密切相关。$T_aN_0M_0$患者，行单纯胆囊切除术，术后切缘为阴性者，术后5年生存率为99%～100%；$T_{1b}N_0M_0$患者为95%～100%。$T_2N_0M_0$患者行根治性切除术（切缘为阴性者），术后5年生存率为60%～80%，高于行单纯胆囊切除患者的；年生存率（10%～22%）。T_3患者行根治性切除术后；年生存率为15%～63%。T_4患者绝大部分由于伴有门静脉侵犯或腹膜种植等原因，无法根治性切除，故行姑息性手术或行内支架置入术，其术后5年生存率几乎为零。

3. 胆囊癌的生物学特性与预后　胆囊癌恶性程度高、预后差，在基因水平上研究胆囊癌的生物学行为，有助于胆囊癌的早期诊断和治疗。胆囊癌的发生、发展是一个多基因共同作用的结果，许多基因与胆囊癌的发生、发展、转移以及预后有密切关系。目前对胆囊癌相关基因的研究集中在对 p53 和 ras 基因，关于其他基因的报道很少。随着胆囊癌分子生物学研究的进一步发展，将逐渐揭示胆囊癌发生、发展、转移的基础，并寻找特异性高、敏感性高、简便实用的肿瘤标记物用于临床检测，改善胆囊癌的预后情况。

（七）胆囊癌的预防

改善预后的关键是：重预防，早发现早治疗，规范胆囊癌手术，合理的综合治疗。预防胆囊癌最有效的方法是：对有胆囊癌易患因素的病变行预防性胆囊切除术，特别是对 50 以上的慢性萎缩性胆囊炎、结石直径 >3cm、瓷性胆囊、胆囊息肉、胆囊腺肌病、原发性硬化性胆管炎（PSC）、胰胆管汇合异常等患者，应行预防性胆囊切除术。流行病学研究资料显示，全人群中其胆囊结石患者 20 年内发生胆囊癌的概率不足 0.5%，对无症状胆囊结石患者，行预防性胆囊切除术是不必要的。

1. 一级预防　即病因预防。胆囊癌仍无明确的病因，国内外的流行病学研究已经证明：胆囊结石、瓷化胆囊、胆囊息肉以及沙门菌感染等是胆囊癌的最重要的危险因素。加强卫生宣教，对老年胆囊结石患者等有危险因素的人群，定期门诊随访，必要时行预防性胆囊切除。

2. 二级预防　即早发现、早诊断、早治疗。对于具有危险因素患者如胆石症、胆囊息肉患者，一旦发现恶变可能，建议手术治疗。腹腔镜胆囊切除术中发现的意外胆囊癌患者，需术中冷冻明确肿瘤病理分期和切缘情况，以确定是否行进一步根治性手术治疗。同时建议腹腔镜胆囊切除术中尽量避免胆囊破损，取出胆囊标本时应置入标本袋内以防止意外肿瘤造成切口种植。对于不能行根治性切除术的患者，建议行姑息性治疗，解除胆道梗阻，其方法如内引流术、内镜胆道内支架置入术、PTCD 术等。

3. 三级预防康复预防　对不能手术或手术后的患者，争取康复治疗，包括减黄、保肝支持治疗以及中西医结合治疗，以减轻痛苦，提高生活质量。

4. 预防复发转移的措施　①预防性全身化疗：根据个人具体情况制定个体化治疗方案；②局部放疗：根据个人具体情况制定相关治疗方案；③细胞因子免疫治疗；④细胞过继免疫治疗；⑤分子靶向治疗；⑥中医治疗。

附加：胆管良性肿瘤

胆管良性肿瘤相当少见，其中以乳头状瘤为多见，其次为腺瘤和囊腺瘤，纤维瘤、平滑肌瘤、神经鞘瘤等则更罕见。乳头状瘤有可能发生恶变，一般为单发性，少数为多发性，称为乳头状瘤病。

一般无症状，只有当肿瘤长到足以造成胆管梗阻时才会出现症状。此时可有上腹部疼痛、黄疸和出现胆管炎等症状。早期诊断较困难。在肿瘤较大时，静脉胆道造影片中可见胆管内有充盈缺损，造影剂有排空延迟现象。X 线胃肠钡剂检查有时可见十二指肠乳头处有增大现象。CT 检查有时可见胆管腔内肿瘤，增强后瘤体强化。诊断主要依靠手术探查后明确。瘤体处胆管有扩张，内扪及质软可推动的肿物；术中胆道镜检查能见到肿瘤全貌，但必须做冷冻切片或快速石蜡切片检查，才能与恶性肿瘤相鉴别。

治疗原则应将胆管局部切除，以免术后复发。位于高位胆管者，切除后如胆管重建有困难，可考虑做肝方叶切除，以利肝胆管显露和行胆肠吻合。位于肝、胆总管游离段者，可做胆管对端吻合、T管支撑引流，或胆管空肠鲁氏Y形吻合。位于壶腹部者，可切开肝胰壶腹括约肌做肿瘤局部切除。如肿瘤位于胆总管胰腺段，难以做胆总管局部切除，则只能做胰十二指肠切除术。

（翁志英）

第五节　胆囊息肉

胆囊息肉又称胆囊隆起样病变或胆囊肿瘤。胆囊息肉样病变是泛指胆囊壁向腔内呈息肉状生长的所有亲切非结石性病变总称。大多数胆囊息肉的症状其他与慢性胆囊炎相似，主要表现为右上腹轻度不适，伴有结石时可出现胆绞痛，但也有相当数量的患者并无症状，只是在做健康体检时才被发现，一般认为胆囊息肉是胆囊癌的诱发因素。该病应以手术治疗为主，非手术治疗为辅。

一、流行病学

文献报道的胆囊息肉流行率差别很大，在1.5%～9.5%，但国内外大多数大宗资料统计的人群流行率为5.0%以上，且男性居多，最常见于30～40岁，糖尿病人群的流行率为6.7%，但非糖尿病患者的流行率并无区别，认为胆囊息肉相当多见，但息肉直径<10mm时恶性可能性小。调查年龄、性别、身体指数（BI）、吸烟、饮酒、血糖、血脂、肝功能、乙肝病毒携带者等因素的相关性，结果发现胆囊息肉的危险因子为男性和葡萄糖不耐受，除于吸烟呈负相关以外，其他参数均无相关性。

二、病因病机

胆囊息肉样病变的病因尚不清楚，但一般认为该病的发生与慢性炎症有密切关系，其中炎性息肉和腺肌增生症都是一种炎性反应性病变，胆固醇性息肉更是全身脂质代谢紊乱和胆囊局部炎症反应的结果，有人认为胆囊息肉与胆囊炎症或结石症，甚或两者都有关。

胆囊息肉为一组表现形式相同但却包含很多不同病理状态的胆管疾病。病理分类为非肿瘤病变与肿瘤性病变两大类，后者又分为良、恶性。

（一）非肿瘤性胆囊息肉

1. 胆固醇息肉　非肿瘤性病变中以胆固醇息肉（cholesterol polypus，CPs）最为多见。其次为炎症性息肉、腺瘤样增生及腺肌瘤等。CPs是胆固醇代谢异常的局部表现，是血中胆固醇类脂质析出并被胆囊壁的组织细胞吞噬所致，可发生于胆囊的任何部位，大部分多发，外观黄色分叶状，桑葚样，柔软易脱落。组织学显示，息肉由积聚的泡沫组织细胞构成，表面由单层柱状上皮覆盖，具有结缔组织蒂，微血管，分支的绒毛样凸起。CPs的病理特点为多发性小息肉。Shinkai报道74例中97%的CPs直径<10mm，50%为多发性，而肿瘤性息肉往往为单个。CPs质脆蒂细，易与黏膜分离，不伴肠化生及不典型增生，也不含其他基质成分。即使伴有炎症也很轻微，迄今未见癌变的报道。关于CPs与胆固醇沉着病，有人认为系同一疾病，有人认为胆固醇沉着是CPs的病因。胆固醇沉着于胆囊黏膜固有膜的巨噬细胞内，逐步向黏膜表面突起，促使黏膜上皮增生，罗－阿窦（Rokitanski－Aschoffsinuses）增

多和肌层增厚而形成息肉；但也有人认为两者并无相关性。

2. 炎症性息肉　炎症性息肉为慢性炎症刺激所致，可单发，或多发，一般为3～5mm大小，蒂粗或不明显，颜色与邻近黏膜相似或稍红，单发或多发的广基性结节。组织学显示，灶性腺上皮增生伴血管结缔组织间质和明显的炎细胞炎症性息肉，为炎症刺激所致的肉芽肿，息肉周围的胆囊壁有明显炎症。尚无癌变报道，但从胆囊癌合并胆石的致癌机制研究中，认为细菌性慢性胆囊炎可能是因素之一，所以对炎性息肉不能放松观察。

3. 腺瘤样增生、腺肌瘤　腺瘤样增生是一种由于胆囊上皮和平滑肌增生而引起的胆囊壁肥厚性病变，分为3型：①局限型：胆囊底部呈锥帽状增厚。②节段型：局部增厚的囊壁向腔内突入形成“三角征”，呈弥漫性向心性增厚，内壁凹凸不平，内腔狭窄，有时伴有结石，脂餐试验显示胆囊收缩亢进。③广泛型：胆囊壁呈广泛性肥厚，内壁不平整，壁内可见扩张的罗－阿窦呈小囊状低回声区。上皮的增生在病变的中心最明显，周围的腺体常呈囊状扩张，并充满黏液，扩张的腺体内有钙质沉积。腺瘤样增生与腺肌瘤病都是既非炎症，也非肿瘤的增生性病变。前者为黄色质软的疣状物，直径为5mm左右，单发或多发。成分为丰富的结缔组织中含平滑肌束及杯状细胞，表面的上皮增生并伴有肠化生。后者则为黏膜上皮局部变化、肌纤维增生与局限性腺肌增生，又称腺肌瘤病（adenomyomatosis）。上述2种病变均有癌变可能。

（二）肿瘤性胆囊息肉

肿瘤性病变中良性以腺瘤为主，恶性则主要为胆囊癌。

1. 腺瘤　腺瘤多为单发的有蒂息肉。根据外形可分为乳头状或非乳头状，恶性率约为30%。乳头状腺瘤可再分为有蒂和无蒂两种，镜下显示为分支状或树枝状结构，带有较细的血管结缔组织蒂，与胆囊壁相连，有单层立方或柱状上皮覆盖，与周围正常胆囊黏膜上皮移行较好。非乳头状腺瘤大部分有蒂，镜下见多数增生的腺体被中等量的结缔组织间质包绕，偶尔腺体显示囊样扩张。该型腺瘤以腺体的管状增殖为主体，故称为腺管腺瘤，有时可见杯状细胞或基底颗粒细胞的肠上皮化生改变。Koga观察良性胆囊息肉病变94%为胆囊息肉直径<10mm者，69%的患者年龄<60岁；而恶性胆囊息肉88%的患者息肉直径>10mm，75%的患者年龄>60岁。但Smok 10年内施行的12 153例胆囊切除标本中，仅81例为胆囊息肉，患病率为0.7%，其中仅9.6%为腺瘤；而同期人群中发现胆囊癌225例，占1.85%。因此，腺瘤的发病率很低，虽有癌变可能性，但并不构成临床威胁。

2. 良性间叶组织肿瘤　良性间叶组织肿瘤是来源于支持组织的胆囊良性肿瘤。主要包括纤维瘤、平滑肌瘤、血管变，直径均<20mm；而浸润型不属于胆囊息肉，绝大多数直径>20mm。因此，表现为胆囊息肉的癌往往属于早期。其中乳头型腺癌绝大多数限于黏膜和肌层内，预后较好。

三、临床表现

大多数胆囊息肉的症状与慢性胆囊炎相似，主要表现为右上腹轻度不适，伴有结石时可出现胆绞痛，但也有相当数量的患者并无症状，只是在做健康体检时才被发现。一般认为，胆囊息肉是胆囊癌的诱发因素，近些年来国内外也有许多关于胆囊息肉癌变的报道，尤其在伴有结石时，癌变概率会明显提高。

胆囊息肉在临床上可分 3 个时期即：活跃增长期、相对稳定期、吸收消散期。在治疗中，一般都要经过“活跃增长期 - 相对稳定期 - 吸收消散期”的过程，各个时期的特点见表 7 - 1。

表 7 - 1　胆囊息肉各时期特点

项目	活跃增长期	相对稳定期	吸收消散期
胆囊息肉体积	不断增大	不变化	逐渐减小
胆囊息肉数量	不断增多	不变化	逐渐减少

四、辅助检查

（一）B 超检查

方法灵活、准确、无创伤、可重复、费用低、易为多数患者接受，能准确地显示息肉的大小、位置、数量、囊壁的情况。B 超典型的表现为胆囊壁有点状、小片状、片状的强或稍强回声光团，其后多无声影，可见到球状、桑葚状、乳头状及结节状突出，甚至可显示出息肉的蒂。B 超的准确性明显高于 CT，认为 BUS 能清晰地显示出胆囊息肉的部位、大小、数目及局部胆囊壁的变化，是一种简便、可靠的诊断方法。

（二）三维超声成像

可使胆囊具有空间方位的立体感，透声性好，有直视胆囊剖面的效果，可弥补二维图像的某些不足。不仅可观察胆囊息肉的大小、形态，更可分清息肉和胆囊壁的关系，尤其在胆囊后壁的息肉二维图像常不能清楚地分辨是否有蒂以及蒂与胆囊壁附着的范围和深度。三维重建能通过不同切面的旋转来观察病变的连续性及病变表面的情况等信息，有助于提高胆囊息肉 - 胆囊腺瘤或癌肿的鉴别。

（三）内镜超声（endoscopic ultrasonography，EUS）

即经内镜超声扫描，是将超声微小探头安置在内镜顶端，探头为高频，将内镜插入消化道，进入十二指肠壶腹后此探头更接近胆囊，可排除胆汁黏稠度等影响。EUS 可将胆囊壁分为 3 层，内层为高回声的黏膜及黏膜下层，中层为低回声的肌纤维层，外层为高回声的浆膜下层及浆膜层。如为息肉样病变可见清晰的 3 层囊壁，而胆囊癌则囊壁的 3 层结构有不同程度的浸润、破坏。早期胆囊癌绝大多数是在结石和息肉等病变的掩盖下发展的，早期缺乏特征性声像图表现，鉴别困难。而 EUS 检查发现息肉样病变与胆囊壁之间的关系，有助于鉴别诊断。EUS 内层的回声方式为细小声点（tiny echoic spot）、声点聚集（aggregation of e - chogenic spot）、微小囊肿（microcyst）及彗星尾征（comet tailartifact）。如 EUS 证实既无细小声点与声点聚集，又无微小囊肿与彗星尾征时，应怀疑为腺瘤或癌肿。两者无法鉴别，除非已浸润至肝脏，但若为无蒂病变，则强烈提示为癌肿。结合组织学研究，一个细小声点表示一群含有胆固醇泡沫的组织细胞，而无回声区则为腺上皮增生。多个小囊肿和彗星尾征则分别为罗 - 阿窦增多和胆囊壁内结石所致。

（四）CT 仿真胆囊镜（computed tomographic virtual endoscopy of the gallbladde，CTVEGB）

可以清晰显示胆囊腔内正常的解剖结构；可以清晰地显示胆囊息肉的大小，最小可见

1.5mm×2.2mm×2.5mm 的息肉，可较为准确地观察息肉生长部位、形态、表面、基底等影像改变，与彩超及手术病理基本一致；可准确观察胆囊单发息肉。

CT 仿真胆囊镜在胆囊息肉检查诊断中较为突出，但是也存在着一些不足：①对扁平广基底的息肉显示不佳，胆囊内壁粗糙会影响小息肉的检出。②扫描参数、工作站后处理技术及阈值选择不当会造成病变的丢失。③受呼吸运动影响较大。④碘过敏患者不宜做此项检查及易受胆囊对碘浓缩的影响。

五、诊断

胆囊息肉往往无临床症状或症状轻微。诊断主要依靠影像学。对胆囊息肉样病变的诊断方法较多，如口服胆囊造影、B 超、CT、磁共振胆胰管成像（MRCP）、腔内超声（EUS）等，但目前诊断胆囊息肉最主要的手段仍是 B 超检查。实验室检查：目前尚无有关资料。

胆囊息肉样病变又称胆囊隆起样病变，该病临床症状无特异性，大部分患者为查体时所发现。主要症状为中上腹部隐痛（占 46.9%）。发病年龄 30～50 岁者占 57.8%，以中青年为主。主要依靠 B 超检查诊断胆囊息肉。但常难以定性，临床对其良恶性的鉴别诊断亦较困难。目前主要诊断手段是超声检查，对直径 <5mm 者的检出率可达 90% 以上，诊断的灵敏度和准确率均较高。如发现多发高强回声，且有漂浮感和慧尾征者提示为胆固醇息肉，位于胆囊底部的小隆起，病变中有小圆形囊泡影和散在回声光点提示腺肌瘤病，而根据病变回声性质、蒂的有无和粗细，病变处的黏膜改变，对区分良恶性疾病有一定价值。但 B 超检查对本病的诊断、定性及鉴别诊断又有一定局限性和假阴性率。如当病变小且位于胆囊颈部时，或伴有胆囊结石时易造成漏诊，且对定性和鉴别亦有一定困难。

六、鉴别诊断

（一）良性肿块和转移癌

彩色多普勒超声在肿块内和胆囊壁内出现高速动脉血流信号，是原发性胆囊癌区别于良性肿块和转移癌的重要鉴别特征。如胆固醇性息肉血流为直线状，<20cm/s；而胆囊癌内血流多呈树枝状，流速 >20cm/s。RI 越小越倾向于恶性，但对于早期胆囊癌肿块过小者（<3mm）有时并不敏感，此外还与操作者技术水平有重要关系。

（二）单纯胆囊结石

B 超引导下胆囊穿刺细胞学检查，有助于鉴别诊断，可提高术前诊断率，早期胆囊癌在胆汁中找到癌细胞的阳性率为 64%，而在病变胆囊壁的阳性率为 91%。因此，强调要在 B 超引导下选择性地穿刺病变壁组织。还有学者在胆囊穿刺时抽取胆汁行癌胚抗原（CEA）浓度测定，并与单纯胆囊结石相比，其浓度升高有统计学意义，亦具有辅助诊断价值。

七、治疗

胆囊息肉病变临床并不少见，手术是根治的方法，但并非所有胆囊息都需手术治疗。因其病变类型不同，大小不一，疾病转归亦不尽相同，因此其手术适应证各家掌握也不一致。

手术时机选择：胆囊息肉样病变术前有时难以定性。根据胆囊息肉样病变恶变可能性的高危因素我们提出下列手术指征：①单发病变，大于 10mm，蒂粗大者，尤其是位于胆囊颈部，年龄大于50岁。②多发病变，伴有胆囊结石，有症状，年龄大于50岁。③单发病变，小于10mm，无症状，年龄小于50岁，允许观察、随访；病变增大或形态有变化则应手术治疗。④多普勒彩超检查病变有丰富血供提示为恶性新生物。⑤CEA（肿瘤标志物），测值明显升高且除外其他胃肠道肿瘤。⑥胆囊息肉样病变，有明显症状且反复发作。⑦对直径小于5mm无症状患者应间隔3~5个月随访检查，一旦病变增大或症状明显亦须行手术治疗。

近几年，非手术和中药治疗胆囊息肉病已引起医疗界的广泛重视，各种偏方、配方、验方等在消炎、利胆，控制胆囊炎、胆囊息肉等方面都取得了一定的效果，针对胆囊息肉的专科用药也取得了很大成就，随着中医中药研究的深入，非手术治疗胆囊息肉的治愈率，也在迅速提高。

八、并发症

息肉样胆囊癌占9%~12%，BUS特征为>10mm，单发为主（82%），多数位于胆囊颈部（占70%），病变以中、低回声为主，约50%伴有胆石。具有上述特征时，应早期作根治性胆囊切除，应将胆囊管上下的结缔组织及胆囊床的纤维、脂肪组织一并清除。

九、预防

（一）禁酒及含酒精类饮料

酒精在体内主要通过肝脏分解、解毒，所以，酒精可直接损伤肝功能，引起肝胆功能失调，使胆汁的分泌、排出过程紊乱，从而刺激胆囊形成新的息肉及（或）使原来的息肉增长、变大，增加胆囊息肉的癌变系数。

（二）饮食要规律、早餐要吃好

规律饮食、吃好早餐对胆囊息肉患者极其重要。人体内肝脏主管分泌胆汁，分泌的胆汁存储入胆囊内，而胆汁的功能主要是消化油性食物。如果不吃早餐，则晚上分泌的胆汁利用不上，存留于胆囊内，胆汁在胆囊内滞留时间过长，即可刺激胆囊形成胆囊息肉或使原来的息肉增大、增多，所以早餐最好吃些含植物油的食品。

（三）低胆固醇饮食

胆固醇摄入过多，可加重肝胆的代谢、清理负担，并引起多余的胆固醇在胆囊壁结晶、积聚和沉淀，从而形成息肉，所以，胆囊息肉患者应降低胆固醇摄入量，尤其是晚上，应避免进食高胆固醇类食品如：鸡蛋（尤其是蛋黄）、肥肉、海鲜、无鳞鱼类、动物内脏等食品。

（翁志英）

第八章

胰腺、脾脏疾病

第一节　急性胰腺炎

急性胰腺炎（acute pancreatitis，AP）是胰腺的急性炎症过程，在不同程度上波及邻近组织和其他脏器系统。其临床表现为急性起病；上腹疼痛；可有呕吐，发热，心率加快，白细胞上升，血、尿和腹水淀粉酶升高以及不同程度的腹膜炎体征。急性胰腺炎的发病机制迄今未完全明确，因此给本病的治疗带来很大困难。急性胰腺炎可分为轻型（mild acute pancreatitis，MAP）和重症（severacute pancreatitis，SAP）两型。MAP 指患者可有极轻微的脏器功能紊乱，没有严重腹膜炎体征和严重的代谢功能紊乱，临床恢复顺利；SAP 指患者有脏器功能障碍或衰竭、代谢功能紊乱或出现胰性坏死、脓肿、假囊肿等局部并发症，患者可出现腹膜炎体征、皮下瘀斑等，不伴有脏器功能损害的为 SAP Ⅰ型，伴一个或一个以上脏器损害的为 SAPⅡ型，患者临床经过凶险，总体死亡率达 5% ~10%。

一、病因

1. 机械性　在我国，胆石症是急性胰腺炎发病的主要原因，占 50% 以上，又称胆源性 AP。发病与胆石大小、数量及胆管粗细密切相关，直径 <5mm 的微小结石，比大结石更容易引起壶腹部梗阻，从而导致胰腺炎的发生。约 3% ~7% 的胆石症可发生胰腺炎，胆囊切除和胆总管结石的清除可防止其复发。泥沙样胆石容易引发胆汁淤积，可以引起胰腺炎。胆石症发生胰腺炎的危险性男性高于女性，而胆源性胰腺炎女性较多见是由于女性更易患胆石症之故。

2. 酒精性　酗酒在急性胰腺炎的发病中也占重要地位，英国资料显示，酗酒在 AP 的病因中占 9% ~40%。在急性胰腺炎患者中，以酗酒和胆石症为病因者可达 80%。

3. 创伤性　外伤和 ERCP 可诱发急性胰腺炎。

4. 胰管梗阻　常见病因是胰管结石。其他的如奥狄括约肌功能不全导致胰管内压力增高［大于十二指肠基线 5.3kPa（40mmHg）］阻止胰液排出，或胰管良恶性肿瘤引起的狭窄。少见的有十二指肠乳头旁憩室，均可引起胰管内压力增高。

5. 暴饮暴食　引起胰液大量分泌，如遇梗阻因素，则排出障碍。

6. 代谢性　①高脂血症：遗传性高脂血症，甘油三酯明显升高（ >1 000mg/dl）。②高钙血症：如甲状旁腺功能亢进引起。

7. 感染性　病毒如腮腺炎病毒、柯萨基病毒 B、埃可病毒等；细菌（克雷伯氏菌、大肠杆菌等）；真菌等均可引起。

8. 药物性　许多药物均与急性胰腺炎的发病有关，其中以糖皮质激素和口服避孕药，免疫抑制剂（如硫唑嘌呤、6 - 巯基嘌呤）最重要。

9. 遗传变异　遗传性胰腺炎、囊性纤维化等。

10. 特发性　所占比例世界各地报道不一。

二、临床表现

AP 的临床表现的轻重与其病因、病情的严重程度、治疗是否及时等因素有关。

（一）症状

1. 腹痛　95% 的 AP 患者有腹痛，多呈突然发作，与饱餐和酗酒有关（与酗酒有关的 AP 的临床症状常出现在酒后 12 ~ 36h）。腹痛性质为持续性刀割样；腹痛以上腹为多，其次为右或左上腹，脐周和下腹部极少见，50% 患者的腹痛可向左背部放射，呈“一”字样分布；疼痛时蜷曲体位和前倾体位可使疼痛缓解。腹痛通常可持续 48h，偶可超过一周。腹痛的机制主要为：①胰腺的急性水肿、炎症刺激和牵拉其包膜上的神经末梢。②胰腺的炎性渗出液刺激毗邻的腹膜和腹膜后组织，产生局限性腹膜炎。③胰腺炎症累及肠道，引起肠充气和麻痹性肠梗阻。④胰管阻塞或伴胆囊炎、胆石症引起疼痛。极少数 AP 患者可以没有腹痛，而仅表现为明显腹胀。

2. 发热　多为中度发热，少数为高热，一般持续 3 ~ 5d。如发热不退或逐日升高，尤其持续 2 ~ 3 周以上者，要警惕胰腺脓肿可能。发热由胆道感染或胰腺炎症、坏死组织的吸收等引起。

3. 恶心、呕吐　多数患者有恶心、呕吐。酒精性胰腺炎患者的呕吐常于腹痛时出现，胆源性胰腺炎患者的呕吐常于腹痛发生后出现。呕吐物为胃内容物，重者可混有胆汁，甚至血液。呕吐后，患者无舒适感。恶心、呕吐的发生可能是机体对腹痛或胰腺炎症刺激的一种防御性反射，也可由肠胀气、肠梗阻或腹膜炎等引起。

4. 黄疸　病情比较轻的 AP 可无黄疸。如有，是因为：①胆道感染、胆石症引起胆总管梗阻。②AP 时，肿大的胰头压迫胆总管。③AP 合并胰腺脓肿或胰腺假囊肿压迫胆总管。④合并肝损害等情况可出现黄疸。不同原因的黄疸持续时间也不一样。

（二）体格检查

1. 压痛　MAP 患者有腹部的深压痛，但与患者自觉症状不成比例；SAP 可出现肌紧张、压痛、反跳痛等腹膜刺激征三联征。三联征可局限于左上腹，也可累及整个腹腔。

2. 腹块　10% ~ 20% 的患者可在其上腹部扪及块状物。块状物常为急性胰腺假囊肿或胰腺脓肿，一般见于起病后 4 周或 4 周以后。

3. 假性肠梗阻　大多数患者有持续 24 ~ 96h 的假性肠梗阻。

4. 皮下瘀斑　出现在 SAP 患者两肋部者，称为 Grey - Tuner 征；出现在脐部者，称为 Cullen 征。Grey - Tuner 征是由于血性液体从肾旁间隙后面渗透至腰方肌后缘，然后再通过肋腹部筋膜流到皮下；Cullen 征是由于后腹膜出血渗入镰状韧带，随后由覆盖于韧带复合体周围的结缔组织进入皮下。发生率约占 SAP 患者的 3%。

5. 其他 如手足搐搦，气急、胸腹水等。

三、并发症

（一）局部并发症

1. 急性液体积聚 发生于 AP 病程的早期。位于胰腺内或胰周，无囊壁包裹的液体积聚。急性液体积聚多会自行吸收，少数可发展成急性假囊肿或胰腺脓肿。影像学上为无明显囊壁包裹的急性液体积聚。

2. 胰腺坏死 胰腺实质的弥漫性或局灶性坏死，伴有胰周脂肪坏死。根据有无感染，胰腺坏死又可分为感染性坏死和无菌性坏死。增强 CT 是目前诊断胰腺坏死的最佳方法。

3. 胰腺假囊肿 多见于 SAP。为急性胰腺炎后形成的有纤维组织或肉芽囊壁包裹的胰液积聚。常在发病后 3 ~4 周时出现，与 SAP 患者饮食开放过早有一定关系。囊肿通常位于腹中部或左上腹（胰腺体尾部）。囊肿可引起压迫症状，体格检查常可扪及肿块，并有压痛，左侧胸腔可有积液或左侧肺不张，约 10% 的患者有黄疸，血淀粉酶常持续增高。假囊肿可破裂，造成慢性胰源性腹水，腹水中淀粉酶和脂肪酶的含量均明显增高，且可破入胸腔，进入后腹膜、纵隔，甚至颈部。

4. 胰腺脓肿 发生于急性胰腺炎胰腺周围的包裹性积脓，含少量或不含胰腺坏死组织。见于 SAP 的后期，发生在发病后 4 周或 4 周以后。

（二）全身并发症

通常见于 SAP。

1. 低血压及休克 SAP 常有低血压及休克，患者烦躁不安，皮肤苍白、湿冷，呈花斑状，脉搏细弱，血压下降，少数患者可在发病后短期内死亡。发生休克机制为：①血液和血浆大量渗出，其失液量可达血容量的 30%。②呕吐丢失体液和电解质。③激肽释放酶的激活，使血液中激肽和缓激肽水平上升，引起血管扩张和血管通透性增加。④坏死的胰腺释放心肌抑制因子使心肌收缩不良。⑤并发感染或胃肠道出血。

2. 消化道出血 可表现为呕血或便血。呕血是应激性溃疡或胃黏膜糜烂，或胃黏膜下多发性脓肿引起；便血可由胰腺坏死穿透横结肠引起，便血者预后极差。

3. 细菌及真菌感染 SAP 患者的机体抵抗力低下，极易发生感染。感染一般出现在起病后 2 周至 2 个月内。感染部位有胰周脓肿、腹腔脓肿、败血症及呼吸道、泌尿道、输液导管感染等。早期病原菌以革兰阴性菌为主，如大肠杆菌、克雷白杆菌、变形杆菌和肠杆菌等，后期常为双重或多重细菌感染，主要细菌有铜绿假单胞菌、假单胞菌属、变形杆菌、沙雷杆菌、金黄色葡萄球菌、产气杆菌、肠球菌等。大量使用广谱抗生素造成严重菌群失调，加上明显低下的机体抵抗力，极易引起真菌感染。常见病原菌有白色念珠菌和酵母菌。感染的发生率与胰腺的坏死程度成正比，直接死于严重感染者约占 AP 的 5% ~7%。

4. 慢性胰腺炎和糖尿病 慢性胰腺炎与胰腺腺泡大量破坏及胰腺外分泌功能不全有关；糖尿病与胰腺 B 细胞破坏、胰岛素分泌减少有关，其发生率约 4%。

5. 代谢异常 SAP 时可有下列代谢异常：①低钙血症：约 30% ~60% 的患者出现本症，血钙 < 2mmol/L（8mg/dl）。当血钙 < 1.75mmol/L（7mg/dl），且持续数天，预后多不良。其产生机制：磷脂酶 A 和脂肪酶的激活，产生脂肪酸，脂肪酸与血钙发生皂化作用；SAP

时，白蛋白水平的降低可使总钙的测定数值降低；SAP 时，降钙素（CT）分泌增加时血钙下降；钙-甲状旁腺轴失平衡，后者对低血钙的反应性减弱；钙被转移至脂肪、肌肉和肝组织中。②高脂血症：约 20% 的患者可发生本症，此时，患者可出现血清脂质微粒的凝聚，产生脂肪栓塞。③糖代谢异常：约 50% 的患者出现暂时性高血糖，30% 的患者有糖尿，偶可发生糖尿病酮症酸中毒或高渗性昏迷；有 1% ~5% 患者并发低血糖。糖代谢异常与 AP 时胰岛素、胰高糖素、生长抑素及糖皮质激素的浓度及相互作用有关。

6. 血液学异常　包括贫血、DIC、门脉和（或）脾静脉栓塞。贫血与血液外渗和消化道出血有关。SAP 时，患者的纤维蛋白原和凝血因子Ⅷ升高，引起高凝状态，出现血栓形成和局部循环障碍，严重时可发生 DIC。凝血异常的机制还不清楚，可能与 SAP 时凝血系统、纤溶系统和肾素系统的激活有关。

7. 心功能不全或衰竭　50% 的患者可有以 ST-T 改变、传导阻滞、期前收缩为主的心电图变化，但其临床意义不明。少数患者还可出现心力衰竭和严重心律失常。引起心功能不全或衰竭的可能原因有：①有效血容量不足使心肌灌注不足。②激活的胰酶可损害心肌，抑制心肌收缩，降低心脏每搏输出量和血压。③重度感染产生的毒素引起心肌损害。

8. 肾功能不全或衰竭　23% 的 SAP 可出现肾衰竭，与其有关的死亡率可达 80%。发生原因与低血容量、休克和激肽-缓激肽系统的作用有关，及时补足液体和血浆及白蛋白等有助于纠正或改善这一状态。此外，SAP 时的凝血异常也会使肾缺血缺氧，引起或加重肾损害。

9. 呼吸功能不全或衰竭　这是一种最严重的并发症。气急可能是呼吸功能不全的唯一症状，如不注意观察及及时诊断治疗，患者往往会发展到急性呼吸衰竭（急性呼吸窘迫综合征，即 ARDS），此时，患者可有明显气急、发绀等，常规的氧疗法不能使之缓解；血气分析数据中，$PaO_2 < 8.0kPa$（60mmHg）。为了减少 ARDS 的发生和及早发现、及早治疗，建议在 SAP 患者入院的初期，应每日至少做两次血气分析。本并发症发生可能原因：①有效血容量不足使肺血液灌注不足。②由于卵磷脂酶 A_2（PLA_2）分解卵磷脂，肺表面活性物质减少，引起肺泡塌陷。③游离脂肪酸增多，损伤肺泡毛细血管壁，引起肺水肿。④高凝状态致肺毛细血管栓塞，引起肺微循环障碍、肺顺应性下降、间质水肿、肺出血、肺透明膜形成等。⑤约 25% ~30% 的心搏出量发生右向左分流，这种分流可引起低氧血症，其发生原因可能与肺不张和血小板、白细胞形成栓子造成的肺毛细血管闭塞。

10. 胰性脑病　发生率约 5.9% ~11.9%。表现为神经精神异常，定向力缺乏，精神错乱，伴有幻想、幻觉、躁狂状态等。其发生与 PLA_2 损害脑细胞，引起脑灰白质广泛脱髓鞘改变有关。常为一过性，可完全恢复，也可留有精神异常。

11. 多脏器功能衰竭　多脏器功能衰竭可包括心功能不全、肾功能不全、呼吸功能不全等。而 ARDS 是 MOF 发生的一个重要因素。胰腺炎、腹膜炎、脓毒血症等被称为全身性炎症反应综合征（SIRS），SIRS 时，体内有大量炎细胞因子及中性粒细胞聚集而诱发 ARDS，如不及时识别 ARDS，并作相应治疗，则会发展到 MOF。ARDS 是一个动态过程，临床上可能出现一个 ARDS 先兆，它包括：①吸氧 6L/min 不能纠正的低氧血症。②呼吸频率，35 次/分钟。③排除左心衰引起的肺水肿。一旦出现 ARDS 先兆，即予正规的抗 ARDS 治疗，这样可以减少 ARDS 的发生，降低 SAP 相关死亡率。

四、实验室及辅助检查

（一）实验室检查

1. 血、尿淀粉酶、同工酶及胰蛋白酶原测定

（1）血、尿淀粉酶：AP 起病 6h 后，血淀粉酶 >500U/L（Somogyi 单位）或 12h 后尿淀粉酶 >1 000U/L（somogyi 单位）。

（2）淀粉酶同工酶：淀粉酶有腮腺型和胰腺型两种同工酶，因此，测定淀粉酶同工酶有利于 AP 的诊断。胰腺型胰淀粉酶同工酶的参考值，血清 <53U/L，尿液 <325U/L。

（3）血、尿胰蛋白酶原：人胰蛋白酶可分为胰蛋白酶 1 和胰蛋白酶 2，其相应前体分别为胰蛋白酶原 1 和胰蛋白酶原 2，AP 时大量胰蛋白酶原 2 被释放入外周血中，造成血清免疫反应性胰蛋白酶（IRT）的升高，因此，现在测定 IRT 所用的 RIA 法主要反映了血清胰蛋白酶原 2 量的变化。在 AP 时，血清 IRT 值显著升高，一般较正常高 10 ~ 40 倍，AP 发生 30 分钟 IRT 即开始升高，病情好转时，IRT 下降缓慢，高 IRT 血症可维持 5 ~ 7d，因此，IRT 测定对 AP 的早期诊断、延期诊断及血淀粉酶不升高的 AP 患者的诊断均有裨益。血清 IRT 水平与 AP 的严重程度也有一定关系。尿中主要是胰蛋白酶原 2，以 50ug/L 作为判别值，其对 AP 的诊断敏感性达 94%，特异性达 95%。

2. 血脂肪酶　由于脂肪酶检测技术的进步，已发现 AP 早期就有脂肪酶水平的升高，而且与淀粉酶水平的升高呈平行状态，在诊断 AP 时，其敏感性和特异性均可达到 100%。

3. 淀粉酶、肌酐清除率比值的测定　由于测定周期比较长，对 AP 的及时诊断意义不大，临床上已少有应用。

4. 血象　白细胞总数和分类均增高，重者有血细胞比容降低。

5. 血钙　AP 时，血钙值的明显下降提示胰腺有广泛的脂肪坏死。血钙 < 1. 75mmol/L（7mg/dl）提示患者预后不良。

6. 血清正铁血白蛋白　SAP 时，由于红细胞的大量破坏，所释出的血红素不但与珠蛋白结合，而且还与白蛋白结合而出现血清正铁血白蛋白。

7. 其他　上述检测方法的敏感性和特异性仍不能令人满意，目前又发展了另外一些检查，但临床应用均不普遍；包括 C－反应蛋白，弹力酶，胰蛋白酶原激活肽，白细胞介素－6，人胰腺特异性蛋白等。

（二）辅助检查

1. 心电图　偶有 ST 段及 T 波异常，对 AP 的诊断无帮助。

2. X 线　胸、腹部平片对有无胸水、肠梗阻有帮助。

3. 超声检查　在 MAP 时，B 超扫描可显示出胰腺呈弥漫性，均匀地增大，外形饱满，界限模糊，内部回声减弱，但比较均匀，也可表现为胰腺局部肿大（如胰头、体或尾部）。SAP 时，胰腺实质肿胀，失去正常的形态，内部回声不规则，可表现为回声减弱或增强，或出现无回声区，回声的改变取决于胰腺坏死和内出血情况。可用于有无胆道结石和胰腺水肿、坏死的判断。

4. 腹部 CT　增强 CT 扫描能确切地显示胰腺的解剖结构，可确定急性胰腺炎是否存在及其严重程度以及有无局部并发症，鉴别囊性或实质性病变，判断有无出血坏死，评价炎症

浸润的范围。有助于 MAP 和 SAP 的鉴别和预后判别。

5. MRI　MRI 检查对胰腺炎的诊断相似于 CT。MRI 还可通过胆胰管造影（MRCP）判断有无胆胰管梗阻。

（三）疾病严重程度的判定

1. Ranson 标准

（1）标准：入院时年龄 >55 岁；血糖 >11.2mmol/L；白细胞 >16.0 × 10^9/L；ALT >250U/L；LDH >350U/L。入院后 48h 内血细胞比容下降 >10%；血钙 <2.2mmol//L；碱缺失 >4mmol；BUN 上升 >5%；估计失液量 >6L；PaO_2 <8kPa（60mmHg）。

（2）判定：3 个以下指标阳性为轻症；≥3 个为病重；≥5 个为预后较差。

2. APACHE－Ⅱ（急性生理和慢性健康指标评估，acute physiology and chronic health evaluation）计分　本法由 Knaus 等创用。用于计分的指标有肛温、平均动脉压、心率、呼吸次数、氧分压（kPa）、动脉血 pH、血钠（mmol/L）、血钾（mmol/L）、血肌酐（μmol/L）、血细胞比容（%）、白细胞计数（× 10^9/L）等 11 项。APACHE－Ⅱ计分≥8 分者，预后不良。但本系统的应用比较繁复。

3. CT 影像学分级标准　Ranson 标准由于没有结合胰腺本身病变，特异性差，因此国内外均建议另外加 CT 影像学分级，以判别预后。

（1）Balthazar 和 Ranson CT 分级系统：本分级系统包括胰腺的 CT 表现和 CT 中胰腺坏死范围大小两部分组成。

胰腺的 CT 表现：正常，为 A 级，计 0 分；局灶或弥漫性胰腺肿大，为 B 级，计 1 分；胰腺异常并有胰周轻度炎性改变，为 C 级，计 2 分；单一部位的液体积聚（常为肾前间隙），为 D 级，计 3 分；胰周液体积聚及胰周炎性病灶内积气≥2 处，为 E 级，计 4 分。

炎性坏死范围计分：无坏死，计 0 分；坏死范围 <33%，计 2 分；坏死范围，33%，<50%，计 4 分；坏死范围 >50%，计 6 分。

总分；CT 表现（0～4）＋坏死范围计分（0～6），分值越高，预后越差。

（2）国内建议使用的 CT 的分级标准：将胰腺分为头、体、尾三部分，每部再分为 4 小分，每小分记为 1 分，全胰为 12 分，胰外包括小网膜腔、肠系膜血管根部、左、右结肠旁沟，左、右肾区，每区 1 分，如有全后腹膜分离，再加 1 分。判定：Ⅰ级 <6 分；Ⅱ级 7～10 分；Ⅲ级 11～14 分；Ⅳ级 >15 分。

五、诊断

对任何患有上腹疼痛、难以解释的休克或是血尿淀粉酶增高的患者，均应考虑急性胰腺炎的可能。急性胰腺炎的诊断标准为：①急性发作的上腹痛伴有上腹部压痛或加上腹膜刺激征。②血、尿和（或）腹水、胸水中淀粉酶升高达到实验室标准。③影像学（超声、CT 等）或手术发现胰腺炎症、坏死等间接或直接的改变。具有上述第 1 项在内的 2 项以上标准，并排除其他急腹症后（如消化性溃疡合并穿孔、肠系膜动脉栓塞以及异位妊娠破裂等）诊断即可成立（动态 CT 扫描具有重要诊断价值）。

胆源性 AP 的诊断依据有：①超声检查示胆总管内有结石或胆总管扩张幅度 >4mm（胆囊切除者胆总管扩张 >8mm）。②血清胆红素 >40μmol/L。③胆囊结石同时伴有 AKP 或（和）ALT 高于正常上限的 3 倍。

六、治疗

（一）MAP以内科治疗为主

1. 抑制胰腺分泌

（1）禁食及胃肠减压：可减少胰腺分泌。在MAP中，经过4～7d，当疼痛减轻、发热消退、白细胞计数和血、尿淀粉酶降至正常后，即可先给予少量无脂流质，数日后逐渐增加低脂低蛋白饮食。若有复发表现，需再度禁食。

（2）胆碱能受体阻断剂：山莨菪碱（654－2）为最常用。每天用量应根据腹痛情况而定。

（3）H_2受体阻滞剂或质子泵抑制剂：抑制胃酸以保护胃黏膜及减少胰腺分泌。

（4）生长抑素及类似物：具有多种内分泌活性。抑制胃酸分泌；抑制胰腺的外分泌，使胰液量、碳酸氢盐、消化酶分泌减少；抑制生长激素、甲状腺素、胰岛素、胰高血糖素、胆囊收缩素等多种激素的释放；降低门脉压和脾血流量等。被认为对胰腺细胞有保护作用，可阻止急性胰腺炎的进展。在AP早期应用，能迅速控制病情、缓解临床症状，使血淀粉酶快速下降并减少并发症，缩短住院时间，提高治愈率。用法：生长抑素首剂250μg加入10%葡萄糖溶液20ml中缓慢静脉推注，继而3～6mg加入10%葡萄糖溶液500ml中静脉滴注维持12～24h，奥曲肽：首剂为0.1mg加入10%葡萄糖溶液20ml静脉缓慢注射，继而0.6mg溶于10%葡萄糖溶液500ml维持治疗12～24h。

2. 抑制胰酶活性，减少胰酶合成

（1）抑肽酶：抑制肠肽酶，应早用，剂量宜大，参考剂量：第一天，50 000U/h，总量100 000～250 000U，随后10 000～20 000U/h，疗程1～2周。

（2）加贝脂（gabexate mesilate）：为一种非肽类蛋白分解酶抑制剂，该药为从大豆中提取的小分子膜酶拮抗剂，对胰蛋白酶、血管舒缓素、磷脂酶A_2等均有极强的抑制作用，另外对奥狄括约肌有松弛作用。用法：100mg加入250ml补液内，1次/8小时，3d，症状减轻后100mg，1次/日，均经静脉滴注，疗程7～10d。滴速为1mg/（kg·h），不宜>2.5mg，（kg·h）。用药期间要注意皮疹及过敏性休克。

（3）乌司他丁：系从人尿中提取的糖蛋白，为一种蛋白酶抑制剂，可以抑制胰蛋白酶等各种胰酶，此外，它还有稳定溶酶体膜、抑制溶酶体酶的释放、抑制心肌抑制因子产生和炎性介质的释放。用法：100 000U＋10%葡萄糖溶液500ml，静脉滴注，1～2h内滴完，1～3次/日。

3. 镇痛　急性重症胰腺炎患者常有明显疼痛，甚至可因疼痛而引起休克，因此镇痛对患者很重要。常用的有654－2或哌替啶肌内注射；0.1%普鲁卡因静脉滴注，但一般不用吗啡。

4. 抗生素的应用　胆源性AP可选用氨基糖苷类、喹诺酮类、头孢菌素类及抗厌氧菌药物，其他病因的轻型AP也可不用。

（二）SAP

1. 内科治疗

（1）禁食和胃肠减压：可减少胰腺分泌，减少胃酸的刺激及减轻肠胀气和肠麻痹，在

SAP 中，禁食至少两周，过早进食会导致胰腺假性囊肿的发生。

发生 SAP 时，由于炎症反应、肠道菌群失调、生长因子缺乏和肠黏膜上皮细胞过度凋亡而导致肠黏膜屏障损伤等因素，可发生肠道衰竭，导致细菌及内毒素易位，肠源性细菌到达胰腺，造成坏死胰腺组织的继发感染。胰腺及胰腺周围组织坏死继发感染与脓毒症及 MOF 的发生密切相关。因此，肠道衰竭被称为 SAP 发生 MOF 的“发动机”，控制 SAP 时肠道衰竭的发生对阻止疾病的发展、改善 SAP 患者的预后显得至关重要。

（2）肠内营养（EN）：是将鼻饲营养管放置在屈氏韧带以下的空肠管给予要素饮食，其在 SAP 治疗中的作用已经得到广泛肯定，EN 能维持肠屏障功能，是防止肠道衰竭的重要措施。EN 增加肠黏膜血流灌注和促进肠蠕动，预防肠源性感染和 MOF，改善疾病的严重程度和预后。通过肠黏膜与营养素的接触，可以直接向肠黏膜提供其代谢所需的营养物质，阻止肠黏膜的氧化损伤，避免肠道屏障功能的破坏和菌群易位，维持肠道内细菌的平衡和肠道免疫的“觉醒”状态改善肠道的通透性，从而限制由肠道介导的全身炎症反应。肠内营养显著降低了总的并发症（包括脓毒症）的发生，费用及住院时间明显缩短。目前，小肠插管营养得到越来越多的应用。对于不能耐受肠内营养的患者应考虑使用胃肠外营养。

（3）应用广谱高效抗生素：目前，SAP 患者的死亡原因 80% 为感染。如感染后不及时控制，死亡率可达 100%。因此预防和治疗感染已成为降低 SAP 死亡率的关键。用药时应注意以下几点：①抗菌谱应广。②药物对主要病原菌应有强大的杀灭、抑制作。③抗生素必须兼顾厌氧菌，可选用第三代头孢菌素或甲砜霉素类（如亚胺匹能）以降低胰腺坏死后感染。SAP 患者应及早应用抗生素治疗，且至少维持 14d。

（4）生长抑素和生长激素联合疗法：外源性生长激素可以通过促进肠上皮的增生、维持肠黏膜屏障的完整性而防治肠道内细菌移位的发生。生长激素的用量一般为 4～8U，皮下注射，每日 2 次。但应注意高血糖等副作用。

（5）抗休克：SAP 患者常有大量体液的丢失，而造成有效血液循环量的减少。胰腺组织对血流量的变化极为敏感，有效血液循环量的减少会引起胰腺微循环灌注减少而加重胰腺组织的坏死，因此应及时补足血液循环量，纠正水、电解质及酸碱平衡紊乱。常用胶体液（鲜血、血浆、白蛋白）和晶体液（平衡液、代血浆），用量需根据患者的血压、心率、神志、尿量等指标综合考虑。

（6）中药：目前，SAP 时常用的中药有清胰汤，大承气汤等。清胰汤：柴胡 10g，白芍 10g，黄芩 10g，黄柏 10g，枳实 10g，木香后下 10g，生大黄后下 10g，玄明粉冲入 10g，100～150ml，2～3 次/日。减少腹腔内有毒液体 SAP 患者腹腔内有积液时，积液中有大量血管活性物质及毒性细胞因子，这些物质对胰腺炎的恶化和全身病理生理变化影响很大。传统方法为手术清除加引流，该法创伤大，感染机会多。目前，国内已有人试用在腹腔镜下作腹腔灌洗，并获初步成功。

2. 手术适应证　①胆道梗阻，且病程 <3d。②急性病程稳定，且水、电解质及酸碱平衡基本正常。③胰腺脓肿或假囊肿。④诊断未定，疑有穿孔或肠坏死。

3. 内镜治疗　对疑有胆源性胰腺炎的患者实行早期（发病后 24～72h 内）ERCP 检查及治疗已达成共识，其首选治疗是内镜下行 Oddi 括约肌切开或放置鼻胆管引流，条件许可时行胆管结石清除，以达到胆管引流通畅、减少胆汁胰管反流，使重症胆源性胰腺炎患者病情迅速改善，疗效明显优于传统常规治疗。

七、预后

SAP 伴局部坏死者死亡率约 20% ~30%，伴弥漫性坏死者死亡率可达 50% ~80%。近年来，我国在救治 SAP 方面积累了较多经验，死亡率明显下降。

（韩　捷）

第二节　慢性胰腺炎

慢性胰腺炎（chronic pancreatitis，CP）是由不同因素造成的胰腺组织和功能的持续性损害，其病理特征为胰腺纤维化，最终导致胰腺内、外分泌功能永久性丧失。临床症状无特异性，但以反复发作的上腹疼痛和胰腺外分泌功能不全为主要症状，可伴有胰腺内分泌功能不全、胰腺实质钙化、胰管结石和假性囊肿形成。早期诊断困难。临床分类尚无统一标准。

一、流行病学

全国多中心流行病学调查共收集 1994 年 5 月—2004 年 5 月住院 CP 患者 1994 例，按年度分析，CP 的住院人数呈逐年增加趋势，其中 1995 年 48 例，到 2003 年增加至 346 例，反映发病率的增加。男女比为 1. 86 ∶ 1，发病年龄为 5 ~85 岁，平均年龄（48. 9 ±15. 0）岁，男女发病年龄无显著差异。日本 1999 年资料显示，CP 的男女比为 2 ∶ 1；发病率 5. 8/10 万，流行率为 32. 9/10 万。

二、病因和发病机制

长期过量饮酒、胆道疾病和胰腺外伤为主要病因，分别占 35. 4%、33. 9% 和 10. 5%。

（一）胆管疾病

我国的 CP 中，以胆道疾病为病因者占 36% ~65%。其中以胆囊、胆管结石为主（约占 77. 2%），其次为胆囊炎、胆道狭窄、肝胰壶腹括约肌功能障碍和胆道蛔虫等。胆道疾病可诱发频发的胰腺炎，继而胰腺弥漫性纤维化，胰管狭窄、钙化，最后导致 CP。胆囊炎还可通过淋巴管炎而引起 CP。

（二）慢性酒精中毒

是发达国家 CP 的最主要病因。有 60% ~70% 的 CP 患者有长期的酗酒史；以 35 ~50 岁的男性最为常见，在我国酒精性 CP 从 20 世纪 50—80 年代由 6. 1% 上升到 26. 5% ~29. 4%，目前已上升至 34. 58% ~35. 4%，成为我国 CP 最主要病因。这些患者的纯酒精摄入量≥（70 ~80）g/d，嗜酒史 5 ~15 年左右。酒精性 CP 是由于酒精本身及（或）其代谢产物的毒性和低蛋白血症，造成胰实质进行性的损伤和纤维化；也可能是由于酒精刺激胰腺分泌，增加胰腺对胆囊收缩素（CCK）刺激的敏感性，使胰液中胰酶和蛋白质的含量增加，钙离子浓度增高，形成一些小蛋白栓阻塞小胰管，导致胰腺结构发生改变，形成 CP。酒精性 CP 胰腺钙化较多。

（三）自身免疫因素

约占 2. 8%。

（四）营养因素

多见于热带地区，故又称为热带性胰腺炎（tropical pancreatitis）。病因尚未完全明了，可能与低脂肪、低蛋白饮食，硒、铜等微量元素缺乏，维生素 A、B_6 等不足有关。本型国内罕见。

（五）遗传因素

如阳离子胰蛋白酶原（PRSSI）基因，酒精代谢酶基因、胰蛋白酶抑制因子基因突变等与遗传性胰腺炎有关。本型 CP 国内少见。

（六）高钙血症

约有 8% ~12% 的甲状旁腺功能亢进患者发生 CP。其始动因素是高钙血症。其机制有：①钙沉积形成胰管内钙化，阻塞胰管。②钙能促进无活性的胰蛋白酶转变成活性胰蛋白酶，促发自身消化。③钙可直接影响胰腺腺泡细胞的蛋白分泌。高钙血症也见于维生素 D 中毒、甲状旁腺癌、多发性骨髓瘤等疾病。本型 CP 在欠发达地区较为多见。

（七）高脂血症家族性

高脂血症中Ⅰ、Ⅳ、Ⅴ型患者易致胰腺炎反复发作。其机制可能为：①过高的乳糜微粒血症使胰腺的微血管阻塞或胰腺中发生黄色瘤。②胰腺毛细血管内高浓度的甘油三酯被脂肪酶大量分解，所形成的大量游离脂肪酸引起毛细血管栓塞或内膜损伤致胰腺炎发生。

（八）其他因素

①上腹部手术后，可致肝胰壶腹部括约肌痉挛、狭窄、胰腺损伤或供血不良而引起胰腺炎。②尸检发现，约 1/3 的肝硬化和血色病患者，伴有胰腺纤维化和色素沉着。③胰供血动脉硬化，邻近脏器病变及胃十二指肠后壁穿透性溃疡等，均可引起 CP。④近年来认为急性胰腺炎也可向 CP 演变。

（九）特发性

占 6% ~37.5%，多见于年轻人（15 ~30 岁）和老年人（50 ~70 岁），发病率无明显性别差异。随着诊断手段的不断提高，其所占比例将逐渐下降。如肝胰壶腹括约肌压力测定的应用，发现一部分“特发性 CP”与肝胰壶腹括约肌功能异常有关。

三、病理

病程早期的发作期，胰腺因水肿、脂肪坏死和出血而肿大，但基本病理倾向是纤维化，胰管扩张，胰管内偶见结石形成。在静止期，覆盖胰腺的腹膜增厚、不透光，表面有结节状隆起的白点。CP 后期，胰腺变细、变硬，或呈不规则结节样硬化，有弥漫性纤维组织增生和钙质沉着，并可有假性囊肿、胰管扩大及胰管内碳酸钙结石，胰腺小叶大小不一，结构模糊。

显微镜下可见程度不等的纤维化和炎症代替了腺泡和胰岛组织，偶有小脓肿。愈合的坏死区有纤维化和异物反应及潴留性囊肿。主胰管及其分支有不同程度的狭窄和扩张，管腔内有稠厚黏液与组织碎屑，胰管可有鳞状上皮化生。

四、临床表现

临床表现轻重不一。轻度可无症状或有轻度消化不良，而中度以上的 CP 可有腹痛、腹胀、黄疸等胰腺炎急性发作症状，胰腺内、外分泌功能不足表现，腹水、感染等。

（一）腹痛

约占60%～100%，其中半数患者腹痛甚剧，部位常在上腹部，可放射至左、右季肋部、左侧肩部及背部。开始时，持续几小时到几天，随疾病进展，腹痛日趋频繁，持续时间增加。腹痛在仰卧位时加剧，坐位、前倾位、屈膝位或俯卧位时缓解；饮酒、进油腻食物可诱发腹痛。劳累可使腹痛加重。机制尚未完全明白。可能与反复胰腺炎症、炎症压迫或浸润腹腔神经丛、胰管狭窄、结石等引起胰管梗阻、胰管内压力增加有关。另外，与并发症如假性囊肿、血管栓塞或十二指肠阻塞也有一定关系。

（二）胰腺外分泌不足的表现

轻到中度CP患者仅有食欲减退、腹胀等消化不良症状。当脂肪酶的排量降低到正常的10%以下时，患者才会出现脂肪泻；同样，胰蛋白酶的排泄低于正常的10%时才会有粪便中蛋白丢失。患者排出大量恶臭有油脂的粪便。由于害怕疼痛而进食很少，体重减轻加重，并有多种维生素特别是脂溶性维生素缺乏的表现。少数患者有低蛋白血症，出现全身性水肿，皮肤皱褶增多，头发枯萎等表现。

（三）胰腺内分泌不足的表现

6%～46%患者有糖尿病或糖耐量异常。糖尿病常在出现临床症状后的5～10年内发生。

（四）黄疸

发生率为1%（2/230例）～28.2%（69/245例）。主要是由于胰头部肿胀或假性囊肿压迫胆总管所致。

（五）腹水及胸

少数患者伴有腹水，腹水量多少不一。蛋白含量常超过25g/L，炎细胞较少，腹水淀粉酶高于血液淀粉酶。长期CP且有严重营养不良的患者，也可因低蛋白血症而引起全身水肿和腹水。另有少数患者可出现胸水，多位于左侧胸腔，胸水中含有高浓度的淀粉酶，其原因可能与假性囊肿破裂有关。有时，影像学检查时可见胰腺胸膜瘘形成。

（六）其他

肿大的胰腺假性囊肿压迫胃、十二指肠、胆总管或门静脉时，可引起上消化道梗阻、阻塞性黄疸或门静脉高压等。胰腺纤维化累及周围组织时，可造成消化道梗阻和门静脉高压。有时腹部体检可能扪及巨大的胰腺假性囊肿和肿大的脾。

典型病例可出现五联征：上腹疼痛、胰腺钙化、胰腺假性囊肿、糖尿病和脂肪泻。但临床上常以某一或某些症状为主要特征。

五、并发症

CP患者除脂肪泻和糖尿病或糖耐量减退外，还有其他一些并发症。

（一）上消化道出血

可出现呕血和黑便。其病因：①脾静脉受压及血栓形成引起脾大，胃底静脉曲张破裂出血。②胰腺假性囊肿壁的大血管或动脉瘤受胰腺分泌的消化酶的侵蚀而破裂出血。③胰腺分泌碳酸氢盐减少并发消化性溃疡和出血。

（二）胰腺假性囊肿形成

胰管梗阻、胰液排泄不畅可引起胰腺假性囊肿。

（三）胰腺癌

约4%患者在20年内并发胰腺癌。

（四）其他

少数患者可有胰性脑病，表现为情绪抑郁，有恐惧感，焦虑不安等；胰腺与脾粘连或胰腺假性囊肿侵蚀脾促发脾破裂；皮下脂肪坏死和骨髓脂肪坏死，可出现皮下的硬结节和骨痛、股骨头无菌性坏死等。

六、实验室及辅助检查

（一）实验室检查

1. 大便的显微镜检查　大便中含有未消化的肌肉纤维和脂肪滴。

2. 胰腺外分泌功能测定　有直接试验和间接试验两大类。

（1）直接试验：有促胰泌素试验等，对CP诊断的敏感性为75%～90%，特异性为80%～90%。但轻度胰腺外分泌功能障碍时，试验结果正常，因此无助于CP的早期诊断；同时由于其有创性等原因患者较难接受，影响临床广泛应用。

（2）间接试验：有Lundh试餐试验、血、尿苯甲酰酪氨酰－对氨基苯甲酸（BT－PABA）试验、胰月桂酸试验（PLT）、大便试验（苏丹三染色、大便脂肪定量测定和糜蛋白酶测定）及核素胰腺外分泌功能试验（^{131}I－甘油三酯/油酸吸收试验、双标记Schilling试验及^{13}C－呼气试验）等。但目前用于临床上主要有尿BTPABA试验、PLT和大便苏丹三染色等。BT－PABA试验主要反映胰腺分泌糜蛋白酶的能力，是诊断中、重度胰腺外分泌功能不全敏感性较高的方法，但难以和小肠吸收障碍性疾病相区别。PLT则反映胰腺分泌芳香酯酶的能力，较BT－PABA试验可能更敏感和特异，但方法较复杂。^{13}C－呼气试验对判断胰腺外分泌功能有一定价值，其优点是非侵入性、简单易行、重复性好、结果稳定，但对轻度胰腺外分泌功能不全诊断的敏感性较差。

3. 胰腺内分泌功能测定

（1）血清CCK测定：正常为30～300pg/ml，CP患者可高达8 000pg/ml。这是因为胰腺外分泌功能减退，对CCK的反馈抑制作用减弱所致。

（2）血浆胰多肽（PP）测定：PP主要由胰腺的PP细胞分泌，正常空腹血浓度为8～313pmol/L。餐后血浆PP浓度迅速升高，而CP患者明显下降。

（3）血浆胰岛素浓度测定：本病患者空腹血浆胰岛素水平大多正常，口服葡萄糖或甲苯磺丁脲（D860）、静脉注入胰高糖素后，血浆胰岛素不升高者，提示胰腺内胰岛素储备减少。

（二）影像学检查

1. 腹部平片　胰腺钙化是CP特征性的征象，对诊断有重要价值。

2. 超声及其相关技术　实时超声检查可见胰腺体积增大或萎缩，边缘不整，质地不匀；胰腺纤维化时，胰腺内部回声增强，胰管有不规则扩张及管壁回声增强；有结石或钙化时可见光团及声影；有囊肿时可见液性暗区。实时超声对 CP 的敏感性为 48% ~96%；特异性为 80% ~90%，由于无创且较经济，可列为首选的检查方法，并可在随访中反复应用。

（1）内镜超声（EUS）：避免了肠道气体和肠壁脂肪的干扰，克服了体外超声诊断胰腺疾病的不足，它不仅能显示主胰管异常、胰石和（或）钙化灶，而且对炎性假瘤也有很高的诊断符合率。EUS 诊断 CP 的敏感性和特异性均 >85%，其阳性预测值（PPV）94%，阴性预测值（NPV）75%，经 EUS 行细针穿刺细胞学检查，不仅可提高其敏感性和特异性，而且 PPV 和 NPV 也提高为 96% 和 100%。但 EUS 对 CP 的早期诊断尚不敏感。

（2）胰管内超声（IDUS）：是将超声探头经十二指肠乳头逆行插至主胰管中，对主胰管内有局灶性狭窄的病变进行鉴别诊断，对 CP 有诊断价值。

3. 胰腺 CT　胰腺失去正常结构，呈现弥漫性增大或萎缩，密度不均，有时可在胰头部见到局部肿块，表面有分叶；胰管扩张或粗细不匀，有时还可在胰管内见到结石或钙化征象。合并假囊肿时，CT 呈低密度占位病灶。CT 诊断的敏感性为 75% ~90%，特异性 49% ~100%。

4. MRI　MRI 对 CP 的诊断价值与 CT 相似，但对钙化和结石显示不如 CT 清楚。

5. 胰胆管影像学检查　包括内镜逆行胰胆管造影术（ERCP）和磁共振胰胆管造影术（MRCP），是诊断 CP 的重要依据。主要表现为主胰管边缘不规则、胰管扩张、粗细不匀呈串珠状改变；部分有不规则狭窄或中断；有时可显示胰管内的结石或钙化影；还可发现有无副胰管。轻度 CP：胰管侧支扩张/阻塞（超过 3 支），主胰管正常；中度 CP：主胰管狭窄或扩张。重度 CP：主胰管阻塞、狭窄、钙化，有假性囊肿形成。MRCP 与 ERCP 相比，两者的符合率基本相符，但 MRCP 不能收集胰液，无法行胰管内造影及活检等，因此尚不能完全替代 ERCP。

6. 胰管镜检查　胰管镜检查可直接观察胰管内病变，如狭窄、结石、阻塞等，并能明确病变部位。同时还能进行活检、收集胰液及细胞学刷检等，对不明原因的胰腺损害有鉴别诊断价值，特别是对胰管口径有改变而胰腺实质无损害的患者尤为适用。

7. PET（正电子发射体层成像）　采用核素^{18}氟标记的氟脱氧葡萄糖（FDG）-PET 对不明原因的胰腺肿块进行检查有助于与胰腺癌相鉴别，胰腺癌及其转移灶可表现为核素浓聚区，但在 CP 合并急性炎症时可出现假阳性结果。

七、诊断和鉴别诊断

（一）诊断

我国 2005 年慢性胰腺炎诊治指南提出，在排除胰腺癌的基础上，建议将下述 4 项作为 CP 的主要诊断依据：①典型的临床表现（腹痛、胰腺外分泌功能不全症状）。②病理学检查。③影像学上有 CP 的胰胆改变征象。④实验室检查有胰腺外分泌功能不全依据。其中第③项为诊断所必需，第②项阳性可确诊，①+②可基本确诊，①+④为疑似患者。

（二）鉴别诊断

1. 胰腺癌　两者鉴别甚为困难。可用的方法：①血清 CA19-9、CA125、CA50、CA242，在胰腺癌中阳性率较高，有一定参考价值，但有假阳性。②胰液检查：通过 ERCP 获取胰液，病理检查如发现癌细胞，则诊断肯定；同时胰液 CA19-9 检查及 K-ras 基因检测有一定鉴别诊断价值。③实时超声及 EUS 导引下细针胰腺穿刺：如发现癌细胞，可确诊，但阴性不能否定诊断。④EUS、CT、MRI 和 PET 有助于鉴别。

2. 消化性溃疡　十二指肠球部后壁穿透性溃疡可与胰腺粘连而引起顽固性疼痛。内镜检查可鉴别。

3. 原发性胰腺萎缩　多见于 50 岁以上的患者。无腹痛、脂肪泻、体重减轻、食欲减退和全身水肿等临床表现，超声及 CT 检查等一般能鉴别。

八、治疗

（一）内科治疗

1. 戒酒和积极治疗胆道疾病　这是 CP 的两大主因，去除病因至关重要。如戒酒能使半数以上酒精性胰腺炎患者疼痛缓解，并可停止或延缓胰实质破坏的进展。

2. 止痛

（1）止痛剂：尽量使用非成瘾性止痛剂，如必需使用成瘾性止痛剂时，应避免长期大量应用，以防成瘾。吗啡能使肝胰壶腹部括约肌痉挛，应避免使用。

（2）H_2 受体拮抗剂或质子泵抑制剂：可降低胰液的分泌量，降低胰管内压以减轻疼痛，另外还能增加胰酶制剂的疗效，因为保持胰酶活性的最佳 pH 应 >6.0。

（3）胰酶制剂：CP 患者外分泌不足可使 CCK 对胰腺的刺激加重，使疼痛加剧。胰酶可抑制 CCK 的释放和胰酶分泌，使疼痛得到缓解。CCK 受体拮抗剂（丙谷胺 600mg/d）也有一定疗效。如经治疗，疼痛无改善甚至加重者，可试用生长抑素衍生物奥曲肽治疗，每次餐前 100～200μg，皮下注射，症状减轻后改为中、晚餐前或仅在中餐前注射 1 次，以后再改为口服胰酶制剂。

（4）腹腔神经丛麻醉或内脏神经切除。

3. 胰酶不足的替代治疗　胰酶制剂有助于改善消化吸收不良、脂肪泻。比较理想的胰酶制剂应是肠溶型、微粒型、高脂酶含量、不含胆酸。目前常用的有胰酶肠溶胶囊、复方消化酶胶囊、米曲菌酶肠溶胶囊等。

4. 内分泌不足的替代　主要是糖尿病的治疗。

5. 营养　营养不良者给予足够的热能、高蛋白、低脂饮食（脂肪摄入量限制在总热量的 20%～50% 以下，一般不超过 50～75g/d），严重脂肪泻患者可静脉给予中长链三酰甘油（MCT/LCT）。少量多餐加上胰酶制剂。补充脂溶性维生素 A、D、K 及水溶性维生素 B_{12}、叶酸等。有条件者可应用要素饮食或全肠外营养。

（二）外科治疗

手术的目的为解除胰管梗阻、缓解疼痛及保证胰液和胆汁流出的通畅。手术指征：①反复发作的顽固性腹痛。②胰腺假性囊肿或囊肿形成。③可能合并胰腺癌。④有胸膜瘘且经内科治疗无效。⑤胆总管受肿大胰腺压迫出现黄疸。⑥有脾静脉血栓形成和门脉高压引起出血。

（三）经内镜的介入治疗

内镜下治疗简单、有效、微创、能重复应用，可作为大多数 CP 的首选方法。①在胰管狭窄段放置支架以扩张胰管。②胰管括约肌切开以利于胰管内结石排出。③在假性囊肿和肠腔间放置支架，使囊肿内液体流入肠道。④对胆总管梗阻者，可放置支架解除梗阻。⑤超声内镜下腹腔神经丛阻滞，以缓解疼痛。⑥胰瘘的治疗。

九、预后及预防

CP 诊断后的 20～25 年内死亡率为50%，15%～20%的患者死于并发症，如严重营养不良、糖尿病、大约有 4%患者发展为胰腺癌。积极治疗胆管疾病，不饮含酒精饮料，补充营养和使用胰酶制剂，控制糖尿病等对改善患者的生活质量及预后是有益的。

（韩 捷）

第三节 胰腺癌

胰腺癌（pancreatic carcinoma）主要指胰外分泌腺腺癌，是胰腺恶性肿瘤中最常见的一种，占常见恶性肿瘤的1%～2%，占消化道恶性肿瘤的8%～10%。近年来在世界范围内有明显增多趋势，美国每年约有 27 000 例新发病例，上海近 20 年发病率增加了 4 倍。虽然胰腺癌在美国年新发恶性肿瘤患者中仅占 2%，但在恶性肿瘤中已经成为第四位死亡原因。由于胰腺癌早期症状隐匿，故早期诊断十分困难，当出现典型症状时多已属晚期，治疗效果也不理想，病死率很高，5 年生存率仅为 4%。因此胰腺癌是恶性程度高、进展迅速、严重危害人类健康的肿瘤之一。

一、病因与发病机制

胰腺癌的发病原因尚未完全阐明。流行病学调查资料提示胰腺癌可能与长期吸烟、高热量、高饱和脂肪酸高胆固醇饮食、糖尿病、肥胖、某些职业暴露、家族性恶性肿瘤综合征和遗传性胰腺炎等因素有关。一般认为可能是由于基因和环境多种因素共同作用的结果。

（一）吸烟因素

吸烟是目前唯一公认的胰腺癌的危险因素，19%的胰腺癌发生可归因于吸烟，目前吸烟者较非吸烟者胰腺癌死亡危险增加 1.2～3.1 倍，且呈剂量－反应关系。在人和动物的胰腺组织中均发现氧化损伤和 DNA 损伤增加与暴露于吸烟有关，研究显示吸烟与胰腺癌原癌基因 K－ras 突变有关，吸烟者 K－ras 突变频率较不吸烟者高，提示烟草中的致癌物如芳香胺类物质导致 DNA 损伤可能是胰腺癌发生的重要原因。

（二）饮酒因素

饮酒与胰腺癌发病的关系尚无定论。有人认为胰腺癌的发生与长期饮用大量葡萄酒有关。饮啤酒者胰腺癌的相对危险性约 2 倍于不饮啤酒者。也有报道嗜威士忌者其相对危险性为 2.78。但大多数研究并不支持这种观点。日本的一项大规模队列研究结果显示酒精的摄入量与胰腺癌的发病率无关。

（三）饮食因素

目前认为大约有 35%的胰腺癌可归因于饮食因素，有研究显示，高热量摄入、高饱和脂肪酸、高胆固醇食品、富含亚硝胺的食品与胰腺癌发病率的增加有关，而饮食纤维、维生素 C 及水果、蔬菜等对胰腺癌的发生起保护作用。但 Michaud 等进行的一项队列研究认为，脂肪的摄入与胰腺癌的发生风险无关，同时该研究未证实肉类和奶类消费量与胰腺癌风险之间存在关联。Coughlin 等在一项前瞻性研究中也未发现胰腺癌的死亡率的高低与蔬菜、柑橘类水果的消费量以及红色肉类的消费量有关。流行病学调查显示胰腺癌的发病率与饮食中动物的脂肪有关，高甘油三酯和（或）高胆固醇、低纤维素饮食似可促进或影响胰腺癌的发生。日本人的胰腺癌的发病率几十年前较低，但自 50 年代开始随着欧化饮食的普及，发病率增高 4 倍。当人体摄入高胆固醇饮食后，部分胆固醇在体内转变为环氧化物，后者可诱发胰腺癌。此外摄入高脂肪饮食后可促进胃泌素、胰泌素、胆泌素、胆囊收缩素、胰酶泌素等大量释放，这些胃肠道激素为强烈的胰腺增殖性刺激剂，可使胰管上皮增生、间变和促进细胞更新，并增加胰腺组织对致癌物质的易感性。某些亚硝胺类化合物可能具有胰腺器官致癌特异性。另外，曾有报道每日饮用 3 杯以上咖啡者与不饮用咖啡者比较，发生胰腺癌的危险性增加 2.7 倍。但随后的研究未得到证实。在研究饮食与胰腺癌之间关系时，由于食物中许多营养物质间存在高度共线性，因此很难确定某单一营养素对健康结局的影响。因此，以饮食习惯为基础，代表营养素及食物组合的饮食模式与胰腺癌的关系将成为一个新的研究热点，这种研究比单一的营养素对健康结局影响可能更有效率。

（四）职业暴露

多数学者认为长期接触某些化学物质可能对胰腺有致癌作用，已发现从事化学工业、煤矿和天然气开采、金属工业、皮革、纺织、铝制造业和运输业的工人中胰腺癌的发生率明显增加，但目前尚无确凿的证据证明哪种职业与胰腺癌的增加有关。有报道接触 β－萘酚胺、联苯胺、甲基胆蒽、N－亚硝基甲胺、乙酰氨基芴、烃化物等化学制剂者，胰腺癌的发病率明显增加。

（五）糖尿病

60%～81% 胰腺癌患者合并有糖尿病。有报告，56% 患者被诊断为胰腺癌的同时发现有糖尿病；16% 患者在确诊为胰腺癌前 2 年已诊断为糖尿病，因此糖尿病是胰腺癌的高危因素之一。也有认为年龄大于 50 岁的初发糖尿病患者且无糖尿病家族史者可能有更高的患胰腺癌的危险性。多次流产后、卵巢切除术后或子宫内膜增生等情况时可引起内分泌功能紊乱伴胰腺癌发病率增高，提示性激素可能在胰腺癌的发病中起一定作用。

（六）遗传因素

1. 遗传综合征与胰腺癌易感性　目前已报道多个胚系突变导致的遗传综合征，如家族性胰腺癌、遗传性非结节性结肠癌、林岛综合征、家族性腺瘤样息肉病、遗传性胰腺炎、家族性非典型性多发性黑色素瘤、家族性乳腺癌、珀－耶综合征、囊性纤维性病变、共济失调毛细血管扩张综合征、里－费综合征、Fanconi 贫血等与胰腺癌的发生风险增加有关，但只占胰腺癌病例发生中的极少部分。目前与以上这些遗传综合征的相关基因已确定，包括 p16、p53、$BRCA_2$、STK_{11}/LKB_1、$hMSH_2$、$hMLH_1$ 等。

2. 基因多态性与胰腺癌易感性

（1）外源性致癌物代谢相关基因多态性：致癌物最终能否引起 DNA 损伤，在很大程度上取决于代谢酶Ⅰ相、Ⅱ相这两类酶的活性及彼此的平衡关系。Ⅰ相、Ⅱ相代谢酶可能参与胰腺癌变过程的看法来自下述证据：①人类的胰腺组织中已发现这些酶的存在，并观察到胰腺癌患者胰腺组织中细胞色素 P450（cytochrome P450，CYP450）酶的水平（如 $CYP1A_1$、

$CYP2E_1$）高于无胰腺疾病的个体。②动物实验结果显示饮食及烟草中的芳香胺和亚硝胺可通过 CYP450 的代谢激活而引发胰腺癌，胰腺癌患者的胰腺组织中芳香族 DNA 的水平高于非胰腺癌患者。

（2）叶酸代谢基因多态性：最近进行的一项病例对照研究显示，编码 MTHFR 677CT 及 TS 串联重复多态与胰腺癌发生风险之间存在显著关联，携带与酶活性降低的 MTHFR 677CT、677TT 基因型及 TS 3Rc/3Rc 基因型者发生胰腺癌的风险增加。提示叶酸代谢酶基因的变异可能是决定胰腺癌遗传易感性的重要因素。

胰腺癌发病机制的研究显示，胰腺癌的发生是多步骤多基因突变的结果。已发现原癌基因（K－ras）激活、抑癌基因（p16、p53、DPC_4）失活及端粒酶及其亚单位异常激活与胰腺癌演变有关。研究结果显示：在胰腺癌中 K－ras 突变率可达 90% 以上；抑癌基因 p16、p53 和 DPC_4 在胰腺癌患者中的突变率分别达 90%、60% 和 50%；端粒酶在胰腺癌中活性率高达 95%。Hruban 建立了胰腺癌进展的动物模型，该模型将胰腺癌早期病变称为胰腺上皮内瘤（PanIN），根据病变不典型增生程度和细胞不典型性逐级分为扁平黏液上皮（PanIN－1A）到原位癌（PanIN－3），描述了胰腺导管上皮细胞从正常演变到 PanIN 直至浸润性癌的过程。在胰腺癌发生过程中，各个基因发生改变有先后的时间顺序而非随机，其中 K－ras 基因突变是其他所有遗传事件发生的先导，其突变率在 PanIN－1A 阶段为 35%，在 PanIN－1B 阶段升为 43%，到 PanIN－3 则高达 100%；随后是 P16 基因的失活，失活率在早期胰腺癌的发展过程中也逐步增加，至浸润癌时也达到 100%；p53 基因失活出现在 PanIN－2 和 PanIN－3 期，是胰腺癌发生的后期事件；DPC_4 基因失活也是一后期事件，在 PanIN－3 期失活率不到 50%，主要见于浸润性癌；此外，还有一些少见的基因突变。

二、病理

（一）病变部位

胰腺癌可发生于胰腺的任何部位，但以胰头为多见，占 60%～70%，胰体尾部癌占 25%～30%；全胰癌约占 5% 左右；另有少数病例部位难以确定。

（二）大体病理

胰腺癌时胰腺的大体形态取决于病程早晚及癌肿的大小。当癌肿不大时，瘤块深藏于胰腺内，大体病理检查时有不规则结节的感觉。当癌肿增大后，可见到肿块，瘤块与周围的胰腺组织分界不很清楚。在切面上胰腺癌肿多呈灰白或淡黄白色，形态不规则。还可见有带棕色或棕红色的出血斑点或坏死灶。液化时可见浑浊的棕灰色黏液性液体。有的呈小囊腔样。胰腺常伴有纤维组织增多，其质甚坚实，有的并有胰腺萎缩，在胰腺内可见有局限性脂肪坏死灶。胰腺癌的大小与病程长短有关。一般直径常在 5cm 以上。

（三）组织学改变

胰腺癌的显微镜下所见取决于胰腺癌组织分化程度。高分化者，形成较成熟的胰腺腺管状组织，其细胞主要为柱状或高立方体，大小相近，胞浆丰富，核亦相仿，多位于底部，呈极化分布。分化不良者可形成各种形态甚至不形成腺管状结构，而成为实心的索条状、巢状、片状、团簇状弥漫浸润。细胞大小和形态不一，边界不太清楚，核位置也不一，核大染色深，无核仁。当胰管上皮增生而乳头样突出时，可呈乳头样结构，称乳头状胰腺癌。偶可见有杯状细胞化生，也可见鳞状细胞化生。在电镜下，可见黏原颗粒（mucinogen granules），但无酶原颗粒（zymogen granules），它们都来自较大的胰管上皮细胞。鳞状细胞变性明显时，称为腺样鳞状细胞癌（adenosquamous cell carcinoma）或腺棘皮癌（adenoacanthoma）。镜检尚可见程度不等的灶性出血、坏死和脂肪变，称囊性腺癌。如伴有胰管梗阻，则可见胰腺泡萎缩，伴乳头样增生。

（四）病理分类和分期

胰腺癌多数起源于导管上皮细胞，称导管细胞癌，约占90%，其中又以来自胰腺的一、二级大的胰管上皮细胞的胰癌占多数。少数可来自胰腺的小胰管上皮细胞。来自胰管的胰腺癌，因其质地坚硬，统称为硬癌。起源于胰腺泡细胞的胰腺癌称腺泡细胞癌，较少见，癌瘤质地柔软，成肉质型。

Hermreck 等将胰腺癌分为四期，Ⅰ期：肿瘤仅位于胰腺原位；Ⅱ期：肿瘤已浸润及周围组织（如十二指肠、门静脉、肠系膜血管等）；Ⅲ期：肿瘤已转移到局部淋巴结；Ⅳ期：伴远处转移或腹腔种植。

胰腺癌的国际 TNM 分期法类似其他恶性肿瘤。

（1）T：原发肿瘤。

T_0：未见原发肿瘤。

T_1：肿瘤限于胰腺。

T_{1a}：肿瘤最大径$\leqslant$2cm。

T_{1b}：肿瘤最大径$>$2cm。

T_2：肿瘤侵犯十二指肠、胆管或胰腺周围组织。

T_3：肿瘤侵犯胃、脾、结肠或附近大血管。

（2）N：淋巴结。

N_0：无局部淋巴结转移。

N_1：有局部淋巴结转移。

（3）M：远处转移。

M_0：无远处转移。

M_1：有远处转移。

（五）转移方式

1. 直接蔓延　胰头癌可压迫并浸润邻近的脏器和组织，如胆总管末端、十二指肠、胃、横结肠及小肠，引起溃疡及出血。腹膜转移癌和癌性腹水在胰尾癌多见。

2. 淋巴转移　出现较早。胰头癌常转移至幽门下淋巴结，也可累及胃、肝、腹膜、肠系膜、主动脉周围，甚至纵隔及支气管周围淋巴结。癌肿可沿肝镰状韧带的淋巴结转移至锁骨上淋巴结。

3. 血行转移　经门静脉转移至肝为最常见。癌细胞可从肝静脉侵入肺部、再经体循环转移至骨、肾、肾上腺等器官或其他组织。

4. 沿神经鞘转移　胰头癌常侵犯邻近神经如十二指肠、胰腺和胆囊壁神经。胰体癌压迫和侵蚀腹腔神经丛，可引起剧烈的背痛。

三、临床表现

胰腺癌的临床表现取决于癌肿的部位、病程早晚、胰腺破坏的程度、有无转移以及邻近器官累及的情况。其临床特点是整个病程短、病情发展快和迅速恶化。

（一）腹痛

约半数以上患者有腹痛，多数由轻逐渐加重。胰腺癌患者可因癌肿使胰腺增大，压迫胰管，使胰管梗阻、扩张、扭曲及压力增高，引起上腹部持续性或间歇性胀痛。有时还同时合并胰腺炎，引起内脏神经痛。病变早期常呈中上腹部范围较广但不易定位而性质较模糊的饱胀不适、隐痛或钝痛等。较少见者为阵发性剧烈的上腹痛，并进行性加重，多见于早期胰头癌伴有胰胆管阻塞者。胰头癌疼痛常在右上腹，胰体尾部癌则偏左，有时亦可涉及全腹。腰背痛常见，进展期病变腰背痛更加剧烈，或限于双季肋部呈束带状，提示癌肿沿神经鞘向腹膜后神经丛转移。典型胰腺癌的腹痛常在仰卧时加重，坐起或向前弯腰、屈膝可减轻疼痛，有时患者夜间辗转不眠，可能是由于癌肿浸润压迫腹腔神经丛所致。

（二）体重减轻

胰腺癌造成的体重减轻突出，体重减轻可达15kg以上，伴有衰弱、乏力等症状。体重下降的原因是由于食欲缺乏，进食减少，或因进食后上腹部不适或诱发腹痛而不愿进食。此外，胰腺外分泌功能不良或胰液经胰腺导管流出受阻，影响消化和吸收功能，也有一定的关系。

（三）黄疸

黄疸是胰腺癌，特别是胰头癌的重要症状。黄疸属于梗阻性，是由于胆总管下端受侵犯或被压所致。黄疸为进行性，虽可以有轻微波动，但不可能完全消退。黄疸的暂时减轻，在早期可能与伴有的壶腹周围炎症消退有关，晚期则由于侵入胆总管下端的肿瘤溃烂所致。胰体尾癌在波及胰头时才出现黄疸。有些胰腺癌患者晚期出现黄疸是由于肝转移所致。近半数的患者可触及肿大的胆囊，这与胆管下段梗阻有关。临床上有梗阻性黄疸伴有胆囊肿大而无压痛者称为Courvoisier征，对胰头癌有一定诊断意义，但阳性率不高。如原有慢性胆囊炎症，则胆囊可不肿大，故未扪及肿大胆囊不能排除胰头癌。

（四）腹块

腹块多数属晚期体征。肿块形态不规则，大小不一，质坚固定，可有明显压痛。腹块相对多见于胰体尾部癌。

（五）其他消化道症状

1. 消化不良症状　胰腺癌时，尤其是发生于主胰管或距主胰管较近的胰腺癌阻塞胰管，引起胰腺外分泌功能不良；或胆总管下端及胰腺导管被肿瘤阻塞，胆汁和胰液不能进入十二指肠，从而引起消化不良症状。少数患者因肿瘤侵入或压迫十二指肠和胃，可出现梗阻性呕吐。约10%患者有严重便秘，15%左右的患者有腹泻；脂肪泻为晚期的表现，是胰腺外分泌功能不良时特有的症状，但较罕见。

2. 上消化道出血　约占10%。主要原因为邻近的空腔脏器如十二指肠或胃受侵犯，使其糜烂或溃疡所致。偶可因癌肿浸润胆总管或壶腹，使该处产生糜烂或溃疡，引起急性或慢性出血。胰体、尾癌压迫脾静脉或门静脉或形成栓塞，继发门静脉高压症，从而导致食管胃底静脉曲张破裂出血。

（六）症状性糖尿病

少数患者起病的最初表现为糖尿病的症状；也可表现为原有糖尿病的患者病情突然加重。因此，若糖尿病患者出现持续性腹痛，或老年人突然出现糖尿病，或原有糖尿病而近期突然病情加重时，应警惕胰腺癌可能。

（七）血管血栓性疾患

约10%～20%的胰腺癌患者出现游走性或多发性血栓性静脉炎，并可以此为首发症状。胰体、尾癌发生血栓性静脉炎的机会较多，且多发生于下肢，在分化较好的腺癌中更易发生。尸检资料示动脉和静脉血栓症的发生率约占25%左右，尤以髂、股静脉栓塞最多见，但可无临床症状出现。动脉血栓多见于肺动脉，偶见于脾、肾、冠状动脉及脑动脉。与癌肿可能分泌某种促使血栓形成的物质有关。

（八）精神症状

部分胰腺癌患者可表现为焦虑、急躁、忧郁、个性改变等精神症状。其发生机制尚不明确，可能由于胰腺癌患者多有顽固性腹痛、不能安睡以及不能进食等症状，容易对精神和情绪产生影响。

（九）急性胆囊炎或胆管炎

约4%的胰腺癌患者以突然发作的右上腹绞痛伴发热、黄疸等急性胆囊炎或急性化脓性胆管炎为首发症状。可因肿瘤压迫致胆总管下端梗阻，或同时合并结石引起。

（十）腹部血管杂音

当癌肿压迫腹主动脉或脾动脉时，可在脐周或左上腹听到吹风样血管杂音，其发生率约为1%。一般认为血管杂音的出现表示病变已属晚期。

（十一）其他症状

患者常诉发热、明显乏力。部分患者尚可有小关节红、肿、热、痛、关节周围皮下脂肪坏死及原因不明的睾丸痛等。锁骨上、腋下或腹股沟淋巴结也可因胰腺癌转移而肿大发硬。

四、影像学检查

（一）低张十二指肠造影

对胰腺癌有一定价值，如十二指肠降段胰腺侧的“反3征”；十二指肠壁僵硬，黏膜破坏或肠腔狭窄；胰头癌还可造成胃黏膜破坏；另外胰头癌引起胆总管下端梗阻后，增粗的胆总管和肿大的胆囊使十二指肠球部及横结肠受压并发生移位等。

（二）B超及彩色多普勒血流显影（CDFI）

B超广泛应用于胰腺肿瘤的普查和筛选，它的优点是操作简便、安全价廉，它可以发现胰腺的占位性病变及浸润性生长、胰腺组织萎缩伴有胰管和胆管的扩张、肝的转移病灶等，胰腺癌超声图像表现为胰腺局限性肿大或分叶状改变；边缘不清，回声减低。但其准确性、直观性尤其分期评估价值有限，肿瘤直径>3cm的正确率较高，<2cm的正确率仅为20%～

40%，而对巨大实质性占位性病变则难与腹膜后其他肿瘤相鉴别。其对胰腺肿瘤的检出率和定性诊断的正确率远不如 CT 和 MRI；对肿瘤不可切除性预测准确性较高，但对肿瘤可切除性的预测值仅为 36%。

彩色多普勒血流影像（CDFI）技术可显示目标血管内血流改变情况，对胰腺癌血管受侵的评估是一项经济有效的影像学检查方法。采用 CDFI 评分（PDS）对于术前评价胰腺癌组织血管浸润有一定参考意义，PDS 评分 1～2 分者考虑为肿瘤无血管浸润和接触性浸润，此类病例肿瘤切除率高，癌旁血管周围组织多为阴性，而 3～4 分者常视为有血管浸润或转移，预测准确性达 90% 以上。CDFI 与技术人员的经验有直接关系，因此该评估技术并不能像 CT 和 MRI 那样普遍开展。

（三）CT 和 CTA（CT 血管造影）

胰腺癌的主要表现为局部肿块，胰腺部分扩大，外形不规则；胰腺周围脂肪层消失；胰头部肿块、邻近的体、尾部水肿；由于癌肿坏死或胰管阻塞而继发囊样扩张，呈局灶性密度减低区。胰腺癌在 CT 检查时多数呈等密度或稍低密度改变，还可显示肿瘤与周围结构以及了解血管受侵犯情况。螺旋 CT 检查可发现 90%～95% 的胰腺导管腺癌；对判断不能切除的准确性为 80%～100%，但对判断可切除的准确性较低。常规 CT 诊断≤2cm 胰腺癌的敏感性为 27%～64.5%，但 CT 薄层动态增强扫描的检出率可达到 80%。薄层 CT 扫描分辨率高，图像真实清晰，结合增强扫描不仅可以基本满足对胰腺肿瘤的定位、定性诊断，而且能对病变范围、胰外侵犯、血管浸润、淋巴和远处转移等做出较为准确的判断，其对进展期胰腺癌诊断的敏感性为 95.13%，特异性为 92.1%。因此，薄层增强 CT 扫描已成为当前胰腺癌分期评估的首选检查方法。CTA 判断胰腺癌对血管侵犯的准确性可达到 95%。

电子束 CT（EBCT）及三维成像技术开始应用于胰腺癌术前评估。由于 EBCT 扫描速度比螺旋 CT 快，采用计算机虚拟现实三维图像重建技术可以提供脏器和血管立体图像，因此可以更准确地提供胰腺肿瘤及受累血管的影像信息，对判断胰腺癌不能切除的准确性可达 90% 以上。

近年来 CT 灌注成像技术也用于研究胰腺疾病中的血流动力学。已有研究表明，胰腺癌较正常胰腺及急性胰腺炎血流量低，与血流灌注图及普通胰腺增强扫描所见一致，体现“少血供”肿瘤的影像特征。血流灌注图的低灌注表现及占位效应正是胰腺癌的影像特征，也是诊断胰腺癌的基本点。CT 灌注成像结合常规薄层扫描及胰周血管三维重建，对提高胰腺炎、胰腺癌等胰腺疾病诊断正确率具有价值。

（四）MRI、MRCP（磁共振胰胆管显像）和 MRA（磁共振血管造影）

MRI 问世为胰腺癌的诊断和分期评估提供了新的影像学检查方法。近年来，由于多种新技术的启用，如快速成像、脂肪抑制、呼吸补偿、造影剂使用等，使 MRI 的成像质量已接近 CT，它有可能发现直径 0.8cm 的小胰腺癌。重要的是采用 MRCP 和 MRA 技术，增加了胰腺癌术前肿瘤的定性与定位血管浸润和组织器官转移等状况判断的准确性。MRCP 利用胆汁和胰液含水量高而且具有较高质子密度并与周围软组织在 T_2 加权序列有良好对比的特点，通过突出静态液体信号，抑制周围软组织信号，可以清晰地显示类似 ERCP 的胰胆管影像学效果，无须造影剂、无创伤，对胰腺癌诊断正确性为 70%～100%。MRA 利用超短的 TR/TE 梯度回波系列，使血管周围背景由于短 TR 而明显饱和，加上脂肪抑制技术，使血管与周围组织形成鲜明的对比，获得类似血管造影的三维动静脉像，这种血管图像除了能够分辨上述肿瘤与血管的浸润形式与特征外，较 CT 和 EBCT 更为直观清晰、完整系统、真实性强，从而成为准确地评价肿瘤与周围血管关系分析评估的首选方法。

有报道对近年来 94 例胰腺肿瘤进行 MRI、MRCP 和 MRA 联合检查，发现该影像学联合检查技术在胰腺肿瘤定位、定性，尤其是在判断血管浸润程度范围和进行切除的可行性判断的准确性很高，可以弥补 CT 在血管和胆胰管整体图像显示方面的不足，可以视为对进展期胰腺癌术前诊断、分期评估和切除可行性判断的首选检查手段。

（五）ERCP（逆行胰胆管造影）

胰腺癌时 ERCP 主要表现为主胰管及其主要分支的狭窄、扩张、阻塞、扭曲、充盈缺损、不规则囊性扩张，以及造影剂胰管外渗出、排空延迟和不显影等，另外可显示主胰管和胆总管呈双管征等特征性改变。由于胰腺癌中 80% 起源于导管上皮，因此 ERCP 对胰腺癌的诊断率可达 80% ~90%，甚至可能发现 <1cm 的微小胰腺癌。另可抽取胰液或细胞刷刷取细胞进行病理或肿瘤标志物检查。

（六）超声内镜（EUS）

检查 EUS 从胃后壁和十二指肠探测整个胰腺，能避免胃肠道气体和腹壁脂肪的干扰，对胰腺癌，包括早期胰腺癌的诊断有较大的价值，并能对手术切除的可能性做出一定的判断。EUS 能显示胰实质或胰管系统内 5mm 大小的肿块，对胰腺癌的肿瘤分期和血管侵犯有很好的判断。胰腺癌在 EUS 声像图上多表现为低回声的实性肿块伴周围正常结构层次的破坏，内部可见不规则的斑点，呈类圆形或结节状，肿块边缘粗糙不规则，典型者呈火焰状；小胰腺癌在 EUS 声像图上亦多表现为低回声，但大多内部回声规则，边缘不清。胰腺占位小于 3cm 时，EUS 检出率超过其他影像学方法。目前认为 EUS 诊断胰腺占位的敏感性为 95% ~100%，准确率超过 90%。EUS 还能显示肠系膜上动、静脉和门静脉，如胰腺癌浸润周围大血管时可有血管边缘粗糙及被肿瘤压迫等症状。

根据胰腺癌与正常胰腺组织及炎性病变的血流灌注不同的特点，Becker 等首次采用对照剂增强彩色多普勒超声，研究 23 例胰实质占位患者，表现为低灌注者 15 例为腺癌，而 8 例高灌注的仅 1 例组织学证实为胰腺腺癌，另 7 例为慢性炎症，其鉴别胰腺炎症与癌的敏感性为 94%，特异性为 100%。

（七）导管内超声（IDUS）

IDUS 是经常规十二指肠镜活检钳通道将高频超声微探头直接插入胰管内进行实时超声扫描的一种新技术。主要用于检测导管内乳头状黏液性肿瘤，判断其范围及是否有浸润等。IDUS 能准确地探及小至 3.0mm 胰腺病灶的位置并作良、恶性鉴别，对胰腺乳头状增生灶，检出率可达 100%；另外还可判断肿瘤是否已侵犯胰腺实质，这一技术对微小胰腺病灶的检出率明显优于 US，CT 和 ERCP 等。而直径大于 2.0cm 的肿瘤中，几种方法的敏感性较为接近。

（八）经口胰管镜检查

细胰管镜（直径 3.3 ~4.5mm）可行活检，但需行乳头肌切开术（EST）才能进入主胰管。超细胰管镜（直径 0.75 ~0.8mm）无须行 EST，但不能取活检。主胰管原位癌可表现为乳头状、不规则状或结节状，黏膜多伴有糜烂、出血。在胰管镜下可收集胰液或用细胞刷在可疑的部位刷取进行脱落细胞检查。由于胰管镜不能进入胰管分支，原发于胰管分支的原位癌可漏诊。

（九）选择性动脉造影

通过腹主动脉将导管插入腹腔动脉、肠系膜上动脉及其分支做造影，对胰腺癌诊断准确性约90%左右。胰腺癌的主要表现为胰内或胰周动、静脉形态变异，包括血管壁呈锯齿状改变、狭窄、移位、中断和阻塞；实质期可见到充盈缺损等，由于动脉造影是一种创伤性检查，而且CTA和MRA对胰腺癌是否侵犯血管的诊断率很高，因此单纯诊断性的动脉造影已较少应用，而更多的是结合经导管进行动脉化疗。

（十）腹腔镜检查和腹腔镜超声（LUS）检查

腹腔镜检查的主要价值在于可以发现CT不能发现的腹膜或肝表面的小转移灶，从而避免不必要的剖腹探查。LUS检查对判断胰头癌能否切除的准确率为91%。

（十一）经皮肝穿刺胆道造影（PTC）

可显示胆管梗阻的部位、程度，以及和结石鉴别。如肝内胆管扩张，实时超声或X线透视下穿刺成功率在90%以上。

（十二）正电子发射断层扫描（PET）

是一种利用放射性示踪原理显示活体生物活动的医学影像技术，是非创伤性的分子影像诊断技术。用标记的^{18}F－脱氧葡萄糖（FDG）作为增强剂，利用肿瘤组织摄取葡萄糖能力强和已糖激酶活性增强，肿瘤组织及其转移灶保留更多的FDG，因此在PET扫描时该处呈高密度浓聚区。其准确率及敏感性为92%，特异性为84%。具有较高的诊断和鉴别诊断胰腺癌的效能，在临床疑为胰腺癌的初诊患者中，可作为腹部CT的有效补充检查；全身显像有助于检出常规方法未发现的远处转移，提高临床分期准确性；通过早期评价胰腺癌对放化疗的反应和监测术后的复发与转移，为及时调整治疗方案和采取治疗措施提供客观、准确依据；并能通过SUV值有效地判断胰腺癌患者的预后。但某些炎症组织也可摄取FDG，造成假阳性；另外微小肿瘤检出也有一定难度。随着最新PET/CT（西门子52环LSO晶体PET/64排CT）成像技术的临床应用，克服了单纯PET对病灶精确定位能力差的不足，图像分辨率更高，可达到2mm，能够发现其他PET技术不能发现的微小病灶。另外，反映肿瘤细胞增殖能力（^{18}F－FLT）、乏氧能力（^{18}F－FMISO）、受体异常表达（^{18}F－FES）等新型特异性正电子显像剂的开发和应用，必将为包括胰腺癌临床诊断和治疗水平的提高起到积极的推动和促进作用。

（十三）胰腺活检和细胞学检查

术前或术中细针穿刺胰腺活检（FNA）以诊断胰腺癌，获取胰腺细胞的方法有：经十二指肠从胰管、十二指肠壁穿刺胰腺或抽取胰液或细胞刷取细胞；经B超、EUS或CT引导下穿刺胰腺组织；术中直视下穿刺胰腺。有报道对30例胰腺占位病变行细针穿刺检查，诊断准确率为80%，特异性100%，敏感性79%，阳性预测值为100%，是诊断胰腺癌有效方法之一。

五、实验室检查

目前用于胰腺癌诊断和随访的肿瘤标记物有10余种，但迄今为止尚未找到一种对胰腺癌诊断敏感性和特异性都十分满意的肿瘤标记物。因此各指标单独使用对胰腺癌早期诊断价值不大，有作者认为主要用于判断胰腺癌切除后是否有残余病灶以及复发的监测。而联合血清标志物、基因标志物及端粒酶活性的检测加上先进的影像学技术有助于诊断早期胰腺癌。

（一）血清学标记物

1. CA19－9、CA242、CA50、CA125　文献报道对95例胰腺癌与其他恶性肿瘤、胰腺炎等良性疾病和健康志愿者联合检测AFP、CEA、CA50、CA153、CA19－9、CA724、CA125和CA242等8种血清肿瘤标记物，结果发现只有CA19－9、CA242、CA50、CA125等四种肿瘤标记物水平在胰腺癌组显著升高（$P < 0.01$），其中以CA199的灵敏性和特异性最高，分别为82.6%和81.3%，其次为CA242（分别为81.1%和76.7%），再次为CA50（80.4%和72.7%）和CA125（62.0%和74.8%）。若采用平行试验联合检测法，即4项指标中任何一项≥临界值即为阳性，可以提高检测的敏感性（90.2%）和阴性检测值（88.9%），但特异性和阳性预测值下降；相反，如采用系列试验，即4项指标全部≥临界值才算阳性，则提高了检测的特异性（93.5%）和阳性预测值（83.3%），但敏感性和阴性预测值降低。因此，联合检测肿瘤标记物，再结合影像学检查，可增加敏感性和特异性，提高早期胰腺癌的发现率，减少漏诊率。

CA19－9是最有诊断价值且应用最广泛的肿瘤相关抗原，被称为胰腺癌诊断的“黄金标记物”。有研究表明CA19－9的水平与癌肿的大小呈正相关，并与癌肿分期有相关性，同时随肿瘤的浸润和转移而呈进行性上升。因此，一般而言低水平者手术切除的可能性较大。肿瘤切除后CA19－9明显下降至正常的预后较好。

但是在肝、胆、胰良性疾病如肝硬化腹水、胆汁淤积、胰腺炎患者中，CA19－9、CA50水平也可升高，而CA242水平却很少或仅轻度升高。另有研究报告血清CA242对胰腺癌的敏感性为68%～85.7%，特异性为87%和92.2%。以上结果提示在众多肿瘤标记物中，CA242是诊断胰腺癌的一种较特异的指标。

2. 黏液素（MUC）　是一类具有复杂糖基结构的大分子糖蛋白，它在上皮细胞表面形成一层选择性分子屏障，并参与信号传导，影响瘤细胞的生长、分化、转化、黏附、浸润和免疫监视。因此黏液素被用作肿瘤的诊断标志物，并正在被研究作为肿瘤治疗靶。MUC_1和MUC_4是与胰腺癌关系最密切的两种黏液素。

MUC_1在导管腺癌和多种癌细胞株都有表达。MUC_1蛋白在正常胰腺组织和慢性胰腺炎中仅表达于胞膜，无胞质表达。相反，胰腺癌细胞的胞质和胞膜上都表达，但表达强弱有不同。这提示胰腺癌细胞的特征之一为异常糖基化。现发现MUC_1的过表达可以降低细胞间和细胞与基质间的黏附，在肿瘤侵袭和转移中可能起重要作用。因此，胰腺癌中MUC_1的表达提示侵袭性生物学行为，是重要的预后指标。

MUC_4在胰腺癌组织和细胞株中均有表达，而正常胰腺中检测不到。Moniaux等在75%（12/16）的胰腺癌和73%（11/15）的胰腺癌细胞株中发现MUC_4 mRNA的异常表达，在正常胰腺（0/7）或慢性胰腺炎（0/10）中无MUC_4表达。该研究提示MUC_4是一种肿瘤相关黏液素，是胰腺癌细胞特异性表达的，很少有非肿瘤性病变（包括慢性胰腺炎中的反应性导管增生）表达MUC_4，故可作为鉴别胰腺癌和慢性胰腺炎的诊断标志物。另一项关于MUC_4蛋白表达的研究有不同结果，有学者发现MUC_4在各级PanIN和导管腺癌中都表达，且表达强度随着PanIN级别升高而提高（阳性率为：PanIN－1 5/30，PanIN－2 10/28，Pan-

IN－3 11/13)，88%导管腺癌（22/25）表达 MUC_4。

3. CA494 血清临界值为40KU/L，其诊断胰腺癌的敏感性为90%，特异性94%，优于CA19－9，有助于区别胰腺癌和慢性胰腺炎。用于检测CA494的抗体对Ⅰ、Ⅱ级胰腺导管癌有高亲和力。

4. GAM17.1 一种IgM抗体，对胰液中的黏蛋白有很高的特异性，在胰腺癌组织中过度表达。血清临界值为39U/L，其诊断胰腺癌的敏感性为86%，特异性91%，特别在无黄疸的胰腺癌患者中可分别高达89%和94%。因此是一种较有希望的肿瘤标志物。

5. CEA（癌胚抗原） CEA是从结肠腺癌中提取的肿瘤相关抗原，为一种肿瘤胚胎性抗原，也是一种糖蛋白。CEA诊断胰腺癌的敏感性和特异性均较低，只有30%左右的进展期胰腺癌CEA增高，也有报道其敏感性和特异性分别为35%～51%和50%～80%，由于正常人和慢性胰腺炎以及其他肿瘤如结肠癌、胃癌、肺癌等CEA都可能增高，因此对胰腺癌的诊断价值有限，主要作为随访监测用。

6. Dupan2 Dupan2是以胰腺癌患者腹水中癌细胞作为免疫原而制备的单克隆抗体，其血清正常值<150kU/L，如以400kU/L作为分界线，诊断胰腺癌的敏感性、特异性和准确性分别为47.7%、85.3%和74.1%，并可作为随访胰腺癌进展的一个监测指标。如腹水中浓度增高可诊断为胰腺癌性腹水。其他恶性肿瘤如胃、结肠、肺或乳腺癌的阳性率低于20%。缺点是其水平受肝功能的影响，与AST值有密切相关性。

7. 胰癌胚抗原（POA） POA主要存在于正常胎儿胰腺组织和胰腺癌组织中，在后者的阳性率为56.5%，正常值为<90U/ml。但在胆管癌、支气管癌、乳腺癌以及在妊娠妇女中也见增高，另有10%左右胰腺炎患者也可呈假阳性，因此对胰腺癌的诊断价值有限。

8. 胰腺特异性抗原（PSA） PSA是从正常人胰腺提取出来的单肽链蛋白质，为一种酸性糖蛋白，正常人为8.2μg/L，>21.5μg/L为阳性。在胰腺癌的阳性率为66%，但胰腺良性病变和胆石症患者的阳性率为25%和38%。

9. 其他血清肿瘤标志物 如碱性胎儿蛋白（BET）血清正常值<75μg/L，胰腺癌阳性率为56.5%；组织多肽抗原（TPA）正常血清值为（81.0±23.0）U/L，胰腺癌时可高达219U/L，阳性率81%；胰腺癌检查试剂血清正常值<38kU/L，胰腺癌阳性率62.3%；胰腺癌相关抗原（PCAA）正常参考值为0.1～22.5mg/L，胰腺癌阳性率53%。但由于这些肿瘤标记物或因敏感性不高，或特异性太差而未能在临床上普遍应用。

（二）胰腺癌基因标志物

现已证实胰腺癌的发生和发展与抑癌基因、原癌基因、DNA错配修复基因等有关。

1. 原癌基因 胰腺癌中K－ras基因12编码子突变率为75%～100%。K－ras基因突变可通过内镜收集胰液、胰管刷、十二指肠液和细针穿刺等方法取得标本进行检测以诊断胰腺癌。有报告经内镜胰管刷胰腺癌和慢性胰腺炎K－ras基因突变率分别为70%和14%（$P<0.05$），对胰腺癌K－ras基因突变的敏感性为70%，特异性94%，准确性83%，其敏感性高于细胞学检查（56%）。另有报道对胰腺癌细胞刷检测K－ras基因突变的敏感性、特异性和准确性分别为83%、100%和90%，而细胞学检查分别为76%、83%和58%。该作者还报告6例早期胰腺癌行细胞刷检查，其K－ras基因12编码子突变率为100%，因此有助于早期胰腺癌的诊断。还有作者发现27.8%慢性胰腺炎有K－ras基因突变，其中2例分别于第7个月和17个月发展为胰腺癌，因此认为K－ras基因突变是胰腺癌发生过程中早期即有

的一种表现，但另有一组慢性胰腺炎中有 9% K - ras 基因突变，随访 4 ~ 45 个月未见发展为胰腺癌。

2. 抑癌基因　胰腺癌时可出现某些抑癌基因如 p53、p16、DPC_4、RB、APC、nm23 以及 KAI - 1 等的突变、缺失、甲基化和表达异常。p53 基因在胰腺癌中的突变率为 40% ~ 76%，与远处转移相关，但无特殊突变点。近来报道突变型 p53 可促进血管内皮生长因子（VEGF）表达，而 VEGF 正是刺激肿瘤血管生长的最主要因子，突变型 p53 可能间接参与了胰腺癌的血管生成调节。p16 抑癌基因在胰腺癌中的失活率为 82%，其失活导致 Rb 蛋白磷酸化，从而丧失对癌细胞的生长抑制。

3. 端粒酶活性　端粒酶可维持端粒的长度及稳定性，端粒酶活性增高导致细胞无限增殖。胰腺癌中端粒酶活性高，即使手术切除后仍高于胰腺良性疾病。端粒酶重复增殖法（TRAP）用于检测端粒酶活性具有高度特异性。在胰液、胆汁及细针抽吸物中检测对肿瘤有高度特异性的端粒酶活性，也可能成为胰腺癌早期诊断的方法。有学者以 TRAP 法检测 17 例胰腺癌患者，15 例检测到端粒酶活性，而 17 例胰腺良性疾病均未发现端粒酶活性。在一项研究中，检测胰液中端粒酶活性对胰腺癌诊断的敏感性和特异性分别为 83.3%、71.4%。因肿瘤的发生均先有基因异常，故联合检测 K - ras 基因、p53 基因、p16 抑癌基因以及端粒酶活性有助于胰腺癌的早期诊断，有利于指导胰腺癌的基因治疗。近年来也有联合检测粪便中 K - ras 基因和 p53 基因突变作为胰腺癌筛选试验的报道。端粒酶活性和 K - ras 联合检测虽未提高敏感性，但可排除假阳性的干扰，提高特异性。

六、诊断与鉴别诊断

由于胰腺癌的临床表现无特异性，又缺乏比较准确的直接检查方法，因此早期诊断十分困难，如出现明显的食欲减退、上腹痛、与体位有关的腰痛、进行性消瘦、进行性梗阻性黄疸、上腹部扪及肿块、胆囊肿大、X 线钡餐检查显示十二指肠降段内侧有压迹和双重边缘，诊断胰腺癌当无困难。但多数已属晚期，丧失根治手术的机会。为了尽早诊断，应重视下列胰腺癌的高危人群：①年龄 >40 岁，有上腹部非特异症状患者，伴有乏力和进行性消瘦。②上腹不适的部位较深，范围较广，患者常不易用手指精确点出腹部不适的范围，不适的性质多数患者不能清楚地描述、不适与饮食的关系不密切。③有胰腺癌家族史者。④慢性胰腺炎患者。⑤家族性腺瘤息肉病患者。⑥突发糖尿病。⑦上腹痛或背痛伴多发性静脉血栓形成或血栓性静脉炎。⑧长期吸烟、酗酒及长期接触有害化学物质者。联合肿瘤标志物检测加上 MRCP、ERCP、螺旋 CT、PET/CT 及 EUS - FNA 等先进的影像学技术有助于诊断早期胰腺癌。

以下疾病应与胰腺癌作鉴别：

（一）慢性胰腺炎

以缓起的上腹部胀满不适、消化不良、腹泻、食欲缺乏、消瘦等为主要临床表现的慢性胰腺炎须与胰腺癌鉴别。慢性胰腺炎常呈慢性病程，有反复的急性发作史，腹泻（或脂肪泻）较著，而黄疸少见。如影像学检查发现胰腺部位的钙化点，则有助于慢性胰腺炎的诊断。有时鉴别仍较困难，即使在手术中慢性胰腺炎的胰腺亦可坚硬如石，或呈结节样改变。若剖腹探查鉴别仍有困难时，需作深部细针穿刺或胰腺活组织检查加以鉴别。

（二）肝胰壶腹癌和胆总管癌

胆总管、肝胰壶腹和胰头三者的解剖位置邻近，三者发生肿瘤的临床表现十分相似，但在外科手术疗效和预后方面，胆总管和壶腹癌比胰头癌好，故鉴别诊断十分必要。胰头癌与壶腹癌、胆总管癌和胆总管结石等引起的梗阻性黄疸的鉴别如表 8－1。

表 8－1 几种梗阻性黄疸疾病的鉴别

	胰头癌	胆总管结石	壶腹癌	胆总管癌
发病	不太少见	常见	少见	少见
年龄	老年	成年为主，中壮年较多	老年	老年
病程	短、数月	长、可数年	较短	较短
上腹饱胀、隐痛、腹痛不适等症状	有	常有，可反复出现	常仅在短期内有	常仅有短期内有
明显腹痛、绞痛	后期多见，绞痛可见，无反复发作	多伴有绞痛，常反复发作	可有绞痛，无或极少	可有绞痛，无或极少
梗阻性黄疸	进行性加重，可有波动，但完全消退罕见，黄疸深	发作时可迅速加深但间歇期可下降或完全消退，黄疸深并持续存在	持续进行性加重，少有波动，更少退尽，黄疸深	持续进行性加重，有波动，更少退尽
胆囊肿大	常肿大	常不肿大	常肿大	常肿大
腹块	后期多大	无	可见	少见
低张十二指肠造影	十二指肠降段内侧有压迹，双重边缘	无异常发现	十二指肠降段内侧黏膜有改变，有“反 3 征”，双重边缘或占位	无异常发现
ERCP	胰管中断，梗阻断端远侧突然变细呈鼠尾样，双管征	胆总管内有结石阴影	插管不易成功	可见胆总管梗阻和腔内充盈缺损
实时超声检查	胰腺不规则肿大，光点减弱，回声不规则	可见光点增强的结石阴影或光团或呈弧状凸起	肿瘤回声区凸向胆总管内，常呈杯状凹陷	病变部呈低回声不规则边缘，胆囊一般增大，部分肝胆管可扩张
上消化道出血	少见	无	多见	多见
转移	早	无	较晚	较晚
手术根治	常无法根治	有效	可能根治	可能根治
预后	甚差	好	较差	较差

七、预后

胰腺癌死亡率很高，其 5 年生存率低于 5%，总中位生存期不到 20 个月，出现转移后的中位生存期则小于 6 个月，因此胰腺癌的预后极差，被国际医学界列为“21 世纪的顽固壁垒”。有报道 5 000 例胰腺癌患者确诊后的平均存活时间仅为 6 个月，其中手术时见胰腺癌肿仍限于胰腺内者仅约占 10%，但全部在 26 个月内死亡。但由于临床确诊者大多属于肿瘤的中、晚期，手术切除率只有10%～20%，术后5年生存率5%～20%，国内报道术后平均生存17.6个月。因此，胰腺癌的早期诊断和有效治疗是十分迫切的课题。

八、治疗

胰腺癌的治疗包括外科手术、化学治疗、放射治疗、介入治疗和基因治疗等。

（一）外科手术

手术治疗至今仍是唯一能治愈胰腺癌的方法。只要条件许可，力争根治性切除，如不能切除可作姑息性手术或放置支架，或术中冷冻、无水酒精注射或术中化疗、放疗等。

（二）化学治疗

胰腺癌对化疗不敏感。单一药物治疗胰腺癌有效率>10%者有5－氟尿嘧啶（5－FU）、丝裂霉素（MMC）、表柔比星（E－ADM）、链佐星（STZ）、吉西他滨（gemcitabine，健择）、紫杉醇（taxol，泰素）、紫杉特尔（taxotere）、希罗达（capecitabine）等。

有认为以5－FU为基础的联合化疗优于单药治疗，认为可提高疗效，延长生存期；但研究表明联合化疗的近期有效率虽优于单一药物，但对于生存期没有明显影响，而且增加了药物的毒性。以5－FU为基础的联合方案举例：

1. FAM　5－FU 300mg/m^2 静滴，第3、5、10、12天；ADM 30～40mg/m^2 静注，第1天；MMC 4～6mg/m^2 静注，第1、8天。21天为1周期，3周期为1疗程。

2. FSM　5－FU 600mg/m^2 静滴，第1、8、29、36天；STZ 1.0g/m^2 静注，第1、8、29、36天；MMC 10mg/m^2 静注，第1天。56天为1疗程。

吉西他滨由于其毒性低、副作用小，而且以吉西他滨为基础的联合方案疗效优于单药治疗，在国外已成为治疗胰腺癌的一线药物，国内也已推广应用。以吉西他滨为基础的联合方案举例：

（1）GP：吉西他滨1 000mg/m^2 静滴30分钟，第1、8、15天；DDP 50mg/m^2 静滴水化，第1、15天，28天为1疗程。据报告，其有效率36.4%，中位生存期7.4～8.3个月，1年生存率28%。

（2）GCF：吉西他滨1 000mg/m^2 静滴30min，第1、8、15、22天，CF 200mg/m^2 静滴2小时；5－FU 750mg/m^2 静滴24h，第1、8、15、22天。6～8周为1疗程。有效率19.1%，中位生存期8个月，1年存活率38%。

以上资料提示包含吉西他滨的联合化疗对胰腺癌的疗效有所提高，但尚需积累更多的经验予以证实。

有报告经动脉局部灌注化疗疗效优于全身静脉化疗，其不仅能提高药物在肿瘤组织中的浓度，而且又能减少化疗药物的毒副作用。

腺癌化疗药物疗效差的原因与多药耐药性有关。进一步深入研究肿瘤多药耐药的机制及其逆转方法，将有利于提高胰腺癌化疗的疗效。

（三）放疗以及放疗加化疗

胰腺癌对放射不太敏感，但放疗可使30%～50%患者腹痛和背痛得到缓解，并在一定程度上抑制肿瘤的发展。术中放疗可降低肿瘤的局部复发率，并延长患者的无瘤生存期。术中放疗与术后放疗相结合可进一步提高疗效。

某些化疗药物如5－FU及其衍生物、吉西他滨等有放射增敏作用，而放疗由于改变了血胰屏障增加了胰腺对化疗药物的通透性，因而又能增加化疗效果。有作者推荐以下方案：放疗4 000～6 000Gy/4～6周；5－FU 300mg/m^2（或成人500mg/次）静滴，每周2次，共6周；或FT207 200～300mg，每日3次口服，共6周；或UFT 2～4片，每日3次口服，共6周。

（四）介入治疗

随着内镜和微创外科的发展，介入治疗在胰腺癌，尤其是无法外科手术的晚期胰腺及其并发症的治疗中发挥越来越大的作用。

1. 解除梗阻性黄疸　内镜下鼻胆管引流术（ENBD）、内镜下胰胆管支架术（ERPD、ERBD）、对于ERCP插管失败的病例可行超声内镜引导下胰胆管造影（EGCP）及引流术或PTCD联合ERCP引流术。

胆道支架可分为塑料支架和金属支架。塑料支架目前常用的材料有聚乙烯、聚氨酯和聚四氟乙烯。金属支架又分为自膨式和球囊扩张式两种。金属支架扩张后直径可达7～10mm，且与细菌的接触面积小，并可被胆道上皮黏膜覆盖，因而与塑料支架比较，在预防细菌滋生保持支架持久通畅方面有一定的优势；但价格昂贵，放置后无法取出。

支架堵塞是介入治疗的主要问题，塑料支架发生堵塞主要是由于细菌附着或胆泥淤积；而金属支架堵塞主要原因是肿瘤通过支架网眼向内生长或侵犯支架两端管腔。为减少支架堵塞，各种新材料塑料支架、覆膜金属支架和放射性金属支架均有报道，如在积极研究开发中的含^{192}铱或^{103}钯的放射性金属支架因对局部肿瘤内照射的治疗作用，较不易发生支架堵塞。

2. 解除消化道梗阻　常用十二指肠支架置入术。胰腺癌患者由于肿瘤浸润而发生十二指肠梗阻，常成为晚期胰腺癌的突出症状和主要致死原因。自膨式金属支架用于解除恶性十二指肠梗阻，无须对狭窄部位先行扩张术，且操作简便安全、微创伤，为晚期胰腺癌患者提供了行之有效的治疗方法。

3. 晚期胰腺癌镇痛　超声内镜引导下腹腔神经丛阻滞术（EUS－CPN）或毁损，是通过向腹腔动脉干根部两侧腹腔神经节注射化学药物起到阻滞神经或使神经坏死，以缓解各种原因所致腹痛，尤其适用于不能手术的晚期胰腺癌患者，是晚期胰腺癌安全、高效、经济的镇痛方案。常用的药物有无水乙醇和（或）丁哌卡因（或利多卡因），酌情加用糖皮质激素。

4. 瘤内注射治疗　指在B超、CT或EUS引导下将各种抗肿瘤药直接注射到瘤体内，通过化学、物理或生物效应杀灭肿瘤细胞，其优点是创伤小、全身毒副作用轻。目前临床上报道的注射药物有顺铂、无水乙醇、^{125}I粒子、重组人p53腺病毒等，但各种注射药物的疗效还有待进一步比较。

5. 动脉插管化疗（transcatheter arterial chemotherapy，TAC）　区域性的动脉灌注化疗能使药物在靶器官区域达到高浓度分布，提高抗肿瘤效果而减少全身化疗的副作用，还可能减少肿瘤耐药性，并可能抑制TNF、IL－1、IL－6的产生和释放，从而抑制肿瘤生长和转移。常用的化疗药物有吉西他滨（GEM）、氟尿嘧啶（5－FU）、丝裂霉素（MMC）、多柔比星（ADM）、四氢叶酸钙（CF）等。目前，GEM单药化疗，5－FU、CF二联治疗，5－FU、MMC、ADM三联治疗均有报道，但TAC各种化疗方案的疗效比较还有待进一步研究。

虽然胰腺癌TAC治疗具有可行性，但由于胆胰系统供血复杂，而且大多数胰腺癌具有缺乏血供特点，从而影响了动脉插管化疗的疗效。TAC治疗胰腺癌的疗效还有待于大样本前瞻性随机临床试验的证实。

6. 腔内近程放疗（intraluminal brachytherapy，ILBT） 将放射源置于空腔脏器腔内，在局部对肿瘤释放高剂量的射线而不累及周围器官，是一种安全可行的方法。胰腺癌放置胆道或胰管支架引流后，可经支架进行 ILBT，常采用 ^{192}Ir 作为放射源，可根据肿瘤生长的位置放置于胆管或胰管。ILBT 适用于直径小于 3cm，呈管腔内同心性局限性生长的肿瘤。ILBT 可缓解胆胰管恶性狭窄引起的黄疸和梗阻性疼痛，但能否延长存活期尚需进一步研究。

（五）生物治疗

常用的抗肿瘤生物制剂有：①胸腺素与转移因子（TF）：皮下或肌肉内，每天各 1～2 支，连续 5～7d 后改为每周 1～2 支，半年为一疗程。②干扰素（IFN）、白介素 2（IL－2）、肿瘤坏死因子（TNF）、LAK 细胞、TIL 细胞等皆有应用，但未见单独应用有效的报告。

（六）减症治疗

支持治疗对晚期胰腺癌及术后患者均十分重要，可选用静脉高能营养和氨基酸液输注以改善营养状况；给予多种维生素及胰酶片、多酶片等口服。中链脂肪酸的应用可减轻脂肪泻。

（七）内分泌治疗

近年来一些学者认为胰腺癌癌组织中雌激素受体（ER）、孕激素受体（PR）、PAN 和 ConA 表达有关，故对胰腺癌患者可先检测 ER、PR 和（或）PAN，特别是 ER 水平，根据情况给予雌二醇治疗，可能有一定作用，但其疗效有待于进一步研究。

（八）基因治疗

1. 目的基因的选择 ①自杀基因：产生酶并将无毒性的药物前体代谢成毒性产物而杀伤肿瘤细胞，例如大肠杆菌的胞嘧啶脱氨酶能将 5－氟胞嘧啶（5－FC）代谢成 5－氟尿嘧啶（5－FU），5－FU 能抑制 RNA 和 DNA 的合成而导致细胞死亡。②免疫基因：在机体表达分泌细胞因子，增强肿瘤细胞的免疫原性和（或）免疫系统功能，加速肿瘤消退。③癌基因和抑癌基因：胰腺癌中被激活的癌基因包括 K－ras 基因和 HER－2/neu 基因等，Kobayashi 等报道腺病毒介导的野生型 $p16^{INK4A}$ 能抑制人胰腺癌细胞株的生长。④抗肿瘤血管生成基因：通过刺激血管生成抑制因子（如 p53、血小板凝血酶敏感蛋白、金属蛋白酶组织抑制剂、血管他丁、内皮他丁、抗纤维蛋白酶Ⅲ、白介素－12、干扰素等）并抑制血管生长因子来实现，也可针对它们的受体进行。

2. 目的基因的转移载体 常用病毒介导（反转录病毒和腺病毒）及非病毒介导（脂质体和基因枪）两种。

近年来随着分子生物学的进步，人们对胰腺癌发生、发展机制的认识有了长足的进步，为开辟胰腺癌基因治疗的新途径奠定了坚实基础。然而迄今为止，全世界尚无一项胰腺癌基因疗法的临床治疗方案获得批准，从基础研究过渡到临床实践应用仍有相当长一个过程。

（韩 捷）

第四节 脾脏损伤

正常脾脏包膜菲薄，仅 1～2mm 厚，脾实质内间质较少，柔软脆弱，故易在直接或间接暴力作用下破裂，发生率占各种腹部伤的 40%～50%。有慢性病理改变（如血吸虫病、疟疾、黑热病、传染性单核细胞增多症、淋巴瘤等）的脾脏更易破裂。脾损伤20%～30%合并有其他内脏伤，按其频数依次为左胸、左肾、颅脑、肝及胃肠道等。这些多器官伤表明损伤严重，也增加了治疗的复杂性，故其并发症及病死率较单纯脾破裂有显著的增加。

一、病因及病理

脾破裂依病因分成两大类。①外伤性破裂，占绝大多数，都有明确的外伤史，裂伤部位以脾脏的外侧凸面为多，也可在内侧脾门处，主要取决于暴力作用的方向和部位。外伤性脾破裂又可分为：a. 闭合性腹外伤，脾破裂，临床上占多数，多为钝性伤所致，如交通事故、钝性打击、坠落伤等；b. 开放性腹外伤，脾破裂，如刀刺伤、火器伤等，和平时期较少见。②自发性破裂，更少见，且主要发生在病理性肿大的脾脏；如仔细问病史，多数仍有一定的诱因，如剧烈咳嗽、打喷嚏或突然体位改变等。

根据损伤的范围，脾破裂可分为中央型破裂（破在脾实质深部）、被膜下破裂（破在脾实质周边部分）和真性破裂（破损累及被膜）三种。前两种因被膜完整，出血量受到限制，故临床上并无明显出血征象而不易被发现。如未被发现，可形成血肿而最终被吸收。但有些血肿（特别是被膜下血肿）在某些微弱外力影响下，可以突然转为真性破裂，导致诊治中措手不及的局面，这种情况常发生于外伤后1～2周，应予警惕。

临床所见脾破裂，约85%是真性破裂，破裂部位较多见于脾上极及膈面。破裂如发生在脏面，尤其是邻近脾门者，有撕裂脾蒂的可能，在这种情况下，出血量大，患者可迅速发生休克，甚至未及抢救以致死亡。在武汉召开的脾座谈会，把脾外伤分为脾包膜下血肿、脾实质伤、脾门伤及伴发多器官伤等。Barrett 等则将脾破裂分为四度，并根据分度采用不同的术式：Ⅰ度为脾包膜挫裂，而基本上无脾实质损伤；Ⅱ度为脾包膜及脾实质的部分破裂，但裂口未累及脾门的血管支（叶、段支）；Ⅲ度脾破裂指裂口已累及脾门的血管；Ⅳ度脾破裂是脾已大部分碎裂或脾蒂动静脉已部分断裂或脾蒂已完全撕裂分离。

二、临床表现

脾破裂的临床表现常随脾外伤的程度、部位、出血的数量与速度，以及有无合并伤等而表现不同。97%有腹痛及腹部压痛，以左腹上区最为明显；88.4%有腹肌紧张，而由于左膈下血液或脾包膜紧张刺激，30%～70%的患者会出现左肩牵涉痛，有的可先以血腹症状出现。30%～40%可检得左上腹脾浊音区扩大。

三、辅助检查及诊断

据观察，脾破裂90%以上有明显的外伤史。腹腔诊断性穿刺或灌洗阳性者更可作为重要的诊断依据。少数病例症状不典型，会发生诊断困难，若患者情况允许，可进行B型超声波检查，会发现脾外形缺损、左上腹积血或包膜下积血的征象。腹部CT也可发现脾裂口及脾内或脾区积血图像。选择性脾动脉造影更可显示脾破裂及出血。当然，外伤性脾破裂患者绝大多数属重危急诊，一般不宜做过多的搬动检查，以免造成继发性大出血，故B超、CT检查等只能在特殊情况下采用，不宜作为常规的诊断检查。

脾破裂中，有10%～20%的病例会表现为延迟性脾破裂，或由于无明确外伤史而称为自发性脾破裂。延迟性脾破裂多发生于腹部闭合伤后，其形成的原因有：①外伤仅造成了脾的包膜下或中心性破裂，先引起脾内血肿，继而由于血肿增大、内压增高或体位活动，再造成脾包膜破裂而有内出血症状。②外伤造成脾脏膈面或侧面的小破裂，出血量少，血凝块堵住裂口而暂时止血，此后由于体位活动或血凝块纤溶亢进而引起继发性出血。由于脾包膜平滑肌发育极差，无自动收缩能力，故脾破裂出血少有自止的倾向。延迟性脾破裂多于伤后2周以内出现，但也有报道外伤1年后再次破裂出血的，故脾破裂非手术治疗的成功率亦需予以慎重评价。自发性脾破裂是指无明显外伤史的情况下出现的脾破裂，一般多发生在原有脾病变的患者。由于脾被膜菲薄、实质脆弱又原有病变，故在弯腰、转体或日常生活中的轻微冲撞、咳嗽等，甚至熟睡时的转侧都可发生脾破裂。这种类型的脾破裂，由于无明显外伤史，且在失血性休克出现之前，常有多种症状和体征，有的以口渴、乏力为主诉，有的以腹胀为主诉，血腹体征也常不典型，故极易延误诊断而增加并发症及病死率。

四、治疗

（一）非手术治疗

1. 非手术治疗的适应证　对非手术治疗脾破裂应持慎重态度，其适应证应限于以下情况。

（1）4岁前的婴幼儿，其脾包膜较柔韧，脾髓发育尚未成熟，间质相对较丰富，而且婴幼儿外伤常较轻，在证实无其他内脏损伤、血流动力学一直保持稳定的情况下，方可考虑采用。

（2）成人、非老年患者、外伤轻、排除其他内脏伤、腹内失血量少、全身血流动力学一直维持稳定者，与脾损伤相关的输血量少于2U，有连续检测条件，随时可手术治疗。

（3）来院时已超过24h，一般情况良好，无合并伤，也无继续出血征象，可在做好一切术前准备情况下，进行观察治疗。

（4）CT或B超检查证实为0~1级脾损伤。

（5）患者神志清楚，有利于观察腹部体征变化。

2. 非手术的一般症状治疗　确定非手术治疗以后注意患者要绝对卧床、禁食、补液，必要时输血，动态观察腹部体征及监测循环稳定情况，辅助腹穿、B超、CT和诊断性腹腔灌洗检查。若病情稳定，住院治疗2~3周，出院限制活动3个月。如在观察中有继续出血的表现，应及时中转手术。保守治疗应严格选择病例。

总的说来，因为采用脾切除治疗脾破裂是安全可靠、风险较少、并发症与病死率都相当低的疗法。若为减少脾切除术后因危险性感染（OPSI）的发生而采用的任何会增加并发症及病死率的疗法，看来都是不可取的。相反，如确有保脾的把握，则亦未尝不可。

3. 脾动脉栓塞　脾动脉栓塞是另一种比较安全的非手术治疗方法，因为脾脏有多支动脉供血。脾动脉栓塞或结扎后并不会造成脾脏缺血坏死，对脾脏损害也不太严重。选择性腹腔动脉造影是一种侵入性检查，操作较复杂，有一定危险性，但诊断脾破裂的准确性颇高，经脾动脉栓塞治疗脾破裂取得较好的效果，应严格掌握适应证，方法如下。采用Seldinger技术经股动脉穿刺插管，进行选择性脾动脉造影，明确脾破裂活动性出血后，用较大的栓塞材料如不锈钢螺网及吸收性明胶海绵条进行脾动脉近端栓塞，远离脾门，栓塞后造影，若未发现造影剂外溢，说明出血停止，栓塞治疗成功。

（二）手术疗法

1. 全脾切除术　脾损伤是外科临床的严重急诊，应力争在最短时间内做好一切术前准备，包括确定血型、备足血源、补足血容量、恢复血流动力学平衡等。但如术前无休克征象，脉搏不超过100次/min，血压不低于13.3kPa（100mmHg）者，则不必过多的输血、输液，以免引起血容量骤增而血压回升过快促使脾裂口再次出血。若来院时已有休克征象，则应迅速输血、输液，待血压回升到10～13.3kPa（80～100mmHg），即开始手术。若迅速输血达400～800ml后仍不能纠正低血容量休克，则表明体内仍有持续出血病灶，应在加速输血情况下迅速进腹，控制出血点，才能纠正休克。

切口选择应根据有无合并伤，一般脾破裂选用左上腹直肌贯穿切口，进腹后先用左手从脾上极托住脾脏，同时控制脾蒂以制止出血，吸尽腹内积血及血凝块，若无合并胃肠道破裂伤，腹内积血经抗凝过滤后可以回输。有的外伤已超过24h，回输积血也未发生严重输血反应。控制出血后，患者情况一般多能趋于稳定，这时应全面探查腹腔内脏情况，常见的合并伤有肝破裂、肾破裂、腹膜后或肠系膜血肿及胃肠道挫伤或穿孔等，都应根据各种具体情况，给予妥善的处理。

2. 脾的保留性手术　对脾破裂患者能否采用脾保留性手术，主要取决于脾损伤的程度与伤者的全身情况，不宜勉强。若患者情况稳定，脾裂伤轻微且腹内无其他合并伤者，尚可采用保留脾脏功能的术式，如单纯缝合或用大网膜包裹缝合等。若患者情况不稳定，或脾损伤较严重无法保留，为挽救患者生命，应毫不犹豫地进行脾切除术，迅速结束手术，术中根据脾破裂程度及患者情况，分别采用不同方法。

（1）脾修补术：脾修补术能保留一个形态、功能都完整的脾脏，操作一般也不太困难，只要全身情况允许，可作为Ⅰ、Ⅱ度脾破裂的首选术式。具体操作如下。

①进腹后，轻柔地分离脾肾及脾肠韧带（多数病例无此韧带），关键是防止损伤脾包膜，并控制脾蒂。②按其自然应力，轻柔地把脾托出切口下，脾床垫用温的盐水纱布巾。③检查全脾损伤情况，勿漏检上极及后侧面。④除去裂口处的血块及失去生机的脾组织。⑤缝扎脾裂口内的活动性出血点。⑥以细针和3-0肠线做直达裂口底部的褥式“8”字缝合，肠线必须充分浸泡柔软以免割裂脾组织，否则改用4-0号丝线缝合，更易操作。若裂口较大，我们一般先行缝合而暂不结扎，待全部缝好之后将裂口两边组织对合后，再轻轻地抽拉结扎缝线。为防止脾内腔隙形成血肿，较大、较深的裂口可拉一块网膜充填。

正常脾包膜较菲薄，脾实质内间质少而质脆弱不耐拉扎，故缝合时进针、抽线及拉扎操作必须轻柔均匀，这是手术成功的关键。只要对合良好，脾有极强的再生修复能力，一般不会在修补后发生继发性出血和（或）血肿继发感染等情况。

（2）脾部分切除术：Ⅰ度脾破裂或部分脾组织之严重挫裂伤，脾修补术已难以施行，则可采用脾部分切除术。据观察，若能保留25%～30%血供正常的脾组织，即能维持正常的脾功能。部分切除后留存的脾组织，一般能保持正常的血供，而且术后能代偿性再生，故能维持完全正常的功能，不失是一种安全可靠的术式。脾部分切除可分为规则性切除及不规则性切除术。按照脾内血管的分布而做脾段、脾叶、半脾或大部分切除术，称为规则性脾部分切除。一般脾动脉沿胰腺上缘至脾门2～4cm处先分出2支较小的上、下极动脉，其主干在脾内再分为2～5支脾段动脉，脾极及脾段动脉各自独立地供应相应的脾段，各段之间有一个相对的无血管平面。根据脾组织破碎情况，可结扎相应血管，再从缺血的脾组织面切除该段，创面缝扎止血后外加大网膜包裹。国内绝大多数单位均采用规则性脾部分切除术以保留脾功能。不规则性脾部分切除术的切口、探查、托脾及控制脾蒂血管等步骤与脾修补术相同。将脾分为上、中、下3部分，按照损伤无活力脾组织范围切除、结扎血管支，切面在缝扎活动性出血之后，以6-0号丝线做横向贯穿脾脏的褥式缝合，必要时加用网膜覆盖。不规则性切除可分别切除脾的上、下极或半脾，因此可保留较多的脾组织。

3. 其他手术

（1）应用脾动脉结扎以代替脾切除术：手术具体方法是进腹探查，对Ⅰ~Ⅱ度脾破裂的病例，即从脾胃韧带的无血管区进入小网膜腔，在胰上缘找到最表浅的脾动脉干，给予结扎，结扎后即可见脾体积缩小，裂口出血即可停止或大为减少，此时处理裂口就较容易。若裂口不大，在清除血块和失去生机的脾组织后，放几块吸收性明胶海绵，若无继续出血即可关腹；若裂口较大，或仍有渗血不止者，则以大网膜填塞缝扎。若结扎在脾段支时，则有引起梗死的可能，而且脾脏的功能与脾的血流量密切相关，主干结扎后的脾组织即使不坏死，能否保持完整的功能实属可疑。为此，尚有待积累更多经验及更长时间的观察，方能对此术式做出适当的评价。

手术探查时如发现脾外伤属Ⅲ~Ⅳ度，即脾已碎裂或甚至脾蒂也断裂，则不宜做脾修补术或脾部分切除术，应迅速做脾切除术。若止血后患者情况稳定，腹内又无合并伤者，可考虑做脾自体移植术，以期恢复部分脾功能。

（2）脾移植：可采用脾片移植及带血管蒂脾组织移植。①脾片移植。将切下的脾脏用等渗盐水青霉素溶液清洗后，将无损伤之脾脏组织用利刀切成2cm×2cm×0.5cm或2cm×1cm×0.5cm大小的脾组织片，植入大网膜做成的囊袋内；为使脾组织易于获得血液供应，一般可沿大网膜的血管弓的走向，缝固在血管弓上而成“V”形或“W”形排列，植入的脾组织总量应达原脾的1/3~1/2为宜。据实验观察，这种脾组织移植后能否存活，取决于移植脾片能否从宿主获得充分的血供。移植的脾片都需依序经历从缺血、变性、萎缩、存活和再生的过程。移植2周内，脾组织出现缺血、变性萎缩或甚至坏死，若未坏死则在第3~4周可逐步存活再生，体积增大。血供良好的最终可增大至植入时的2~3倍；若血供不良，则可出现移植片坏死、溶解机化，并增加腹腔内粘连。故对于年老有血管硬化倾向者，或肥胖、网膜上充满脂肪者，移植片难以存活，则以植入肌层或腹膜后较好。②带血管蒂脾组织移植。带血管蒂的脾叶、段移植是一种保留脾功能的术式。用于严重脾破裂不能做脾修补及脾部分切除时。方法是把切下的脾脏像其他器官移植一样，立即以肝素平衡液充分灌洗，并修去碎裂无生机的脾组织，结扎缝补准备移植的脾块（一般是半脾）后，再植于左盆腔内，将脾动静脉分别与髂内动静脉的分支做吻合。

总的说来，尽管业已证明脾有多种功能，而且目前已有多种保留脾的手术方法，但任何保留性手术都会延长手术时间，增加手术难度。为此，对于广泛的脾挫裂伤和全脾碎裂，出血量大而快或伴有多器官损伤，致全身情况不佳者，应以患者生命安全为重，断然采用脾切除术以迅速结束手术，切忌勉强施行脾保留性手术而危及患者生命或增加术后并发症。

（李　丽）

第五节　脾脓肿

脾脓肿首先由 Grand 和 Mousel 报道。尸检发生率为 0.4% ~0.7%，男女发病率大致相同，年龄为 11 个月至 87 岁，平均年龄为 45 岁，以青壮年多见。

一、病因

脾脓肿多继发于全身性感染，血源播散至脾。据 Gadacz 收集的 173 例分析，63% 原有亚急性细菌性心内膜炎、化脓性门静脉炎或化脓性腹膜炎等感染源，约 31% 合并有脾损伤、脾梗死或在严重损伤性休克之后，其他则合并有血液病，如白血病、血红蛋白病、再生障碍性贫血等病，其他少见原因为从邻近器官病变发展而来，如肾周围脓肿、膈下脓肿、坏死性胰腺炎等。

二、临床表现

脾脓肿常继发于全身其他急性或慢性疾病，起病隐匿，除非脓肿引起脾包膜炎及脾周围炎才出现左上腹定位症状。脾脓肿早期无特殊表现，大部分患者均有某种先驱感染史，以后出现败血症。典型的临床表现如下所述。

1. 畏寒、发热　大多数患者均有畏寒、发热表现，体温多达 38 ~39.0℃或更高，呈弛张热或稽留热型。发热与畏寒是脾脓肿的前驱症状。部分患者发热后数日即出现脾脓肿，但有些可相隔数周、数月，甚至 1 ~2 年。

2. 腹痛　80% 以上患者左上腹持续性钝痛或胀痛，呼吸时疼痛加重。疼痛表示炎症累及脾包膜及脾周围炎。约 35% 的疼痛向左肩部放射痛，表示炎症侵犯膈肌。

3. 脾大　约 50% 患者左上腹可触及肿大脾脏，局部压痛、反跳痛及肌紧张；左上腹或左季肋部局限性皮肤水肿。

4. 白细胞增高　有 70% ~90% 的患者白细胞增高，核左移伴中毒颗粒。

5. 血培养　多发性脓肿血培养阳性率达 70%，孤立性脓肿仅为 10% ~15%。

三、辅助检查及诊断

1. 实验室检查　约 1/3 病例的血细胞比容低于 30%，约 80% 病例的白细胞计数在 $14 \times 10^9/L$ 以上。

2. X 线检查　X 线检查发现胸腔积液者有 28.4%，左横膈抬高 18.3%，腹部 X 线平片见左上腹脾区阴影扩大的有 35.6%，11.1% 可见到左上腹有液气平面。吞钡造影检查约 1/3 可见胃底有压迹或局部刺激征。钡剂灌肠约 1/4 可见脾曲下降或局部有刺激征象。

3. 放射性核素扫描　以放射性核素 ^{99m}Tc 或 ^{67}Ga 扫描可发现 80% ~90% 的病例局部有放射线缺损区，但直径小于 2cm 的脓肿易出现假阴性结果。

4. B 型超声图及 CT 检查　这种检查有较高的分辨率，配合放射性核素扫描则准确性可提高到 95% 以上。B 超检查可见脾增大，内有呈囊性液性暗区，并可确定其部位、大小和性质；CT 检查可见脾大及液性暗区，以及脓肿的大小、部位及性质。

5. 选择性脾动脉造影　选择性脾动脉造影也有较高的准确性，但属侵入性检查，准确性并未优于B超，故近来已较少应用。具有以上临床表现及影像学检查阳性的患者，诊断并不困难。

四、治疗

良好的支持治疗及应用广谱抗生素是治疗的基础，而特效治疗是脾切除，故诊断一旦明确，应积极做好术前准备，及早手术。延误诊断和延迟手术是造成脾脓肿死亡的主要原因。

手术应争取做脾切除，一般脾周围都会有不同程度的粘连，若分离有困难，应先游离脾胃韧带，控制脾蒂后切除脾脏。腹内以抗生素溶液冲洗后，于脾窝留置引流管。脾与周围组织有广泛的致密粘连，切除确有困难者，可改用脓肿引流术，但疗效不如脾切除满意。降低手术病死率的关键是及早诊断，积极的支持治疗，强有力的广谱抗生素及充分的术前准备，然后及时做脾切除。脾切除具体手术操作如下所述。

1. 麻醉的选择　脾位于左上腹的背侧，经腹切口显得深而远，良好的暴露及顺利的操作，必须依赖于良好的麻醉，要求止痛完善及腹肌充分松弛，否则胃肠鼓胀于手术野，脾各韧带的游离难以顺利进行，更难以进行可靠的缝扎。术者常被迫徒手盲目分离脾肾韧带强行托脾，易造成大出血甚至撕裂脾蒂，导致严重后果。故良好的麻醉是手术的基本条件，一般可选用硬膜外麻醉或复合麻醉。

2. 切口的选择　脾切除术的切口可选用上腹纵切口、左下腹肋缘下斜切口或胸腹联合切口。

（1）上腹纵切口：包括上腹正中切口、左旁正中切口及经腹直肌切口，起自剑突或肋缘，下至脐下3~5cm。本切口组织损伤少，操作简捷，出血少，适用于急诊或一般脾切除。纵切口中以经腹直肌切口暴露最好，组织愈合也好，应用最普遍，在广泛粘连的脾手术中，又可改变成胸腹联合切口，或加一横切口成“T”形或“I”形，以便完成困难的脾切除术。上腹正中切口则用于腹部损伤，疑有内脏多处伤者，可兼顾右腹脏器的探查处理。

（2）左肋缘下斜切口：切口自剑突右侧沿肋缘下3cm直达左腋中线。这种切口在暴露脾的膈面、胃底贲门区比纵切口为佳，尤其在身材粗壮的患者更宜采用。但这种切口须横断腹上区的所有肌肉及神经，腹肌功能恢复较纵切口差，仅用于肠面可能有粘连的病例。

（3）胸腹联合切口：一般先作经腹直肌切口探查，如发现脾与膈或脾与左肝有广泛的血管性粘连，为改善手术野的暴露，减少大出血的危险，切口向左第7或第8肋间延伸，切断肋软骨及肋间肌，剪开膈肌，直达脾的膈面。在门静脉高压症，这种切口也可顺利完成Sugiura的门奇离断术。这种切口需加做气管内插管，损伤也较大，仅在少数情况中采用。

3. 粘连巨脾的手术　脾是一个血窦样器官，实质柔软脆弱，通过各韧带与周围组织器官有广泛的血管性交通，出血是手术的最大危险，尤其在门静脉高压的情况下，脾更易与膈面、侧腹壁粘连形成侧支循环，切脾手术出血的危险性就更大。我国自20世纪六七十年代起为消灭血吸虫病，大规模地开展切脾治疗，在处理广泛血管性粘连巨脾方面，积累了丰富的经验，使手术病死率下降到1%以下。具体方法如下所述。

（1）扩大切口：根据探查结果，可考虑做胸腹联合切口或“T”形、“I”形切口。

（2）控制脾蒂或结扎脾动脉：粘连脾的分离一般由浅入深，先易后难，先打开胃脾韧带，在胰腺上沿找到脾动脉表浅处分离结扎，减少脾的动脉血供，脾的体积也会相应缩小，便于操作，减少出血。一般可在分离脾胃韧带及脾结肠韧带之后，在胰尾下缘剪开后腹膜，术者以食指在胰尾与脾蒂的背面沿疏松组织仔细地向上分离，直至脾动静脉及整个脾蒂在拇指和食指的控制之下。分离时必须轻柔，严防损伤脾静脉及侧支血管引起出血；若有可能，将胰尾从脾蒂分开后，可用粗丝线结扎脾动脉，若与胰尾分离困难，则可用一细条带先行结扎控制出血。

（3）分离脾周粘连：脾与侧腹壁的粘连一般可逐步钳夹结扎分离，由前缘到下极的脾结肠韧带游离完成后，则可把脾向内上推移以暴露脾肾韧带，也逐步作钳夹分离，并尽可能在明视下分离切断脾胃韧带及胃短动静脉；肠面及肝面的粘连应尽可能采用逐步分离结扎的方法以确保安全。多数情况下，可采用脾包膜下剥离的方法处理，即在肝膈面粘连处，切开脾包膜，剥离脾脏，立即以大块纱布巾填塞压迫膈面的剥离面，托出脾脏。若有可能，可把脾包膜对合缝合以消灭粗糙面。仔细检查各剥离面，尤其是胃底、贲门区及脾膈韧带区位置深，常被胃底所掩盖，应把胃底向内推开，彻底缝扎该处的剥离面。此外，脾肾韧带的剥离面也常需缝扎止血。脾切除术后常规在脾窝处留置橡皮引流管，以引出残血或渗血，并便于观察有无继续出血情况。引流管一般存留 24 ~ 48h 后拔去。

4. 脾切除术后持续发热问题　脾切除术后，有持续 38℃ 以上发热的病例较其他腹部手术后多见。切脾术后持续发热主要原因是感染，诱因是：①脾窝积血。②大量缝扎，异物存留及组织坏死增加。③脾切除术后感染的易感性增高。④胰尾损伤、结扎坏死等。故脾切除术后持续发热首先应考虑是腹内感染，应多次测定血白细胞，包括胸部在内的全身体格检查。若出现胸腔积液、左肺感染、左肋间饱满压痛，或左上腹压痛、左腰背部压痛等，都是膈下感染的征象，若患者诉左胸腹部或左腰背部胀痛不适，也提示有膈下感染。应作胸腹透视及拍摄胸腹部平片检查，若可见液气平面或膈下积液、左胸积液等，都提示为膈下脓肿，应在穿刺确诊后给予引流。近年来采用 B 型超声图检查，可获得较准确的定位，并可在 B 超引导下作穿刺，穿刺抽得脓液后应作细菌培养加抗生素敏感试验以选用有效的抗生素。脓肿经保守治疗无效者都应作切开引流，一般采用背部第 11 肋间切口，经胸膜外直达脓腔引流。

持续发热的另一个原因是栓塞性静脉炎，脾切除术后，脾静脉成一长的盲管，加上脾切除术后血小板的急骤上升，脾静脉不可避免地会有血栓形成，导致持续的发热。若脾静脉血栓延至门静脉可以引起高热、腹痛、腹胀、腹水、血便、黄疸等门静脉栓塞症的表现。故在术后血小板升高达 $500 \times 10^9/L$ 以上者，应考虑应用水杨酸制剂以抑制血小板聚集和血栓形成。脾术后持续发热是否由脾切除后免疫功能紊乱所引起，目前尚无定论。总之，脾术后发热大多数是由于感染、吸收热、血栓形成等原因引起，应竭力寻找原因，进行处理。对少数“不明原因”者，可采用吲哚美辛等退热药加抗生素治疗，持续 1 ~ 2 周，停药后若反复发热，仍应考虑有潜在感染病灶，若停药后体温正常，则可认为是原因不明的“脾热”。

（李　丽）

消化疾病内科治疗与内镜应用

（下）

高　强等◎主编

吉林科学技术出版社

第九章　肠道疾病

第九章

肠道疾病

第一节　小肠吸收不良综合征

小肠吸收不良综合征（malabsorption syndrome）是指一种由各种原因所致的小肠营养物质消化和/或吸收功能障碍所引起的临床综合征。包括对脂肪、蛋白质、碳水化合物、维生素、矿物质及其他微量元素的吸收不足，以脂肪吸收障碍表现明显，各种营养物质缺乏可单一或合并存在。临床表现为腹泻、腹胀、体重减轻、贫血、皮肤色素沉着、关节痛等。

一、Whipple 病

Whipple 病又称肠源性脂肪代谢障碍综合征（intestinal lipodystrophy），是一种由 T. Whipple 杆菌引起的少见的吸收不良综合征。该病特点为在小肠黏膜和肠系膜淋巴结内有含糖蛋白的巨噬细胞浸润，临床表现为腹痛、腹泻、咳嗽、贫血、体重减轻等消化吸收不良综合征。病变可累及全身各脏器。若无有效治疗，患者可死于继发的严重的营养不良。

（一）流行病学

Whipple 于 1907 年首次报道本病，本病极其少见，至今全世界报告仅有 2 000 余例，我国自 1990 年首例报道以来，到目前为止仅报道了 2 例。多见于 30 ~ 60 岁男子，多为农民或与农产品贸易有关的商人。尚无人与人之间传播的证据。

（二）病因和发病机制

发病机制尚不清楚。现已明确本病与感染有关，病原体为 Whipple 杆菌，约 2. 0μm 宽，1. 5 ~ 2. 5μm 长，具有革兰阳性细菌的特征。病原体经口侵入，通过淋巴系统进入小肠固有层内繁殖，进而侵犯小肠绒毛及毛细血管，并可侵犯全身各个脏器。经长期抗生素治疗后，患者可得以恢复，细菌亦逐渐消失。

Whipple 杆菌侵入人体组织后可导致大量的巨噬细胞集聚，产生临床症状。Whipple 病患者存在持续或暂时性的免疫缺陷，提示可能与免疫反应有关。

（三）临床表现

本病症状无特异性，诊断较困难。多数患者表现为胃肠道症状，以普遍性吸收不良为突出表现，典型症状为腹泻，每日 5 ~ 10 次，水样便、量多、色浅，逐渐出现脂肪泻，伴腹痛、腹胀、食欲下降，可引起体重减轻。少数患者出现消化道出血。肠道外症状最常见的是长期的多发的反复发作的关节炎和发热，可先于典型胃肠症状数年发生。还可表现为慢性咳嗽、胸痛、充血性心力衰竭、淋巴结肿大、皮肤色素沉着等，累及中枢神经系统，可出现神经精神症状。

体征主要取决于受累及的器官，腹部可有轻度压痛，可有消瘦、皮肤色素沉着、舌炎、口角炎、杵状指、肢体感觉异常、共济失调、淋巴结肿大等。

（四）实验室检查及特殊检查

1. 实验室检查　主要与严重的小肠吸收不良有关，如贫血、血沉增快、电解质紊乱、凝血酶原时间延长等。木糖吸收试验提示小肠吸收功能减损，脂肪平衡试验提示脂肪吸收不良。

2. 影像学检查　超声、CT、MRI 及小肠气钡对比造影可见肠黏膜皱襞增厚。中枢神经系统受累时，CT 及 MRI 可见占位性稀疏区。肺部受累时，胸片可显示肺纤维化、纵隔及肺门淋巴结肿大及胸水等。关节检查多无明显异常。

3. 活组织检查　小肠活组织检查是 Whipple 病确诊的最可靠依据。小肠黏膜或其他受侵犯部位活组织检查出现 PAS 染色阳性的巨噬细胞浸润，电镜证实有由 Whiple 杆菌组成的镰状颗粒的存在即可确诊。

（五）诊断和鉴别诊断

本病症状缺乏特异性。活检发现含有糖蛋白的泡沫状巨噬细胞，PAS 染色阳性，便可确立诊断。

Whipple 病与肠道淋巴瘤、麦胶等引起的肠道疾病鉴别不难。临床上主要与下列疾病相鉴别：

1. 风湿系统疾病　Whipple 病在胃肠道症状出现之前即可有关节症状存在，但多无关节变形，血清学检查阴性，抗生素治疗可能有效，有助于鉴别。

2. 获得性免疫缺陷综合征（AIDS）　伴发鸟型分枝杆菌感染的 AIDS 临床表现与本病相似，Whipple 杆菌抗酸染色阴性是最基本的鉴别方法。

3. 其他疾病　如不明原因的发热、巨球蛋白血症和播散性组织胞浆菌病等。

（六）治疗

1. 一般治疗　加强营养，增强体质，注意营养物质、维生素及矿物质的补充，纠正营养不良和电解质紊乱，必要时可施行全胃肠外营养。

2. 药物治疗　有效的抗生素治疗可挽救患者生命并迅速改善症状。多种抗革兰阳性细菌的抗生素都有疗效，如氯霉素、四环素、青霉素、氨苄青霉素、柳氮磺氨吡啶等。

目前尚无研究表明什么治疗方案及治疗疗程最好。有一推荐的治疗方案：肌注普鲁卡因青霉素 G120 万 U 及链霉素 1.0g，每日 1 次，共 10～14d；继之口服四环素 0.25g，每日 4 次，共 10～12 个月。可显著改善临床症状，降低复发率。

中枢神经系统病变首次治疗宜选用可通过血脑屏障的药物，且疗程应达到 1 年。有研究发现，脑脊液缺乏溶菌素和调理素活性，可应用抗菌活性高的第 3 代头孢菌素及喹诺酮类药物清除脑组织中的残存活菌。利福平也可取得满意疗效。

抗生素长期应用不良反应较多，合理的疗程设计非常重要。一般来说，临床症状完全消失，病原菌被彻底清除，即可停药。

3. 其他治疗 伴严重腹泻时，可适当给予止泻药，但减少肠蠕动的止泻药慎用。肾上腺皮质激素仅用于伴发肾上腺皮质功能减退和重症患者。

（七）预后

经有效抗生素治疗后，本病预后良好。但复发率仍高。

二、麦胶肠病

麦胶肠病（Gluteninduced enteropathy），是由于肠道对麸质不能耐受所致的慢性吸收不良性疾病。又称乳糜泻、非热带脂肪泻。通常以多种营养物质的吸收减损、小肠绒毛萎缩及在食物中除去麸质即有临床和组织学上的改善为特征。

（一）流行病学

麦胶肠病在国外人群发病率为0.03%，主要集中在北美、欧洲、澳大利亚等地，各地发病率存在差异。男女比为1 ：（1.3～2），任何年龄皆可发病，儿童与青少年多见。在我国本病少见。

（二）病因和发病机制

本病与进食面食有关，目前已有大量研究表明麦胶（俗称面筋）可能是本病的致病因素。麦胶可被乙醇分解为麦胶蛋白，后者在致病过程中起主要作用。麦胶蛋白的发病机制尚不清楚，目前存在以下几种学说：

（1）遗传学说：本病有遗传倾向，在亲属中发病率远远高于一般人群，孪生兄弟的发病率为16%，一卵双生达75%，提示可能与遗传有关。

（2）酶缺乏学说：正常小肠黏膜细胞中有一种多肽水解酶，可将麦胶蛋白分解成更小分子而失去毒性。而在活动性麦胶肠病患者的小肠黏膜细胞，因此酶数量减少或活性不足，不能完全分解麦胶蛋白而致病，但经治疗病情稳定后此酶即恢复正常，故两者之间的因果关系尚有待进一步研究。

（3）免疫学说：本病的免疫病理研究发现，患者小肠黏膜层上皮淋巴细胞增多，主要是CD_8淋巴细胞，这些细胞可分泌细胞毒素损伤黏膜，使绒毛丧失和隐窝细胞增生。此外，在患者的肠腔分泌物、血浆及粪便中可查出抗麦胶蛋白的IgA、IgG抗体增多，近来又有人检出抗网状纤维、抗肌内膜的IgA抗体。研究发现，患者在禁食麦胶食物一段时间后，再进食麦胶时，血中溶血补体及C_3明显下降，并可测出免疫复合物。

（三）临床表现

本病的临床表现差异很大，常见的症状和体征如下。

1. 症状

（1）腹泻、腹痛：大多数患者表现为腹泻，典型者为脂肪泻，粪便呈油脂状或泡沫样、色淡，常有恶臭。每日从数次到10余次不等。腹泻可引起生长迟缓、身材矮小、疱疹样皮炎或复发性溃疡性口炎。很多成人患者是以贫血、骨质疏松、浮肿、感觉异常等症状出现，并没有典型的消化道表现，常被漏诊。

（2）乏力、消瘦：几乎所有的患者都存在不同程度的体重减轻、乏力、倦怠，严重者可发生恶病质。主要与脂肪、蛋白质等营养物质吸收障碍及电解质紊乱有关。

（3）电解质紊乱与维生素缺乏：其症候群主要表现为舌炎、口角炎、脚气病、角膜干燥、夜盲症、出血倾向、感觉异常、骨质疏松、骨痛、贫血等。

（4）浮肿、发热及夜尿：浮肿主要由严重低蛋白血症发展而来。发热多因继发感染所致。活动期可有夜尿量增多。还可有抑郁、周围神经炎、不育症、自发流产等征象。

2. 体征　腹部可有轻度压痛。还可出现面色苍白、体重下降、杵状指、水肿、皮肤色素沉着、口角炎、湿疹、贫血及毛发稀少、颜色改变等。

3. 实验室检查及特殊检查

（1）实验室检查：可有贫血、低蛋白血症、低钙血症及维生素缺乏。粪便中可见大量脂肪滴。血清中补体 C_3、C_4 降低，IgA 可正常、升高或减少。抗麦胶蛋白抗体、抗肌内膜抗体可阳性，麦胶白细胞移动抑制试验阳性。

（2）D 木糖吸收试验：本试验可测定小肠的吸收功能，阳性者反映小肠吸收不良。

（3）胃肠钡餐检查：肠腔弥漫性扩张；皱襞肿胀或消失，呈“腊管征”；肠曲分节呈雪花样分布现象；钡剂通过小肠时间延缓等可提示诊断。此检查尚有助于除外其他胃肠道器质性病变引起的继发性吸收不良。

（4）小肠黏膜活组织检查：典型改变为小肠绒毛变短、增粗、倒伏或消失，腺窝增生，上皮内可见淋巴细胞增多及固有层内浆细胞、淋巴细胞浸润。

（四）诊断

根据长期腹泻、体重下降、贫血等营养不良表现，结合实验室检查、胃肠钡餐检查、小肠黏膜活检可做出初步诊断，而后再经治疗性试验说明与麦胶有关，排除其他吸收不良性疾病，方可做出明确诊断。

（五）鉴别诊断

（1）弥漫性小肠淋巴瘤：本病可有腹泻、腹痛、体重减轻等表现，是由于淋巴回流受阻引起的吸收障碍。如同时伴淋巴组织病，应怀疑本病可能，进一步行胃肠钡餐检查及小肠活检，必要时剖腹探查可明确诊断。

（2）Whipple 病：由 Whipple 杆菌引起的吸收不良综合征，抗生素治疗有效，小肠活组织检查有助于鉴别。

（3）小肠细菌过度生长：多发生于老年人，慢性胰腺炎及有腹部手术史的患者，抗生素治疗可改善症状，小肠 X 线摄片及小肠活检可资鉴别。

（六）治疗

1. 一般治疗　去除病因是关键，避免各种含麦胶的饮食，如大麦、小麦、黑麦、燕麦等。多在 3 ~6 周症状可改善，维持半年到 1 年。

2、药物治疗　对于危重患者或对饮食疗法反应欠佳及不能耐受无麦胶饮食者可应用肾上腺皮质激素治疗，改善小肠吸收功能，缓解临床症状。

3. 其他治疗　给予高营养、高热量、富含维生素及易消化饮食。纠正水电解质紊乱，必要时可输注人体白蛋白或输血。

（七）预后

本病经严格饮食治疗后，症状改善明显，预后良好。

三、热带脂肪泻

热带脂肪泻（Tropical sprue），又称热带口炎性腹泻，好发于热带地区，以小肠黏膜的结构和功能改变为特征，是小肠的炎症性病变。临床上表现为腹泻及维生素 B_{12} 等多种营养物质缺乏。

（一）流行病学

本病主要好发于热带居民及热带旅游者，南美、印度及东南亚各国尤多。任何年龄均可患病，无明显性别差异，成人多见。

（二）病因和发病机制

病因尚未完全明确，本病具有地区性、流行性、季节性，抗生素治疗有效的特点。现多认为与细菌、病毒或寄生虫感染有关，但粪便、小肠内容物及肠黏膜中均未发现病原体。尚有人认为是大肠杆菌易位所致。

（三）临床表现

本病常见症状为腹泻、舌痛、体重减轻三联征。可出现吸收不良综合征的所有表现，经过3个临床演变期：初期为腹泻吸收不良期，出现腹泻、乏力、腹痛及体重下降，脂肪泻常见；中期为营养缺乏期，表现为舌炎、口角炎、唇裂等；晚期为贫血期，巨幼红细胞贫血多见，其他期临床表现加重。以上三期演变需2~4年。

（四）实验室检查及特殊检查

右旋木糖吸收试验尿排出量减少可见于90%以上的病例。24h粪脂测定异常，维生素 B_{12}、维生素A吸收试验亦不正常，经抗生素治疗后，可恢复正常。白蛋白、葡萄糖、氨基酸、钙、铁、叶酸吸收均减低。

胃肠钡餐透视早期可出现空肠结构异常，渐累及整个小肠，表现为吸收不良的非特异性改变。小肠黏膜活检及组织学可见腺窝伸长，绒毛变宽、缩短，腺窝细胞核肥大，上皮细胞呈方形或扁平状，固有层可见淋巴细胞、浆细胞等慢性炎细胞浸润。

（五）诊断和鉴别诊断

依据热带地区居住史、临床表现，结合实验室检查及小肠活组织检查异常，可做出热带脂肪泻诊断。需与下列疾病鉴别：

（1）麦胶肠病：二者临床表现相似，但麦胶饮食、地区历史及对广谱抗生素的治疗反应不同，麦胶肠病最关键的是饮食治疗，有助于鉴别。

（2）炎症性肠病：溃疡性结肠炎及克罗恩病亦可有营养物质吸收障碍，但其各有特征性X线表现。

（3）肠道寄生虫病：如肠阿米巴病、贾第虫病等，大便虫卵检查及相关寄生虫检查可以鉴别，另外，也可给予米帕林或甲硝唑进行试验性治疗，或叶酸、维生素 B_{12} 及四环素口服，可资鉴别。

（4）维生素 B_{12} 缺乏：此病也可引起空肠黏膜异常，贫血纠正后吸收功能可恢复。

（六）治疗

1. 一般治疗　以对症治疗为主，给予富含营养的饮食，辅以补液，纠正水电解质平衡失调，必要时可行胃肠外营养。腹泻次数过多，可应用止泻药。

2. 药物治疗 维生素 B_{12} 及叶酸治疗需达 1 年，同时服用广谱抗生素疗效较好，可使病情明显缓解。如四环素 250 ~ 500mg，4 次/d，持续 1 个月，维持量为 250 ~ 500mg，3 次/日，持续 5 个月。磺胺药同样有效。

慢性病例对治疗反应很慢，症状改善不明显，治疗应维持半年或更长时间，热带居民在 5 年内可复发，而旅居热带者经治疗离开后一般将不再发生。

（七）预后

本病经积极治疗后预后较好，贫血及舌炎可很快恢复，食欲增强，体重增加。肠道黏膜病变减轻，肠黏膜酶活性增加。持续居住在热带的患者仍可复发。

（杨廷旭）

第二节 小肠动力障碍性疾病

小肠动力障碍性疾病系指由于小肠动力低下或失调所致的一种综合征。主要表现为类似机械性肠梗阻的症状和体征，如腹痛、腹胀、腹泻和便秘等，但肠腔通畅而无机械性肠梗阻的证据存在，故又称小肠假性梗阻（intestinal pseudo - obstruction，IPO）。IPO 按病程可分为急性和慢性两类；按病因可分为原发性和继发性。原发性又分为家族性和非家族性，病因主要是肠道肌肉神经病变。继发性的病因较多，如血管胶原病、内分泌失调、肌肉浸润性病变、神经系统病变、电解质紊乱等，涉及全身各个系统。

一、急性小肠假性梗阻

急性小肠假性梗阻（acute intestinal pseudo - obstruction，AIP）由小肠动力异常引起的急性广泛的小肠扩张、缺血、坏死和穿孔，出现肠梗阻的临床表现和影像学特征，而缺乏机械性肠梗阻的证据，如存在肠内或肠外病变，或有肠腔狭窄或闭塞等。本病病死率较高。

常见的急性小肠假性梗阻相关性疾病见表 9 – 1。

表 9 – 1 常见的急性小肠假性梗阻相关性疾病

感染	全身脓毒血症、带状疱疹、腹腔或盆腔脓肿
创伤	大面积烧伤、挤压伤、盆腔创伤、腰椎骨折、股骨骨折
手术后	心脏搭桥术、房室隔缺损修补术、肾移植、剖宫产术、颅骨切开术
药物	阿片类或麻醉药、抗抑郁药、抗帕金森病药、滥用泻药
心血管系统	心肌梗死、充血性心衰、恶性高血压、心脏骤停复苏后
神经系统	脑膜炎、脑膜瘤、脑血管意外、帕金森病、阿尔茨海默病、急性脊髓炎
消化系统	急性胰腺炎、急性胆囊炎、自发性细菌性腹膜炎、消化道出血
呼吸系统	慢性阻塞性肺疾患、发作性睡眠呼吸暂停综合征、急性呼吸窘迫综合征
泌尿系统	急、慢性肾功能衰竭

（一）流行病学

多见于 50 岁以上人群，男多于女。目前尚无详细流行病学资料可查。

（二）病因和发病机制

本病为麻痹性肠梗阻，是一种暂时性或可逆性的综合征。严重的腹腔内感染、手术、创伤，消化系统、呼吸系统、循环系统、泌尿系统、神经系统疾病及药理学、代谢紊乱等均可诱发。本病的发病机制目前尚不清楚。

（三）临床表现

1. 症状　小肠假性梗阻患者多在住院期间发病，起病急，常继发于手术、外伤、应用抗抑郁药或其他系统疾病后。全腹痛常见，呈持续性阵发性加剧，部位不固定，伴进行性腹胀，持续3~5d。多数患者可有肛门排便、排气减少或消失。其他症状如恶心、呕吐、腹泻及发热等，多轻于机械性肠梗阻的患者。

2. 体征　多有明显的腹部膨隆，全腹膨隆常见。腹部压痛可见于64%无缺血的患者，而有缺血和穿孔的患者上升至87%，气体及肠内容物进入腹腔，出现腹膜刺激征。肠鸣音多可闻及，变化不定，但金属样高调肠鸣音少见。

（四）实验室检查及特殊检查

（1）实验室检查：可有低钾、低钠、低镁血症、高磷酸盐血症等。血常规一般无明显改变，出现中性粒细胞升高，常提示有穿孔或腹膜炎发生。肌酐、尿素氮亦可有异常。

（2）腹部X线平片：小肠假性梗阻显示小肠内有大量气体，十二指肠尤为明显，远端小肠气体较少。可有或无气液平面。

结肠假性梗阻患者可见回盲部明显扩张及节段性升结肠、横结肠、降结肠扩张，但结肠袋存在，在结肠脾曲、直肠和乙状结肠连接处及肝曲等处，可见肠腔内充盈的气体突然中断，出现特征性的“刀切征”，气液平面少见。测量盲肠的直径具有重要的临床意义。当盲肠直径小于12cm时，一般不会发生穿孔；盲肠直径大于14cm时，穿孔的危险性极大。

出现肠穿孔时，可见横膈下游离气体。若穿孔较小，可迅速闭合，则平片上难以显示。

（3）其他检查：结肠镜检查和泛影葡胺灌肠有助于排除机械性肠梗阻，但在穿孔或腹膜炎已经明确的情况下，这两种检查则不宜进行。当与机械性肠梗阻区分困难时，可考虑剖腹探查。

（五）鉴别诊断

依据典型的病史、症状、体征，结合腹部X线检查，排除机械性肠梗阻可以做出诊断。本病主要需与下列疾病相鉴别：

（1）急性机械性肠梗阻：急性机械性肠梗阻与小肠假性梗阻的症状和体征非常相似，但二者的治疗原则不同，故其鉴别诊断十分重要。机械性肠梗阻存在器质性病变，常能找到梗阻的证据，如肠内或肠外病变压迫致肠腔狭窄或闭塞等；起病急，临床表现为腹部剧烈绞痛，呈阵发性，其他症状还有呕吐、腹胀、恶心及肛门排气、排便停止等；腹部膨隆，可见胃肠型及蠕动波，腹部有压痛、反跳痛及肌紧张，可闻及肠鸣音亢进，呈高调金属音；腹部平片可见较多气液平面；保守治疗无效，宜早期手术。

（2）急性血运性肠梗阻：常是由于肠系膜血管栓塞或血栓形成所致的肠壁血运循环障碍，引发肠麻痹而使肠内容物不能正常运行。本病发病急，呈渐进性发展，初期腹部绞痛明显，腹胀、腹泻少见，腹部平片可见肠管明显扩张。选择性动脉造影可以明确栓塞部位，有助于诊断。

（3）急性麻痹性肠梗阻：常由于急性弥漫性腹膜炎、腹膜后血肿或感染、腹部大手术、脓毒血症或全身性代谢紊乱等引起，为肠道运动障碍性疾病。主要表现为高度的肠胀气，腹部绞痛少见。腹部平片可见肠管扩张，肠壁变薄。该病若能去除病因，可较快恢复，预后较好。

（六）治疗

急性小肠假性梗阻的治疗原则是解除梗阻病因，恢复肠道动力，使肠内容物正常运行；积极补液，纠正水电解质失衡；应用抗生素防治各种感染。应根据病情选择具体的治疗方案。

1. 一般治疗　对于诊断明确而无严重并发症者通常采用内科保守治疗，包括胃肠减压、禁饮食、补充有效循环血量、纠正水电解质平衡紊乱、营养支持及治疗原发病。停用能引起或加重本病的药物，如麻醉剂、泻药、三环类抗抑郁药、抗胆碱类药等。可指导患者不断更换体位，定期采取俯卧位，以利于肠内气体排出。

2. 药物治疗　目前应用的治疗小肠假性梗阻的药物疗效尚缺乏循证医学证实。主要的几种药物包括胆碱酯酶抑制剂、5－羟色胺受体激动剂、胃动素受体激动剂、毒蕈碱受体激动剂、亲神经物质、一氧化氮合成酶抑制剂和生长抑素类似物。急性小肠假性梗阻的患者，因长期低营养状态，致机体抵抗力较低，肠内的细菌繁殖过度，发生细菌移位，引起菌群失调。可应用抗生素防治感染。

3. 其他治疗

（1）结肠镜减压治疗：结肠镜减压是一种安全而有效的治疗方法。但应首先排除炎症性肠病所致的中毒性巨结肠，并由有经验的医师进行。治疗前可先用生理盐水谨慎灌肠，以便于肠腔的观察和吸引减压。治疗后应立即行腹部立位和侧卧位平片检查，了解有无肠穿孔发生。

（2）手术治疗：剖腹探查的指征包括：①内科保守及结肠镜减压治疗无效；②临床体征提示即将或已经发生肠穿孔（出现腹膜炎体征或盲肠直径 > 12cm 或腹腔内出现游离气体）。若术中确诊有肠管坏死或穿孔，可行肠切除术。

（3）硬膜外麻醉：如已有肠穿孔征象，则不宜再使用此法。

（七）预后

本病死亡率为 25% ~30%，若发生肠穿孔，则死亡率更高。

二、慢性小肠假性梗阻

慢性小肠假性梗阻（chronic intestinal pseudo－obstruction，CIP）系指一组以慢性肠梗阻为主要表现，但无机械性肠梗阻的证据的临床综合征，它是由于胃肠道缺乏有效的推动力所致，属胃肠道神经肌肉病。

（一）流行病学

CIP 可出现在任何年龄，女性多于男性。内脏异常可发生于任何年龄，与病因有关。如同时侵犯泌尿系统，出现泌尿道的症状；发育异常多见于婴儿或儿童；而退行性病变则出现较晚。

（二）病因和发病机制

Weiss 于 1939 年首先报告在一个家族内发现了本病。CIP 病变可累及整个胃肠道和其他脏器肌肉，如膀胱，但主要是小肠。CIP 的病变基础在于肠道平滑肌发育不全或衰退和/或自主神经功能障碍，使小肠动力低下或紊乱，引起慢性肠管扩张而无内分泌系统异常。CIP 可分为原发性和继发性两组。

1. 慢性原发性小肠假性梗阻　通常无明显诱因，起病突然，病因尚不明确，常有内脏肌病和内脏神经病变。原发性 CIP 具有明显的遗传倾向，分为家族性和非家族性两类。前者约占 3%，多为常染色体隐性或显性遗传。后者多为散发。

2. 慢性继发性小肠假性梗阻　继发性 CIP 多见，其病因达数十种，常继发于其他疾患。

（1）内脏平滑肌病：进行性系统性硬化、系统性红斑狼疮、皮肌炎、进行性肌萎缩、肌营养不良、线粒体肌病、淀粉样变、弥漫性淋巴滤泡样浸润、放射性损伤、Ehlers－Danlos 综合征等可引发继发性小肠平滑肌病变。其组织学特征为小肠固有层肌肉的退行性变和纤维化，而空泡样变性少见。

（2）神经系统疾病：帕金森病、脊髓横断、脑干肿瘤、神经元核内包涵体病、多发性硬化症等可致肠道及肠外神经系统中的胆碱能神经功能紊乱，引起 CIP。

（3）小肠憩室病：小肠多发、弥漫性憩室常伴有肠道肌肉和神经病变，引起慢性小肠假性梗阻。

（4）其他疾病：内分泌病（甲亢或甲减、糖尿病、嗜铬细胞瘤）、结缔组织病（进行性系统性硬化症早期、淀粉样变性）、药物（抗帕金森病药、酚噻嗪、三环类抗抑郁药、麻醉药、长春新碱等）、恶性肿瘤、手术后等。

（三）临床表现

（1）症状：慢性小肠假性梗阻主要表现为腹痛、腹泻、呕吐、便秘和腹泻等肠梗阻症状，有的表现为腹泻与便秘交替发生，多为反复发作性或持续发作性。腹部疼痛可能与肠腔胀气及平滑肌痉挛或内脏高敏性有关，程度轻重不等。腹胀程度差异很大，主要取决于病变的性质、部位和程度，重度腹胀者常难以忍受，腹部明显膨隆。

CIP 主要在小肠者多发生细菌过度生长及停滞襻综合征，引起脂肪痢和腹泻。侵犯结肠时，则结肠明显扩张，发生顽固性便秘。十二指肠、胃及食管亦可累及，产生胃轻瘫、吞咽困难、胸痛等症状。

由于病程较长，且常反复发作，长期腹胀、便秘等可致水电解质及酸碱平衡紊乱、营养吸收障碍，出现食欲下降、体重减轻、营养不良等。

（2）体征：体检常见有恶病质和腹胀。腹部膨隆，小肠受侵为主者，通常在中腹有振水音，胃受累者则多在左上腹部。叩诊呈高度鼓音。听诊肠鸣音低下或消失，偶有肠鸣音亢进，但无气过水声及金属样高调肠鸣音。

（四）实验室检查及特殊检查

（1）实验室检查：实验室检查异常多反映吸收不良和营养不良的严重程度。腹泻患者可发生脂肪泻，继发小肠细菌过度增殖。有的患者存在维生素 B_{12} 吸收不良，可做小肠活检，明确有无黏膜损害。

（2）影像学检查：本病影像学表现类似麻痹性或机械性肠梗阻。当疑及肠梗阻时，可行全消化道钡餐透视，检查胃肠道有无机械性肠梗阻的证据，如能确认多个部位异常，更有利于本病的诊断。对于便秘的患者，应在清肠后，根据情况选择适当的检查方法，以免导致粪便嵌塞。CIP 的影像学表现与病变受累的部位相关，且可能对病变的性质有提示作用。内脏肌病主要特征是结肠增宽增长，缺少结肠袋；内脏神经病的特点是平滑肌收缩不协调，转运迟缓。

（3）肠道动力学检查：小肠动力学检查显示小肠动力低下或紊乱。

（4）其他检查：内镜检查、病理学检查有助于诊断。

（五）诊断和鉴别诊断

CIP 诊断较困难。对于有肠梗阻的临床表现、辅助检查，并排除机械性肠梗阻者方能诊断。

CIP 主要与机械性肠梗阻相鉴别：

（1）机械性肠梗阻：因 CIP 与机械性肠梗阻两者临床表现及腹部 X 线检查相似，但二者的治疗方法完全不同，故必须排除机械性肠梗阻。机械性肠梗阻多能找到梗阻的病因，如肿瘤、寄生虫、外压等。

（2）麻痹性肠梗阻：根据临床症状、体征、辅助检查及病情变化可以鉴别。

（3）血运性肠梗阻：多是由肠系膜上动脉血栓形成或来自心脏的栓子所致。起病急，发展快，初期腹部绞痛明显，腹部平片及选择性动脉造影有助于诊断。

（六）治疗

CIP 的诊断确定后，应区分原发性和继发性，对于继发性 CIP 应明确病因，治疗原发病。一般以对症支持治疗为主，辅以促胃肠动力药，恢复肠动力。

1. 一般治疗　急性发作期，应禁饮食、静脉输液支持，纠正水电解质失衡；非急性期，可进低糖、低脂、低纤维饮食，此外还需补充维生素、微量元素。对于重症患者，可行胃肠造瘘饲管或全胃肠外营养。

2. 药物治疗

（1）促胃肠动力药：在排除机械性肠梗阻的情况下，可应用促胃肠动力药，改善肠道动力。

西沙必利：其作用机制在于选择性地作用于胃肠道 5－HT 受体，使肌间神经末梢释放乙酰胆碱，加强肠壁收缩力，提高传输速度。近年发现西沙必利存在心脏副作用，其广泛应用受到限制。

莫沙必利：是新一代 5－HT 受体激动剂，克服了西沙必利在心血管系统的副作用，且不受进食的影响，目前临床上应用较多。

替加色罗：是 5－HT 受体部分激动剂，与西沙必利类似，具有促进胃排空和增加消化道动力作用，但没有心脏毒性。对于肠易激综合征亦有效。

红霉素：最新的研究表明，低于抗感染剂量的红霉素具有胃动素样作用，直接作用于胃肠道平滑肌，从而产生收缩效应，促进胃肠蠕动。

（2）抗生素：CIP 多伴有肠道内细菌过度生长，可适当给予抗生素抑制细菌生长，减轻腹胀、腹泻，如环丙沙星，甲硝唑等。但对有严重梗阻症状或便秘的患者抗生素应禁用。调节肠道菌群的制剂亦可应用，如思连康、整肠生等。

（3）生长抑素：大剂量生长抑素类似物可减轻腹泻，而小剂量则能引发 MMC，促进肠蠕动，同时抑制细菌生长。因其抑制胆囊排空，故不宜长期应用。

3. 其他治疗　食管受累患者如症状似贲门失弛缓症，可行球囊扩张治疗；腹胀明显者，可予结肠镜减压治疗，减压后应行腹部立位平位片，防止发生肠穿孔。其他方法还有硬膜外麻醉等。必要时采用手术治疗。

（七）预后

原发性 CIP 因目前缺乏有效的治疗方法，预后差，死亡率较高。继发性 CIP 明确病因后，通过病因治疗及支持对症治疗后，症状可明显减轻或消失，预后较好。儿童 CIP 死亡率高，预后极差。

（杨廷旭）

第三节　小肠菌群紊乱

一、小肠菌群过度生长综合征

小肠菌群过度生长综合征（enteric bacterial over－growth syndrome，EBOS）系指由于近端小肠内细菌数目增加而引起消化吸收障碍的一种疾病。因本病多发生于空肠憩室、狭窄及外科所致的盲袢，过去亦称盲袢综合征、小肠淤滞综合征或淤积袢综合征。临床主要表现为慢性腹泻和小肠吸收不良。

（一）流行病学

目前本病尚缺乏完整的流行病学资料。

（二）病因和发病机制

正常人的小肠近端常是无菌的，这是因为胃及小肠内存在调控正常菌群分布的机制，如胃酸、胆汁和胰液的杀菌作用、胃肠黏膜的正常保护机制、肠内细菌之间的生存竞争机制及回盲瓣的解剖学作用等均可抑制细菌过度生长。如果上述因素发生改变，则可导致小肠内细菌过度生长。小肠憩室、小肠远端狭窄及小肠结肠瘘等小肠结构异常亦是小肠菌群过度生长的原因之一。某些引起小肠动力障碍的疾病也可引起小肠细菌过度生长，如假性肠梗阻、糖尿病、系统性硬化症、淀粉样变性等。

（三）临床表现

临床上多以腹泻、吸收不良、低蛋白血症为首发症状。腹泻可为脂肪泻或水样泻，多伴腹胀、腹痛。其他症状还有消瘦、水肿、贫血、毛发脱落、夜盲、黏膜出血及低钙血症等。

（四）实验室检查及特殊检查

（1）实验室检查：血常规可有贫血，多为巨细胞性贫血。血清白蛋白、胆固醇、甘油三酯、微量元素及矿物质等均可降低。口服柳氮磺胺吡啶或多巴胺，经肠内细菌分解为磺胺吡啶或间羟苯乙酸，尿中可查见这两种物质增多。

（2）呼气试验：患者口服某种药物后，该物质可在肠道内由细菌分解，其产物由口中呼出。通过测定分解产物的含量可间接判断肠内细菌的数量。

（3）小肠液检查：该检查是小肠菌群过度生长综合征的最直接最可靠的一种诊断方法，可明确细胞内感染的情况，通过小肠插管从肠管中吸出小肠液进行细菌学检查，并可测定间接胆汁酸和挥发性脂肪酸，有助于小肠菌群过度生长的判断。

（4）其他检查：消化道钡餐透视及小肠活组织检查亦有助于诊断。

（五）诊断和鉴别诊断

对于有胃肠手术史、胃酸缺乏、糖尿病、硬皮病等病史的患者，如出现脂肪泻、吸收不良、贫血、低蛋白血症、体重减轻等症状时即应怀疑本病。进一步行相关辅助检查，可做出初步诊断。本病需与菌群失调、小肠吸收不良综合征、短肠综合征等相鉴别。

（六）治疗

小肠细菌过度生长综合征的治疗原则：①积极消除病因，纠正可能存在的结构或生理异常；②纠正营养缺乏；③应用抗生素抑制细菌过度生长。

1. 一般治疗　存在小肠结构异常者，如肠瘘、小肠憩室可行手术治疗，恢复小肠正常功能。饮食上以高蛋白、高热量、低脂肪食物为宜，少量多餐，同时注意维生素、微量元素及矿物质的补充。必要时可行全胃肠外营养（TPN）。

2. 药物治疗

（1）抗菌药物：对小肠内过度生长的细菌，原则上选用敏感性高、不良反应小、抗菌谱广、对需氧菌和厌氧菌都有效的抗生素，如头孢菌素、青霉素、甲硝唑、左氧氟沙星等。疗程为7～10d。

（2）促胃肠动力药：促胃肠动力药可有助于肠道细菌的清除，如甲氧氯普胺、莫沙必利等。对于常规的促胃肠动力药物效果不明显时，可应用奥曲肽及其类似物，50μg，睡前注射，每天1次。

（3）微生态制剂：微生态制剂是一类活的细菌制剂，对肠道菌群失调引起的腹泻有较好疗效，如金双歧、培菲康、整肠生、米雅BM等。一般不宜与抗生素同时服用。

（七）预后

本病经有效抗生素治疗后，预后较好。

二、抗生素相关性小肠炎

抗生素相关性小肠炎，亦称假膜性肠炎（pseuc－omembranous colonitis 或 enteronitis）是一种主要发生于结肠、小肠，也可累及的急性肠黏膜纤维素渗出性炎症，黏膜表面有假膜形成。临床上常发生于应用抗生素治疗之后。现已有证据表明，抗生素相关性小肠炎的病原体是艰难梭菌。

（一）流行病学

本病尚无详细流行病学资料可查。

（二）病因和发病机制

本病的致病菌是艰难梭菌，该菌为革兰阳性菌，其产生的肠毒素是主要的致病因子，引起局部肠黏膜血管通透性增加，炎性细胞浸润、出血和坏死，黏液分泌增加。

随着近年来抗生素应用越来越广泛，抗生素相关性肠炎的发生也相应增加，其机制可能为：①对肠道黏膜的直接刺激和损害，引起肠黏膜充血、水肿、糜烂、出血和坏死，发生的部位主要在十二指肠；②抗生素，如林可霉素、阿莫西林、第3代头孢菌素等的不合理应用，使肠道正常微生物的生长受到抑制，而使另一些微生物，特别是艰难梭菌过度增殖，最终导致肠道菌群失调。艰难梭菌产生肠毒素，引起一系列的病理生理改变而致病；③抗生素尚可引起血管和凝血功能的改变，继而造成肠道黏膜异常。

（三）临床表现

一般发生于50岁以上人群，女性多于男性。发病急，患者多有胃肠手术或其他严重疾患病史，并有长期或近期应用抗生素史。

本病最主要的症状是腹泻，90%～95%为水样便，程度和次数不等，多者10～20次/日，少者可1～2次/日。轻者可于停用抗生素后自愈，重者粪便中可见斑片状或管状假膜排出。多有下腹部疼痛，可为钝痛、绞痛或胀痛，伴腹胀、恶心等。腹部可有压痛、反跳痛和腹肌紧张，易误诊为急腹症。部分患者可出现毒血症症状，如发热、谵妄、低血压、休克，年老体弱者常常发生脱水、电解质酸碱平衡紊乱等。

（四）实验室检查及特殊检查

（1）实验室检查：血常规显示周围血白细胞升高，多在20×10^9以中性粒细胞为主。大便常规可见脓细胞和白细胞，潜血实验呈阳性，但肉眼血便少见。疑诊病例应至少送两份大便标本，进行艰难梭菌的培养，毒素鉴定为致病菌可确诊。

（2）内镜检查：内镜检查能直接明确病变的性质、范围和程度。急性期内镜检查应注意预防肠黏膜出血和穿孔，动作应轻柔、谨慎小心。抗生素相关性肠炎内镜下表现为肠壁充血水肿、糜烂，黏膜表面坏死、斑点状或地图状假膜形成，不易脱落，部分假膜脱落后可形成浅表溃疡。

（3）活组织检查：可见肠黏膜上黏液附着，炎症区有炎性细胞浸润、出血和坏死。伪膜由纤维素样物质、坏死细胞、多核白细胞及细菌菌落组成。血管腔内可见血栓形成。

（4）影像学检查：腹部平片可见无特殊发现，部分可见肠扩张、积气，由于结肠增厚水肿，可出现广泛而显著的指印征。气钡灌肠双重对比造影有助于诊断，但可加重病情，有发生肠穿孔的危险，故一般不主张施行。

（五）诊断和鉴别诊断

根据胃肠手术及抗生素应用的病史，临床上出现腹泻、腹痛、发热等症状，结合实验室和辅助检查，可做出初步诊断。本病需与溃疡性结肠炎、克罗恩病、艾滋病性肠炎及真菌性肠炎等相鉴别。

（六）治疗

抗生素相关性肠炎的治疗包括停用相关抗生素，给予支持对症治疗，促进肠道正常菌群生长，应用抗艰难梭菌药物治疗。

1. 一般治疗　立即停用相关抗菌药物，同时避免应用抑制肠蠕动的药物，减少毒素的吸收。加强支持对症治疗，给予静脉营养支持，纠正水电解质失衡。

2. 药物治疗　对于中、重度病例，应给予抗艰难梭菌抗生素治疗。本病首选万古霉素或甲硝唑。万古霉素或去甲万古霉素，1.0～2.0g/d，口服。甲硝唑每次0.25～0.5g，每日

3~4 次，口服，疗程均为 7~10d，大多数患者治疗反应良好。杆菌肽，亦可用于本病，25 000U，4 次/天，口服 7~10d。应用微生态制剂可恢复肠道正常菌群，如金双歧、乳酸杆菌片、培菲康等。

3. 其他治疗　对于内科保守治疗无效或出现严重并发症，如肠梗阻、中毒性巨结肠、肠穿孔时，应考虑行手术治疗。

（七）预后

大多数病例经治疗后可获痊愈，轻症病例在停用相关抗生素后，有的可自愈，个别患者经治疗后仍可再度发生腹泻。重症病例，如出现严重并发症如肠梗阻、肠穿孔时，病死率可达 16% ~22%。

（杨廷旭）

第四节　小肠肿瘤

一、小肠肿瘤

（一）概述

小肠肿瘤（small intestine tumor，SIT）是指发生于小肠的肿物，可发生于小肠各种组织，种类繁多，临床表现缺乏特异性，复杂多样，缺乏有效诊断方法，漏诊或误诊率高，而小肠肿瘤手术切除较容易，早期治愈率较高。因此，早期诊断是提高小肠肿瘤诊治水平的关键。临床医师必须熟悉小肠肿瘤的流行病学及临床表现，对有反复腹痛、腹部包块、不全性肠梗阻及不明原因发热或消化道出血等临床表现的患者应将小肠肿瘤作为主要鉴别诊断之一，对于小肠疾病的各种检查手段宜合理选择、联合应用、互为补充，对于检查阴性而症状反复者须注意定期随访。

（二）流行病学

小肠占胃肠道全长的 70% ~80%，其黏膜面积逾消化道总面积的 90%，但小肠肿瘤少见。目前缺乏详细的流行病学资料，但依据现有的临床资料，认为小肠肿瘤约占全胃肠道肿瘤的 1% ~5%，小肠原发性恶性肿瘤约占全胃肠道恶性肿瘤的 1% ~3.6%。好发部位依次为回肠、空肠、十二指肠，以恶性肿瘤居多，约占 75%，良性者约占 25%。发病年龄多在 40 岁以上，男性多见，男：女 =1.64 ：1。

（三）病因和发病机制

小肠肿瘤的发病与遗传因素、环境因素、免疫因素、胆盐衍生物及病毒感染等因素有关。

（1）遗传因素：研究表明，某些遗传性综合征的患者患小肠癌的发病率明显高于一般人群，约占 1% ~5%，家族性腺瘤性息肉病危险性最高。遗传性非息肉病性结肠癌综合征的患者可发生多源发性癌，常见于结肠、胃、子宫及卵巢。发生于小肠的 Peutz - Jeghers 综合征常引起肠梗阻。

（2）环境因素：临床研究发现，回肠造瘘术的患者发生造瘘术内腺癌的发生率高，可能由于术后回肠造瘘部的菌群与结肠相似，接触的致癌物多于正常回肠。另外，克罗恩病发生癌变的部位多位于炎症活动的病变区，故考虑与慢性炎症刺激及黏膜的内分泌细胞异常增殖有关。

（3）免疫因素：各种原因引起的免疫功能低下者的小肠肿瘤发病率高于一般人群。艾滋病者以 Kaposi 肉瘤和淋巴瘤较常见。

（4）胆盐及其衍生物：研究发现胆盐在细菌的作用下可转变成致癌物质，后者在小肠肿瘤的形成过程中起一定的作用。脂肪摄入与小肠肿瘤的发生明显相关。

二、小肠良性肿瘤

小肠良性肿瘤（benign tumor of the small intestine）发病年龄以 40～60 岁多见，男女发病率相近。肿瘤通常根据组织来源分类，其中腺瘤、平滑肌瘤、脂肪瘤、血管瘤相对常见，而纤维瘤、神经纤维瘤、淋巴管瘤较罕见。

（一）临床病理

（1）腺瘤：好发于十二指肠，可以是单个或多个，也可成串累及整个小肠段。由增生的黏膜腺上皮构成，常呈息肉状。根据其组织学结构可分为 4 种类型，其中管状腺瘤是十二指肠内最常见的良性肿瘤，绒毛状腺瘤和管状绒毛状腺瘤容易发生癌变，Brunner 腺瘤罕见、极少恶变。

（2）平滑肌瘤：好发于空肠和回肠，多单发，由梭形平滑肌细胞组成，边界清楚，但无包膜，外观灰色，呈分叶状。肿瘤大小不一，生长方式多种，以腔内生长多见。约15%～20%的平滑肌瘤可发生恶性变。

（3）脂肪瘤：为起源于黏膜下层、界限明显的脂肪组织肿块，好发于回肠末端，多见于老年男性。

（4）血管瘤：多见于空肠，分为毛细血管瘤、海绵状血管瘤、混合型血管瘤 3 种类型，无被膜，界限不清。

（5）纤维瘤及神经纤维瘤：均少见。纤维瘤由致密的胶原囊及多少不等的成纤维细胞组成，可累及黏膜下、肌层或浆膜层。神经纤维瘤由增生的神经膜细胞和成纤维细胞构成，多发生在终末回肠、盲肠部和升结肠及其相关的肠系膜，常为多发性而称为神经纤维瘤病。

（6）错构瘤样病变：最常见的是 Peutz－Jeghers 综合征，有家族史。错构瘤不属于癌前病变，是肠道息肉而不是真性肿瘤。典型的临床表现是界限清晰的黑色素斑，直径 1～2mm，分布在面部、唇颊黏膜、前臂、手掌、足底、指（趾）和肛周区。息肉数目很多，大小不等，多在空肠和回肠。

（二）临床表现

小肠良性肿瘤多无症状，而在手术、体检或尸检时发现，少数患者以急腹症或腹部肿块就诊。其临床表现与肿瘤类型、瘤体大小、部位、生长方式等有关，一般认为腹痛、消化道出血、腹部肿块、肠梗阻为主要表现，但对确定肿瘤性质无鉴定意义。如腺瘤、平滑肌瘤、脂肪瘤均可使表面黏膜糜烂、溃疡而发生肠道出血，亦都能引起肠套叠、肠腔狭窄、肠扭转导致肠梗阻。血管瘤和错构瘤样病变均主要表现为反复消化道出血。

（三）实验室检查及特殊检查

（1）实验室检查：血常规可有血红蛋白减少，白细胞升高。

（2）X线钡餐检查：应作为常规和首选，主要的X线表现包括充盈缺损、肠袢推移、龛影及肠套叠或梗阻。

（3）内镜检查：胃镜及结肠镜检查可发现十二指肠和回肠末端的肿瘤，对怀疑小肠肿瘤者具有重要的鉴别意义。小肠镜对本病的诊断有重要作用，但因这种方法费时长、技术高，临床尚未普及。胶囊内镜的应用可提高小肠肿瘤的检出率，其缺点是不能取活检。超声内镜对小肠肿瘤的诊断亦有重要价值。

（4）其他：腹部CT、B超、放射性核素扫描及选择性肠系膜上动脉造影有助于小肠肿瘤的诊断。对于疑诊者，必要时可行腹腔镜检或剖腹探查。

（四）诊断和鉴别诊断

小肠肿瘤的诊断较为困难，近年来，随着影像、腹腔镜、小肠镜以及胶囊内镜等诊疗技术的提高和应用，其检出率明显提高。对有以下临床表现者需警惕小肠肿瘤可能性：①原因不明的小肠梗阻，或反复发作的不完全性小肠梗阻，并可以除外术后肠粘连及腹壁疝的患者。②原因不明的多次消化道出血，或伴有贫血表现而无胃及结肠病变的患者。③原因不明的下腹部或脐周肿块患者。宜进一步做X线或内镜检查等方法加以明确，必要时可考虑剖腹探查。

（五）治疗

手术是首选方法，由于小肠良性肿瘤可引起严重并发症，并有恶变可能，因此一旦诊断明确即应积极切除。近年来，由于内镜和腹腔镜技术发展，一些病例可采用内镜、腹腔镜治疗。

（六）预后

一般经手术切除或内镜下治疗者预后良好，少数可发生癌变。

三、原发性小肠恶性肿瘤

原发性小肠恶性肿瘤（primary malignant tumor of the small instestine）占全消化道恶性肿瘤的1%～3%，60～70岁较多，男性多于女性。小肠恶性肿瘤以腺癌、恶性淋巴瘤多见，平滑肌肉瘤及类癌较少见，其他少见的尚有脂肪肉瘤、纤维肉瘤、血管肉瘤和恶性神经鞘瘤等。

（一）临床病理

（1）腺癌：好发于十二指肠和空肠上段，尤以十二指肠降部最多见。组织学分为腺癌、黏液腺癌及未分化癌，以分化较好的腺癌多见。腺癌呈息肉样肿块或浸润型增生，容易转移至区域淋巴结，晚期穿透浆膜侵犯邻近脏器，并可转移到肝、肺、肾和肾上腺等处。小肠腺癌有时可同时有两个原发病灶，另一个癌灶可位于结肠、乳房、胰腺、肾脏等器官。

（2）平滑肌肉瘤：占各型小肠肉瘤的90%以上，可发生于小肠各段，以空肠最多，十二指肠最少。小肠平滑肌肉瘤与平滑肌瘤往往较难区别，肿瘤细胞异型性、凝固性坏死和核分裂象多少对平滑肌肉瘤诊断及其恶性程度判断很重要，一般认为10个高倍镜视野下>5个核分裂象是诊断平滑肌肉瘤的依据。肉瘤可直接浸润周围组织或通过血道转移，常见的是肝、肺和骨转移，也可通过腹膜种植转移。

（3）类癌：是一组源于嗜铬细胞，能产生小分子多肽或肽类激素的肿瘤，即APUD细胞瘤。90%以上的类癌发生于胃肠道，主要见于阑尾、小肠和直肠。小肠类癌发病年龄平均60岁左右，男性较多。多见于末端回肠，常为黏膜下多发性小肿瘤，发生转移者远多于阑尾和直肠类癌，转移主要和肿瘤大小有关。

（4）恶性淋巴瘤。

（二）临床表现

早期常无典型临床表现，甚至无症状，中晚期出现症状亦表现多样复杂且无规律。主要临床表现有：

（1）腹痛：最常见，轻重不一，隐匿无规律，呈慢性过程，也有急性起病呈急腹症。腹痛可因肠梗阻、肿瘤牵拉、肠管蠕动失调及继发肠管炎症、溃疡、穿孔所致。

（2）消化道出血：以腺癌最常见，平滑肌肉瘤和淋巴瘤次之。可表现为间歇性，反复小量出血，亦可表现为急性消化道大出血。

（3）肠梗阻：多为不完全性梗阻，如肿瘤带动肠扭转，可导致绞窄性肠梗阻。

（4）腹块：恶性肿瘤腹部肿块多于良性肿瘤，肉瘤多于腺癌。

（5）肠穿孔：恶性肿瘤穿孔发生率明显高于良性肿瘤，常由于肠壁发生溃疡、坏死、感染引起，可导致腹膜炎，死亡率高。

（6）其他：常可出现腹泻、发热、腹胀、乏力、贫血、消瘦等症状，位于十二指肠的肿瘤，特别是十二指肠乳头及其附近可出现黄疸。肿瘤广泛浸润可压迫淋巴管引起乳糜泻、小肠吸收不良、低蛋白血症、浮肿、恶病质、腹水及远处转移等症状。此外，类癌由于能分泌5－羟色胺、缓激肽、组胺等生物活性因子，可引起血管运动障碍、胃肠症状、心肺病变等，称为类癌综合征。

（三）实验室检查及特殊检查

各种检查手段运用应遵循合理顺序。腹部平片可显示小肠梗阻的典型征象。怀疑患者小肠肿瘤，常先行胃、十二指肠镜和结肠镜检查，能发现十二指肠和回肠末端病变。如无病变，可通过导管插入将稀钡注入小肠行低张气钡双重对比X线检查。如已有梗阻，则禁用稀钡灌肠造影，可先插管吸引减压，梗阻缓解后再用30%泛影葡胺溶液经管缓注造影，也有助于小肠肿瘤诊断。X线主要表现为病变部肠管僵硬、黏膜破坏、充盈缺损、龛影或不规则狭窄，伴有近侧的扩张张及组织阴影等。若上述X线造影检查阴性，并不能排除肿瘤存在可能性，应进一步采用选择性肠系膜上动脉造影，对血管瘤和血管丰富的平滑肌肿瘤、腺癌等具有较高诊断率。放射性核素扫描能显示胃肠道出血部位，与血管造影联合应用可提高诊断率，并可作为血管造影的预先检查方法。近年来，内镜技术发展，可望提高小肠肿瘤早期检出率：双气囊小肠镜能观察全部小肠的病变并能进行组织活检，超声内镜对十二指肠肿瘤的诊断和鉴别诊断具有重要的价值，胶囊内镜亦应用于临床，患者耐受良好。至于B超、CT及MRI，对肿瘤早期诊断价值不大，但对中晚期肿瘤性质鉴别、生长和浸润转移情况、指导肿瘤分期、穿刺活检以及治疗方案有意义。总的来说，虽然小肠肿瘤的检查方法很多，但各有其局限性，应注意联合应用。如经各种检查仍不能确诊，应考虑行腹腔镜检查或剖腹探查术。

（四）诊断和鉴别诊断

小肠恶性肿瘤早期症状多缺乏或不典型，极易漏诊误诊，而且从症状出现到明确诊断往往经历较长时间，一经确诊，多属于晚期。因此对出现下列情况应做进一步检查，及早确诊：①近期食欲减退、消瘦、腹痛、不明原因的反复消化道出血或持续大便隐血阳性，而经食管、胃、结肠等部位各种检查未发现病变者；②无痛性黄疸、慢性腹泻或不完全性肠梗阻，成人反复肠套叠或腹部有肿块者；③不明原因的贫血，伴有粪便隐血反复阳性或有慢性小肠穿孔及腹部包块伴压痛者。

（五）治疗

手术仍为首选的治疗方法，应尽可能行根治手术。多数小肠恶性肿瘤对化、放疗不敏感，化疗需根据病理分类选用药物，以联合用药较好，肝转移者还可行供瘤动脉栓塞化疗。但小肠淋巴瘤术后应辅以化疗和/或放疗，能明显减少术后复发和提高治愈率。化疗也可提高腺癌术后疗效，但类癌一般对化疗不敏感，类癌患者还应注意防治类癌综合征。

（六）预后

在小肠恶性肿瘤中，5 年生存率腺癌最低，约 20% ~28%，预后最差。

四、小肠恶性淋巴瘤

小肠恶性淋巴瘤（malignant lymphoma of the small instestine）起源于肠道黏膜下淋巴组织，在小肠恶性肿瘤中占较大比例，发病年龄多在 40 ~50 岁，男多于女，发病部位以回肠最多，其次为空肠。

（一）临床病理

根据组织病理学，淋巴瘤可分为霍奇金淋巴瘤（Hodgkin lymphoma，HL）和非霍奇金淋巴瘤（non Hodgkin lymphoma，NHL）两大类。2001 年 WHO 的分型方案将淋巴组织肿瘤分为三大类：B 细胞肿瘤、T 和 NK 细胞肿瘤和 HL。NHL 大部分为 B 细胞性，常有侵袭性，发展迅速，早期即易远处扩散。小肠恶性淋巴瘤多为成熟 B 细胞肿瘤，T 细胞淋巴瘤和 HL 很少见。常见的淋巴瘤亚型有：

（1）弥漫性大 B 细胞淋巴瘤：最常见的侵袭性 NHL，呈弥漫生长，常有 Bcl－2 或Bcl－6 基因过表达。

（2）伯基特淋巴瘤（Burkitt lymphoma，BL）：多见于感染 EB 病毒的儿童和青少年，多累及末端回肠，是严重的侵袭性 NHL。BL 由形态一致的小无裂细胞组成，表达表面 IgM 和泛 B 细胞标志，伴 t（8；14），与 MYC 基因表达有关。

（3）结外边缘区 B 细胞淋巴瘤：是发生在结外淋巴组织淋巴滤泡及滤泡外套之间区域的淋巴瘤，亦称为黏膜相关性淋巴样组织（MAIJT）淋巴瘤。细胞表达分泌型免疫球蛋白，B 细胞相关抗原，常出现 3 号染色体三体，cylin D_1（－）。临床预后较好，但也可能向高度恶性转化。

（4）套细胞淋巴瘤：由淋巴小结外套区的 B 淋巴细胞发生，常在肠黏膜下形成多个结节，肉眼观察似息肉，称淋巴瘤息肉病。细胞常同时表达 sIgM、IgD、泛 B 细胞抗原 CD_{19}、CD_{20}、CD_{22}和 T 细胞相关抗原 CD_5，常有 t（11；14），表达 cylin D_1。本病多见于老年男性，发展迅速，化疗完全缓解率低。

（5）滤泡淋巴瘤：发生于生发中心的淋巴瘤，细胞表达泛 B 细胞标志和 Bcl－2 蛋白，伴 t（14；18）。肿瘤属低度恶性 B 细胞淋巴瘤，但不易治愈，病程长，反复复发或转成侵袭性。

(6) T细胞淋巴瘤：原发性于肠道者少见，包括肠病型T细胞淋巴瘤和无肠病表现的T细胞淋巴瘤，以前者常见，来源于肠道黏膜T淋巴细胞群。细胞表达全T细胞抗原（CD_3^+、CD_7^+），也表达CD_8和黏膜淋巴抗原CD_{103}，常存在TCRβ基因的克隆性重排。本病多见于有麸质过敏性肠病病史的成年男性，病变常见于空肠，呈单个或多发的黏膜溃疡，为穿孔性，伴或不伴相关性包块。病情进展快，预后差。

（二）临床表现

小肠恶性淋巴瘤病程较短，症状较明显。主要表现为腹痛，呈隐痛、钝痛或胀痛，当有梗阻时，出现阵发性绞痛。其次为恶心、呕吐、食欲减退、体重下降、乏力、腹泻、便秘、间歇性黑便、吸收不良综合征等。常有发热，易并发肠穿孔，也可发生肠套叠。体检时可扪及腹部包块，质地较硬，呈结节状，有时尚可触及肿大淋巴结。

（三）诊断和鉴别诊断

诊断要排除继发性小肠恶性肿瘤，可参考Dawson原发性胃肠淋巴瘤诊断标准：①无浅表淋巴结肿大；②无肝脾肿大；③胸片无纵隔淋巴结肿大；④周围血白细胞总数及分类正常；⑤手术证实病变局限于小肠及引流区域淋巴结。

怀疑小肠恶性淋巴瘤，应进一步做影像、内镜等检查。X线钡剂造影可显示小肠呈现不规则边缘，多发性结节状隆起或溃疡形成。B超、CT可显示肠壁局限或不规则增厚，腹腔淋巴结肿大等，超声内镜有助于判断病变深度和分期，对疑难病例应尽早手术，内镜下活检及术后组织病理学检查是最可靠的确诊方法。在组织学诊断基础上，应尽量采用单克隆抗体、细胞遗传学和分子生物学技术，按WHO的淋巴组织肿瘤分型标准进行分类分型诊断。

明确淋巴瘤的诊断后，还需根据其分布范围进行临床分期，可参考表9-2。

表9-2 原发性小肠NHL分期

分期	分布
Ⅰ期	累及小肠局部肠段，无淋巴结转移
Ⅱ期	累及小肠局部肠段，伴局部淋巴结转移
Ⅲ期	累及小肠和膈上、下淋巴结，脾脏
Ⅳ期	广泛累及器官和组织，无论其有无淋巴结受累

（四）治疗

应采取手术，放、化疗等相结合的综合治疗。手术可以切除病灶，解除肿瘤所致的肠梗阻，还可预防出血和穿孔。对肿瘤局限于某一肠段，无或仅有区域淋巴结转移或肠道梗阻有明显外科体征者，首选手术治疗。但除局限于黏膜层的孤立病灶外，其余术后需辅加放疗或化疗，对有残存病变者可先给予放疗。

如病变广泛则根据肿瘤范围和恶性程度，进行以化疗为主的放、化疗结合的综合治疗。滤泡淋巴瘤、边缘区淋巴瘤等低度恶性NHL，放、化疗有效，但不易缓解。单药可给予苯丁酸氮芥或环磷酰胺，联合化疗可用COP方案（环磷酰胺、长春新碱、泼尼松）。临床资料表明无论单药或联合化疗，强烈化疗效果差，不能改善生存。新药氟达拉宾、2-氯去氧腺苷等有报道能提高缓解率。高度恶性 NHL，如大 B 细胞淋巴瘤、套细胞淋巴瘤、周围性 T 细胞淋巴瘤等，不论分期均应以化疗为主，常用的化疗方案为 CHOP（环磷酰胺、阿霉素、长春新碱、泼尼松），BACOP（博莱霉素、阿霉素、环磷酰胺、长春新碱、泼尼松）等，伯基特淋巴瘤等增生极快，应采用强烈的化疗方案予以治疗。小肠 HL 非常少见，其化疗方案同其他部位的 HL，一般首选 ABVD 方案（阿霉素、博莱霉素、长春碱、达卡巴嗪）。

近年来，生物辅助治疗淋巴瘤取得可喜进展：①单克隆抗体。凡 CD_{20} 阳性的 B 细胞淋巴瘤，均可用 CD_{20} 单抗治疗，与化疗合用疗效更好。②干扰素 α 用作低度恶性淋巴瘤化疗后的维持治疗，可延长患者的无病生存期。③Bcl－2 的反义寡核苷酸可减少 Bcl－2 基因的表达，促使表达 Bcl－2 的淋巴瘤细胞凋亡，靶向治疗淋巴瘤。

中、高度恶性 NHL 患者，如常规治疗只取得部分缓解或复发，应及时做自体骨髓移植治疗。对某些高危型如伯基特淋巴瘤，如不为化疗和放疗所缓解，宜考虑行异基因骨髓移植。

（五）预后

恶性淋巴瘤预后较差，仅次于腺癌，5 年生存率约 35%，与年龄、性别、组织病理类型及原发肿瘤大小等因素有关。

（杨廷旭）

第五节　肠结核

肠结核（intestinal tuberculosis）是结核杆菌引起的肠道慢性特异性炎症。

一、流行病学

可见于任何年龄，而以 20～40 岁最多，女性多于男性。我国属于结核病流行区，因艾滋病病毒的流行及人口流动，近年来肺结核发病有上升趋势，故临床上应对本病加以重视。

二、病因和发病机制

肠结核主要由人型结核杆菌引起，少数系牛型结核杆菌所致。感染结核杆菌仅是致病条件，只有当入侵的结核杆菌数量较多、毒力较强，而人体免疫功能低下、肠道局部抵抗力削弱时，才会发病。肠结核主要经胃肠道传播，绝大多数患者继发于肠外结核灶，尤其是排菌性肺结核，患者常因吞咽含结核菌的痰液而致病。经常和开放性肺结核患者共餐而忽视餐具消毒隔离，或饮用未经消毒的带菌牛奶也可致病。肠外结核病变经血行播散或邻近器官的病灶直接蔓延至肠道，也可引起肠结核。

肠结核的最常见部位是回盲部，其次为升结肠、空肠、横结肠、降结肠、阑尾、十二指肠、乙状结肠和直肠。由于机体对结核杆菌的免疫力和结核菌侵入的数量和毒力有所不同，病理表现为溃疡型、增生型和混合型肠结核。机体免疫力低、菌量多且致病力强，表现为溃疡型；反之，则表现为增生型；兼有这两型病理特点的即称为混合型肠结核。

（1）溃疡型肠结核：占大多数。病变始于肠壁的集合淋巴组织和孤立淋巴滤泡，呈充血、水肿及炎症渗出性病变，进一步发展为干酪样坏死，肠黏膜因坏死脱落形成溃疡。溃疡可逐渐融合增大，边缘不整，深浅不一，可深达肌层或浆膜层，可累及周围腹膜或邻近肠系膜淋巴结，引起局限性结核性腹膜炎或肠系膜淋巴结结核。因溃疡周围血管多有闭塞性动脉内膜炎，故引起大出血者少见。由于溃疡常沿肠壁淋巴管走行呈环形，故病变修复时可形成环形肠腔狭窄。肠结核病变发展缓慢，常与周围组织粘连，故溃疡急性穿孔较少见，但可发生慢性肠穿孔而致局部脓肿或肠瘘。

（2）增生型肠结核：病变多局限于盲肠，有时可累及升结肠近段或回肠远段。病变急性期充血、水肿和淋巴管扩张，慢性期大量结核性肉芽肿和纤维组织增生，使局部肠壁增厚、变硬，肠壁狭窄而致肠梗阻。黏膜层可伴有浅表性小溃疡及炎性息肉形成。

三、临床表现

肠结核大多起病缓慢，缺乏特异性症状和体征，主要临床表现有：

（1）腹痛：疼痛部位因病变所在部位不同而异，多位于右下腹部，反映肠结核好发于回盲部，有时可引起脐周或上腹部牵涉痛。一般为隐痛或钝痛，若合并肠梗阻，急性穿孔或阑尾受侵，则疼痛较剧烈。因进食能引起胃回肠反射或胃结肠反射而使病变肠段痉挛，故可诱发腹痛，排便可使之缓解。

（2）腹泻和便秘：腹泻常见于溃疡型肠结核，粪便每日数次至十数次，呈糊状或水样，一般无黏液或脓血，不伴里急后重感。左半结肠受累时可有黏液脓血便，量多，常有恶臭味。有时患者出现腹泻与便秘交替，这是肠功能紊乱的一种表现。便秘者多见于增生型肠结核。

（3）腹块：多位于右下腹，质地中等，表面不平，有压痛，比较固定。腹块主要见于增生型肠结核，也可见于溃疡型肠结核合并有局限性腹膜炎，肠管与周围组织粘连，或同时有肠系膜淋巴结结核。

（4）全身症状：结核中毒症状多见于溃疡型肠结核，表现为不同热型的发热、盗汗、乏力等。患者逐渐出现消瘦、贫血、维生素缺乏等营养不良表现，可同时有肠外结核特别是活动性肺结核的表现。增生型肠结核病程较长，全身情况一般较好，多不伴肠外结核表现。

（5）并发症：见于晚期患者。肠梗阻最常见，多见于增殖型肠结核，一般为慢性不全性肠梗阻。肠穿孔多为慢性，在腹腔形成局限性脓肿、肠瘘，可有瘘管形成。消化道出血少见，多见于十二指肠结核。尚可合并腹膜炎、肠粘连、肠套叠等。

四、实验室检查及特殊检查

（1）血液检查：白细胞计数多正常或升高，淋巴细胞增高，轻中度贫血多见，血沉多增快，可作为估计结核病活动程度的指标。部分患者可有血白蛋白降低。

（2）粪便检查：一般无肉眼黏液或脓血，但显微镜下可减少量脓细胞和红细胞。粪便浓缩查抗酸杆菌和粪便结核菌培养，阳性率均不高。

（3）结核菌素试验：现用纯结核蛋白衍化物（PPD）试验，若为强阳性有助于本病诊断。

（4）X线检查：腹部平片若发现腹腔淋巴结钙化或胸片有肺结核病变，对诊断有帮助。钡餐造影和钡灌肠检查对肠结核有较高诊断价值，但有肠梗阻表现时，钡餐检查应慎重。常见X线造影征象有：①溃疡型肠结核常见肠激惹征象，又称为跳跃征象（stierlin，sign），病变肠段钡剂排空很快，充盈不良，而病变上、下肠段钡剂充盈良好。病变部位黏膜皱襞粗乱，可见肠壁溃疡、边缘不整，有时呈锯齿状。②增殖型肠结核常出现盲肠或附近肠段的肠壁增厚僵硬，肠腔狭窄，黏膜呈结节状改变。③晚期多见肠腔狭窄，可伴有近端肠腔扩张或见肠段缩短变形，肠管移位、回肠盲肠正常角度消失等。

（5）结肠镜检查：肠结核病变主要在回盲部，结肠镜可以对全结肠和回肠末段进行直接观察，有重要诊断价值。内镜下见病变肠黏膜充血、水肿、溃疡形成（常呈环形溃疡，边缘呈鼠咬状），大小及形态各异的炎性息肉、肠腔狭窄等。活检如能找到干酪样坏死性肉芽肿或结核杆菌具有确诊意义。

五、诊断和鉴别诊断

如有下列情况应考虑肠结核：①青壮年患者有肠外结核，尤其是开放性肺结核。②临床表现有腹痛、腹泻、右下腹压痛，也可有腹块，原因不明的肠梗阻，伴有结核毒血症状。③结核菌素试验强阳性。④X 线钡餐检查发现回盲部有激惹、肠腔狭窄、肠段缩短变形等征象。

对高度怀疑肠结核的病例，如抗结核治疗 2～6 周有效，可做出肠结核的临床诊断。如病变在回肠末段及结肠者，结肠镜检查及活检有助诊断和鉴别诊断。对诊断有困难者，主要是增殖型肠结核，有时需剖腹探查才能确诊。

肠结核需与下列疾病相鉴别：

（1）克罗恩病：本病与肠结核鉴别要点有①无肠外结核证据；②病程一般更长，有缓解和复发趋势；③肠梗阻、瘘管等并发症更为常见，可有肛门直肠周围病变；④X 线检查病变以回肠末段为主，可有其他肠段受累，并呈节段性分布；⑤结肠镜下溃疡多为纵行、裂隙状，病变之间黏膜正常；⑥抗结核药物治疗无效；⑦Crohn 病为非干酪样肉芽肿。

（2）右侧结肠癌：本病的特点有①发病年龄较大，常在 40 岁以上；②病程进行性发展；③一般无发热、盗汗等结核中毒症状；④肠梗阻较常见，且出现较早，粪便潜血试验常持续阳性；⑤X 线检查可见病变范围局限，不累及回肠，主要表现为充盈缺损；⑥结肠镜检查及活检可确定结肠癌诊断。

（3）阿米巴性或血吸虫性肉芽肿：既往有相应感染史。脓血便常见。粪便常规或孵化检查发现致病原体。结肠镜检查多有助于鉴别诊断。相应特效治疗有效。

（4）其他：尚需与肠恶性淋巴瘤、慢性细菌性痢疾、溃疡性结肠炎合并逆行性回肠炎、耶尔森菌肠炎及一些少见的感染性肠病，如非典型分枝杆菌、性病性淋巴肉芽肿、梅毒侵犯肠道等相鉴别。

六、治疗

治疗目的是消除症状，改善全身情况，促使病灶愈合及防治并发症。肠结核早期病变是可逆的，故强调早期治疗。

1. 一般治疗　休息和营养可加强患者的抵抗力，是治疗的基础。活动性肠结核须卧床休息。应给予营养丰富、易消化、少渣、无刺激性饮食，必要时可经静脉高营养治疗。

2. 抗结核化学药物治疗　是本病治疗的关键，与肺结核的治疗方案相同，一般选用三联治疗方案，用药时间 1 年以上。

3. 对症治疗　腹痛可用抗胆碱能药物；摄入不足或腹泻严重者应注意纠正水、电解质与酸碱平衡紊乱；有贫血及营养不良者可输血，静脉补充氨基酸或脂肪乳；有肠梗阻者应禁食及行胃肠减压。

4. 手术治疗　适应证包括：①完全性肠梗阻；②急性肠穿孔，或慢性肠穿孔瘘管形成经内科治疗而未能闭合者；③肠道大量出血，经内科治疗无效；④诊断困难需剖腹探查者。

七、预后

早期诊断和及时治疗对肠结核的预后起决定性作用，另外，合理选用抗结核药物，足剂量和足疗程，也是预后的关键。

（郭爱华）

第六节　肠梗阻

肠梗阻（intestinal obstruction）指肠内容物在肠道中通过受阻，是常见急腹症，可由多种因素引起。

一、流行病学

目前缺乏完善的流行病学资料。

二、病因和发病机制

肠梗阻有多种病因，发病机制不同，其临床表现及预后相差很大，故肠梗阻依据病因和发病机制的不同进行以下临床分型：

（一）按梗阻原因分

（1）机械性肠梗阻：最常见，由机械因素造成肠腔变窄或闭塞，使肠内容物通过障碍。原因有：①肠外因素，如粘连、肠扭转、嵌顿疝、肠外肿块压迫等；②肠壁病变，如肠道先天性病变、套叠、炎症、肿瘤等导致狭窄；③肠内因素，如粪块、蛔虫团、异物、胆石等堵塞肠腔。

（2）动力性肠梗阻：肠腔无器质性狭窄，是因肠壁肌肉舒缩紊乱而致肠内容物不能正常运行。分为：①麻痹性肠梗阻，多见，因腹部手术、感染中毒、低血钾、脊髓炎等影响肠道神经功能或平滑肌收缩，使肠蠕动丧失；②痉挛性肠梗阻，少见且多短暂出现，是由于肠肌持续过度收缩所致，可见于慢性铅中毒，急性肠炎等并发的肠梗阻。

（3）血运性肠梗阻：肠系膜血管血栓形成或栓塞，肠管血液循环障碍，导致肠麻痹，而使肠内容物不能运行。

（二）按肠壁血运情况分

（1）单纯性肠梗阻：肠壁血运正常，只是肠内容物通过受阻。

（2）绞窄性肠梗阻：梗阻并伴有肠壁血运障碍者，可因肠扭转、肠套叠、嵌顿疝等使肠系膜血管受压或肠系膜血管血栓形成或栓塞引起。

（三）按梗阻部位分

（1）高位小肠梗阻：主要指发生于十二指肠或空肠的梗阻。

(2) 低位小肠梗阻：主要指回肠远段的梗阻。

(3) 结肠梗阻：多发生于左侧结肠，尤其在乙状结肠或乙状结肠与直肠交界处。

(四) 按梗阻程度分

分为部分性与完全性肠梗阻。

(五) 按发病缓急分

分为急性与慢性肠梗阻。

值得指出的是，上述各型肠梗阻既相互关联，又可随病理过程演变而转化。例如：单纯性与慢性肠梗阻多为部分性肠梗阻，而一定条件下，单纯性可变为绞窄性，部分性可转成完全性，慢性亦可变为急性肠梗阻。

肠梗阻的主要病理生理变化包括肠膨胀、体液和电解质丢失、感染和毒素吸收三大方面。

(1) 肠膨胀：肠梗阻后梗阻以上的肠腔因积气积液而膨胀，梗阻部位越低，时间越长，则肠膨胀越明显。肠腔积气主要来自咽下的空气，其余是由血液弥散或肠内容物腐败、发酵产生的气体。积聚的液体主要是消化液，正常时绝大部分被小肠黏膜吸收，而梗阻后肠膨胀、肠内压增高，既抑制肠黏膜吸收，又刺激其分泌增多，结果肠内液体越积越多。肠内压增高到一定程度，可使肠壁血运障碍，单纯性肠梗阻变为绞窄性肠梗阻。早期主要是静脉回流障碍，肠壁充血、水肿，呈暗红色；继而动脉血流受阻、血栓形成，肠管因缺血而坏死，呈紫黑色，最后可自行破裂。严重的肠膨胀可使膈肌升高，影响患者的呼吸、循环功能。

(2) 水电解质、酸碱平衡紊乱：正常成人每日胃肠道分泌液的总量约为8L，绝大部分被再吸收，以保持体液平衡。高位肠梗阻患者频繁呕吐，大量水分及电解质被排出体外；低位肠梗阻时呕吐虽较少，但梗阻以上肠腔中大量积液，造成体液内丢失。如有肠绞窄存在，更丢失大量血液。这些变化导致机体严重缺水、血液浓缩，以及电解质、酸碱平衡失调。但其变化也因梗阻部位的不同而有差别。如为十二指肠第1段梗阻，可因丢失大量胃酸而产生低氯低钾性碱中毒。一般小肠梗阻，丧失的体液多为碱性或中性，钠、钾离子的丢失较氯离子为多，以及在低血容量和缺氧情况下酸性代谢物剧增，加之缺水，少尿可引起严重的代谢性酸中毒。严重的缺钾可加重肠膨胀，并可引起肌肉无力和心律失常。

(3) 感染和中毒：正常人小肠内仅有极少数细菌，肠梗阻时内容物滞留，梗阻以上肠腔内细菌大量繁殖，产生许多毒素及其他毒性产物。肠膨胀、肠壁变薄，黏膜屏障破坏，尤其肠管绞窄时，毒素和细菌可通过肠壁引起腹腔感染，并经腹膜吸收产生全身中毒。

肠梗阻的病理生理变化程度随着梗阻的性质、部位而有所差异。如单纯性肠梗阻，以体液丧失和肠膨胀为主。如发生绞窄性肠梗阻，开始时肠壁静脉回流受阻，小静脉和毛细血管瘀血、通透性增强，大量血浆、血液渗入肠腔和腹腔，同时动脉继续向绞窄肠袢供血，使血容量迅速减少。继而动脉血流被阻断，肠管缺血性坏死，当肠坏死、穿孔，发生腹膜炎时，全身中毒尤为严重。最后可因急性肾功能及循环、呼吸功能衰竭而死亡。

三、临床表现

腹痛、呕吐、腹胀和无肛门排气排便是肠梗阻的典型症状，但在各型肠梗阻中表现并不一致。

（1）腹痛：机械性肠梗阻时肠段的最先反应是梗阻以上部位增强蠕动，导致阵发性绞痛，多位于腹中部，也可偏于梗阻所在部位。绞痛的程度和间歇期的长短与梗阻部位的高低和病情的缓急有关，急性空肠梗阻时绞痛较剧烈，结肠梗阻者腹痛一般不如小肠梗阻明显。麻痹性肠梗阻一般无腹绞痛，但可因肠管高度膨胀引起持续性胀痛。

（2）呕吐：很快即可发生，早期为反射性的，呕吐物多为胃内容物，晚期则为反流性呕吐，梗阻部位越高，呕吐越严重。结肠梗阻时因回盲瓣作用，晚期才出现呕吐，呕吐物可含粪汁。如呕吐物呈棕褐色或血性，应考虑绞窄性梗阻。麻痹性肠梗阻时，呕吐多为溢出性。

（3）腹胀：较迟出现，程度与梗阻部位有关，低位肠梗阻及麻痹性肠梗阻常有显著全腹膨胀。结肠梗阻时如回盲瓣关闭良好，梗阻以上结肠可形成闭袢，则腹周高度膨胀且往往不对称。腹胀不均匀对称，是肠扭转等闭袢性肠梗阻的特点。

（4）停止排便排气：完全性肠梗阻后多患者多停止排便排气，但在早期，尤其高位梗阻者，梗阻以下肠内残留的气体和粪便仍可排出，所以不能因此否定完全性肠梗阻诊断。某些绞窄性肠梗阻尚可排出血性液体或果酱样便。

（5）全身症状：单纯性肠梗阻早期，患者全身情况多无明显变化。梗阻晚期或绞窄性肠梗阻，患者可出现严重脱水，电解质、酸碱紊乱表现及感染、毒血症状和休克征象。

（6）腹部体征：视诊，机械性肠梗阻常可见肠型和蠕动波，在慢性梗阻和腹壁较薄者尤为明显。触诊，单纯性肠梗阻因肠管膨胀，可有轻度压痛。绞窄性肠梗阻，可有固定压痛和腹膜刺激征。蛔虫团、肠套叠或结肠癌等导致的梗阻，可触及相应的腹块。叩诊，腹腔有渗液时，可出现移动性浊音。听诊，机械性肠梗阻早期，肠鸣音亢进，有气过水声或金属音。麻痹性肠梗阻或机械性肠梗阻并发腹膜炎时，肠鸣音则减弱或消失。

四、实验室检查及特殊检查

（1）实验室检查：单纯性肠梗阻早期无明显变化，随着病情发展，因缺水、血液浓缩，血常规可有血红蛋白及血细胞比容升高。白细胞和中性粒细胞计数明显增加。血生化可出现血钾、血氯、血钠降低。代谢性酸中毒时，二氧化碳结合力可降低。

（2）X线平片：一般在肠梗阻、发生4～6h，X线即可出现变化。取直立位或左侧卧位摄片，可见到阶梯状的液平面和充气的肠袢。由于梗阻部位不同，X线表现不一，如空肠黏膜的环状皱襞呈“鱼骨刺”样。结肠胀气时显示结肠袋形，位于腹部周边。

五、诊断和鉴别诊断

在诊断过程中必须明确以下几个问题：

（一）是否肠梗阻

典型肠梗阻具有以下特点：

（1）有腹痛、呕吐、腹胀、停止自肛门排气排便这四大症状。

（2）腹部检查可见肠型或蠕动波、腹部压痛、肠鸣音亢进或消失等体征。

（3）腹部X线透视或拍片可见气胀肠袢及多个液平面。

但某些病例并不完全具备这些典型表现，特别是某些绞窄性梗阻早期，可能与急性坏死性胰腺炎、输尿管结石、卵巢囊肿蒂扭转等疾病混淆，甚至误诊为一般肠痉挛，尤应注意。

肠梗阻的原因需根据年龄、病史、症状、体征、X线检查等综合分析而做出判断，新生儿肠梗阻以先天性肠道畸形多见；3岁以下幼儿，则肠套叠多见；儿童可有蛔虫性肠梗阻；青中年患者的常见原因是肠粘连、嵌顿性疝、肠扭转；老年人则以结肠癌或粪块堵塞多见。临床上粘连性肠梗阻最常见，多发生于有腹部手术、外伤或感染史者；而有心脏病者，应考虑肠系膜血管栓塞。

（二）单纯性肠梗阻和绞窄性肠梗阻的鉴别

绞窄性肠梗阻预后严重，必须及早手术治疗，应首先明确或排除。有下列表现者应怀疑为绞窄性肠梗阻：

（1）腹痛发作急骤，起始即呈持续性剧痛，可有阵发性加重，或由阵发性绞痛转为持续性腹痛，或出现腰背痛。

（2）呕吐出现早且频繁，呕吐物为血性或肛门排出血性液体或腹腔穿刺抽出血性液体。

（3）腹胀不对称，可触及压痛的肠袢或有腹膜刺激征，肠鸣音可不亢进。

（4）全身情况急剧恶化，毒血症表现明显，早期出现休克。

（5）X线检查见孤立、固定胀大的肠袢，可见扩张的肠管充满液体或显示肠间隙增宽，提示有腹水。

（6）经积极非手术治疗而症状、体征无明显改善。

（三）机械性肠梗阻和动力性肠梗阻的鉴别

前者多须手术，后者常不必手术，故鉴别十分重要。首先分析病史有无机械性肠梗阻因素或引起肠动力紊乱的原发病。机械性肠梗阻的特点是阵发性腹绞痛，腹胀早期可不显著，肠鸣音亢进，X线检查见胀气限于梗阻以上的肠管，即使晚期并发肠麻痹和绞窄，结肠也不会全部胀气。麻痹性肠梗阻特征为无绞痛、肠鸣音减弱或消失、腹胀显著，X线检查见全部小肠和结肠都均匀胀气。痉挛性肠梗阻时腹痛突然发作和消失，间歇不规则，肠鸣音减弱而不消失，无腹胀，X线检查肠亦无明显胀气。

（四）高位肠梗阻和低位肠梗阻的鉴别

高位小肠梗阻，呕吐出现早而频繁，腹胀不明显；低位小肠梗阻和结肠梗阻则反之。后两者可通过X线检查鉴别：低位小肠梗阻，扩张的肠管多在腹中部，液平较多，而结肠内无积气。结肠梗阻时扩张的肠管分布在腹周围，胀气的结肠在梗阻处突然中断，小肠内积气则不明显。

（五）完全性肠梗阻和部分性肠梗阻的鉴别

完全性梗阻多为急性发作，症状体征明显且典型。部分性梗阻多为慢性梗阻，症状不明显，可反复发作，可有排气排便。X线检查完全性梗阻者肠袢充气、扩张明显，梗阻以下结肠内无气体；部分性梗阻则否。

六、治疗

治疗原则是纠正因肠梗阻所引起的全身生理紊乱和解除梗阻，包括非手术和手术治疗两方面。

（一）非手术治疗

是被首先采用的治疗措施，手术治疗必须在此基础上进行。多数动力性肠梗阻只需非手术治疗。对单纯性机械性肠梗阻，尤其早期部分性肠梗阻，如粘连或蛔虫、粪块阻塞所致的肠梗阻，通过非手术治疗可使症状解除；早期肠套叠、肠扭转引起的肠梗阻亦可在严密观察下先行此法使患者免于手术。但在治疗期间必须严密观察，如症状体征不见好转或反有加重，即应手术治疗。非手术治疗具体包括以下措施：

（1）禁食、胃肠减压：怀疑有肠梗阻存在，应严格禁食，超过2d即应给予营养治疗。有效的胃肠减压能减少肠腔内积液积气及细菌和毒素量，减轻腹胀，降低肠腔内压，改善肠壁血液循环及因腹胀引起的循环和呼吸窘迫症状。少数轻型单纯性肠梗阻经有效的减压后可恢复畅通。对需手术治疗者，胃肠减压可减少手术操作困难，增加安全性。

高位小肠梗阻一般采用较短的 Levin 管；低位小肠梗阻和麻痹性肠梗阻，用较长的 Miller - Abbott 管并能放置至梗阻部位，则效果较好；结肠梗阻发生肠膨胀时，插管减压多无效，常需手术减压。

（2）纠正水、电解质和酸碱平衡紊乱：是极重要的措施。输液的种类和量要根据患者呕吐情况、脱水类型及程度、尿量及尿比重、血液浓缩程度、血电解质及肌酐测定、血气分析及中心静脉压监测情况综合分析计算。不但要补充因呕吐、胃肠减压等外丢失量，还要充分考虑到渗至肠腔、腹腔等的内丢失量。要注重酸中毒的纠正及钾的补充。绞窄性肠梗阻和机械性肠梗阻晚期尚应注意血浆或全血等的补给。

（3）防止感染和中毒：适时合理应用抗生素可防止因梗阻时间过长或发生绞窄时继发的多种细菌感染。一般选用以抗革兰阴性杆菌及厌氧菌为主的广谱抗生素。

（4）恢复肠道功能：可试用口服或胃肠灌注油类、中医中药、针灸等方法解除梗阻。麻痹性肠梗阻如无外科情况可用新斯的明注射、腹部芒硝热敷等治疗。肠套叠可用空气钡灌肠法，乙状结肠扭转可用结肠镜，使之复位解除梗阻。

此外，适当应用镇静剂、解痉剂等进行对症处理，麻醉性止痛剂只能在确定手术治疗后使用。

（二）手术治疗

各种类型绞窄性肠梗阻、绝大多数机械性肠梗阻，以及非手术治疗无效的患者，需做手术治疗。由于急性肠梗阻患者的全身情况常较严重，所以手术的原则和目的是：在最短手术时间内，以最简单的方法解除梗阻和恢复肠腔的通畅。具体手术方法要根据梗阻的病因、性质、部位及全身情况而定。手术的主要内容为：①松解粘连或嵌顿性疝，整复套叠或扭转的肠管等，以消除梗阻的局部原因；②切除坏死或有肿瘤的肠段，引流脓肿等，以清除局部病变；③行肠造瘘术以解除肠膨胀，肠吻合术以绕过病变肠段等，恢复肠道功能。

七、预后

绞窄性肠梗阻的预后不良，死亡率高，达10% ~20%。而单纯性肠梗阻相对较好，死亡率约3%。

（郭爱华）

第七节　假膜性肠炎

一、流行病学

早在1893年，Finney和Osier报道了首例假膜性肠炎（pseudomembranous colitis，简称PMC）病例，当时是通过尸检发现死者有“白喉样结肠炎”并侵及大肠和小肠。20世纪50年代，大量抗生素应用于临床，抗生素治疗期间或治疗后假膜性肠炎发生率为14%～27%。1974年，Tedesco报道在应用抗生素治疗后行内镜检查的20 000名患者中，结肠假膜性肠炎的检出率为10%。假膜性肠炎是抗生素相关性腹泻的特殊类型，如不及时诊断并给予合理治疗，可导致并发症的发生，病死率高达15%～24%。

二、病因病理

难辨梭状芽孢杆菌广泛存在于土壤、水、各种动物和人类的尿道、阴道内，正常健康人肠道含量极少。当肠道抑制难辨梭状芽孢杆菌生长的正常菌减少，促其生长菌增多，该菌即可快速、大量地繁殖。绝大多数抗生素可造成肠道菌群紊乱，使难辨梭状芽孢杆菌过度增殖。难辨梭状芽孢杆菌主要引起结肠炎，侵犯小肠者少见。该菌本身并无侵袭性，造成结肠黏膜损伤是由于其产生的4种毒素：毒素A（肠毒素，分子量6×10^5），毒素B（细胞毒素，分子量4.5×10^5）、蠕动改变因子和不稳定因子综合作用的结果。毒素A使细胞内cAMP增加，而出现回、结肠黏膜炎症细胞浸润、出血及绒毛损害，使肠壁通透性增加，导致结肠的水、钠、氯等离子分泌增加。在结肠和回肠细胞膜上已证实有毒素A特异性糖蛋白受体，大剂量毒素可导致兔全部小肠和结肠黏膜以及鼠回肠黏膜产生坏死性炎症和出血性肠炎。毒素B为细胞毒素，直接破坏肠黏膜细胞，形成坏死、假膜。

三、临床表现

PMC患者症状较重，主要表现为腹泻、腹胀及腹痛。腹泻为首发症状，每日有数次至数十次的水样便，重症者可为海蓝色水样便，混有脱落的假膜甚至假膜管型。腹泻同时伴有腹胀、腹痛，并有发热，有时被误认为原有感染性疾病的恶化。在病变发展过程中，可出现难以忍受的腹痛，类似急腹症。如持续用有关抗生素，则症状加重，可伴脱水、电解质紊乱、大量白蛋白丢失甚至死亡。除有严重的腹泻、腹痛外，全身症状也较明显，体征有腹部压痛，甚至肌痛、反跳痛。部分患者伴有肠麻痹和肠扩张，可发生暴发性中毒性巨结肠、肠梗阻以及肠穿孔等严重并发症。

四、辅助检查

（一）粪便检查及培养

粪便检查的典型表现为肉眼观察可见粪便中混有假膜。显微镜下观察假膜由纤维素、黏蛋白、脱落的黏膜上皮细胞等组成。有确诊价值的实验室检查是粪便做厌氧菌培养，发现有难辨梭状芽孢杆菌生长。

（二）毒素鉴定

粪便难辨梭状芽孢杆菌的细胞毒素试验，对 PMC 的诊断也有一定价值。如第 1 次阴性，对可疑病例应复查，有些病例可呈阳性。将患者的粪便滤液稀释不同的倍数，置组织培养液中，观察细胞毒作用，1 ：100 以上有诊断意义。免疫法检测粪便难辨梭状芽孢杆菌毒素 A 的方法，与组织培养检测该菌的细胞毒素（毒素 B）试验相比，前者的敏感性为 91.5%，特异性为 99%，该法简单而快速，在 30min 内可见结果。

（三）内镜检查

内镜下 PMC 病变特征：①早期病变，在正常肠黏膜上可见散在的充血斑，微隆于黏膜。②典型病变，进一步发展，早期的充血斑呈现点状假膜，继而相互融合成数毫米至数厘米的圆形、椭圆形假膜。病变呈散在或较密集分布，散在病灶间可见正常黏膜是本病的特征之一。但重症病例假膜可融合成片，甚至呈管型。伪膜呈黄白色、灰色、灰黄色、黄褐色不等，隆起于黏膜，周围绕以红晕是本病另一特征。假膜不易脱落，如剥下可见黏膜缺损形成糜烂，常有渗血。③修复过程，假膜脱落，隐窝内潴留分泌物排除，黏膜展平上皮细胞再生修复呈红色斑样，10 天后黏膜恢复正常，无瘢痕遗留。

病变处取活组织做显微镜检查，对诊断 PMC 有很大帮助。疾病早期假膜很小，肉眼不一定看到，而活组织显微镜下可显示典型病变。

（四）组织病理学检查

组织学表现为黏膜隐窝（肠腺）上皮分泌亢进，有大量黏液充塞隐窝腔，伴多量中性粒浸润。并由白细胞、纤维素、慢性炎症细胞和坏死脱落的上皮碎片形成假膜，堵塞隐窝口，覆盖在炎症的黏膜上，状似蘑菇云。假膜内偶见革兰阳性粗大杆菌（难辨梭状芽孢杆菌）。病变处黏膜及黏膜下层充血水肿和炎细胞浸润，而病变之间的黏膜正常或仅显轻度炎症，炎症局限于黏膜肌层以内。

（五）其他实验室检查

可出现异常的外周血白细胞增多，多在（10～20）$\times 10^9$/L 或以上，甚或更高，以中性粒细胞增多为主。粪便常规检查可见白细胞，多数无肉眼血便或黏液便。可有低白蛋白血症，水、电解质和酸碱平衡紊乱。腹部 X 线平片可显示肠麻痹或轻至中度肠扩张。

五、诊断

假膜性肠炎的诊断及其依据：①患者有大量或者长期使用抗生素史，或者正在应用抗生素。②临床上出现非特异性腹泻、腹胀、腹痛、发热、白细胞升高等表现，特别是重病、年老体弱、手术后、恶性肿瘤等患者应用广谱抗生素后出现上述表现。③影像学检查腹部 X 线平片可见肠积气但无液平，肠轮廓亦不规则；有时可见广泛而显著的指印征，有时仅局限于一节段。气钡灌肠双重造影显示肠黏膜紊乱，边缘呈毛刷状，黏膜表面可见许多圆形或不规则结节状阴影。CT 扫描可见肠壁增厚、皱襞增粗。④内镜检查发现黏膜水肿、充血，白色斑点状假膜，或者许多斑块状、地图状假膜，呈黄色、黄褐色或黄绿色。⑤粪便或者肠内容物细菌涂片发现明显菌群失调，或者培养出大量真菌、难辨梭状芽孢杆菌（毒素鉴定为致病菌）等。⑥组织活检可见肠黏膜炎症细胞浸润、出血和上皮细胞坏死、假膜形成等。

假膜由纤维素样物、炎症细胞、细胞碎片及细菌菌落组成。

具有上述①、②、③条加上④、⑤、⑥中任何一条即可诊断。

六、治疗

在抗生素应用过程中，患者出现腹泻，应考虑假膜性肠炎可能，可进行进一步检查明确诊断，并采取以下措施。

（1）立即停用相关抗生素，不宜应用抑制肠蠕动药：如地芬诺酯（diphenoxylate）、洛哌丁胺（loperamide），其对于假膜性肠炎不仅无效，而且会加重毒素的吸收以致诱发中毒性结肠扩张。

（2）抗难辨梭状芽孢杆菌治疗：①对于中、重型患者，首选万古霉素，1.0～2.0g/d，分4次口服；儿童20～40mg/（kg·d），分2～4次口服。②甲硝唑，口服每次0.25～5.0g，3次/d，疗程7～10d。③杆菌肽，成人每次2 500U，4次/d。

（3）应用肠道微生态制剂，恢复肠道正常菌群：包括酵母菌、乳酸杆菌或双歧杆菌可帮助恢复肠道正常菌群，有助于缩短抗菌药物的疗程，减少复发。但益生菌对治疗PMC的作用目前尚缺乏足够的设计合理、严格对照的临床研究资料，对于其作为常规治疗PMC的应用尚需进一步证实。

（4）抗休克与全身治疗：补充液体、纠正电解质紊乱和酸中毒，必要时使用肾上腺皮质激素、血管活性药物及输全血。对治疗无效的重症患者以及并发中毒性巨结肠、结肠穿孔等急腹症患者应予外科手术治疗。

（5）复发治疗：难辨梭状芽孢杆菌的复发成为治疗的一大难题，第一次治疗后复发率为5%～55%，复发患者治疗后再次复发率为46%。目前认为复发并非对药物耐受，可能为细菌未彻底清除，或再次感染。复发患者的治疗措施有：①万古霉素125mg口服，每6h一次，服用1周，第2周每12h一次，第3周每日1次，第4周隔日1次，第5、6周3d一次；②万古霉素125mg，每6h一次，同时加用利福平600mg，每日2次，疗程1周；③万古霉素125mg，每6h一次，2周后停用，改用消胆胺治疗2周；④万古霉素125mg，每6h一次，2周后改用菌群调整制剂。

（6）带菌者治疗：关于无症状带菌者的研究近年增多，因这些带菌者可以将细菌传播给他人，同时也增加本身发病的可能性，故一些学者认为应予治疗。用万古霉素可根除难辨梭状芽孢杆菌，但患者根除后2周检查，仍有相当高的检出率，所以认为该菌在多数人肠道内为一过性，并非均应治疗，对于培养阳性，且毒素试验阳性者进行治疗是有必要的。

（郭爱华）

第八节　Crohn病

一、概述

Crohn病（Crohn's disease）是一种病因尚不十分清楚的慢性非特异性消化道炎症性疾病，可累及从口腔到肛门的消化道各个部位，以末段回肠及其邻近结肠的累及最常见，多呈节段性、非对称性分布；消化道以外脏器也时常累及，如肝脏、皮肤、关节等。组织学表现以慢性非干酪性肉芽肿性炎症为特征。临床主要表现为腹痛、腹泻、瘘管、肛周病变等消化道症状，关节炎、皮疹、肝功能损害等肠外表现，以及发热、消瘦等不同程度的全身症状。Crohn 病和溃疡性结肠炎（UC）及未定性肠炎（IC）或炎症性肠病未分型（IBDU）都称为炎症性肠病（IBD）。

二、流行病学

流行病学 Crohn 病的发病率、患病率因地区及人种而异。全球发病率以北美和北欧最高，达到 7/10 万；中南欧、非洲及澳大利亚次之，为（0.9 ~3.1）/10 万；南美、亚洲发病率最低，为 0.08/10 万。种族差别表现在犹太人患病率最高，白种人次之，西班牙人、亚洲人最低。但近年来亚洲的患病率有上升趋势。患者男女性别比为（1.1 ~1.8）：1，多集中于 15 ~25 岁和 60 ~80 岁两个年龄段。城市发病率高于乡村。高收入阶层高于低收入阶层。Crohn 病患者的吸烟率较正常人群高，吸烟者的治疗效果不佳。

三、病因

尽管病因不明，遗传背景在 Crohn 病发病过程中的作用还是得到公认。患者的一级亲属中 10% ~15% 患病；一级亲属的发病率是正常人群的 30 ~100 倍。孪生子研究表明，杂合孪生子的共患率与普通兄弟姐妹相同，为 8%，而同卵孪生子的共患率可达 67%。同一家族患者的病变部位、临床表现有一定的相似性。15% Crohn 病患者 NOD2/CARD15 基因发生突变。但亚洲患者中没有发现与北美洲、欧洲类似的突变。

另一个可能的病因是肠道病原体。对类结核分枝杆菌、副黏病毒和某些螺杆菌的研究表明，这些病原体与 Crohn 病的发生、发展可能有关。许多病原菌如沙门菌、志贺菌、弯曲杆菌等感染能诱发疾病。用甲硝唑、环丙沙星等抗生素治疗可缓解病情也支持肠道感染参与疾病发生的假设。遗憾的是，迄今为止没有分离出明确的致病菌。

社会心理因素也与疾病有关。离婚或分居、亲属患病或死亡、人际关系紧张等事件会加重疾病症状。

四、发病机制

病因不明，发病机制也不清楚。目前比较一致的看法是，正常人消化道在受到致病抗原刺激后发生炎症反应，免疫调节功能能够控制炎症反应，使其逐步消退，从而达到组织修复的目的。而具有某种遗传缺陷背景的个体，如 NOD2/CARD15 基因突变者，本身对肠道细菌免疫功能存在缺陷，当这类人受到某些抗原如致病菌甚至可能是正常肠道菌群的刺激时，消化道炎症反应失去控制，大量淋巴细胞、巨噬细胞等炎症细胞持续存在，活化的 Th1 持续产生 IFN - γ、IL - 1、IL - 6 和 TNF - α 等炎症因子，导致疾病持续存在。

五、病理

病变累及胃肠道各个部位的概率不等。30% ~40% 仅累及小肠，40% ~55% 同时累及小肠和结肠，15% ~25% 单独累及结肠。小肠病变中 90% 有末端回肠的累及。其他较少累及的部位包括口腔、食管、胃和十二指肠等近段消化道。1/3 患者有肛瘘、肛裂、脓肿、狭窄等肛周病变，肝、胰也可累及。

手术切除标本和内镜中可见到阿弗他溃疡（aphthousulcer，或称口疮样溃疡），这是Crohn病的早期表现。随着疾病的进展，溃疡增大，逐渐融合，形成与肠管纵轴平行或不规则形溃疡。与溃疡性结肠炎连续分布的表浅溃疡相比，Crohn病的溃疡深，底部可穿透肌层到浆膜层，形成瘘管；炎症可累及肠壁全层，引起肠管节段性增厚、僵硬，管腔狭窄；病灶间黏膜往往正常；肠系膜水肿、增厚。透壁的炎症使肠管粘连成襻，甚至形成内瘘。纵行溃疡、铺路石样外观（cobblestone appearance）与病灶节段性分布都是Crohn病较具特征性的表现。

炎症部位可以有假性息肉形成。

显微镜下可见黏膜和黏膜下层淋巴细胞增生、聚集，巨噬细胞有聚集倾向。非干酪性肉芽肿（non－caseating granuloma）不仅可在肠壁各层检出，也可在肠外的淋巴结、肝、胰等部位发现。Crohn病非干酪性肉芽肿检出率低，手术切除标本只有约50%，内镜活检组织的检出率更低，增加活检块数可显著提高检出率。非干酪性肉芽肿是Crohn病的病理特征，但非Crohn病所特有。Crohn病的肉芽肿往往以数个、十余个组织细胞聚集在一起形成的微肉芽肿（microgranuloma）多见。临床工作中如能把握微肉芽肿的特点，可提高检出率。

Crohn病也可以发生局灶性隐窝脓肿，但较溃疡性结肠炎少见。

六、临床表现

多数患者起病隐匿，呈现慢性发生、发展过程，病程中活动期与缓解期交替。Crohn病可累及消化道的任何部位及肠外的肝、胰等脏器，累及部位不同，临床表现也不同，个体间差异大。有些患者以并发症为首发。多样化或不典型的表现往往延误诊断。

1. 消化道表现　腹痛、腹泻为消化道最常见的症状，常为反复发作的腹部隐痛和间断性腹泻。腹痛部位和病变位置有关。回肠末段和回盲部最常累及，腹痛多位于右下腹，有时餐后明显，便后缓解。右下腹痛如有局部压痛，易误诊为阑尾炎。腹泻多为不成形稀便，排便次数较平时略有增多，如病变位于结肠尤其是直肠，排便次数明显增多，粪便中可伴有黏液脓血，并出现排便紧迫感和里急后重。末端回肠严重受累、病变范围较大及末段回肠切除过多者可出现脂肪泻和胆汁性腹泻。肠道细菌过度生长可加重腹泻。

腹块多位于右下腹，为增厚的肠襻、肠系膜、肿大淋巴结甚至脓肿，发生率为10%～20%。

瘘管分内瘘和外瘘。内瘘可以在消化道与消化道之间，也可以在消化道与膀胱、输尿管、阴道等空腔脏器之间；外瘘多为消化道通向皮肤，以肛瘘的发生率最高。

肛门/直肠周围病变包括肛瘘、肛周脓肿、肛裂等，较常见。如肛门周围病变持续不愈，应考虑到Crohn病可能而安排进一步检查。

2. 全身表现　几乎所有患者都会有不同程度的体重下降，营养障碍也时常发生。低白蛋白血症最常见；缺铁可引起贫血；维生素D缺乏、低钙血症和长期使用激素可导致骨质疏松，甚至骨折；烟酸缺乏表现为糙皮病；维生素B_{12}吸收不良可引起贫血及神经系统症状。疾病活动时可伴发热。

3. 肠外表现　肠外表现包括多系统多脏器病变，如强直性脊柱炎、骶髂关节炎、硬化性胆管炎、胆石症、脂肪肝、脓皮病、结节性红斑、结膜炎、葡萄膜炎、巩膜外层炎、泌尿系统结石、血栓栓塞、淀粉样变性及胰腺炎等。临床上以关节炎和皮肤损害较多见。

七、并发症

1. 瘘管形成　20%～40%患者发生。大多数表现为肠－肠瘘、肠－腹壁瘘，少数表现为肠－膀胱瘘、肠－阴道瘘、肠－胃瘘。肠－肠瘘通常并发细菌过度生长。肠－膀胱瘘表现为排尿困难、反复膀胱炎，以及气尿、粪尿。性交困难、阴道分泌物恶臭、夹带粪质提示肠－阴道瘘。肠－胃瘘时可呕吐粪质。肠外营养或免疫调节剂治疗有可能使瘘管闭合，但停药后常复发。手术可以切除受累病灶。

2. 肠梗阻　为Crohn病患者最常见的手术指征，多发生在小肠。肠壁增厚、痉挛、瘢痕形成以及粘连可引起梗阻，进食纤维素含量多的食物可加重或诱发梗阻。不完全性梗阻可选用口服造影剂、钡剂灌肠或结肠镜证实；完全性梗阻经立位腹部平片肯定梗阻后，应立即胃肠减压，静滴类固醇激素治疗。如缓解，可采用胃肠道造影或内镜发现梗阻部位；如不缓解，应剖腹探查；手术前可试用CT或MRI估计梗阻部位。炎症急性活动引起的梗阻，经激素治疗可缓解。如果激素及保守治疗无效，必须手术治疗。

3. 肛周病变　病变累及肛管，形成局部脓肿、瘘管。肛周脓肿的疼痛因排便、行走、坐位而加重，影响生活质量。瘘管可开口于肛周、腹股沟及外阴部。肛周病变迁延不愈，可破坏括约肌功能，引起排便失禁。治疗目的在于减轻症状，保留肛门括约肌功能。高锰酸钾粉及甲硝唑坐浴、外引流都是可行的治疗手段。

4. 脓肿形成　为常见并发症，15%～20%的患者发生。病变累及肠壁全层后，肠内容物漏出肠外，形成脓肿，多见于回肠末段。典型表现为发热、局部腹痛和腹块（多位于右下腹）、压痛，外周血白细胞升高。CT及超声检查可以确诊。广谱抗生素治疗有效。穿刺引流能改善症状，但肠腔与脓肿间有交通，效果往往不理想，最终还是需要手术切除病变肠段。

5. 肠穿孔　发生率为1%～2%，部位多在回肠。患者突然发生剧烈腹痛，体检有腹部压痛，立位腹部平片显示膈下游离气体，提示穿孔发生。中毒性巨结肠也可并发穿孔。应立即手术，切除穿孔肠段。

6. 肿瘤形成　结肠累及的Crohn病患者结/直肠肿瘤的发生率明显增加，必须结肠镜随访。如发现异型增生或肿瘤，应手术治疗。此外，还要警惕非霍奇金淋巴瘤、皮肤鳞癌及小肠肿瘤的发生。

八、辅助检查

1. 实验室检查　无特异性。贫血常见；活动期外周血白细胞轻度升高，升高明显提示脓肿或细菌感染发生。血沉和C反应蛋白升高可用来随访疾病的活动性。可以有低蛋白血症、低钙血症、低镁血症及凝血障碍。

血清pANCA和ASCA的联合检测可能有助于区别Crohn病和UC，其特异性可达97%。pANCA阳性率在UC患者为60%～70%，CD患者为5%～10%，正常人群为2%～3%；ASCA阳性率在Crohn病患者、UC患者及正常人群中分别为60%～70%、10%～15%和<5%。

2. 影像学表现　与疾病活动没有相关性。X线检查可见黏膜皱襞增粗紊乱、溃疡、铺路石样表现、息肉、狭窄和瘘管等，以及肠壁增厚、相邻肠管管腔间距离增宽、病灶节段性分布。由于病变肠段激惹或痉挛，钡剂很快通过，不能停留，称跳跃征；钡剂通过后遗留线形影，呈“线样征”。阿弗他溃疡表现为散在钡剂残留，边缘有透光晕。

CT、MRI 及超声检查有助于评价脓肿、淋巴结肿大、腹水形成及肠壁增厚程度。目前 CT、MRI 的清晰度越来越高，而这些影像学检查本身对患者的要求不高，体弱、老人、伴肠梗阻者均可使用，因此关于 CT、MRI 的研究非常活跃。

食管、胃、十二指肠病变可以通过胃/十二指肠气钡双对比造影，结肠病变可以通过钡剂灌肠，小肠病变可以通过胃肠钡餐或小肠钡餐检查发现病灶。Crohn 病为肠壁全层炎，X 线不仅能完成全消化道检查，还能显示肠壁及肠壁外病变，钡剂造影比内镜更能发现瘘管，因此影像学检查在 Crohn 病的诊断中不可缺少。其不足之处在于显示病变间接，不能取活检；在内镜广泛开展、操作水平不断提高的前提下，多用于内镜检查不能到达或不能耐受的情况，其中以小肠病变的检查应用最多。

3. 内镜表现　可直接显示阿弗他溃疡、纵形溃疡、炎性息肉、肠腔狭窄、铺路石样改变及正常的溃疡间或病灶的节段性分布。溃疡可以向纵行或横行融合扩大，呈地图状、不规则形，溃疡间正常黏膜消失，此时与溃疡性结肠炎鉴别困难。直肠可以受累。溃疡性结肠炎中常见的弥漫性充血水肿、颗粒样病变在 Crohn 病中很少看到。

近年来内镜检查发展迅速，胃镜、肠镜已成为胃肠病科常用的检查手段，用于检查十二指肠降部以上和回肠末段以下的病灶；十二指肠降部以下和回肠末段之间的小肠以往只有小肠钡餐检查，现在胶囊内镜可以无痛苦地通过，双气囊小肠镜可以从口腔或肛门两个方向进入，直观地完成全小肠的检查，并取活检，其图像较胶囊内镜清晰。目前此两种方法已为越来越多的患者所接受。

九、诊断

Crohn 病的诊断是排除性诊断，首先必须排除有类似表现和明确病因的疾病，再结合临床症状、体征、实验室检查、组织病理学、影像学、内镜表现，做出初步诊断。长期随访中观察药物的治疗反应、有无新症状或体征的出现，对确定诊断非常重要。WHO 提出的诊断要点见表 9－3。

表 9－3　WHO 诊断要点

项目	临床表现	X 线表现	内镜表现	活检	切除标本
1. 非连续性或节段性病变		+	+		+
2. 铺路石样表现或纵行溃疡		+	+		+
3. 全壁性炎症病变	+ （腹块）	+ （狭窄）	+ （狭窄）		+
4. 非干酪性肉芽肿				+	+
5. 裂沟、瘘管	+	+			+
6. 肛门部病变	+			+	+

注：具有 1、2、3 者为疑诊，再加上 4、5、6 中任一项可确诊。有 4 者，只要加上 1、2、3 中任何两项亦可确诊。

十、鉴别诊断

Crohn 病的鉴别诊断必须在诊断确立前完成。

1. 溃疡性结肠炎　确切病因不明，也需要进行排除性诊断，因此与 Crohn 病的鉴别经常发生困难，目前仅能从临床表现、实验室检查、组织病理学、影像学、内镜等方面的表现与 Crohn 病不同而进行鉴别。当鉴别有困难时，长期随访非常重要。随访中部分患者可出现新的临床或内镜、影像学表现，使诊断确立；仍无法诊断的患者可考虑以下可能。

(1) 未定性肠炎（IC）：指结肠已切除，经病理医生彻底检查仍无法确定是 UC 或 CD。

(2) 炎症性肠病未分型（IBDU）：指临床和内镜表现显示慢性炎症性肠病，有结肠而无小肠累及，无明确的病理或其他证据支持 UC 或 CD 的诊断。此时应首先排除感染性肠炎。

治疗药物与 Crohn 病相似，主要是水杨酸类、类固醇激素或免疫调节类药物。

2. 肠道感染性炎症　各种能引起肠道感染的细菌（包括结核杆菌）、真菌、病毒、寄生虫等病原体都可有类似 Crohn 病的表现。在中国，回盲部肠结核与 Crohn 病的鉴别尤其重要。肠结核的患者多有肺结核病史，可以伴有结核毒血症的表现，结核菌素试验阳性，肠镜中溃疡没有纵行和节段性分布的特点，活检组织中检出的肉芽肿有干酪性坏死。如果鉴别困难，可以先行诊断性抗结核治疗 1～3 个月，考察疗效；个别患者甚至需要手术探查，切除肠段进行病理检查后才能获得确诊。

3. 肠道非感染性炎症　包括缺血性肠炎、憩室炎、直肠孤立性溃疡、阑尾炎、放射性肠炎、嗜酸细胞性胃肠炎、Bechet 病、胶原性肠炎、淋巴细胞性肠炎等，可以通过病史、内镜表现和组织学检查进行鉴别。

4. 肠道肿瘤　淋巴瘤、肠道腺癌、肠道转移性肿瘤等及各种结/直肠息肉，组织学检查可以确诊。

5. 药物或化学性物质　非甾体消炎药、泻药、金制剂、口服避孕药、可卡因及化疗药物都可以出现类似表现。采集病史时应仔细询问药物服用史。

十一、治疗

治疗目标：控制发作，维持缓解。在改善患者生活质量的同时，注意药物长期使用的副作用。

（一）营养支持

多数患者存在各种营养成分经胃肠道丢失和摄入不足的状况，必要的营养支持是治疗的组成部分，尤其对于伴肠梗阻者和生长发育中的儿童。研究表明，全胃肠外营养和要素饮食都可以减轻肠道的炎症反应，其中要素饮食有利于保存肠道功能，没有全胃肠外营养的副作用。

（二）药物治疗

1. 水杨酸类制剂　适用于轻、中度结肠或回、结肠 Crohn 病的治疗。常用制剂为柳氮磺胺吡啶和 5－氨基水杨酸（5－ASA）。

口服柳氮磺胺吡啶在结肠内经细菌分解成磺胺吡啶和 5－ASA。5－ASA 不被吸收，直接在肠腔内起作用。作用机制不完全清楚，可能通过抑制花生四烯酸代谢过程中的某一环节，减少白三烯、前列腺素的合成而发挥消炎作用。疗效与剂量相关，治疗剂量≥4g/d。服药后2~3周起效，某些患者需要观察4周或更长时间。剂量相关的副作用如头痛、恶心、呕吐和腹部不适等与血清磺胺吡啶浓度有关，而超敏反应如皮疹、发热、白细胞减少、肝炎、再生障碍性贫血、胰腺炎、肾毒性及自身免疫性溶血等与药物浓度无关。柳氮磺胺吡啶可引起精子数量及形态改变，造成可逆性不育。它还会影响叶酸的吸收，因此推荐补充叶酸1~2mg/d。

新型水杨酸类制剂包括以无毒副作用的载体取代磺胺，如苯丙氨酸，2个5-ASA分子通过氮键连接，进入结肠后被细菌分解起效。5-ASA控释剂可控制药物在pH>7的结肠及末端回肠释放；缓释剂在小肠内释放35%，在结肠内释放余下的65%。

5-ASA也可用于灌肠或作为栓剂使用。直接口服迅速失效。

2. 肾上腺皮质激素　轻、中度患者口服，中、重度患者静脉使用。标准初始剂量为泼尼松40~60mg/d，起效后逐渐减量。开始减量较快，4~5周内可由40mg/d减至20mg/d，此后约每2周减5mg，数月后停药。减药到某个剂量，有些患者出现病情反复，称为激素依赖。对大多数患者而言，上午顿服泼尼松和分开服药同样有效。并发未引流脓肿者禁用。疾病缓解期激素维持不能预防复发。激素使用过程中必须注意全身副作用。布地奈德是一种不被吸收的新型制剂，全身副作用轻，治疗效果略逊于泼尼松龙，适用于回、盲肠Crohn病患者。

3. 免疫调节剂　最常用的是硫唑嘌呤（AZA）及其代谢产物巯嘌呤（6-MP），不仅可控制Crohn病的活动性，而且可维持缓解。标准起始剂量分别为2.0~2.5mg/kg和1.0~1.5mg/kg，起效时间通常需要数周到数月。这类药物用于激素治疗无效或依赖者。与激素同时使用，激素减量时作用显现。如果用来诱导缓解，则可以维持用药数年。毒副作用多见，骨髓抑制引起外周血白细胞减少发生率最高，其他有胰腺炎（3%~4%）、恶心、发热、皮疹、肝炎，是否增加淋巴瘤的发生率尚有不同看法。

甲氨蝶呤肌注或皮下注射25mg/周，可诱导Crohn病缓解，减少激素用量。15mg/周可用于维持缓解。副作用主要有外周血白细胞减少和肝纤维化。其他免疫调节剂还有环孢素、他克莫司、沙利度胺、阿达木单抗、那他珠单抗等。

4. 抗生素　如果Crohn病并发脓肿等感染情况，引流的同时必须使用敏感抗生素治疗。常用于Crohn病的抗生素有甲硝唑（每日10~20mg/kg）和环丙沙星（500mg，每日2次）等。这些抗生素不仅具有抗感染作用，可能还通过目前尚不知道的途径消除Crohn病的炎症。

5. TNF-α单克隆抗体　最常用的是英夫利昔单抗，第0、2、6周5~10mg/kg诱导缓解，有效者以后每8周输注1次。适用于水杨酸类、糖皮质激素、免疫调节剂均无效或并发瘘管的Crohn病患者。与免疫调节剂合用，减少机体因种属不同而产生的抗体。禁用于并发梗阻、感染和结核者。副作用有过敏反应、关节痛、发热、肌痛、疲倦等。

（三）外科手术

适应证为药物治疗无效、并发肠梗阻、瘘管形成、脓肿、预防或并发肿瘤者。与溃疡性结肠炎不同，Crohn病病变部位复杂，手术后无法取得治愈效果，并且有重复手术的可能，因此对手术时机、手术方式、切除范围必须慎重考虑。

（四）分期治疗

1. 活动期　轻、中度结肠、回肠、结肠病变首选水杨酸类药物，可同时使用抗生素；

如果无效，且能排除脓肿等严重感染，加用糖皮质激素。小肠型 CD 首选糖皮质激素。激素起效后逐渐减量，先快后慢。如果减量过程中症状反复，必须加量，此时最好加用免疫调节剂，激素继续减量至停用。对于免疫调节剂也无效者，可试用英夫利昔单抗。如果经积极内科治疗仍不能控制疾病活动性且有手术指征者，应考虑手术治疗。只要患者肠道条件许可，鼓励胃肠道要素饮食，否则考虑全胃肠外营养。

2. 缓解期　通过糖皮质激素或手术缓解病情的患者需口服水杨酸类药物维持治疗。激素依赖或免疫调节剂诱导缓解者，需维持免疫调节剂治疗。英夫利昔单抗诱导缓解者继续使用维持治疗。糖皮质激素不用于维持治疗。

十二、预防和预后

Crohn 病的自然史随着治疗策略的改善而不断变化，每个患者对治疗的反应不同，预后也不尽相同，因此无法预测。经治疗症状控制者，若 1 ~ 2 年内复发，则接下来的 5 年内也容易复发。

结肠 Crohn 病与溃疡性结肠炎的结肠癌罹患率同样明显升高，因此需随访结肠镜。有报道 5 - ASA 能预防结肠癌的发生，机制不明。

Crohn 病的死亡率比正常人群轻度升高。大多数死亡发生在起病最初 5 年内。近端小肠受累者死亡率高，回肠或回盲肠受累者较低。

（张永强）

第九节　溃疡性结肠炎

溃疡性结肠炎（ulcerative colitis，UC）是一种慢性非特异性的结肠炎症性疾病。病变主要累及结肠的黏膜层及黏膜下层。临床表现以腹泻、黏液脓血便、腹痛和里急后重为主，病情轻重不一，呈反复发作的慢性过程。

一、流行病学

该病是世界范围的疾病，但以西方国家更多见，亚洲及非洲相对少见。不过，近年我国本病的发病率呈上升趋势。该病可见于任何年龄，但以 20 ~ 30 岁最多见，男性稍多于女性。

二、病因及发病机制

该病病因及发病机制至今仍不清楚，可能与下列因素有关：

1. 环境因素　该病在西方发达国家发病率较高，而亚洲和非洲等不发达地区发病率相对较低；在我国，随着经济的发展，生活水平的提高，该病也呈逐年上升趋势，这一现象提示环境因素的变化在 UC 发病中起着重要作用。其可能的解释是：生活水平的提高及环境条件的改善，使机体暴露于各种致病原的机会减少，致使婴幼儿期肠道免疫系统未受到足够的致病原刺激，以至于成年后针对各种致病原不能产生有效的免疫应答。此外，使用非甾体抗炎药物，口服避孕药等均可促进 UC 的发生；相反，母乳喂养、幼年期寄生虫感染、吸烟和阑尾切除等均能不同程度降低 UC 的发病率。这些均提示环境因素与

UC 的发生发展有关。

2. 遗传因素　本病发病呈明显的种族差异和家庭聚集性。白种人发病率高，黑人、拉丁美洲人及亚洲人发病率相对较低，而犹太人发生 UC 的危险性最高。在家庭聚集性方面，文献报道 29% 的 UC 患者有阳性家族史，且患者一级亲属发病率显著高于普通人群。单卵双胎共患 UC 的一致性也支持遗传因素的发病作用。近年来遗传标记物的研究，如抗中性粒细胞胞质抗体（anti－neutrophil cytoplasmic antibodies，p－ANCA）在 UC 中检出率高达 80% 以上，更进一步说明该病具有遗传倾向。不过该病不属于典型的孟德尔遗传病，而更可能是多基因遗传病。近年对炎症性肠病易感基因位点定位研究证实：位于 16 号染色体上的 CARD 15/NOD_2 基因与克罗恩病的发病有关，而与 UC 的发病关系不大，提示遗传因素对炎症性肠病的影响，在克罗恩病中较 UC 中更为明显。

3. 感染因素　微生物感染在 UC 发病中的作用长期受到人们的关注，但至今并未发现与 UC 发病直接相关的特异性病原微生物的存在。不过，近年动物实验发现大多数实验动物在肠道无菌的条件下不会发生结肠炎，提示肠道细菌是 UC 发病的重要因素。临床上使用抗生素治疗 UC 有一定疗效也提示病原微生物感染可能是 UC 的病因之一。

4. 免疫因素　肠道黏膜免疫反应的异常目前被公认为在 UC 发病中起着十分重要的作用，包括炎症介质、细胞因子及免疫调节等多方面。其中，各种细胞因子参与的免疫反应和炎症过程是目前关于其发病机制的研究热点。人们将细胞因子分为促炎细胞因子（如 IL－1、IL－6、TNF－α 等）和抗炎细胞因子（如 IL－4、IL－10 等）。这些细胞因子相互作用形成细胞因子网络参与肠黏膜的免疫反应和炎症过程。其中某些关键因子，如 IL－1、TNF－α 的促炎作用已初步阐明。近年采用抗 TNF－α 单克隆抗体（infliximab）治疗炎症性肠病取得良好疗效更进一步证明细胞因子在 UC 发病中起着重要作用。参与 UC 发病的炎症介质主要包括前列腺素、一氧化氮、组胺等，在肠黏膜损伤时通过环氧化酶和脂氧化酶途径产生，与细胞因子相互影响形成更为复杂的网络，这是导致 UC 肠黏膜多种病理改变的基础。在免疫调节方面，T 细胞亚群的数量和类型的改变也起着重要的作用，Th1/TH_2 比例的失衡可能是导致上述促炎因子的增加和抗炎因子下降的关键因素，初步研究已证实 UC 的发生与 TH_2 免疫反应的异常密切相关。图 9－1 概括了目前对 UC 病因及发病机制的初步认识。

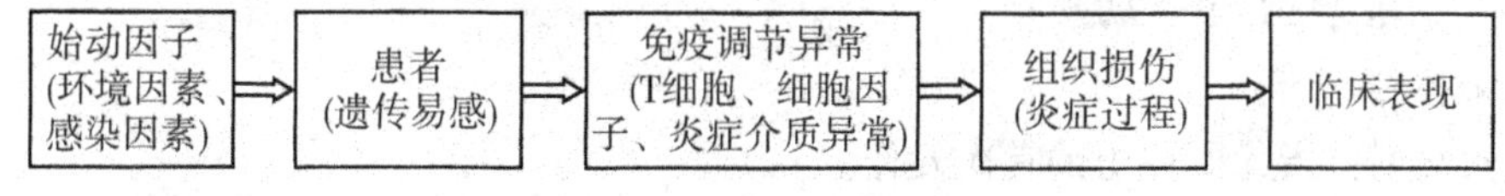

图 9－1　UC 病因及发病机制

三、病理

病变可累及全结肠，但多始于直肠和乙状结肠，渐向近端呈连续性、弥漫性发展及分布。

1. 大体病理　活动期 UC 的特点是：①连续性弥漫性的慢性炎症，病变部位黏膜充血、水肿、出血，呈颗粒样改变。②溃疡形成，多为浅溃疡。③假息肉形成，并可形成黏膜桥。缓解期 UC 的特点为：黏膜明显萎缩变薄，色苍白，黏膜皱襞减少，甚至完全消失。

2. 组织病理学　活动期 UC 炎症主要位于黏膜层及黏膜下层，较少深达肌层，所以较少发生结肠穿孔、瘘管或腹腔脓肿等。最早的病变见于肠腺基底部的隐窝，有大量炎症细胞浸润，包括淋巴细胞、浆细胞、单核细胞等，形成隐窝脓肿。当数个隐窝脓肿融合破溃时，便形成糜烂及溃疡。在结肠炎症反复发作的慢性过程中，肠黏膜不断破坏和修复，导致肉芽增生及上皮再生，瘢痕形成，后期常形成假息肉。慢性期黏膜多萎缩，黏膜下层瘢痕化，结肠缩短或肠腔狭窄。少数患者可发生结肠癌变。

四、临床表现

（一）症状和体征

多数起病缓慢，少数急性起病，病情轻重不等，病程呈慢性经过，表现为发作期与缓解期交替。

1. 消化系统症状

（1）腹泻：见于大多数患者，为最主要的症状。腹泻程度轻重不一，轻者每天排便 3～4 次，重者可达 10～30 次。粪质多呈糊状，含有血、脓和黏液，少数呈血水样便。当直肠受累时，可出现里急后重感。少数患者仅有便秘，或出现便秘、腹泻交替。

（2）腹痛：常有腹痛，一般为轻度至中度，多局限于左下腹或下腹部，亦可涉及全腹，为阵发性绞痛，有疼痛－便意－便后缓解的规律。

（3）其他症状：可有腹胀、厌食、嗳气、恶心和呕吐等。

2. 全身症状　中重型患者活动期常有低热或中度发热，重度患者可出现水、电解质平衡紊乱，贫血、低蛋白血症、体重下降等表现。

3. 体征　轻中型患者或缓解期患者大多无阳性体征，部分患者可有左下腹轻压痛，重型或暴发型患者可有腹部膨隆、腹肌紧张、压痛及反跳痛。此时若同时出现发热、脱水、心动过速及呕吐等应考虑中毒性巨结肠、肠穿孔等并发症。部分患者直肠指检可有触痛及指套带血。

4. 肠外表现　UC 患者可出现肠外表现，常见的有骨关节病变、结节性红斑、皮肤病变、各种眼病、口腔复发性溃疡、原发性硬化性胆管炎、周围血管病变等。有时肠外表现比肠道症状先出现，常导致误诊。国外 UC 的肠外表现的发生率高于国内。

（二）临床分型与分期

1. 临床类型

（1）初发型：指无既往史的首次发作。

（2）慢性复发型：发作期与缓解期交替出现，此型临床上最多见。

（3）慢性持续型：症状持续存在，可有症状加重的急性发作。

（4）暴发型：少见，急性起病，病情重，血便每日 10 次以上，全身中毒症状明显，可伴中毒性巨结肠、肠穿孔、脓毒血症等。

上述各型可互相转化。

2. 严重程度

（1）轻度：腹泻每日 4 次以下，便血轻或无，无发热，脉搏加快或贫血，血沉正常。

（2）中度：介于轻度与重度之间。

（3）重度：腹泻每日 6 次以上，伴明显黏液血便，有发热（体温 > 37.5℃），脉速（ >

90次/分），血红蛋白下降（<100g/L），血沉>30mm/h。

3. 病情分期　分为活动期及缓解期。

4. 病变范围　分为直肠、乙状结肠、左半结肠（脾曲以远）、广泛结肠（脾曲以近）、全结肠。

（三）并发症

1. 中毒性巨结肠　见于暴发型或重度UC患者。病变多累及横结肠或全结肠，常因低钾、钡剂灌肠、使用抗胆碱能药物或阿片类制剂等因素而诱发。病情极为凶险，毒血症明显，常有脱水和电解质平衡紊乱，受累结肠大量充气致腹部膨隆，肠鸣音减弱或消失，常出现溃疡肠穿孔及急性腹膜炎。本并发症预后极差。

2. 结肠癌变　与UC病变的范围和时间长短有关，且恶性程度较高，预后较差。随着病程的延长，癌变率增加，其癌变率病程20年者为7%，病程35年者高达30%。

3. 其他并发症　有结肠息肉、肠腔狭窄和肠梗阻、结肠出血等。

五、实验室及其他检查

1. 血液检查　中重度UC常有贫血。活动期常有白细胞计数增高，血沉加快和C反应蛋白增高，血红蛋白下降多见于严重或病情持续病例。

2. 粪便检查　肉眼检查常见血、脓和黏液，显微镜下可见红细胞和白细胞。

3. 免疫学检查　文献报道，西方人血清抗中性粒细胞胞质抗体（p-ANCA）诊断UC的阳性率约为50%~70%，是诊断UC较特异的指标。不过对中国人的诊断价值尚需进一步证实。

4. 结肠镜检查　结肠镜检查可直接观察肠黏膜变化，取活检组织行病理检查并能确定病变范围，是诊断与鉴别诊断的最重要手段。但对急性期重度患者应暂缓检查，以防穿孔。活动期可见黏膜粗糙呈颗粒状，弥漫性充血、水肿、血管纹理模糊、易脆出血、糜烂或多发性浅溃疡，常覆有黄白色或血性分泌物。慢性病例可见假息肉及桥状黏膜、结肠袋变钝或消失、肠壁增厚，甚至肠腔狭窄。

5. X线检查　在不宜或不能行结肠镜检查时，可考虑行X线钡剂灌肠检查。不过对重度或暴发型病例不宜做钡剂灌肠检查，以免加重病情或诱发中毒性巨结肠。X线钡剂灌肠检查可见结肠黏膜紊乱，溃疡所致的管壁边缘毛刺状或锯齿状阴影，结肠袋形消失，肠壁变硬呈水管状，管腔狭窄，肠管缩短。低张气钡双重结肠造影则可更清晰地显示病变细节，有利于诊断。

六、诊断和鉴别诊断

（一）诊断

由于该病无特异性的改变，各种病因均可引起与该病相似的肠道炎症改变，故该病的诊断思路是：必须首先排除可能的有关疾病，如细菌性痢疾、阿米巴痢疾、慢性血吸虫病、肠结核等感染性结肠炎以及结肠克罗恩病、缺血性肠病、放射性肠炎等，在此基础上才能做出本病的诊断。目前国内多采用2007年中华医学会消化病分会制定的UC诊断标准，具体如下：

1. 临床表现　有持续或反复发作的腹泻、黏液脓血便伴腹痛、里急后重和不同程度的全身症状，病程多在4~6周以上。可有关节、皮肤、眼、口和肝胆等肠外表现。

2. 结肠镜检查　病变多从直肠开始，呈连续性、弥漫性分布，表现为：①黏膜血管纹理模糊、紊乱或消失、充血、水肿、易脆、出血和脓性分泌物附着，亦常见黏膜粗糙，呈细颗粒状。②病变明显处可见弥漫性、多发性糜烂或溃疡。③缓解期患者可见结肠袋囊变浅、变钝或消失以及假息肉和桥形黏膜等。

3. 钡剂灌肠检查　①黏膜粗乱和（或）颗粒样改变。②肠管边缘呈锯齿状或毛刺样，肠壁有多发性小充盈缺损。③肠管短缩，袋囊消失呈铅管样。

4. 黏膜组织学检查　活动期和缓解期的表现不同。活动期：①固有膜内有弥漫性、慢性炎症细胞和中性粒细胞、嗜酸性粒细胞浸润。②隐窝有急性炎症细胞浸润，尤其是上皮细胞间有中性粒细胞浸润和隐窝炎，甚至形成隐窝脓肿，可有脓肿溃入固有膜。③隐窝上皮增生，杯状细胞减少。④可见黏膜表层糜烂、溃疡形成和肉芽组织增生。缓解期：①中性粒细胞消失，慢性炎症细胞减少。②隐窝大小、形态不规则，排列紊乱。③腺上皮与黏膜肌层间隙增宽。④Paneth 细胞化生。

可按下列标准诊断：①具有上述典型临床表现者为临床疑诊，安排进一步检查。②同时具备以上条件 1 和 2 或 3 项中任何一项，可拟诊为本病。③如再加上 4 项中病理检查的特征性表现，可以确诊。④初发病例、临床表现和结肠镜改变均不典型者，暂不诊断为 UC，需随访 3 ~6 个月，观察发作情况。⑤结肠镜检查发现的轻度慢性直、乙状结肠炎不能等同于 UC，应观察病情变化，认真寻找病因。

（二）鉴别诊断

1. 急性感染性结肠炎　包括各种细菌感染，如痢疾杆菌、沙门菌、直肠杆菌、耶尔森菌、空肠弯曲菌等感染引起的结肠炎症。急性发作时发热、腹痛较明显，外周血白细胞增加，粪便检查可分离出致病菌，抗生素治疗有效，通常在 4 周内消散。

2. 阿米巴肠炎　病变主要侵犯右半结肠，也可累及左半结肠，结肠溃疡较深，边缘潜行，溃疡间黏膜多属正常。粪便或结肠镜取溃疡渗出物检查可找到溶组织阿米巴滋养体或包囊。血清抗阿米巴抗体阳性。抗阿米巴治疗有效。

3. 血吸虫病　有疫水接触史，常有肝脾肿大，粪便检查可见血吸虫卵，孵化毛蚴阳性。急性期直肠镜检查可见黏膜黄褐色颗粒，活检黏膜压片或组织病理学检查可见血吸虫卵。免疫学检查亦有助鉴别。

4. 结直肠癌　多见于中年以后，直肠指检常可触及肿块，结肠镜和 X 线钡剂灌肠检查对鉴别诊断有价值，活检可确诊。须注意 UC 也可引起结肠癌变。

5. 肠易激综合征　粪便可有黏液，但无脓血，镜检正常，结肠镜检查无器质性病变的证据。

6. 其他　出血坏死性肠炎、缺血性结肠炎、放射性肠炎、过敏性紫癜、胶原性结肠炎、白塞病、结肠息肉病、结肠憩室炎以及人类免疫缺陷病毒（HIV）感染并发的结肠炎应与本病鉴别。此外，应特别注意因下消化道症状行结肠镜检查发现的轻度直肠、乙状结肠炎，需认真检查病因，密切观察病情变化，不能轻易做出 UC 的诊断。

七、治疗

活动期的治疗目的是尽快控制炎症，缓解症状；缓解期应继续维持治疗，预防复发。

1. 营养治疗　饮食应以柔软、易消化、富营养少渣、足够热量、富含维生素为原则。

牛乳和乳制品慎用，因部分患者发病可能与牛乳过敏或不耐受有关。对病情严重者应禁食，并予以完全肠外营养治疗。

2. 心理治疗　部分患者常有焦虑、抑郁等心理问题，积极的心理治疗是必要的。

3. 对症治疗　对腹痛、腹泻患者给予抗胆碱能药物止痛或地芬诺酯止泻时应特别慎重，因有诱发中毒性巨结肠的危险。对重度或暴发型病例，应及时纠正水、电解质平衡紊乱。贫血患者可考虑输血治疗。低蛋白血症患者可补充人血白蛋白。对于并发感染的患者，应给予抗生素治疗。

4. 药物治疗　氨基水杨酸类制剂、糖皮质激素和免疫抑制剂是常用于 IBD 治疗的三大类药物对病变位于直肠或乙状结肠者，可采用 SASP、5 - ASA 及激素保留灌肠或栓剂治疗。

在进行 UC 治疗之前，必须认真排除各种“有因可查”的结肠炎，对 UC 做出正确的诊断是治疗的前提。根据病变部位、疾病的严重性及活动度，按照分级、分期、分段的原则选择治疗方案。活动期 UC 治疗方案的选择见表 9 - 4。

表 9 - 4　活动期 UC 药物治疗的选择

病期、严重程度	部位	药物与给药方式
轻中度	远端结肠炎	口服氨基水杨酸类制剂
		氨基水杨酸类制剂或糖皮质激素灌肠（栓剂）
	近端或广泛结肠炎	口服氨基水杨酸类制剂或糖皮质激素
重度	远端结肠炎	口服/静脉注射糖皮质激素或糖皮质激素灌肠
	近端或广泛结肠炎	口服/静脉注射糖皮质激素
暴发型	广泛结肠炎	静脉注射糖皮质激素或免疫抑制剂
糖皮质激素依赖或抵抗型		加用免疫抑制剂

5. 手术治疗　手术治疗的指征为：①大出血。②肠穿孔。③肠梗阻。④明确或高度怀疑癌变。⑤并发中毒性巨结肠经内科治疗无效。⑥长期内科治疗无效，对糖皮质激素抵抗或依赖的顽固性病例。手术方式常采用全结肠切除加回肠造瘘术。

6. 缓解期的治疗　除初发病例，轻度直肠、乙状结肠 UC 患者症状完全缓解后可停药观察外，所有 UC 患者完全缓解后均应继续维持治疗。维持治疗时间目前尚无定论，可能是 3 ~5 年或终身用药。糖皮质激素无维持治疗的效果，在症状缓解后应逐渐减量，过渡到氨基水杨酸制剂维持治疗。SASP 和 5 - ASA 的维持剂量一般为控制发作剂量的一半，并同时口服叶酸。免疫抑制剂用于 SASP 或 5 - ASA 不能维持或糖皮质激素依赖的患者。

八、预后

初发轻度 UC 预后较好，但大部分患者反复发作，呈慢性过程。急性暴发型，并发结肠穿孔或大出血，或中毒性巨结肠者，预后很差，死亡率高达 20% ~50%。病程迁延漫长者有发生癌变的危险，应注意监测。

（张永强）

第十节 缺血性肠病

肠道疾病在我国常见，但缺血性肠病亦称缺血性肠炎则相对较少，它是一组因小肠、结肠血液供应不足导致的不同程度的肠壁局部组织坏死和一系列症状的疾病，可分为急性肠系膜缺血、慢性肠系膜缺血及结肠缺血。凡全身循环动力异常，肠系膜血管病变及其他某些全身性或局部疾病引起进入肠管的血流量减少，不能满足肠管的需要致肠壁缺血时，均可发生本病。本病常在一些疾病基础上发生，最多见于心脑血管疾病，如高血压、冠心病、动脉粥样硬化、糖尿病等。也有不少学者认为该病可无任何先驱疾病，而表现为特发性。

一、流行病学

血性肠病可发生于各个年龄段，尤其好发于50岁以上的中老年人，杨华元等报道78例缺血性肠病，91%的患者年龄在50岁以上。国外流行病学调查发现，65岁以上人群缺血性肠病发生率较高，80岁以上的患者则有更高的病死率。近年来青年人发病率有增高趋势。国内文献报道性别间发病率差异不大，在国外由于很多老年女性长期服用雌性激素，女性发病率明显高于男性。缺血性肠病可发生于小肠及结肠的任何肠段，多见于左半结肠，尤其以脾曲、降结肠、乙状结肠为主，约占80%。山腰英纪报道降结肠、乙状结肠为缺血性肠病的最好发部位。杨雪松等报道脾曲、降结肠为最好发部位。Sharif等近期报道了15例坏死性直肠炎。

二、解剖学

（一）肠道的血液供应

肠道的血液供应主要来自肠系膜上动脉和肠系膜下动脉。十二指肠的血供由腹腔动脉的分支胰十二指肠上动脉和肠系膜上动脉的分支胰十二指肠下动脉共同完成。小肠的血供来自肠系膜上动脉发出的10~15条小动脉，这些小动脉在肠系膜中反复分支，至系膜缘处吻合成血管弓，由弓上再分支至小肠壁，穿过肌层至黏膜下层形成疏散的动脉网，由此再分细支穿透黏膜肌层至黏膜层形成密集的动脉网，向小肠腺周围及绒毛内发出细支形成丰富的毛细血管网。肠系膜上动脉还分出回盲动脉、右结肠动脉和中结肠动脉分别供应盲肠、升结肠和横结肠，肠系膜下动脉分出左结肠动脉、乙状结肠动脉和直肠上动脉。中结肠动脉和左结肠动脉在脾曲处相吻合，该处称Griffiths点，此点的血管常发育不全或缺如，故而缺血好发于此。直肠下段的血供由髂内动脉的分支直肠下动脉完成，并向上发出分支与直肠中动脉相吻合。上述各支结肠动脉逐级分支在结肠系膜缘相互吻合成动脉弓，由此发出直动脉进入结肠壁，由于进入结肠的小动脉多为终末动脉，在管壁内的血管网明显不如小肠丰富，因此结肠更容易发生缺血。

小肠和结肠的静脉与同名的动脉伴行，分别注入脾静脉、肠系膜上、下静脉而达门静脉。除这些静脉之间有吻合支相通外，还与体循环的静脉有侧支相通。直肠的静脉于直肠壁内和直肠周围形成丰富的静脉丛，齿状线以上的静脉丛向上反流入肠系膜下静脉，齿状线以下的静脉丛汇入髂内静脉。因此，正常情况下，极少发生静脉栓塞或血栓形成。

（二）肠系膜血液循环的调节

肠系膜血液循环主要通过三种方式进行调节。

1. 内源性或局部血流调节　主要见于动脉跨壁压或组织氧含量改变时，发生相应的变化以维持适当的血流和供氧。如出现短暂性动脉受阻或进食时都会发生血管扩张。

2. 外源性神经调节　肠系膜血管同样亦受源自内脏神经的节后交感神经纤维支配，刺激这些神经纤维，会引起小动脉或动脉收缩而减少肠管血液供给，若继续刺激，则发生部分或完全性血管扩张而使血流恢复正常。

3. 内、外源性理化因子调节　引起肠道血管阻力增加的因素包括 α 受体激动药、血管加压素、血管紧张素Ⅱ、前列腺素 E_2 及洋地黄等。能够引起血管扩张的物质包括 β 受体激动药、前列腺素 E_2、罂粟碱、硝酸甘油、钙离子拮抗药、肠道激素如肠促酶肽、胃泌素及血管活性肠肽等。

腹腔内消化系统脏器的微循环受下列因素调控：①作为阻力性血管的小动脉，是决定局部肠系膜血流的最重要因素。②毛细血管前括约肌，是决定毛细血管充盈状态的决定性因素。

肠缺血也可以见于没有解剖性血流梗阻的缺氧或低心排血量状态，即非梗阻性肠梗死。据推测，可能的形成原因包括：①超氧化阴离子作用。②对抗细菌毒素或肠腔内膜蛋白酶的保护性因子——小肠黏膜细胞刷状缘的糖蛋白成分的丧失。③肠黏膜绒毛末端的微小血管相互交通而造成氧分流。

三、病因

引起肠道缺血的原因很多，主要包括血管阻塞性缺血、非血管阻塞性肠缺血和肠腔细菌感染性缺血这三个方面。

（一）血管阻塞性缺血

1. 动脉粥样硬化　是引起肠缺血的最常见病因，病变动脉的横径缩小至正常的 2/3 以下时，就会出现缺血的症状。动脉粥样硬化发生于较大的血管，在肠系膜上动脉最常发生于腹主动脉开口的 2cm 以内，也是血栓的好发部位，肠系膜下动脉老年人常易发生粥样硬化闭塞，但由于侧支血供丰富，故很少有症状。供应肠道黏膜及黏膜下的小血管，随着年龄的增长而管腔变小，这些小血管也可因炎症而闭塞，导致溃疡性小肠结肠炎，局限性溃疡，极易诱发肠穿孔。

2. 肠系膜上动脉栓塞及血栓形成　由于肠系膜上动脉管腔较粗，从腹主动脉发生的角斜行，因此由于二尖瓣狭窄伴心房纤维颤动、细菌性心内膜炎、心肌梗死、动脉粥样硬化的栓子脱落的各种栓子易进入肠系膜上动脉发生急性梗死。栓子来源大多为心房纤颤或近期内心肌梗死引起者，也可来自人工瓣膜或心脏搭桥术后，其他如动脉瘤内栓子或有溃疡形成的动脉斑块脱落及主动脉病变引起较少见。

3. 肠系膜上静脉血栓形成　继发性病因包括肝硬化、脾大、门静脉高压造成的肠系膜上静脉血流滞缓、手术创伤、腹腔化脓性感染等，某些药物造成的高凝状态也可导致血栓形成，常见药物包括：可卡因、麦角胺、雌激素、苯丙胺、洋地黄、加压素以及口服避孕药等。静脉的阻塞多与血液处于高凝状态有关，如真性红细胞增多症，夜间阵发性血红蛋白尿以及口服避孕药物等。

（二）非血管阻塞性肠缺血

大约占50%，其发生与肠壁血流的急剧减少有关，75%系由于心搏量的减少所致，这大多由于体循环紊乱引起，如心力衰竭、心肌梗死，休克，大出血，败血症，心律失常，严重脱水，血管收缩药物或强心药物过量。缺血的发生一方面由于休克时内脏血管床要关闭20%，以保证重要脏器供血，另一方面，交感神经及儿茶酚胺可使内脏小动脉括约肌受收缩，使肠壁血流迅速减少而使肠壁缺血。肠道血流量不仅下降早，而且恢复慢，即使在心排血量正常的情况下肠道仍处于缺血状态，这个现象提示肠道缺血除了血容量减少的因素外，还存在血管痉挛的机制，但确切的机制尚不清楚。

（三）肠腔细菌感染性缺血

除上述两个因素外，肠道的细菌在发病过程中起一定作用。肠道的一个重要特点是肠腔内有致病菌存在。不论哪种原因的肠缺血，都会使肠黏膜的防御能力降低，从而细菌得以侵入肠壁，形成急性炎症，甚至坏死、穿孔。现认为“假膜性肠炎”“急性坏死性肠炎”“急性出血性肠炎”等名称虽不同，但可能都和肠缺血及细菌的作用有关。实验研究表明，如用抗生素加以保护，血管阻塞性肠缺血后，动物不产生休克，或避免产生不可逆的休克，说明在肠缺血性病患中，细菌是一个重要的致病因素。

四、病理学

缺血性肠病可发生于全肠道，以左半结肠多见。Reeders 认为近80%发生于脾曲、降结肠和乙状结肠。病理变化因缺血的程度和病程发展阶段的不同而表现不一。Marson 按病程将其分为缺血期、修复期和狭窄期。在缺血的急性期肉眼可见肠腔积液扩张，肠壁因水肿出血变厚，黏膜面出现不规则形褐色瘀斑、出血灶，黏膜片状坏死脱落，显微镜下见到上皮细胞坏死，黏膜固有层出血、水肿、中性粒细胞浸润，黏膜下层毛细血管扩张，小静脉内血栓形成。修复期肉眼见大小不一的溃疡，多位于系膜的对侧，溃疡纵行或匍行性，溃疡深者修复后形成瘢痕，常引起肠腔狭窄，有时因腺体增生过度形成假息肉。显微镜下见坏死残留的腺体出现增生，溃疡基底见丰富的毛细血管，浆细胞和淋巴细胞浸润，如累及肌层可见肌细胞浆空泡形成和核固缩现象。狭窄期肠腔缩窄，肠壁增厚僵直，镜下见黏膜腺体结构不完整，大量纤维增生。

五、临床表现

无论何种原因引起的缺血性肠病，其临床表现却较相似，常与病因、缺血的范围和程度、侧支循环状况有关。尽管大多数症状、体征无特异性，但还是有其特点。

（一）急性肠系膜缺血

多见于60岁以上老年人，以男性为主，常伴有心血管基础疾病，也可见于长期口服避孕药或某些青年患者。腹痛为最突出表现，突发性绞痛或持续性钝痛，程度轻重不等，定位不确切，可局限或弥漫，局限者多位于脐周，提示小肠梗阻。缺血后肠功能紊乱，可导致恶心、呕吐、嗳气、腹胀、腹泻等胃肠道症状。在急性肠系膜上动脉栓塞患者有人提出剧烈急腹痛、器质性心脏病和强烈的胃肠道排空症状（恶心、呕吐、腹泻等）三联症。一般于腹痛后24h出现便血，这是肠梗阻的可靠征象，根据出血量可表现为大便隐血阳性、黑粪、暗红色或鲜血便。体格检查在疾病早期与腹痛的程度不成比例，早期腹痛剧烈而查体可无明显异常，随着疾病进展出现发热、心率加快、血压降低、腹胀、腹部叩诊鼓音、肠鸣音减弱、腹部压痛、反跳痛及肌紧张等，75%患者大便隐血阳性。

（二）慢性肠系膜缺血

典型症状为餐后腹痛、畏食和体重减轻。90%以上的患者有脐周钝痛或绞痛，多发生于餐后15～30min，1～2h达到高峰，随后腹痛逐渐减轻，蹲坐位或卧位可使部分患者腹痛缓解。疾病早期或轻度肠系膜梗阻，少量进食不会诱发腹痛，疾病晚期或严重肠系膜梗阻者腹痛加剧、持续时间延长，少量进食即可诱发腹痛。随着腹痛的频率增加和程度加重，患者出现畏食而限制进食量及次数，可导致消瘦。75%的患者体质量下降。部分患者可有恶心、呕吐、腹胀等。吸收不良者可发生脂肪泻。体格检查发现患者消瘦、营养不良，腹部体征与症状不相符，即使是在严重腹痛发作时，腹部压痛轻微而无肌紧张及反跳痛。多数患者有心、脑或周围动脉粥样硬化的体征。

（三）结肠缺血

2/3以上患者有腹痛，因病变多累及左半结肠，腹痛多位于左下腹，为突发性绞痛，轻重不一，进食后加重。腹痛多伴有便意，部分患者可在24h内排出与粪便相混合的红色或暗红色血液。其他症状有厌食、恶心、呕吐、低热等。体格检查发现左下腹轻中度压痛、腹胀、低热、心率加快，大便隐血呈阳性。发生肠梗死时可有压痛、反跳痛、腹肌紧张等腹膜炎的体征。肠鸣音开始亢进，随后逐渐减弱甚至消失。

六、辅助检查

（一）实验室检查

多数患者外周血白细胞增多，(10～30)×10^9/L，血沉增快20～100mm/h，可出现血清转氨酶、肌酸激酶、乳酸脱氢酶、碱性磷酸酶增高，腹水淀粉酶增高及代谢性酸中毒。粪便检查可见红细胞和脓细胞，隐血试验阳性，但培养无致病菌生长。据报道D－二聚体升高对诊断有一定意义，但其升高程度与病情严重程度的关系仍需进一步研究。

（二）内镜检查

急性肠系膜缺血表现为黏膜充血、水肿、瘀斑，黏膜下出血，黏膜呈暗红色，血管网消失，可有部分黏膜坏死，继之黏膜脱落、溃疡形成，病变部与正常肠段之间界限清晰，一旦缺血改善，其症状消失快，病变恢复快，即“两快”，亦是与其他炎性、非特异性肠炎相鉴别的关键之一。病理组织学黏膜下层有大量纤维素血栓和含铁血素细胞为此病特征。结肠缺血的内镜改变大致相同，但出血结节是其特征性表现，由黏膜下出血或水肿形成，与钡灌肠检查时的特征相对应，其表面光滑、柔软、质脆易出血，多为一过性，可在数天内消失。内镜检查对慢性肠系膜缺血无诊断意义。

（三）血管造影

选择性动脉造影有助于发现病变部位和范围，为诊断本病的重要检查手段，可为手术治疗提供参考。阳性征象为：①非血管阻塞性肠系膜缺血：主动脉没有阻塞，其中小分支可存在节段性狭窄。肠系膜动脉主干和分支呈弥漫性痉挛或分支的节段性痉挛，如果给予罂粟碱解痉处理，则立即可见血管管径扩张。②栓子：肠系膜上动脉内的圆形充盈缺损，伴远端血管完全或次全闭塞。③血栓形成：常在肠系膜上动脉起始处，可见血管突然中断，可伴有反应性血管收缩，管径普遍变细。④肠系膜静脉血栓形成：表现为门静脉－肠系膜静脉系统发生闭塞，伴有血管腔内充盈缺损或静脉侧支形成。据文献报道，仅9%～26%的血管阻塞性肠缺血患者在手术前能够作出正确的诊断，多数患者只有在手术时才能作出诊断。

（四）X线检查

腹部平片多数病例早期可见局限性痉挛，随后见肠腔积气，节段性扩张，病变肠段结肠袋消失，但无特异性；部分患者可见类似小肠 Kerckring 皱襞样的横嵴，后者为本病的特征性X线征象之一。钡灌肠检查早期可见特征性的多发息肉样充盈缺损，称之为“指压迹征”，肠管痉挛、脾曲锐角征早期亦多见，随后出现结肠袋消失，溃疡所致不规则龛影，有时呈锯齿样充盈缺损，如肠壁内出现钡剂显影则有特异性，说明坏死深达肌层。后期表现为铅管样狭窄、由假憩室形成的龛影和假息肉形成的充盈缺损。

（五）其他检查

腹部CT有助于肠系膜静脉血栓的诊断，可见肠系膜上静脉增宽，其中可见低密度信号，强化阶段可见周边强化，呈“牛眼征”。B超检查早期可见肠壁增厚、五层肠壁结构，后期出现肠腔狭窄。彩色多普勒超声可见缺血肠段的血流明显少于正常，有助于确定缺血的范围。

七、诊断与鉴别诊断

（一）诊断

由于缺血性肠病临床表现差异很大，且无特异性，尤其是疾病的早期或轻症患者，早期诊断较困难。因此，对凡具有易患因素的患者，如高血压病、冠心病、动脉硬化症、心力衰竭和心房纤颤等疾病，一旦出现腹痛持续 >2h，尤其是症状与体征不相称，即应考虑本病，争取早期诊断和早期治疗。如胃肠分泌物中隐血阳性或血便、外周血白细胞升高等对诊断有一定帮助，如出现剧烈腹痛、急腹症或休克体征须警惕有无肠坏死、穿孔。对可疑患者必要时可行血清酶学、内镜、CT、MRI、血管造影及彩色多普勒等检查协助明确诊断。

（二）鉴别诊断

本病主要与各种功能性胃肠病、炎症性肠病、憩室炎、急性细菌性肠炎、肠结核、肠型白塞病、结肠癌、肠道恶性淋巴瘤等多种疾病相鉴别。提高对本病的认识和警惕性有助于早期诊断和减少误诊。缺血性肠炎最常被误诊为炎症性肠病。但缺血性肠炎具有症状消失快，内镜下病变恢复快的特点，有别于其他肠道疾病。溃疡性结肠炎和克罗恩病多见于中青年人，而缺血性肠炎则多见于中老年人。缺血性肠炎结肠镜下病变黏膜和正常黏膜境界清楚，活检后出血少，溃疡为纵形，多沿肠系膜侧分布，罕见炎性息肉和肉芽肿形成是本病内镜下表现的主要特征。与溃疡型结肠炎比较，它是一种节段性疾病，基本不累及直肠；与克罗恩病比较，无鹅卵石样改变。个别患者充血水肿严重，肠镜下表现为黏膜呈暗红色，结节状，甚至呈瘤样隆起，易误诊为结肠癌，须提高警惕。活检有疑问时，动态观察病情变化十分必要。

八、治疗

（一）内科治疗

1. 原发病的治疗　纠正心力衰竭和心律失常，补充血容量，同时尽可能避免使用血管收缩剂、洋地黄类药物，肠缺血症状加重，诱发或加速肠管坏死；慎用肾上腺糖皮质激素，以免坏死的毒素扩散和促发肠穿孔。

2. 抗凝及溶栓治疗　肠系膜血管血栓形成患者，大多数学者主张诊断明确后应立即予以抗凝治疗，可用肝素和链激酶、尿激酶溶栓治疗。24h 后再进行血管造影检查，如果肠管血供已建立，则可以去除导管，继续使用抗凝剂和溶纤药治疗 7～10d，再改为阿司匹林、潘生丁等适量口服，持续 3 个月。使用过程中要注意出血倾向，监测出、凝血功能以便随时调整剂量。对肠系膜动脉血栓形成或栓塞是否应用抗凝治疗尚有争议，因应用肝素抗凝治疗可引起肠道出血。

3. 扩血管药及其他　目的在于解除血管痉挛。可以罂粟碱用生理盐水稀释至 1.0g/L，按 30～60mg/h 速度用输液泵经肠系膜动脉插管输入。如无并发症，动脉给药可持续 5d。非血管阻塞性肠缺血在输注 24h 后改生理盐水 30min，再重做血管造影以决定是否继续用药。选用足量、广谱而有效的抗生素，纠正电解质和酸碱平衡失调，加强支持治疗以促进肠黏膜细胞功能的恢复。

（二）介入治疗

对于非血管阻塞性肠缺血的早期患者，经过原发病的积极治疗和经动脉内灌注扩血管药物后，是可以治愈的。一旦确诊为非血管阻塞性肠缺血，无论有无腹膜炎体征，都可以经造影导管向动脉内灌注血管扩张剂。罂粟碱被证明是一种安全可靠的药物，一般以 1mg/mL 的浓度以 30～60mg/h 恒速灌注。在用药过程中，反复进行血管造影来动态观察血管痉挛情况，如果注药后血管痉挛缓解，临床腹痛逐渐减轻或消失，可以逐渐停止灌药。一般持续用药不超过 5d。如果灌药后病情无明显缓解，还出现腹膜炎的体征，则应急诊行剖腹探查术。对于血栓形成或栓塞者，可通过导管灌注链激酶、尿激酶等溶栓剂，可使早期患者避免手术治疗。溶栓治疗有引起消化道出血的并发症，治疗中应引起重视。近年应用的其他介入治疗方法尚有经皮经腔血管成形术、大动脉开窗术等。

（三）外科治疗

非血管阻塞性肠缺血，一旦出现腹膜炎的体征，必须及时地进行手术探查。手术主要是判断肠管组织活力，可经过观察肠管色泽、动脉搏动和肠蠕动的情况来判断。对已坏死的肠管，如果仅局限在某一段肠管，可以做肠管切除。对于可疑的坏死肠管，可暂时予以保留，经 12～24h 的药物灌注后，再判断以便决定是否做肠管切除。如果肠管已广泛坏死，手术切除常常没有可能性。老年人肠系膜血管阻塞的诊断一旦确立，则要考虑剖腹探查术。术中可以根据肠襻的色泽和肠系膜动脉的搏动来判断栓子栓塞和血栓形成，然后再采取不同的手术方式。手术方式有：①动脉栓子摘除术。②肠系膜动脉血管重建术。手术栓子切除，有研究报道早期诊断急性肠系膜动脉栓塞时（12～16h）应积极开展肠系膜动脉取栓术，可避免肠坏死或缩小肠切除范围。已发生部分肠坏死，也应先取栓，使大部分可逆的肠管恢复血运，然后再切除坏死肠襻。

九、预后

轻症多为一过性、可逆性，恢复较快。重症患者经积极处理，约半数可在 24 ~48h 症状缓解，1 ~2 周结肠病变愈合，严重者可能需 3 ~7 个月愈合。部分发生急慢性不可逆损害或由急性期很快发展成肠坏疽甚至腹膜炎或广泛中毒性结肠炎，或溃疡延迟不愈合进入慢性期，发展成节段性溃疡性结肠炎，甚至穿孔或肠管狭窄，须手术治疗。

（张永强）

第十一节　非特异性肠溃疡

非特异性肠溃疡（Nonspecific Ulcers of Intestine）指除外溃疡性结肠炎和克罗恩病的发病原因并且诱因不明的肠管溃疡性病变，并且需除外消化性溃疡、急性回肠末端炎和全身性疾病的肠道表现等其他病因。此类疾病包括非特异性多发性小肠溃疡、结肠非特异性溃疡、急性出血直肠溃疡等。

一、非特异性小肠溃疡

（一）病因

非特异性小肠溃疡（Nonspecific Ulcers of small Intestine）又称原发性小肠溃疡，病因不明，临床少见。可能与中枢神经系统疾病、感染、创伤、营养不良、小肠局部受刺激以及内分泌紊乱等因素有关。口服一些药物如氯化钾肠溶片、氯噻嗪类利尿药等也可出现小肠局部溃疡。

（二）病理

溃疡多在回肠，多为小椭圆形或环形，边界清楚，不伴肠道其他地方黏膜病变。表层多附着主要由中性粒细胞形成的薄膜样物。溃疡部之黏膜下层可见轻度炎性细胞浸润、纤维化和水肿，溃疡缘黏膜固有层可伴有毛细血管增生与扩张、纤维母细胞增生。急性期溃疡缺少炎症反应，易发生穿孔。炎症所致慢性溃疡可出现大量纤维化，容易发生肠梗阻。

（三）临床表现

贫血为主要症状，通常多于 10 ~20 岁年龄段发病，伴有水肿、心悸、易疲劳和发育障碍，病情经过滞久漫长，可出现脐周疼痛、恶心、呕吐，少有腹泻，睑结膜贫血，常可闻及贫血所致功能性收缩期心杂音和颜面、四肢出现水肿。病程可达数年。少数可出现穿孔、梗阻等急腹症。

（四）辅助检查

实验室检查可发现便隐血反应呈持续强阳性，重度低色素性贫血、血清铁降低以及低蛋白血症。小肠 X 线检查可见有中、下段小肠边缘硬化，管腔部分轻度变窄、单侧或双侧肠皱襞缺如，环状、半环状乃至不整形缺损、皱襞集中以及假性憩室等所见。

（五）诊断

对不明原因腹痛患者可行小肠气钡双重造影、胶囊内镜、小肠镜等检查。常在回肠发现圆形或椭圆形深溃疡，边界清楚，周围黏膜可见集中。

（六）鉴别诊断

1. 克罗恩病　克罗恩病可以是多处病变，好发部位为末段回肠及邻近右半结肠。早期病变呈“鹅口疮样”溃疡，往往是多发浅小病灶，易与非特异性溃疡区别。活动期克罗恩病可表现较深溃疡，但常为纵行溃疡，或裂隙状溃疡，溃疡周围黏膜增殖较明显，溃疡周围黏膜亦可有明显炎症表现，病灶多发呈节段性表现。病理有非干酪性肉芽肿改变，具有诊断价值。

2. 肠型白塞病　肠型白塞病肠溃疡特点与非特异性溃疡形态没有差别，也为圆形或椭圆形溃疡，较深，边界清楚，组织学表现为特异性炎症。但是白塞病同时具备口腔溃疡、外阴溃疡、眼炎等肠外表现，并且针刺试验阳性。

（七）治疗

尚无有效药物疗法，避免诱因，如停用相关药物等。出现肠梗阻、穿孔等可考虑手术治疗。

二、非特异性结肠溃疡

（一）病因

非特异性结肠溃疡（Nonspecific Ulcer of Colon）又称单纯性结肠溃疡，原发性结肠溃疡。病因不明，可能与多种原因有关，如异位结直肠黏膜退化形成深部囊肿，囊肿破裂后形成溃疡。也可能与血运不足、感染、药物、局部炎症以及精神因素等有关。也有人认为是憩室发生早期过程。也因与白塞病的临床表现、经过和病理组织所见皆无明显差异而认为可能系同一病症，尚无结论。可发生于任何年龄，平均年龄48岁左右。

（二）病理

结肠溃疡好发于盲肠，回盲瓣附近的升结肠及末段回肠，大多数为单发，或2~3处溃疡。溃疡边界清楚，表面为纤维素和坏死组织呈薄白苔，周围黏膜正常，组织学呈慢性炎症性改变，单核细胞及淋巴细胞浸润为主，多看不到特异性炎症反应。溃疡下富含血管、淋巴管、淋巴滤泡，呈肉芽组织。胶原纤维增生较少。肉眼上呈境界明了、圆形乃至椭圆形深凿溃疡。溃疡与肠系膜之关系为发生于肠系膜之对侧者占65%，肠系膜侧者30%，居中间者约占4%。

（三）临床表现

据日本81例的统计，年龄为9~68岁（平均39岁），男女比为3：1即多发于男性。临床症状腹痛占最多，继而出现腹部肿块、腹泻及便血，常致穿孔。屡屡可见白塞病之主要症状，即口腔黏膜的假膜性溃疡，但不伴有其他的白塞病症状。查体多可发现右下腹伴有压痛之肿块。本病病程长，可持续数年，呈良性经过。结肠非特异性溃疡早期多无症状，典型症状为右下腹痛，呈隐痛或锐痛，不放射。可出现大便次数增多或大便变软或糊状。可出现其他伴随症状如腹胀、嗳气、恶心、呕吐、发热、乏力、体重下降、贫血以及口腔溃疡等。可出现出血，表现便隐血阳性、黑粪或暗红色大便；严重病例可出现肠穿孔或瘘管形成，也可出现肠梗阻症状。体征可有贫血体征及右下腹压痛，少数患者可扪及右下腹包块。

（四）辅助检查

实验室检查无特异性，可表现为白细胞增多，血沉增快，血色素下降等。皮肤针刺试验为阴性。结肠镜检查：对该病具有诊断价值。溃疡常好发于回盲部或升结肠，回盲瓣常受累及。一般溃疡为单发，也可 2～3 个。溃疡常发生在肠系膜附着的对侧，呈圆形、深溃疡，溃疡边界清楚，边缘整齐，上覆白苔。溃疡周围黏膜可见集中。急性期溃疡较深，表覆白苔，溃疡周边呈堤状。X 线检查：常在回盲部或升结肠发现圆形或椭圆形深溃疡龛影，边界清楚，周围黏膜可见集中，及集中黏膜呈棒状肥大或中断。病变处肠腔狭窄，以上肠管扩张。

（五）诊断

多因患者腹痛，接受结肠镜或钡灌肠检查，发现回盲部及附近溃疡，边界清楚，圆形或椭圆形而诊断。

（六）鉴别诊断

1. 肠型白塞病　肠型白塞病肠溃疡特点与非特异性溃疡形态没有差别，也为圆形或椭圆形溃疡，较深，边界清楚，组织学表现为特异性炎症。但是白塞病同时具备口腔溃疡，外阴溃疡，眼炎等肠外表现，并且针刺试验，阳性。

2. 炎症性肠病　溃疡性结肠炎绝大多数伴有直乙状结肠炎，并且病变呈弥漫性，所以非特异性溃疡主要与克罗恩病鉴别。克罗恩病可以是多处病变，好发部位为末段回肠及临近右半结肠。早期病变呈“鹅口疮样”溃疡，往往是多发浅小病灶，易与非特异性溃疡区别。活动期克罗恩病可表现较深溃疡，常为纵行溃疡，或裂隙状溃疡，溃疡周围黏膜增殖较明显，溃疡周围黏膜亦可有明显炎症表现，病灶多发呈节段性表现。病理有非干酪性肉芽肿改变，具有诊断价值。

3. 肠结核　病史有进食未消毒的牛奶，或有肺结核病史；右下腹痛、腹胀、腹泻与便秘交替出现，有结核中毒症状，如发热、盗汗、食欲缺乏、消瘦等。结核菌素试验强阳性。肠镜检查回盲部、升结肠起始段为常见病变，早期呈炎症性改变，无溃疡及增殖。病变较浅，位于黏膜层内，病情进展病变侵及黏膜下层及浆膜层，出现溃疡、增殖等病变，病理可见干酪样坏死及干酪性肉芽肿。钡灌肠病变处充盈缺损、狭窄、激惹现象、跳跃现象。抗结核治疗有效等为鉴别要点。

4. 结肠癌　非特异性溃疡易误诊为溃疡型结肠癌，结肠癌溃疡多大而深，面积多大于 2cm，溃疡形态不规则，表面覆污秽苔，周边呈堤状隆起，皱襞中断或不规则。病理活检可见癌细胞。

5. 憩室炎　发生在升结肠或盲肠的憩室炎有时在形态上与非特异性溃疡鉴别困难，甚至病理组织也难以区别。但憩室炎很少破坏回盲瓣者，近端结肠也可发生憩室。

6. 急性阑尾炎　非特异性溃疡活动期间可出现右下腹痛。但急性阑尾炎常急性起病，有转移性右下腹痛，压痛点限于右下腹，外周血白细胞升高。

（七）治疗

一般治疗，病情活动期间，因溃疡深，应避免穿孔、出血等并发症，注意休息，避免剧烈活动，必要时禁食、胃肠外营养或流质少渣饮食。并根据情况调整水、电解质平衡，贫血者可予输血。一般不予抗感染治疗，如出现肠梗阻表现或穿孔，则应予以抗感染治疗，以广谱抗生素及合用甲硝唑抗厌氧菌。药物治疗：柳氮磺胺吡啶（SASP）是治疗本病的常用药物，多数患者可控制症状。用法：4g/d，分4次服用，3～4周症状缓解后可逐渐减量，减至2g/d后应维持服用3个月以上时间。用药期间应注意药物不良反应，如恶心、呕吐、食欲减退、头痛、男性不育、过敏、自身免疫性溶血、再生障碍性贫血，以及粒细胞减少肝肾功能损害等。尤应注意粒细胞减少副作用，服药期间应定期监测。5－氨基水杨酸（5－Amlnosalicylic acid，5－ASA），即美沙拉嗪（mesalamine）药物疗效相似，副作用大大下降，近年有代替SASP的趋势。激素：糖皮质激素一般在患者病情较重或SASP、5－ASA治疗效果不佳时使用，急性期30～60mg/d，症状好转后逐渐减量，减量期间加用SASP或5－ASA代替激素维持治疗。手术治疗：对发生穿孔、瘘管等并发症者须手术治疗，手术一般切除回盲部或右半结肠，术后复发率超过20%，术后应定期复查。

三、急性出血性直肠溃疡

（一）病因

急性出血性直肠溃疡（acute bleeding ulcer of rectum）系发生于有脑血管障碍等重症基础疾病之老龄患者的急性直肠溃疡，可能与应激因素有关，但也不能否定同缺血与宿便刺激等其他因素有关。

（二）病理

组织学表现为类似消化性溃疡之非特异性所见。

（三）辅助检查

内镜检查特征为局限于紧贴齿状线之直肠下，呈不整形、地图状或带状横轴方向长形浅溃疡。可呈单发性或多发性，占管腔周长1/3或达全周。溃疡底常见裸露之血管。

（四）临床表现

直肠溃疡主要表现为脓血便，左下腹痛或里急后重等，可间歇出现，也可突然表现为便血。

（五）诊断

多因患者便血行结肠镜检查而发现直肠溃疡。

（六）鉴别诊断

直肠癌：结肠癌溃疡多大而深，面积多大于2cm，溃疡形态不规则，表面覆污秽苔，周边呈堤状隆起，皱襞中断或不规则。病理活检可见癌细胞。而急性出血性直肠溃疡多为浅溃疡，无增殖表现。

溃疡性结肠炎：直肠型溃疡性结肠炎直肠可出现溃疡，但溃疡是在直肠弥漫性炎症病变基础上出现，周围黏膜弥漫充血糜烂，表面粗糙细颗粒感。而急性出血性直肠溃疡周围直肠黏膜无炎症改变。

（七）治疗

对大量出血的止血处置甚为重要，可做内镜下止血或结扎止血。止血成功，则溃疡经过良好。

（牛海静）

第十二节 肠易激综合征

一、概述

肠易激综合征（irritable bowel syndrome IBS）是一种功能性肠病，其腹痛或腹部不适伴随排便或排便习惯的改变，具有排便异常的特征。

二、流行病学

IBS 是一种常见病，10% ~20% 的成人和青少年具有与 IBS 一致的症状，该疾病可影响到全世界所有人种。部分研究显示女性可能比男性更愿意就医。IBS 患者经常服药，门诊和住院费用以及诊断性检查的费用均很高，常伴有生活质量的下降。

三、病理生理学

IBS 的症状是由多种病理生理机制所引起的，包括动力异常、内脏感觉高敏、脑 - 肠功能异常、遗传和环境因素、感染以及社会心理障碍。

1. 胃肠运动障碍　IBS 患者可以发生多种动力紊乱，但是没有一种形式的动力障碍能特异性的解释 IBS 的全部症状，其动力障碍的形式随症状的变化而改变。在基础状态下 IBS 的胃肠动力是正常的，但是在各种刺激下包括食物、脂肪酸、胆盐、胆囊收缩素以及生理和心理应激，其动力会增强或发生改变。结肠动力紊乱是各种 IBS 病理机制假说中最早被提出来的，结肠肌电活动可表现为持续数秒的短峰突发波（SSB）和持续约半分钟的长峰突发波（LSB），前者主要与结肠非推进性的分段蠕动有关，后者与肠道内容物的推进有关，腹泻型 IBS 患者 SSB 和 LSB 出现的频率均较低，而便秘型 IBS 患者进食后 LSB 增加但传递范围较短。小肠运动紊乱也与 IBS 多种症状相关，Ⅱ期逆向性压力波的频率与 IBS 腹泻型的严重程度相关。

2. 内脏高敏感性　人的内脏感觉研究常采用恒压感受器扩张刺激试验。与健康对照者相比，IBS 患者在较低的容量和压力状态下即出现初始感觉和疼痛。高敏感性与 IBS 的症状强度之间尚无关联，IBS - D 和 IBS - C 的内脏高敏性是否不同还有争议。新的研究证据显示 IBS 患者有内脏和皮肤两方面的痛觉过敏，腹痛的严重程度和频率与结肠黏膜神经末梢肥大细胞的活化程度相关联。功能性磁共振成像（fMRI）发现部分 IBS 患者（特别是腹泻型）对直肠内气囊扩张刺激引起的内脏感觉过敏，大多数患者直肠气囊扩张刺激能激活前扣带回皮质、前额叶皮质、岛叶皮质和丘脑。IBS 患者在直肠气囊扩张 120mL 时岛叶皮质、额前皮质、丘脑的兴奋区面积与 MR 信号变化幅度均较正常对照组显著增高，同时其痛觉评分也显著高于对照组。

3. 感染后 IBS　有 7% ~30% 的急性细菌性胃肠炎的患者发展为 IBS，感染后 IBS 患者在感染性肠炎恢复后，肠黏膜活检病理显示炎症介质如白介素 1 的表达较非 IBS 患者增加，直肠黏膜活检显示慢性炎性细胞增加。广泛分布于肠道黏膜和黏膜下层的肥大细胞很可能是炎症作用的中间环节。

4. 细菌过度生长　通过氢呼气试验发现有 78% 的 IBS 患者有细菌过度生长，抗生素治疗后48%的患者症状消除。细菌过度生长可能是IBS的原因之一。

5. 自主神经功能紊乱 IBS患者自主神经功能不正常。IBS便秘型主要是胆碱能神经功能的过度而IBS腹泻型主要是肾上腺素能神经功能的过度兴奋。

6. 胃肠激素 近年来发现，许多肽类物质在中枢神经系统与胃肠道双重分布，称为脑-肠肽，目前发现有60余种，研究较多的是5-羟色胺（5-HT）、胆囊收缩素（CCK）、生长抑素（SST）、血管活性肠肽（VIP）、P物质和NO等。5-HT是引起疼痛感觉的调节和传递介质，由肠道黏膜的嗜铬细胞释放。5-HT分泌失调或感觉神经末梢对5-HT的敏感性增加均可引起人对内脏正常刺激的感觉异常。已经证实5-HT_3拮抗剂能降低IBS患者肠道敏感性。IBS患者中CCK和SST含量均高于正常对照组，而VIP具有显著的肠道抑制效应。

7. 心理社会因素 IBS常伴心理障碍，并且心理社会因素影响IBS的疗效。IBS患者常见的精神共病包括惊恐障碍、广泛性焦虑和创伤后应激障碍。常见的情感障碍包括严重抑郁症、情绪恶劣和躯体形式障碍。儿童和成年时均有过被虐待可使IBS患者的危险性增加3倍，自责和自沉默可能介导情感虐待和功能性肠病症状之间的关联，而且这些因素与直肠疼痛敏感性方面无相关性。确立心理障碍和受虐史具有重要意义。有测评量表评估胃肠道症状特异性焦虑，显示男女患者存在差异。心理社会因素与IBS的内在联系目前并不清楚。

8. 其他因素 IBS在家族中的聚集现象提示发病中的遗传或环境致病因素，家族成员中有腹痛和功能紊乱者报道IBS的概率要增加2倍以上，肠功能紊乱在单卵双胞胎的遗传概率明显高于双卵双胞胎。IBS基因多态性也有研究，IBS患者5-HT转运体（SERT）的多态性提示SERT的功能异常在其症状发病中起作用，但需进一步研究。某些胆酸或糖类的吸收不良也可引起肠道功能改变，富含糖类的食物、脂肪餐、乙醇以及辛辣食物常会引起症状，但是患者常不能辨别是哪些食物可能引发症状。

四、临床诊断

IBS是基于症状来诊断的，除外了器质性疾病或代谢异常。

目前最新采用的是IBS罗马Ⅲ诊断标准*。

反复发作的腹痛或腹部不适**，最近3个月内每月发作至少3日，伴有以下2项或2项以上：

（1）排便后症状改善。

（2）发作时伴有排便频率的改变。

（3）发作时伴有粪便性状（外观）的改变。

*诊断前症状出现至少6个月，近3个月符合以上诊断标准。

**腹部不适是指难以用疼痛来形容的不适感。

根据主要的粪便性状对IBS进行分型，有以下4型。

1）便秘型IBS（IBS-C）：至少25%的排便为硬粪或干球粪[a]，松散（糊状）粪或水样粪<25%*。

2）腹泻型IBS（IBS-D）：至少25%的排便为松散（糊状）粪或水样粪[b]，硬粪或干球粪[a]<25%*。

3）混合型IBS（IBS-M）：至少25%的排便为硬粪或干球粪[a]，至少25%的排便为松散

(糊状) 粪或水样粪[b]。

4) 不定型 IBS：粪便的性状异常不符合上述 IBS－C、D 或 M 标准 *

* 在未用止泻剂或轻泻剂的情况下；a. Bristol 粪便性状量表中的 1～2 型［分散的干球粪，如坚果（很难排出）或腊肠状，但很硬］；b. Bristol 粪便性状量表中的 6～7 型（松散的碎片、边缘毛糙、糊状粪或水样粪，不呈固形，完全为液状）

需进行鉴别诊断的疾病包括结肠癌、炎症性肠病、甲状腺疾病、腹腔疾病、贾第虫病类癌、显微镜下结肠炎、细菌过度生长、嗜酸性胃肠炎，它们均可有与 IBS 类似的症状，但是疼痛、排便习惯及粪便性状具有相关性是 IBS 最突出的特点。在首诊中，通过病史采集就可拟诊 IBS 的诊断，仔细的采集病史是最重要的诊断步骤，如体格检查缺乏阳性体征更支持 IBS 的诊断。患者自述的腹泻或便秘可能存在误导：排便次数多但是粪便为干粪（假性腹泻），反之，主诉排便费力也可是糊状或稀水便，在诊断和分型上需格外注意。一些“警报”征象，如发热、出血、体重下降、贫血等可提醒我们注意器质性疾病的存在，但是这些征象的存在不能除外 IBS 与其他胃肠疾病同时存在的可能性。IBS 患者可有其他的胃肠道症状和躯体心理症状，包括胃灼热和其他上胃肠道症状、纤维性肌痛、头痛、背痛、泌尿生殖症状以及心理功能障碍，这些症状的数目随 IBS 严重性的增加而增多，但并不是诊断必需的。IBS 与妇科疾病的胃肠道症状和妇科症状可有重叠，女性患者常以“慢性盆腔痛”就诊，但疼痛与排便有关及肠道功能紊乱提示症状起源于肠道，需仔细询问病史。IBS 患者没有具有鉴别意义的体征。

当怀疑 IBS 时，可能需要做的检查的包括血常规、便常规，寄生虫和隐血、结肠镜或钡灌肠造影。内镜检查能除外炎症、肿瘤及结肠黑变病，不必常规进行直肠黏膜活检。IBS 患者血常规、ESR 和 CRP 的检查很少有异常。一般不需要进行乳糖吸收试验，常规的腹部超声对诊断没有太大帮助。

五、治疗措施

IBS 目前尚不能完全治愈，也没有一种治疗方法或药物能对所有的 IBS 患者均有效。医生对患者常使用的建议是“它是不可治愈的”或“你必须学会与它共同生活”。治疗手段包括健康教育、饮食治疗、药物治疗以及替代治疗等。如果措施得当，许多患者的症状能够得到不同程度的缓解。

（一）基本治疗

正确的治疗有赖于明确的诊断。患者一般对自己的病情了解甚少，应就症状发生的原因进行解释并指导患者如何应对这些症状。向患者提供健康生活方式的宣教，避免一些不当饮食诱发 IBS 症状发生。解释和使患者放心可能是内科医生最重要的治疗手段 IBS 治疗的主要目的是帮助患者应对疾病，因此应该向患者灌输现实的治疗期望，而不能追求治愈。许多 IBS 患者常感到沮丧、孤独无助和担心，正确识别症状很重要，医生应对患者的生活质量、日常生活能力、患者性格特点、近期应激事件、焦虑和抑郁进行评估。绝大多数患者对心理治疗有效。

（二）药物治疗

主要是针对主要症状选择合适的药物，见表 9－5。

表 9－5　对症药物的选择

症状	药物	剂量
腹泻	洛哌丁胺	2～4mg，必需时服用，日最大剂量 12mg
	考来烯胺	4g，进餐时服用
	阿洛司琼	0.5～1mg，每日 2 次（对严重 IBS 女性）
便秘	欧车前	3.4g，每日 2 次进餐时服用，以后调整剂量
	甲基纤维素	2g，每日 2 次进餐时服用，以后调整剂量
	聚卡波非钙	1g，每日 1～4 次
	乳果糖	10～20g，每日 2 次
	山梨醇（70%）	15ml，每日 2 次
	聚乙二醇	17g 加 230ml 水
	替加色罗	6mg，每日 2 次
	氢氧化镁	2～4 勺，每日 1 次
腹痛	肌肉松弛药	每日 1 次至每日 4 次餐前
	三环类抗抑郁药	从 25～50mg 开始，以后调整剂量
	5－羟色胺再摄取抑制药	小剂量开始，必要时加量

洛哌丁胺是人工合成的外周阿片肽 μ 受体激动药，通过抑制肠壁环肌和纵肌的收缩，增加肠道水分和离子的吸收，增强肛门括约肌静息压力，从而减慢胃肠传输时间，于餐前或活动前服用可预防腹泻。高纤维膳食可增加大便容积、减少结肠内压力和缩短胃肠传输时间，主要用于 IBS－C 患者，并不适用于所有的 IBS 患者，并需注意腹胀等不良反应，如效果不满意，可选择甲基纤维素和欧车前等商品化纤维制剂。腹胀加重的患者可使用乳果糖、山梨醇和聚乙二醇对症处理。

对有腹痛的患者，推荐使用不同类的平滑肌松弛药，如匹维溴铵、奥替溴铵、双环维林和曲美布汀。匹维溴铵是胃肠道高选择性 L 型钙离子通道阻滞药，可以竞争方式与平滑肌细胞膜表面 L 通道的双氢吡啶位点结合，抑制钙离子内流，缩短慢波平台期，消除肠平滑肌的高反应性而缓解 IBS 患者的腹痛、腹泻、便秘，特别是交替出现的腹泻和便秘症状。奥替溴铵是另一种同类药物，在改善患者腹痛腹胀、提高痛阈等方面效果较好。双环维林是罂粟碱类药物，能直接作用于平滑肌细胞和某些肠道兴奋性神经元，抑制兴奋性神经递质的释放，同时它也有部分抗毒蕈碱能活性。曲美布汀是外周阿片肽 δ 受体激动剂，通过阿片肽受体途径促进小肠运动，并可抑制结肠运动。

阿洛司琼是一种选择性的 5－HT_3 受体拮抗药，主要是抑制肠神经系统中非选择性离子通道的 5－HT_3 受体，抑制内脏感觉反射，抑制胃肠道移行性复合运动Ⅲ期运动（MMCⅢ）和结肠动力反应，可以减轻女性 IBS－D 患者的疼痛、排便急迫感和排便频率。但是缺血性肠炎和顽固性便秘是其主要不良事件，一度曾因此撤出市场，目前在严格掌握适应证的情况下使用。

替加色罗是一种选择性的5 - HT_4受体部分激动药，对便秘为主的IBS具有加速小肠和结肠传输的作用。尤其是对女性IBS - C患者能减轻疼痛，改善总体状况、排便频率和形状，使排便顺畅，腹胀缓解。美国胃肠病学院特别工作组将其列为A级推荐，但是近期由于其心脏不良反应，目前已暂时从市场撤出。

对存在抑郁症状的IBS患者可考虑使用抗抑郁药物，不仅能提高患者的情绪，还能改善肠道症状。腹痛的患者有时使用三环类抗抑郁药有效，其剂量低于用于治疗抑郁症的剂量。5 - 羟色胺再摄取抑制剂（SSRI）是一类新型的抗抑郁药，相对于三环类抗抑郁药物常引起心动过速、低血压、口干、便秘、尿潴留、头晕等反应，其对去甲肾上腺素、多巴胺再摄取影响极小，有较少的毒性和不良反应。目前主要有以下药物：丁氨苯丙酮、西酞普兰、氟西汀、舍曲林、文拉法辛等。

益生菌初步治疗的结果令人鼓舞。特别是婴儿双歧杆菌可使各类型排便习惯紊乱的IBS患者的症状减少并使其外周血单核细胞的抗炎/前炎症细胞因子的比率正常化。但需进一步的研究。抗生素治疗在有证实的小肠细菌过度生长的IBS患者中可能有短期疗效，但由此带来的慢性功能性症状、难辨梭状芽孢杆菌感染、过敏反应以及耐药问题值得关注。

（三）心理和行为治疗

心理社会因素在IBS中尽管不是IBS发病的直接因素，但在症状诱发和加重、持续化具有重要的作用，采用心理行为干预治疗是IBS治疗的重要辅助手段。心理治疗的目的是纠正患者对IBS的不良认知和应对策略，提高患者对与疾病发作有关的应激事件的应对能力和耐受，提高患者的生活质量。目前用于IBS的心理治疗包括：简短的心理动力治疗、认知行为治疗、认知治疗和催眠治疗。催眠治疗使直肠感觉正常，该疗法在IBS的心理治疗中评价最为充分。生物反馈治疗主要用于有排便异常患者的治疗。

六、预后

大约有30%的IBS患者，其症状在1年内缓解，这也归功于安慰剂效应。但是尽管IBS的症状缓解了，有部分患者仍有其他的功能性胃肠疾病的症状，因此不好评估胃肠道症状完全缓解的程度。

（牛海静）

第十三节　大肠息肉和大肠肿瘤性病变

息肉（polyp）是指黏膜面突出的一种赘生物，而不管它的大小、形态及其组织学类型。大肠息肉（colorectal polyp）广义上指任何突出于大肠管腔内的隆起性病变，但一般所指息肉为来源于肠黏膜上皮的局限性隆起。它可以单发或多发，也可形成息肉病，与其他病变并存时可构成特殊的息肉病综合征。

广义上大肠肿瘤有良、恶性之分，大肠息肉中的一部分即为大肠良性肿瘤，大肠恶性肿瘤是指发生于大肠黏膜或黏膜下间叶组织的恶性病变，其中由黏膜上皮发生的恶性肿瘤统称为大肠癌（colorectal cancer），占绝大多数，为本文讨论之重点。

一、流行病学

大肠息肉约占肠道息肉的80%，其中大多数（50% ~75%）位于乙状结肠或直肠，单发多见，男性多于女性。发病率随年龄的增长而增加，40 岁以下人群的发病率为 20% ~30%，而40 岁以上则可上升为25% ~50%。另外，大肠腺瘤患者的直系亲属的发病率是正常人群发病率的4 倍。

大肠癌是指大肠黏膜上皮在环境或遗传等多种致癌因素作用下发生的恶性病变，预后不良，病死率较高。它包括结肠癌和直肠癌，是常见的消化道恶性肿瘤。在北美、西欧、澳大利亚等经济发达国家中发病率较高。业已表明，在任何一个走向都市化、日益富足、体力活动减少和生活方式西方化的国家中，大肠癌的发生率均呈上升趋势。目前，这一趋势在日本、中国香港地区和新加坡等地表现尤为突出。在我国南方，特别是东南沿海明显高于北方，从整体上我国大肠癌的发生率已成为位列第四五位的恶性肿瘤，发病年龄多在30 ~60 岁，发病高峰在 50 岁左右，与欧美相比提前约 10 年，且青年人大肠癌发生率也逐年提高。

二、病因和危险因素

环境因素及遗传因素两者似乎与大肠息肉及肿瘤的发病有关，但其作用方式尚未完全明了。

（一）环境因素

流行病学特点提示大肠癌的发病与环境因素，特别是与饮食方式有关，由素食改为高脂肪饮食后大肠癌发病率有所增加。在对饮食进行广泛的研究表明，饱和脂肪（动物脂肪中高含量）的摄入，可能系通过改变大便中胆酸浓度的作用而引发大肠癌。而食物纤维具有吸收水分性能，增加粪便量和稀释肠内残留物浓度，并因缩短粪便通过大肠的时间而减少致癌物质和大肠黏膜接触的机会。其他如热量摄入过多、肥胖以及钙与维生素 D 摄入不足等因素均可能导致大肠癌的发生。

（二）遗传因素

在大肠癌普查中发现遗传因素在大肠癌的发生中已变得非常重要。从遗传学观点，可以将大肠癌分为遗传性（家族性）和非遗传性（散发性）。目前已有两种遗传性易患大肠癌的综合征被确定：家族性结肠息肉病（familial adenomatous polyposis，FAP）和遗传性非息肉病大肠癌（hereditary non – polyposis colorectal cancer，HNPCC）。人群调查也证明，大肠癌患者子女患大肠癌的危险性比一般人群高 2 ~4 倍，高达 50% 或更多的“散发性”大肠腺瘤或癌显示为常染色体显性遗传。

（三）其他危险因素

1. 大肠腺瘤　一般认为绝大部分大肠癌均起源于腺瘤，故将大肠腺瘤性息肉看作是癌前病变。腺瘤发生癌变的概率与腺瘤大小、病理类型、不典型增生程度及大体形状有关。一般大于 2cm、绒毛状腺瘤、重度不典型增生、广基腺瘤癌变的概率较大。据资料统计分析，有些腺瘤的癌变一般需 3 ~5 年。随着分子生物学技术的发展，人们在分子水平上证实大肠癌的发生发展是一个多阶段的、涉及多基因改变的逐渐积累的复杂过程，如图 9 – 2。一般认为由“正常肠上皮－增生性改变/微小腺瘤－早期腺瘤－中期腺瘤－后期腺瘤－癌－癌转移”这一过程而逐渐演变。另外，也有研究表明，部分大肠癌直接起源于大肠正常黏膜生发中心的干细胞而与大肠腺瘤无关，这种癌称为 de novo 癌。在这两种演变过程中，均伴随着多种癌基因和抑癌基因的突变与缺失，这些原癌基因和抑癌基因的突变或丢失将促进大肠癌的发生发展。

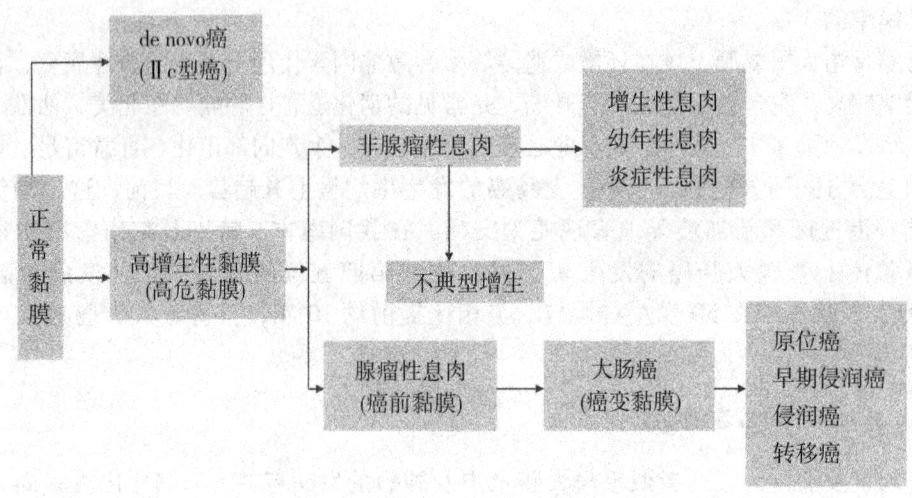

图 9－2　大肠癌癌变组织的形成过程

2. 炎症性肠病　长期患有炎症性肠病的患者，其大肠癌的发生率增高。据报道，慢性非特异性溃疡性结肠炎患者大肠癌的发生率为一般人群的 10～20 倍。Crohn′s 结肠炎患者的大肠癌发生率虽然低于溃疡性结肠炎患者，也可达到一般人群的 4～7 倍。癌变的概率随着炎症性肠病的病程延长及大肠受累的范围扩大而增加。

3. 其他因素　血吸虫病、慢性细菌性痢疾以及慢性阿米巴肠病患者发生大肠癌的概率均比对照人群高。这些慢性结肠炎症可能通过肉芽肿、炎性或假性息肉而发生癌变。有报道胆囊切除术后大肠癌发病率增高，认为与次级胆酸进入大肠增加有关。近年来发现放射线损害、亚硝胺类化合物也可能是大肠癌的致病因素，原发性与获得性免疫缺陷症也可能与本病发生有关。

三、大肠息肉和早期大肠癌

早期大肠癌指浸润深度局限于黏膜及黏膜下层的任一大小结直肠癌。其中局限于黏膜层的为黏膜内癌，浸润至黏膜下层但未侵犯固有肌层者为黏膜下癌。

1. 大体形态上　它们可分为隆起型、平坦型两类基本型，具体如下。

(1) 隆起型（Ⅰ型）：病变明显隆起于肠腔，基底部直径明显小于病变的最大直径（有蒂或亚蒂型）；或病变呈半球形，其基底部直径明显大于病变头部直径。此型根据病变基底及蒂部情况分为以下三种亚型（图 9－3）。

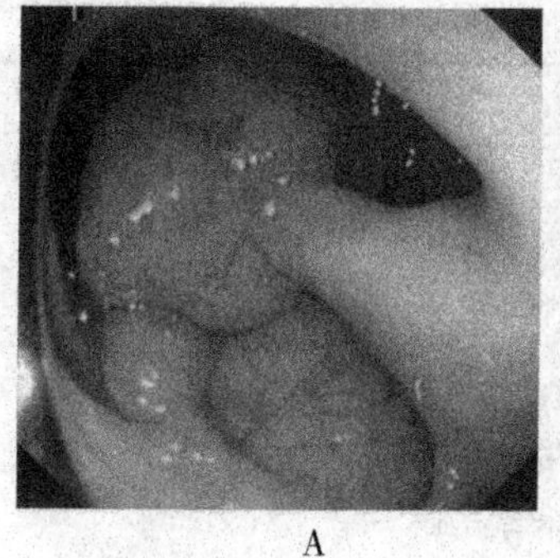
A

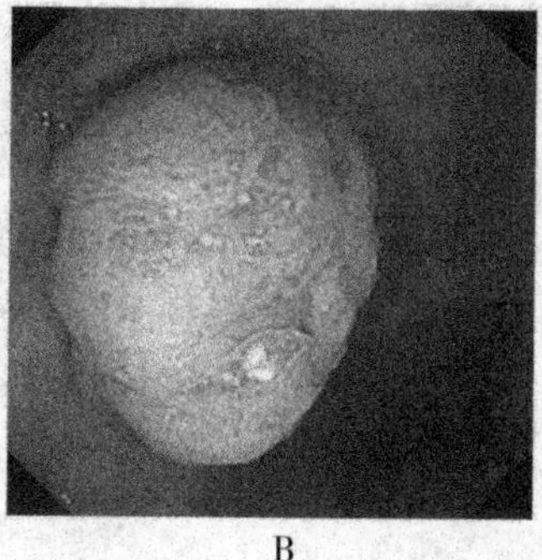
B

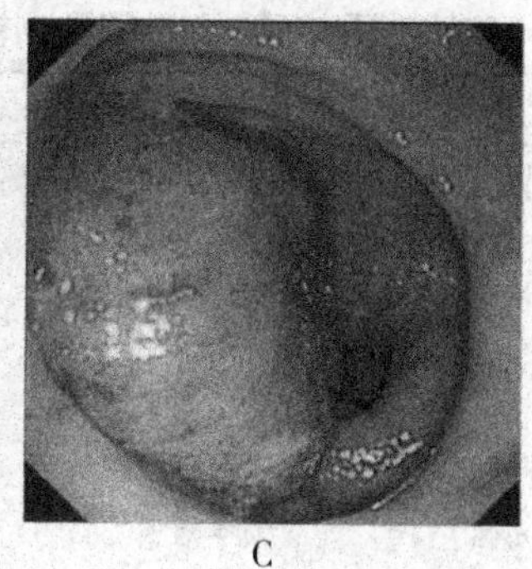
C

图 9－3　隆起型（Ⅰ型）病变内镜形态

图 A 示长蒂的Ⅰp 型病变，为 Peutz－Jeghers 综合征患者的乙状结肠息肉；图 B 示降结肠的Ⅰsp 型亚蒂息肉，有局部癌变；图 C 示直肠上段的Ⅰs 型广基息肉癌变

1）有蒂型（Ⅰp）：病变基底有明显的蒂与肠壁相连。

2）亚蒂型（Ⅰsp）：病变基底有亚蒂与肠壁相连。

3）广基型（Ⅰs）：病变明显隆起于黏膜面，但病变基底无明显蒂部结构，基底部直径小于或大于病变头端的最大直径。

（2）平坦型（Ⅱ型）：病变为紧贴黏膜面的地毯样形态，可略隆起于黏膜面或略凹陷于黏膜面，病变基底部直径接近或等于病变表层的最大直径，此型分为 4 个亚型（图 9－4）。

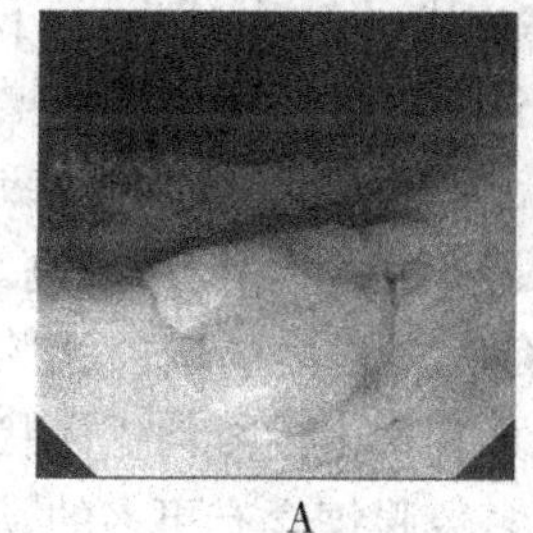
A

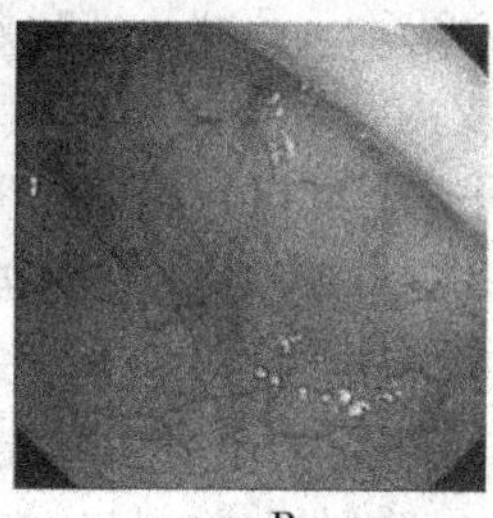
B

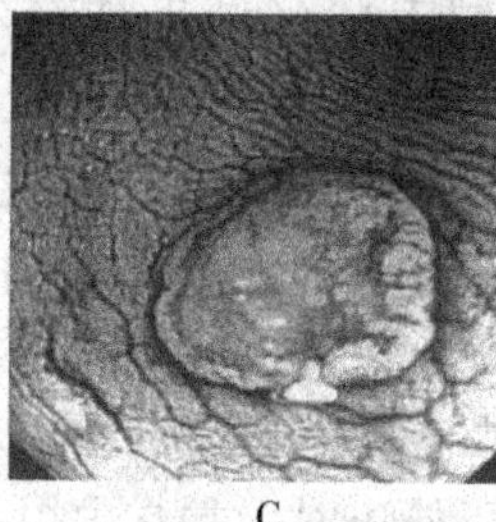
C

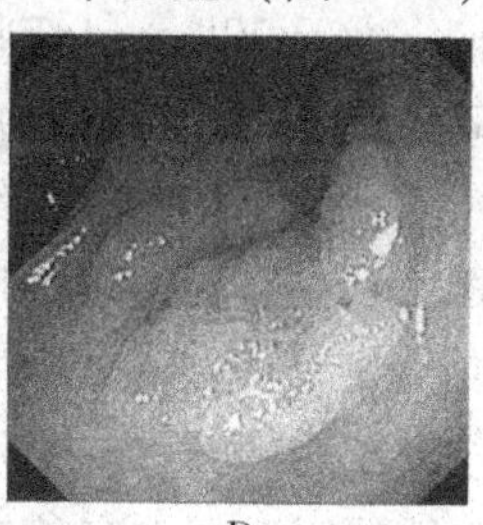
D

图 9－4　平坦型（Ⅱ型）病变内镜形态

图 A 示横结肠的Ⅱa 型病变，病理为管状腺瘤；图 B 示横结肠的Ⅱb 型早期大肠癌，大小为 6mm，有血管网中断，病变边缘色泽稍红；图 C 示乙状结肠的ⅡC 型早期大肠癌；图 D 示升结肠的侧向发育型肿瘤（LST）

1）Ⅱa：表面隆起型。

2）Ⅱb：表面平坦型。

3）Ⅱc：表面凹陷型。

4）侧向发育型肿瘤（LST）：病变最大直径 10mm 以上。

2. 在组织学上　国内外广泛采用以 Morson 分类为基础将大肠息肉分为肿瘤性、错构瘤性、增生性和炎症性四类（表 9－6）。

表 9-6 大肠息肉的组织学分类

	单发	多发
肿瘤性	腺瘤	腺瘤病
	管状	家族性结肠腺瘤病
	绒毛状	多发性腺瘤病
	管状绒毛状	Gardner 综合征
		Turcot 综合征
错构瘤性	幼年性息肉	幼年性息肉综合征
	Peutz - Jeghers 息肉	Peutz - Jeghers 综合征
		Cronkhite - Canada 综合征
增生性（化生性）	增生性息肉	多发性增生性息肉
	黏膜肥大性赘生物	
炎症性	炎症性息肉	炎症性息肉及假息肉病
	血吸虫卵性息肉	血吸虫卵性息肉病
	良性淋巴样息肉	良性淋巴样息肉病

（1）肠道息肉

1）腺瘤性息肉（adenoma）：根据腺瘤中绒毛成分所占比例不同而将腺瘤分为管状（绒毛成分小于 20%）、管状绒毛状（绒毛成分在 20% ~80%）和绒毛状（绒毛成分大于 80%），以管状腺瘤最为多见。大肠腺瘤属于上皮内瘤变，以细胞的不典型增生（即异性增生）为特征，依据组织结构和细胞学的异型性可分为低级别上皮内瘤变（Ⅰ级腺瘤和Ⅱ级腺瘤）和高级别上皮内瘤变（Ⅲ级和“原位癌”）。息肉越大，绒毛成分越多，癌变率越高。锯齿状腺瘤（Serrated Adenoma）是一种较特殊的腺瘤类型。它们含有一定程度的锯齿状腺体、未成熟的杯状细胞及腺上皮不典型性增生。在低倍镜下此类腺瘤具有增生性息肉锯齿状结构的特征，但在高倍镜下检查时，常常由单一细胞群构成，且比大多数腺瘤含有更多的黏液。与传统腺瘤的腺上皮随基底膜和间质的凹凸呈现分支或绒毛结构不同，锯齿状绒毛结构是在较平整的基底膜上，上皮细胞折叠排列而形成的。该类腺瘤体积较大，有发生癌变的可能。

2）非腺瘤性息肉（Non - adenoma）

A. 错构瘤性息肉（Peutz - Jeghers 息肉）：表现为正常细胞过度生长和组织结构紊乱，非瘤性但具有肿瘤样增殖的特征。幼年性息肉是黏膜固有间质成份形成的错构瘤，腺管呈囊性扩张，但腺管上皮一般无异型性，息肉体积较大，充血明显，多有蒂。

B. 增生性息肉（hyperplastic polyp）：又称化生性息肉。很常见，尤其多见于中老年人。好发于直肠。息肉表面光滑，质地软，其组织学改变是腺体增生延长，被覆的腺上皮可呈锯齿状，腺上皮细胞无异型性。

C. 炎性息肉（inflammatory polyp）：常继发于各种炎症性疾病（如溃疡性结肠炎、克罗恩病、血吸虫感染等），由于炎症的损伤使肠黏膜发生溃疡、上皮破坏，继之上皮再修复、纤维组织增生，增生的纤维组织与残存的岛状黏膜构成息肉，即所称的假息肉，该类息肉不会癌变。

（2）肠道息肉综合征

1）腺瘤性综合征：特点是多发性腺瘤伴有结肠癌的高发率，主要有以下3种。

A. 家族性结肠息肉病（familial polyposis coli，FPC）：属常染色体显性遗传性疾病，30%～50%的病例有APC基因突变，具有家族史，息肉分布以大肠为主，全结肠与直肠均可有多发性腺瘤，多数有蒂，绒毛状较少见。息肉数从100左右到数千个不等，有高度的癌变倾向。常在青春期或青年期发病，癌变平均年龄为40岁。

大多数患者可无症状，也可出现腹泻、出血、腹绞痛、贫血和肠梗阻，内镜检查可明确诊断。治疗主要是手术，过去是做结肠次全切除术和回肠直肠吻合术，现在更多是做直肠结肠全切除术和常规回肠造口或回肠－肛管吻合术。行保肛手术者，每12个月随访1次，重点检查直肠残端，发现腺瘤时及时行内镜下治疗。对患者有危险性的家族成员，从13～15岁起至30岁，应每3年进行一次结肠镜检查；30～60岁应每隔3～5年1次。

B. Gardner综合征：一般认为由常染色体显性遗传引起，其息肉数目较少（一般小于100个），体积较大。也有高度癌变倾向，常伴有骨瘤（特别是颅骨和下颌骨）或软组织肿瘤（脂肪瘤、皮脂腺囊肿、纤维肉瘤）。此外这些患者也有甲状腺、肾上腺、十二指肠壶腹部癌变的倾向。本病结肠息肉的治疗原则与FPC相同。骨与软组织肿瘤均应手术切除。

C. Turcot综合征：属常染色体隐性遗传性疾病，是多发性腺瘤病伴中枢神经系统肿瘤（如胶质细胞瘤，髓母细胞瘤或垂体瘤），因此也有胶质瘤息肉综合征之称，多见于10～30岁的年轻人，结肠息肉数常少于100个。腺瘤癌变早，一般在20岁以下，随时间推移，其癌变率几乎100%。应尽早行单纯息肉切除或结肠切除术，并定期作内镜复查。

2）错构瘤性综合征：这组疾病的特点是某些肠段被一些组织的无规则的混合体所累及，具有非肿瘤性但有肿瘤样增生的特征。

A. 黑色素斑－胃肠多发性息肉综合征（Peutz－Jeghers综合征，PJS）：其特征为皮肤黏膜色素斑、胃肠道息肉和遗传性。色素斑为黑褐色，常沉着于口唇、颊黏膜、口周皮肤、手脚掌面等处。息肉分布于胃肠道，以空肠多见，息肉大小不等，形态各异，表面不光滑，有深凹的裂沟，将球形息肉分隔成许多小叶突起而呈树枝样结构，组织学上呈错构瘤改变，癌变率较低，一般小于3%。

处理原则是：遇大出血、肠梗阻、肠套叠时需急诊内镜或手术治疗，设法将息肉切除。若有条件，即使无以上并发症，也可以内镜下高频电切较大的息肉，以防并发症的发生。

B. 幼年性息肉综合征（juvenile polyposis，JP）：属常染色体显性遗传，症状由儿童或青少年开始，全消化道息肉常伴有肠外症状，包括先天性异常及肺动静脉畸形等。与PJS不同，这些息肉中可有腺瘤性上皮灶区，或有腺瘤偕发，文献报道可有10%发生癌变。处理原则同PJS，主要是治疗和预防并发症。

C. Cronkhite－Canada综合征：是一种获得性、非家族性综合征，中老年发病，其特征为弥漫性胃肠道息肉病，伴皮肤黑斑、指甲萎缩、脱发、腹泻、体重减轻、腹痛和营养不良等，大部分病例中还伴有吸收不良综合征，呈进展性，预后不良。内镜所见息肉分布于全消化道。大肠中息肉多呈弥漫散在分布，部分肠段可密集呈地毯样，多无蒂，以直径0.5～1.0cm多见，表面光滑，质软。息肉的组织学改变多类似于幼年性息肉，但可能并发有腺瘤组织病灶，癌变较少见。

D. Cowden 综合征：又称多发性错构瘤综合征，属常染色体显性遗传病，罕见。一般表现为消化道息肉病并发皮肤病变及口腔炎，可并发多脏器恶性肿瘤。内镜下多表现为多发白色小隆起，数毫米至数厘米不等。

四、进展期大肠癌

当癌浸润已超越黏膜下层而达肠壁肌层或更深层时谓进展期大肠癌。其大体分型可分为隆起型、溃疡型、浸润型和胶样型4型。其中以隆起型和溃疡型多见，胶样型少见。内镜下多按 Borrmann 分类：BorrmannⅠ型为息肉隆起型，肿瘤多见于右侧结肠，主要向肠腔内生长，呈菜花状；BorrmannⅡ型为溃疡型癌，以癌肿形成较大的溃疡为特征，周边呈结节状围堤，望之如火山口状；BorrmannⅢ型为浸润溃疡型，该型最常见，因癌肿向肠壁浸润而致隆起性肿瘤境界欠清楚，表面形成溃疡；BorrmannⅣ型为浸润型，多发生于左侧结肠，尤以直肠、乙状结肠为多。

1. 临床表现　多数息肉或早期大肠癌患者常无症状，往往是在内镜或 X 线检查时偶尔被发现，较大的息肉可引起消化系统症状，如腹部不适、腹胀、腹痛或大便习惯改变；部分息肉可引起大便带血、黏液血便，严重者可引起肠套叠或肠梗阻。查体常无阳性体征。大肠癌患者随着癌肿增大，症状逐渐明显。

(1) 排便习惯与粪便性状改变：这是本病最早出现的症状。常以血便为突出表现，便血的量和性状往往与肿瘤的部位有关，病变越接近肛门血色越鲜，且往往是血、便分离，病变越远离肛门，血色越暗，且与粪便相混，也可有黏液脓血便伴里急后重。有时还表现为顽固性便秘或粪块直径变细。排便次数增加、腹泻或腹泻与便秘交替也是常出现的症状。

(2) 腹痛：由于癌组织的糜烂、坏死与继发感染刺激肠道，常为定位不确切的持续隐痛，或仅为腹部不适或腹胀感，也可因病变使胃结肠反射加强，可出现餐后腹痛，当肿瘤进展中晚期侵袭到肠管及周边组织时，往往疼痛的部位即病变的位置。

(3) 腹部肿块：肿块位置取决于癌的部位，肿块常为质硬，条索或结节状，一般可以推动，但至肿瘤中、晚期则固定，并发感染者可有压痛。

(4) 肠梗阻症状：一般为大肠癌中晚期症状，多表现为低位不完全性肠梗阻，完全梗阻时，症状加剧。

(5) 全身情况：由于慢性失血、癌肿溃烂、感染、毒素吸收等，患者可出现贫血、消瘦、乏力、低热等。晚期肿瘤通过血道、淋巴道及种植转移，可出现肝、肺、骨转移症状，以及出现进行性消瘦、恶病质、黄疸和腹水等。

另外，大肠的癌肿部位不同而表现各异（表9-7）。

表9-7　右侧大肠癌、左侧大肠癌与直肠癌主要临床表现的比较

	右侧结肠癌	左侧结肠癌	直肠癌
腹痛类型	钝痛为主	绞痛为主	绞痛为主
粪便性状	多呈糊状，隐血阳性	粪便变细，血便或脓血便	排便次数增多，粪便变细，血便或脓血便，伴里急后重感

续　表

	右侧结肠癌	左侧结肠癌	直肠癌
肿块部位	常于右侧腹部触及	常于左侧腹部触及	常于直肠指检扪及
癌肿类型	多为隆起型	多为溃疡型	多为溃疡型
其他	常有贫血、低热、消瘦等全身症状	常有慢性进行性肠梗阻	肿瘤侵及周边组织时可引起相应的特征，如累及骶神经丛导致下腹及腰肌部持续疼痛、肛门失禁等

2. 临床分期　根据我国对 Dukes 法的补充，大肠癌可分为 A、B、C、D 共 4 期，具体见表 9－8。

表 9－8　大肠癌的分期和预后

分期（Dukes stage）	病理学表述
A	癌仅限于肠壁内
A_1	癌局限于黏膜内者及穿透黏膜肌层达黏膜下层
A_2	累及肠壁浅肌层
A_3	累及肠壁深肌层
B	穿透肠壁但无淋巴结转移
C	穿透肠壁有淋巴结转移
C_1	淋巴结转移仅限于癌肿附近如结肠壁及结肠旁淋巴结
C_2	淋巴结转移至系膜和系膜根部淋巴结
D	已有远处转移或腹腔转移，或广泛侵及邻近脏器至无法切除

3. 辅助检查

（1）实验室检查

1）大便隐血试验（focal occult blood test，FOBT）：虽对本病的诊断无特异性，但由于方法简便、非侵入性、费用低，可用于大肠息肉和肿瘤普查的初筛手段，FOBT 阳性应进一步做结肠镜检查。在测试期间避免摄入红色肉类，因其可导致假阳性。避免摄入含氧化物酶的食物，包括萝卜、花椰菜、绿花椰菜、小红萝卜、哈密瓜等。会影响试验的准确性。

2）血清癌胚抗原（carcinoembryonlc antigen，CEA）及肠癌相关抗原（colorectal cancer related－antigen，CCA）检测：CEA 虽非结肠癌所特有，但定量动态观察，对大肠癌的预后估计及术后复发的监测均有价值。CCA 即大肠癌中 SW620 细胞系中的 55 000 糖蛋白，如明显增高，有助于结肠癌的诊断与检测。

（2）直肠指检：直肠指检是一种简单、经济又安全的诊断方法，因手指可触及直肠内 7～8cm，故约 75% 以上的直肠癌可在检查时发现。直肠指检不仅能确定肿块，并可根据肿块的部位，大小，形态和活动度，决定手术方式和推测预后，但此方法临床上常被忽视，应引起重视。

（3）内镜检查：包括直肠镜、乙状结肠镜和结肠镜检查，它们不仅能检视病变大小、形态、部位、活动度，还可以行息肉或早期微小癌灶切除，对可疑病灶取组织进行活检，因此是目前大肠息肉和肿瘤性病变诊断最有效的手段。近年来，内镜下黏膜染色技术和放大内镜等发展迅速，提高了早期大肠癌的检出率，有助于大肠微小病变的检出。

1）内镜下病变的形态

A. 内镜下可以直接观察到息肉的部位、数量、大小、形态、颜色、质地及有无出血、溃疡等情况。一般认为，直径小于5mm为小息肉，大于20mm为大息肉。大肠息肉形态学分类除可分为广基型、亚蒂型和有蒂型，也可按日本山田对胃内隆起型病变的分类方法分为4型，即山田Ⅰ或Ⅱ型相当于广基型、山田Ⅲ型相当于亚蒂型、山田Ⅳ型相当于有蒂型。

B. 不同类型的病变，有一些不同的形态学及组织学特征。如腺瘤：外观呈淡红色，好发部位以直肠、乙状结肠为主，大小一般为0.5～2cm，少数大于2cm，最大者可达10～20cm。小于0.5cm的称小腺瘤。有些肉眼难以辨认，在显微镜下才能看到数个腺体（＜10个）的腺瘤，称微小腺瘤。腺瘤的组织学特征为腺体不典型性增长，腺体排列密集，腺体的大小和形态不一致，并出现分枝和出芽。根据腺瘤的组织学特点将腺瘤分为管状腺瘤、绒毛状腺瘤和混合性腺瘤3种。

a. 管状腺瘤：最常见，多为有蒂型，常多发。小于0.5cm的小腺瘤多由正常黏膜覆盖，少数表面黏膜发红，一般无蒂。多数管状腺瘤为1～2cm直径大小，少数可大于3cm，常有蒂，呈球状或梨状，表面光滑，可有浅裂沟或分叶现象，色泽发红或正常，质地软。内镜下活体组织学检查管状腺瘤由密集增生的腺体构成，腺体大小、形态不一致，常有分枝和生芽。

b. 绒毛状腺瘤：又称乳头状腺瘤。较少见，多无蒂或亚蒂。体积大，一般直径大于2～3cm，可达10～20cm。常呈绒球状、花坛状或菜花状，表面有细长绒毛或结节状突起，颜色苍白发黄，质软而脆易出血，常伴糜烂，表面常附有大量黏液。内镜下活组织检查主要为绒毛状结构，绒毛长，直达黏膜肌层。绒毛表面被覆增生的腺瘤上皮，中间由血管和间质构成轴。

c. 管状绒毛状腺瘤：又称管状乳头状腺瘤、混合性腺瘤，是以上两种的中间型。中等大小，多为厚柄的蒂。表面部分呈绒毛或结节状，质软。活检组织学呈腺管结构，部分呈绒毛结构。

2）内镜下病变的判断：随着内镜技术的发展，可以通过色素内镜、放大内镜等提高对息肉性质的判断及诊断小息肉和微小病变。采用0.4%靛胭脂内镜下喷洒可将病变范围及表面形态清楚地显示出来，然后采用放大内镜对大肠黏膜腺管开口类型（pit pattern）进行评价，通过分类可以对肿瘤性病变和是否为黏膜癌或黏膜下癌做出大致的判断。腺瘤属癌前病变已被公认。内镜下，癌变的腺瘤有以下特点：多无蒂或宽广的短蒂，体积多较大，形态不规则，顶端溃疡或糜烂，表面明显结节不平，或扁平腺瘤中心浅凹，粗糙不平，充血，质脆或硬，易出血。

3）大肠黏膜腺管开口类型（pit pattern）：目前有关结肠黏膜隐窝形态的分类广泛采用1996年的日本工藤分型法，主要根据隐窝的形态和大小将之分为五型，分别命名为Ⅰ型、Ⅱ型、Ⅲ型、Ⅳ型及Ⅴ型。其中Ⅲ型又分为$Ⅲ_S$及$Ⅲ_L$，两个亚型，Ⅴ型又可分为V_i及V_N型两个亚型，各型的形态特征及临床意义见图9－5及表9－9。

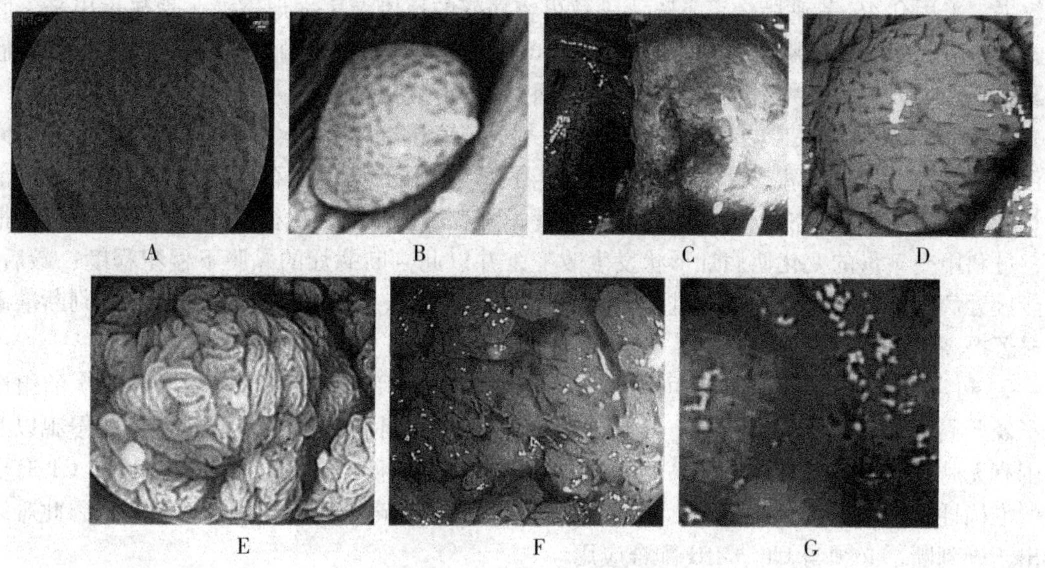

图 9－5　腺管开口分型内镜下观

图 A 示Ⅰ型腺管开口；图 B 示Ⅱ型腺管开口；图 C 示Ⅲ$_{S}$ 型腺管开口；图 D 示Ⅲ$_{L}$ 型腺管开口；图 E 示Ⅳ型腺管开口；图 F 示Ⅴ$_{I}$ 型腺管开口；图 G 示Ⅴ$_{N}$ 型腺管开口

表 9－9　结肠隐窝形态的工藤分型

类型	形态	特点	pit 大小（mm）	临床意义
Ⅰ		圆形（正常 pit）	0.07 ±0.02	正常黏膜
Ⅱ		星形或乳头状	0.09 ±0.02	炎性病变或增生性息肉
Ⅲs		管状或圆盘状，比正常 pit 小	0.03 ±0.01	Ⅱc 型大肠癌
Ⅲ$_{L}$		管状或圆盘状，比正常 pit 大	0.22 ±0.09	管状腺瘤
Ⅳ		沟槽状，分支状，或脑回样	0.93 ±0.32	绒毛状腺瘤
Ⅴ		不规则或无结构（缺乏 pit 结构）	–	癌

4）多种新型内镜技术

A. 内镜下黏膜染色技术：业已证明它能明显提高微小病变的发现率，并能更清晰显示所见病变的边界与表面结构，有利于内镜下初步判断病变性质。非着色性染色剂靛胭脂（indigo carmine）是目前最常用的黏膜染色剂，0.2% ~0.4% 的靛胭脂水溶液具有最佳的染色效果。采用0.4%靛胭脂内镜下喷洒染色可将病变的范围及表面形态清楚地显示出来，联合放大电子肠镜对大肠腺管开口形态（pit pattern）进行评价，对肿瘤性病变和是否黏膜癌或黏膜下癌可以大致的判断，从而可提高早期大肠癌的检出率。

B. 放大结肠镜：在诊治结直肠肿瘤时放大结肠镜具有以下优点。首先，它能从近距离的正面、侧面、中等距离或远距离观察病灶，了解其肉眼形态、发育样式、有无凹陷、局部性状和范围；其次，它能改变大肠内的空气量，可观察病灶的硬化程度和周围皱襞的集中情况，可利用空气量的变化使病灶形状发生改变，并以此判断病灶的黏膜下侵犯程度；最后，它能接近病灶观察其微小构造并进行隐窝的具体分型，这一方法使肿瘤侵犯程度的判断准确率显著提高，其实用性得到广泛认可。

C. 超声内镜：超声内镜检查可在内镜观察病变的基础上了解消化管管壁各层次的组织学影像及周围邻近重要脏器的超声影像，对判断病变的浸润深度、有无邻近脏器的侵犯以及周围有无肿大淋巴结等准确率较高。超声内镜诊断大肠癌和评价术前分期较MRI和CT有更高的准确性，但对肝脏、腹膜等远隔部位的转移，由于超声内镜的穿透深度有限，因此难以做出正确判断，必须与CT、MRI配合应用。

D. 色素内镜及窄带成像技术（Narrow – Band Imaging，NBI）：NBI是一种新颖的、非侵入性的光学技术。它采用光学增强技术，提供的图像强调黏膜血管形态及表面结构，这样能增强黏膜表面的血管和其他结构的可见度，它的视觉效果具有获得内镜下染色同等效果的可能性。有研究认为，诊断肿瘤性病变NBI较染色内镜有更高的准确性，在敏感性和特异性方面也高于染色内镜，所以NBI可用于区分消化道肿瘤性病变和非肿瘤性病变。

（4）组织病理活检：内镜下的组织活检对于确定早期癌或息肉癌变以及对病变鉴别诊断有决定性意义，它不仅可明确肿瘤的性质、组织学类型及恶性程度，而且能判断预后，指导临床治疗。

（5）钡灌肠X线检查：采用气钡双重造影技术，可清楚显示全结肠黏膜像。它在大肠良性肿瘤的诊断中一直居于重要地位，因敏感性较高、并发症发生率低、患者耐受性好、费用低而受到青睐，虽然对于直肠内直径小于1cm的小息肉，X线检查与结肠镜相比，前者极易发生漏诊，对可疑病变不能取组织活检明确诊断也是其不足，但X线检查可作为结肠镜检查的补充。

X线检查时，癌肿典型征象为黏膜局部变形、管壁僵硬、蠕动异常；当肿物呈菜花样隆起于肠管一侧，可见表面凹凸不平或见浅表龛影；呈溃疡者表现为充盈缺损；以肠腔狭窄为主病例，显示狭窄段与正常分界清楚。对于因肠腔狭窄未能继续结肠镜检查或不易做结肠检查的患者，钡灌肠X线检查显得尤为重要。

（6）电子计算机X线体层显影（CT）、磁共振（MRI）检查：CT及MRI检查可了解肿瘤肠管外浸润程度以及有无淋巴结或肝脏转移情况，有助于临床分期以制定治疗方案。近来出现的螺旋CT仿真结肠镜，是利用计算机三维影像重建来显示肠管及其病变，具有无创、无痛苦、无相对禁忌证的优点，但对病变显示的清晰度和对微小病变的辨识能力并不优于内镜检查，且不能活检，难以判断病变性质。由于结肠镜操作会给患者带来一定的风险，且部分患者难以很好配合，而钡剂灌肠又缺乏足够的敏感性和特异性，现在越来越多的患者选择接受CT仿真结肠镜。CT仿真结肠镜是指利用专门的计算机软件功能，将螺旋CT或MR容积扫描获得的图像数据进行后处理，对空腔器官内表面具有相同像素值范围的部分进行三维重建，再利用计算机的模拟导航技术进行腔内观察，并赋予人工伪色彩和不同的光照强度，最后连续回放，即可获得类似常规结肠镜行进和转向直视观察效果的动态重建图像。新近的文献多称CT结肠成像（CT colonoscopy，CTC），其含义包括二维多平面成像和三维重建图像，为专指结肠仿真内镜。CTC为无创性，更能为患者接受，不会因结肠的冗长、扭曲、粘连或狭窄而检查不完全；可以多方位、多角度、多层面显示结肠病变部位、浸润范围及结肠外的病变，对于结肠癌的术前分期及指导临床治疗具有重要的价值。目前资料显示，该技术其敏感性与病变大小有关，直径越大，敏感性越高，但存在一定的假阳性。

（7）其他：血管造影可显示肿瘤异常的血管和组织块影。近年较先进的正电子发射断层显像（PET）影像学技术，它是一种依赖生理和代谢功能改变来观察肿瘤细胞，应用于多种肿瘤的检测和分期，目前认为是评价大肠癌可疑复发或转移的最好诊断方法。

4. 诊断及鉴别诊断　对于大肠息肉，诊断主要靠X线钡剂检查、内镜检查和直视下活组织检查，但对较小的息肉均具有一定的漏诊率。粪便隐血试验阳性也有一定的价值。主要应与以下疾病鉴别：

（1）早期大肠癌：大肠早期癌中的Ⅰ型即息肉型及Ⅱ型即扁平隆起型与息肉的外形相似，内镜下应特别注意加以鉴别。

（2）黏膜下肿物：黏膜下肿物多呈山田Ⅰ型隆起，即隆起的起始部界线不分明，表面黏膜光整。常可见桥形皱襞。活检时常可见黏膜在肿物表面滑动而肿物不与黏膜一同被提起。

（3）乳头型回盲瓣：初看乳头型回盲瓣很像一息肉，但注意观察其形态是可变的，有开口，内镜可由开口处进入回肠末端，其下方可见回肠的Y形皱襞和阑尾口。

对于大肠癌，充分认识它的有关症状，提高对它的警惕性，及时进行相关检查，是早期诊断的关键。凡40岁以上出现原因不明体重减轻、贫血、腹痛、大便习惯改变或血便、黏液便和肠梗阻等，均应考虑大肠癌的可能。由于大肠癌好发部位是直肠与乙状结肠，故体检时直肠指检十分必要。粪便隐血试验、血清CEA、CCA检测和钡灌肠X线检查等检测可提供大肠癌线索，但确诊需结肠镜结合病理组织学检查。

在鉴别诊断上，右侧结肠癌应与阑尾脓肿、肠结核、血吸虫病肉芽肿、肠阿米巴病以及Crohn病相鉴别，左侧结肠癌的鉴别诊断包括血吸虫肠病、慢性细菌性痢疾、溃疡型结肠炎、结肠息肉病、结肠憩室炎等。直肠癌应与子宫颈癌、骨盘底部转移癌、粪块嵌塞等区别。

5. 治疗　大肠息肉的处理原则：小的增生性息肉或炎症性息肉，因无癌变潜能可以不作处理。但对于较大的息肉，以及组织学证实为腺瘤性息肉者，为避免息肉的出血、梗阻或癌变，一旦发现即行摘除。有蒂息肉或无蒂的小息肉可经内镜摘除，如>3cm的无蒂息肉应予以手术切除。对内镜摘除或手术切除的病例均应定期随访。大肠癌的治疗关键在早期发现与早期诊断，从而能有根治机会。

（1）内镜下治疗：大肠息肉和早期大肠癌可在内镜下行电凝切除或剥离切除术（EMR或EPMR），需注意以下几点。

1）禁忌证：有可靠证据提示肿瘤已达进展期（已浸润至固有肌层）的任何部位任何大小的大肠肿瘤。

2）慎行内镜下治疗的情况：有以下3者情况之一者，慎行内镜下治疗。

A. 肿瘤基底大小超过20mm者：指肿瘤基底部的最大直径，包括平坦型病变及有蒂的肿瘤性病变，其中有蒂的病变指蒂部最大直径。

B. 临床上有证据显示肿瘤突破黏膜肌层，浸润至黏膜下层但尚未侵及固有肌层者，证据主要来自以下检查结果：超声内镜提示肿瘤病灶任一位置的黏膜肌层破坏，有明确黏膜下浸润者；放大内镜肿瘤表面的隐窝结构破坏（可能仅限于肿瘤病变的某一局部表面，因此放大内镜检查应观察肿瘤的整个表面），呈现典型的V_N型pit结构者；EMR术中黏膜下注射出现非抬举征者；活检病理提示为浸润癌者；其他检查有明确提示黏膜下浸润者。

C. 肿瘤位置不利于内镜治疗者。

3）内镜下治疗方法选择及指征

A. 高频电圈套法息肉切除术：适用5mm以上的隆起型病变（Ⅰ型）。

B. 热活检钳除术：适用于5mm以下的隆起型及平坦型病变。

C. 内镜下黏膜切除术（EMR）：适用于5mm以上20mm以下的平坦型病变。

医生应注意：切除的癌变息肉回收病理检查，如癌变累及到根部或表浅型癌肿侵袭到黏膜下层，需追加手术治疗。晚期肿瘤引起狭窄不适合手术治疗的病变，治疗方法包括内镜下扩张、各种肿瘤消融术（冷冻、电切、激光、注药）、内支架置入等，均可在一定程度改善患者的生存质量。需要追加外科手术的情况为内镜切除标本病理提示以下情况者需追加外科手术：①明确的浸润癌，浸润深度超过黏膜下层者；②隆起型病变癌变并蒂部有癌残留者；③平坦型病变癌变并浸润至黏膜下层，切缘或基底有癌残留者；④有明确局部癌变，但未行全瘤活检，浸润深度无法判定者。

（2）内镜-外科联合切除法：多发性息肉无法在内镜下完全切除者，可先在内镜下将息肉稀疏区于内镜下分期分批摘除，息肉密集区肠段则择期手术切除。另外，较大息肉引起的梗阻或不适合内镜摘除者。应直接行外科切除术。息肉癌变若内镜下摘除证实蒂部有浸润或不能确定癌浸润深度者，也应追加外科切除术。而进展期大肠癌，一旦确诊，应尽早手术。

（3）息肉癌变的化学预防：腺瘤性息肉属于癌前病变，尤其是家族性腺瘤性息肉病、多发性腺瘤及绒毛状腺瘤癌变率高，因此可采用化学方法进行预防。非甾体类抗炎药NSAISDs能预防癌变的发生，其作用机制可能是通过抑制环氧核酸介导的前列腺素合成与抑制致癌物的激活而发挥作用。目前用于临床的制剂主要有阿司匹林、舒林酸等。临床上发现，舒林酸可使家族性腺瘤性息肉病患者的肠道息肉消退，动物实验也证实该药能预防致癌剂诱发的肠道肿瘤的发生。虽然其作用机制尚不十分清楚，但影响细胞周期及诱导细胞凋亡可能为重要机制之一。

（4）大肠癌的化学药物治疗：大肠癌对化疗不甚敏感，是一种辅助疗法。早期癌根治术后一般不需化疗。但对于非早期癌，为提高大肠癌手术切除率，控制局部淋巴结的转移和预防术后复发，常用于术前和术后的治疗，也应用于晚期广泛转移者的姑息治疗。氟尿嘧啶仍是辅助化疗的基本处方；新的化疗药如卡培他滨、伊立替康、草酸铂、奥沙利铂等，明显提高了患者的生存率；奥沙利铂+5-氟尿嘧啶+亚叶酸（FOLFOX）是有效和比较安全的治疗方案，可作为治疗进展期结直肠癌的标准方案。

（5）大肠癌的放射治疗：放射治疗适合于位置较固定的直肠癌。术前放疗有助于提高手术切除率、减少远处转移；术后放疗可减少复发率，提高生存率。对晚期直肠癌患者可用于止痛、止血等姑息治疗。但放疗有发生放射性肠炎的危险。

（6）其他治疗：对大肠癌的治疗研究目前较多，如基因治疗、导向治疗、免疫治疗以及中医中药等辅助治疗。

6. 并发症　并发症相对少见，较大息肉可导致出血、溃疡、肠梗阻或癌变等。一旦出现上述表现，应早期行息肉切除术。

7. 预防和预后　为早期发现大肠癌，对于一些无明显症状但具有大肠癌高危险因素者：①年龄超过50岁者；②本人罹患过溃疡性结肠炎或Crohn结肠炎；③曾患结直肠癌、结直肠腺瘤、女性生殖系或乳腺癌；④有家族史如家族性多发性息肉综合征或遗传性非息肉病性大肠癌或一级亲属有患癌史（家族性大肠癌）等，应定期结肠镜检查。

早期大肠癌及大肠癌前病变患者需进行严格的内镜随访。

（1）单发的无癌变的良性腺瘤在行内镜切除后按以下时段行全结肠镜随访：术后第1年及第2年各行全结肠镜检查1次，以后每3年1次连续随访。多发的无癌变的良性腺瘤在行内镜下切除后每年行全结肠镜检查1次。

（2）早期大肠癌内镜治疗后术后3、6、12个月定期全结肠镜随访：无残留或复发者以后每年1次连续随访。有残留或复发者视情况继续行内镜下治疗或追加外科手术切除，每3个月随访1次，病变完全清除后每年一次连续随访。

（3）伴有异型增生的炎症性肠病每6个月随访1次，行全结肠镜检查并多位点活检。

（4）腺瘤性息肉病行保肛手术者，每12个月随访1次，重点检查直肠残端，发现腺瘤时及时行内镜下治疗。

大肠癌的预后取决于早期诊断与手术根治。影响预后的因素很多，其中与病期（如Dukes分期）关系最为密切。此外也与病理类型、年龄、病灶部位、手术水平及辅助治疗等相关。基于大肠癌的多原发性（同时性与异时性两种癌）及术后的复发，故主张在术后3~6个月行结肠镜检查及血清CEA的监测，直到术后5年内不复发，可被认为达到治愈效果。

（武育卫）

第十四节　直肠癌

一、概述

直肠癌是乙状结肠直肠交界处至齿状线之间的癌，是消化道常见的恶性肿瘤，占消化道癌的第2位。直肠癌的发病原因尚不清楚，可能与饮食及致癌物质、直肠慢性炎症、遗传易感性，以及癌前期疾病如家族性肠息肉病、直肠腺瘤，尤其是绒毛状腺瘤有关。

（一）病理分型

1. 溃疡型　多见，占50%以上。形状为圆形或卵圆形，中心凹陷，边缘凸起，向肠壁深层生长并向周围浸润。早期可有溃疡，易出血。此型分化程度较低，转移较早。

2. 肿块型　亦称髓样癌、菜花型癌。向肠腔内突出，肿块增大时表面可产生溃疡，向周围浸润少。预后较好。

3. 浸润型　亦称硬癌或狭窄型癌。癌肿沿肠壁浸润，使肠腔狭窄。分化程度低，转移早而预后差。

（二）组织学分类

1. 腺癌　结、直肠腺癌细胞主要是柱状细胞、黏液分泌细胞和未分化细胞，进一步分类主要为管状腺癌和乳头状腺癌，占75%～85%，其次为黏液腺癌，占10%～20%。

（1）管状腺癌：癌细胞呈腺管或腺泡状排列。根据其分化程度可分为高分化腺癌、中分化腺癌和低分化腺癌。

（2）乳头状腺癌：癌细胞排列组成粗细不等的乳头状结构，乳头中心为少量血管间质。

（3）黏液腺癌：由分泌黏液的癌细胞构成，癌组织内有大量黏液为其特征，恶性度较高。

（4）印戒细胞癌：肿瘤由弥漫成片的印戒细胞构成，胞核深染，偏于胞质一侧，似戒指样，恶性程度高，预后差。

（5）未分化癌：癌细胞弥漫呈片或呈团状，不形成腺管状结构，细胞排列无规律，癌细胞较小，形态较一致，预后差。

2. 腺鳞癌　亦称腺棘细胞癌，肿瘤由腺癌细胞和鳞癌细胞构成。其分化多为中度至低度。腺鳞癌和鳞癌主要见于直肠下段和肛管，较少见。结、直肠癌可以在一个肿瘤中出现两种或两种以上的组织类型，且分化程度并非完全一致，这是结、直肠癌的组织学特征。

3. 扩散与转移

（1）直接浸润：癌肿常常先向肠管周围及向肠壁深层浸润性生长，较晚向肠壁纵轴发生浸润。估计癌肿浸润肠壁一圈需1～2年。直接浸润可穿透浆膜层侵入邻近脏器如子宫、膀胱等，下段直肠癌易向四周浸润，侵入附近脏器如前列腺、精囊腺、阴道、输尿管等。

（2）淋巴转移：是主要的转移途径。上段直肠癌向上沿直肠上动脉、肠系膜下动脉及腹主动脉周围淋巴结转移。齿状线周围的癌肿可向上、侧、下方转移。向下方转移可表现为腹股沟淋巴结肿大。淋巴转移途径是决定直肠癌手术方式的依据。

（3）血行转移：癌肿侵入静脉后沿门静脉转移至肝，也可由髂静脉转移至肺、骨和脑等。直肠癌手术时有10%～15%的病例已发生肝转移。直肠癌致肠梗阻和手术时挤压，易造成血行转移。

（4）种植转移：直肠癌种植转移的机会较少，上段直肠癌偶有种植转移发生。

二、临床表现

直肠癌早期无明显症状，只有癌肿破溃形成溃疡或感染时才出现症状。

1. 直肠刺激症状　便意频繁，排便习惯改变；便前肛门有下坠、里急后重、排便不尽感，晚期有下腹痛。

2. 肠腔狭窄症状　癌肿侵犯致肠管狭窄，初时大便变形、变细，当造成肠管部分梗阻后，有腹痛、腹胀、肠鸣音亢进等不全性肠梗阻表现。

3. 癌肿破溃感染症状　大便表面带血及黏液，甚至脓血便。

癌肿侵犯前列腺、膀胱，可出现尿频、尿痛、血尿症状。侵犯骶前神经可出现骶尾部剧烈持续疼痛。晚期出现肝转移时可有腹水、肝大、黄疸、贫血、消瘦、水肿、恶病质等表现。

三、诊断

直肠癌的诊断根据病史、临床表现、影像学和内镜检查不难做出临床诊断。

（一）大便隐血检查

大规模普查时或对一定年龄组高危人群作为结、直肠癌的初筛手段。阳性者再做进一步检查。无症状阳性者的癌肿发现率在1%以上。

（二）直肠指检

是诊断中、下段直肠癌最重要的方法。凡遇患者有便血、大便习惯改变、大便变形等症状，均应进行直肠指检。指检可触及突出、表面高低不平、质地硬的肿块，指套带血或黏液。

（三）内镜检查

包括直肠镜、乙状结肠镜和纤维结肠镜检查。门诊常规检查时可用直肠镜或乙状结肠镜检查，操作方便、不需肠道准备，但在明确直肠癌诊断需手术治疗时应进行纤维结肠镜检查，因为结、直肠癌有5%～10%为多发癌。内镜检查不仅可在直视下肉眼做出诊断，而且可取活组织进行病理检查。

（四）影像学检查

1. 钡剂灌肠检查　是结肠癌的重要检查方法，但对直肠癌的诊断意义不大，主要用以排除结、直肠多发癌和息肉病。

2. 腔内B超检查　用腔内探头可检测癌肿浸润肠壁的深度及有无侵犯邻近脏器。内镜超声也逐步在临床开展应用，可在术前对直肠癌的局部浸润程度进行评估。

3. CT检查　可以了解直肠癌盆腔内扩散情况，有无侵犯膀胱、子宫及盆壁，是术前常用的检查方法。腹部CT可扫描有无肝转移癌。

4. 腹部B超检查　由于结、直肠癌手术时有10%～15%同时存在肝转移，所以腹部B超或CT检查应列为常规检查。

（五）肿瘤标记物

目前临床上公认的在大肠癌诊断和术后监测有意义的肿瘤标记物是癌胚抗原（CEA）。但认为CEA作为早期结、直肠癌的诊断尚缺乏价值。CEA主要用于预测直肠癌的预后和监测复发。

（六）其他检查

低位直肠癌伴有腹股沟淋巴结肿大时，应进行淋巴结活检。癌肿位于直肠前壁的女性患者应做阴道检查及双合诊检查。男性患者有泌尿系症状时应进行膀胱镜检查。

四、治疗

手术切除仍然是直肠癌的主要治疗方法。术前的放疗和化疗可一定程度地提高手术疗效。从外科治疗的角度，临床上将距齿状线5cm以内直肠癌分为低位直肠癌；距齿状线5～10cm的称中位直肠癌；距齿状线10cm以上的称高位直肠癌。这种分类对直肠癌根治手术方式的选择有重要的参考价值。

（一）手术治疗

凡能切除的直肠癌如无手术禁忌证，都应尽早施行直肠癌根治术。切除的范围包括癌肿、足够的两端肠段、已侵犯的邻近器官的全部或部分、四周可能被浸润的组织及全直肠系膜和淋巴结。如不能进行根治性切除时，亦应进行姑息性切除，使症状得到缓解。手术方式的选择根据癌肿所在部位、大小、活动度、细胞分化程度以及术前的排便控制能力等因素综合判断。

1. 局部切除术　适用于早期瘤体小、局限于黏膜或黏膜下层、分化程度高的直肠癌。手术方式主要有：①经肛局部切除术；②骶后径路局部切除术。

2. 腹会阴联合直肠癌根治术（Miles 手术）　适用于腹膜返折以下的直肠癌。切除范围包括乙状结肠远端、全部直肠、肠系膜下动脉及其区域淋巴结、全直肠系膜、肛提肌、坐骨直肠窝内脂肪、肛管，以及肛门周围 3 ~5cm 的皮肤、皮下组织和全部肛门括约肌，于左下腹行永久性乙状结肠单腔造口。肛管癌多为鳞癌，是 Miles 手术的绝对适应症。施行根治术时，若腹股沟淋巴结已证实有转移，须同时清扫已转移的两侧腹股沟淋巴结。如无转移，术后亦应在双侧腹股沟区施行预防性放疗。

3. 经腹直肠癌切除术（Dixon 手术）　是目前临床上最常用直肠癌根治术，适用于距齿状线 5cm 以上的直肠癌。但原则上是以根治性切除为前提，要求远端切缘距癌肿下缘 3cm 以上。由于吻合口位于齿状线附近，在术后的一段时期内患者出现便次增多，排便控制功能较差。近年来有人采用 J 形结肠袋与直肠下段或肛门吻合，近期内可以改善控便功能，减少排便次数。

4. 经腹直肠癌切除、近端造口、远端封闭手术（HartHla 手术）　适用于因全身一般情况很差，不能耐受 Miles 手术或急性梗阻不宜进行 Dixon 手术的直肠癌患者。

直肠癌根治术有多种手术方式，但经典的术式仍然是 Miles 手术和 Dixon 手术。腹腔镜下施行 Miles 和 Dixon 手术具有创伤小、恢复快的优点，但对淋巴结清扫、周围被侵犯脏器的处理尚有争议。直肠癌侵犯子宫时，可一并切除子宫，称之为后盆腔脏器清扫；直肠癌侵犯膀胱，进行直肠和膀胱（男性）或直肠、子宫和膀胱切除时，称之为全盆腔清扫。

施行直肠癌根治术的同时，要充分考虑患者的生活质量，术中尽量避免损伤排尿功能和性功能。两者有时需权衡利弊，选择手术方式。晚期直肠癌，当患者发生排便困难或肠梗阻时，可进行乙状结肠双腔造口。

（二）放疗

放疗作为手术切除的辅助疗法有提高疗效的作用。术前的放疗可以提高手术切除率，降低患者的术后复发率。术后放疗仅适用于晚期患者、手术未达到根治或术后局部复发的患者。

（三）化疗

化疗亦是作为根治性手术的辅助治疗，可提高 5 年生存率。给药途径有动脉灌注、门静脉给药、静脉给药、术后腹腔置管灌注给药及温热灌注化疗等。化疗时机、如何联合用药和剂量等依患者的情况、医生的治疗经验有所不同。目前最常用的化疗方案是氟尿嘧啶 + 左旋咪唑或亚叶酸钙，或再联合应用铂剂。DukesA 期进行根治性切除术后可不追加化疗。

（四）其他治疗

目前对直肠癌的治疗正进行着非常广泛的研究，如基因治疗、导向治疗、免疫治疗等，但尚处在摸索阶段，疗效尚待评价。低位直肠癌形成肠腔狭窄且不能手术者，可用电灼、液氮冷冻和激光凝固、烧灼等局部治疗或放置金属支架，以改善症状。

（武育卫）

第十五节　结肠癌

一、概述

结肠癌是胃肠道中常见的恶性肿瘤，以 41～51 岁发病率高。近几年来，在我国尤其在大城市，发病率明显上升。结肠癌病因多与个人的生活习惯与饮食有关，如过多的动物脂肪及动物蛋白饮食，缺乏新鲜蔬菜及纤维素食品，缺乏适度的体力活动等。遗传易感性在结肠癌的发病中也具有重要地位，如遗传性非息肉性结肠癌的错配修复基因突变携带的家族成员，应视为结肠癌的一组高危人群。

（一）病理与分型

1. 肿块型　肿瘤向肠腔内生长，好发于右侧结肠，特别是盲肠。

2. 浸润型　沿肠壁浸润，容易引起肠腔狭窄和肠梗阻，多发生于左侧结肠。

3. 溃疡型　其特点是向肠壁深层生长并向周围浸润，是结肠癌常见类型。

显微镜下组织学分类较常见的为：①腺癌：占结肠癌的大多数；②黏液癌：预后较腺癌差；③未分化癌：易侵入小血管和淋巴管，预后最差。

（二）病理分期

分期目的在于了解肿瘤发展过程，指导拟定治疗方案及估计预后。国际一般仍沿用改良的 Dukes 分期及国际抗癌联盟提出的 TNM 分期法。

根据我国对 Dukes 法的补充分类：癌仅限于肠壁内为 DukesA 期。穿透肠壁侵入浆膜和（或）浆膜外，但无淋巴结转移者为 B 期。有淋巴结转移者为 C 期。其中淋巴结转移仅限于癌肿附近如结肠壁及结肠旁淋巴结者为 C_1 期；转移至系膜和系膜根部淋巴结者为 C_2 期。已有远处转移或腹腔转移，或广泛侵及邻近脏器无法切除者为 D 期。

（三）转移途径

结肠癌主要为经淋巴转移，首先到结肠壁和结肠旁淋巴结，再到肠系膜血管周围和肠系膜血管根部淋巴结。血行转移多见于肝，其次为肺、骨等。结肠癌也可直接浸润到邻近器官。如乙状结肠癌常侵犯膀胱、子宫、输尿管。横结肠癌可侵犯胃壁，甚至形成内瘘。脱落的癌细胞也可在腹膜种植转移。

二、临床表现

结肠癌早期常无特殊症状，发展后主要有下列症状。

1. 排便习惯与大便性状的改变　常为最早出现的症状。多表现为排便次数增加，腹泻，便秘，大便中带血、脓或黏液等全身消耗性症状。

2. 腹痛　也是早期症状之一。常为持续性隐痛，或仅为腹部不适或腹胀感，出现肠梗阻时则腹痛加重或为阵发性绞痛。

3. 腹部肿块　多为瘤体本身，有时可能为梗阻近侧肠腔内的积便。肿块大多坚硬，呈结节状，如为横结肠和乙状结肠癌可有一定活动度。如癌肿穿透并发感染时，肿块固定，且有明显压痛。

4. 肠梗阻症状　一般属结肠癌的晚期症状，多表现为慢性低位不完全肠梗阻，主要表现是腹胀和便秘。腹部胀痛或阵发性绞痛。当发生完全梗阻时，症状加剧。左侧结肠癌有时可以急性完全性结肠梗阻为首先出现的症状。

5. 全身症状　由于慢性失血、癌肿溃烂、感染、毒素吸收等，患者可出现贫血、消瘦、乏力、低热等症。病情晚期可出现肝肿大、黄疸、水肿、腹水、直肠前凹肿块、锁骨上淋巴结肿大及恶病质等。

由于癌肿病理类型和部位的不同，临床表现也有差异。一般右侧结肠癌以全身症状、贫血、腹部肿块为主要表现，左侧结肠癌是以肠梗阻、便秘、腹泻、便血等症状为显著。

三、诊断

结肠癌早期症状多不明显，易被忽视。凡 40 岁以上有以下任一表现者应列为高危人群：①Ⅰ级亲属有结直肠癌史者。②有癌症史或肠道腺瘤或息肉史。③大便隐血试验阳性者。④以下几种表现有 2 项以上者：黏液血便、慢性腹泻、慢性便秘、慢性阑尾炎史及精神创伤史。

对高危人群或对疑为结肠癌时，进行 X 线钡剂灌肠或气钡双重对比造影检查，以及纤维结肠镜检查，不难明确诊断。B 超和 CT 扫描检查对了解腹部肿块和肿大淋巴结，发现肝内有无转移等均有一定帮助。

四、治疗

（一）术前准备

手术前准备十分重要。常用的一类是口服肠道抗菌药物、泻剂及多次灌肠办法。

（1）全肠道灌洗法：于术前 12 ~ 14h 开始口服 37℃左右等渗平衡电解质液（用氯化钠、碳酸氢钠、氯化钾配制），引起容量性腹泻，以达到彻底清洗肠道的目的，一般灌洗全过程需 3 ~ 4h，灌洗液量不少于 6 000ml。灌洗液中也可加入抗菌药物，但此法对有的患者不能耐受，对年迈体弱，心、肾等重要器官功能障碍和肠梗阻者不宜选用。

（2）术前 2d 进流质饮食，口服肠道抗菌药物（如甲硝唑等）和泻剂（如蓖麻油 10 ~ 30ml 或硫酸镁 15 ~ 20g，每天 1 次），术前清洁灌肠。

（3）口服 5% ~ 10% 甘露醇法：较前法简便。但因甘露醇在肠道内被细菌酵解，可产生因术中使用电刀而易引发爆炸的气体，应予注意，对年迈体弱、心功能差者也应慎用。

上述这些术前肠道准备措施可使结肠排空，并尽量减少肠腔内细菌数量，减少手术后感染率。

（二）结肠癌根治性手术

适用于病变无远处转移者。切除范围须包括癌肿所在肠袢及其系膜和区域淋巴结。

1. 右半结肠切除术 适用于盲肠、升结肠、结肠肝曲的癌肿。对于盲肠和升结肠癌，切除范围包括右半横结肠、升结肠、盲肠。包括长 15～20cm 的回肠末段，作回肠与横结肠端端吻合或端侧吻合。对于结肠肝曲的癌肿，除上述范围外，须切除横结肠和胃网膜右动脉组的淋巴结。

2. 横结肠切除术 适用于横结肠癌。切除包括肝曲或脾曲的整个横结肠以及胃结肠韧带的淋巴结组，进行升结肠和降结肠端端吻合。倘若因两端张力大而不能吻合，对偏左侧的横结肠癌，可切除降结肠，进行升结肠、乙状结肠吻合术。

3. 左半结肠切除术 适用于结肠脾曲和降结肠癌。切除范围包括横结肠左半、降结肠，并根据降结肠癌位置的高低切除部分或全部乙状结肠及其系膜，系膜供应血管根部周围的系膜淋巴结呈整块切除，然后作结肠间或结肠与直肠端端吻合术。

4. 乙状结肠癌的根治切除术 要根据乙状结肠的长短和癌肿所在的部位，分别采用切除整个乙状结肠和全部降结肠，或切除整个乙状结肠、部分降结肠和部分直肠，作结肠直肠吻合术。

（三）结肠癌并发急性肠梗阻的手术

应当在进行胃肠减压、纠正水和电解质紊乱以及酸碱失衡等适当的准备后，及早施行手术。右侧结肠癌做右半结肠切除一期回肠结肠吻合术。如患者情况不许可，先作盲肠造口解除梗阻，二期手术进行根治性切除。如癌肿不能切除，可切断末端回肠，进行近切端回肠横结肠端侧吻合，远切端回肠断端造口。左侧结肠癌并发急性肠梗阻时，一般应在梗阻部位的近侧做横结肠造口，在肠道充分准备的条件下，再二期手术行根治性切除。对肿瘤不能切除者，则进行姑息性结肠造口。

在结肠癌手术切除的具体操作中，首先要将肿瘤所在的肠管远近端用纱布条扎紧，以防止癌细胞在肠腔内扩散、种植。随即结扎相应的血管，以防止癌细胞血行转移。可在扎闭的肠腔内给予稀释的抗癌化学药物，然后再进行肠袢切除。

（四）化疗

化疗不论辅助化疗或肿瘤化疗均以抗癌化学药物氟尿嘧啶为基础用药，主要用于术后辅助化疗或未能手术的晚期患者。

（武育卫）

第十六节 急性阑尾炎

急性阑尾炎是腹部外科中最为常见的疾病之一，大多数患者能及时就医，获得良好的治疗效果。但是，有时诊断相当困难，处理不当时可发生一些严重的并发症。到目前为止，急性阑尾炎仍有 0.1% ～0.5% 的病死率，因此如何提高疗效，减少误诊，仍然值得重视。

一、诊断

（一）临床表现

大多数急性阑尾炎患者不论病理学类型如何，早期的临床症状都很相似，诊断并无困难，大都能得到及时和正确的处理。

1. 症状　主要表现为腹部疼痛，胃肠道反应和全身反应。

（1）腹痛：迫使急性阑尾炎患者及早就医的主要原因就是腹痛，除极少数合并有横贯性脊髓炎的患者外，都有腹痛存在。

（2）胃肠道的反应：恶心、呕吐最为常见，早期的呕吐多为反射性，常发生在腹痛的高峰期，呕吐物为食物残渣和胃液，晚期的呕吐则与腹膜炎有关。约1/3的患者有便秘或腹泻的症状，腹痛早期的大便次数增多，可能是肠蠕动增强的结果。盆位阑尾炎时，阑尾的尖端直接刺激直肠壁也可伴便次增多，而阑尾穿孔后的盆腔脓肿，不仅便次多，甚至会出现里急后重。

（3）全身反应：急性阑尾炎初期，部分患者自觉全身疲乏，四肢无力，或头痛、头晕。病程中觉发热，单纯性阑尾炎的体温多在37.5～38℃，化脓性和穿孔性阑尾炎时，体温较高，可达39℃左右，极少数患者出现寒战高热，体温可升到40℃以上。

2. 体征　急性阑尾炎腹部检查时，常出现的体征有腹部压痛、腹肌紧张和反跳痛等，这些直接的炎症的体征是诊断阑尾炎的主要依据。另外在一部分患者还会出现一些间接的体征如腰大肌征等，对判断发炎阑尾的部位有一定的帮助。

（1）步态与姿势：患者喜采取上身前弯且稍向患侧倾斜的姿势，或以右手轻扶右下腹部，减轻腹肌的动度来减轻腹痛，而且走路时步态也缓慢。这些特点，在患者就诊时即可发现。

（2）腹部体征：有时需连续观察，多次比较才能做出较准确的判断。

1）腹部外形与动度：急性阑尾炎发病数小时后，查体时就能发现下腹部呼吸运动稍受限，穿孔后伴弥漫性腹膜炎时，全腹部动度可完全消失，并逐渐出现腹部膨胀。

2）腹膜刺激征：包括腹部压痛、肌紧张和反跳痛。尽管各患者之间腹膜刺激征在程度上有差异，但几乎所有的患者均有腹部压痛。

右下腹压痛：压痛是最常见和最重要的体征，当感染还局限于阑尾腔以内，患者尚觉上腹部或脐周疼痛时，右下腹就有压痛存在。感染波及阑尾周围组织时，右下腹压痛的范围也随之扩大，压痛的程度也加重。穿孔性阑尾炎合并弥漫性腹膜炎时，虽然全腹都有压痛，但仍以感染最重的右下腹最为明显。盲肠后或腹膜后的阑尾炎，前腹壁的压痛可能较轻。

腹肌紧张：约有70%的患者右下腹有肌紧张存在。一般认为腹肌紧张是由于感染扩散到阑尾壁以外，局部的壁层腹膜受到炎症刺激的结果，多见于化脓性和穿孔性阑尾炎，是机体的一种不受意识支配的防御性反应。腹肌紧张常和腹部压痛同时存在，范围和程度上两者也大体一致。肥胖者、多产妇和年老体弱的患者，因腹肌软弱，肌紧张常不明显。

反跳痛：急性阑尾炎的患者可出现反跳痛，以右下腹较常见，如取得患者的合作，右下腹反跳痛阳性，表示腹膜炎肯定存在。当阑尾的位置在腹腔的深处，压痛和肌紧张都较轻时，而反跳痛却明显者，也表示腹腔深部有感染存在。

3）右下腹压痛点：传统的教材上，对急性阑尾炎的局部压痛点的具体位置都进行了介绍，并把局部压痛点阳性列为阑尾炎的体征之一。虽然各位学者提出的阑尾炎压痛点都是以阑尾根部在体表的投影为基础，由于总结的资料不尽相同，所推荐的局部压痛点的位置也不完全一致。临床实践证实，各压痛点的阳性率差异很大，因此仅靠某一压痛点的有无来确诊急性阑尾炎是不切实际的。更多的医师相信，右下腹部固定压痛区的存在，要比压痛点的阳性更有诊断价值。现介绍常见的压痛点如下（图9－6）。

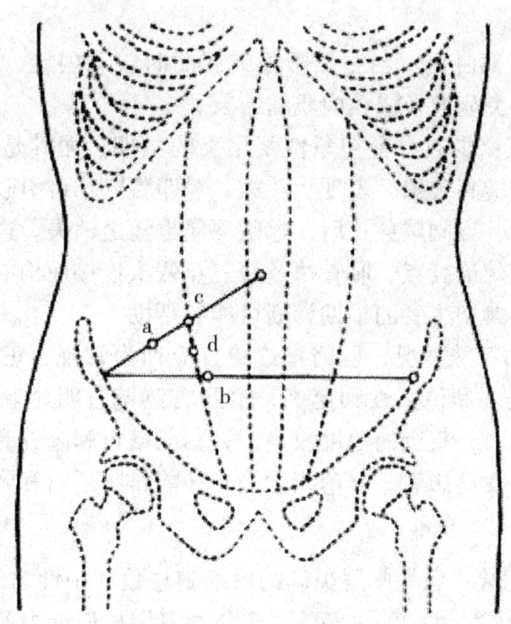

图9-6　阑尾根部体表投影点

a. 马氏点 b. 兰氏点 c. 苏氏点 d. 中立点

a. 马氏点（McBurney' spoint）：在脐与右侧髂前上棘连线的中外1/3交界处。

b. 兰氏点（Lanz' spoint）：在两侧髂前上棘连线的中、右1/3交界处。

c. 苏氏点（Sonmeberg' spoint）：在脐和右髂前上棘连线与右侧腹直肌外缘相交处。

d. 中立点：在马氏点和兰氏点之间的区域内，距右髂前上棘约7cm的腹直肌外侧缘处。

4）腹部包块：化脓性阑尾炎合并阑尾周围组织及肠管的炎症时，大网膜、小肠及其系膜与阑尾可相互粘连形成团块；阑尾穿孔后所形成的局限性脓肿，均可在右下腹触到包块。炎性包块的特点是境界不太清楚，不能活动，伴有压痛和反跳痛。深部的炎性包块，在患者充分配合下，仔细触摸才能发现。包块的出现表示感染已趋于局限化，发炎的阑尾已被大网膜等组织紧密的包绕，此时不宜于急诊手术。

3. 间接体征　临床上还可以检查其他一些体征如罗氏征等，只要手法正确并获得阳性结果，对阑尾炎的诊断有一定参考价值。

（1）罗氏征（又称间接压痛）：患者仰卧位，检查者用手掌按压左下腹部，或沿降结肠向上腹用力推挤，如右下腹疼痛加重即为阳性；或用力的方向是朝右下腹部，出现同样结果时也为阳性，迅速松去按压力量的同时疼痛反而加重，更能说明右下腹有炎症存在。关于阳性结果的机制，目前的解释是：前者是因压力将左结肠内的气体向右结肠传导，最后冲击到盲肠，并进入发炎的阑尾腔，引起疼痛加重；后者是借助于下腹部的小肠袢将压力传导到右下腹，使发炎的阑尾受到挤压。关于罗氏征的临床意义，阳性结果只能说明右下腹部有感染存在，不能判断阑尾炎的病理学类型和程度。当右下腹疼痛需要与右侧输尿管结石等疾病鉴别时，罗氏征的检查可能有一定的帮助。

（2）腰大肌征：让患者左侧卧位，检查者帮助患者将右下肢用力后伸，如右下腹疼痛加重即为阳性。腰大肌征阳性，提示阑尾可能位于盲肠后或腹膜后，当下肢过伸时，可使腰大肌挤压到发炎的阑尾。

（3）闭孔肌征：患者仰卧后，当右侧髋关节屈曲时被动内旋，右下腹疼痛加重即为阳性，表示阑尾位置较低，炎症波及闭孔内肌的结果。

（4）皮肤感觉过敏区：少数患者在急性阑尾炎的早期，尤其是阑尾腔内有梗阻时，右下腹壁皮肤可出现敏感性增高现象。表现为咳嗽、轻叩腹壁均可引起疼痛，甚至轻轻触摸右下腹皮肤，也会感到疼痛，当阑尾穿孔后，过敏现象也随之消失。过敏区皮肤的范围是三角形分布，其边界由右侧髂棘最高点、耻骨嵴及脐三点依次连接而构成。皮肤感觉过敏区不因阑尾位置而改变，故对不典型患者的早期诊断可能有帮助。

4. 肛门指诊检查　非特殊情况，肛门指诊检查应列为常规，正确的肛门指诊有时可直接提供阑尾炎的诊断依据。盆位急性阑尾炎，直肠右侧壁有明显触痛，甚至可触到炎性包块。阑尾穿孔伴盆腔脓肿时，直肠内温度较高，直肠前壁可膨隆并有触痛，部分患者伴有肛门括约肌松弛现象。未婚女性患者，肛门指诊检查还能排除子宫和附件的急性病变。

（二）辅助检查

1. 血、尿、便常规化验　急性阑尾炎病的白细胞总数和中性白细胞有不同程度的升高，总数大多在1万~2万，中性为80%~85%。老年患者因反应能力差，白细胞总数增高可不显著，但仍有中性白细胞核左移现象。尿常规多数患者正常，但当发炎的阑尾直接刺激到输尿管和膀胱时，尿中可出现少量红细胞和白细胞。

如尿中有大量异常成分，应进一步检查，以排除泌尿系疾病的存在。盆位阑尾炎和穿孔性阑尾炎合并盆腔脓肿时，大便中也可发现血细胞。

2. X线检查　胸腹透视列为常规，合并弥漫性腹膜炎时，为排除溃疡穿孔、急性绞窄性肠梗阻，立位腹部平片是必要的，如出现膈下游离气体，阑尾炎基本上可以排除。急性阑尾炎在腹部平片上有时也可出现阳性结果：5%~6%的患者右下腹阑尾部位可见一块或数块结石阴影，1.4%患者阑尾腔内有积气。

3. 腹部B超检查　病程较长者应行右下腹B超检查，了解是否有炎性包块存在。在决定对阑尾脓肿切开引流时，B超可提供脓肿的具体部位、深度及大小，便于选择切口。

（三）病理学类型

急性阑尾炎在病理学上大致可分为三种类型，代表着炎症发展的不同阶段。

1. 急性单纯性阑尾炎　阑尾轻度肿胀，浆膜充血，附有少量纤维蛋白性渗出。阑尾黏膜可能有小溃疡和出血点，腹腔内少量炎性渗出。阑尾壁各层均有水肿和中性白细胞浸润，以黏膜和黏膜下层最显著。阑尾周围脏器和组织炎症尚不明显。

2. 急性蜂窝织炎性阑尾炎　或称急性化脓性阑尾炎，阑尾显著肿胀、增粗，浆膜高度充血，表面覆盖有脓性渗出。阑尾黏膜面溃疡增大，腔内积脓，壁内也有小脓肿形成。腹腔内有脓性渗出物，发炎的阑尾被大网膜和邻近的肠管包裹，限制了炎症的发展。

3. 急性坏疽性阑尾炎　阑尾壁的全部或一部分全层坏死，浆膜呈暗红色或黑紫色，局部可能已穿孔。穿孔的部位大多在血运较差的远端部分，也可在粪石直接压迫的局部，穿孔后或形成阑尾周围脓肿，或并发弥漫性腹膜炎。

（四）鉴别诊断

急性阑尾炎临床误诊率仍然相当高，国内统计为4%~5%，国外报道高达30%。需要与阑尾炎鉴别的疾病很多，其中最主要的有下列十几种疾病。

1. 需要与外科急腹症鉴别的疾病

（1）急性胆囊炎、胆石症：急性胆囊炎有时需和高位阑尾炎鉴别，前者常有胆绞痛发作史，伴右肩和背部放射痛；而后者为转移性腹痛的特点。检查时急性胆囊炎可出现墨菲征阳性，甚至可触到肿大的胆囊，急诊腹部 B 超检查可显示胆囊肿大和结石声影。

（2）溃疡病急性穿孔：溃疡病发生穿孔后，部分胃内容物沿右结肠旁沟流入右髂窝，引起右下腹急性炎症，可误为急性阑尾炎。但本病多有慢性溃疡病史，发病前多有暴饮暴食的诱因，发病突然且腹痛剧烈。查体时见腹壁呈木板状，腹膜刺激征以剑突下最明显。腹部透视膈下可见游离气体，诊断性腹腔穿刺可抽出上消化道液体。

（3）右侧输尿管结石：输尿管结石向下移动时可引起右下腹部痛，有时可与阑尾炎混淆。但输尿管结石发作时呈剧烈的绞痛，难以忍受，疼痛沿输尿管向外阴部、大腿内侧放射。腹部检查，右下腹压痛和肌紧张均匀不太明显，腹部平片有时可发现泌尿系有阳性结石，而尿常规有大量红细胞。

（4）急性梅克尔憩室炎：梅克尔憩室为一先天性畸形，主要位于回肠的末端，其部位与阑尾很接近。憩室发生急性炎症时，临床症状极似急性阑尾炎，术前很难鉴别。因此，当临床诊断阑尾炎而手术中的阑尾外观基本正常时，应仔细检查距回盲部 100cm 远的回肠肠管，以免遗漏发炎的憩室。

2. 需要与内科急腹症鉴别的疾病

（1）急性肠系膜淋巴结炎：多见于儿童，常继于上呼吸道感染之后。由于小肠系膜淋巴结广泛肿大，回肠末端尤为明显，临床上可表现为右下腹痛及压痛，类似急性阑尾炎。但本病伴有高热、腹痛和腹部压痛较为广泛，有时尚可触到肿大的淋巴结。

（2）右下肺炎和胸膜炎：右下肺和胸腔的炎性病变，可反射性引起右下腹痛，有时可误诊为急性阑尾炎。但肺炎及胸膜炎常常有咳嗽，咳痰及胸痛等明显的呼吸道症状，而且胸部体征如呼吸音改变及湿啰音等也常存在。腹部体征不明显，右下腹压痛多不存在。胸部 X 线检查，可明确诊断。

（3）局限性回肠炎：病变主要发生在回肠末端，为一种非特异性炎症，20～30 岁的青年人较多见。本病急性期时，病变处的肠管充血，水肿并有渗出，刺激右下腹壁层腹膜，出现腹痛及压痛，类似急性阑尾炎。位置局限于回肠，无转移性腹痛的特点，腹部体征也较广泛，有时可触到肿大之肠管。另外，患者可伴有腹泻，大便检查有明显的异常成分。

3. 需要与妇产科急腹症鉴别的疾病

（1）右侧输卵管妊娠：右侧宫外孕破裂后，腹腔内出血刺激右下腹壁层腹膜，可出现急性阑尾炎的临床特点。但宫外孕常有停经及早孕史，而且发病前可有阴道出血。患者继腹痛后有会阴和肛门部肿胀感，同时有内出血及出血性休克现象。妇科检查可见阴道内有血液，子宫稍大伴触痛，右侧附件肿大和后穹隆穿刺有血等阳性体征。

（2）急性附件炎：右侧输卵管急性炎症可引起与急性阑尾炎相似的症状和体征。但输卵管炎多发生于已婚妇女，有白带过多史，发病多在月经来潮之前。虽有右下腹痛，但无典型的转移性，而且腹部压痛部位较低，几乎靠近耻骨处。妇科检查可见阴道有脓性分泌物，子宫两侧触痛明显，右侧附件有触痛性肿物。

（3）卵巢滤泡破裂：多发生于未婚女青年，常在行经后 2 周发病，因腹腔内出血，引起右下腹痛。本病右下腹局部体征较轻，诊断性腹腔穿刺可抽出血性渗出液。

（4）卵巢囊肿扭转：右侧卵巢囊肿蒂扭转后，囊肿循环障碍、坏死、血性渗出，引起右腹部的炎症，与阑尾炎临床相似。但本病常有盆腔包块史，且发病突然，为阵发性绞痛，可伴轻度休克症状。妇科检查时能触到囊性包块，并有触痛，腹部B超证实右下腹有囊性包块存在。

二、治疗方法

（一）治疗原则

1. 急性单纯性阑尾炎　条件允许时可先行中西医相结合的非手术治疗，但必须仔细观察，如病情有发展应及时中转手术。经非手术治疗后，可能遗留有阑尾腔的狭窄，且再次急性发作的机会很大。

2. 化脓性、穿孔性阑尾炎　原则上应立即实施急诊手术，切除病理性阑尾，术后应积极抗感染，预防并发症。

3. 发病已数日且合并炎性包块的阑尾炎　暂行非手术治疗，促进炎症的尽快吸收，待3～6个月后如仍有症状者，再考虑切除阑尾。保守期间如脓肿有扩大并可能破溃时，应急诊引流。

4. 高龄患者、小儿及妊娠期急性阑尾炎　原则上应和成年人阑尾炎一样，急诊手术。

（二）非手术治疗

主要适应于急性单纯性阑尾炎、阑尾脓肿、妊娠早期和后期急性阑尾炎，高龄合并有主要脏器病变的阑尾炎。

1. 基础治疗　包括卧床休息，控制饮食，适当补液和对症处理等。

2. 抗菌治疗　选用广谱抗生素和抗厌氧菌的药物。

（三）手术治疗

1. 手术指征

（1）脉搏加快，体温升高，白细胞计数较前增高。

（2）腹痛加剧，压痛、反跳痛及腹肌紧张范围扩大及程度加重。

（3）反复呕吐不止。

（4）已经较为局限的肿块，在治疗过程中又逐渐增大。

（5）有连续多次腹泻，粪便内含有大量黏液，表示已有盆腔脓肿形成，应予引流。

2. 术前准备　术前4～6h应禁饮食，确定手术时间后可给予适量的镇痛药，已化脓和穿孔者应给予广谱抗生素。有弥漫性腹膜炎者，需行胃肠减压、静脉输液，注意纠正水和电解质紊乱。心和肺等主要脏器功能障碍者，应与有关科室协同进行适当处理。

3. 手术方法　以局部麻醉下经右下腹斜切口完成手术最为适宜，少数患者也可选择硬脊膜外麻醉和全身麻醉经右下腹探查切口完成。主要方式为阑尾切除术（有常规法和逆行法）。粘连严重者也可行浆膜下切除阑尾。少数阑尾脓肿保守无效时可行切开引流，腹腔渗出多时，放置引流物。

4. 术中注意事项

（1）采用右下腹斜切口（麦氏切口），视腹壁厚薄和病变情况决定切口长短。若诊断不太肯定时，取右下腹直肌旁切口为宜。

（2）寻找阑尾，沿盲肠前壁上结肠带追溯寻找。

（3）阑尾系膜处理，提起阑尾尖端，逐步贯穿缝合结扎切断系膜，遇有动脉出血时，应吸除积血，看清出血点后重新钳夹，必要时扩大切口，切忌用血管钳盲目钳夹，以免损伤肠壁。

（4）阑尾坏死或已穿孔，有较多脓性渗出液，在相应部位应放置烟卷引流条，必要时可放置双套管负压引流管，在切口外另戳口引流。

5. 术后处理　继续支持治疗，包括静脉输液、止痛镇静及抗感染等。引流物要及时拔除，切口按时拆线，注意防治各种并发症。

6. 术后并发症的防治　术后并发症与阑尾的病理学类型和手术时间的迟早有密切关系，阑尾炎阑尾未穿孔的阑尾切除术，并发症发生率仅5%，而阑尾穿孔后的阑尾切除术的术后并发症则增加到30%以上，发病后24h和48h以后的手术者，阑尾穿孔率分别为20%和70%，所以发病24h内，应及时切除阑尾，以降低并发症的发生率。

（1）内出血：术后24h的出血为原发性出血，多因阑尾系膜止血不完善或血管结扎线松脱所致。主要表现为腹腔内出血的症状如腹痛、腹胀、休克和贫血等，应立即输血并再次手术止血。有时出血可能自行停止，但又继发感染形成脓肿，也需手术引流。

（2）盆腔脓肿：穿孔性阑尾炎术后，腹腔脓汁吸收不完全，可在腹腔的不同部位形成残余脓肿。盆腔脓肿最常见，大多发生在术后7～10d，表现为体温再度升高，大便次数增多，伴里急后重，肛门指诊检查可见括约肌松弛，直肠前壁隆起。应及时抗感染，物理治疗，无效时切开引流。

（3）粘连性肠梗阻：阑尾术后肠粘连的机会较多，与手术损伤、异物刺激和引流物拔出过晚有关。

（4）便瘘：可发生在处理不当的阑尾残端，也可因手术粗暴误伤盲肠和回肠而引起。主要表现为伤口感染久治不愈，并有大便和气体逸出，由于便瘘形成时感染已局限于回盲部周围，体液和营养丢失较轻。可先行非手术治疗，多数患者便瘘可自行愈合，如病程超过了3个月仍未愈合，应手术治疗。

（5）手术切口的并发症：包括切口感染、慢性窦道和切口疝，三者有一定的内在联系。切口感染多发生在术后4～7d，也有在2周后才出现者。主要表现为切口处跳痛，局部红肿伴压痛，体温再度上升。应立即拆除缝线，引流伤口，清除坏死组织，经敷料更换促使其愈合，或待伤口内肉芽新鲜时2期缝合至愈。如伤口内异物（如线头）清除不干净，引流不畅，可长期不愈，遗留有一处或几处深而弯曲的肉芽创道，即为慢性窦道。病程可持续数月，有的甚至1年以上，伤口时好时坏。如经非手术治疗3个月仍不愈合者，可再次手术切除窦道，重新缝合。感染的伤口虽已愈合，但腹膜和肌层已裂开，小肠袢和网膜可由切口处突出于皮下瘢痕组织处，称为切口疝。如有明显症状，影响劳动，应行手术修补。

三、好转及治愈标准

（一）治愈

（1）手术切除阑尾，症状、体征消失，切口愈合，无并发症。

（2）非手术治疗后，症状、腹部体征消失，体温、白细胞计数恢复正常。

（二）好转

(1) 阑尾未能切除，症状减轻，有待手术治疗。

(2) 非手术治疗后，症状、体征减轻，右下腹有深压痛或触及条索状肿物，有轻度腹胀、腹痛等自觉症状。

（三）未愈

治疗后，症状和体征无减轻甚至加重者。

（武育卫）

第十七节　慢性阑尾炎

慢性阑尾炎大多为急性阑尾炎经非手术治愈的病例或有反复发作史，但有部分患者可无急性发作过程，而一开始就是慢性过程。

一、分类

临床上将慢性阑尾炎大致分为两种类型。

（一）原发性慢性阑尾炎

其特点为起病隐匿，症状发展缓慢，病程持续较长，几个月到几年。病初无急性发作史，病程中也无反复急性发作的现象。

（二）继发性慢性阑尾炎

特点是首次急性阑尾炎发病后，经非手术治疗而愈或自行缓解，其后遗留有临床症状，久治不愈，病程中可再次或多次急性发作。

二、病理学分析

慢性阑尾炎肉眼观察可有各种表现，镜下可见阑尾各层有淋巴细胞浸润。

(1) 阑尾细长呈卷曲、折叠及纠搭状，使阑尾的排空受阻。阑尾及其系膜与周围组织和器官有不同程度之粘连。

(2) 阑尾壁增厚，管径粗细不均匀，部分管腔呈狭窄状，有时相当一段远端管腔完全闭塞而呈条索状。

(3) 阑尾腔内有便石、异物阻塞，阑尾浆膜血管明显增多而清晰。

三、诊断依据

（一）临床表现

1. 腹部疼痛　主要位于右下腹部，其特点是间断性隐痛或胀痛，时重时轻，部位比较固定。多数患者在饱餐、运动和长时间站立后，诱发腹痛发生。病程中可能有急性阑尾炎的发作。

2. 胃肠道反应　患者常觉轻重不等的消化不良、食欲不佳。病程较长者可出现消瘦、体重下降。一般无恶心和呕吐，也无腹胀，但老年患者可伴有便秘。

3. 腹部压痛 压痛是唯一的体征，主要位于右下腹部，一般范围较小，位置恒定，重压时才能出现。无肌紧张和反跳痛，一般无腹部包块，但有时可触到胀气的盲肠。

4. 间接体征 各种特定的压痛点如马氏点、兰氏点及腰大肌征、罗氏征，在慢性阑尾炎的诊断中无意义。

（二）辅助检查

胃肠钡剂造影和纤维结肠镜检查有阑尾有压痛、阑尾呈分节状、阑尾腔内的钡剂排空时间延长及阑尾未显影等，均为慢性阑尾炎的特征。纤维结肠镜可直接观察阑尾的开口及其周围的黏膜的变化和活检，尚可对阑尾腔进行造影，对鉴别诊断有一定意义。

X 线钡剂造影检查有如下特征：

（1）阑尾充盈后有明显压痛，当移动阑尾时，压痛点也随之有相应的移位。

（2）阑尾虽未见充盈，但多次检查盲肠内侧有局限性压痛。

（3）阑尾充盈不规则。

（4）阑尾充盈后，隔 48h 以上仍未见钡剂排空，有的排空延迟到 2 ~ 3 周。

（5）阑尾本身有固定或纠结的现象或盲肠和末端回肠有变形的表现，提示阑尾周围有粘连。

（三）诊断

慢性阑尾炎的确诊有时相当困难，国内统计慢性阑尾炎手术后症状未见减轻者高达 35%，其主要原因是诊断上的错误。应该对每一个慢性阑尾炎的诊断高度认真，用“排除法”来逐个排除容易与它相混淆的有关疾病。其中主要有回盲部结核、慢性结肠炎、慢性附件炎、胃肠神经官能症及结肠恶性肿瘤等。

总之，慢性阑尾炎的诊断相当困难，最后确诊慢性阑尾炎的标准如下，除曾有典型的急性发作史、右下腹有经常存在和位置固定的压痛点、有 X 线钡剂造影的佐证外，阑尾切除后临床症状应消失。

四、治疗方法

手术治疗是唯一有效的方法，但在决定行阑尾切除术时应特别慎重。

（1）慢性阑尾炎确诊后，原则上应手术治疗，切除病变阑尾，特别是有急性发作的患者或有严重并存病的高龄患者，应暂行非手术治疗，在门诊追踪观察。

（2）手术中如发现阑尾外观基本正常，不能轻易只切除阑尾后即刻关腹，应仔细检查阑尾附近的组织和器官如回盲部、回肠末段 100cm、小肠系膜及其淋巴结。女性患者还应仔细探查盆腔及附件，以防误诊和漏诊。

（3）手术后应对每一个患者进行一段时间的随访，以了解切除阑尾后的实际效果。慢性阑尾炎的最后诊断不是病理学诊断，而是手术后症状的完全解除。术后仍有症状的患者，应做全面的检查，找出真正的病因，不能轻易地按术后肠粘连治疗。

五、治愈标准

治愈：手术切除阑尾后，症状及体征消失，切口愈合佳，无并发症。

（武育卫）

第十章

腹膜、腹腔疾病

第一节　急性腹膜炎

一、概述

急性腹膜炎是腹膜的壁层和（或）脏层因各种原因受到刺激或损害而发生急性炎症反应，是一种常见的外科急腹症。可分为原发性或继发性，弥漫性或局限性，细菌性或非细菌性等。急性腹膜炎虽有性质、范围和程度的不同，但由于致病因素，机体抵抗力的差异，以及接受治疗的早晚和治疗措施是否得当，在发展过程中是可以相互演变的。非细菌性腹膜炎如溃疡病急性穿孔、大量酸性消化液溢入腹腔导致急性腹膜炎，开始并无细菌参与，为非细菌性，但数小时后，消化液中的细菌繁殖，产生致病能力，遂演变成细菌性（化脓性腹膜炎）。又如局限性腹膜炎可因抗生素的应用不及时而转化为弥漫性腹膜炎。急性腹膜炎通常是一些腹部外科疾病的严重并发症，病情危重，复杂多变，甚至危及生命，外科医生应及时做出诊断，并分析其发生原因，给予正确的处理。

二、诊断

（一）病史要点

继发性化脓性腹膜炎是最常见的腹膜炎。常见的病因如下：①炎症和感染，如急性阑尾炎、胆囊炎、胰腺炎、肝脓肿、急性输卵管炎等。②消化道急性穿孔，如胃、十二指肠溃疡急性穿孔等。③绞窄性肠梗阻、肠扭转、闭襻性肠梗阻等。④血管闭塞性疾患，如肠系膜血管栓塞等。⑤腹腔内出血，如自发性脾破裂等。⑥外伤，如腹壁穿透性损伤，腹壁闭合性损伤等。⑦医源性，如胃肠道吻合口漏等。

原发性腹膜炎腹腔内无原发性病灶。致病菌多为溶血性链球菌、肺炎链球菌或大肠杆菌。细菌进入腹腔的途径一般为：①血行播散，婴儿和儿童的原发性腹膜炎大多属于这一类。②上行性感染，来自女性生殖道的细菌，通过输卵管直接向上扩散至腹腔，如淋病性腹膜炎。③直接扩散，如泌尿系感染时，细菌可通过腹膜层直接扩散至腹膜腔。④透壁性感染，正常情况下，肠腔内细菌是不能通过肠壁的。但在某些情况下，如肝硬化并发腹水、肾病、猩红热或营养不良等机体抵抗力降低时，肠腔内细菌即有可能通过肠壁进入腹膜腔，引起腹膜炎。

（二）查体要点

体温、脉搏、血压：其变化与炎症的轻重有关。开始正常，以后体温逐渐升高、脉搏逐渐加快，则原有病变为炎症性。年老体弱的患者如脉搏快体温反而下降，这是病情恶化的征象之一。患者可出现高热、脉速、呼吸浅快、大汗、口干。病情进一步发展，可出现面色苍白、虚弱、眼窝凹陷、皮肤干燥、四肢发凉、呼吸急促、口唇发绀、舌干苔厚、脉细微弱、体温骤升或下降、血压下降、神志恍惚或不清，表示感染性中毒症状明显，并已有重度缺水、代谢性酸中毒及休克。

腹部体征：明显腹胀、腹式呼吸减弱或消失。腹胀加重是病情恶化的一项重要标志。腹部压痛、反跳痛和腹肌紧张是腹膜炎的标志性体征，尤以原发病灶所在部位最为明显。腹肌紧张，其程度随病因与患者全身情况不同而不等。胃肠或胆囊穿孔可引起强烈的腹肌紧张，甚至呈“木板样”强直。幼儿、老人或极度虚弱的患者腹肌紧张不明显，易被忽视。腹部叩诊时胃肠胀气呈鼓音。胃十二指肠穿孔时膈下有游离气体，使肝浊音界缩小或消失。腹腔内积液较多时可叩出移动性浊音。听诊时肠鸣音减弱，肠麻痹时肠鸣音可完全消失。直肠指检：直肠前窝饱满及触痛，这表示盆腔已有感染或盆腔脓肿。

（三）辅助检查

（1）血常规：白细胞计数及中性粒细胞比例增高。病情险恶或机体反应能力低下的患者，白细胞计数不增高，仅中性粒细胞比例增高，甚至有中毒颗粒出现。

（2）腹部立位平片：小肠普遍胀气并有多个小液平面的肠麻痹征象。胃肠穿孔时多数可见膈下游离气体。

（3）B 超检查：显示腹内有不等量的液体，但不能鉴别液体的性质。B 超指导下腹腔穿刺抽液或腹腔灌洗，可帮助诊断。腹腔穿刺方法是：根据叩诊或 B 超检查进行定位，在两侧下腹部髂前上棘内下方进行诊断性腹腔穿刺抽液，根据抽出液的性质来判断病因。抽出液可为透明、混浊、脓性、血性、含食物残渣和粪便等几种情况。结核性腹膜炎为草绿色透明腹水。胃十二指肠急性穿孔时抽出液呈黄色、混浊、含胆汁、无臭味。饱食后穿孔时可含食物残渣。急性重症胰腺炎时抽出液为血性、胰淀粉酶含量高。急性阑尾炎穿孔时抽出液为稀脓性略带臭味。绞窄性肠梗阻抽出液为血性、臭味重。如抽出的是全血，要排除是否刺入脏器或血管。抽出液还可以做涂片及细菌培养。腹内液体少于 100ml 时，腹腔穿刺往往抽不出液体，可注入一定量的生理盐水后再进行抽液检查。

（4）CT 检查：对腹腔内实质性脏器病变（如急性胰腺炎）的诊断帮助较大，对评估腹腔内渗液量也有一定帮助。

（5）直肠指检：如发现直肠前壁饱满、触痛，提示盆腔已有感染或形成盆腔脓肿。已婚女性患者可做阴道检查或后穹隆穿刺检查。

（四）诊断流程

诊断流程见图 10－1。

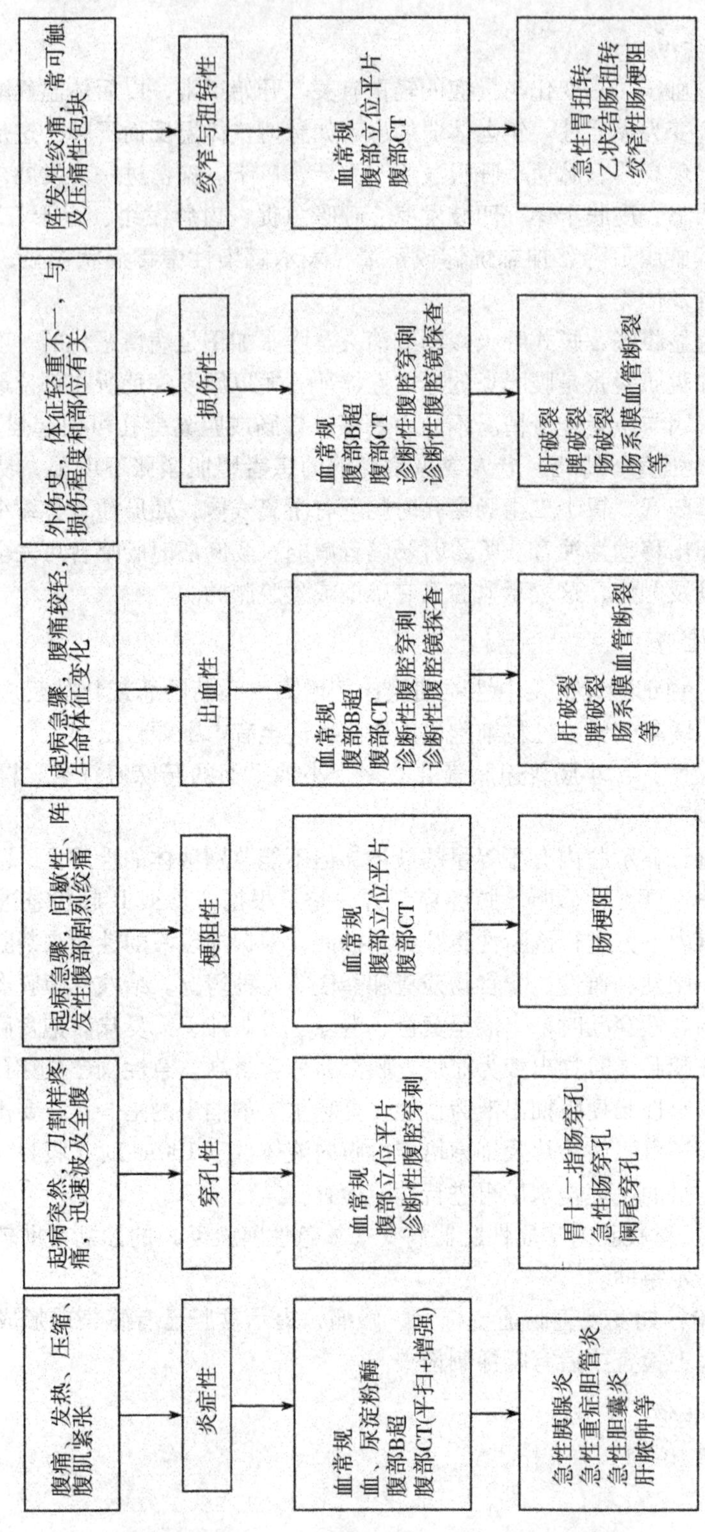

图 10－1　急性腹膜炎诊断流程

三、治疗

（一）一般治疗

对病情较轻，或病程较长超过24h且腹部体征已减轻或有减轻趋势者，或伴有严重心肺等脏器疾患而禁忌手术者，可行非手术治疗。非手术治疗也作为手术前的准备工作。

（1）体位：一般取半卧位，以促使腹内渗出液流向盆腔，减轻中毒症状，有利于局限和引流；且可促使腹内脏器下移，腹肌松弛，减轻因腹胀压迫膈肌而影响呼吸和循环。鼓励患者经常活动双腿，以防发生血栓性静脉炎。休克患者取平卧位或头、躯干和下肢各抬高约20°的体位。

（2）禁食、胃肠减压：胃肠道穿孔的患者必须禁食，并留置胃管持续胃肠减压，抽出胃肠道内容物和气体，以减少消化道内容物继续流入腹腔，有利于炎症的局限和吸收。

（3）监测脉搏、血压、尿量、中心静脉压、心电图、血细胞比容、血清电解质、肌酐以及血气分析等，以调整输液的成分和速度，维持尿量每小时30~50ml。

（二）药物治疗

1. 纠正水、电解质紊乱　由于禁食，腹腔大量渗液及胃肠减压，因而易造成体内电解质 失衡。根据患者的出入量及应补充的水量计算补充的液体总量（晶体、胶体），以纠正缺水和酸碱失衡。病情严重的应多输血浆、清蛋白或全血，以补充因腹腔内渗出大量血浆引起的低蛋白血症和贫血。急性腹膜炎中毒症状明显并有休克时，如输液、输血未能改善情况，在加强抗生素治疗的同时，可以用一定剂量的激素，对减轻中毒症状、缓解病情有一定的帮助。也可以根据患者的脉搏、血压、中心静脉压等情况给以血管收缩剂或扩张剂，其中以多巴胺较为安全有效。

2. 抗生素　继发性腹膜炎大多为混合感染，致病菌主要是大肠杆菌、肠球菌和厌氧菌（拟杆菌为主）。在选用抗生素时，应考虑致病菌的种类。尚无细菌培养报告时的经验用药，应选用广谱抗生素，第三代头孢菌素足以杀死大肠杆菌而无耐药性。经大组病例研究发现，2g剂量的第三代头孢菌素在腹膜腔的浓度足以对付所测试的10 478株大肠杆菌。过去较为常用的氨苄西林、氨基糖苷类和甲硝唑（或克林霉素）三联合方案，现在已较少应用。因为氨基糖苷类有肾毒性，且在腹腔感染环境的低pH中效果不明显。现在认为单一广谱抗生素治疗大肠杆菌的效果可能更有效。严格地说，根据细菌培养出的菌种及药敏结果选用抗生素较为合理。需要强调的是，抗生素不能替代手术治疗，有些病例单是通过手术就可以获得治愈。

3. 补充热量和营养支持　急性腹膜炎的代谢率约为正常人的140%，每日需要热量达12 550~16 740kJ（3 000~4 000kcal）。热量补充不足时，体内大量蛋白质首先被消耗，使患者的抵抗力及愈合能力下降。在输入葡萄糖供给一部分热量同时应补充白蛋白、氨基酸、支链氨基酸等。静脉输入脂肪乳剂，热量较高。长期不能进食的患者应及早考虑用肠外高营养；手术时已做空肠造口的患者，可用肠内高营养法。

4. 镇定、止痛　可减轻患者的痛苦与恐惧心理，已经确诊、治疗方案已定及手术后的患者，可有哌替啶类止痛剂。诊断不清或要进行观察时，暂不用止痛剂，以免掩盖病情。

（三）手术治疗

1. 手术适应证　①经上述非手术治疗6~8h后（一般不超过12h），腹膜炎症及体征不缓解反而加重者。②腹腔内原发病严重，如胃肠道或胆囊坏死穿孔、绞窄性肠梗阻、腹腔内脏器损伤破裂，胃肠手术后短期内吻合口漏所致的腹膜炎。③腹腔内炎症较重，有大量积液，出现严重的肠麻痹或中毒症状，尤其是有休克表现者。④腹膜炎病因不明，无局限趋势。

2. 麻醉方法　多选择全身麻醉或硬膜外麻醉，个别危重休克患者可用局部麻醉。

3. 处理　原发病手术切口应根据原发病变的脏器所在部位而定。如不能确定原发病变位于哪个脏器，以右旁正中切口为好，开腹后可向上下延长。如曾做过腹部手术，可经原切口或在其附近做切口。开腹后要小心肠管，如腹内脏器与腹膜粘连，要避免分破胃肠管壁。探查时要轻柔细致，不要过多地解剖和分离以免感染扩散。为了找到病灶可分离一部分粘连。查清楚腹膜炎的病因后，决定处理方法。胃十二指肠溃疡穿孔的患者，穿孔时间不超过12h，可做胃大部切除术。如穿孔时间长，腹内污染严重或患者全身情况不好，只能行穿孔修补术。坏疽的阑尾及胆囊应切除，如果局部炎症严重，解剖层次不清，全身情况不能耐受手术时，只宜行腹腔引流或胆囊造口术。坏死的小肠尽可能切除吻合，坏死的结肠如不能切除吻合，可行坏死肠段外置。

4. 彻底清理腹腔　开腹后立即用吸引器吸净腹腔内的脓液及液体，清除食物残渣、粪便、异物等。脓液多积聚在病灶附近、膈下、两侧结肠旁沟及盆腔内。可用甲硝唑及生理盐水灌洗腹腔至清洁。患者高热时可用4～10℃生理盐水灌洗，有助于降温。腹内有脓苔、假膜和纤维蛋白分隔时，应予清除以利引流。关腹前是否在腹腔内应用抗生素，尚有争议。

5. 充分引流　要把腹腔内的渗液通过引流物排出体外，以防止发生腹腔残余脓肿。常用的引流物有硅管、橡胶管或双腔管引流；烟卷引流条引流不够充分，最好不用。引流管的前端要剪数个侧孔，放在病灶附近和盆腔底部，有的要放在膈下或结肠旁沟下方。严重的感染，要放在两条以上引流管，并可作腹腔冲洗。放引流管的指征是：①坏死病灶未能切除或有大量坏死组织无法清除。②坏死病灶已切除或穿孔已修补，预防发生漏液。③手术部位有较多的渗液或渗血。④已形成局限性脓肿。

6. 术后处理　继续禁食、胃肠减压、补液、应用抗生素和营养支持治疗，保证引流管通畅。根据手术时脓液的细菌培养和药物敏感实验结果，选用有效的抗生素。待患者全身情况改善，感染症状消失后，可停用抗生素。密切观察病情，以便早期发现并发症，如肝或肾衰竭、呼吸衰竭以及弥散性血管内凝血等，并进行相应的处理。

（王翠艳）

第二节　结核性腹膜炎

一、概述

结核性腹膜炎是由结核菌引起的特异性感染，均继发于身体其他部位的结核病灶，又称腹膜结核。结核菌侵犯腹膜的途径有二：一是由腹盆腔的结核病灶，如肠结核、肠系膜淋巴结结核或结核性输卵管炎经淋巴管或直接蔓延至腹腔；二是由远位的结核病灶，主要是肺结核经血行播散至腹膜。腹膜受侵后可很快发生炎症，也可先形成潜在病灶，在机体抵抗力下降时始发病。结核性腹膜炎在肺外结核中并不少见，任何年龄均可发生，多见于20～40岁，女性较男性发病率高。目前死亡率低于5%。

二、诊断

（一）病史要点

多数患者呈慢性发病，先有一段时间的结核病全身症状如低热、乏力、食欲不振、排便不畅或便秘、盗汗、消瘦等，逐渐感觉脐周或全腹隐痛不适，或者因腹水渐增而感到腹胀，也可出现慢性肠梗阻症状。少数患者发病较急，常为粟粒型结核血行播散引起，也可以是由于腹腔内结核病灶突然破裂所致，表现为急性腹痛，部位不定，但很快蔓延至全腹。由于腹膜大量渗出，患者觉腹胀。一般均有低热或中度发热，个别有高热。

由于结核性腹膜炎多为慢性过程，对有慢性腹痛病史、原因不明的腹水、不全肠梗阻或腹部出现包块的患者，特别是患者比较衰弱或消瘦，伴有低热、盗汗等症状者，应想到结核性腹膜炎的可能。

（二）查体要点

腹水型有明显的腹水征。粘连型腹部有广泛的轻度压痛及特有的柔韧感。包裹型则可触及不规则的肿块，或呈实性，或呈囊性，或囊实性兼而有之，常有明显的压痛。物理检查见全腹压痛、轻度肌紧张以及反跳痛，常可叩出移动性浊音。

（三）辅助检查

1. 实验室检查　贫血，血沉增快，白细胞计数多在正常范围，可作为诊断的参考。

2. 结核菌素皮内注射试验　80%的患者为阳性，但阴性并不能排除结核病的诊断，因重症结核患者免疫功能低下，多种淋巴因子缺乏，对常规试验剂量的结核菌素不产生变态反应之故。

3. 影像学检查　腹部平片可显示腹膜增厚或发现钙化淋巴结。钡餐造影常有肠粘连的表现，或有不全肠梗阻或肠管局限性狭窄的征象。B型超声或CT检查可显示腹水或包裹性积液以及粘连团块，但无特异性。

4. 腹腔穿刺　有腹水征者可行腹腔穿刺，粘连者禁用，包裹性积液者也可在B型超声引导下穿刺。腹水富含蛋白，蛋白定量常在25g/L以上，如患者有低蛋白血症，血浆和腹水白蛋白之差多在11g/L以下。镜检白细胞以淋巴细胞和单核细胞为主，找到结核菌的机会不足5%，结核菌培养阳性率约40%。一升腹水离心沉淀物做豚鼠接种，阳性率较高，可达80%。

5. 腹腔镜检查　对可能有腹腔广泛粘连者不适用，因充气困难，视野不清，且易损伤肠管。对合适的病例通过腹腔镜可看到腹膜的粟粒样结核结节或个别粘连带，还可取肠系膜或腹膜以及盆腔的病变组织做病理检查。

6. 剖腹探查　对与恶性肿瘤不能鉴别的病例，比如回盲部有狭窄或充盈缺损，兼有局部粘连团块不能排除盲肠癌；或顽固性腹水，排除了肝硬化，但不能排除恶性肿瘤，如腹腔恶性淋巴瘤或间皮瘤时，应及时开腹探查。注意腹膜和肠系膜淋巴结的病变，送冰冻及常规病理切片检查以明确诊断，给予相应的处理。

对于急性结核性腹膜炎，如腹膜粟粒型结核或腹腔内结核病灶破裂，需和外科急腹症鉴别，值得注意的是腹腔结核和肠结核引起的急性肠梗阻或肠穿孔，本身就是外科急腹症，结核是其发病原因。

（四）诊断流程

诊断流程见图 10－2。

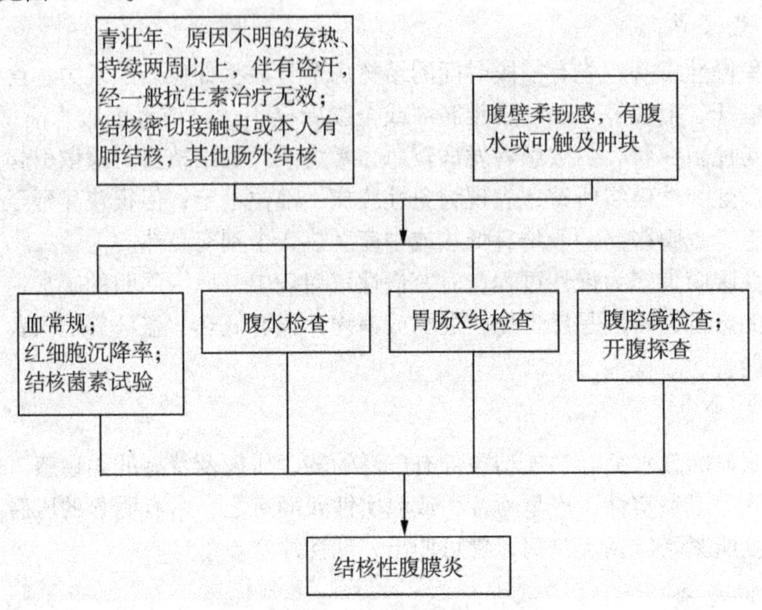

图 10－2　结核性腹膜炎诊断流程

三、治疗

（一）一般治疗

无并发症的结核性腹膜炎属于内科治疗范畴，休息、加强营养和给予抗结核药物是基本治疗方法。利福平、异烟肼、链霉素、对氨基水杨酸钠、乙胺丁醇、吡嗪酰胺等是常用的有效抗结核药物，应根据患者具体情况选用或联合使用，但疗程要够长，一般持续用药 18～24 个月。在用药过程中注意耐药情况的发生和毒副作用，特别是肝功能损害以及链霉素所特有的听神经损害，及时调整用药，具体方法可参阅内科学有关章节。腹水型结核，尤其是急性渗出阶段，采用定期穿刺放腹水，注入抗结核药物，结合全身用药，疗效较好。

（二）手术治疗

当结核性腹膜炎出现腹部其他并发症，特别是肠梗阻时则需外科治疗。粘连型以及某些包裹型结核性腹膜炎常伴有慢性不全性肠梗阻症状，当饮食过量或肠道发生急性炎症水肿可导致完全性梗阻而出现急性肠梗阻症状，按一般急性肠梗阻的原则处理，给予禁食、胃肠减压、静脉输液，多能自行缓解。由于肠管之间广泛粘连，位置固定，不易发生绞窄。急性肠梗阻缓解后仍会遗有不全肠梗阻症状或反复急性发作。对急性肠梗阻经非手术治疗数日甚至一周以上仍不缓解，或慢性肠梗阻症状明显，进食受影响，不能维持营养和体重的患者，应行手术治疗。手术方案根据腹腔内粘连的情况制定，疏松而范围比较局限的粘连可进行分离松解，紧密而广泛的粘连，分离时容易损伤肠壁，甚至穿破进入肠腔，而且分开后肠管浆膜面往往缺如，遗有很多创面，术后极易再次粘连，所以应尽可能将紧密粘连成团块的肠管切除，行端端吻合。有时粘连团块很难和周围分离开来，无法整块切除，可在辨明远近段肠管后做侧侧吻合，形成短路，以解除梗阻，但术后由于病变肠管被旷置以及抗结核治疗难以奏效，原有的梗阻肠段可以恢复通畅，使肠内容物通过原来的肠段后又经过短路返回，而发生侧侧吻合综合征，所以尽量避免旷置手术。粘连的肠管之间有可能夹杂干酪样坏死病灶，甚至有内瘘形成，也以整块切除为宜。位于肠系膜的淋巴结如形成坏死灶时，可切开清除干酪样组织，并搔刮残壁。原发病灶如输卵管结核、肠结核等，争取同时切除。

发生急性肠梗阻时，也应按上述的方法处理，如患者情况危重或局部切除困难时，也可暂行梗阻近端肠管的插管造瘘，术后继续全身抗结核治疗，如能恢复通畅，可拔除造瘘管，或过一段时间后施行彻底的手术，切除包括肠造瘘在内的肠管。

包裹型结核性腹膜炎合并肠梗阻时按同样的原则处理，包裹性积液可吸净，周围粘连的肠管尽量剥离分开，必要时切除部分肠段。包裹性积液继发感染时，不宜过多剥离，由肠间隙进入脓腔做外引流，以后再做处理，如发生肠瘘，则在完全局限后，根据情况切除病变创段及瘘管。

（王翠艳）

第三节　腹腔脓肿

脓液积聚于腹腔内的某些间隙，逐渐被周围的纤维组织或脏器包裹而形成脓肿。脓肿可发生于腹腔内的任何间隙，可分为膈下脓肿、盆腔脓肿、肠间隙脓肿。通常是化脓性腹膜炎的后遗症或者是腹部污染或感染性手术的并发症。腹腔脓肿的病原菌和化脓性腹膜炎一样，多来自胃肠道，以大肠杆菌为主，常有厌氧菌和其他阴性杆菌的混合感染。腹腔脓肿位置隐蔽，诊断和治疗较复杂，病程较长，拖延时日，对患者的消耗和危害很大，是腹部外科中难于处理的一个问题，以下分述几种常见的脓肿。

一、膈下脓肿

（一）概述

凡位于膈肌以下、横结肠及其系膜以上的上部腹腔内脓肿都泛称为膈下脓肿。膈下脓肿均为感染性液体积存而直接形成，病因主要有以下三种：①弥漫性腹膜炎。②手术后并发症。③邻近脏器的化脓性感染。

腹腔感染性液体进入膈下间隙后，经过炎症阶段，一般都可自行吸收，但如果患者抗感染能力差，致病菌毒性强，患者因衰弱或腹痛呼吸变浅，横膈运动减弱，加以体位不当，积存液体不能排除，间隙腹膜的炎症继续发展，若治疗再不得当，则大约 1/3 的患者形成膈下脓肿。脓肿大小不一，可单发也可多发，或脓肿较大而有间隔。脓肿形状复杂，随占据的空间被纤维包裹，与周围的脏器紧密粘连。脓汁的性质因致病菌的不同而异，一般为大肠杆菌为主的混合感染，为有臭味的灰白色黏稠脓汁，有铜绿假单胞菌感染时，脓汁成淡绿色，有特殊臭味，如混有产气菌感染，则脓肿中存在气体。肝上间隙脓肿，膈胸膜可出现反应性渗出，感染也可经淋巴途径蔓延至胸腔或直接破入胸腔。右肝下脓肿偶可破入结肠。小网膜囊脓肿易侵及胰腺或脾门血管而发生出血。膈下区域血循环及淋巴丰富，加之横膈不停地运动，感染易扩散而发生脓毒症。

（二）诊断

1. 病史要点　由于膈下脓肿实际是继发性感染或其他原发疾病的后遗症，一般均在原发疾病的基础上或术后发生。根据原发病或近期手术的历史，患者出现全身感染中毒的症状而又找不到明显的原因，血象白细胞计数显著升高，或分类出现核左移，参考腹部检查所见，应考虑有膈下脓肿的可能，需及时做进一步检查。

2. 查体要点　上腹部有明显压痛及肌紧张者不足 50%，可有饱满感，个别患者能触及边界不清的肿块。肝区可以有叩击痛，侧胸部或后腰部有时出现指凹性水肿。听诊患侧呼吸音弱或有湿性啰音。肠蠕动音正常或减弱，感染中毒症状明显时，可出现肠淤胀。

3. 辅助检查

（1）X 线检查：透视下可发现患侧横膈运动受限，胸片常有患侧横膈抬高，肋膈角模糊，或有胸腔积液。膈下偶见占位阴影，或有胃外的液气面。左肝下脓肿可显示胃泡移位。约 50% 患者 X 线检查有阳性发现。

（2）B 超检查：约 80% 的患者可发现脓肿，逐日做动态观察对诊断很有帮助，可作为首选的检查方法。

（3）CT 检查：约 95% 的患者可显示脓肿，并明确定位，是必要的诊断方法。

（4）脓肿穿刺：脓肿较大时，可在 B 超引导下穿刺，如抽吸出脓汁即可确诊，但难以准确定位。脓汁应送细菌学和药敏检查。如穿刺未能抽吸出脓汁，并不能排除脓肿的诊断，为脓肿不规则或脓汁过于黏稠之故。

4. 诊断流程　见图 10－3。

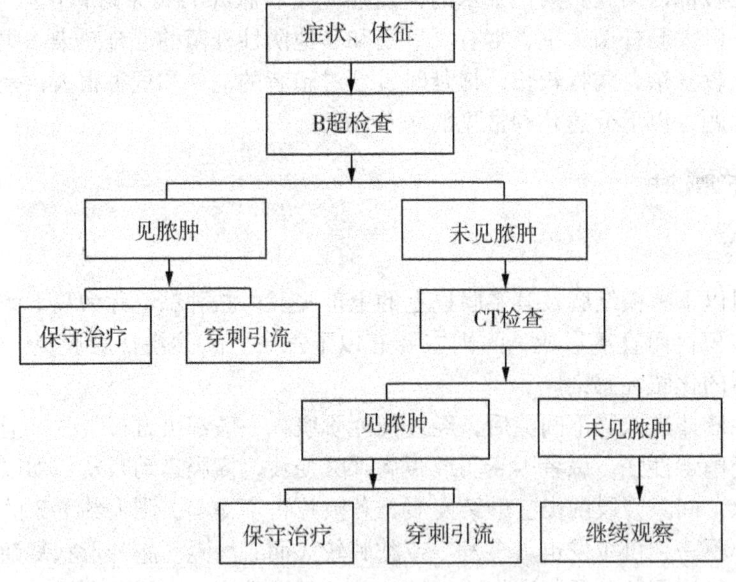

图 10－3　膈下脓肿诊断流程

（三）治疗

1. 一般治疗　患者因不能进食，输液、维持水电平衡是必要的。消耗严重者应给予全胃肠道外营养。有肠淤胀的患者行胃肠减压。静脉滴注给予抗生素是重要的治疗方法，宜选用有效的广谱抗生素，并给予抗厌氧菌药物，如甲硝唑。如曾穿刺获取细菌学资料，应根据药敏结果调整抗生素的应用。

2. 脓肿穿刺　如脓肿形成，脓腔较大，可在 B 超引导下穿刺，将脓肿尽可能吸净，并注入抗生素，可间隔数日反复进行。如脓肿位置较浅，估计不致损伤空腔脏器时，可试行经导丝插管留置引流，并经导管注入抗生素。

3. 手术引流　多数患者需手术引流。术前应再次用 B 超定位，选择合适的切口，原则上采用腹膜外入路，以免污染游离腹腔或损伤肠管。胸膜损伤也应避免。

（1）腹壁前入路：适用于右肝上、右肝下位置较靠前的脓肿及左膈下位置较靠前的脓肿。做左或右侧肋缘下切口，逐层切开，至腹膜后将腹膜向横膈方向分离。如腹膜下粘连成块，层次不清，也切开腹膜，小心剥离，切勿损伤粘连的肠管，在膈肌与粘连的胃、结肠或小肠之间分离至脓腔，穿刺吸出脓汁证实后，即可切开脓腔，吸净脓汁，放置引流管。

（2）后腰入路：适合于右肝下、右膈下靠后的脓肿。沿第 12 肋做切口，显露并切除第 12 肋，平第 1 腰椎平面横行切开肋骨床，注意不可顺肋骨床斜形切开，以免切除肋膈角的胸膜隐窝而进入游离的胸膜腔。切开肋骨床后即进入腹膜后，可触及较硬的脓腔后壁，将肾脏向下推移，试验穿刺，抽吸出脓汁后，切开脓肿，吸尽脓汁，放置引流管。

（3）胸壁入路：适合于右肝上间隙的高位脓肿。为了避免进入胸膜腔，手术分两期进行。第一期可在右胸侧壁第 8 或第 9 肋处沿肋骨做切口，切除部分肋骨，直达胸膜外，然后用碘纺纱布填塞伤口，使胸膜和膈肌形成粘连，5～7d 后行二期手术，将充填的纱布取出，在基底创面试行穿刺，切开引流，切口部分缝合。

无论经何入路切开脓腔，引流必须充分，可酌情放置 1 根或 2～3 根引流管，以带侧孔的双套管为佳，引流管要妥善固定于皮肤，术后可虹吸引流或负压吸引，可定时冲洗脓腔。随着引流量的减少，逐渐分次拔出引流管。必要时在拔管前做窦道造影，以了解有无残腔。

膈下脓肿即或治疗得法，至今仍有 5% 左右的死亡率，故应注意预防。腹膜炎患者宜采取半坐位，避免腹腔内渗出液上流。选用抗生素要有效。腹部手术关腹前，根据腹腔污染情况，充分吸净腹腔渗出液或脓液，需要冲洗时应大量等渗盐水冲洗后洗净。腹腔内如遗有创面或有吻合口瘘的可能时，应放置引流管，麻醉恢复后尽早行半坐位。

二、盆腔脓肿

（一）概述

盆腔指腹腔最下方直肠上端前壁腹膜反折以上及直肠乙状结肠交界处两侧的间隙，腹膜反折处构成直肠膀胱凹，在女性因子宫存在于直肠和膀胱之间，又分隔为前后两个间隙，有临床意义的是直肠子宫凹。下腹部及盆腔脏器的化脓性感染，如急性阑尾炎、急性输卵管炎以及弥漫性腹膜炎或腹部手术后腹腔内有渗出，因体位原因，感染的液体易于向下流至盆腔各间隙，形成盆腔脓肿，是腹腔脓肿较为常见的一种。由于盆腔腹膜吸收毒素能力较小，炎症范围也较局限，全身感染中毒症状较轻。

（二）诊断

根据急性腹膜炎治疗过程中，特别是下腹部脏器的化脓性感染以及近期腹部手术史，患者有全身感染症状及直肠受刺激的表现，应想到盆腔脓肿的可能。腹部检查多无阳性发现，直肠指诊触及压痛包块，则基本上可肯定诊断。已婚女性应做盆腔检查，以除外妇科疾病引起的炎性包块，必要时经阴道做后穹隆穿刺，如吸出脓汁即可确诊，B 型超声和 CT 检查有助于明确诊断，并可显示脓肿的具体位置和大小。

诊断流程见图 10 - 4。

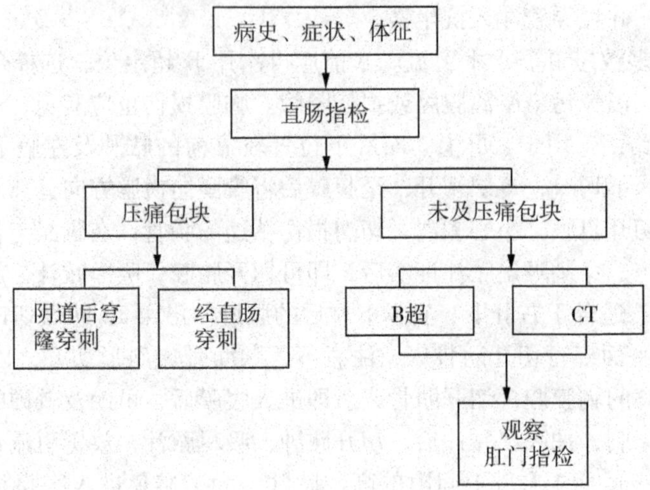

图 10 - 4　盆腔脓肿诊断流程

（三）治疗

盆腔脓肿较小或尚未形成时，可采用非手术治疗，给予有效抗生素，辅以湿热盐水灌肠和物理透热疗法，多可自行吸收消散。如脓肿较大，临床症状较重，经一段抗感染治疗后收效不显著，需手术治疗。如直肠指诊触及包块，可经直肠先做局部穿刺，吸出脓液，然后即可在直肠内穿刺的进针部位切开，有脓液流出后，用止血钳扩大切口，吸净脓液，放入引流管引流。盆腔脓肿经引流后，由于小肠的下沉和体位引流的通畅，脓肿容易闭合。数日后患者如有便意，即可将引流管拔除，必要时指诊探查一下引流口及脓腔，并可结合 B 超检查，如脓腔已消失，可行高锰酸钾热水坐浴，并日后再行直肠指诊复查。

三、腹腔内其他脓肿

腹腔内感染性液体有时也可积聚在其他间隙形成脓肿。胃十二指肠溃疡急性穿孔，消化液沿右结肠旁沟下流，有可能形成右结肠旁脓肿或再向下行形成右下腹脓肿。化脓性阑尾炎的渗出液在平卧时也可流向盲肠外下方形成右下腹脓肿。弥漫性腹膜炎的渗出液可以在肠管之间和肠管肠系膜之间形成肠间脓肿，这种脓肿一般较小，常多发。

上述的几种脓肿同样有全身感染症状或有腹痛，但除非脓肿较大，一般症状都不很严重。肠间脓肿偶可因粘连而发生不完全性或完全性肠梗阻。腹部检查在脓肿部位有压痛，可以摸到包块，但肠间脓肿很少能触及肿物。B 超有助于诊断及定位。

关于治疗，非手术治疗如给予抗生素、腹部理疗等，脓肿多可自行吸收，或包裹局限，症状逐渐消失，无须特殊处理。如脓肿较大，伴有感染症状，非手术治疗无效，或出现急性肠梗阻时则需要手术治疗。

手术的原则是切开引流。在脓肿部位做切口。右下腹脓肿多采用麦氏切口，结肠旁脓肿可在右或左侧腹壁做直切口，切开至腹膜后，如已和腹膜发生粘连，在穿刺证实有脓后，直接切开引流，注意勿伤及肠管。如尚未与腹膜粘连，可于腹膜外剥离至脓肿部位穿刺后切开。肠间脓肿合并急性肠梗阻时需进入腹腔，分离粘连，常有脓汁溢出，解除梗阻后，将脓汁吸净，敞开脓腔，可用稀释碘伏液局部冲洗，一般不放置引流，术后继续抗感染治疗。

（王翠艳）

第四节 腹膜肿瘤

腹膜肿瘤临床分为原发性和转移性。原发性腹膜肿瘤组织学分类为原发性腹膜浆液性乳头状交界瘤及癌、间皮肿瘤、平滑肌肿瘤、来源不明肿瘤和上皮肿瘤（如生殖道内膜异位）。腹膜肿瘤发病率低，一些肿瘤细胞来源仍有争议。腹膜肿瘤手术难度大，预后差，综合治疗可能改善生存质量并延长生存期。良性的腹膜肿瘤如平滑肌瘤、绝经后的腹膜子宫内膜异位等不需要治疗。本节主要介绍恶性生物学性质的腹膜肿瘤。

一、病因及发病机制

腹膜是一层连续性浆膜，表面为间皮，覆盖着盆腔器官的表面。腹膜还具有和卵巢表面上皮同源的细胞，来源于胚胎时期的苗勒系统。胚胎发育过程中男、女均发生过苗勒管，男性成年后退化并逐渐消失，所以女性比男性更易发生腹膜肿瘤，尤其原发性肿瘤。

间皮瘤好发于男性，和石棉接触等因素有关。

腹膜广泛覆盖腹腔和盆腔脏器，癌细胞可通过多种途径脱落于腹腔内，形成复发的“种子”；由于手术剥离等机械性创伤，使腹膜间皮下组织裸露，即形成所谓的“土壤”，因此腹膜是恶性肿瘤转移的常见部位。最常见的胃肠和卵巢。腹膜假性黏液瘤是少见的腹膜转移性肿瘤，为阑尾假性黏液瘤的转移所致。

二、诊断

（一）病史采集要点

患者以顽固性腹胀为特点，常需多次腹水减压。消化道肿瘤可先于腹水出现消化道症状，如消瘦、呕吐宿食、便血及大便改变等。注意有无石棉接触史、腹部肿瘤手术史。阑尾假性黏液瘤可能误诊为“阑尾炎”，要注意有无阑尾手术史，术后有无病理结果。

（二）体格检查要点

腹水征明显，病程长者可有恶病质貌。检查腹壁手术瘢痕是否和患者提供手术史吻合。寻找腹部包块和肿大的浅表淋巴结，肛门指检，必要时妇科检查可能为发现原发癌肿提供线索。

（三）门诊资料分析

B 超能发现大多数成包块性生长的腹膜肿瘤，并可引导下活检。多数腹膜肿瘤伴有腹水。腹部超声对提示腹膜假性黏液瘤很有价值，表现为流动性差的液性暗区，其中有丝状或条状絮状物提示有黏液性碎片。腹水不随体位改变而移动。

（四）进一步检查项目

1. 腹水检查　要进行常规、生化、多次细胞病理学检查。腹水多为混浊或血性。除了常规腹水生化，需要做腺苷脱氢酶检查，必要时检查 CA125 及透明质酸。腹水离心浓缩后查找癌细胞是最简单有效诊断腹膜肿瘤的方法。

2. 影像学　B 超及 CT 检查。一个目的是发现腹膜包块，但有时早期发现困难，伴有严重粘连时难以区分包块来源；另一个目的是寻找原发灶和其他转移部位。螺旋 CT 要优于普通 CT。怀疑结直肠肿瘤时，可钡灌肠排除。

3. 腹腔镜　穿刺不能获得病理标本或上述方法不能明确病变类型时应行腹腔镜检查加活检。结节型或肿块型者诊断无困难，炎症型和粘连型较易误诊。多处腹膜活检和免疫组织化学检查，有助提高诊断准确率。

（五）诊断要点

症状缺乏特异性，腹痛和顽固性腹胀为突出表现，结合影像学发现腹膜包块可以发现腹膜肿瘤。B 超对腹膜假性黏液瘤有提示作用，如果有阑尾病史时要高度怀疑。其他类型无法判断肿瘤性质。由于腹膜肿瘤涉及多种性质肿瘤的可能，全面的病史和影像学检查必不可少。可按消化道、妇科恶性肿瘤腹膜转移逐步排除，没有转移性肿瘤依据时考虑原发性腹膜肿瘤。确诊必须依靠病理学检查，可通过腹水离心后涂片、B 超引导下经皮穿刺或腹腔镜活检进行，标本应进行免疫组化检查。腹膜假性黏液瘤细胞病理学可能是良性，但可出现顽固性腹水，表现为恶性生物学行为。

（六）鉴别诊断要点

（1）先排除炎症性和转移性肿瘤再考虑原发性。

（2）和炎症性疾病鉴别：主要和腹膜没有形成明显包块的腹膜间皮瘤和结核性腹膜炎鉴别。后者腹水多为粘连组织分隔，多数无大量游离腹水。结核性腹膜炎可能有其他部位结核提示，消化道症状较明显，伴有结核中毒症状。PPD 试验强阳性，腹水常规、生化和腺苷脱氨酶活性有助于诊断。典型表现可以临床诊断结核性腹膜炎，不典型病例需要行腹腔镜活检。

排除炎症性疾病后可以考虑腹膜肿瘤可能。要进一步明确肿瘤性质来源，需要结合全面检查和病理学结果。按不同类型肿瘤特点鉴别，见下文。

（3）特殊临床类型

1）原发性腹膜肿瘤：原发性腹膜浆液性乳头状交界瘤及癌苗勒管来源的肿瘤，主要发生于女性。表现和来源类似卵巢肿瘤，要证明为腹膜原发性需要手术发现卵巢正常或病变晚于腹膜。CA125 可以升高，和对化疗反应度呈正相关。

2）间皮瘤：多为良性，男性较多，我国石棉接触史低于国外报道。部分腹膜间皮瘤不形成包块，结节状沿腹膜匍行生长，腹水量多少不一，也有不产生腹水者。B 超表现为片样增厚或不规则结节。间皮瘤细胞具有活跃的产生透明质酸的功能，患者血清或腹水中透明质酸水平升高有助于诊断。早期影像学检查难以发现，误诊率很高。

3）转移性腹膜肿瘤。

4）腹膜假性黏液瘤：继发于阑尾假性黏液瘤破裂后种植。阑尾假性黏液瘤可发生阑尾炎，一些基础单位没有术后病理检查，或者手术时包膜已经破裂而忽略了本病。黏冻样腹水是本病特点，故X线透过差，腹部平片腰大肌影模糊不清或有肠梗阻表现。CT可显示多发性低密度肿瘤，网膜呈饼样增厚或弧形钙化。本病的细胞病理学是良性的，但由于出现顽固性腹水，生物学性质却是恶性的。

三、治疗

（一）治疗原则

腹膜肿瘤难以完全清除，治疗目的主要是延缓病情发展，减轻腹胀症状，改善生活质量及延长生存时间。

（二）治疗计划

1. 手术

（1）反复放腹水：是对症的姑息治疗。长期频繁进行可能导致营养不良。

（2）肿瘤细胞减瘤术：即切除肉眼能见的肿瘤，通常指1cm以上肿块。目的是减轻患者腹胀症状，成功的减瘤术可以延长生存期。但手术难度大，耗时长，技术要求高。

2. 化疗

（1）围手术期腹腔内化疗：由于存在腹膜－血屏障，腹腔内化疗允许使用大剂量化疗药物，丝裂霉素等大分子量药物可较长时间滞留于腹腔，因而反应率较高。术前腹腔置管给予诱导性化疗。术中将化疗药物加入腹膜透析液中，通过加热器回流灌注，保持腹腔内温度在41.5～43℃，持续90min。肿瘤细胞较正常细胞不耐温热，加热可提高化疗的疗效。手术可能造成腹腔内播散，术后开始化疗可以防治腹腔内肿瘤的腹膜种植。对晚期腹膜转移瘤者腹腔内化疗较静脉化疗疗效更佳。

（2）腹腔内化疗治疗顽固的恶性腹水：经腹壁穿刺放置导管后给药。

（3）静脉全身化疗：由于药物渗透到腹膜局部少，疗效不理想。

（三）治疗方案的选择

1. 原发性腹膜肿瘤　肿瘤切除术，不能彻底切除者行减瘤术，力争残余瘤在2cm以内，同时双侧卵巢切除，以观察卵巢病变情况。术后系统化疗，方案参照卵巢癌治疗。

2. 腹膜间皮瘤　良性选择肿瘤切除。恶性间皮瘤治疗困难，没有统一方案。肿瘤切除或减瘤术后可选用腹腔内化疗。

3. 腹膜假性黏液瘤　主要方法是手术切除。由于诊断时肿瘤常已广泛播散，所以最常用的术式是减瘤。术后易复发，病理较良性者手术范围应积极扩大；而病理呈恶性者，则手术范围可是姑息性的。可术中辅助腹腔内化疗。大多数病例还不能根治，可能需要多次手术。

4. 其他腹膜转移瘤　腹腔内化疗。

四、病程观察及处理

1. 病情观察要点　观察腹痛腹胀改善和腹水消长情况。对有腹腔粘连的患者，判断腹水量困难，可观察体重。慢性和晚期肿瘤患者要注意营养不良，容易发生水电解质和酸碱失衡。化疗后注意对比化疗前后CA125等肿瘤标志物变化。

2. 疗效判断与处理　CA125升高多为化疗敏感的标志，化疗后降低是反应好的指标。

体重下降而腹痛腹胀没有改善时，要鉴别是消瘦还是消化道不全梗阻所致。患者可能有下肢浮肿，尤其是营养不良后，一般不用处理，不要盲目利尿。

五、预后

由于腹膜肿瘤发生少，临床报道例数有限，报道的预后差别大。但总的来说，腹膜肿瘤预后不佳。预后和肿瘤的恶性程度相关。腹膜假性黏液瘤的恶性度目前没有评估指标。

（王翠艳）

第十一章

儿童常见消化系统疾病

第一节　先天性肥厚性幽门狭窄

一、概述

先天性肥厚性幽门狭窄是由于幽门环肌肥厚、增生，使幽门管腔狭窄而引起胃输出道不全性机械性梗阻，是新生儿期常见疾病，占消化道畸形的第3位，发病率为1%～3%。多为足月产婴儿，一般在生后2～3周出现症状。

先天性肥厚性幽门狭窄的治疗主要为手术治疗，幽门环肌切开术方法简便，效果良好。

二、诊断步骤

患儿主要表现是高位消化道梗阻。呕吐是该病的早期症状，多于生后2～3周腹部检查是早期诊断的要点：可见到上腹部膨隆，有时可见胃蠕动波，上腹部触到橄榄状包块是本病的特有体征。病史长者可见严重营养不良。

（一）门诊资料分析

血液生化 多数病例因呕吐剧烈和频繁会有不同程度的低氯性碱中毒、血液 TCO_2 升高，pH值升高和血清低氯、代谢性碱中毒常伴有低钾。

（二）进一步检查项目

1. X线钡餐检查　当临床症状不典型（上腹部未能触到橄榄状包块）、诊断不够明确时，可通过钡餐检查确定诊断。典型的先天性肥厚性幽门狭窄的X线征象为鸟嘴状突起阴影，这是由于幽门部收缩，钡剂进入而形成的征象，随着时间的延长，钡剂进入幽门管呈现长管状影。在钡餐检查后应经胃管吸出钡剂，以免钡剂误吸杂发生吸入性肺炎。

2. 超声检查　B型超声波扫描诊断先天性肥厚性幽门狭窄，操作简便、无损伤，且能直接显现幽门，优于X线检查，敏感性高。腹部B超可见幽门管延长，长度≥20mm，以及幽门壁增厚，厚度≥4mm。

3. 内镜检查　可见幽门管呈菜花样狭窄，镜头不能通过幽门管，有胃潴留，确诊率为97%。

三、诊断对策

（一）诊断要点

根据生后 2～3 周出现呕吐，进行性加重，呈喷射性非胆汁性呕吐，右上腹部可触到橄榄状包块即可确诊。临床症状不明显可行辅检钡餐、B 超检查协助诊断。

（二）鉴别诊断要点

1. 十二指肠梗阻　诊断先天性肥厚性幽门狭窄，必须排除十二指肠梗阻。十二指肠梗阻多于生后 1～3 天左右出现呕吐，呈反复持续性，不进食也有呕吐，呕吐物常含有胆汁。少数十二指肠闭锁位于十二指肠乳头以上，则无胆汁性呕吐，因此单靠非胆汁性呕吐并不能排除十二指肠梗阻。腹部立位平片检查如发现上腹部“双泡”征，即可确定诊断为十二指肠梗阻，上消化道造影时一定要注意观察造影剂是否通过十二指肠，术中常规探查十二指肠可避免漏诊，如在产前 B 型超声波检查时发现羊水过多、胎儿胃扩张，应想到十二指肠梗阻的可能性。

2. 幽门痉挛　多于生后数日出现间歇性、不规则的呕吐，呕吐程度轻，无喷射性呕吐。右上腹部扪不到肿块。X 线检查可见幽门管狭小，钡剂可间歇性通过幽门进入十二指肠。用镇静剂及阿托品效果好。

3. 肠旋转不良　呕吐多发生在生后 3～5 天内，呕吐物呈碧绿色胆汁样物。

4. 喂养不当　也常引起呕吐，无阳性体征，经调整喂养方法后，呕吐很快好转。

四、治疗

（一）治疗原则

改善营养，尽早手术。

（二）治疗计划

本病一旦确诊，应积极手术治疗。因患儿有不同程度的脱水和营养不良，为保证良好的治疗效果，必须在脱水和营养不良基本得到纠正后方可手术，尽可能降低死亡率。

（三）治疗方案的选择

“一" 字型术式：沿幽门纵轴切开浆膜及浅层肌纤维，再钝性分离肌层达黏膜下层使黏膜完全膨出浆膜面，注意勿损伤十二指肠黏膜。

倒“Y”型术式：自胃窦部开始切开约 2/3 幽门环肌，然后分别向两侧斜行切口，夹角约 100°，形成倒“Y”型切口。该术式切开肌层充分，黏膜膨出范围增大，能明显使幽门管腔扩大，十二指肠黏膜损伤及术后呕吐发生率明显降低。

近年国外有少数报道通过胃镜手术切开黏膜和肌层治疗本病，优点是创伤小、恢复快，但远期疗效有待观察。国内已有医疗单位尝试开展该治疗方法，但未见诸报道。亦有报道腹腔镜治疗本病者。

五、预后

诊断治疗不及时者可合并营养不良及肺部感染导致死亡。及早诊断和手术治疗先天性肥厚性幽门狭窄的近远期疗效均良好。其复发率极低，死亡率为0~0.5%，偶有发生伤口感染和肠粘连者。

（郭爱华）

第二节　先天性巨结肠

一、概述

先天性巨结肠（congenital megacolon）又称先天性无神经节细胞症（aganglionosis）或赫什朋病（Hirschsprung's disease，HD），通常是因神经分布异常引起的结肠低位肠段部分或完全性功能性肠梗阻。其基本病理变化是在肠壁肌间和黏膜下的神经丛内缺乏神经节细胞，无髓鞘性的副交感神经纤维数量增加且变粗，巨结肠是由于肠壁缺少肌间神经丛和黏膜下神经丛而引起的病变。由于肠段平滑肌痉挛导致病变肠段蠕动异常或缺失，直肠或结肠远端的肠管持续痉挛，粪便淤滞在近端结肠，使该肠管肥厚、扩张。肠腔内容物积聚引起部分或完全性肠梗阻，近端有正常神经分布的肠腔严重扩张。病变可发生在部分结肠或整个结肠，很少累及回肠末端和整个消化道。跳跃式病变几乎很少见，临床表现为类似其他远端肠梗阻表现的顽固性便秘、腹胀、呕吐。某些情况下，无神经节病变仅限于肛管，临床仅有轻微或阶段性便秘，一直到婴幼儿时才明确诊断。90%左右的病例无神经节细胞肠段位于直肠和乙状结肠远端，个别病例波及全结肠、末端回肠或仅在直肠末端。新生儿期常因病变段肠管痉挛而出现全部结肠甚至小肠极度扩张，反复出现完全性肠梗阻的症状，年龄越大结肠肥厚扩张越明显、越趋局限。本病是小儿常见的先天性肠道畸形，发病率为1/2 000~1/5 000，男女之比（3~4）：1，有遗传倾向。

二、诊断步骤

（一）病史采集要点

1. 胎便排出延迟、顽固性便秘和腹胀　患儿因病变肠管长度不同而有不同的临床表现。痉挛段越长，便秘症状出现越早且越严重。生后48小时内多无胎便或少量胎便，可于生后2~3天出现低位肠梗阻甚至完全性肠梗阻症状，患儿呕吐、腹胀、不排便。痉挛段相对短的患儿，经直肠指检或温盐水灌肠后可排出大量胎粪及气体而症状缓解。痉挛段较长者，梗阻症状多不易缓解，有时需急诊手术治疗。肠梗阻症状缓解后仍有便秘和腹胀，须经常扩肛灌肠方能排便，严重者发展为不灌肠不排便，腹胀逐渐加重。以后即有顽固性便秘，3~7天以至于1~2周排便1次。

2. 呕吐、营养不良、发育迟缓　由于功能性肠梗阻，可出现呕吐，量不多，呕吐物含少量胆汁，严重者可见粪样液，加上长期腹胀和便秘，患儿食欲下降，影响营养物质吸收致发育迟缓、消瘦、贫血或有低蛋白血症伴水肿。

（二）体格检查要点

腹胀明显，腹壁紧张发亮，可见静脉显露、肠型及蠕动波，肠鸣音增强。膈肌上升可引起呼吸困难。粪便淤积使结肠肥厚扩张，腹部可出现宽大肠型，有时可触及充满粪便的肠袢及粪石。直肠指检：直肠壶腹部空虚，拔指后由于近端肠管内积存多量粪便，可排出恶臭气体及大便。

（三）门诊资料分析

X 线检查一般可确定诊断。

1. 腹部立位平片　多显示低位结肠梗阻，近端结肠扩张，盆腔无气体。

2. 钡剂灌肠检查　诊断率在 90% 左右，可显示痉挛段及其上方的扩张肠管，排钡功能差。24 小时后仍有钡剂存留，若不及时灌肠洗出钡剂，可形成钡石；若黏膜皱襞变粗（锯齿状变化），提示伴有小肠结肠炎。新生儿时期扩张肠管多于生后半个月方能对比见到。

（四）进一步检查项目

1. 直肠、肛门测压检查　确诊率 76% ~100%。测定直肠、肛门括约肌的反射性压力变化，患儿压力升高。可诊断先天性巨结肠和鉴别其他原因引起的便秘。正常小儿和功能性便秘者，当直肠受膨胀性刺激后，内括约肌立即发生反射性放松，压力下降；先天性巨结肠患儿内括约肌非但不放松，而且发生明显的收缩，使压力增高。值得注意的是，2 周内的新生儿可出现假阴性，故不适用。

2. 直肠黏膜活检　此乃根据痉挛段黏膜下及肌层神经节细胞缺如处增生、肥大的副交感神经节前纤维不断释放大量乙酰胆碱和胆碱酶，通过染色判断神经节细胞的有无。组化方法测定乙酰胆碱含量和胆碱酯酶活性，患儿两者均较正常儿高出 5 ~6 倍，有助于对先天性巨结肠的诊断，但对新生儿诊断率较低。还可用免疫组化法检测神经元特异性烯醇化酶等。

3. 直肠肌层活检　取距肛门 4cm 以上直肠壁黏膜下层及肌层一小块组织，计数神经节细胞数量。患儿缺乏神经节细胞，无髓鞘的神经纤维增殖。

4. 肌电图检查　患儿直肠和乙状结肠远端的肌电图波形低矮，频率低、不规则、峰波消失。

三、诊断对策

（一）诊断要点

凡新生儿生后胎粪排出延迟或不排胎粪，伴有腹胀、呕吐应考虑本病。婴幼儿有长期便秘史和腹胀等体征者即应进行特殊检查，以便明确诊断。诊断要点如下：

（1）出生后不排胎粪或胎粪排出延迟。

（2）腹部高度膨大，腹部可见粗大肠型。

（3）直肠指检：大量气体及稀便随手指拨出而排出。

（4）钡剂灌肠：显示狭窄的肠管及扩张肠管，交界处呈“鸟嘴形”。

（5）直肠组织活检：无神经节细胞存在。

（6）并发症

1）小肠结肠炎：是本病最常见和最严重的并发症，可见于任何年龄尤其是新生儿期。其病因尚不明确，一般认为长期远端结肠梗阻，近端结肠继发肥厚扩张，肠壁循环不良是基本原因，在此基础上一些患儿机体免疫功能异常或过敏性变态反应体质而产生了小肠结肠炎。也有人认为是细菌和病毒感染引起，但大便培养多无致病菌生长。结肠为主要受累部位，由于远端肠梗阻使结肠高度扩张，肠腔内压增高导致肠黏膜缺血，降低了黏膜的屏障作用，使粪便的代谢产物、细菌、毒素进入血循环，患儿出现高热、高度腹胀、呕吐、排出恶臭并带血的稀便。肠黏膜缺血处可产生水肿、溃疡，引起血便及肠穿孔。重者炎症侵犯肌层，出现浆膜充血、水肿、增厚，导致渗出性腹膜炎。患儿全身情况突然恶化，腹胀严重、呕吐有时腹泻，由于吐泻及扩大肠管内大量肠液积存，迅速出现脱水、酸中毒、高热、血压下降，若不及时治疗，死亡率极高。

2）肠穿孔：多见于新生儿，常见的穿孔部位为乙状结肠和盲肠。

3）继发感染：如败血症、肺炎等。

（二）鉴别诊断要点

1. 新生儿期应与以下疾病鉴别

（1）胎粪栓综合征（胎粪便秘）：由于胎粪浓缩稠厚可出现一过性低位肠梗阻症状，经灌肠排出胎粪后，即可正常排便且不再复发。

（2）先天性肠闭锁：新生儿回肠或结肠闭锁，表现为低位肠梗阻症状，直肠指检仅见少量灰白色胶冻样便，用盐水灌肠亦不能排便。腹部直位平片可见整个下腹部无气，钡剂灌肠 X 线造影可明确诊断。

（3）新生儿坏死性小肠结肠炎：与先天性巨结肠伴发小肠结肠炎者很难鉴别。本病多为早产儿，出生后曾有窒息、缺氧、休克的病史，且有便血。X 线平片示肠壁有气囊肿和/或门静脉积气。

2. 婴儿和儿童期应与以下疾病鉴别

（1）继发性巨结肠：肛门、直肠末端有器质性病变，如先天性肛门狭窄、术后瘢痕狭窄或直肠外肿瘤压迫等使排便不畅，粪便滞留，结肠继发扩张。经肛诊可以确诊。

（2）特发性巨结肠：该症与排便训练不当有关，特点是患儿直、结肠有正常的神经节细胞。表现为无新生儿期便秘史，2～3 岁出现症状，慢性便秘常伴肛门污便，便前常有腹痛。肛诊感觉除直肠扩张积便外，括约肌处于紧张状态，直肠肛门测压有正常反射。

（3）功能性便秘：是一种原因不明的慢性便秘，分为慢传输型、出口梗阻型及混合型。表现为排便次数少、排便费力、粪质较硬或呈球状、排便不尽感，有时需借助人工方式（手抠）来协助排便。诊断需钡剂灌肠或肠镜检查排除器质性疾病。

（三）临床类型

根据病变肠管痉挛段的长度，本病可分为：

（1）常见型（约占 85%）。

（2）短段型（10% 左右）。

（3）长段型（4% 左右）。

（4）全结肠型（1% 左右）。

四、治疗措施

（一）治疗原则

应进行根治手术切除无神经节细胞肠段和部分扩张的结肠。先天性巨结肠并发症多发生在生后 2 个月内，故要特别重视此期间的治疗。

（二）治疗计划

1. 非手术疗法　痉挛肠段短、便秘症状轻者，可先采用综合性非手术疗法，包括定时用等渗盐水洗肠（灌洗出入量要求相等，忌用高渗、低渗盐水或肥皂水），扩肛、甘油栓、缓泻药，并可用针灸或中药治疗，避免粪便在结肠内淤积。

2. 根治手术　对于短段巨结肠若经以上方法治疗无效者，痉挛肠段长，便秘严重者，必须进行根治手术。目前采用最多的手术为：①拖出型直肠乙状结肠切除术（Swenson's术）。②结肠切除直肠后结肠拖出术（Duhamel's手术）。③直肠黏膜剥离结肠于直肠肌鞘仙拖出切除术（Soave's手术）。如患儿发生急性小肠结肠炎、病情危重或营养发育障碍，不能耐受一次根治手术者，应行静脉补液输血等支持治疗，一般情况改善后再行根治手术。如肠炎不能控制、腹胀呕吐不止，应及时作肠造瘘，以后再行根治术。

传统的几种手术方式Swensoll、Duhamel和Soave及其各种改良术式近年受到挑战，而腹腔镜辅助下的直肠内结肠拖出术和单纯经肛门直肠内拖出术日益受到广大小儿外科医生的接纳和采用。此手术不但对患儿创伤小，切口美观，而且有切除痉挛段黏膜彻底，吻合口低且能同时处理肛门内括约肌病变等优点。采用单纯经肛门直肠内拖出术一般适用于短段型和痉挛段位于直肠和乙状结肠的患儿（占75%左右），对于长段型巨结肠，需借助腹腔镜。腹腔镜辅助手术的优点是，松解直肠和结肠系膜容易，可行多处肠壁活检，确定无神经节细胞段准确等优点。

（三）治疗方案的选择

1. 保守治疗　①口服缓泻剂、润滑剂，帮助排便。②使用开塞露、扩肛等刺激括约肌，诱发排便。③灌肠：肛管插入深度要超过狭窄段，每日1次或隔日注入生理盐水，揉腹后使灌肠水与粪水排出，反复数次，逐渐使积存的粪便排出。不论患哪种类型都可用洗肠方法减少病儿的痛苦，而且坚持洗肠对手术时机的选择及手术操作有所帮助。由于每天或隔日就要洗肠一次，这对病儿很不方便，家长应学会洗肠，将有很多益处。洗肠方法如下：先将小号的肛管缓慢轻轻插入肛门，并向内插入到扩张的结肠腔内，肛管插入深度约10～20厘米，然后用洗肠器（外形类似注射器，但头部略宽大）接人肛管并注入25～30℃左右的生理盐水冲洗结肠，冲灌2～3管后即让粪便由肛管流出或吸出，同时在病儿腹部轻柔按摩，如此反复进行，直到肛管流出液不再含粪便为止。注意灌入量与流出量要基本相等，尽量不让过多的灌肠液滞留在结肠内。有些小儿经插肛管或只灌少量盐水后即能解出大便，也可隔几天洗肠一次或停止洗肠。洗肠用的器具每次使用完后都要清洗干净，并煮沸消毒，以备下次用（或用一次性）。④精心护理病儿，无论是手术前，还是手术后都非常重要，观察排便情况，及时复诊。

2. 手术治疗　近年来，不少医生主张在新生儿期即做手术，以减少家长的负担，但诊断不明时不宜手术。多数医生主张巨结肠手术在病儿1周岁时施行。手术治疗包括结肠造瘘术和根治术。凡合并小肠结肠炎不能控制者、合并有营养不良、高热、贫血、腹胀、不能耐受根治术者，或保守治疗无效、腹胀明显影响呼吸者，均应及时行结肠造瘘术。现多主张早期进行根治手术，认为体重在3kg以上，一般情况良好即可行根治术。

五、病程观察及处理

(一) 病情观察要点

观察排便情况，如时间、性状、特别是奇臭味等。

(二) 疗效判断与处理

治愈标准为能自行规则排便，无便秘，腹部平软不胀。若仍有不规则排便，可用微生态制剂、缓泻剂、B 类维生素等。

六、预后

巨结肠患儿早期诊断相当重要，治疗越晚，越易发生小肠结肠炎（胎粪中毒），这是凶险致命的。绝大多数病例在婴儿早期就能得到诊断。年龄较大的患儿，临床症状包括厌食，缺乏正常的排便欲望，肛查直肠空虚感，腹部触诊可及结肠，见到肠蠕动波，小儿生长发育迟缓。

先天性巨结肠的诊断和治疗近年来有了很大进展。患儿若能得到早期诊断和早期手术治疗，术后近期、远期的效果都较为满意。但有些患儿术后大便次数多或失禁，则需较长时间进行排便训练。

先天性巨结肠虽然多在幼儿时得到治疗，但少数因家庭、社会或心理等多种原因而延迟诊断治疗，直到成年。成人巨结肠患者临床上都有长期的或自动开始的慢性便秘和腹胀，需定期使用泻药、灌肠，甚至用指挖来帮助排便。其治疗有赖于外科手术，一般效果较好，大部分患者术后可望获得正常或近乎正常的肠道功能。

（郭爱华）

第三节　小儿腹泻

一、概述

腹泻病是中国小儿第二位常见多发病，仅次于呼吸道感染。由于小儿营养及医疗卫生条件的改善，现今小儿腹泻病的病死率已降至 1% 以下（0.057%）。但发病率仍然较高，5 岁以下小儿每年患腹泻平均约为 2～2.5 次/人。腹泻病多见于婴幼儿，2 岁以下者约占 75%。一年四季均可发病，在夏季（6～8 月）及秋冬季（10～12 月）有两个发病高峰。根据病因可分感染性与非感染性两大类，其中感染性约占 85% 以上。

二、诊断步骤

起病情况：急性腹泻起病较急，症状有轻有重，临床上有较大的差别。慢性腹泻起病情况不一，持续时间较久，在 2 个月以上。

主要临床表现如下。

主要症状：大便性状异常，呈稀便、水样便、黏液便或脓血便，大便次数增多。感染性腹泻多伴有发热、呕吐、倦怠。非感染性腹泻大便半稀呈不消化状，有奶瓣，水分不多。

伴随症状：腹泻、呕吐严重者多伴有脱水、酸中毒。痢疾杆菌、侵袭大肠杆菌、沙门氏菌等侵袭细菌感染重者常伴有中毒症状如嗜睡、萎靡、甚至出现休克、呼吸衰竭等。此外尚有厌食与腹痛。

既往史：发病前可有不良卫生习惯。

（一）体格检查要点

轻度脱水者精神稍差，略有烦躁不安，皮肤稍干燥，弹性尚可，眼窝和前囟稍凹陷，哭时有泪，口唇黏膜略干，尿量稍减少。中度脱水者精神萎靡或烦躁不安。皮肤苍白、干燥，弹性较差，眼窝和前囟明显凹陷，哭时泪少，口唇黏膜干燥，四肢稍凉，尿量明显减少。重度脱水者精神极度萎靡，表情淡漠，昏睡甚至昏迷；皮肤发灰或有花纹、干燥、弹性极差，眼窝和前囟深陷，眼闭不合，哭时无泪，口唇黏膜极干燥。可因血容量明显减少而出现休克症状。

（二）门诊资料分析

1. 血常规检查　如为细菌感染，白细胞总数增高，中性粒细胞增多；病毒感染则白细胞总数正常或降低。

2. 大便检查　水样便（约占70%），镜检无异常或有少许（几个）白细胞，多为病毒或产毒素肠杆菌感染。黏液脓血便（约占30%），镜检可见白细胞增多，或见有红细胞，多为侵袭性细菌感染。

（三）进一步检查项目

1. 血电解质（钠、钾、钙、氯、CO_2 CP等）、肾功能、血气分析　了解脱水性质、肾功能、酸中毒程度、电解质异常（低钾、低钙、低镁等）。

2. 大便细菌培养　可培养出各种病原菌。

3. 大便轮状病毒检查　阳性可见于轮状病毒腹泻。

4. 大便寄生虫全套、大便涂片球杆菌比例、大便涂片找真菌菌丝　有时可协助了解腹泻的病因。

5. 血清学检测　双份血清抗体检测有助于判断近期感染轮状病毒。其他检查尚有酶联吸附试验（ELISA）、核酸电泳及PCR检测。

三、诊断对策

（一）诊断要点

根据腹泻病程、大便性状、大便的肉眼和镜检所见、发病季节、发病年龄及流行情况，估计最可能的诊断。

1. 临床症状　诊断依据　大便性状异常呈稀便，水样便，黏液便或脓血便；大便次数较平时增多（>1次/d）。急性水样便腹泻，多为轮状病毒或产毒素性细胞菌感染。小儿尤其是2岁以内婴幼儿，发生在秋冬季节，以轮状病毒肠炎可能性大。成人发生在5~6月份要考虑成人型轮状病毒肠炎。发生在夏季以产毒性大肠杆菌（ETEC）肠炎可能性大。水样便多为病毒或产毒性大肠杆菌感染；黏液脓血便多为侵袭性细菌感染；水样便或米汤样便，腹泻不止伴有呕吐，迅速出现严重脱水，要考虑霍乱；粘脓或脓血便，要考虑为细菌性痢疾；如血多脓少，呈果酱样，多为阿米巴痢疾。此外，应考虑侵袭性细菌感染，如侵袭性大肠杆菌肠炎、空肠弯曲菌肠炎或沙门菌肠炎等。

2. 体征

（1）脱水体征：伴脱水者可见一般状况差，眼窝凹陷，口舌干燥，皮肤弹性差。

（2）低钾血症诊断要点：由于稀便失钾多，进食少，钾摄入不足等原因，几乎所有腹泻小儿均有缺钾。诊断时应注意，低血钾症的症状和体征是非特异性的，而且往往被原发病的症状所掩盖，易被延误；虽然心电图低钾改变可早于临床症状，但其改变并非特异性，只能作为佐证。临床上当血清钾低于 3.5mmol/L 时为低钾血症，但应注意以下情况。①脱水未纠正前，由于血液浓缩，可使原来有钾缺乏的患儿血清钾表现正常；②代谢性酸中毒时，由于细胞内钾转移到细胞外，以及尿少时钾排出减少，使血清钾接近甚至高于正常。

3. 大便检查　镜检可见白细胞增多和/或见有红细胞，多为侵袭细菌感染。镜检无异常或有少许白细胞，多为病毒或产毒性肠杆菌感染。

（二）鉴别诊断要点

1. 坏死性肠炎　腹痛、腹胀明显，呕吐频繁，常伴高热及明显中毒症状。大便早期潜血试验阳性，渐出现血便。X 线腹部平片可见小肠局限性充气扩张，肠间隙增宽及肠壁积气等表现。

2. 肠套叠　常先有阵发性哭闹，继之排血水样或果酱样便，腹部可触及包块，钡剂或气体灌肠可见造影剂在结肠套入部受阻，出现杯状影。

（三）临床类型

在未明确病因之前，统称为腹泻病，病原明确后应按病原学进行诊断，如细菌性痢疾、阿米巴痢疾、霍乱、鼠伤寒沙门菌肠炎、致泻性大肠杆菌肠炎、空肠弯曲菌，肠炎、轮状病毒、肠腺病毒、小圆病毒、冠状病毒以及成人型轮状病毒肠炎、蓝氏贾第鞭毛虫肠炎、隐孢子虫肠炎、真菌性肠炎等。

1. 按照病程分类

（1）急性腹泻：病程在 2 周以内。

（2）迁延性腹泻：病程在 2 周 ~2 个月。

（3）慢性腹泻：病程在 2 个月以上。

2. 按照病情分类

（1）轻型：无脱水，无中毒症状。

（2）中型：有轻至中度脱水或有轻度中毒症状。

（3）重型：有重度脱水或虽无脱水但有明显中毒症状（烦躁、精神萎靡、嗜睡、面色苍白、体温不升，白细胞计数明显增高）。

3. 按照病因分类

（1）感染性腹泻：感染性分为霍乱、痢疾和其他感染性腹泻（亦可称为肠炎）。培养分离出病原体，则按病原学诊断，如沙门菌肠炎、轮状病毒肠炎、空肠弯曲菌肠炎等。

（2）非感染性腹泻：非感染性腹泻可根据病史、症状及检查分析。诊断为食饵性腹泻、症状性腹泻、过敏性腹泻、非特异性溃疡性结肠炎、糖原性腹泻等。

四、治疗对策

（一）治疗原则

婴幼儿腹泻是一组由多病因引起的疾病，重者引起脱水及电解质紊乱。婴幼儿腹泻的治疗原则为预防脱水、纠正脱水、继续饮食、合理用药及预防并发症。

（二）治疗计划

小儿腹泻的治疗计划总体为继续饮食、加强护理、合理用药和防治脱水。

1. 继续饮食　除严重呕吐者需暂时禁食外，小儿腹泻均应继续饮食。一般停食 4 ~ 6 小时后开始进食，少量多餐，可喂以米汤、粥、面条等，逐渐过渡到正常饮食。继续饮食的依据是，腹泻期间和恢复期适宜的营养供给对促进肠道黏膜绒毛形态、双糖酶活力、胰腺功能的恢复很重要。腹泻时相对的摄入不足是导致营养不良的重要原因。尤在慢性腹泻患者易致严重吸收不良和营养状态低下等一系列恶性循环。腹泻时营养物质的吸收减少约 30%，但其大部分仍可消化、吸收、利用。而对于慢性腹泻患儿，合理进食能减少体重下降和生长停滞的程度，缩短康复时间，预防营养不良。WHO 小儿腹泻治疗方案中首先强调继续喂养和哺乳。

继续饮食时应注意：①母乳中含有多种抗感染成分，对细菌和病毒有特异性防御作用，且不易引起不耐受或过敏。故母乳喂养者可继续哺喂母乳，暂停辅食；②人工喂养儿，6 个月以下者可喂以米汤或水稀释的牛奶（1/3 ~ 1/2 稀释奶），6 个月以上者用粥、面条等少渣食品，少量多餐，逐渐过渡到正常饮食；③病毒性肠炎多有双糖酶缺乏（主要是乳糖酶，其次是蔗糖酶、麦芽糖酶），因此，对疑似病毒性肠炎（尤其是较重的轮状病毒肠炎）患者和小肠双糖酶缺陷者应暂停乳类，改为不含乳糖、蔗糖的豆制代乳品、去乳糖配方奶，发酵奶或豆浆，轮状病毒肠炎者用 5 ~ 7 天；④可加用葡萄糖，但对少数小肠病变广泛的重型病例，葡萄糖与钠的藕联转运普遍受累，则宜慎用；⑤严重频繁呕吐者可暂禁食 4 ~ 6 小时（不禁水），时间宜短；⑥对食物过敏和不耐受者应更换饮食，牛奶过敏者应避免牛奶制品，乳糜泻者应避免麦类食物；⑦当常规治疗仍腹泻不止者，可选用要素饮食，酌情调整用量和浓度。

2. 加强护理

（1）勤换尿布，注意外阴、肛门清洁处理，预防上行性泌尿道感染、尿布疹和臀部感染。

（2）对感染性腹泻者应隔离，防止交叉感染，消毒用具物品和处理粪便。

（3）指导喂养，防止呕吐误吸。

3. 合理用药　根据不同病情合理使用下列药物。

（1）消化道黏膜保护剂：常用蒙脱石制剂如十六角蒙脱石（smecta）。十六角蒙脱石是一种维护黏膜屏障制剂。该药是一种天然的铝和镁的硅酸盐，对病毒、细菌及毒素有强大的吸附作用，能抑制轮状病毒的复制、传播，并有一定的抑菌作用。十六角蒙脱石可与黏液蛋白相互作用，使黏液韧性增加，分布于肠腔表面，加强肠道黏膜屏障作用，有效阻止病菌微生物攻击。能加强、修复胃肠道黏膜的屏障作用，能与黏液蛋白结合，分布于肠腔表面，增强肠黏膜屏障，防止上皮细胞受损，以及固定、清除各种病毒、细菌和毒素，适用于各型腹泻。剂型为3g/袋，1岁以下1/3袋，tid；1～2岁1/2袋，tid；2～3岁1/2袋，qid；大于3岁1袋，tid。每袋溶于30～50ml液体，摇匀后于两餐间口服。

（2）止泻药物：由于腹泻有利于机体排除病原菌及其毒素，故感染性腹泻急性期一般不用止泻药，尤其是腹泻早期或伴有中毒症状者，临床上常用的止泻药有3类。①抗肠动力药有收敛和抗蠕动作用如复方地芬诺酯（每片含地芬诺酯2.5mg，阿托品0.025mg），2～5岁1片，bid；6～8岁1片，tid；9～12岁1片，qid。盐酸洛哌丁胺（易蒙停），每次0.1mg/kg，bid～tid。该类药对于小儿及感染性腹泻者慎用；②抗分泌药氯丙嗪或异丙嗪可抑制由cAMP和cGMP增加引起的分泌性腹泻；阿司匹林和吲哚美辛通过抑制前列腺素E合成，减少肠液分泌达到止泻目的；消旋卡多曲（racecadotril）是脑啡肽酶抑制剂，通过与受体结合减低cAMP的水平而起抗分泌作用，是目前抗分泌性腹泻副作用最小的新药；③吸附收敛剂：适用于急性腹泻恢复期，中毒症状消失而腹泻仍频者。常用碱式碳酸铋，有保护胃肠黏膜及收敛止泻作用，每次0.15～0.6g，每日3次；鞣酸蛋白口服后在胃内不分解，到小肠分解出鞣酸使蛋白凝固而起收敛止泻作用，剂量为每次0.125～0.5g，每日3次。

（3）消化酶和维生素：可口服胃蛋白酶、胰酶、多酶片等帮助消化，补充各种维生素尤其B类维生素，补充微量元素锌等，以促进肠黏膜修复。

（4）微生态疗法：肠道微生态对外来的致病菌及条件致病菌入侵具有生物拮抗作用，并对机体的免疫、营养等方面也具有重要意义。维持和调整肠道微生态平衡是防治腹泻的重要措施。微生态疗法有助于恢复肠道正常菌群生态平衡，抑制病原菌定植、侵袭，有利于控制腹泻。微生态调节剂分为三类：①益生菌制剂：包括活菌制剂和死菌制剂；②益生元制剂：包括低聚糖类、可溶性多糖（如果胶、瓜胶）和生物促进剂；③合生元制剂：为前两类的结合剂。微生态调节剂常用者有：①双歧三联活菌：由双歧杆菌、粪链球菌、乳酸杆菌组成的活菌制剂。剂量为每次1～2粒，每日2～3次；②金双歧含长双歧杆菌、保加利亚乳杆菌、嗜热链球菌。剂量为每次1～3粒，每日2～3次；③丽珠肠乐（回春生）：为双歧杆菌活制剂。剂量为每次1～2粒，每日2次，真菌感染时剂量加倍；④妈咪爱：含粪链球菌及枯草杆菌的散剂型。剂量为2岁以下每次1袋，每日1～2次；2岁以上每次1～2袋，每日2～3次，注意调服时水温低于40℃，还可加入到牛奶、饮料、幼儿食品中服用；⑤乳酶生（表飞鸣）含活乳酸杆菌，能分解糖产生乳酸，使肠道pH下降，抑制有害菌生长。剂量为每次0.3～0.6g，每日3次；⑥乳酸菌素片是以新鲜牛奶为原料，经乳酸菌发酵后的发酵液及乳酸菌体及其代谢产物的混合干燥物，能抑制大肠杆菌，且可与抗菌药物合用。每次0.4～0.8g，每日2～3次。

（5）控制感染：病毒性肠炎和非感染性腹泻病不需要使用抗生素，以饮食调整和支持疗法为主。症状性腹泻以治疗原发病为主。非病毒性感染可选用以下抗生素，并依据病原菌培养药物敏感试验结果调整用药：①大肠杆菌、空肠弯曲菌、耶尔森菌、鼠伤寒沙门菌所致感染常选用氨苄西林、红霉素、卡那霉素、头孢霉素、呋喃唑酮、复方新诺明等。应注意用抗生素治疗大肠杆菌O_{157}：H_7感染有可能增加溶血尿毒综合征（HUS）的危险，故应尽量选用肾毒性小的药物；②金黄色葡萄球菌所致肠炎应立即停用原来的抗生素，改用万古霉素、替考拉宁、半合成耐青霉素酶的新青霉素如苯唑西林、氯唑西林、双氯西林等；③伪膜性肠炎：选用万古霉素、甲硝唑（灭滴灵）、杆菌肽；④真菌性肠炎可用制霉菌素或克霉唑，白血病化疗后引起者选用氟康唑（大扶康）、咪康唑、依曲康唑、两性霉素B及脂质体两性霉素 B；⑤寄生虫肠炎如为蓝色贾第鞭毛虫所致者可用甲硝唑、替硝唑或丙硫苯咪唑、呋喃唑酮。

（6）对症治疗：呕吐频繁者可用甲氧氯普胺（灭吐灵），每次 0.15～0.3mg/kg 肌内注射，或用氯丙嗪，每次 0.5～1mg/kg 肌内注射。腹胀者应及时补充钾盐预防缺钾，若为肠道细菌分解糖产气者可用肛管排气，或肌内注射新斯的明每次 0.05～0.1mg/岁。

4. 防治脱水　先评估有无脱水、脱水程度，再根据病情及实验室检查选择方案治疗。脱水往往是急性腹泻导致死亡的主要原因，因此，合理的液体疗法是降低病死率的关键。液体疗法的目的是纠正体内已经存在的水及电解质的紊乱；恢复和维持血容量、渗透压、酸碱度和电解质成分的稳定，维持机体的正常生理功能。应根据病史、体格检查及必要的实验室检查结果综合分析水及电解质紊乱的程度、性质，以确定液体疗法的方案。

脱水往往是急性腹泻死亡的主要原因，合理的液体疗法能纠正水、电解质紊乱及酸碱失衡，是降低死亡率的关键。轻度脱水者主要用 ORS 口服补液，中度脱水时可先静脉补液，重度脱水者第一天应予静脉补液。静脉补液应做到“三定、三先、三见”原则。三定包括定量（定输液总量）、定性（定输液种类）、定速（定输液速度）；三先包括先盐后糖、先浓后淡、先快后慢；三见即为见酸补碱、见尿补钾、见惊补钙。

（1）定量：总量包括补充累积损失量、继续损失量和生理需要量。一般首日补液总量轻度脱水为 90～120ml/kg，中度脱水为 120～150ml/kg，重度脱水为 150～180ml/kg。先按 1/2～2/3 量给予，再视病情取舍余量。对营养不良、肺炎、心功能不全、学龄前儿童应酌减总量的 1/4～1/3。

（2）定性：溶液种类根据脱水性质而定，低渗、等渗、高渗性脱水分别补给 2/3 张、1/2 张、1/3～1/5 张含钠液。若临床上判断脱水性质有困难时，先按等渗性脱水处理。低渗性脱水若血钠浓度 <120mmol/L，可补高张液如：3% 氯化钠溶液，应用时需防止引起心力衰竭或肺水肿。慢性低钠血症则不宜快速纠正，以防发生严重的中央脑桥脱髓鞘病（或称渗透性脱髓鞘综合征）。高渗性脱水若血钠 >160mmol/L，宜缓慢降低血钠，以每 24 小时下降 10～15mmol/L 为宜，并可先予血浆或白蛋白 20ml/kg，或 4∶3∶2 液或等渗氯化钠液和等渗碳酸氢钠等量的混合液代替，于 1～2 小时内注完，以防血浆渗透压下降过快导致脑水肿、颅内压升高、惊厥甚至死亡。常用的 1/2 张液为 2∶3∶1 液（5% 或 10% GS 500ml 加入 10% NaCl 15ml 及 5% $NaHCO_3$ 24ml）或 1∶1 液（5% 或 10% GS 500ml 加入 10% NaCl 20ml）；常用的 1/3 张液为 1∶2 液（5% 或 10% GS 500ml 加入 10% NaCl 15ml）；常用的 2/3 张液为 4∶3∶2 液（5% 或 10% GS 500ml 加入 10% NaCl 20ml 及 5% $NaHCO_3$ 33ml）；扩容常用 2∶1 等张液（5% 或 10% GS 500ml，加入 10% NaCl 30ml 及 5% $NaHCO_3$ 47ml，或 2 份 NS 加 1 份 1.4% $NaHCO_3$）。

（3）定速：主要分为三个阶段，①扩容阶段：重度或中度脱水伴有明显周围循环障碍者须从本阶段开始补液，以恢复有效循环量。用 2∶1 等张含钠液 20ml/kg（≤300ml），30～60 分钟内快速滴注。适用于任何脱水性质者；②纠正脱水阶段：在扩容后根据脱水性质选用不同溶液（扣除扩容液量）静脉滴注以补充累积损失量，以每小时 8～10ml/kg 的速度将补液总量的 1/2 在 8～12 小时内补完。对中度脱水无周围循环障碍者可直接从本阶段开始补液，不必先予扩容；③维持补液阶段：以每小时约 5ml/kg 的速度将补液余量于 12～16 小时内补完，以补充生理需要量和继续损失量。若脱水纠正、电解质正常，应修正补液方案，改为1/4～1/5张液。若吐泻缓解，可酌情减少补液量或改为口服补液。若呕吐频繁不能饮水者，可适量增加5%或10%GS加入上述液体中滴注以免发生高钠血症。

（4）纠正酸中毒：补碱量按公式计算，碱液需要量（mmol）=（22－测得的HCO_3^- mmol/L）×0.5×体重（kg），先予半量。若未作血气分析，可先按提高HCO_3^- 5mmol/L补给，1.4% $NaHCO_3$ 3ml/kg可提升HCO_3^- 1mmol/L。

（5）第二天及以后的补液：主要是在首日纠正脱水和电解质紊乱之后补充生理需要量和继续损失量，继续补钾，供给热能。可按60～80ml/（kg·d），用1/5张液补充生理需要量；按丢多少补多少的原则，用1/2～1/3张液补充继续损失量。一般可改为口服补液。

（三）治疗方案的选择

1. 纠正脱水

（1）口服补液疗法：小儿腹泻病所致脱水约90%为轻至中度脱水，除极少数呕吐剧烈不能经口服补液外，绝大多数均可用ORS口服补液。轻度脱水口服补液量约50～80ml/kg，中度脱水约80～100ml/kg，于8～12小时将累积损失量补足；脱水纠正后将余量用等量水稀释按病情需要随意口服。重度脱水者，当静脉补液纠正低血容量性休克后，患儿能口服尽快改为口服补液。因此，医生要不断提高对小儿腹泻病的认识，同时大力宣传ORS的好处，向家长讲明ORS口服是治疗腹泻脱水最简便、经济、高效的方法。WHO强调使用ORS，在广大农村可就地取材，如稀粥、面汤或糖盐水，均可用作口服补液，且效果好，应大力推广。口服补液的简易配制方法有：①米汤加盐溶液：米汤500ml＋细食盐1.75g（一个啤酒瓶盖的一半），随时口服，能喝多少给多少。该液体为1/3张且不含双糖，是预防脱水最佳液体；②糖盐水：清洁水500ml＋白糖10g（2小勺）＋细食盐1.75g，煮沸后服用，服法同前；③口服补液盐（ORS）：该液体为2/3张，口服时适当增加水量以减少张力，尤其是病毒性肠炎排水样便时，用于预防脱水时，应稀释1倍后口服，加服母乳或白开水稀释。近年推荐用低渗葡萄糖ORS配方，总渗透压为200～250mmol/L，尚未推广应用。

（2）静脉补液体：首先确定补液的总量、组成、步骤和速度。补液总量包括补充累积损失量、继续损失量及供给生理需要量三个方面。

1）补充累积损失量：指补充发病后至补液时所损失的水和电解质量。①根据脱水严重程度而定：原则上轻度脱水补50ml/kg，中度脱水补50～100ml/kg，重度脱水补100～120ml/kg。实际应用时一般先按上述量的2/3量给予；②根据脱水性质而定：一般而论，低渗性脱水补充较高张溶液，等渗性脱水补充1/2张溶液，高渗性脱水补充低张溶液，若临床判断脱水性质有困难，可先按等渗性脱水处理。有条件者最好测血钠含量，以确定脱水性质；③补液速度：累积损失量应在开始输液的8～12小时内补足，重度脱水或有循环衰竭者，应首先静脉推注或快速静脉滴入以扩充血容量，改善血液循环及肾功能。一般用2∶1等张含钠液。（2份生理盐水加1份1.4%碳酸氢钠）20ml/kg，总量不超过300ml，于30～60分钟内静脉推注或快速滴入。

2）补充继续损失量：指补液开始后，因呕吐腹泻等继续损失的液体量。应按实际损失量补充，但腹泻患儿的大便量较难准确计算，一般根据次数和量的多少大致估计，适当增减。补充继续损失量的液体种类，一般用1/3张～1/2张含钠液，于24小时内静脉缓慢滴入。

3）供给生理需要量：小儿每日生理需水量约为 60 ~ 80ml/kg，钠、钾、氯各需 1 ~ 2mmol/kg。这部分液体应尽量口服补充，口服有困难者，给予生理维持液（1/5 张含钠液 + 0.15% 氯化钾），于 24 小时内均匀滴入。

在实际补液中，需要对上述三方面综合分析，混合使用。简要地说，一般对腹泻丢失液体引起脱水的总补液量为，轻度脱水约 90 ~ 120ml/kg；中度脱水约 120 ~ 150ml/kg；重度脱水约 150 ~ 180ml/kg。补液成分，渗性脱水补 1/2 张含钠液；低渗性脱水补 2/3 张合钠液；高渗性脱水补 1/3 一张含钠液，并补充钾，再根据治疗反应，随时进行适当调整。

一旦患儿能饮水，应尽量改用 ORS 口服液，补液 6 ~7 小时后重新评估脱水病情，以选择合适的方案继续治疗。

鼻饲管补液、如无静脉输液条件，可用鼻胃管点滴 ORS 液，20ml/（kg · h），连续 6 小时（总量 120ml/kg），病情好转后改用口服补液。

2. 预防脱水　是及时补充继续丢失，原则是丢多少，补多少。继续丢失液体的电解质浓度，各种疾病各不相同。其他疾病如充血性心力衰竭、休克、糖尿病酮症酸中毒及急、慢性肾衰竭等的液体疗法各不相同，要参考原发疾病的治疗。

3. 合理用药　合理用药首先是合理使用抗生素。临床上治疗腹泻病滥用抗生素的现象十分严重，后果是造成肠道菌群失调，破坏了肠道的生态平衡，使腹泻变得迁延或加重；另外，可造成细菌耐药性的增加。

急性水样便腹泻占腹泻病的比例约 70%，其多为病毒或产肠毒素细菌感染，一般不用抗生素，只需液体疗法，患儿可以自愈。黏液脓血便腹泻占 30%，多为侵袭性细菌感染，在无细菌培养结果前，选用当地一种有效的抗生素，治疗 48 小时后病情未见好较，可考虑更换另一种抗生素。特殊病原所致肠炎的药物治疗则选取相应的药物。

（1）抗生素应用：经专家们对腹泻病原监测，63.4% 小儿腹泻是轮状病毒及产毒大肠杆菌所致水样便，可以不用抗生素。通过液体疗法，患者获得足够液体，可以自愈。部分患者可采用微生态疗法或维护黏膜屏障治愈，以及中草药治疗，可取得极好疗效。抗生素仅适用于 30% 左右泻脓血便患儿。腹泻患儿滥用抗生素，可导致细菌耐药性增加，菌群失调，反而加重腹泻。

（2）抗病毒药物应用：轮状病毒性肠炎导致秋季腹泻，不用抗生素，可选用抗病毒药物或中草药。①双嘧达莫：剂量 3 ~5mg/（kg · d），分 3 次口服，连用 5 天。双嘧达莫能抑制二氧嘧啶核苷、腺苷和脱氧嘧啶进入细胞内，选择性抑制病毒 RNA 和 DNA 合成，阻断病毒复制；其与 654 - 2 合用，还能改善肠道微循环，有利于肠黏膜功能恢复。654 - 2 剂量 0.5mg/kg，静脉滴注，1 次/日；②干扰素：剂型为每安瓿 0.3ml，含 α - 干扰素 40 万 U，按 1 万 U/（kg · 次），肌注，每日 2 次，疗程 5 天。其主要作用是阻断病毒的繁殖和复制，而不进入宿主细胞直接杀死病毒，亦能增加巨噬细胞的吞噬功能，防止病毒进入正常细胞；③利巴韦林：剂量 10 ~ 15mg/（kg · d），分次肌注或静滴。利巴韦林对 DNA 和 RNA 病毒均有抑制作用，其药理机制是通过抑制肌苷酸 5 - 磷酸脱氢酶阻断肌苷酸变为鸟苷酸，使鸟嘌呤三磷酸化受阻，从而干扰病毒蛋白转录，阻止病毒复制；④其他：如维生素 K、病毒灵、双黄连均具有抗病毒作用，各地均有报道。

（3）微生态疗法：调整肠道菌群的药物，目前主要是双歧杆菌及乳酸杆菌。其作用机理是，双歧杆菌占肠道菌总数的 95% 以上，在肠道内繁殖，能抑制大肠杆菌、白色念珠菌的生长和繁殖，从而减少病毒的吸收，并能合成各种 B 族维生素，协助消化和吸收多种营养物质。

（4）肠黏膜保护剂：十六角蒙脱石治疗婴幼儿急性水样泻时，可明显缩短腹泻时间，减少水样便次数，使小儿体重迅速恢复，其主要作用除固定吸附病菌和毒素外，还通过保护受损肠黏膜，减少黏膜溶解和黏膜破坏而发挥疗效。同时它不干扰肠道正常吸收功能，不影响 ORS 治疗和正常喂养，故与 ORS 联合应用，效果更加显著。

（5）中草药：在我国应用中草药治疗腹泻较广泛，尤其广大农村。如葛根岑连汤、马蹄香、番桃叶、铁苋菜等。单方、复方、口服、外治均有卓效。

（6）其他：叶酸缩短病程，可能是叶酸对细胞 DNA 合成起关键作用，能促进肠黏膜刷状缘损害的上皮细胞正常再生。剂量为 5mg，tid。

4. 纠正低钾血症　重度脱水患儿多伴有缺钾，需采用氯化钾治疗。补钾剂量为每天 200～300mg/kg，分 3～4 次口服，或配成 0.15%～0.2% 浓度由静脉均匀输入，速度切忌过快，并需待有尿后才能静脉给钾。

一般情况下，急性低钾血症的患者要 4～6 天才能得到纠正。所以，补钾不能求急，当滴注过快时，即使总量不过大，也可造成危险的高血钾，甚至达到致死的浓度。即使存在明显缺钾时，亦要减少补钾量及减慢速度。当代谢性酸中毒被纠正和输入的葡萄糖合成糖原时，细胞摄取钾的能力增大，此时的补钾量和速度均可适当增加及增快。尿少、尿闭时均不宜补钾，以免引起高钾血症。应遵守“先有尿，后补钾”的治则。利尿后排钾增多和腹泻继续丢失钾等原因，必须及时补钾，以防低血钾症的发生。

钾盐的补充原则是分次、缓慢、持续。

（1）口服法：对缺钾不严重者，宜鼓励口服为最方便、有效且安全，可避免血钾突然升高。①多进含钾丰富的食品、果汁、水果等，易被患儿接受，又无钾盐刺激性；②氯化钾根据低钾血症的程度，一般以 10% 氯化钾溶液，按 2～4ml/（kg·d），分 3～4 次口服，最好以果汁稀释，饭后服用，可减少对胃肠道的刺激。其他钾盐制剂，如氯化钾缓释片等，婴儿急性腹泻较少应用。

（2）静脉滴注法：适用重症或不能口服者，最常用的是氯化钾溶液。①剂量：考虑到钾离子进入细胞需要的时间及条件，故不论缺钾多少，24 小时内允许补充的钾总量不宜过多。一般病例 3～4mmol/（kg·d），相当于氯化钾 200～300mg/（kg·d）；重症或有继续大量失钾者可增至 4～6mmol/（kg·d），相当于氯化钾 300～450mg/（kg·d）。如同时能口服一部分者，静脉滴注时应减去口服量；②浓度：通常静脉滴注补充氯化钾的浓度规定为20～40mmol/L（相当于 0.15%～0.3%）；③速度：较剂量、浓度重要，强调均匀缓慢。每日总量应在 8 小时以上时间滴入。经验体会是，严重低钾血症时，在心电图及血钾监测下，可适当加量加浓补钾速度，可收到转危为安的效果。停止补钾的指征：一般在脱水纠正、病情（如吐、泻）明显好转、进食热量达到平时一半以上、血清钾升至安全水平（3mmol/L 以上），可停止补钾。一般病例需 4～6 天，严重者还应适当延长补钾时间。

5. 补钙　佝偻病患儿在输液同时给口服钙片或钙粉，每次 0.5g，每天 3 次。若出现手足搐搦症，立即给 10% 葡萄糖酸钙每次 1～2ml/kg，最大量≤10ml，稀释后缓慢静脉滴注。个别抽搐患儿用钙剂无效时，应考虑低镁血症的可能，可测血清镁，低镁血症时用 25% 硫酸镁每次 0.1ml/kg 深部肌内注射，每 6～8 小时一次，每日 3～4 次，症状缓解后停用。

6. 继续喂养　腹泻患儿应继续喂养，但喂养的食物根据病因不同给予。腹泻患儿的肠道因病变而不同于正常者，其消化吸收功能较正常时差。研究表明，轮状病毒感染后约70%患儿出现乳糖酶活性降低或缺乏，慢性腹泻患儿中68%肠黏膜乳糖酶活性低下。因此，对轮状病毒性肠炎和慢性腹泻病患儿给予不含乳糖的饮食，有条件的可用去乳糖的配方奶粉，没有条件可用谷类或麦类食品、豆乳和酸乳替代，至腹泻治愈后恢复正常饮食。在小婴儿腹泻的急性或迁延期，以无乳糖奶粉喂养，可减轻病情、缩短病程，疗效比其他治疗显著。无乳糖酶受损患儿，如母乳喂养者要继续母乳喂养，其他饮食喂养者，可根据患儿食欲、腹泻等情况，采取循序渐进的原则，由少到多，由稀到稠逐渐恢复至正常饮食。

五、病程观察及处理

（一）病情观察要点

主要是大便次数和量，尿量及其他脱水的指征。

（二）疗效判断与处理

1. 疗效判断　尿量如常，其他脱水的指征纠正；大便次数和量恢复正常，为治愈。大便次数和量有所减少但未恢复正常，为好转。

2. 处理　静脉营养者待消化功能好转后应先改为口服要素饮食，再逐渐过渡到普通饮食。腹泻停止后，可每日加餐1次，连续2周，以期赶上正常生长。

六、预后

急性腹泻病及时治疗者预后良好。主要的致死原因是未经及时治疗的重度脱水。难治性腹泻的预后主要取决于腹泻的病因，并与腹泻程度、病程、对药物治疗的反应等有关。

（郭爱华）

第四节　小儿胃炎

胃炎（gastritis）是由多种病因引起的胃黏膜炎症，根据病程分为急性和慢性两类，前者多为继发性，后者以原发性多见。近几年随着胃镜在儿科的普及应用，儿童胃炎的检出率明显增高。

一、急性胃炎

急性胃炎（acute gastritis）系由不同病因引起的胃黏膜急性炎症。病变严重者可累及黏膜下层与肌层，甚至深达浆膜层。临床上按病因及病理变化的不同，分为急性单纯性胃炎、急性糜烂性胃炎、急性腐蚀性胃炎及急性化脓性胃炎，其中临床上以急性单纯性胃炎最为常见，而由于抗生素广泛应用，急性化脓性胃炎已罕见。儿童中以单纯性与糜烂性多见。

（一）病因

1. 微生物感染或细菌感染　进食污染微生物和细菌毒素的食物后引起的急性胃炎中，多见沙门菌属、嗜盐杆菌及某些病毒等。细菌毒素以金黄色葡萄球菌为多见，偶为肉毒杆菌毒素。近年发现幽门螺杆菌也是引起急性胃炎的一种病原菌。

2. 化学因素

(1) 药物：水杨酸盐类药物，如阿司匹林及吲哚美辛等。

(2) 误食强酸（如硫酸、盐酸和硝酸）及强碱（如氢氧化钠和氢氧化钾）：引起胃壁腐蚀性损伤。

(3) 误食毒蕈、砷、灭虫药及杀鼠剂等化学毒物：可刺激胃黏膜引起炎症。

3. 物理因素　进食过冷、过热的食品或粗糙食物均可损伤胃黏膜，引起炎症。

4. 应激状态　某些危重疾病如新生儿窒息、颅内出血、败血症、休克及大面积灼伤等使患儿处于严重的应激状态是导致急性糜烂性胃炎的主要原因。

（二）发病机制

(1) 外源性病因可严重破坏胃黏液屏障，导致氢离子及胃蛋白酶的逆向弥散，引起胃黏膜的损伤而发生糜烂、出血。

(2) 应激状态使去甲肾上腺素和肾上腺素大量分泌，内脏血管收缩，胃血流量减少，缺血、缺氧进一步使黏膜上皮的线粒体功能降低，影响氧化磷酸化过程，使胃黏膜的糖原贮存减少。而胃黏膜缺血时，不能清除逆向弥散的氢离子；缺氧和去甲肾上腺素又使碳酸氢根离子分泌减少，前列腺素合成减少，削弱胃黏膜屏障功能，导致胃黏膜急性糜烂性炎症。

（三）临床表现及分型

1. 急性单纯性胃炎　起病较急，多在进食污染食物数小时后或 24 小时发病，症状轻重不一，表现上腹部不适、疼痛，甚至剧烈的腹部绞痛。厌食、恶心、呕吐，若伴有肠炎，可有腹泻。若为药物或刺激性食物所致，症状则较轻，局限上腹部，体格检查有上腹部或脐周压痛，肠鸣音可亢进。

2. 急性糜烂性胃炎　多在机体处在严重疾病应激状态下诱发，起病急骤，常以呕血或黑粪为突出症状，大量出血可引起晕厥或休克，伴重度贫血。

3. 急性腐蚀性胃炎　误服强酸、强碱史，除口腔黏膜糜烂、水肿外，中上腹剧痛、绞窄感、恶心、呕吐、呕血和黑粪，并发胃功能紊乱，急性期过后可遗留贲门或幽门狭窄，出现呕吐等梗阻症状。

（四）实验室检查

感染因素引起者其末梢血白细胞计数一般增高，中性粒细胞比例增大。腹泻者，粪便常规检查有少量黏液及红、白细胞。

（五）影像学检查

1. 内镜检查　胃黏膜明显充血、水肿，黏膜表面覆盖厚的黏稠炎性渗出物，糜烂性胃炎则在上述病变上见到点、圆、片、线状或不规则形糜烂，中心为红色新鲜出血或棕红色陈旧性出血，伴白苔或黄苔，常为多发亦可为单个。做胃镜时应同时取胃黏膜做幽门螺杆菌检测。

2. X 线检查　胃肠钡餐检查病变黏膜粗糙，局部压痛，但不能发现糜烂性病变，且不能用于急性或活动性出血患者。

（六）诊断与鉴别诊断

急性胃炎无特征性临床表现，诊断主要依靠病史及内镜检查，以上腹痛为主要症状者应与下列疾病鉴别。

1. 急性胰腺炎　有突然发作的上腹部剧烈疼痛，放射至背部及腰部，血清淀粉酶升高，B 超或 CT 显示胰腺肿大，严重患者腹腔穿刺可抽出血性液体且淀粉酶增高。

2. 胆道蛔虫症　骤然发生上腹部剧烈绞痛，可放射至左、右肩部及背部，发作时辗转不安，剑突下偏右压痛明显，可伴呕吐，有时吐出蛔虫，B 超见胆总管内有虫体异物。

（七）治疗

1. 单纯性胃炎　以对症治疗为主，去除病因，解痉止吐，口服黏膜保护剂，对细菌感染尤其伴有腹泻者可选用小檗碱、卡那霉素及氨苄西林等抗生素。有幽门螺杆菌者，则应做清除治疗。

2. 糜烂性胃炎　应控制出血，去除应激因素，可用 H_2 受体拮抗剂：西咪替丁 20～40mg/（kg·d），法莫替丁 0.4～0.8mg/（kg·d），或质子泵阻滞剂奥美拉唑 0.6～0.8mg/（kg·d），以及应用止血药如立止血注射，凝血酶口服等。

3. 腐蚀性胃炎　应根据腐蚀剂性质给予相应中和药物，如口服镁乳氢氧化铝、牛奶和鸡蛋清等治疗强酸剂腐蚀。

二、慢性胃炎

慢性胃炎（chronic gastritis）是指各种原因持续反复作用于胃黏膜所引起的慢性炎症。慢性胃炎发病原因尚未明了，各种饮食、药物、微生物、毒素以及胆汁反流，均可能与慢性胃炎的发病有关。近年的研究认为幽门螺杆菌的胃内感染是引起慢性胃炎最重要的因素，其产生的机制与黏膜的破坏和保护因素之间失去平衡有关。

（一）病因及发病机制

1. 幽门螺杆菌　自从 1983 年澳大利亚学者 Warren 和 Marshall 首次从慢性胃炎患者的胃黏液中分离出幽门螺杆菌以来，大量的研究表明，幽门螺杆菌与慢性胃炎密切相关。在儿童中原发性胃炎幽门螺杆菌感染率高达 40%，慢性活动性胃炎高达 90% 以上，而正常胃黏膜几乎很难检出幽门螺杆菌。感染幽门螺杆菌后，胃部病理形态改变主要是胃窦黏膜小结节，小颗粒隆起，组织学显示淋巴细胞增多，淋巴滤泡形成，用药物将幽门螺杆菌清除后胃黏膜炎症明显改善。此外成人健康志愿者口服幽门螺杆菌证实可引发胃黏膜的慢性炎症，并出现上腹部痛、恶心及呕吐等症状；用幽门螺杆菌感染动物的动物模型也获得了成功，因此幽门螺杆菌是慢性胃炎的一个重要病因。

2. 化学性药物　小儿时期经常感冒和发热，反复使用非甾体类药物如阿司匹林和吲哚美辛等，使胃黏膜内源性保护物质前列腺素 E_2 减少，胃黏膜屏障功能降低，而致胃黏膜损伤。

3. 不合理的饮食习惯　食物过冷、过热、过酸、过辣、过咸，或经常暴饮暴食、饮食无规律等均可引起胃黏膜慢性炎症，食物中缺乏蛋白质及 B 族维生素也使慢性胃炎的易患性增加。

4. 细菌、病毒和（或）其毒素　鼻腔、口咽部的慢性感染病灶，如扁桃腺炎、鼻旁窦炎等细菌或其毒素吞入胃内，长期慢性刺激可引起慢性胃黏膜炎症。有报道 40% 的慢性扁桃腺炎患者其胃内有卡他性改变。急性胃炎之后胃黏膜损伤经久不愈，反复发作亦可发展为慢性胃炎。

5. 十二指肠液反流　幽门括约肌功能失调时，使十二指肠液反流入胃增加。十二指肠液中含有胆汁、肠液和胰液。胆盐可减低胃黏膜屏障对氢离子的通透性，并使胃窦部G细胞释放胃泌素，增加胃酸分泌，氢离子通过损伤的黏膜屏障并弥散进入胃黏膜引起炎症变化、血管扩张及炎性渗出增多，使慢性胃炎持续存在。

（二）临床表现

小儿慢性胃炎的症状无特异性，多数有不同程度的消化不良症状，临床表现的轻重与胃黏膜的病变程度并非一致，且病程迁延。主要表现是反复腹痛，无明显规律性，通常在进食后加重。疼痛部位不确切，多在脐周。幼儿腹痛可仅表现不安和正常进食行为改变，年长儿症状似成人，常诉上腹痛，其次有嗳气、早饱、恶心、上腹部不适及泛酸。进食硬、冷、辛辣等食物或受凉、气温下降时可引发或加重症状。部分患儿可有食欲缺乏、乏力、消瘦及头晕，伴有胃糜烂者可出现黑便。体征多不明显，压痛部位可在中上腹或脐周，范围较广泛。

（三）实验室检查

1. 胃酸测定　浅表性胃炎胃酸正常或偏低，萎缩性胃炎则明显降低，甚至缺酸。

2. 幽门螺杆菌检测　包括胃镜下取胃黏液直接涂片染色，组织切片染色找幽门螺杆菌，幽门螺杆菌培养，尿素酶检测。其次是非侵袭法利用细菌的生物特性，特别是幽门螺杆菌的尿素酶水解尿素的能力而形成的呼气试验（^{13}C－尿素呼气）检测幽门螺杆菌。血清学幽门螺杆菌IgG抗体的测定，因不能提供细菌当前是否存在的依据，故不能用于目前感染的诊断，主要用于筛选或流行病学调查。以上方法中，以尿素酶法最为简便、快速，常一步完成。^{13}C－尿素呼气试验，因此法价格昂贵，临床普及受到限制。

3. 其他检查　在A型萎缩性胃炎（胃体胃炎）血清中可出现壁细胞抗体、胃泌素抗体和内因子抗体等。多数萎缩性胃炎的血、尿胃蛋白酶原分泌减少，而浅表性胃炎多属正常。恶性贫血时血清维生素B_{12}水平明显减少。

（四）X线钡餐检查

X线钡餐检查对慢性胃炎的诊断无多大帮助。依据国外资料，胃镜确诊为慢性胃炎者X线检查显示有胃黏膜炎症者仅20%～25%。虽然过去多数放射学者认为，胃紧张度的障碍、蠕动的改变及空腹胃内的胃液，可作为诊断胃炎的依据，但近年胃镜检查发现，这种现象系胃动力异常而并非胃炎所致。

（五）胃镜检查

胃镜检查是慢性胃炎最主要的诊断方法，并可取黏膜活体组织做病理学检查。慢性胃炎在胃镜下表现为充血、水肿，反光增强，胃小凹明显，黏膜质脆易出血；黏液增多，微小结节形成，局限或大片状伴有新鲜或陈旧性出血点及糜烂。当胃黏膜有萎缩改变时，黏膜失去正常的橘红色，色泽呈灰色，皱襞变细，黏膜变薄，黏膜下血管显露。病理组织学改变，上皮细胞变性，小凹上皮细胞增生，固有膜炎症细胞浸润，腺体萎缩，炎症细胞主要是淋巴细胞及浆细胞。

（六）诊断与鉴别诊断

慢性胃炎无特殊性表现，单凭临床症状诊断较为困难，对反复腹痛与消化不良症状的患儿确诊主要依靠胃镜检查与病理组织活体检查。根据有无腺体萎缩诊断为慢性浅表性胃炎或慢性萎缩性胃炎。根据炎症程度分为轻度（炎症浸润仅限于黏液的浅表1/3）、中度（炎症累及黏膜的浅层1/3～2/3）及重度（炎症超过黏膜浅层2/3以上）；若固有层内有中性粒细胞浸润则说明“活动性”。此外，常规在胃窦大弯或后壁距幽门5cm内取组织切片染色，快速尿素酶试验或细菌培养，或^{13}C－尿素呼气试验检查幽门螺杆菌，如阳性则诊断为“幽门螺杆菌相关性胃炎”。发现幽门口收缩不良，反流增多，胆汁滞留胃内，病理切片示纤维组织增生，常提示胃炎与胆汁反流有关。

鉴别诊断：在慢性胃炎发作期时，可通过胃镜、B超、24小时pH监测综合检查，排除肝、胆、胰、消化性溃疡及反流性食管炎。在胃炎发作期，应注意与胃穿孔或阑尾炎早期鉴别。

（七）预防

早期去除各种诱发或加重胃炎的原因，避免精神过度紧张、疲劳与各种刺激性饮食，注意气候变化，防止受凉，积极治疗口腔及鼻咽部慢性感染灶，少用对胃黏膜有刺激的药物。

慢性胃炎尚无特殊疗法，无症状者无需治疗。

（1）饮食：宜选择易消化无刺激性食物，少吃冷饮与调味品。

（2）根除幽门螺杆菌：对幽门螺杆菌引起的胃炎，尤为活动性胃炎，应给予抗幽门螺杆菌治疗。

（3）有腹胀、恶心、呕吐者：给予胃动力药物，如多潘立酮及西沙比利等。

（4）高酸或胃炎活动期者：可给予H_2受体阻滞剂：西咪替丁、雷尼替丁和法莫替丁。

（5）有胆汁反流者：给予胃达喜、熊去氧胆酸与胆汁酸结合及促进胆汁排空的药。

（郭爱华）

第十二章

内镜检查技术

第一节　食管镜检查

食管镜能清晰地观察食管至贲门的黏膜形态和病灶，并可在直视下刷取病灶表面脱落细胞，钳取多块活组织做病理学检查等，对食管黏膜的病变和异常改变等都能做出诊断。此外，还可通过食管镜行食管静脉曲张的多项治疗及食管贲门狭窄的扩张治疗等。食管镜检查安全性高，绝大多数患者都能接受，但目前胃镜基本取代了食管镜来进行食管内镜检查与治疗。

一、适应证与禁忌证

（一）适应证

（1）临床怀疑食管炎、食管溃疡患者。

（2）有哽噎感或吞咽困难等食管癌症状者。

（3）食管 X 线钡餐摄片阴性或可疑，但有食管癌的相关临床症状者。

（4）食管拉网细胞学检查阳性需明确病变范围者。

（5）食管摄片发现癌灶需进一步明确病变范围者。

（6）食管黏膜癌前病变的随访。

（7）食管静脉曲张。

（8）食管狭窄。

（9）食管异物。

（10）其他食管疾病需内镜明确诊断者。

（二）禁忌证

食管内镜检查禁忌证多数是相对的，下列情况属绝对禁忌证。

（1）急性重症上呼吸道感染。

（2）严重脊柱畸形。

（3）严重心脏、肺部器质性疾病患者。

（4）高血压患者未能有效控制者。

（5）食管穿孔的急性期。

（6）腐蚀性食管炎的急性期。

（7）精神病患者或不能配合检查者。

二、术前准备

术前准备分为器械准备和患者准备，其方法基本同胃镜检查。

三、操作方法

持镜和进镜操作同胃镜检查。左手控制上下旋钮，配合右手左右旋转镜身可顺利进镜与观察。

食管镜头端进入食管后适量注气，边观察边进镜，避免盲目进镜，观察四壁黏膜的形状、色泽、蠕动、扩张度等。左侧卧位食管镜检查时，视野的上、下、左、右分别在食管的右侧壁、左侧壁、前壁和后壁。门齿至食管入口约长15cm，门齿至贲门长38~40cm，食管全长约25cm。食管有3个生理狭窄部，内镜插入时应予以注意。第1生理狭窄部为咽与食管连接处，距门齿约15cm，此处因进入时瞬时即过，常需于退镜时进行观察。第2生理狭窄部为主动脉弓水平和左主支气管跨越食管前左方处，在距门齿25cm处从前面压向食管。距门齿约35cm食管前壁可见心脏搏动。此处发生穿孔可直入胸腔。第3生理狭窄部为食管穿越横膈食管裂孔的部位。这些狭窄区是异物容易滞留的部位，也是肿瘤的好发部位。

一般进镜40cm左右至食管黏膜与胃黏膜交界处，食管上段黏膜进镜时不易观察，退镜时应仔细观察。

发现病灶时直视下进行活检．活检前仔细观察病变，于病变最明显的部位取材，首块活检一定要准，否则因活检后出血，病灶被血液覆盖可影响以后活检的正确性。

四、内镜诊断

1. 正常食管　25%的正常人食管黏膜有白色结节或小斑，直径由数毫米至1cm，有时可融合成片，为上皮的棘细胞层增厚，细胞内充满糖原，称糖原棘皮症（glycogenic acanthosis），是一种正常状态。然而，也有人提出是胃食物反流所致。其表现有时类似念珠菌病、黏膜白斑或早期食管癌，应予以鉴别。有时在食管黏膜上可见到岛状橘红色黏膜，为胃黏膜异位（heterotopia）。

食管黏膜与胃黏膜交界处，粉白色的食管黏膜与橘红色的胃黏膜分界明显，形成形状不规则的齿状线。正常时，齿状线就在膈肌裂孔处或其水平下。齿状线高于膈肌裂孔2cm以上即为不正常。

2. 反流性食管炎　反流性食管炎是胃、十二指肠内容物反流入食管，引起反酸、烧心和胸骨后疼痛等症状。当反流物造成食管黏膜组织损伤时，称为反流性食管炎（reflux esophagitis）。

患者常有烧心、反胃、胸骨后疼痛等症状，也可有食物反流、吞咽疼痛，少数患者可伴有口咽部和呼吸道症状，表现为慢性咽喉炎、哮喘和支气管炎等。反流性食管炎内镜表现：黏膜充血、糜烂、溃疡且多为带状，齿状线不清，还可出现出血现象，严重时可合并穿孔、食管狭窄和Barrett食管等并发症。

我国反流性食管炎（病）内镜诊断及分级标准如下。

（1）0级：正常。

（2）Ⅰ级（轻度）：点状或条状发红、糜烂、无融合现象。

（3）Ⅱ级（中度）：条状发红、糜烂、有融合现象。

（4）Ⅲ极（重度）：病变广泛、发红、糜烂融合呈全周，或溃疡。

3. 真菌性食管炎　真菌性食管炎主要是由白色念珠菌引起，其他少见的真菌感染有曲菌、组织胞浆菌、隐球菌和芽生菌。多见于应用广谱抗生素、免疫抑制药或强酸抑制药治疗的患者，或糖尿病、肾上腺皮质功能不全、营养不良患者和老年人等情况，真菌可过度生长而致病。

临床症状主要为吞咽疼痛、吞咽困难、胸骨后疼痛及食管出血。念珠菌性食管炎内镜下表现程度不一。从红斑脆性黏膜到乳白色假膜斑块，大小形状不等，稍高处表面，不易剥去，其下为红斑状质脆性黏膜。严重者斑块融合。常在食管下2/3处密集，近食管－胃连接处很少侵犯。完全剥脱的食管呈现光滑、灰色、质脆表现。乳白色伪膜斑块具有特征性。

Wilcox等把内镜下念珠菌性食管炎表现依其严重程度分为以下四级。①一级：散在的斑块累及食管黏膜小于50%。②二级：散在的斑块累及食管黏膜大于50%。③三级：融合的斑块物质附着在食管四壁至少50%。④四级：三级的表现再加斑块物质侵犯到食管腔内。

4. 腐蚀性食管炎　因服入腐蚀性化学制剂（如强酸、强碱等）引起食管损伤称为腐蚀性食管炎。

服入腐蚀性制剂后可立即引起吞咽疼痛、吞咽困难、流涎、恶心、呕吐，损伤呼吸道则有呼吸困难。严重者有血压下降、休克或食管穿孔表现。目前多主张早期（损伤后24h内）进行食管镜检查。通过静脉给予镇静剂的情况下，使用外径较小的内镜，检查过程中尽可能少注气。

根据内镜表现可以将食管损伤分为3度。①Ⅰ度：黏膜充血、水肿，但未见渗出或溃疡。②Ⅱ度：黏膜有糜烂、渗出、质脆易出血，更严重的可有溃疡、坏死或黏膜脱落。③Ⅲ度：大面积黏膜组织坏死、剥脱、出血、蠕动消失，其他检查提示纵隔炎、胸膜炎、肺炎等。内镜下有时很难区分重Ⅱ度和Ⅲ度。

5. 放射性食管炎　胸部肿瘤（如胸腺瘤、淋巴瘤、乳腺癌转移、肺癌等）患者接受放射性治疗后可以导致食管的损伤而形成放射性食管炎。食管的损伤与接受的放射量、放疗的频率，以及是否同时应用化学治疗有关。主要临床表现为吞咽疼痛、胸骨后疼痛、吞咽困难、上腹部有烧灼感等。内镜表现为黏膜充血、水肿、质脆、渗出或溃疡形成，严重者还可以形成瘘管，逐渐出现蠕动减弱，食管狭窄。

6. Barrett食管　Barrett食管（Barrett esophagus，BE）是指食管下段（EGJ以上）正常的鳞状上皮被类似胃肠的柱状上皮所取代，并经黏膜活检证实食管正常复层鳞状上皮被含有杯状细胞的特殊肠化生上皮所取代的一种病变。其是食管腺癌的癌前病变。

BE本身并不产生症状，症状的出现多由于食管炎症、溃疡和狭窄所致，40～50岁的患者表现较明显。吞咽困难、烧心和疼痛为主要症状，但并非特异性；少数患者，由于吃肉食突然发生嵌塞，不能下咽作为Barrett食管的首发症状。烧心与反酸也是常见症状，多数出现在吞咽困难前很长时间。

诊断BE必须采用内镜下检查及活检标本病理检查，内镜下取材的部位和深度非常重要，取材部位必须是齿状线2cm以上的病灶。若取材病灶无法确定，可镜下喷洒卢戈液染色，碘使鳞状上皮染成暗色，而柱状上皮不变色，然后再作活检。

内镜下 Barrett 食管上皮是一种红色柔软特征性的胃黏膜，或以环状食管内壁的形式伸展，或呈无规则的指状突起和岛状。病变处与全面光滑的鳞状上皮有鲜明对比。Barrett 食管的内镜下表现有以下特点。

（1）齿状线上移，不规则。

（2）Barrett 食管内的黏膜色调比胃黏膜浅而粗糙，常呈细沙颗粒状，用放大内镜观察可以看到胃小凹。

（3）可以观察到残存的食管上皮黏膜岛，用碘染色可以清楚地显示出它们的形状和范围。

（4）在炎症消退期常可观察到栅状食管毛细血管网。

内镜下所见 Barrett 食管上皮可分为全周型、岛型和舌型。

1）全周型：红色黏膜向食管延伸累及全周，与胃黏膜无界限，其游离缘越过 LES（LES 位于齿状线上 2cm）。

2）岛型：在齿状线以上的食管下端可见稍突起斑状红色黏膜，与粉红色的鳞状上皮区形成明显界限，可单发或多发。

3）舌型：红色黏膜与齿状线连接，呈舌形伸向食管较长，该型是否会发展成全周型或岛型尚待探讨。

以上各型在病灶区还可见充血、水肿、糜烂或溃疡。溃疡较深，底部有黄白色苔垢，周围充血、糜烂明显，反复溃疡不愈者可因瘢痕化而致食管狭窄。

近年来，随着染色内镜、放大内镜、超声内镜、荧光分光镜及弹性散射分光镜等内镜技术的发展，内镜诊断 Barrett 食管水平有了很大提高。

7. 食管静脉曲张　食管静脉曲张可发生于任何一种引起门静脉高压的疾病。内镜下定义为少量充气使食管松弛，消除正常黏膜皱襞后，仍见显著的静脉。临床上多表现为上消化道出血。

8. 食管憩室　食管憩室（Zenker's 憩室，oesophageal diverticulum）是食管壁一层或全层局部向腔外突出形成的一囊袋。

内镜下食管憩室分为三型。

（1）Ⅰ型：食管憩室与食管腔之间有明显间隔。

（2）Ⅱ型：食管部分膨出，形成浅憩室，间隔不明显。

（3）Ⅲ型：食管憩室与食管分界不明显。

内镜检查食管憩室有一定危险性，不作为常规检查，只在怀疑恶变或合并其他畸形，如食管蹼或食管狭窄时进行。内镜检查前，嘱患者吞下一根黑丝线作为内镜的导引线，可增加检查的安全性，检查时镜端见不到丝线或见到成团丝线均说明镜端已进入憩室。

9. 贲门失弛缓症　贲门失弛缓症（esophageal achalasia）又称贲门痉挛、巨食管，是由食管神经肌肉功能障碍所致的疾病，其主要特征是食管缺乏蠕动，食管下端括约肌（LES）高压和对吞咽动作的松弛反应减弱。临床表现为咽下困难、食物反流和下端胸骨后不适或疼痛。

内镜下见食管下端黏膜皱襞纠集形成玫瑰花结，内镜通过困难或无法通过，食管巨大，内镜下可见到有食管炎及其造成的黏膜溃疡，溃疡可发生出血，少数发生自发性穿孔、食管－气管瘘。

10. 食管裂孔疝　食管裂孔疝（hiatus hernia）是指腹腔内脏器（主要是胃）通过膈食管裂孔进入胸腔所致的疾病。食管裂孔疝是膈疝中最常见者，达90%以上，食管裂孔疝患者可以无症状或症状轻微，其症状轻重与疝囊大小、食管炎症的严重程度无关。

食管裂孔疝在形态上分为以下4种。

（1）滑动型食管裂孔疝（可复性裂孔疝）：最常见。

（2）食管旁疝：较少见，仅占食管裂孔疝的5%～20%，表现为胃的一部分（胃体或胃窦）在食管左前方通过增宽松弛的裂孔进入胸腔。

（3）混合型食管裂孔疝：此型最少见，约占5%，是指滑动型食管裂孔疝与食管旁疝共同存在，常为膈食管裂孔过大的结果。

（4）短食管型食管裂孔疝：主要由于食管缩短所致。

内镜检查对食管裂孔疝的诊断率较前提高，可与X线检查相互补充协助诊断。食管裂孔疝可有如下表现。

1）食管下段齿状线升高。

2）食管腔内有潴留液。

3）贲门口扩大和（或）松弛。

4）His角变钝。

5）胃底变线。

6）膈食管裂孔宽大而松弛。

11. 食管贲门黏膜撕裂征　食管贲门黏膜撕裂征（Mallory－Weiss综合征）是指剧烈干呕、呕吐或其他原因致腹内压骤然增加，造成胃贲门、食管远端的黏膜和黏膜下层撕裂，并发大量出血为主要表现。

典型病史为干呕或呕吐之后发生呕血，多为无痛性，严重者可导致休克或死亡。对有呕血史的患者问诊时应注意询问在呕血前有无饱餐、饮酒、服药、乘车等原因所致剧烈干呕或非血性呕吐史及呕血的特征，有无其他消化病史。

24h内可行急诊胃镜检查，注意有无食管贲门处的线状黏膜撕裂或具有红色边缘的灰白色瘢痕。

12. 食管癌　食管癌是我国最常见的恶性肿瘤之一，占男性所有恶性肿瘤死亡率的24.5%，在女性中占18.1%。其发生率男性高于女性，男女比例为（1.3～2.7）：1。食管癌好发于食管中部（约占65%），其次为食管下段（占25%左右），上段最少（占10%）。

早期症状一般短暂轻微，常表现为哽噎感，一般不影响进食。其次为食物滞留感和异物感，一般饮食结束时消失。此外，可有胸骨后不适、疼痛、嗳气等症状。中晚期食管癌除有上述症状外，还有吞咽困难、消瘦等症状。吞咽困难一般呈进行性发展，随着病情的发展，可由不能吞咽固体食物发展至液体食物也不能咽下。肿瘤部位有阻塞感。晚期病例反流物带有腐败味。肿瘤压迫气管或支气管出现干咳、气急；吞咽液体时呼吸困难或呛咳，提示并发食管－气管瘘或支气管瘘。

（1）早期食管癌的内镜表现：内镜观察早期食管癌黏膜改变有以下三种特征性表现。

1）黏膜局部颜色改变：有红区和白区之分。红区：食管黏膜呈局限性边界清楚的红色区域，也有少数边界不甚清楚的大片红区，红区底部多呈光滑平坦，稍显粗糙混浊状，一般见不到黏膜下血管网。黏膜红区不一定全是癌灶，其中5%～10%经碘染和活检证实为癌前病变或早期食管癌。白区（亦称白斑）：形态表现比较复杂，白斑是内镜检查常见的食管黏膜病变。其中暗白色，边界清楚，无光泽，较粗糙，微隆起的斑块或薄膜状病灶，碘染色后不着色呈淡黄色改变，组织学报告常为不同程度的不典型增生，偶有癌变，此种状态在早期食管癌中占2% ~4%。

2）黏膜增厚、混浊和血管结构紊乱：食管癌源于食管黏膜上皮层，经上皮细胞增生、癌变，使黏膜上皮层增厚。正常食管黏膜上皮呈半透明，内镜下可清楚地观察到黏膜下血管网，血管纹理分布均匀且有一定结构。当黏膜上皮增厚癌变，失去透明变成混浊，遮盖血管网时，这种黏膜上皮与周围正常黏膜上皮在内镜观察下，清楚可辨。如果病灶影响到深层，可发现血管网结构紊乱现象。这类病灶在内镜下呈灰白色片状斑块，黏膜混浊增厚，周边可见正常黏膜血管网或进入病灶的血管中断现象，碘染色时不着色，呈边界清楚的黄色区。这种病灶属很早期表现，是食管癌发生发展过程中，始发时期的一个过渡阶段，临床观察到的机会不多，在高发区集中普查时可以发现一些典型病灶。

3）黏膜形态改变：鳞状上皮癌变病灶继续发展则出现黏膜形态改变，形成不同形态变化的早期癌灶，如糜烂、斑块、结节和黏膜粗糙不规则等。

a. 糜烂：糜烂病灶是早期食管癌常见形态，约占60%。它的特点是食管黏膜呈局限性或大片状，失去正常黏膜结构的红色糜烂灶，通常与正常黏膜分界清楚，病灶区平坦或稍下陷，病灶底部见不到黏膜下血管网，黏膜混浊、增厚、粗糙、颗粒状，组织易脆出血等。有时与其他形态的病灶共存。糜烂不是早期癌的专有病灶，有相当一部分的病灶是癌前病变或炎症。碘染色时糜烂灶往往呈深黄色表现，与周围着棕黑色的正常黏膜对比十分鲜明，应在病灶区内准确地多点活检以取得组织学诊断。

b. 斑块：为局限性灰白色的稍隆起于黏膜的斑块。小的为直径1cm左右的单个斑块，大的则融合成片，范围不等。此类斑块特点多为表面不光滑，呈现粗糙、微小颗粒或点状糜烂，与表面光滑有光泽的纯白色稍隆起于黏膜的白斑不同。碘染色后前者不着色呈黄色，后者过染呈棕黑色。早期癌呈斑块状者占20%左右。

c. 结节：结节状病灶指直径在1cm左右，单个孤立病灶，表明粗糙呈颗粒状或糜烂，质脆，易出血，碘染时，结节呈黄色区，有时周围黏膜有癌变，也呈黄色。但在大片糜烂或斑块等早期癌野内出现单个或多个结节，这是癌发展过程中的一种生长方式，不属此型。有时癌旁或远处出现单个或多个黏膜结节，即所谓卫星病灶，常为多点起源现象。早期癌表现为孤立结节者占3% ~4%。

d. 黏膜粗糙：部分或一段食管黏膜粗糙，增厚，不规则或砂纸似的颗粒状形态，失去正常食管黏膜组织形态。这种改变当内镜在食管腔内较快地进退移动时易被忽略，不像斑块，结节和有颜色改变的糜烂灶易被发现。检查时注意在食管收缩和舒张两种状态下对比观察较易发现。在高发区这种改变很常见，内镜医师常称之为高发区人群的“食管黏膜背景状态”。碘染色可确定诊断。黏膜粗糙型的早期癌占10%左右。

（2）进展期食管癌的内镜表现：进展期食管癌内镜观察可见，轻者表现为食管黏膜有局限或大片糜烂灶或斑块状病灶，其间有大颗粒或乳头状突起病灶，但不影响管腔的扩张和食物通过。重者则表现为癌组织向管壁或管腔发展，形成中晚期癌的一些特征性表现。

中晚期食管癌内镜下可分为五种类型。

1）肿块型：肿块突出食管腔内，与正常黏膜形成坡状，表面有浅或深溃疡，管腔变窄。

2）蕈伞型：肿块呈圆形或卵圆形，边缘外翻，中央溃疡，常侵及管腔的一侧。

3）溃疡型：病灶呈深溃疡，边缘呈切入状或略隆起，底部侵入肌层，累及管壁一侧。

4）缩窄型：无明显肿块，管腔高度狭窄。有时内镜不能通过，需事先扩张再下内镜。狭窄下方为糜烂溃疡状态。

5）息肉型：小者如指头，大者充满食管腔。部分有窄细蒂连于食管壁。另有部分为宽阔蒂与管壁相连。

13. 食管异物　食管异物是由误吞或故意吞入食管的各种物体，以及进食的某种食物或药物等引起。常见的异物有硬币、纽扣、发夹、缝衣针、别针、食物团等。近年来随着纤维（电子）内镜技术的发展，多数食管异物可经内镜取出。内镜取异物方法简便，患者痛苦小，并发症少，且成功率高。

食管异物多发生在环咽肌及其下方，此处食管腔狭窄，收缩力弱，约3/4异物停留于此。食管中段发生率次之，再其次为食管下段。误吞食物后，常见症状是感到停留部位的不适或疼痛，尤其在吞咽动作时明显，有持续性异物感。

食管内镜诊断异物一般不难。食管异物处理原则上应经内镜取出，但对部分疑有食管穿孔者不宜经内镜治疗。

五、并发症及其处理

食管内镜检查安全性好，但也会出现一些并发症。一般并发症包括喉头痉挛、腮腺肿大、咽喉部感染及下颌关节脱位等，经有关对症处理症状常可缓解或自行消失。食管镜检查如指征掌握不严，操作粗暴或患者不合作可出现严重并发症，主要有食管贲门撕裂、穿孔和心脏意外，但极为罕见。

食管贲门撕裂的发生与内镜检查时患者剧烈地呕吐，或操作者在进镜、退镜时未松开固定角旋钮等原因有关，重者可致穿孔。食管穿孔常见部位是咽部梨状窝和食管下段。其原因是患者不合作，操作者动作粗暴，盲目插镜引起损伤。穿孔的主要症状是立即出现剧烈的胸背部疼痛、纵隔气肿和颈部皮下气肿，可继发胸膜炎和纵隔炎，X线检查可确诊。尽管食管穿孔发生率很低，但一旦发生穿孔，后果严重。患者需立即行外科修补手术，如未及时发现而延误诊断，死亡率很高。此外，极少数有心血管疾病的患者，食管镜检查可发生心律失常、心绞痛、心肌梗死甚至心脏停搏。为预防这些并发症的发生，操作者应熟练掌握操作技术，动作轻柔，顺腔进镜，掌握内镜检查的适应证和禁忌证，努力做好患者的解释工作，必要时做心电监护。如出现并发症，应作及时诊断和处理。此外，内镜室应配有急救药物和设施。

（丁文斌）

第二节　胃镜检查

一、适应证

随着科学技术的不断进步，胃镜的功能不断得到完善和拓展，医师的操作技术也随之不断提高，加上检查前准备及检查操作的逐步规范化，胃镜诊治过程更加安全和方便，诊断结果更加可靠，胃镜检查的适应证比过去也明显增宽，越来越多的患者和医师选择内镜检查。

胃镜可直接清晰观察食管、胃、十二指肠球部甚至降部的病变情况，并可通过放大、染色、活检和超声波检查使诊断结果更加可靠。一般情况下，凡是怀疑上述消化道病变而无法确诊者均可进行胃镜检查，具体如下。

（1）非特异性的上腹部症状，如腹痛、腹胀等，怀疑食管、胃、十二指肠球部或降部病变，而临床无法明确诊断者。

（2）X 线钡餐或 CT 检查发现病变但无法进一步明确病变性质者。

（3）不明原因的贫血、黑便或急性上消化道出血。

（4）患者随访：①对癌前疾病的随访，如慢性萎缩性胃炎、残胃炎、反流性食管炎、Barrett 食管等；②药物对某些疾病疗效的随访，如溃疡病、幽门螺杆菌感染、真菌性食管炎等；③上消化道疾病内镜下微创治疗或手术治疗后的随访，如 ESD 或 EMR 术后、恶性肿瘤根治性切除术后。

（5）上消化道异物患者。

（6）需要胃镜下治疗的患者。

二、禁忌证

随着医疗器械的改良、诊治技术的进步，多数情况下胃镜检查的禁忌证是相对的。如精神紧张不能自控、精神失常、神志不清、心律失常、心肺功能不全等。对于精神紧张者可在术前对其充分解释检查的安全性和必要性，必要时可给予应用镇静药物。精神失常或精神病患者若必须行胃镜检查，可在麻醉医师及专科医师协助下完成。心律失常或心肺功能不全患者可在专科医师术前充分的病情评估及药物准备、术中良好的心电监护下由经验丰富的内镜医师完成检查。甚至对于脑卒中无法进食的患者仍可在良好的麻醉和监护条件下完成胃造瘘（PEG）或胃镜检查。

但若出现以下情况则应视为胃镜检查的绝对禁忌证。

（1）严重的心脏疾病：危及生命的心律失常、心肌梗死急性期、心功能Ⅳ级。

（2）危及生命的肺部疾病：哮喘发作、呼吸衰竭不能平卧者。

（3）重症咽喉部疾病或畸形致使胃镜无法插入者。

（4）腐蚀性食管、胃损伤的急性期。

（5）食管、胃、十二指肠穿孔的急性期。

三、并发症

在患者积极配合及检查医师严格掌握内镜检查的适应证和禁忌证，熟练、轻柔操作的情况下，胃镜检查是安全的。但是胃镜检查严格意义上来讲，毕竟是一种侵入性检查，可能出现各种各样的并发症，严重者甚至危及生命。目前国内外所报道的并发症发生率为 0.012% ~0.090%。

（一）一般并发症

1. 颞下颌关节脱位　颞下颌关节脱位常因安放口器时张口过大，或因张口过久引起，有脱位病史者更易发生。多表现为胃镜检查完后出现开口状态而不能闭合、语言不清、唾液外流等。原则上应尽快行手法复位。

2. 咽喉部损伤 咽喉部损伤多由进镜时损伤了咽部组织或梨状窝引起，严重者可并发局部出血或血肿形成，并发感染时可形成脓肿，出现发热、咽部疼痛、声音嘶哑等，梨状窝黏膜破裂时可出现颈部皮下气肿。检查前应嘱患者全身放松，颈部勿过度后仰或前屈。操作者应熟悉咽喉部解剖结构，沿舌根及咽后壁滑下，忌用力盲插。插镜抵达咽部或梨状窝时可嘱患者吞咽，在食管口开启时顺势进入食管。

3. 气管或喉头痉挛 盲目进镜或进镜时适逢患者咳嗽易将胃镜误插入气管，镜内残留水滴或镜头附着的唾液进入气管，均会引起患者气管或喉头痉挛，使患者出现剧烈呛咳、喘鸣、呼吸困难、憋气、发绀。此时应立即退出胃镜，待症状解除后再进行检查。

4. 贲门黏膜撕裂 贲门黏膜撕裂主要原因为检查过程中患者剧烈恶心或呕吐，胃内压升高，使食管下端至贲门的黏膜撕裂。未开固定钮时进镜、退镜，盲目进镜或暴力进镜等也可导致贲门黏膜撕裂的发生。胃镜下可见贲门处纵向或三角形裂痕，伴渗血或出血。可适当给予黏膜保护剂和抑酸剂，出血多可自行停止。

5. 唾液腺肿胀 唾液腺包括腮腺、颌下腺和舌下腺。多因检查过程中唾液分泌增加或腺管痉挛、腺管开口阻塞引起。唾液肿胀常可自愈，必要时可给予抗生素治疗。

（二）严重并发症

1. 严重的心脏相关并发症 心脏意外主要包括心跳骤停、心绞痛和心肌梗死，其中心跳骤停是最严重的并发症，多出现在检查开始后的几十秒内，死亡率极高。心脏意外的原因主要有迷走神经受刺激或检查时合并低氧血症。在严格掌握适应证和禁忌证的情况下进行胃镜检查无须心电监护，但检查室内应常规准备心电监护仪、心肺复苏的设备和药品。对有心律失常、心绞痛、非急性期心肌梗死病史者，术前可给予吸氧、应用抗心律失常及冠状动脉扩张药。一旦发生心脏意外应立即停止检查，并进行积极抢救。

2. 消化道穿孔 消化道穿孔是内镜检查时出现的最严重的并发症之一，如处理不当常危及生命。最常见的部位为咽喉梨状窝和食管下端，还可见于胃和十二指肠。常见的原因有如下几个方面：①检查时患者不合作、检查者盲目粗暴进镜，往往导致咽喉梨状窝穿孔，出现颈部皮下气肿；②食管 Zenker's 憩室、贲门失弛缓症易发生食管穿孔，可表现为颈胸部皮下气肿、胸痛、呼吸困难；③瀑布形胃者或通过十二指肠球降结合部时，因医师技术不熟练或粗暴操作发生穿孔，穿孔瞬间常有剧烈疼痛，立位腹部 X 线检查见膈下游离气体可确诊。十二指肠腹膜后部穿孔可出现上腹痛向背部放射，CT 检查可见十二指肠周围积液和后腹膜积气；④因溃疡处的胃壁较薄，加之注气过多并在溃疡中央处多次活检可诱发穿孔。

穿孔较小者可在内镜下行处理，出现气胸或胸腔积液者给予胸腔闭式引流；胃或十二指肠穿孔者应给予胃肠减压。内镜处理失败可选择经胸腔镜或腹腔镜修补。

3. 出血 一般情况下进行胃镜检查很少出现需要处理的大出血，但在以下情况下要警惕出血的发生。①食管或胃底静脉曲张患者，内镜损伤或误做活检导致破裂出血。②Dieulafoy 病患者，此病的病理特点为动脉分支由浆膜面垂直贯入黏膜下时，管径不减小，保持恒径，恒径动脉是先天性发育异常。病理特点一般为 2 ~5mm 伴轻度炎症的胃黏膜缺损，缺损不侵犯肌层，缺损黏膜下有一异常的动脉。在胃镜检查活检时可引起出血。③出血性疾病或长期服用抗凝血或抗血小板药物者。

4. 肺部并发症 胃镜检查时常见的肺部并发症为吸入性肺炎，多发生于无痛内镜检查的过程中、胃潴留或大量出血患者，胃潴留同时行无痛内镜检查更易在胃镜检查时发生反流、误吸，从而引起吸入性肺炎的发生。此外因患者紧张憋气或胃镜部分压迫气道可能会引起轻度通气障碍，出现一过性的低氧血症。

5. 感染　据美国胃肠内镜学会统计，内镜检查时受检者间传播感染的总发生率非常低，为1/1 800 000。但免疫力低下（如服用大剂量免疫抑制剂）或重症糖尿病患者，行胃镜检查并活检后可出现菌血症，甚至发生感染性心内膜炎。心脏病学和内镜学专家对于此类患者检查前是否常规预防性应用抗生素还未达成共识。胃镜检查可引起沙门菌、绿脓杆菌、幽门螺杆菌、HBV 和 HCV 在受检者间的传播。为防止乙型肝炎或丙型肝炎的传播，内镜检查前应常规检查乙型肝炎病毒和丙型肝炎病毒血清学标志物，对检查阳性者应用专门胃镜检查，并在检查后进行严格地消毒。此外，内镜医师及护士应注意防护，国外曾有幽门螺杆菌由患者向医师和护士传播的报道。目前还没有胃镜检查会传播 HIV 的报道。

6. 胃镜嵌顿　胃镜嵌顿的原因是镜身柔软易弯曲，镜身在狭窄的腔内出现弯曲反转或在反转观察胃底时因注气不足、视野不清而进入食管引起 U 形嵌顿。常见于食管、食管裂孔疝处、变形狭窄的胃腔、瀑布形胃的胃底部位，而以食管内反转最易出现，也最难处理。碰到此种情况，可在良好的心电监护条件下给予静脉麻醉，并在 X 线透视下通过调整旋钮和进镜尝试解除嵌顿；若条件允许也可进入另一胃镜将嵌顿胃镜推回胃腔。若上述措施仍不能解除，手术是唯一的选择。

（三）麻醉相关并发症

在有经验的麻醉师的配合下，静脉应用丙泊酚来减轻患者在行内镜检查时的痛苦，已经是一种非常安全有效的方法。但麻醉过深，患者可出现不同程度的呼吸、心跳抑制；麻醉过浅会因刺激出现反流、误吸。麻醉前应认真询问并评价患者的心肺功能。在行无痛内镜检查时，应密切监测被检者的呼吸和心率、血氧饱和度，必要时进行二氧化碳描记术（capnography），检查室内应常规准备加压面罩及气管插管的器械和药物。当出现心率减慢时，可适当给予阿托品；血氧饱和度降低时，可给予增加吸入氧浓度。颈部过度肥胖伴舌后坠者可给予抬举下颌，若仍无效，可行鼻咽通气道通气。

四、胃镜检查前的准备

（1）向患者认真说明胃镜检查的必要性和安全性，解除其恐惧心理，取得患者的信任和配合，并签署检查知情同意书。

（2）一般情况下胃镜检查前禁食 5h，静脉麻醉行无痛检查前应禁食 12h，禁饮 4h。幽门梗阻者需禁食 2～3d，必要时洗胃。

（3）口服咽部麻醉剂和去泡剂。

（4）镇静药：对精神紧张的患者可在检查前 15min 给予地西泮 10mg 肌内注射。

（5）解痉剂：为了减少胃蠕动和痉挛，方便观察，可在检查前 10min 给予山莨菪碱 10mg 肌内注射，此方法多用于内镜下治疗时减少胃肠的蠕动。

（6）嘱患者松开衣领口及腰带，摘下义齿，左侧卧位于检查床，双腿屈曲，颈部放松，含上口垫，颈部衣领处铺上消毒巾，并在其上置弯盘以承接唾液或呕吐物。

（7）医师和护士仔细核对患者姓名、病史、既往胃镜检查结果。

（8）医师仔细检查内镜角度控制钮、吸引、注气是否有故障，内镜视野是否清晰。

（9）进行静脉麻醉无痛检查时应进行麻醉前签字。

五、胃镜检查方法

胃镜可分为前视型、侧视型和斜视型，以下将按照不同的类型并结合检查部位进行介绍。

（一）进入口咽部

1. 前视型内镜　左手握操纵部，右手握离镜端20cm处，操纵镜前端沿舌面进入口腔，同时嘱患者将舌放松，不要舔镜端。右手逆时针旋转90°，控制旋钮，保持镜前端与患者身体纵轴平行，沿舌根进镜至咽喉部，此处可见会厌、声带及食管入口。食管入口一般情况下呈关闭状态，在患者恶心或做吞咽动作时开启，此时使角度控制旋钮处于自由状态，对准食管开口，轻轻推进即顺势进入食管。若进镜时，镜端没有对向食管开口而偏向梨状窝，可稍顺时针或逆时针旋转镜身，使其滑入食管上端。

2. 侧视型内镜　侧视型内镜的特点在于，物镜与内镜的主轴成90°角，无法直视。沿舌面进镜，操纵钮处于自然状态，在患者恶心或做吞咽动作时，顺势进镜至食管上段。

3. 斜视型内镜　进镜方法与侧视型内镜相同。

（二）观察食管

食管全长约25cm，门齿至食管入口处约15cm，门齿至贲门长38～40cm，食管的3个生理狭窄部分别为食管入口处、主动脉弓和左支气管与食管交叉处、贲门。食管入口处进镜时瞬间即过，较难窥清有无病变，常需在缓慢退镜时观察。第1生理狭窄部食管入口处后壁为一处缺乏外层纵行肌的三角形薄弱部，为Laimer三角，为胃镜检查时易发生穿孔部位。第2生理狭窄部位于距门齿26～27cm处，主动脉弓和左支气管从前面压向食管。另距门齿约35cm处食管前方，可见心脏搏动。贲门为第3生理狭窄部，是食管通过横膈食管裂孔的部位，此处外壁与胸膜紧密结合，发生穿孔可直接进入胸腔。

食管黏膜和胃黏膜的交界处可见一不规则波浪状略呈灰白色的交界线，称为齿状线，又称胃食管结合部。齿线近端的黏膜富含扁平的鳞状上皮，颜色稍白；而远端的黏膜富含柱状的腺上皮，呈橘红色或红色。齿状线距门齿的距离一般情况下应不小于38cm，若小于该值，则应考虑食管裂孔疝的可能。齿状线常在食管炎时因食管下段充血、糜烂和溃疡变得模糊不清。

食管的定位是以患者的前、后、左、右定为4个侧壁，另加上距门齿的距离来描述的。

（三）观察胃

1. 胃的分区　内镜通过齿状线，即进入胃的贲门部。贲门部为距齿状线2～3cm以内的胃内部分。贲门部左侧向大弯侧做一水平连线，连线上方即为胃底部。胃底至胃角切迹同大弯侧对应部分的连线间的部分为胃体。胃角切迹同大弯侧对应部的连线至幽门间的部分为胃窦部。胃的内侧较短，为胃小弯；外侧较长，为胃大弯。胃小弯侧在胃体、胃窦交界处曲折成角，称为胃角。左侧卧位检查时，靠近床的部位为胃大弯，胃的腹侧为前壁，背侧为后壁。胃窦与十二指肠交界处的圆形开口为幽门。幽门近侧2～3cm的胃窦为幽门前区，收缩时因在X线钡剂造影时形成管状，故又称幽门管。胃体较大，可人为地将小弯及大弯三等分，各分点的连线将胃体分为上部、中部和下部。

2. 胃各不同部位的特点

（1）胃底及胃体：胃底及胃体交界处的黏膜皱襞呈弯曲迂回的脑回状，胃大弯侧黏膜皱襞纵行，胃小弯侧少而细，注气后皱襞展开。左侧卧位时，胃底及胃体上部大弯侧可见黏液积聚，称为黏液池或黏液湖。胃体的皱襞到达胃窦时消失，两者交界处即为胃角切迹。由胃体部向胃窦部观察，可见胃角呈拱门状。

（2）胃窦：胃窦部黏膜平坦，可见环形蠕动向幽门推进，并可在幽门前区形成收缩环，貌似幽门，故称假幽门。幽门前区可有一至数条短纵形皱襞向幽门延伸，若皱襞进入幽门口，则称为黏膜流入。较粗的黏膜进入幽门后，在 X 线钡剂造影时，可见皱襞突入球部，称为胃黏膜脱垂。

（3）幽门：幽门正常情况下为一圆形孔，伴有节律的开闭。幽门闭合时完全封闭，若关闭不紧则称幽门关闭不全。若长时间处于开放状态，则称幽门开放。含有胆汁的肠液可经开放的幽门反流至胃内。

3. 胃各不同部位的内镜观察方法

（1）观察贲门胃底：进镜时可以观察贲门部，但当胃镜由贲门进入扩大的胃腔后，前视型内镜便无法观察贲门内口和胃底穹窿，此时需运用 U 形反转技术（又称高位倒转）或 J 形反转技术（又称低位倒转）来进行观察。U 形反转是将内镜送入胃体中部，在看到胃腔弯向后壁侧时，将胃镜角度旋钮向上旋转 90°～180°，同时边观察后壁黏膜边将内镜向前推进，此时胃镜紧贴贲门口处反转为 U 形。左右旋转镜身并同时进镜或退镜便可窥及贲门口和胃底全貌。J 形反转是在胃镜前进至胃窦部，看到幽门时将胃镜角度旋钮向上旋转，推进内镜继续前进至可见反抛物线形的角切迹，继续推进胃镜便可远远窥及贲门，保持旋钮角度，右手缓缓回拉胃镜至贲门处，即可观察胃底和贲门。反转胃镜时，看到的镜身为小弯侧，对侧为大弯，左侧为胃前壁，右侧为胃后壁。侧视镜需镜角向上90°～100°，斜视镜需镜角向上 150°，则可以达到前视镜的效果，旋转和进镜与前视型内镜相同。

（2）胃角观察法：胃角为胃腔内足量注气后胃窦、胃体交界处的胃小弯折叠而成。胃角观察需要运用 J 形反转技术。胃镜从贲门向幽门方向推进时，可见一拱门形角切迹，此即角切迹体侧。继续进镜，看到幽门时调节角度钮向上，可窥及反抛物线状的角切迹，即胃角窦侧。运用 J 形反转在看到反抛物线形的角切迹后，将胃镜缓缓回拉，目镜即对向角切迹正面，其左侧为胃体腔，右侧为胃窦腔，胃角切迹两侧分别为前后壁。侧视镜需镜角向上 90°～100°，斜视镜需镜角向上 150°，则可以达到前视镜的效果，旋转和进镜与前视型内镜相同。

（3）进入并观察幽门：当幽门张开时，可将内镜推入幽门，如幽门不开，需等开启后进镜，前视型内镜边观察边进镜即可进入，但侧视型内镜则需将镜角向下，物镜才能对向幽门，视野中才能看见幽门，此时内镜的前端几乎横向幽门不能进入，需在看到幽门后，将镜角恢复伸直，前端才能对向幽门，此时物镜所观察的是胃窦小弯的黏膜，从看到幽门，将镜角向上抬的过程，可见幽门随镜角上抬而下降，在视野中有如太阳落山样落下和消失，此时前端正好对准幽门，向前推进，即可进入幽门。斜视型内镜的镜角向下 30°时可看到幽门，此时将镜角上抬 30°，即可推进入幽门。有时胃窦呈环形收缩，形成假幽门，待蠕动过后胃窦舒张即可看到幽门。

（四）观察十二指肠

胃镜可观察十二指肠球部及降部，而水平部及升部不易到达。内镜进入幽门首先展现在视野中的即为十二指肠球部前壁，位于视野左侧，视野上方为小弯，下方为大弯，后壁位于视野右侧，需缓慢进镜或退镜加以调节角度钮才易看清。前视型内镜不易看到近幽门的球基底部，超细型前视型内镜在球部可行J形反转，可看到基底部。侧视型内镜将镜角向下，可观察球小弯，顺时针旋转90°～180°，观察后壁及大弯侧，逆时针旋转90°观察前壁，基底部不易观察。

从球部至降部有一个向右后并向下的曲折，需将内镜旋转90°～180°，并将镜角向上，同时注气，看到肠腔后将胃镜顺势推进即可进入，此后借助小弯侧的阻力，在拉镜取直过程中，内镜前端可向前滑入降部远端，作ERCP检查时可利用此手法将十二指肠镜前端送达乳头部位。降部为筒状肠腔，有环形皱襞（Kerckring皱襞）。有的患者从球部可以看到转向降部的肠腔，则可循腔进入。在十二指肠上角部位因转弯较急，常不易看清，此部位需在缓慢退镜时观察。降部内侧壁有十二指肠乳头和副乳头，乳头在成人一般位于距门齿80cm处。前视型内镜常不能窥及乳头全貌，侧视型内镜则可满意地观察乳头部及开口。

六、胃和十二指肠正常内镜下表现

（一）胃的正常内镜下表现

1. 胃的黏膜和皱襞　正常胃黏膜被覆柱状上皮，呈浅红色或橘红色，黏膜表面光滑、柔软。胃黏膜表面附有一层透明的黏液，有光泽，紧贴胃表面，具有黏滞性和弹性。胃黏膜形成很多折皱，称为皱襞。胃底穹窿和贲门口黏膜光滑无皱襞，胃体胃底交界处皱襞弯曲迂回呈脑回状，自胃体上部至下部，皱襞互相平行靠拢，达胃窦部时变细并消失。胃体大弯处皱襞最明显，前后壁较少，小弯处则很少见到。当注气后，胃腔扩张，黏膜伸展，皱襞变浅。胃窦一般无皱襞出现。

2. 胃壁血管　胃壁黏膜下层具有丰富网络血管丛。由血管丛再发出许多小血管进入黏膜层，形成毛细血管床，黏膜呈现红色。除胃底可见细血管外，其他部位在内镜下正常见不到血管。但在胃腔过度充气时，黏膜变薄，可见到黏膜血管网。

3. 胃的蠕动　胃的蠕动运动起自于胃体中部大弯侧，渐向胃窦推进，消失于幽门。由于蠕动起步点可移动，随胃腔内注气增加、胃张力增高，蠕动起步点可向胃体下部及胃窦部移动。一般每分钟蠕动3～4次。胃窦部的蠕动收缩较体部强，强力的蠕动波形成明显的收缩环，使胃窦形成环形，形成假幽门。当收缩环继续向幽门方向推进时，幽门前区可出现杂乱的菊花样黏膜皱襞翻向窦腔并伴有幽门的关闭。蠕动过去后黏膜皱襞即消失。胃体上部及胃底部也有收缩和舒张，但没有蠕动出现。

4. 胃黏液池　常规左侧卧位行胃镜检查时，胃底及胃体大弯侧为最低处。在胃镜下可见液体存留于此，称黏液池。液体主要成分是胃黏液细胞分泌的黏液，其稀薄、透明、清亮。此外，有的液体内有白色泡沫状液，是咽下的唾液或呼吸道分泌物。胆汁反流时可见反流入胃的黄色胆汁及颗粒样食糜。

（二）十二指肠的正常内镜下表现

十二指肠球腔呈球形，黏膜光整无皱襞，球部黏膜因由高柱状微绒毛组成而呈现天鹅绒样的镜下表现，色较胃黏膜略淡或呈暗红色，偶因胆汁残留呈黄色或淡黄色。球部一般无食糜残留。球部远端后壁有一较急的转弯，为十二指肠上角。

十二指肠降部注气后呈管状，黏膜皱襞呈环形（Kerckring皱襞），黏膜也呈绒状，色泽较球部红，较细较密。内侧壁可见到十二指肠乳头及副乳头，乳头下有2～3条纵形皱襞。乳头形态可分为3种，常见的为半球状隆起，其次为小丘状隆起和扁平形隆起。乳头开口可呈圆形或裂隙形或糜烂样，有时开口处可见胆汁涌出。副乳头多位于乳头的近端，呈半球状隆起，附近无纵行皱襞，易被误诊为息肉或黏膜下隆起。

七、胃炎

胃炎可分为急性胃炎和慢性胃炎两种。

（一）急性胃炎

Schindler将急性胃炎分为4型，即急性单纯性胃炎、急性腐蚀性胃炎、急性感染性胃炎和急性化脓性胃炎。前二者是外因性胃炎，后二者为内因性胃炎。急性胃炎常突然发病，各种不同类型的急性胃炎常在突然发作后出现，轻的可能无临床症状，在去除病因后的短期内恢复，而只有在临床症状很重时患者才来就诊，但就诊的患者中，仅很少人愿意接受胃镜检查。而急性胃炎的确诊有赖于胃镜检查加病理活检。

1. 急性单纯性胃炎　急性单纯性胃炎的病因有化学性（NSAID、烈酒等）、物理性（过烫或粗糙食物）和生物性（细菌和细菌毒素）因素。沙门菌、嗜盐菌、幽门螺杆菌进入胃，经短暂潜伏期1～12h后便可引起胃急性黏膜炎症，出现腹痛、恶心、呕吐或腹泻。

内镜下表现：胃黏膜明显充血、水肿，可伴有糜烂及胃黏膜出血点，黏膜表面覆盖稠厚的玻璃样炎性渗出物。

活检病理改变：表层上皮细胞脱落、固有膜血管受损引起的出血和血浆外渗，伴大量中性粒细胞浸润，并有淋巴细胞、浆细胞和少量嗜酸性粒细胞浸润。严重者黏膜下层也有充血水肿。

2. 急性腐蚀性胃炎　急性腐蚀性胃炎是由于各种原因吞服了强酸、强碱或其他腐蚀剂所引起，如盐酸、硝酸、硫酸、氢氧化钾或钠、氯化汞等。吞服后可立即导致口腔、食管及胃黏膜腐蚀性灼伤，甚至穿孔。患者立即出现口腔、咽喉、胸骨后及上腹部剧痛、恶心、呕吐、呕血或休克，并发胸膜炎或弥漫性腹膜炎。急性期后导致食管、贲门、幽门的瘢痕性狭窄。

在吞服了腐蚀剂后1～4d为急性期，5～14d为亚急性期，15～90d为瘢痕形成期。急性期为急性炎症改变，亚急性期为肉芽组织增生，瘢痕期为胶原组织形成，组织收缩、管腔狭窄。

急性期禁忌做胃镜及X线检查，因为注气和操作等刺激可能诱发食管和胃穿孔。急性期后行内镜检查常因食管明显狭窄而不能通过，只见食管环形狭窄，黏膜明显充血，表面不平，可有糜烂和溃疡。

3. 急性感染性胃炎　急性感染性胃炎是各种病原微生物的全身感染如伤寒、白喉、猩红热、严重脓毒血症等，细菌或毒素经血液循环到达胃黏膜引起的急性胃黏膜炎症。内镜下可见全胃黏膜弥漫性充血、水肿，广泛出血、糜烂，大量脓性分泌物。若因感染性血管栓塞，可引起黏膜出现黄色斑点，伴周围红晕。

4. 急性化脓性胃炎　急性化脓性胃炎又称为胃蜂窝组织炎，临床罕见，常由葡萄球菌、肺炎双球菌或大肠杆菌等浸入胃壁造成化脓性炎症，多继发于全身其他部位的感染病灶，起病急，高热、恶心、频繁呕吐，甚至呕吐脓样物。上腹痛、腹肌紧张，酷似急腹症，可有中毒性休克表现，甚至并发胃穿孔。此时是内镜检查的相对禁忌证。病理改变是黏膜下层的严重化脓性炎症，大量中性粒细胞浸润，胃壁切开时有脓液流出。炎症可波及浆膜层。

（二）慢性胃炎

慢性胃炎是由酗酒、吸烟、胆汁反流、自身免疫、饮食等环境因素及幽门螺杆菌感染等各种不同原因所引起的胃黏膜病变。Stahl 于 1728 年首先提出了慢性胃炎的概念，但由于一直缺乏形态及病理资料，诊断一直都存在争论。直到内镜的出现以及大范围应用，慢性胃炎的内镜诊断及分型才开始被提及并进行深入的研究。

Schindler 于 1947 年根据内镜形态学表现又将慢性胃炎分为慢性浅表性、慢性萎缩性和肥厚性三型。1983 年全国慢性胃炎座谈会提出分类建议后，我国沿用了此分类方法，并主张必要时将病变的具体表现在慢性浅表性胃炎的诊断下加以具体描述，但自该方案出台后，内镜下胃炎的诊断过于广泛，以至于没有非胃炎者。1990 年世界消化病学会悉尼系统分类法将慢性胃炎分为以下 7 种：红斑/渗出性胃炎、平坦糜烂性胃炎、隆起糜烂性胃炎、胃炎伴萎缩、出血性胃炎、胃肠反流性胃炎和皱襞肥厚性胃炎。但是由于分类烦琐而在实际工作中未被广泛应用。2000 年中华消化学会井冈山分类，分为非萎缩性与萎缩性两大类，但未能突出内镜下表现的不同特征。2002 年日本胃炎研究会分类仍嫌烦琐，不适于实际的临床工作。2003 年于大连举行全国慢性胃炎专题讨论标准，本次会议综合分析了国内外关于慢性胃炎的诊断标准。结合国内外最新研究进展，消化内镜及有关专家进行了专题研究报告，并向与会代表进行慢性胃炎诊断标准问卷调查，建议将慢性胃炎的内镜下表现分型为浅表性胃炎、糜烂性胃炎、出血性胃炎和慢性萎缩性胃炎，并对各型胃炎的镜下表现特征和分级标准进行了规范性描述。

1. 浅表性胃炎　浅表性胃炎可见于胃的各个部位，在我国人群中以胃窦部多见。胃镜下浅表性胃炎表现为黏膜红斑。与周围正常黏膜相比，病变部位明显发红。根据病变程度可分为三级：Ⅰ级表现为分散状或间断线状红斑；Ⅱ级表现为密集斑点或连续线状；Ⅲ级表现为广泛融合的片状红斑。

2. 糜烂性胃炎　糜烂性胃炎多见于胃窦，也可见于其他部位。糜烂：黏膜上皮完整性受损，但未超过黏膜肌层。糜烂灶可大可小，大的成片，可达 1cm 左右，小的可如针尖，常附有白苔，白苔周围有红晕。糜烂可分为两型：①平坦型，糜烂面基本与黏膜相平，多见于胃窦部或幽门前区；②隆起型，指在黏膜上出现丘状隆起，隆起的顶部出现火山口样黏膜损伤，可附白苔或仅为红色糜烂面，也称痘疮样糜烂，也有人称为疣状糜烂。糜烂性胃炎可以分为三级：Ⅰ级表现为单发糜烂灶；Ⅱ级表现为局部散在糜烂灶，个数≤5 个；Ⅲ级表现为广泛多发糜烂灶，个数≥6 个。

3. 出血性胃炎　出血性胃炎多见于胃体和胃底，胃镜下可见散在黏膜内点状、条状、斑片状出血斑，伴有或不伴腔内渗血，出血可表现为陈旧性的暗红色、咖啡色出血斑或新鲜的出血点。根据病变范围可分为三级：Ⅰ级表现为局部病变；Ⅱ级表现为散在多发病变；Ⅲ级表现为弥漫性病变。

4. 慢性萎缩性胃炎　慢性萎缩性胃炎是以胃黏膜固有腺体的萎缩为基础的一系列的慢性炎症过程。其病理表现为黏膜固有层内有大量淋巴细胞、浆细胞浸润，腺体重度萎缩，并伴有不同程度的肠上皮化生。后期可出现异型增生甚至癌变，是癌前疾病之一。

慢性萎缩性胃炎的胃镜表现主要有以下几个方面。

(1) 黏膜皱襞萎缩：主要表现在胃体部，皱襞萎缩变细，呈细颗粒状、皱襞变平。

(2) 血管显露：正常胃黏膜只在胃底及胃体上部可以看到血管，其他部位看不到血管。慢性萎缩性胃炎因黏膜萎缩变薄、血管显露，在大量注气时由于黏膜扩展变薄也可看到，所以不能诊断为血管显露。只有在少量注气时，看到黏膜下血管才是血管显露。但有些慢性萎缩性胃炎在萎缩的同时伴有黏膜代偿性增生，增生的黏膜变厚，黏膜下血管则不易被看到。

(3) 黏膜粗糙不平：由于萎缩、增生，加之肠上皮化生，黏膜常明显粗糙不平或呈结节状或鳞片状凹凸不平。

慢性萎缩性胃炎分为三级：Ⅰ级表现为黏膜呈细颗粒，血管部分透见，单发灰色肠上皮化生结节；Ⅱ级表现为黏膜呈中等颗粒，血管连续均匀透见，多发灰色肠上皮化生结节；Ⅲ级表现为黏膜呈粗大颗粒，皱襞消失，血管达表层，弥漫灰色肠上皮化生结节。

慢性萎缩性胃炎的诊断主要依靠病理学检查，病理组织学有腺体萎缩时才能确诊。内镜与病理学检查的符合率较低，为30%～50%。过去有人将黏膜红白相间以白为主作为慢性萎缩性胃炎的特征性改变是错误的。活检所取标本太少时（仅1～2块组织），即使有腺体减少，也只能代表所取标本部位的萎缩而不能因此武断地诊断为慢性萎缩性胃炎，否则以局部代替全体，必将使慢性萎缩性胃炎的诊断扩大化，给患者造成不必要的思想负担。因此，活检需多点进行，最好从胃窦、胃体的大小弯及前后壁、胃角各取1块（共9块），以帮助诊断。

八、十二指肠炎

十二指肠炎是指由各种原因所致的急性或慢性十二指肠黏膜的炎症变化。本病可单独存在，也可伴随其他疾病而存在。临床上分为原发性十二指肠炎与继发性十二指肠炎。原发性十二指肠炎最常见，原因不明；继发性十二指肠炎则是并发于肝、胆、胰等器官的疾病，包括应激或药物引起的十二指肠炎。

（一）病因

原发性十二指肠炎目前已作为一种独立的疾病为人们所接受，但病因尚不明了，可能和胃酸分泌增加、幽门螺杆菌感染，或饮酒、射线照射等多种因素相关。

继发性十二指肠炎病因明确，是由于邻近组织器官病变的直接影响或由于引起原发病的致病因素作用于肠黏膜致黏膜损害之故。多并发于肝、胆、胰、胃等邻近器官的慢性疾病，也可由全身性疾病（如休克、ARDS等）引起；可作为肠道炎性疾病（如克罗恩病）或溃疡性结肠炎的一部分；还可出现卓－艾综合征、肝硬化门静脉高压症、尿毒症等并发症。

（二）病理

十二指肠炎病理学可分为以下三型。

(1) 浅表型：表现为上皮绒毛变性、缩短、间隙减少。上皮细胞核致密，胞质有空泡。间质内见较多慢性炎症细胞浸润及毛细血管扩张，腺体正常。

(2) 间质型：表现为肠腺周围黏膜肌处有炎症细胞浸润，伴淋巴细胞增生及瘢痕纤维的增生。

(3) 萎缩型：表现为黏膜层变薄，绒毛萎缩、变平、间隙消失。间质内有炎症细胞广泛浸润。肠腺减少，杯状细胞及黏液细胞增加。黏膜肌增生、断裂，部分或全部上皮胃化生。

（三）临床表现

十二指肠炎可常年发病，无明显季节性，其临床表现缺乏特异性，可有慢性胃炎的类似症状，如上腹部疼痛、胀满、反酸、嗳气，也可表现为类似消化性溃疡的症状，如周期性与规律性的上腹痛，进食及解痉药可缓解，但极少有呕血、黑便。

（四）内镜下的表现

十二指肠炎的内镜表现有多种，常见的有黏膜充血、水肿、皱襞增厚、糜烂、点状或斑片状出血、黏膜粗糙、绒毛模糊不清、颗粒状或有增生的小结节、球部黏膜下血管显露、球部变形等。合并布氏腺增生时，十二指肠黏膜上结节状或息肉样隆起与其他息肉不易鉴别，但较深的活组织检查可有助于诊断。因病变程度不同，内镜表现有很大差异。十二指肠炎的内镜分类比较混乱，目前还没有得到公认的分类方法。

有人将十二指肠炎分为糜烂型、萎缩型及增殖型 3 种；有人则将十二指肠炎分为萎缩型、颗粒型、糜烂型及正常型 4 种；有学者将十二指肠炎分为结节红斑型及糜烂型 2 种；还有学者将十二指肠炎分为浅表型、糜烂型及多发假息肉型 3 种。Faivre 等人的分类比较复杂，共有 5 型，即红斑型、糜烂型、粗大皱襞型、多发假性息肉型和萎缩型。

许多学者认为，内镜直视下考虑为“十二指肠炎”，但往往与组织学变化不完全符合。造成内镜和组织学结果不一致的原因是多方面的，观察到充血而无组织学炎症变化，可能是与黏膜血流量或血管分布的个体差异有关，还有少数患者可能是由于内镜医师的操作，如内镜距肠壁太近或内镜检查时的吸引造成的。可见十二指肠伴有充血、红斑样改变并不都是炎性病变，对此内镜医师应慎重对待。

九、消化性溃疡

消化性溃疡又称溃疡病，是指在各种诱因下，胃肠道黏膜被胃酸或胃蛋白酶消化而造成的溃疡，胃溃疡和十二指肠溃疡最常见，也可发生于食管、胃空肠吻合口或含有胃黏膜的 Meckel 憩室内。在病理学上要注意区别糜烂和溃疡，溃疡的病变穿透黏膜肌层达黏膜下层或更深，而糜烂仅限于指黏膜上皮受损。

消化性溃疡常表现为不同程度的上腹部疼痛，后壁穿透性溃疡可伴有背部放射痛。典型的十二指肠溃疡疼痛常呈节律性和周期性，以秋末至春初常见，常出现在餐后 3～4h，即“饥饿痛”，可被进食或服用抑酸剂所缓解。胃溃疡疼痛多发生在餐后 0.5～1h，持续 1～2h 后缓解。十二指肠溃疡可出现夜间痛，而胃溃疡夜间痛较少见。

消化性溃疡在内镜下表现为被覆白苔的凹陷，伴周围组织充血、肿胀，边缘隆起，周围皱襞集中。内镜检查时应注意观察溃疡的部位、大小、形态、分期和溃疡周围黏膜蠕动情况。检查时应保持视野的清晰，注意清除黏膜上覆盖的黏液，以免漏诊。发现溃疡应常规行内镜下活检取材。

1. 胃溃疡　胃溃疡多发生于胃窦及胃角。随着年龄的增加，发生在胃体上部的溃疡比例增高。胃镜下可将溃疡分为活动期（active stage，A 期）、愈合期（healing stage，H 期）和瘢痕期（scarring stage，S 期）。各期又可分为两个阶段：A_1 期和 A_2 期，H_1 期和 H_2 期，S_1 期和 S_2 期。但内镜下对溃疡的分期难以确切判断，如当 H_1 期与 H_2 期难以区分时，则以

H_1-H_2 期表示；当 H_2 期与 S_1 期难以区分时，则以 H_2-S_1 表示。

（1）活动期（A 期）：A_1 期溃疡底覆白苔或黄白色厚苔，其上可有出血点或血痂，周围黏膜充血水肿，呈堤状隆起。A_2 期较 A_1 期白苔清洁，边界鲜明，周围黏膜充血、水肿减轻或消退，开始出现再生上皮所形成的红晕。

（2）愈合期（H 期）：H_1 期溃疡缩小、变浅，白苔变薄。四周再生上皮明显，呈红色栅状，黏膜皱襞向溃疡集中。H_2 期溃疡明显缩小、变浅，白苔变薄，再生上皮范围进一步增宽。

（3）瘢痕期（S 期）：S_1 期溃疡消失，黏膜缺损完全为再生的黏膜上皮覆盖，再生上皮呈红色栅状，向心性放射状排列，中心可见小的褪色斑。S_2 期再生上皮红色消失，与周围黏膜体相同，皱襞集中不明显，为白色瘢痕。

2. 十二指肠溃疡　十二指肠溃疡多数发生在十二指肠球部前壁，可单发或多发，少数发生在球部远端，称为球后溃疡。球后溃疡可单独发生或与球部溃疡同时发生，表现为沿环形皱襞的黏膜损害。球部溃疡根据内镜所见也可分为活动期、愈合期及瘢痕期，但分期不如胃溃疡明显。少数可呈线状，多发生于隆起的嵴部。也有在充血、水肿的黏膜表面散在点状或小片状白苔而无凹陷，称为霜斑样溃疡。由于球部溃疡反复发作的特点，检查时可见球腔畸形、假憩室形成表现。

3. 特殊类型的溃疡

（1）应激性溃疡：多因药物、应激、饮酒、烧伤、外伤、手术等因素所致。症状包括上腹剧痛、烧心感、恶心、呕吐，常并发呕血及黑粪。病变可在胃窦、胃体，大多为多发性。内镜下表现为散在多发的溃疡、糜烂，伴或不伴黏膜出血。多数病变溃疡周围炎症不明显，溃疡表浅，很少穿过黏膜层。烧伤引起的应激性溃疡称 Curling 溃疡，颅脑损伤后发生的溃疡称 Cushing 溃疡。巨大带状溃疡，为发生于胃体的应激性溃疡的一种特殊表现形式，多发生于胃体的后壁。溃疡深大易发生出血，纵轴与胃轴平行。溃疡底有白苔、暴露的血管及凝血块附着。

（2）线状溃疡：一般将与胃的纵轴方向垂直呈线状、长度在 3cm 以上的溃疡称线状溃疡。引起胃小弯明显的短缩是线状溃疡最大的特征，具有这种特征时即使溃疡长度不满 3cm 也可称为线状溃疡。线状溃疡多发于胃角。线状溃疡多为难治性，不易愈合，反复发作引起胃小弯短缩，使胃呈蜗牛状或囊状变形，导致胃排空延迟，食物在胃内停滞时间延长，胃酸分泌增加，使溃疡迁延不愈。

（3）对吻溃疡：胃的对吻溃疡是指以胃小弯为中心同时发生于胃前后壁相对称位置上的溃疡。两个溃疡可形成连接前后壁的横行于胃小弯或胃大弯的隆起皱襞，导致胃的横向缩短或葫芦状变形。十二指肠的对吻溃疡为同时发生于十二指肠前后壁的溃疡。

（4）胼胝体溃疡：因溃疡反复发作，溃疡底和周围产生明显的纤维化，周围呈堤状，高而硬，其是典型的难治性溃疡，必要时需与胃癌的 BorrmannⅡ或 BorrmannⅢ进行鉴别。

（5）单纯性溃疡：又称 Dieulafoy 糜烂，溃疡浅小，直径小于 0.5cm，底部为暴露的血管，多发生于胃体部或居贲门 3cm 范围内，老年人多见，常造成大量反复出血。病变较小或因胃腔内残留血迹常易漏诊，必要时须采用胃镜复查。

（6）胃巨大溃疡：胃的良性溃疡直径一般在 2～2.5cm，大于 3cm 的溃疡称为巨大溃疡，往往需要与恶性溃疡鉴别。巨大溃疡往往不能为抑酸药完全缓解。部分难治者与血吸虫虫卵沉积、真菌感染有关。

（7）吻合口溃疡：多见于胃十二指肠或胃空肠吻合术后，多发生于吻合口的肠侧，可能与肠黏膜屏障功能差、不耐酸的侵蚀以及吻合口处组织血运较差有关。在 Billroth Ⅰ式手术中，溃疡多发生于吻合口十二指肠肠侧的小弯前后壁。在 Billroth Ⅱ式手术中，溃疡多发生于输入襻和输出襻之间的鞍状部黏膜，多在输出襻侧。吻合口溃疡的胃镜下表现同一般消化性溃疡分期。

（8）十二指肠线状溃疡：长度超过全周径的 1/4 的溃疡，较胃的线状溃疡多见，可横行或纵行。短的条状、线状溃疡的中心部多在小弯侧，可发生在隆起皱襞的嵴部，可能为数个溃疡合并而成。溃疡边缘多鲜明锐利，前后壁的线状溃疡可不整齐。

（9）十二指肠的巨大溃疡：直径在 2.0cm 以上或占十二指肠的一个侧壁的全部或更大的溃疡。这种溃疡病例常常病史长，有较严重的十二指肠变形。不少病例合并出血，并有露出的小血管。巨大的十二指肠溃疡常发生于后壁，周围有较大的炎性团块，且常常深侵入胰腺，疼痛较剧烈且顽固。出血、穿孔和梗阻等并发症多见。

4. 良恶性溃疡的内镜下鉴别　晚期胃癌镜下表现较典型，不难确诊。活动期及愈合期良性溃疡有时因炎症水肿及上皮再生等与胃癌在胃镜下不易鉴别。现总结鉴别要点如下。

（1）活动期胃溃疡与进展期胃癌 Borrmann Ⅱ型的鉴别：活动期胃溃疡的底部低于黏膜面，底部深且平滑；白苔清洁、均匀一致；溃疡边缘平滑，周围黏膜水肿、平滑、均匀发红，不硬；溃疡环堤低，环堤坡度均匀。而进展期胃癌 Borrmann Ⅱ型的溃疡底部凹凸不平，白苔不均匀，常有暗红色凝血块或血痂覆盖；溃疡边缘不规则隆起，周围黏膜呈结节状，质硬；环堤凹凸不平。

（2）活动期胃溃疡与早期胃癌Ⅲ型的鉴别：早期胃癌Ⅲ型（凹陷型早期胃癌）内镜下常不易与活动期良性溃疡鉴别。一般情况下良性溃疡的再生上皮呈均匀放射状或栅状，边缘光滑；而恶性溃疡的再生上皮则呈不均匀的发红或褪色，伴斑点状或凹凸不平的颗粒，边缘不规则呈虫蚀样。确诊还需结合溃疡边缘的组织切片病理活检。

（3）愈合期良性溃疡与早期胃癌Ⅲ+Ⅱc 型或Ⅱc+Ⅲ型的鉴别：若早期胃癌有多种类型的混合表现，则记录时将主要类型放在前面，次要类型记在后面。如凹陷型溃疡伴溃疡边缘浅糜烂则记录为早期胃癌Ⅲ+Ⅱc 型，若糜烂中央有深凹陷，则记录为Ⅱc+Ⅲ型。

愈合期良性溃疡底部白苔较少、清洁，均匀覆盖；溃疡边缘平滑；再生上皮呈栅状，放射状排列，和周围正常黏膜没有明显的分界线；周围黏膜皱襞粗细均匀、连续。而早期胃癌Ⅲ+Ⅱc 型或Ⅱc+Ⅲ型的溃疡底部白苔分布不均，底部凹凸不平；溃疡边缘呈不规则锯齿状；再生上皮分布不均，颜色减退，与周围正常黏膜间有明显分界；周围黏膜皱襞中断、变细。

（4）再发性良性溃疡与早期胃癌Ⅱc 型的鉴别：再发性良性溃疡有时会出现类似早期胃癌Ⅱc 型的变化。Ⅱc 型早期胃癌和周围黏膜的分界线虽不规则，但大致可找出其轮廓，良性溃疡的瘢痕分界线则不清楚。

5. 溃疡病的治疗　溃疡病的治疗可分为药物治疗、内镜下治疗和手术治疗。

（1）药物治疗：消化性溃疡明确诊断后，药物治疗方案的确定前首先要明确是否伴有幽门螺杆菌感染。伴有幽门螺杆菌感染的患者应首选根除幽门螺杆菌方案，抗幽门螺杆菌方案结束后再给予 2～4 周抗酸分泌治疗。根除幽门螺杆菌方案为一种 PPI 加上克拉霉素、阿莫西林（或四环素）、甲硝唑（或替硝唑）和呋喃唑酮等抗生素中的两种。药物应用剂量为：奥美拉唑（或埃索美拉唑），20mg bid；克拉霉素，250～500mg bid；阿莫西林（或四环素）500～1 000mg，bid；甲硝唑400mg，bid；呋喃唑酮100mg，bid。疗程一般为7d。初次治疗失败者可用PPI、枸橼酸铋钾（240mg，bid）合并两种抗生素组成四联疗法。

H. pylori阴性的溃疡患者可采取服用任何一种 H_2－RA或PPI，十二指肠溃疡疗程为4～6周，胃溃疡疗程为6～8周。

（2）内镜下治疗：内镜下可进行溃疡创面治疗，如向创面局部喷洒黏膜保护剂，促进溃疡愈合。部分活动性出血可采用局部喷洒血管收缩药、止血药，也可用硬化剂注射治疗。

（3）手术治疗：随着对消化性溃疡认识的加深及药物治疗的疗效进展，绝大部分溃疡病可经内科治疗治愈。外科手术治疗仅限于有并发症者，如溃疡大出血、溃疡急性穿孔、瘢痕性幽门梗阻、溃疡癌变等。

十、胃癌

胃癌是世界上最常见的消化道恶性肿瘤之一。胃癌的发病存在地域和性别差异，日本、中国、韩国、俄罗斯、南美及东欧国家为胃癌高发区，而美国、新西兰、澳大利亚及西欧国家发病率则较低。在性别方面，男性发病率约为女性的2倍。在我国，从黄土高原至东北辽东半岛，以及沿海胶东半岛至江、浙、闽地区为高发，而广东及广西等省份的发病率较低。胃癌可发病于任何年龄，以中老年人居多。

（一）病因和发病机制

目前胃癌的病因虽尚未完全阐明，但从大量的流行病学研究结果来看，胃癌的发生是外界因素和机体内在因素相互作用的结果。外界因素包括H. pylori感染、吸烟、亚硝酸盐摄入，环境中硒、镍含量增加。内部因素包括E－cadherin基因突变、癌前病变及癌前状态（如肠上皮化生、萎缩性胃炎、残胃、慢性溃疡等）。

（二）胃癌病理

胃癌可发生于胃内任何一部分，以胃窦最常见。胃癌在组织学上分为腺癌、未分化型癌、腺鳞癌、鳞状细胞癌，其中腺癌最常见。腺癌又分为管状腺癌、乳头状腺癌、黏液腺癌、低分化腺癌和印戒细胞癌。Lauren分型将胃癌分为肠型和弥漫型，前者分化、预后较好，后者分化、预后较差。

（三）胃癌的内镜检查

1. 早期胃癌　根据癌组织在胃壁的浸润深度，可将胃癌分为早期胃癌和进展期胃癌两大类。早期胃癌是指癌细胞浸润局限在胃壁的黏膜层及黏膜下层，而不论其浸润范围大小及是否有淋巴结转移。早期胃癌可分为三型，即Ⅰ型（隆起型）、Ⅱ型（表浅型）、Ⅲ型（凹陷型）。其中Ⅱ型又分成3个亚型，分别为Ⅱa（表浅隆起型）、Ⅱb型（表浅平坦型）和Ⅱc型（表浅凹陷型）。根据其内镜下的表现将其归结为3大类，即隆起型、凹陷型和平坦型。

（1）隆起型：主要包括Ⅰ型和Ⅱa型早期胃癌。Ⅰ型在内镜下表现为病变隆起高度超过正常黏膜厚度的2倍。而Ⅱa型病变隆起高度不到正常黏膜厚度的2倍。隆起型病变无蒂或亚蒂，隆起表面结构呈大小不等的结节状或颗粒状，隆起边缘不整，正面观呈虫咬状。

需要与该型早期胃癌鉴别的病变有良性息肉、糜烂性胃炎（隆起型）、异位胰腺、胃黏膜下隆起性病变（如平滑肌瘤和胃肠道间质瘤）等。良性息肉一般有蒂或亚蒂，呈分叶状，表面光滑，顶部光滑无凹陷。隆起型糜烂性胃炎表现为黏膜丘状隆起，顶部出现火山口样黏膜损伤，可附白苔或仅为红色糜烂。异位胰腺的隆起部与周围黏膜色泽相同，隆起顶部有凹陷。胃黏膜下隆起性病变多呈丘状或半球状，表面光滑，部分可在顶部伴有小溃疡形成。

（2）凹陷型：凹陷型早期胃癌包括Ⅱc 型、Ⅲ型、Ⅱc + Ⅲ型及Ⅲ + Ⅱc 型等混合型。Ⅱc 型早期胃癌凹陷糜烂深度一般不超过 3mm；Ⅲ型早期胃癌浸润深度较深。Ⅲ型早期胃癌多与Ⅱc 早期胃癌共存，这时内镜下的表现为溃疡边缘不整齐，或有浅糜烂，描述方式为病变面积大的类型写在前面，其他的写在后面，如Ⅱc + Ⅲ型或Ⅲ + Ⅱc 型。

Ⅱc 型早期胃癌凹陷呈阶梯状，边缘呈锯齿状隆起，边界清。凹陷中心部黏膜呈不规则颗粒状或结节状，表面凹凸不平，有时可见残留充血岛状黏膜，周围有白苔环绕，称 RC（redpatch and circumscribed coating）征，此种镜下表现是早期胃癌存在的有力证据。凹陷周围黏膜皱襞中断现象，是凹陷型早期胃癌的另一重要特征。在凹陷病变的边缘，黏膜皱襞突然中断，或呈切割样或毛笔尖样、虫咬样中断，或皱襞急剧变细，或皱襞尖端呈杵状肥大均提示为早期胃癌的表现。最需与凹陷型胃癌进行镜下鉴别的是良性溃疡，良性溃疡一般边缘光滑，无黏膜皱襞中断现象及 RC 征。

（3）平坦型：平坦型早期胃癌是指Ⅱb 型早期胃癌，癌组织既不突出也不凹陷。大部分直径小于 1cm，属于小胃癌的范畴。胃镜下特点是黏膜表面褪色或发红伴粗糙不整的颗粒感。Ⅱb 型早期胃癌是胃镜下最难诊断的早期胃癌。在行胃镜检查时，遇有黏膜褪色或红斑状改变时，应注意活检，以免漏诊。

2. 进展期胃癌　进展期胃癌在组织学上表现为癌细胞已经突破黏膜下层，浸润至固有肌层或浆膜层。进展期胃癌病变明显，一般不易漏诊，按 Borrmann 分类法可分为以下 4 型。

（1）BorrmannⅠ型：息肉型癌。癌肿呈息肉样隆起，直径一般在 3cm 以上，表面高低不平，呈结节状，边界较清楚，肿块表面充血、糜烂或溃疡形成，可伴有污苔及分泌物，少数表面光滑，组织较脆，触之易出血。

（2）BorrmannⅡ型：溃疡局限型癌。溃疡往往发生在隆起肿瘤的表面，溃疡边缘不规则，底部凹凸不平，覆污秽苔。溃疡周边呈堤样隆起，高低不平，质僵硬，但与周围黏膜分界清楚。胃黏膜下隆起性病变如胃平滑肌瘤或胃肠道间质瘤也可伴溃疡形成，但黏膜下隆起性病变多呈半球形或丘状隆起，溃疡平滑，周围环堤光滑。

（3）BorrmannⅢ型：溃疡浸润型癌。该型胃癌具备Ⅱ型癌的溃疡特征，但其周围黏膜有癌浸润的表现，溃疡周围环堤部分或全部并非突然高起，而是渐向外倾斜。溃疡周围黏膜可有出血伴结节样改变。向溃疡集中的黏膜皱襞突然中断，或变细，或呈杵状。

（4）BorrmannⅣ型：弥漫浸润型癌。生长特性是癌组织沿胃壁各层组织的间隙向四周扩散，使胃壁僵硬增厚，胃腔变形变窄，充气后也不能扩张，蠕动消失，胃黏膜皱襞粗大，呈结节状，或出现巨型皱襞。病变可局限于胃壁的一部分或广泛累及胃大部。如累及全胃时则整个胃僵硬而呈皮革状，称为皮革胃。此型胃癌内镜诊断较难，消化道造影有助于诊断。BorrmannⅣ型胃癌应注意同胃淋巴瘤相鉴别。

十一、胃恶性淋巴瘤

胃淋巴瘤是胃癌以外最常见的胃部恶性肿瘤，也是最常见的结外淋巴瘤，占胃恶性肿瘤的2%～11%，占结外淋巴瘤的33%～60%，发病年龄以45～60岁居多，男女发病率之比为（1.2～3）：1。胃淋巴瘤最常累及胃窦及胃体远端，但也可发生在胃的任何部位，病变可局限或弥散分布。胃淋巴瘤主要来源于黏膜相关淋巴组织，以非霍奇金淋巴瘤为多，细胞分型又以B淋巴细胞为主。

目前越来越多的研究支持，胃淋巴瘤同幽门螺杆菌（H. pylori）感染密切相关。90%胃淋巴瘤患者的胃黏膜中可找到H. pylori，根除H. pylori可引起胃淋巴瘤的肿瘤组织消退，早期低度恶性淋巴瘤可完全消退，甚至治愈。此外，尚有报道提示随访中发现H. pylori再感染，淋巴瘤复发，再根治又得以消退者。表明H. pylori感染与该肿瘤发生上的特殊关系。在约40%的胃淋巴瘤中检测到了遗传学异常，即t（11；18）染色体异位。研究表明，此染色体异常可引起淋巴细胞的恶性转化。

胃淋巴瘤的诊断沿用了Dawson的标准：①体表淋巴结无肿大；②血白细胞总数和分类在正常范围内；③无纵隔淋巴结肿大；④肝、脾正常；⑤手术时除见胃及其引流区域淋巴结肿大外，其他组织未受侵犯。

胃镜检查可见黏膜增厚，呈肿块或结节、糜烂、溃疡及浸润改变，难与癌肿区别，但肿块、结节广泛而多灶，溃疡浅表而多发，大小、形态均不规则。黏膜下浸润表现为鹅卵石样外观或弥漫增厚可似皮革胃。因胃淋巴瘤的病变源于黏膜下层，活检阳性诊断率不如胃癌高，故取材时应有一定深度，并多部位取材，必要时可行黏膜下切除活检。根据胃镜下大体形态将胃淋巴瘤分为肿块型、溃疡型、结节型及浸润型。

（1）肿块型：肿块常为扁平，也可呈息肉状，表面黏膜多光滑，巨大肿块可伴黏膜糜烂或浅表溃疡。

（2）溃疡型：溃疡常发生在浸润性肿瘤的表面，溃疡多发而不连续，地图样分布。也可表现为巨大的单一溃疡，边缘锐利，与正常组织界限清楚，常不能与胃溃疡作区别。

（3）结节型：表现为黏膜表面隆起的多发性或弥漫性的结节形成，表面可伴充血糜烂。

（4）浸润型：最常见。局部浸润时出现黏膜皱襞隆起、增厚，与正常胃黏膜分界不清。弥漫浸润时表现为胃腔狭窄，皱襞粗大，充气胃壁不能扩张，肥厚的组织质脆、易出血，类似皮革胃。病变可侵犯幽门及十二指肠球部。

十二、胃间质瘤和胃平滑肌瘤

（一）胃间质瘤

胃肠道间质瘤（gastrointestinal stromal tumor，GIST）是胃肠道最常见的间叶源性肿瘤。GIST一度同平滑肌瘤、神经鞘瘤，甚至平滑肌母细胞瘤混为一谈。目前GIST被定义为组织学上富于梭形细胞、上皮样细胞，偶尔为多形性细胞，呈束状、弥漫状排列，免疫表型上表达Kit基因蛋白质产物（CD117），由突变的Kit和PDGFRα基因驱动，具有广谱生物学行为，可能起源于幼稚间充质细胞向卡哈尔间质细胞分化的消化道的最常见的间叶源性肿瘤，不同于典型的平滑肌和神经源性肿瘤。

胃是GIST最常见的发病部位，胃间质瘤在GIST中的比例约为60%。胃间质瘤的临床表现变化多端，肿瘤较小时常无症状，往往在健康普查时行胃镜检查被发现。在肿瘤较大时，患者会出现腹部不适、腹痛或腹部肿块，部分患者会因肿瘤表面溃疡出血而出现黑便，甚至出现中、重度贫血。

胃间质瘤的生长方式可分为胃内型、壁内型、胃外型和混合型4种。内镜下以胃内型最具有黏膜下肿瘤的内镜特征，易被内镜诊断。胃外型则表现为胃外肿块压迫，需超声内镜或CT协助诊断。胃镜下的胃间质瘤表现为：①突入胃腔呈丘状、半球状或球状隆起，有时仅有细带与胃壁相连，活检钳触之肿块可在黏膜下滑动；②可见桥形皱襞，正常的黏膜皱襞被肿瘤顶起形成自肿块向周围正常黏膜延伸的桥形皱襞；③肿瘤表面黏膜紧张光滑，色泽与周围黏膜相同，顶部可有溃疡形成，表面覆污苔或血痂。像淋巴瘤和其他黏膜下肿瘤一样，胃镜下活检较难取到肿瘤组织。

胃间质瘤可根据肿瘤大小、核分裂象、有无远处转移及腹腔内种植、有无坏死等分为良性、交界性和恶性胃间质瘤。手术切除是治疗体积大的或恶性胃间质瘤的首选方法，较小的良性病变可行ESD治疗。伴有远处转移和复发的胃间质瘤可根据基因测序的结果选择是否口服格列卫进行靶向治疗。

（二）胃平滑肌瘤

在内镜下胃平滑肌瘤同胃间质瘤一样均表现为黏膜下肿瘤，很难将两者区分。但有文献报道，黏膜下肿块伴表面溃疡者应警惕胃间质瘤的可能。平滑肌瘤病理表现为圆形、梭形或多角形细胞，无核分裂象、无坏死浸润等恶性表现。肿瘤标志物CD_{34}和SMA呈阳性，但CD_{117}呈阴性。手术后一般无复发转移。

十三、胃类癌

胃类癌是发生于神经内分泌细胞的肿瘤，长期以来认为其为良性肿瘤。现已证明这类肿瘤可显示恶性肿瘤的临床过程，具有独特的生物学和临床特征。胃类癌属前肠类癌，占消化道类癌的1.10%～3.10%，占胃恶性肿瘤的1.10%～1.15%。

胃类癌内镜下表现的主要征象有：①息肉样病变，基底较广，顶部可见小溃疡；②黏膜下隆起样变，呈界限清楚的黏膜下病变，但活检钳触之肿瘤较固定；③癌样病变，常见的为边缘呈堤状隆起的癌性溃疡，同胃癌较难鉴别。

十四、胃其他病变

（一）胃静脉曲张

胃静脉曲张多由门静脉高压引起，也可由脾静脉血栓形成所致，胃静脉曲张不一定都伴有食管静脉曲张。胃静脉曲张常见于贲门附近，用内镜U形反转法观察，可表现为蚯蚓状或多发性息肉样隆起，蓝色、柔软、可被压缩。当疑有胃静脉曲张时，检查操作应轻柔，有时曲张静脉的蓝色不明显，被误诊为息肉而做活检，易导致大出血。

（二）胃黄色瘤

胃黄色瘤为黄色或黄白色稍高出黏膜的平坦小斑块，直径多小于1cm，呈圆形或椭圆形，边缘常不整齐，多为单个。可发生于胃的任何部位，但以胃窦部多见。病变可长期存在，也可缩小或消失。组织学改变主要是黏膜固有层内有成堆泡沫细胞，脂质分析结果为游离胆固醇及甘油三酯。

（三）胃内异物

胃内异物多为吞入，如义齿、钱币、纽扣、发夹、别针和牙刷等。一般而言，凡经食管进入胃的异物多能经幽门和肠道排出，但有时可因其形态特殊而停留在胃内。内镜检查不但可确定异物的存在，而且某些异物可通过内镜附件取出。

十五、十二指肠肿瘤

（一）Brunner 腺瘤

Brunner 腺瘤（Brunner's gland adenomas，BGA）是一种少见的十二指肠肿瘤，国外文献多称之为布氏腺错构瘤，为十二指肠 Brunner 腺增生所致，迄今为止，文献中报道不超过200例，患者大多为40～60岁的中老年人，无性别和种族差异。Brunner 腺瘤多位于十二指肠球部。

Brunner 腺瘤内镜下表现为单个或多个圆形、半圆形小结节，直径0.5～1.5cm，成堆或散在出现，结节表面光滑、顶端潮红伴糜烂。但由于 Brunner 腺瘤被厚而完整的黏膜覆盖，活检钳难以夹到位于黏膜下的瘤体组织，故肿瘤常规活检阴性者并不能排除诊断。

（二）十二指肠息肉

十二指肠息肉按照病理形态可分为四种：炎性息肉、增生性息肉、腺瘤性息肉和错构瘤性息肉。炎性息肉中含有大量炎细胞浸润；增生性息肉中富含大量的增生纤维组织；腺瘤性息肉又可分为管状腺瘤、绒毛状腺瘤和混合性腺瘤；错构瘤性息肉多见于 Peutz－Jeghers 综合征。十二指肠息肉可表现为单发或多发，在内镜下可表现为无蒂、亚蒂或有蒂，表面光滑或轻度充血糜烂。

（三）十二指肠癌

原发性十二指肠恶性肿瘤较少见，发病年龄以中老年人居多，早期多无临床症状，当发现时多已属晚期。最常见的发病部位为十二指肠乳头部，球部和水平部较少见。

十二指肠癌内镜下表现为病变局部的不规则隆起，病变通常呈结节状或息肉状，可伴有糜烂或溃疡形成，质脆、易出血。肿瘤和周围组织界限不清，肠腔内黏膜皱襞变粗、紊乱或消失。病灶也可表现为溃疡状，浸润至周围黏膜时，可致肠腔狭窄。

（四）十二指肠恶性淋巴瘤

十二指肠恶性淋巴瘤很少见，占结外淋巴瘤的5%，占小肠恶性淋巴瘤的10%～15%，绝大多数是非霍奇金淋巴瘤，组织学多数为B细胞型淋巴瘤。十二指肠恶性淋巴瘤中，B细胞型淋巴瘤约占84%，T细胞型和不确定型者各占8%。该病由于发病率低、病史和临床表现缺乏特殊性，易误诊为慢性炎症和腺癌而延误治疗，因此早期诊断和及时合理治疗非常关键。

胃镜下十二指肠淋巴瘤形态多样，可表现为浸润型、结节型、溃疡型与息肉型，与消化道癌表现相似，溃疡型常表现为表浅的溃疡，溃疡周围有环堤，与周围正常组织界限较腺癌清晰，且肠壁的柔韧性与腺癌相比较好。胃镜检查并取组织病理活检是确诊十二指肠恶性淋巴瘤的主要手段。若临床或内镜检查怀疑此病时，应采用多次、多点挖掘式深活检或圈套活检技术切取包括黏膜下层在内的大块黏膜。

（五）十二指肠脂肪瘤

十二指肠脂肪瘤罕见，其病因不明，早期多无明显临床表现，当肿瘤较大时可引起梗阻症状。绝大多数肿瘤位于黏膜下，向腔内生长。胃镜下以淡黄色球形肿块为其外观特征，肿块黏膜完整、表面光滑。

（六）十二指肠间质瘤和平滑肌瘤

十二指肠间质瘤和平滑肌瘤在胃镜下表现同胃间质瘤和平滑肌瘤。

（张永强）

第三节 小肠镜检查

小肠位于消化道中段，长5～7m，由于小肠远离口腔和肛门，肠段较长，在腹腔内位置游离，常形成多个复杂的环状结构。幽门至Treitz韧带为十二指肠，Treitz韧带与空肠相邻，上2/5为空肠，位于左上腹，下3/5为回肠，位于右下腹。空肠和回肠之间没有明显分界，依靠小肠Kerckring皱襞的形态及数量可粗略估计。因而小肠镜（enteroscopy）检查远较胃镜及肠镜困难。随着内镜技术的不断改进和发展，小肠镜已越来越多地运用于临床。

一、适应证和禁忌证

（一）适应证

（1）原因不明的腹痛、腹泻、呕吐，经X线钡餐、胃镜及肠镜检查未能确诊，或可疑为小肠疾病者。

（2）原因不明的消化道出血，经胃镜、肠镜检查尚未发现病灶，临床上怀疑有小肠疾病者。

（3）不明原因贫血、消瘦和发热等，疑有小肠良性或恶性肿瘤者。

（4）有吸收不良综合征者。

（5）肠结核或克罗恩病患者。

（6）手术时协助外科医生进行小肠检查并定位者。

（7）镜下进行小肠息肉摘除术、电凝止血和活组织检查者。

（8）小肠X线钡餐、CT检查病变和部位不能确定，或症状与以上检查、诊断不符者。

（二）禁忌证

（1）不配合或精神病患者。

（2）消化道急性穿孔者。

（3）严重心肺功能不全者。

（4）急性胰腺炎、胆管炎，伴全身情况较差者。

（5）急性完全肠梗阻者。

（6）腹腔广泛粘连者。

（7）高热、感染、出血倾向和肝肾功能不全未控制者。

（8）脑出血、昏迷和严重高血压、心脏病未改善者。

（9）存在其他疾病可能影响检查完成或者风险较大危及生命安全者。

二、检查方法

（一）术前准备

（1）在小肠镜检查前，向患者说明检查的目的和过程，消除患者心理的恐惧，争取患者在检查中做好配合工作。检查医生必须详细了解病史及其他有关资料。

（2）经口进镜的术前准备同胃镜检查，但最好适当应用导泻药物；经肛进镜的术前准备同肠镜检查。但由于小肠镜检查的时间较长且对患者产生一定痛苦，建议进行静脉麻醉。

（3）做碘过敏试验，以便需要时做造影检查。

（4）所有患者进行全程心电监护及氧饱和度监测。

（5）根据患者症状及其他检查结果，决定经口或经肛进镜方式，采用双人操作法。

（二）操作步骤

小肠镜分为推进式小肠镜（push enteroscopy）、探条式小肠镜（sonde enteroscopy）和导丝式小肠镜（ropeway enteroscopy）。目前常用的为双气囊推进式小肠镜和单气囊推进式小肠镜。以下介绍以上两种气囊推进式小肠镜的操作方法。

气囊推进式小肠镜的内镜操作系统由主机部分、内镜、外套管和气泵4部分组成，它开创性地利用气囊固定肠壁的作用，并与外套管的取直作用相结合，来克服机械推进显像方法在小肠所遇到的结襻和成角等困难。双气囊推进式小肠镜的内镜和外套管前端各安装有一个可充气、放气的气囊，而单气囊推进式小肠镜仅外套管前端有一个气囊，气囊连接于根据气囊壁压力不同而自动调整充气量的专用气泵。

1. 双气囊推进式小肠镜　操作前先将外套管套在镜身上，当内镜前端部至十二指肠后，将镜前端气囊充气至（5.6±2.0）kPa后气泵自动停止充气，使内镜头部固定且不易滑动，然后将未充气的外套管沿镜身滑至内镜155cm处，随后将外套管气囊充气至（5.6±2.0）kPa后自动停止充气；此时，两个气囊均已充气，内镜、外套管与肠襻已相对固定，缓慢拉直内镜和外套管；将内镜头端气囊放气至（-6.7±2.0）kPa，将镜身缓慢向深部插入，再依次将镜前端部气囊充气，使其与肠壁间相对固定，并同时释放外套管气囊并沿镜身前滑。重复上述充气、放气、滑行外套管和钩拉等动作，即可使镜身缓慢、匀速地推进到小肠深部，完成整个操作过程。

双气囊推进式小肠镜通常需由2名医师（1名负责插镜、控制旋钮，另1名负责托镜和插送外套管）和1名护士（负责给药、观察患者和进行气泵操作）协同操作。在操作过程中可根据需要从活检孔道内注入30%泛影葡胺，以了解内镜位置、肠腔狭窄扩张情况和内镜距末端回肠的距离等。操作时如遇内镜盘曲、进镜困难时，除采用拉直内镜和套管的方法外，还可使用变换患者体位、手掌按压腹壁等辅助手段。仅在少部分患者中需完成全小肠检查；不强调1次小肠镜检查完成全小肠观察。必须行全小肠检查的患者可分别通过经口、经肛联合方式，并在第1次检查的最远端小肠黏膜下注射标记物，第2次检查时发现此标志即可确认完成全小肠检查；经口进镜的深度以回肠中下段为宜，经肛进镜的深度以空肠和回肠交界区为宜。即使应用联合方式，全小肠检查的完成率也只有40%~86%。两次检查可间隔数天至数月不等。

2. 单气囊推进式小肠镜　单气囊推进式小肠镜是在双气囊推进式小肠镜的基础上加以

改进，去掉镜端的气囊，仅保留外套管气囊，镜端的可曲度及视角范围明显增加。通过安装在外套管端气囊充气和镜端的钩拉交替固定肠腔，再反复推拉外套管和镜身，使其不断向前推进，完成对整个小肠的检查。单气囊推进式小肠镜与双气囊推进式小肠镜相比，其优势在于操作更加简便，仅一个气囊交替充放气，镜端灵活、视角大；操作人员可减少为2名，即1名医师控制旋钮和气泵遥控器，另一名医师插镜，明显提高了小肠镜的检查效率。

通过操作外套管前端的气囊以及控制内镜的前端角度，单气囊推进式小肠镜可顺利插入小肠深部。首先，将内镜插入管腔深部；外套管推进并向气囊充气；当气囊内部压力超过规定上限（8.2kPa）时会发出警告音，5s内强行放气。将内镜与外套管缓慢回拉，可将小肠缩短并将内镜插入至深部小肠。

结合X光透视判断检查进程，插入以同心圆方式进行，不同个体所形成的内镜行程是不同的。

三、临床应用

正常小肠黏膜在小肠镜下所见如天鹅绒的绒面，粉红色，有时可见数量不等的粟粒状淋巴滤泡。十二指肠、空肠黏膜表面突出大量密集绒毛，管径较大，环状皱襞粗而密集，局部血供丰富；回肠管径较小，黏膜环状皱襞细而稀疏，局部血供也相对较少。在病理情况下，绒毛出现异常是主要特征，绒毛不同程度的改变，对正常黏膜与异常黏膜、良性病变与恶性病变之间的鉴别诊断起到重要作用。

（一）小肠炎症性病变

小肠炎症性病变可分为感染性病变和非感染性病变，如某些细菌、病毒或真菌、寄生虫的感染，感染后吸收不良，或可见于克罗恩病、成人乳糜泻、嗜酸性胃肠炎、Whipple病等。

（1）非特异性小肠炎：凡不能用小肠先天性发育不良、特异性病原体感染、血管异常和良、恶性肿瘤等疾病解释的小肠炎症均称为非特异性小肠炎。内镜下表现：黏膜水肿，表面形成各种形态的糜烂灶，浅凹陷表面覆浅黄白苔；环形皱襞变粗；血管纹理模糊，黏液分泌亢进，光泽存在，绒毛变粗、变模糊。常见的原因包括服用非甾体消炎药物、病毒感染、不当饮食与应激等。也可形成非特异性溃疡，多发或单纯性，临床表现为小肠慢性出血、腹痛、腹泻等。回肠与空肠的比例为2∶1。

（2）克罗恩病：一种原因不明的慢性炎症性疾病，可发生于口腔至肛门的任何部位，病变常呈节段性分布在消化道内，以回肠和右半结肠多见。主要表现为纵行溃疡、裂隙样溃疡、隆起性改变（铺路石样）、炎性息肉、肠腔变形、假憩室、狭窄和瘘道形成等，表现多样，在病灶处活检，若病理提示为肉芽肿性炎性改变则为主要诊断依据。

（3）肠结核：小肠结核中，末端回肠发病较空肠和十二指肠多见，分为溃疡型、增生型和混合型。内镜下表现多样，如散在的、大小不一的多发溃疡，多发炎性息肉，多发炎性憩室，溃疡瘢痕以及肠管偏侧或对称性狭窄，最终可导致肠梗阻。

（4）小肠吸收不良综合征：包括乳糜泻、热带口炎性腹泻和Whipple病等，多为小肠炎症引起，故以小肠炎性表现多见；少数黏膜充血不明显，黏膜苍白、皱襞低平；结合病理组织学检查是确诊本病的主要手段，小肠绒毛有不同程度的萎缩、变短，甚至消失。

（二）小肠血管源性病变

不明原因的消化道出血往往是小肠出血造成的，国外报道小肠出血以血管病变多见（70% ~80%），如小肠血管海绵样病变、血管瘤、毛细血管扩张症等，病灶小且平时多无症状，更无法被X线钡餐及血管造影等发现。小肠镜下小肠血管病变的表现与胃镜、肠镜下的表现基本一致，多见单发或多发的蓝紫色小隆起，或者黏膜毛细血管扩张伴血管畸形；偶尔发现病灶表面的新鲜渗血可确诊，检查同时可在内镜下予以金属夹夹闭以止血。

（三）小肠肿瘤

小肠肿瘤虽然仅占整个消化道肿瘤的一小部分，占胃肠道肿瘤的1% ~3%，其中60% ~70%是良性肿瘤，但其临床诊断难度最大。这与小肠结构特殊、肿瘤临床表现特征性不强、临床医师对本病的认知度不高，以及各种针对小肠疾病检查的手段存在缺陷等诸多因素有关。带气囊小肠镜是近年开展的小肠诊治新技术，通过经口或与经肛方式相结合可完成全小肠无盲区的检查，由于小肠镜对小肠黏膜的观察更直观、清晰，对可疑部位能反复观察，对可疑病变通过活检可获得病理组织学诊断，从而使小肠镜成为小肠肿瘤定位、定性诊断的最佳方法。

1. 良性肿瘤　小肠良性肿瘤常见的有小肠息肉和黏膜下肿瘤，与胃、结肠肿瘤相似，增生性息肉较小而无蒂；管状腺瘤常有蒂，色红呈桑葚状；绒毛状腺瘤体积大，呈分叶状。小肠腺瘤以单发隆起为主，好发部位依次为空肠、回肠和十二指肠。如发现多发性隆起伴口唇黏膜黑色素沉积者，应警惕P - J（Peutz - Jeghers）综合征。回肠腺瘤与息肉样淋巴滤泡性增生在鉴别上有困难时，可通过染色观察表面腺管开口状态或活检后确定息肉性质，有条件的可以行内镜下治疗。

小肠黏膜下肿瘤包括平滑肌瘤、脂肪瘤、神经纤维瘤、淋巴管瘤等，黏膜表面完整，色泽与黏膜一致，病变表浅或者表面有溃疡者可通过活检确定，一般超声小肠镜检查可确定病灶大小、来源及性质。

2. 恶性肿瘤　小肠恶性肿瘤发病率低的主要原因与小肠蠕动、肠道内容物吸收、黏膜与致癌物质接触时间、肠内细菌数量和肠内IgA免疫系统的免疫防御功能有直接关系。小肠恶性肿瘤中以小肠癌最多见，其次是恶性淋巴瘤和平滑肌肉瘤。

小肠癌的形态诊断参照大肠癌的分类法，可分为隆起型、非狭窄型、管外发育型和轮状狭窄型。病变好发于空肠，空肠与回肠的比例为2 ：1。以分化型腺癌为主，肠壁可见菜花样隆起，表面溃疡以出血居多，有时可见非溃疡性肠腔环形狭窄；腺瘤癌变呈环堤状增生，中央溃疡，表面不规则隆起。十二指肠乳头癌较为多见，占小肠癌的45% ~50%，常与腺瘤并存。表现为乳头部明显肿大，开口处糜烂、溃疡和肿瘤形成。

平滑肌肉瘤是肠道最常见的恶性软组织肿瘤，好发于回肠和空肠，十二指肠少见。内镜下表现为较大的黏膜下肿块，常大于2cm，并有增大倾向，表面常有溃疡形成，与非肿瘤性炎症有时难以鉴别，确诊需靠病理检查。

恶性淋巴管瘤多发生于回肠末端，其中发生于十二指肠的占6.9%，以球部最多。内镜下分为隆起型、溃疡型和狭窄型。可表现为多发性溃疡及结节状隆起，狭窄呈偏侧性。

消化道类癌以直肠、回肠多见，依次为空肠和十二指肠。十二指肠类癌多发于十二指肠球部，降部少见。小肠类癌主要位于黏膜下层，病灶较小时不易发现，大的病变与黏膜下肿瘤难以鉴别，其生长缓慢，质硬。

四、并发症及其处理

小肠镜检查的并发症有以下几种。

(1) 穿孔和出血。

(2) 消化道黏膜擦伤。

(3) 大量注气造成术后腹胀、腹痛。

(4) 急性胰腺炎。

(5) 继发于麻醉操作及其他药物的并发症，如呼吸窘迫、支气管痉挛、吸入性肺炎，其总体发生率较低。

小肠镜检查过程中时间较长，易成襻；进镜时必须在明视野状态下进行，遵循“循腔而入”的操作原则，尽量使内镜在保持拉直状态下进行操作。外套管的推进或外拉应注意掌握好力度，推进时注意保持内镜相对固定状态。插镜阻力过大，易造成黏膜撕裂而出现并发症，所以在检查过程中，插镜要轻柔，尽量少充气，避免肠腔过度伸展；通过变换体位、手掌压腹等方法拉直镜身；当管腔过度弯曲且无法辨别位置时，在内镜打角度前给气囊充气并轻轻回拉外套管，减少在肠管内的弯曲而使内镜容易插入；插入外套管时感觉阻力较大，可能是由于黏膜嵌入外套管与内镜之间所致，应避免强行推进；避免在乳头附近给气囊充气，防止损伤乏特壶腹而引起术后胰腺炎。退镜时采用放松外套管气囊而在内镜气囊充气状态下缓慢退镜，吸尽小肠内的气体，减少检查后患者腹胀情况。需要活检时，因小肠壁较薄，不可太深，以免发生穿孔；疑为血管性病变，禁做活检。

（张永强）

第四节　结肠镜检查

20 世纪 60 年代初期纤维结肠镜开始应用于临床，20 世纪 80 年代初期出现了电子结肠镜，随着内镜及配件的发展，结肠镜在结直肠疾病的诊断和治疗上有了重大进展。既往结直肠疾病的诊断主要依靠钡剂灌肠检查，然而影像学诊断的正确性并不高，较小的病灶很难发现，有时较大的病灶也难以确诊。结肠镜不仅能对各种大肠疾病做出正确诊断，而且在治疗方面也越来越体现出其重要地位，除可进行内镜下结肠息肉摘除外，还可开展其他治疗，如结肠出血的治疗、乙状结肠扭转复位等，大肠癌伴有梗阻者经内镜激光治疗和放置支架可解除其梗阻。对于已确诊的结肠癌、直肠癌和息肉患者行结肠镜检查是防止遗漏多发性结直肠癌和多发性肠息肉的有效方法。结肠癌和息肉术后的结肠镜定期随访是及时发现肿瘤复发和再发的重要手段。目前结肠镜已成为结直肠疾病诊断和治疗中最常用而且有效、可靠的方法。

一、适应证和禁忌证

（一）适应证

临床上怀疑结直肠和末端回肠病变者均需要做结肠镜检查，结肠镜检查较钡剂灌肠检查更清晰，而且对怀疑病变的部位还可以做活检以明确诊断。临床上出现以下情况有进行结肠镜检查的指征。

（1）不明原因的便血。

（2）不明原因的大便习惯改变、腹泻、腹痛、低位肠梗阻。

（3）腰部肿块无法排除大肠及末端回肠疾病。

（4）钡剂灌肠怀疑有异常而需进一步明确病变性质。

（5）血 CEA、CA19－9 升高须查明原因和部位。

（6）炎症性肠病需定期检查者。

（7）大肠癌的普查。

（8）转移性腺癌寻找原发病灶。

（9）对于明确结肠某一部位有肿瘤者仍需做全结肠检查，以排除癌或伴有息肉。

（10）结肠癌和结肠息肉治疗后随访：结肠癌和结肠息肉有一定的家族性倾向，所以家族中有上述疾病者也应该定期做结肠镜检查。

（11）肠道疾病手术中需内镜协助探查和治疗者。

（12）拟通过结肠镜对多种结直肠疾病进行治疗者：如结肠镜下应用高频电凝、电切、套扎切除各种结直肠息肉，包括带蒂息肉、广基息肉、息肉癌变、类癌及多发息肉等；结直肠出血，应用高频电灼、电凝、微波等进行止血；结直肠壁静脉曲张或静脉瘤，应用微波、硬化剂注射；结肠良性狭窄、吻合口狭窄，应进行扩张；肠套叠、乙状结肠扭转，应用结肠镜整复；晚期结肠癌出血、梗阻，应用激光、微波等止血，扩张，放置支架，解除梗阻。

（二）禁忌证

对于下列患者不宜做结肠镜检查。

（1）严重心肺功能不全及可能出现严重心脑血管意外者（包括严重心律失常、心肌梗死、休克、腹主动脉瘤等）。

（2）怀疑急性腹膜炎或结肠穿孔者。

（3）不能配合者。

（4）相对禁忌证

1）妊娠、腹腔内粘连、慢性盆腔炎等如必须进行检查时，有经验的术者可小心进行。

2）重症溃疡性结肠炎、多发性结肠憩室患者应看清楚肠腔后再进镜，勿用滑镜方式推进结肠镜。

3）曾做腹腔尤其盆腔手术或曾患腹膜炎者，有腹部放疗史者进镜时宜缓慢、轻柔，发生剧痛应立即终止检查，以防肠壁撕裂、穿孔。

二、检查方法与技巧

（一）术前准备

1. 病史询问和心理准备　检查前应详细询问病史，进行腹部检查，阅读相关临床资料（如钡剂灌肠检查结果等），以了解病变的大概部位及性质。许多患者对结肠镜检查存在惧怕心理，应在检查前向患者及其家属说明为什么要做结肠镜检查。检查中可能有一些不适，如腹胀、腹痛，一般不重，如出现以上症状，可及时告诉医师，稍加处理即可缓解。如术中能按医师的要求配合好，不仅可迅速缓解一些不舒服，且有助于进镜和完成检查。进行检查前要让患者及家属充分了解可能发生的意外情况，并签署知情同意书。

2. 肠道准备　进行结肠镜检查之前应排尽大便，以便观察，如果肠道准备不理想，会影响检查效果。肠道准备的方法是检查前1d进流质饮食，傍晚口服泻药，泻药的种类很多，可选择番泻叶、硫酸镁、液状石蜡等。现在大多使用20%甘露醇500ml和5%葡萄糖生理盐水1 000ml的混合液或聚乙二醇（PEG）电解质溶液2 000ml。甘露醇进入小肠后不被吸收，导致渗透性腹泻，甘露醇对结肠黏膜无刺激作用，因而无结肠壁充血、水肿等炎症反应。服药后2～3h会出现腹泻，为了防止脱水，应多饮水。一般经过6～8h的准备即可行结肠镜检查。

3. 术前用药　一般应用抗胆碱能药物解除结肠痉挛和蠕动，患者明显烦躁可予以镇静剂肌内注射。近年来，复旦大学附属中山医院对部分患者采用静脉麻醉法，首先建立静脉通道，采用异丙酚和芬太尼静脉注射，使患者处于浅睡眠状态，检查完毕后数分钟患者即清醒，获得了较好的临床效果。此方法必须有麻醉医生的协助。

4. 术中监护　心功能不全、呼吸功能不全的患者检查时应予以心电监护，同时建立静脉通道，准备心肺复苏药物及除颤器，肺功能不全者术中吸氧。对于行静脉麻醉者，须常规进行心电监护及吸氧。

（二）体位及操作方法

现在国内大部分医院采用双人操作法，即一人插镜一人操作，也可单人操作，一般来说，双人操作较为方便。检查开始时，患者取左侧卧位。先做肛指检查，了解有无直肠下段及肛门的狭窄或肿块，然后在肛门口或镜头周围涂少许润滑剂，插入内镜开始检查。检查时一定要循腔进镜，在肠曲处不能见腔时需要滑进，滑进的过程要慢，一定要见黏膜滑过，否则说明内镜并未进入，这时应停止插入，以免造成穿孔，同时，插镜者的反馈对于操作者也很重要。肠镜检查过程中会形成襻，如果再插入，肠镜非但不能进入反而会退出，这时需要拉直肠镜解襻，然后继续进镜。解襻技术在肠镜检查中非常重要，初学者在形成肠襻后往往不能进行有效的解襻，因此很难检查至盲肠，而且患者很痛苦，还可能造成肠系膜的撕裂。解襻后再插入可能又形成襻，这时需要助手按压腹部协助进镜，其原理是通过外力阻止肠襻的形成。也可通过改变体位达到目的，一般首先可变换为平卧位，若仍无法继续进镜，也可变换为右侧卧位。

单人操作法的发展略晚于双人操作法，由美国兴起，从理论到技术都已日益完善。单人操作法和双人操作法的患者体位及操作手法都基本相同，但是单人操作法中术者可以随时感知插镜中的阻力，只要不盲目推进则具有较大的安全性。由日本医生提出的“轴保持短缩法”，通过反复抽吸肠内气体和抽拉镜身，既可避免延伸肠管、加剧弯曲和结襻，又可使肠管短缩和直线化，不仅有利于快速进镜而且也可减轻或避免腹胀和疼痛。所以不论是从人数还是从检查地点考虑，不受限制的单人操作法是适应当今形式的。而且，护士可以从插镜的工作中解脱出来，更好地完成肠镜检查或治疗的配合工作。

结肠镜进镜有4个不易通过的部位：乙状结肠移行部、脾曲固定部、横结肠下垂角及肝曲部。结肠镜过乙状结肠移行部时，循腔进镜结合钩拉，如不能通过可旋转镜身辅以推拉手法，镜头抵达脾曲后用拉镜法解襻，再循腔进镜过脾曲：横结肠下垂角、肝曲处插镜多采用体位变换、循腔拉进镜身、旋转法、抽吸肠气等方法综合应用，最终插至回盲部。

插镜的基本原则如下。①少注气：注气过多，肠管膨胀并延长，移动度减少，并引起患者腹胀、腹痛，增加肠穿孔的危险性。②循腔进镜结合滑镜：循腔进镜最安全，弯曲折叠处需滑镜时，必须准确判断肠管走向。③去弯取直解肠圈：进镜与吸气退镜反复进行以便取直镜身，推力可达前端，同时又增大乙状结肠移行部、脾曲、肝曲的角度，有利于进镜。④急弯变慢弯、锐角变钝角：这是插镜的最基本原则，如 α 翻转法、拉镜法，都属于该原则，易于循腔进镜通过弯曲成角处。

减轻患者腹痛、腹胀的操作要点：结肠镜检查时患者有腹痛、腹胀，主要是由于拉长了游离肠管或肠襻形成以致过度牵拉了肠系膜根部，其次是由于注气过多、肠腔过度膨胀。应注意以下几点：①进镜过程中始终拉直镜身，并控制进镜速度，进镜过快容易造成游离肠管拉长或肠襻形成；②少注气，经常见腔吸气退镜可以套叠游离肠管并拉直镜身；③循肠管自然走向旋转镜身使弯曲角处弧旋变大，避免了进镜时力传导支点和阻力的产生，有利于通过弯曲处。

结肠镜检查注意事项：①检查前充分了解病史，查看 X 线片，分析可能有病变的部位和性质，便于检查过程中有针对性的重点观察。②检查时边进镜边观察，达盲肠后退镜时仔细观察弯曲部、乙状结肠、直肠等病变容易遗漏的部位。退镜观察速度宜慢，肠腔应始终保持在视野中央。③肠腔残留粪水时，应转变体位使粪水移动，观察被遮掩的肠黏膜，有粪块、血块及黏液黏附于肠壁时，可注水冲洗后观察。④发现病灶、黏膜异常或可疑病变时，一律做活组织检查。⑤对病变，特别是肿瘤病灶必须结合肠腔形态、插镜深度、灯光位置进行定位，必要时可予以金属夹配合术后 X 线定位，以便外科医生选择切口位置。

总之，在插镜的过程中没有一种固定模式和统一的手法程序。要求术者在熟练掌握基本功的基础上，灵活应用插镜的基本原则，与助手密切配合才能使插镜成功。

（三）术后处理

对检查结果，如为良性病变可如实告诉患者，如为恶性病变应向家属交代，并指导患者去相应科室治疗。如需复查者告知复查时间。

术后未出现腹部不适、未做活检者可进普食。如术中出现严重腹痛或取活检者应少活动，进流质或半流质、少渣饮食 1～2d。活检时出血较多者，为防止出血，应静脉滴注止血药物 1～2d。术后出现腹胀、腹痛加剧或便血等，应及时到医院就诊，并和内镜医生取得联系。

结肠镜检查患者一般无须留院观察，有下列情况者应留院观察：①术中腹痛、腹胀较剧烈，术后未见缓解，而不能排除肠穿孔者应立即行 X 线腹透，如不能排除穿孔或可能发生肠系膜裂伤者应入院观察；②术中活检或电切息肉等出血，曾经局部止血处理仍有出血者；③术中出现心血管意外者。

三、临床应用

（一）内镜下结肠的正常表现

内镜下正常结肠黏膜呈粉红色，光滑、湿润有光泽。因结肠黏膜较薄，黏膜下血管纹理清晰可见，称血管纹理，呈树枝状，逐级变细，细小分支之间常互相吻合呈网状。应用放大电子内镜结合黏膜染色可观察正常结肠黏膜小区结构。结肠黏膜小区结构中有许多圆形或椭圆形的腺管开口，呈蜂窝巢状排列，腺管开口之间有黏膜上皮覆盖，无名沟形成结肠小区单位边缘。结肠各肠段结肠小区单位基本相同。

结直肠各段内镜下主要表现各有其特点，具体如下。

(1) 直肠：长12～15cm，形态较直而固定，中间膨大为直肠壶腹，距肛缘5～12cm之间，上下可见3条半月形横襞，从不同方向围绕直肠约半周。直肠正常黏膜树枝状血管透见，但直肠下段很难观察到血管网。

(2) 乙状结肠：细长、弯曲，游离度大，肠管走向不定，肠腔呈圆形，有时因肠管冗长和腹部手术后粘连而弯曲折叠，肠腔消失或因急弯有闭合纹表现。

(3) 降结肠及脾曲：降结肠呈短直隧道样，较固定，肠腔呈类圆形或三角形，结肠袋较浅；脾曲处肠腔向左向前急弯，黏膜呈淡青蓝色。

(4) 横结肠及肝曲：横结肠游离而冗长，肠管走向较曲折，肠腔呈等边三角形，结肠袋深凹，横结肠下垂较明显处肠腔常闭合、曲折；肝曲处向下向左急弯，右上方穹窿状结肠袋因靠近肝脏而呈青蓝色。

(5) 升结肠：升横结肠移行部常呈鱼口状，位于视野左下方，升结肠短直，肠腔粗大呈等边三角形，结肠袋深凹，肠腔内常见残留糊状粪便。

(6) 盲肠：短粗状的圆形盲袋，黏膜皱褶隆起呈V形、Y形，其夹角可见阑尾开口。

(7) 回盲瓣：在盲升结肠移行部内侧缘，由两条粗厚唇样黏膜皱褶围合而成，中央见圆形开口，有乳头型、唇样型和中央型不同形态。

(8) 末端回肠：肠腔细圆形，无黏膜皱襞及结肠袋样结构，黏膜呈地毯绒毛状，可见大小不等的颗粒状黏膜隆起，即为淋巴滤泡，不易看见黏膜下血管纹理。

(二) 大肠息肉的诊断与治疗

大肠黏膜上任何可见的凸起，不论其大小、形状、数目及组织学类型，均称为大肠息肉。息肉可以单发或多发，大小可以从黏膜小隆起至直径3～5cm甚至10～20cm，形态分为带蒂型、亚蒂型和无蒂型。其病理类型可分为腺瘤性息肉、炎症性息肉、错构瘤性息肉、增生性息肉和类癌等，以腺瘤为最常见。腺瘤根据病理类型又可分为管状腺瘤、绒毛状腺瘤及管状绒毛状腺瘤三类，以管状腺瘤为最常见，约占75%，绒毛状腺瘤占10%，管状绒毛状腺瘤（混合型）占15%。腺瘤多发称为多发性息肉，有遗传表现称家族性息肉病。腺瘤性息肉可能发生癌变已得到公认，其他类型的息肉是否会发生癌变尚不能肯定。

大肠腺瘤可以没有任何临床症状，而是在结肠镜检查或X线钡剂灌肠检查时偶尔发现。大便带血是最常见的症状，长时期慢性、少量失血可导致贫血，也可能会有大便次数增多、黏液便等症状，位于直肠的息肉，便后可能会脱出肛门口。通过直肠指诊、钡剂灌肠或结肠镜检查能发现大肠息肉。由于腺瘤可能为多发性或与癌并存，因此检查不能仅满足于某段结肠内发现腺瘤，而应对全结肠进行检查。如直径大于2cm，无蒂或宽广的短蒂，质地较硬，易出血，表面有糜烂、溃疡形成时要考虑癌变可能。

影响腺瘤癌变的因素很多，主要是腺瘤的大小和病理类型。腺瘤越大癌变的可能性越大，绒毛状腺瘤较管状腺瘤更易发生癌变，不典型增生严重者容易发生癌变。有人统计，大于2cm的绒毛状腺瘤50%发生癌变。因此一经发现大肠息肉应及早治疗。结肠镜的广泛使用，结肠息肉及早发现和摘除是降低结直肠癌发生率的有效方法。

近年来由于结肠镜的广泛应用，以及配套器械的不断完善，经结肠镜进行圈套黏膜切除（EMR）已成为目前治疗大肠息肉的首选方法。对于大于3cm的息肉，可进行内镜黏膜下剥离术（ESD）治疗。该方法安全有效，可避免开腹手术。

切除的息肉应做病理检查，明确其病理类型，是否有癌变，如果证实为腺瘤癌变，必须详细了解其癌变部位、浸润深度、分化程度、切缘是否累及等情况，以便确定进一步治疗方案。

多发性息肉数量从数枚至数十枚，以管状腺瘤和混合性腺瘤为多见。腺瘤广泛分布者可以在内镜下一次性电凝切除或分次切除。

家族性息肉病，结肠内有数百至数千枚腺瘤，有严重的癌变倾向，若不治疗则腺瘤最终会癌变，是一种常染色体显性遗传性疾病，有家族史，诊断明确后必须行全结肠切除。

其他类型的息肉，如炎性息肉、错构瘤性息肉、增生性息肉均无明确的癌变倾向，结肠镜发现的息肉摘除后送病理，以明确息肉的病理类型。

（三）大肠癌的诊断与内镜下治疗

进展期大肠癌的诊断并不困难，肠镜下表现为肿块型、溃疡型和浸润型，结肠镜下进行病理检查可明确诊断，如病理检查未证实应予以重复活检，尤其是低位直肠癌，术前必须得到病理证据。肿块型大肠癌呈广基息肉状、菜花样，向腔内生长，2～10cm，或大于10cm，大小不等，表面结节样，有糜烂、小溃疡，质硬，易出血。溃疡型大肠癌有大而明显的溃疡，周围呈结节状隆起，质硬而脆，易出血。浸润型大肠癌肠壁增厚、质硬，黏膜表面结节感，有散在的糜烂和小溃疡，若环形浸润，肠腔则呈管状狭窄。

早期大肠癌，因病变较小，如果检查不仔细或肠道准备不佳，容易漏诊。早期大肠癌是指局限于黏膜层和黏膜下层的病变。内镜下可表现为隆起型大肠癌和表浅型大肠癌。隆起型大肠癌可分为有蒂和广基两种，肿块约2cm大小，质地偏硬，易出血，表面有糜烂、小溃疡，确诊有赖于全瘤活检或手术切除标本的病理检查结果。由于结肠镜的发展和技术的不断更新，早期大肠癌的发现率明显增高。

内镜下染色和放大电子内镜检查：大肠黏膜表面较小的病变有时在常规内镜检查时容易漏诊，内镜下喷洒色素溶液后，可使病变部位变得明显。染色的原理包括色素吸收、色素和黏膜反应以及对比等三种，目前常用的是0.2%～1.0%的青靛紫溶液和0.5%～1.0%的美蓝溶液。前者黏膜上皮不吸收，色素沉积在凹陷部，显示出隆起、平坦、凹陷的微小病灶边界，便于观察；后者为黏膜上皮吸收着色，腺管开口不染色，从而显示出腺管开口，依据开口形态变化帮助诊断。

最新的放大电子内镜可放大数十倍至一百倍，达到显微镜水平。在放大电子内镜检查之前先进行内镜下染色，放大电子内镜主要观察染色后结肠腺管开口的形态和排列、病灶凹陷变化，从而判断其病变的性质。不同的病变染色后的形态各有特征性的变化，正常黏膜表现为规则的圆形结构，增生性息肉为乳头状或星状结构，腺瘤性息肉为管状或树枝状结构，而不规则结构为肠癌。因此可利用放大电子内镜来区别肿瘤性病变或非肿瘤性病变，区别良性病变或恶性病变，确定腺瘤有无癌变以及癌肿浸润深度，其正确率可达80%以上，对判断内镜下黏膜切除术后有无肿瘤残留也具有重要意义。

在大肠肿瘤性病变的诊断中，平坦型病变在普通内镜下易漏诊，染色内镜的应用可以提高大肠平坦病变和早期癌的诊断率，但操作方法较复杂。窄波成像（narrow band imaging，NBI）在结肠镜中的应用，主要是在实时检查过程中区分肿瘤性病变与非肿瘤性病变。在NBI模式下，可以观察黏膜表层的细微结构和毛细血管网的分布，在结肠肿瘤性病灶周围的正常黏膜表层的毛细血管延伸至病灶边缘处即终止延伸，使得肿瘤性病变与周围正常黏膜的边界更为清晰。同时，肿瘤性病灶内的血管密度高，结构紊乱，在窄带光照射下，病灶的色调更深，在视野中更为突出。此两项新技术提高了小息肉的识别，对及时发现早期癌和微小癌有重要意义。

大肠癌的主要治疗方法是手术治疗，而对于早期大肠癌也可做内镜下治疗，由于 EMR 术后容易复发，现一般采用 ESD，术后通过病理检查明确肿瘤浸润深度，再决定是否手术。完整切除而无须再次进行手术者也须严格进行随访。对于黏膜内癌采用 ESD 治疗是安全的，而黏膜下层癌仍以外科治疗为好。早期大肠癌的 ESD 治疗应严格掌握指征。超声内镜有助于估计病变的深度。

晚期大肠癌患者，如果因高龄或伴有严重的心、肺、肝、肾等重要器官疾病而无法接受手术治疗时，可经结肠镜治疗。结肠镜治疗主要针对伴有梗阻者，经肠镜激光治疗并放置内支架可解除其梗阻。

（四）大肠少见良、恶性肿瘤的诊断和治疗

1. 间叶性良性肿瘤

（1）平滑肌瘤：结直肠良性平滑肌瘤较为少见，其中仅 3.4% 的平滑肌瘤发生于结肠，直肠则占 7%，多来源于肌层，也可来源于黏膜肌层，肌瘤结节多为圆形或分叶状，质硬，边界清楚。其生长方式可分为结肠内型及结肠外型。也有哑铃状的肿瘤同时向肠腔内及腹腔内生长。一般无症状，可出现穿孔、肠梗阻及出血等。内镜下表现为半球形或球形隆起，有时仅有细蒂与肠壁相连。常单发，大小不一，小者用活检钳触之可推动，如瘤体过大，可造成肠腔梗阻。表面黏膜光滑，色泽与周围黏膜相同，顶部有时可有缺血坏死、溃疡形成，此种情况下活检往往能取到肿瘤组织。另外可见到桥形皱襞，桥形皱襞是内镜诊断黏膜下肿瘤的重要依据之一，它是正常黏膜皱襞被肿瘤顶起而形成的自肿块向周围正常黏膜延伸的形态似桥的皱襞。但普通肠镜很难正确判断肿瘤的真正大小、肠壁起源和组织学特征，最有效的方法是肠镜下的超声检查。使用高频探头，在肠镜的指导下准确定位，置探头于肠壁隆起处进行超声检查，显示病灶与肠壁各层次的关系，判断肿瘤的起源、大小、内部回声性质、边界等。

（2）神经源性肿瘤

1）神经纤维瘤：肠道的神经纤维瘤可来源于黏膜下层、肌层或肠系膜，内镜下呈黏膜下肿瘤的表现，当肿瘤增大时，覆盖在表面的黏膜可出现溃疡或出血，表面有时附有坏死物，与结肠癌很难鉴别，可堵塞肠腔，导致肠梗阻。本病的发生可能与肠壁神经生长发育异常有关，多数属良性病变，预后较好。但其中 2% ~3% 可恶变为恶性神经鞘瘤、横纹肌肉瘤、脂肪肉瘤、未分化肉瘤等，故宜早期行手术治疗。有部分病例见肠腔一侧黏膜呈增殖性改变，结节不平，大小不一，小的呈串珠样或卵石样，大的呈息肉样改变，表面光滑，此种改变称为结肠神经纤维瘤病。

2）神经鞘瘤或施万细胞瘤：来源于施万细胞，结肠发病极为少见。大肠神经鞘瘤在内镜下从形态上可判断为黏膜下肿瘤，因有包膜故表面光滑，发生在固有肌层浅层，整个瘤体向腔内突出的，属腔内型黏膜下肿瘤，且呈山田Ⅲ型，触之可摆动，基底相对较窄，若为山田Ⅰ型、山田Ⅱ型，基底宽大，触之无移动，治疗通常为局部切除。

3）颗粒细胞瘤：组织发生不明确，在结肠发病时内镜下通常表现为黄白色的黏膜下结

节，质硬，表面光滑，边界清楚，直径往往小于2cm，多数为偶然发现，临床上可表现为腹痛及便血。治疗可采取局部切除或内镜下切除。

（3）子宫内膜异位症：子宫内膜异位症是一种于子宫外出现含有腺体、间质以及具有活性生长功能的子宫内膜组织所导致的病变。有12%～37%的子宫内膜异位症患者发生肠道受累，最常见累及的部位是乙状结肠和直肠，约占85%。主要临床症状为疼痛，一般与月经周期有关，呈现一种深部的疼痛，或者是下腹部、后背部的坠痛，常放射至会阴区。其他症状包括周期性肠道功能紊乱、排便疼痛、直肠出血及肠道梗阻。内镜下表现为黏膜下或腔外肿物的征象，黏膜面可正常，也可表现为充血、水肿及浅表溃疡，有时可见炎性息肉，偶见黏膜下层暗紫色出血斑。镜下活检病理检查多为黏膜慢性炎症。超声内镜检查见低回声肿物，边缘不规整。超声引导下细针穿刺可显著提高诊断的准确率。

2. 间叶性恶性肿瘤

（1）平滑肌肉瘤：平滑肌肉瘤来源于肠壁的平滑肌组织，多见于直肠，是一种隐袭性的病变，可长期无症状。一般可表现为疼痛、柏油样便及贫血。如病变在直肠多可触及肿块。偶可见肠梗阻表现。

内镜下表现为半球形或球形隆起，顶部通常伴有缺血坏死、溃疡形成，形态趋于不规则，肿瘤可呈乳头状、菜花状或块状弥漫浸润。肿瘤组织大小不一，直径数厘米至数十厘米。超声检查显示病灶通常位于第四层，与肌层低回声带延续，但对于体积较大的病灶，区分层次很困难，部分病灶会累及肠壁全层，此时很难区分是黏膜来源的肿瘤还是黏膜下来源的肿瘤。肿瘤中心可出现液化或坏死，可见液性暗区。同时可观察肠壁周围有无肿大淋巴结。

平滑肌肉瘤通常属于低度恶性肿瘤，一般可采取根治性切除。肿瘤对于放疗不敏感，但有报道手术结合放疗可减少局部复发。此外，还建议行长春新碱、环磷酰胺、放射菌素D及阿霉素化疗。

（2）横纹肌肉瘤：儿童最常见的软组织肉瘤，但肠道发生率极低。仅见少数病例报告发生于直肠周围区域。患者通常出现肛周肿块。目前治疗包括局部切除，术后辅以化疗。预后一般较差。

3. 恶性淋巴瘤　大肠恶性淋巴瘤有两种形式：一种是原发于肠道淋巴组织的原发性淋巴瘤，组织学类型一般为非霍奇金淋巴瘤，包括黏膜相关性淋巴瘤和肠病相关性淋巴瘤；另一种是全身性淋巴瘤累及结肠的继发性淋巴瘤。在大肠恶性肿瘤中，此病约占1.5%。大肠恶性淋巴瘤早期无特异性症状，中晚期因肿瘤较大或有溃疡形成，可有腹痛、腹泻、便血、腹部肿块及肠梗阻等表现，继发性淋巴瘤患者早期多有明显肠外表现，如发热、浅表淋巴结肿大、脾肿大等。

大肠恶性淋巴瘤好发于淋巴组织较丰富的回肠末端、盲肠和右半结肠，分布多呈局限性，也可以是多源病灶呈跳跃式分布，病变累及范围较广。内镜下主要表现为弥漫型、息肉型、溃疡型及肠外型肿块。

弥漫型肿块因肿瘤细胞弥漫浸润，表现为肠壁弥漫性增厚、僵硬，可见病变肠段失去正常光泽，肠腔狭窄、蠕动消失，注气后仍不能扩展肠腔。肠黏膜增厚似脑回状，或呈弥漫结节状增生，表面糜烂或浅溃疡，类似于弥漫浸润型癌，但累及范围更广泛。

息肉型肿块表现为广基息肉或多发性半球状息肉，表面光滑或结节状，易误诊为良性息肉或息肉样癌。瘤体大的表面可出现溃疡及出血，并可引起肠腔狭窄。也可呈现多发性大小几乎相等的半球息肉，类似良性淋巴样息肉病，表面光滑，色白。但局部往往因浸润增厚，结肠袋半月襞消失，局部僵硬，蠕动消失。

溃疡型肿块表现为大小不等的溃疡，表面糜烂、出血，溃疡周围有增厚、僵硬的环堤，类似于溃疡型癌；或表现为溃疡表面白苔，周围平坦，类似于良性溃疡。

肠外型肿块，因肿块向腔外生长，肿块较大时肠腔受压而狭窄，但肠黏膜无异常。

结肠镜检查是诊断大肠恶性淋巴瘤的主要方法，内镜下阳性率高达50%～80%，活检取得黏膜及黏膜下组织，得到病理诊断，对诊断大肠恶性淋巴瘤十分重要。值得注意的是，尽管有时在内镜下高度怀疑为恶性病变，但活检病理检查始终只能发现炎性细胞浸润，未见癌。这是因为肠型恶性淋巴瘤虽然在组织学上尚有一定的特征，如组织细胞和淋巴细胞的异型、病理性核分裂象、组织结构破坏等，但常因取材过浅、组织块太小，组织钳夹时的挤压等原因而不能确诊。因此本病取材活检有别于结肠癌，除了黏膜取材外，夹取黏膜下组织很有必要。而一旦内镜结果与病理结果数次不符时应警惕本病的可能。应结合临床综合分析，必要时手术探查，明确诊断，及时治疗。

4. 结直肠类癌　类癌是神经外胚层来源的生长缓慢的肿瘤，原发于肠黏膜腺体基底部的嗜银细胞（kulchitsky 细胞），又称嗜银细胞癌，向黏膜下层生长，表现为黏膜下肿瘤，是一种低度恶性肿瘤，多呈局限性浸润生长，转移较少，可发生于全消化道。类癌较少见，在大肠恶性肿瘤中约占1.0%。

直肠类癌、盲升结肠类癌、阑尾类癌浸润阑尾根部时常被结肠镜发现，主要表现为黏膜下肿块、广基无蒂的息肉，质硬，表面光滑。普通肠镜很难正确判断类癌的真正大小、肠壁起源和组织学特征，确定肿块浸润深度最有效的方法是肠镜下的超声检查（具体可见超声内镜检查章节）。较小的病灶宜做EMR，较大时可行ESD，若ESD亦无法根治，应在明确病理诊断后手术治疗。

（五）结肠炎症性疾病的诊断与治疗

结肠炎症性疾病在临床上很常见，可分为非特异性炎症，包括Crohn病和溃疡性结肠炎，以及特异性炎症，包括感染性肠炎、缺血性肠炎等。临床上均可表现为腹痛、腹泻或便血，结肠镜检查结合病史及其他辅助检查有助于鉴别。

Crohn病：病变可发生于全消化道，但更好发于盲肠和回肠末端，肠镜表现为跳跃式分布的纵形或匍行性深溃疡，附近常有多发大小不等的炎性息肉，周围黏膜正常，或呈鹅卵石样增生，肠壁明显增厚，肠腔明显狭窄。活检有非干酪样坏死性肉芽肿或有大量淋巴细胞聚集，临床上怀疑本病者肠镜检查时应尽可能检查末端回肠。

溃疡性结肠炎：病变侵犯大肠黏膜和黏膜下层，从远端直肠向近端结肠发展，病变呈连续性，不同于Crohn病的跳跃式。肠镜下表现为肠黏膜广泛充血水肿、糜烂，触之易出血，溃疡多发，大小不等，溃疡大多表浅，表面有脓血和渗出物，并有炎性息肉形成，形态多样。

肠结核：好发于回盲部，有溃疡型和增生型两种表现。有时与Crohn病难以鉴别。肠结核溃疡多为横形走向，界限不分明，而Crohn病多为纵形走向，溃疡与正常黏膜有比较明显的界限。活检找抗酸杆菌及病理检查发现干酪性肉芽肿有助于明确诊断。

缺血性肠炎：由于结肠某一段血供障碍引起一过性缺血所致的结肠炎症改变，如缺血时间长可造成肠坏死。缺血性肠炎主要发生于老年患者，动脉粥样硬化、糖尿病、结缔组织病是常见原因。肠镜主要表现为黏膜的充血水肿、糜烂或有浅表溃疡形成。特点是病变肠段与正常肠段之间有明显的界线，病变以左侧结肠为多见。

放射性结肠炎：腹部放射治疗引起结肠炎症改变，以直肠炎、乙状结肠炎多见，结肠有不同程度的炎性改变，表现为充血水肿、糜烂出血、溃疡形成，伴肠道狭窄甚至穿孔、瘘管形成。对急性期重症患者不宜行结肠镜检查，避免肠穿孔等并发症。

抗菌药物性肠炎：由于应用广谱抗生素后，肠道菌群失调，主要的肠道细菌被抑制，而耐药性强的难辨梭状芽孢杆菌繁殖，因此急性化脓性结肠炎可分为伪膜性肠炎和出血性肠炎。前者病变可累及全结肠，呈连续分布，以直肠、乙状结肠为主，表现为结肠黏膜充血水肿，浅表糜烂、溃疡，表面附有斑点或斑片样假膜，剥去假膜可见黏膜浅溃疡并有出血；后者以累及横结肠为主，黏膜呈急性炎症改变，并伴广泛黏膜出血。

（六）大肠出血的内镜诊断与治疗

大肠出血的原因有大肠癌、息肉、炎症性肠病、血管畸形等，结肠镜检查除能明确病因外还可进行适当的治疗。大肠癌引起的出血应予以手术治疗，但对无手术条件者可行肠镜下治疗，采用经内镜喷洒止血药，如凝血酶等。大肠息肉引起的出血可行息肉摘除术，肠腔内血管畸形或静脉破裂出血者可经内镜用1%乙氧硬化醇或5%鱼肝油酸钠直接注入病灶或其周围，止血效果较为满意。其他还有电凝、微波及Nd：YAG激光等方法，均可选择应用。

（七）乙状结肠扭转复位

乙状结肠扭转主要发生于乙状结肠过长者，一旦发生则表现为急性肠梗阻症状，利用结肠镜可使其扭转复位，解除梗阻。对于怀疑肠绞窄、肠坏死，甚至肠穿孔者为结肠镜复位的禁忌证。

患者取左侧卧位，肛指检查后先用温生理盐水低压清洁灌肠，按常规插入结肠镜，循腔进镜，常在距肛门15~28cm处见肠腔呈螺旋状闭锁，观察局部黏膜有无坏死，如无坏死可考虑行镜下复位。复位时应缓慢、少量注气以推动扭曲的肠腔，可将肠镜头端轻轻滑入扭曲的肠襻，吸引粪水和积气，切忌使用暴力，以免造成穿孔。一旦肠镜越过扭曲部位通过拉直镜身即可达到复位目的。这时可见大量粪水和气体排出，表明复位成功。

（八）术中肠镜在结肠手术中的运用

多原发大肠癌、大肠息肉与大肠癌并存在临床上并非少见，因此不能满足于某一部位息肉或癌的诊断，而应做全结肠检查。对于术前结肠肿瘤已引起梗阻而无法完成全结肠检查者，术中肠镜检查是必要的，因为术中常规探查对于较小的病变很难发现。术前钡剂灌肠检查不完全可靠，曾有1例患者被诊断为升结肠癌，术中探查未发现肿瘤，再做术中肠镜全结肠检查证实钡剂灌肠为假阳性。临床上也常有钡剂灌肠假阴性的结果。对于术前不能完成全结肠检查者，术中肠镜检查是有效的补救措施。对于术前诊断明确的较小的肿瘤或息肉，如果术中不能发现，术中肠镜有助于定位。结肠的息肉可直接经肠镜摘除。

术中肠镜检查可经肛门插入，其优点是不易污染腹腔，术者可协助肠镜的插入，该方法安全、方便。对于有结肠梗阻者，经肛门插入不能观察近端结肠的情况，可通过近端结肠打洞插入，但该方法容易造成污染，因此应把打洞的肠段置于腹腔外，并保护好伤口。

术中肠镜检查对微小病变的发现、出血性疾病的诊断，以及良、恶性病变的鉴别均具有重要意义，而且同样可用于术中小肠疾病的诊断和治疗。

（九）结肠镜随访的意义

我国结肠癌的发病率很高，但由于医疗条件的限制，不可能把结肠镜检查作为普查方法，但对于临床上怀疑有结肠疾病者应建议行结肠镜检查。大便隐血可作为结肠癌粗筛，因此大便隐血阳性者应接受结肠镜检查。多原发大肠癌、同时癌、异时癌等概念已被接受，大肠癌和大肠息肉常同时存在，有人认为大肠息肉的存在预示大肠内可能同时存在癌。因此对结肠癌和息肉术后患者进行结肠镜定期随访具有极其重要的意义，是及时发现肿瘤复发和再发的重要手段。

四、并发症

结肠镜检查治疗的并发症并非少见，包括结肠穿孔、结肠出血、结肠系膜撕裂、心脏血管意外及气体爆炸等，以结肠穿孔、出血最常见。主要原因是操作不当，其他因素包括结肠扭曲、肠粘连、结肠肿瘤等。

肠穿孔：肠穿孔的发生率为0.1%～0.4%，可发生于检查和治疗过程中，也可发生于治疗后数小时甚至数天。常见部位在乙状结肠。表现为剧烈的腹痛、腹胀，有弥漫性腹膜炎体征，腹部透视或平片有膈下游离气体。一经确诊应立即进行手术探查。为防止肠穿孔应避免盲目插镜或使用暴力，注气不宜过多，活检不要过深，有蒂息肉电切时稍远离蒂部，无蒂息肉电切时应在基底部注射后再行电切。圈套器一次圈套组织不宜超过2cm。

结肠出血：结肠出血的发生率为0.05%，主要原因包括肠道原有病变内镜插入时的损伤、暴力插镜引起的黏膜撕裂、活检过深及电切息肉时过快而电凝不足等。原有出血性疾病时对上述原因应予以避免或进行治疗。

结肠系膜裂伤：罕见，但后果严重。主要原因是在肠镜形成襻的情况下暴力插镜，如果腹腔内有粘连的情况下更易造成撕裂。因此在检查过程中要经常拉直肠镜，如果形成肠襻应及时解除。少量出血可保守治疗，大量出血导致血压下降时应剖腹探查。

心脑血管意外：原有心脏、呼吸疾病者术前要详细了解病史，检查时的过度牵拉可刺激内脏神经引起反射性心律失常，甚至心跳骤停。高血压患者检查时的紧张可加重高血压，引起脑血管意外。检查室应配备必要的抢救设备。此并发症一旦发生应马上拔出肠镜，立即进行心肺复苏抢救治疗。

气体爆炸：有报道口服20%甘露醇作肠道准备后，进行息肉电切时引起肠道气体爆炸。原因是甘露醇在结肠内被细菌分界产生可燃性气体氢气，当达到可燃浓度时，如进行高频电凝电切可引起爆炸。因此，目前多采用聚乙二醇（PEG）电解质溶液进行肠道准备。

（张永强）

第五节　超声内镜检查

一、超声内镜概述

1980年Dunagnoey及Strohm首先将超声内镜（endoscopic ultrasonography，EUS）用于诊断消化道疾病。经过近三十年的发展，EUS在消化系统疾病的诊断和治疗中发挥着越来越重要的作用。超声内镜的探头的频率范围为 5～30MHz，其分辨率较体表超声高，但穿透距离小。

目前常用的超声内镜有超声胃镜、超声十二指肠镜、超声结肠镜，还有可从一般内镜活检孔道插入的超声小探头，可用于消化道壁微小病变或黏膜下病变的诊断，也可通过十二指肠乳头进行胰胆管内超声检查，还有专用于在内镜超声引导下穿刺，进行细胞学及组织学检查的超声内镜。近年来，彩色多普勒技术也应用于超声内镜，成像更为清晰，并且可以扫描动脉、静脉的血流情况。随着电子技术的进步，超声扫描后实时的三维重建技术也逐渐应用于临床。

超声内镜与 ESD 密切相关。ESD 的手术适应证是局限于黏膜层或黏膜下层的平坦病变和早期癌，无区域淋巴结转移。超声内镜是判断病灶浸润深度和有无区域淋巴结转移的主要诊断方法。

二、超声内镜分类

（一）专用超声内镜

专用超声内镜是指内镜先端部安装有微型超声探头的特殊内镜，它既能清楚观察消化道黏膜，又能显示毗邻消化管的结构。此类内镜的超声探头固定于内镜先端部，不可拆卸。

（二）经内镜微超声探头

经内镜微超声探头直径仅为 2mm 左右，可以将超声探头通过活检孔送入胃镜前端或更远处。细小探头还可插入狭窄的胃肠道，甚至可经十二指肠乳头部到达胰管、胆管内（IDUS），或经 PTCD 扫描，其频率可为 12～20MHz，甚至 30MHz。

（三）彩色多普勒超声内镜

彩色多普勒超声内镜（endoscopic color doppler ultrasonography，ECDUS）可以较好地显示消化道血管，尤其是静脉曲张的血管，还可评价病灶中的血流信号及血流参数，对于病灶的定性能提供一定的依据，并对溃疡出血做出预测。

新型的彩色多普勒超声内镜已与穿刺超声内镜融为一体，以线阵扫描型为主，部分探头采取中央穿刺槽式，其优点是显示穿刺针道清楚，同时能显示扫描区血管和脏器的血流情况。其主要用于胆管和胆囊占位性病变的诊断、鉴别诊断、穿刺活检和治疗。

（四）穿刺超声内镜

穿刺超声内镜主要对消化道、肝脏和胰腺病灶行超声内镜引导下细针穿刺活检术（EUS guided fine needle aspiration，EUS guided FNA）以及穿刺抽液、注药、置管引流术等。机型有扇型扫描和线阵型扫描，前者显示胆管和胆囊清楚，但针道和针尖显示较困难；后者穿刺容易，但难以显示胰腺和病灶全貌。

（五）三维超声内镜和三维腔内超声

三维超声内镜和三维腔内超声（three dimentional IDUS，3D－IDUS）已较多用于临床，可在胃肠道及胰胆管内进行三维成像，将其分辨率及诊断准确率进一步提高。主要适用于胆管的形态显示及毗邻微小肿瘤的诊断，3D－IDUS 的最小切面间隔为 0.25mm，最大取样长度为 40mm。

胃镜检查为我们提供了更为清晰的图像。例如食管、贲门、胃或十二指肠球部和十二指肠降部的病变，包括炎症、溃疡、肿瘤、静脉曲张等均可以通过胃镜检查确定。胃镜结合病理组织学检查可以确定炎症的程度，包括是否存在萎缩、异形增生以及癌变；是否是恶性肿瘤，肿瘤的病理类型、分化程度。然而，对表面黏膜光整的胃内隆起性病变，常规胃镜检查很难确定其性质，对糜烂、溃疡病灶是否是早期肿瘤以及恶性肿瘤的浸润深度与肿瘤 TNM 分期同样也无法确定。超声胃镜检查技术弥补了常规胃镜检查对上述问题的不足，同时，超声胃镜检查在胰腺胆管疾病的诊断中同样发挥了重要的作用，内镜超声引导下穿刺及各种治疗也已广泛应用于临床。

三、仪器与选择

目前临床上应用于上消化道检查的超声胃镜包括环形超声内镜（环扫 360°扫描）和线阵 150°扫描两类，从机械扫描逐步过渡到电子扫描，图像的清晰度和扫描速度也提高了不少。借助普通胃镜检查的小探头超声内镜检查也是临床上常用的一种检查方法。扫描探头频率可以从 5～20MHz 不等，最新的超声胃镜探头频率可以在这一范围内根据需要自行调节。小探头虽然频率固定，但更换容易。

超声胃镜的附属设备如下。

（1）自动注水装置：通常为外接设备，通过三通阀与活检孔道相连，以保证在短时间往消化道内注入足量脱气水。

（2）超声内镜专用水囊：在超声内镜使用前，临时固定在探头外侧，在超声内镜插入到检查部位时，通过内部注水装置充盈水囊，增加超声探头与检查部位的接触范围，减少腔内气体对超声波的干扰。还有一种带水囊的小探头，其装置为一管道和末端可以注水膨胀的水囊，常用于食管等难以潴留水分的位置的检查。

（3）超声内镜专用活检钳：较一般活检钳细，能通过活检孔道进入活检腔内并取到相应的组织。

（4）超声内镜专用穿刺针或者活检针。

三维超声内镜在环扫 360°的同时，探头可以前后移动，实时记录不同截面的图像，并通过内部计算机合成，得到三维实时超声图像。

四、适应证与禁忌证

（一）适应证

超声胃镜检查术的主要适应证包括隆起性病灶的诊断与鉴别诊断，食管癌、胃癌的 TNM 分期，胰腺胆管疾病的诊断与鉴别诊断，具体如下。

（1）食管、胃、十二指肠腔内隆起性病灶的诊断与鉴别诊断。通过超声胃镜检查判定隆起性病灶是腔外压迫还是来源于胃壁以及确定胃壁来源的病灶所在的层次与病灶性质。

（2）良、恶性胃溃疡的鉴别诊断。

（3）诊断明确的食管癌、胃癌，进行肿瘤浸润深度的评价，周围淋巴结转移情况的判断，术前食管癌、胃癌 TNM 分期的确定或可切除的评估。正常的食管或胃壁在超声胃镜下可显示清晰的五层结构，而食管癌、胃癌的声像图表现为低回声病灶取代了食管或胃壁多层甚至全层，形成缺损、不规则、中断等现象。

（4）胃淋巴瘤的诊断与化疗疗效的观察。

（5）对胃其他疾病（如胃壁僵硬、胃黏膜皱襞增厚、粗大改变等）的病因诊断、鉴别诊断。

（6）胰腺胆管疾病的诊断与鉴别诊断。

（二）禁忌证

对疑有胃肠道穿孔者应避免进行超声胃镜检查，以下情况为相对禁忌证，在情况改善后或采取适当的措施后可以进行超声胃镜检查。

（1）严重的心肺功能不全或者脏器功能损害，在没有得到完全控制时。

（2）食管狭窄内镜无法通过，在没有进行内镜下扩张治疗或者其他解除狭窄的治疗前。

（3）胃内大量食物残留影响检查，在完全清除胃内残留食物前。

（4）精神障碍或者其他原因不能配合检查，同时又不具备开展无痛内镜检查条件时。

五、术前准备

超声胃镜检查与常规胃镜检查有很多相似之处，如需要患者空腹，需要术前了解检查目的，需要采用局部麻醉或者全身麻醉，需要操作者、助手、患者的相互配合等。但超声胃镜检查更有一些特殊的需要，操作者更需要接受胃镜检查与超声检查的培训，同时掌握胃镜与超声检查和读图技术。

（一）患者准备

（1）超声胃镜检查前，需要详细了解进行本次检查的目的，如隆起性病灶的鉴别诊断、胃癌的浸润深度与 TNM 分期诊断，或者其他检查目的。除了解病史资料外，一般在超声胃镜检查前最好先进行常规胃镜检查，或者有常规胃镜检查结果报告与图像作为参考。

（2）术前需像常规胃镜检查一样禁食 6h，对老年患者或怀疑有胃排空障碍或幽门不全梗阻的患者禁食时间需延长。

（3）无论采用咽部局部麻醉或全身麻醉，术前均需要口服去泡剂。

（4）检查前需要对患者进行解释，检查时间通常较常规胃镜稍长，但大多数患者均能耐受。采用局部麻醉者术前也可肌内注射安定等药物。为减少检查中的胃蠕动，术前也可根据临床需要适量注射 654－2、阿托品等药物。

（二）器械准备

（1）检查床最好使用手术床，即能通过检查床改变患者体位，如头低位或者脚低位等。

（2）超声胃镜检查可根据病灶情况选择小探头超声内镜或环形标准超声内镜，一般大病灶或需要观察胃壁外脏器、病灶周围淋巴结等通常选择标准超声胃镜探头；小病灶，尤其 1cm 以下的病灶选择小探头超声内镜容易查找病灶。根据治疗患者需要选择扇形超声内镜。

（3）超声胃镜检查探头频率可从 5～20MHz 不等，对大病灶、胃壁外脏器探查，病灶周围淋巴结扫查最好选择低频率超声探头，而要看清胃壁黏膜层小病灶，高频率超声探头则更清晰。目前很多超声胃镜检查装置都可通过改变探头频率的方法来获得需要的图像，并得出准确的检查结果。

（4）术前需要检查脱气水是否准备充分，并能随时通过内镜孔道灌入患者胃腔，内镜注气、注水、吸引是否处于工作状态，内镜与超声图像切换是否正常，探头前端水囊是否完好，保证灌水顺利且不留气泡。

六、检查方法与技巧

（一）检查方法

1. 食管、胃内病灶的检查

（1）插镜：患者取左侧卧位，直视下插镜。小探头超声胃镜检查插入的胃镜即常规胃镜检查使用的内镜，因此与常规胃镜检查相同，但更需要注意吸尽患者口腔、食管、胃腔内残留液体。标准环形超声胃镜探头为斜视，进入食管后若不能完全看清食管壁情况，可适当旋转内镜，同时根据阻力感情况逐渐推镜进入胃腔。

（2）发现病灶：内镜进入胃腔后，首先需要如常规胃镜检查一样尽量扫查全胃，同时观察需要进行超声胃镜检查的病灶，如隆起性病灶或者胃癌，注意病灶的位置、大小、表面情况等，以便选择合适的探头频率与放置位置、患者的体位等。

（3）清洁胃腔：内镜观察的同时，尽量吸尽胃腔内全部残留液体，注入 50 ~ 150ml 脱气水充分冲洗胃壁，尤其是病灶表面和周围，必要时反复 1 ~ 2 次。

（4）超声胃镜扫查：主要应用水囊法、浸泡法或者将两方法结合起来。水囊法直接将水囊贴近待检查的病灶，观察超声图像；浸泡法通常在胃腔内注入足量水，使病灶完全浸入水中，继而将探头置于病灶表面进行扫查。对进展期胃癌的扫查同时需要扫查病灶周围组织、引流淋巴区域以及腹膜后淋巴结等部位。

（5）超声胃镜的定位：通常在内镜下可以判断探头所在的位置，借此判断病灶在胃内的位置。但超声胃镜更强调通过超声显示的特殊结构来判断病灶的位置，以及与周围脏器的关系。如内镜头端置于胃窦并接近幽门处，超声能显示完整胃窦图像，胃窦壁五层结构清晰可见，在这一位置通常能观察到胆囊。内镜退到胃体中部，在显示胃壁五层结构、胃大弯皱襞的同时，能观察到后方的胰腺体尾部，动态观察可以清晰显示胰腺内部结构、胰管和脾静脉。脾静脉也是判定胰腺的标志。内镜退到胃体上部贲门口，腹主动脉清晰显示，有助于我们判定位置。在进行肿瘤淋巴结转移评价、胰腺检查以及相关的治疗操作时需要熟悉周围的解剖结构。

2. 胰腺胆道系统疾病的检查　观察消化道邻近脏器时可将探头置于下述部位进行显示。

（1）胰腺：胰头部（十二指肠降部）、胰体和尾部（胃窦、胃体后壁）。

（2）胆道：下段（十二指肠降部）和中段（胃窦部）。

（3）胆囊：十二指肠球部或胃窦近幽门区。

（4）肝脏：肝右叶（十二指肠、胃窦部）、肝左叶（贲门部、胃体上部）。

（5）脾脏：胃体上部。

不断改变探头的位置与方向可以获得不同切面的超声图像。常用方法：①通过调节内镜角度旋钮改变探头的方向；②通过插镜或拔镜调节探头的位置；③通过旋转镜身寻找病灶进行超声扫描；④改变患者体位。胃底和胃体部还可用内镜镜头倒转手法。

（二）操作技巧

食管、胃内病灶的检查具体如下。

（1）超声胃镜检查与常规胃镜检查不同，尽管都需要发现病灶、看清病灶，但常规胃镜检查需要注入气体充分展开胃腔，而超声胃镜则需要尽量避免气体，通常采用脱气水作为介质，探头表面水囊也是为清晰显示病灶而采取的措施。

（2）尽管超声胃镜需要水作为介质，但唾液或者胆汁、胃液等并不适合超声胃镜检查，通常在超声胃镜检查开始时，注入少量气体，吸去食管、胃腔内全部残留物，然后注入少量脱气水，充分清洗胃腔，可反复1～2次，然后再根据检查需要和病灶情况注入适量水并吸尽胃腔内残余气体。

（3）由于应用超声胃镜时需要注入适量的水，在开展无痛内镜检查中需要注意注水太多或头低脚高位时会出现水误吸入肺内的情况。

（4）根据病灶所在的位置选择患者的体位。如病灶位于胃体上部或者胃底时，可采用头低脚高位；如病灶位于胃体下部、胃窦时，采用头高脚低位更容易显示病灶。左侧卧位对大弯侧储水和显示病灶非常有利，但对小弯侧病灶显示常有一定困难，有时需要注入较多水或者通过其他途径达到目的。

（5）检查结束后吸出胃腔内的水也是超声胃镜操作者需要注意的。

七、超声内镜检查对胃、食管溃疡良、恶性的鉴别诊断

1. 食管溃疡　食管溃疡是由于不同病因所引起的，发生于食管各段的坏死性病变，也就是发生在咽以下、齿状线以上的溃疡。胃镜和病理诊断一般可以确诊。而超声内镜检查可以清楚显示食管各层结构及病变累及的深度和范围，并对良性疾病及恶性疾病有一定的鉴别意义，还可以探查食管外病变与食管壁及其周围结构的关系，必要时可以进行超声引导下细针穿刺淋巴结活检，取得标本以帮助明确诊断。

2. 胃溃疡　胃溃疡最常发生在胃窦、胃角等部位，与胃酸分泌增多以及幽门螺杆菌感染有关。可单发，也可多发。普通胃镜下，表现为溃疡病灶，表面白苔，周围充血水肿；病理上，溃疡穿破黏膜肌层，黏膜下层通常存在水肿表现。溃疡在愈合过程中经历活动期到愈合期、瘢痕1期、瘢痕2期。

（1）超声胃镜声像图特征：溃疡表面的白苔在超声胃镜上表现为一层较厚的高回声区，称为白苔回声；白苔下的炎性组织、肉芽组织及瘢痕组织均为低回声区，称为溃疡回声。

在活动期和愈合期均可见白苔的高回声和溃疡的低回声，根据低回声到达的层次来确定溃疡的深度；瘢痕期的白苔高回声消失，但黏膜层的修复处仍可显示为一凹陷，有时溃疡的低回声也不能显示。

（2）良、恶性溃疡的鉴别诊断：鉴别良、恶性溃疡的要点是低回声病灶有无浸润性生长及周围有无淋巴结肿大。一般来说，良性溃疡病变局限，低回声与正常组织分界清晰，局部增厚程度较轻，周围很少有淋巴结肿大。但对于恶性溃疡病变，特别是早期癌变，EUS并不比内镜优越，常难以准确判断，因此对有疑问的溃疡，仍应多点、多块活检，以防漏诊。

八、超声内镜检查在上消化道肿瘤TNM分期中的作用

胃镜结合黏膜活检对食管癌和胃癌的诊断以及肿瘤的部位、范围的判定意义较大，但无法判定肿瘤的浸润深度，更无法估计是否存在淋巴结转移。在早期食管癌和胃癌中，超声内镜检查对病灶浸润深度的诊断比较准确，尤其对需要进行内镜下黏膜切除的患者，超声内镜

检查尤其必要。对于进展期食管癌和胃癌，超声内镜能客观评价病灶是否浸润浆膜层以及与周围脏器的关系，可发现周围淋巴结转移情况，对确立食管癌和胃癌的术前 TNM 分期、病灶的可切除性以及预后判定均具有极大的价值。

1. 食管癌　EUS 对食管癌的术前局部分期具有很高的准确性（>80%），对于原发肿瘤浸润深度的判断优于 CT、MRI 等其他检查。EUS 对判断肿瘤的分期和纵隔淋巴结转移较好。EUS 在确定肿瘤浸润深度方面是目前最准确的非手术技术。对食管癌，EUS 能准确预测能否完全切除，也可进行肿瘤分期的指导治疗。

对于早期食管癌，EUS 可分辨病灶是否局限于黏膜层或已浸润至黏膜下或肌层，为后续治疗方案的选择提供依据。Muruta 等报道，EUS 对于区分黏膜内癌和浸润到黏膜下层的食管癌准确率为 87%，可为内镜下黏膜切除治疗提供依据，特别是对早期微小病变更为合适。若病灶仅局限于黏膜层，无区域淋巴结转移者，可选择内镜下治疗，包括 EMR 或 ESD 术。

2. 胃癌浸润深度判断　正常胃壁在超声胃镜下可清晰显示 5 层结构。胃癌的声像图特征表现：低回声占位性病灶，病灶取代几层或者全部 5 层结构，形态不规则、有中断现象，病灶内部低回声不均匀，与周围分界不清晰等。根据超声胃镜显示的病灶浸润深度不同，可将胃癌分为以下几种，其中黏膜层癌（m 癌）和黏膜下层浸润癌（sm 癌）为早期胃癌，而固有肌层浸润癌（mp 癌）和浆膜层浸润癌（s 癌）为进展期胃癌。

（1）黏膜层癌（m 癌）：第 1、2 层累及，低回声病灶增厚、不规则，第 3 层（黏膜下层）结构和连续性完好。

（2）黏膜下层浸润癌（sm 癌）：第 1～3 层累及，第 3 层局部变狭窄或者不规则，但没有低回声病灶突破黏膜下层。

（3）固有肌层浸润癌（mp 癌）：第 3 层中断，低回声病灶累及第 4 层，但浆膜层光滑未被累及。

（4）浆膜层浸润癌（s 癌）：病灶累及全层，第 5 层不规则、断裂，或者与周围组织分界不清。

3. 胃癌周围淋巴结转移声像图特征　正常淋巴结在超声胃镜声像图上表现为椭圆形或者圆形的低回声结节，边界清晰，回声均匀，偶可成群出现。一般与病灶紧密相连的淋巴结常为肿瘤转移性。而且淋巴结越大，转移的可能性越大。如果直径大于 10mm，则恶性的可能性大于 80%。转移的淋巴结不一定紧靠病灶，其与淋巴引流方向及区域有关。

4. 远处转移病灶声像图特征　由于超声胃镜的探头频率较高，因此观察的范围较小，对远处转移的淋巴结或者病灶的观察都有一定的困难。目前超声胃镜的探头频率可以在 5～20MHz 之间自由转换，为观察远处病灶带来一定的方便。通常在进行胃癌远处转移病灶或者淋巴结检查时，应注意病灶相关淋巴引流区域的扫查，如胃小弯癌，可在贲门部发现肿大的淋巴结。对肝内转移病灶，尤其是肝左叶转移病灶常容易发现。胃癌合并腹腔积液时，可以探查到腹膜转移病灶。

5. 诊断与鉴别诊断

（1）胃癌的分期诊断：超声扫描时，癌肿组织表现为胃不均质的中、低回声图像，伴局部或全部正常管壁结构层次的破坏，其中肿瘤的浸润深度以破坏的最深一层为判断标准。进展期胃癌是指浸润深度达到或超过第 4 层，T 分期为 T_2 期以上者。T 分期诊断标准如下：

T_2 期，表现为第 1～4 层胃壁结构的病变，从第 4 层起的不规则突向腔内的低回声肿块，或呈大面积局限性管壁增厚伴中央凹陷，第 1～3 层结构回声消失；T_3 期，表现为 5 层胃壁结构的破坏，回声带分层不清；T_4 期，表现为低回声肿块突破第 5 层高回声带侵入外周组织等明显地向相邻脏器浸润的征象。淋巴结转移的标准为直径大于 1cm、边界清楚的回声结节影。腹腔转移时形成腹腔积液，在胃壁周围形成液性暗区。

（2）皮革胃（Borrmann Ⅳ型胃癌）的超声胃镜诊断：其具有独特的超声胃镜影像特征，表现为大部分或全胃壁第 5 层结构弥漫性破坏、增厚，多在 1cm 以上，以黏膜下层为主，回声减弱。表层回声增强，可见自表层向深层延伸的强回声带将低回声区分成团块状，第 4 层回声带中混有散在的强回声斑点，增厚的胃壁层次尚可辨认。部分病例黏膜肌层已破坏，扫描仅见 4 层次，超声胃镜对其具有很高的诊断价值，确诊率高达 99.2%。

（3）胃息肉诊断：可以是炎性息肉或者腺瘤样增殖，可单个也可多个，起源于黏膜层，表面充血、水肿、颗粒样改变，常有蒂或亚蒂，息肉与正常组织之间有明确的分界。内镜加活检检查通常能明确诊断。在内镜下鉴别扁平的息肉与早期胃癌有时有一定困难。除活检病理组织学检查外，超声内镜则为安全实施治疗提供了又一项依据。胃息肉超声胃镜的图像特征：腔内占位性病灶，起源于黏膜层，均匀高回声，有时内部也表现为中等回声。同样是黏膜来源的占位性病灶，超声图像上，胃息肉表现为高回声病灶，界限清晰；而胃癌表现为低回声，界限通常不完全清晰。超声内镜用于评价息肉根部是否恶变，能否内镜下切除，较大息肉内部是否有大血管。

6. 胃淋巴瘤声像图特征　典型的胃淋巴瘤声像图特征表现为局限性或者广泛性胃壁第 2、3 层被低回声病灶所取代，且明显增厚，早期第 2、3 层结构增厚而原有结构层次仍存在，在进展期，层次不清。有时病灶局部可形成肿块，突向腔内并在表面形成溃疡。胃恶性淋巴瘤表现为胃弥漫性浸润，与胃癌 Borrmann Ⅳ型区别困难。部分病灶表现为溃疡型或者肿块型，与 Borrmann Ⅱ、Ⅲ型胃癌相似。

超声胃镜对淋巴癌、皮革胃以及 Menetrier 病的鉴别是很困难的，主要是由于这三种疾病具有较相同的表现。但是皮革胃在横轴浸润更广泛甚至是全周性的，而 Menetrier 病增厚范围更局限，且常常有胃高回声。

九、超声内镜在胰腺胆管疾病诊断中的价值

EUS 诊断胆总管下端结石有其优点。1995 年 Palazzol 等报告的 168 例胆总管结石症中，用 EUS 检查失败的占 2.5%，而用 ERCP 检查失败的占 9.3%。Napolean 等前瞻性地随访了 238 例可疑胆总管结石患者，在 EUS 检查未见结石的患者中，一年随访期内，仅有一例发现胆总管结石。作者认为，EUS 结果阴性的患者，一年内需做 ERCP 的可能性很小。根据这些结果，建议对可疑胆道梗阻的患者在做腹部超声后先做 EUS，留 ERCP 用于治疗。诊断性 ERCP 减少，ERCP 的并发症也减少。

1. 操作要点　胰腺呈长条形，其体表投影位于胃和十二指肠，因此，超声内镜显示胰腺需分别在胃和十二指肠显示。首先，将超声内镜插入十二指肠乳头部稍下方，然后边往外退镜边扫查，直至清楚显示全部胰腺。

十二指肠内扫查：①超声内镜插至十二指肠乳头部平面后，调节弯曲钮，使探头伸直；②吸尽十二指肠内空气及黏液，然后将水囊注水 5～15ml，使水囊壁与十二指肠紧密接触；

③显示超声图像后，如有肠腔气体干扰可经活检钳通道注入脱气水适量，并调节探头位置，使气体干扰现象消失；④通过调节内镜操纵部左右调节钮和上下调节钮，以及外拉和内插超声内镜，使图像保持最佳状态，并清楚显示胰腺及其毗邻结构。

胃内扫查：①在十二指肠内扫查结束后吸尽水囊内脱气水，将内镜退至胃窦部；②向水囊内注入脱气水，显示超声图像后退超声内镜，至胃体及胃底区域后显示胰腺体部和尾部，然后向胃内注入脱气水200～300ml，使胰腺体尾部显示清楚为止，如胃底黏液湖中的黏液影响声像图显示，则应将其吸引干净后再注水；③术毕将胃内液体吸引干净，并吸尽水囊内水后拔镜。

2. 正常胰腺EUS声像图　多平面、间断性显示的主胰管呈管状结构，最大内径不大于3mm，通常主胰管的内径为2mm，在胰头部平均为3mm，体部平均为2.1mm，体部与尾部连接处为1.6mm。若主胰管大于3mm提示扩张。分支胰管显示困难，仅在当其扩张时才能显示。胰腺边缘被覆薄层脂肪，较光滑，无异常隆起灶。正常胰腺实质呈均匀的点状回声，较肝脏回声略为粗大。但是，随着年龄的增大，回声强度增加，非均匀化明显，尤其是围绕全胰管周围的点状高回声密集，称为“胰腺的增龄性改变”。

3. 胰腺癌　胰腺癌超声内镜下表现为胰实质内异常回声，大部分为均匀性的低回声肿块，但也可为不均匀的高回声。EUS是在经腹部超声和CT检查后诊断胰腺癌更为敏感的方法，可检出直径小于1cm的胰腺癌。其敏感度为86.5%，准确性为65.9%，结合超声内镜引导下穿刺，诊断胰腺肿瘤效果更好，有时EUS检查结果会改变治疗策略。EUS判断肿块大小不如CT准确。

胰腺的囊性病变主要是假性囊肿。EUS和经腹部超声都可以看清。EUS还可经胃壁穿刺引流，胰导管内乳头状黏液瘤（intraductal papillary mucinous tumor，IPMT）是近来提出的新病种。IPMT可有良性或恶性，需要与胰腺的其他囊性病变相鉴别。

4. 胰腺炎　急性胰腺炎时十二指肠和胃幽门部水肿，可妨碍EUS检查胰腺，因此不是EUS检查的指征。

慢性胰腺炎的临床诊断不易确定，加查EUS能帮助诊断。EUS表现有4个方面：第一，胰腺实质回声不均匀，因为慢性胰腺炎时胰腺实质中有小的纤维间隔呈高回声，将低回声的炎性实质组织分隔；第二，重症慢性胰腺炎患者可有主胰管不规则或呈局部扩张；第三，20%～40%慢性胰腺炎患者有假性囊肿，EUS可查出直径为1cm的小囊肿；第四，慢性胰腺炎的实质中可有微小钙化灶。EUS加上细针穿刺是诊断慢性胰腺炎的敏感、安全的方法，但对轻症患者加上细胞学检查的结果，诊断特异性较差，而且平均要穿刺两次以上，才能得到足够的标本。

长期酗酒者中，即使无临床症状，EUS也可检出慢性胰腺炎改变。出现慢性胰腺炎的超声表现后，不易诊断为早期胰腺癌。

5. 胰腺的内分泌肿瘤　临床诊断胰腺的内分泌肿瘤应根据症状、体征和实验室检查结果确定。位于胰腺的神经内分泌肿瘤以胰岛素瘤和胃泌素瘤较为常见，其他有生长抑素瘤、血管活性肽瘤、胰高血糖素瘤等。其中胰岛素瘤有99%位于胰腺，而胃泌素瘤有30%～40%位于胰腺外或胰腺附近。

EUS能检出小的胰腺肿瘤，通过十二指肠壁或胃壁能看清直径为0.5cm的胰内肿瘤。Rosch等报告一组多中心研究结果，在37例患者中检出39个肿瘤，都是经腹部超声和CT

检查结果阴性的病例。经手术和病理免疫化学证实诊断，其中 31 个是胰岛素瘤，7 个是胃泌素瘤，1 个是胰高血糖素瘤。肿瘤的平均直径为 1.4cm（范围为 0.5～2.5cm）。一组术前曾做过动脉造影的病例中检出 27%，而 EUS 检出 80%。19 名无肿瘤患者中，EUS 阴性 18 例，特异性 95%。1 例假阳性的病例是一个淋巴结，像胰腺表面的肿瘤。

内分泌肿瘤的 EUS 表现为均匀低回声肿块，边缘光滑，但也有个别肿瘤回声稍强，与周围胰腺组织相似。

Palazzo 报告一组 23 例手术诊断患者中，术前 EUS 定位正确率为 85%，经腹部超声诊断率为 8.5%，CT 诊断率为 17%。EUS 对胰岛素瘤的定位诊断效果比胃泌素瘤更好，因胃泌素瘤较多位于胰腺外。

十、超声胃镜在临床诊断中的应用与循证评价

超声胃镜技术是在胃镜检查的基础上增加了超声检查的功能，也是腔内超声的一种特殊形式。第一，超声胃镜能清楚地显示胃壁各层次，对隆起性病灶的诊断具有重要的价值。静脉瘤或者静脉曲张、黏膜下平滑肌瘤或者间质瘤、黏膜下肉瘤、血管瘤、囊肿、脂肪瘤、异位胰腺、腔外压迫等在超声胃镜的图像上均有不同的特征可以鉴别，同时可以通过选择不同类型的探头使病灶的诊断更加准确，如小隆起选择微型探头定位更准确，巨大隆起选择环形探头，低频率使病灶周围更清晰等。第二，超声胃镜能清晰显示黏膜层病变，可判断早期癌的发展阶段以及恶性肿瘤浸润深度。对病灶周围淋巴结的转移也有很好的判定作用。目前超声胃镜已常规应用于早期胃癌的诊断，并为早期胃癌进行内镜下黏膜切除术提供依据。对进展期胃癌进行术前浸润深度与 TNM 分期评估以指导手术与评价预后。第三，超声胃镜引导下穿刺治疗技术得到了进一步发展。

据文献报道，超声胃镜检查对胃癌 T 分期的准确率为 80.3%，其中 T_1 期为 81.8%、T_2 期为 70.4%、T_3 期为 88.9%、T_4 期为 71.4%。超声胃镜检查鉴别早期和进展期胃癌的准确率达 95.1%，鉴别黏膜癌和黏膜下癌的准确率、高估率和低估率分别为 63.6%、33.3% 和 3.0%。超声胃镜对隆起型和平坦型早期胃癌浸润深度的判断准确率几乎为 100%，而对凹陷型的判断准确率仅为 58.6%。超声胃镜对分化型和未分化型早期胃癌浸润深度的判断准确率分别为 71.4% 和 57.9%，并且，对早期胃癌浸润的判断准确率随着肿瘤直径的增大而降低，其中直径小于 10mm 为 100%，直径 10～20mm 为 80%，直径大于 20mm 为 41.2%。超声胃镜对早期胃癌淋巴结状况的判断准确率为 90.9%，对淋巴结转移的敏感性和特异性分别为 66.7% 和 90.3%，其阳性预测值和阴性预测值分别为 80.0% 和 92.9%。

超声胃镜鉴别黏膜和黏膜下癌存在明显过度分期的趋势，并且对隆起型和平坦型早期胃癌的判断准确率高于凹陷型。究其原因，是由于凹陷型胃癌常伴有壁内溃疡和溃疡瘢痕，而 EUS 对鉴别肿瘤浸润和溃疡改变较为困难。虽然有学者依据溃疡纤维化常呈扇形扩展，而胃癌常呈弓形浸润提出了鉴别方法，但其价值有待进一步验证。EUS 对早期胃癌浸润深度的判断准确率随着肿瘤直径的增大而降低，主要是因为 7.5MHz 探头的判断准确率相对较低。

当前，超声胃镜已成为胃癌术前分期的重要诊断手段。胃癌的浸润深度可由胃壁正常层次结构破坏程度来判定，在判断肿瘤浸润深度方面，平均准确率在 80% 以上，明显优于 CT 或者 MRI 等方法，并在各期都保持了较高的敏感度和特异性。对周围淋巴结转移的判断率

也很高，但对远处转移的评价较差，因此对于 M 分期需结合 CT、腹部 B 超及其他检查。三期动态增强螺旋 CT 薄层扫描也能较准确地显示正常胃壁结构及胃癌浸润的深度，T_1、T_2 分期不如超声胃镜准确，T_3、T_4 分期准确率与超声胃镜相近，但同时可准确地反映淋巴结转移情况及远处脏器的转移和播散情况，做出更准确地 TNM 分期。因此，将螺旋 CT 和超声胃镜检查两者相结合可更有效地为临床手术方案的选择提供指导。

在瘢痕期的溃疡中，若能显示溃疡处低回声者，则该溃疡易于复发，反之则不易复发。有人发现超声胃镜判断愈合良好的溃疡，复发率为 4.5%，而被认为愈合不好的溃疡，复发率高达 75%。

超声胃镜检查对胃淋巴瘤范围的判定明显优于常规胃镜检查。有人对 24 例原发性胃淋巴瘤进行内镜及超声胃镜检查，并与术后病理结果相比较，结果发现，超声胃镜对浸润深度的判断准确率为 91.5%，对累及淋巴结的判断准确率为 83%；在 58% 的病例中，超声胃镜显示浸润范围明显大于胃镜检查，但与切除标本比较，超声胃镜仍低估了 37.5% 的病例。同时，超声胃镜可用于观察淋巴癌对化疗患者的反应，化疗有效患者的胃壁结构可以完全恢复正常。

超声胃镜诊断黏膜下占位性病灶的同时，对黏膜下占位的确切性质，还可以通过超声胃镜引导下细针穿刺活检组织学检查。

超声胃镜不仅用于胃癌的分期诊断，对晚期肿瘤引起的疼痛可以通过超声胃镜引导下穿刺进行腹腔神经节阻滞术治疗。尤其用于晚期胰腺癌和慢性胰腺炎患者的顽固性腹痛，也可用于腹部其他器官引起的内脏原发性腹痛，从而提高患者的生活质量。

超声胃镜在开展胰胆疾病诊断的同时，更开展了多样的治疗。如胰腺假性囊肿胃内置管引流术，可通过超声内镜引导下进行穿刺后置管，将囊液引流到胃腔。

超声胃镜不仅可以显示胃底静脉曲张的病变程度和范围，并对寻找孤立性胃底静脉曲张的病因有一定帮助，特别是胰腺尾部癌或者胰腺尾部的假性囊肿压迫脾静脉引起的胃底静脉曲张。超声胃镜同时可以用来评估胃底静脉曲张硬化治疗或者注射组织胶治疗的疗效。

对胆管扩张、胆道下段梗阻的患者，内镜下逆行胰胆管插管失败时，通过超声胃镜经胃穿肝胆管引流术也是近年来开展的超声内镜技术之一。

十一、超声肠镜及基本操作方法

近年来，应用硬性超声探头对直肠腔内行超声探查的技术已得到广泛推广，其主要临床适应证为手术前直肠癌的分期。超声肠镜的应用，使得针对全结肠的内镜及同步的腔内超声探查成为现实，目前该技术已日趋成熟。

（一）超声肠镜

超声内镜有两种，一种是将超声探头直接固定于内镜前端，组成超声内镜；另一种是超声探头经内镜活检口导入。

目前，临床常用的超声肠镜为一可曲的前视大肠镜，其插入先端部安装有硬性的超声转换器，能做扇形或旋转型扫描，探头频率为 7.5MHz、12MHz。随着计算机技术的发展，通过三维重建影像的三维立体超声肠镜也已在临床上开始应用。内镜用微探头同时完成的线性和旋转性运动分别得到的二维图像经过计算机重组可以得到三维立体的超声影像，其优点：除了能了解病变的深度，且更能了解病变的广度，同时可以清楚地呈现病灶与周围器官的相互关系，从而为诊断和治疗提供可靠根据。

（二）基本操作方法

超声肠镜操作方法基本同上消化道的超声内镜检查，扫描方式分为直接接触扫描法、水囊法和肠腔内无气水（即新配置蒸馏水）充盈法，具体检查方法与普通纤维肠镜或电子肠镜相似。需要注意的是当到达靶部位后，首先应观察该部位肠段是否清洁，如有较多粪水或者分泌物时则应进行冲洗、抽吸，以保证探查时良好的视野和清晰的超声影像。随后，抽吸探查部位远端肠腔内空气，注入无气水或充盈水囊，边退镜边实施超声扫描，尽可能将探头保持于肠腔中心，使结肠壁各层得到良好的聚焦以取得满意的影像；对较小病灶探查时应尽量使探头长轴与病灶表面保持平行以取得准确的影像，而对较大病灶的探查则通常使探头位于病灶与周边正常肠壁的交界处以准确判断病灶的来源。检查完毕退镜前应抽吸注入较多水液或者充分抽瘪水囊后再退出。对正常肠壁周围结构的认识有助于方位的确定，男性的前列腺及精囊和女性的子宫及膀胱为较易辨认的盆腔结构和界线。通常将前列腺与子宫定位于影像的6点钟位置，并以此判断病变的方位。

操作时为获取不同切面的超声影像，可采取以下4种方式控制探头方向进行扫描：①调节内镜的大小角度旋钮；②直接旋转内镜镜身长轴；③通过进、退镜或勾拉改变探头位置；④改变患者体位。

超声图像的调节方法：①检查任何部位均先用低倍圆图，呈现病灶后再逐级放大；②显示局部病灶可取放大的半圆图；③频率切换，观察消化道或其毗邻器官时均先用7.5MHz，待初步显示病灶后再切换成12MHz以反复比较显示。7.5MHz显示病灶实质回声较好，而12MHz则显示消化道壁或病灶的边界较好。

十二、超声肠镜检查术前准备

1. 患者术前准备

（1）进行检查的前一日晚餐不宜过饱，忌食产气食品，后禁食、禁水，可服用缓泻剂。当日排便后常规清洁灌肠。

（2）用药：精神紧张者可肌内注射或缓慢静推地西泮（安定）5～10mg。

（3）体位：患者通常采取仰卧位，也可采取左侧卧位。根据检查需要选择合适体位。

2. 技术准备　通常需2～3人，术者操作EUS，助手操作超声仪。术者必须具有熟练操作一般消化道内镜的操作技术，且具有一定的体表超声经验和超声解剖知识。

3. 器械准备

（1）电子超声内镜及纤维超声内镜预检、调试和连接同类肠镜。

（2）超声内镜常用附件主要为活检钳、细胞刷，使用前检查活检钳是否张开顺利，若发现打不开或者打开费力，可用95%乙醇擦拭钳瓣关节，清除血锈，再用防锈油滴注钳瓣，用前确认活检钳及细胞刷能顺利通过活检通道，因超声内镜活检管道仅为2.2mm，必须专用。

（3）使用注水器前先接通电源，储水瓶中装入无气水约800ml，水温保持在37℃左右，以免水温过低而使患者感到不适。拧紧储水瓶，以防注水时漏气，在体外试验性注水，使水能顺利从注水器中流出。

（4）安装水囊之前检查水囊有无破损、畸形、膨胀及变色等橡胶老化现象。将水囊置入专用推送器中，使其大孔径一端橡皮圈翻折覆盖于推送器边缘，卡入凹槽内。再将水囊推送器套在超声内镜前端，使翻折橡皮圈套圈卡在超声内镜前端的大凹槽内。拔出推送器，将水囊小孔径一端橡皮圈卡到超声内镜前端的小凹槽内。安装完毕，按压注水阀门，向囊内注入无气水，水囊直径以3cm为限度，如发现水囊边缘渗水可调整水囊位置，如发现漏水则应重新更换水囊。水囊注水后若发现明显偏心状态，可用手指轻轻按压校正，注意水囊内有无气泡存在，如有气泡存在，可反复吸引注水将囊内气泡吸尽。

（5）开启超声发生器及超声监视器电源，确认超声画面清晰。

（6）输入患者一般资料，如姓名、年龄及检查号待用。准备好图像记录仪、光盘，开启打印机，如有电脑图像采集，先开启电脑进入图像采集系统。

（7）使用超声微探头必须用活检管道2.8mm以上的内镜。在活检口安装微探头专用注水接口及阀门，再连接超声发生器，将微探头插入超声发生器中。

（8）将微探头置入无气水中，启动超声装置，观察所发出的超声波形是否正常。

十三、超声肠镜适应证和禁忌证

（一）适应证

（1）结、直肠癌术前分期。

（2）结、直肠黏膜下肿瘤性质的判别。

（3）淋巴结活检。

（4）盆腔和直肠周围疾病的判断。

（二）禁忌证

1. 绝对禁忌证

（1）患者不合作。

（2）一直或者怀疑内脏穿孔者。

（3）急性憩室炎者。

（4）重度结肠炎急性期者。

2. 相对禁忌证

（1）缺乏经验的超声内镜实施者。

（2）高度肠腔狭窄者。

（3）心肺状况不稳定者。

（4）妊娠及月经期者。

（5）高血压病未获控制者。

十四、正常大肠及大肠疾病超声图像

（一）正常大肠超声图像

正常大肠的EUS图像分为5层。由腔内至腔外依次呈现为高、低、高、低、高5层回声带。由内向外第1层和第2层代表界面层或黏膜上皮层和黏膜固有层，第3、4、5层分别代表黏膜下层、固有肌层及浆膜层。随着超声频率及设备性能的提高，有些机型可能显示更多的层次，结肠全壁可呈现为7层结构，直肠肛门括约肌部位则可见环状增厚的肌层结构。

（二）大肠疾病超声图像

1. 炎症性肠病　溃疡性结肠炎和克罗恩病在活动期均表现为肠壁增厚，但肠壁增厚与病变严重程度的相关性仍有争议。研究人员通过前瞻性研究比较了溃疡性结肠炎、感染性肠炎和正常肠道的超声内镜图像，结果提示超声肠镜检查可能有助于鉴别溃疡性结肠炎和感染性肠炎，从而提高溃疡性结肠炎的早期检出率。

（1）溃疡性结肠炎：溃疡性结肠炎的 EUS 图像表现为不同程度的肠壁活动受限及第1～4 层结构改变。第 1 层：增厚，回声增强。第 2 层：厚度由腺体数量、黏膜水肿和炎性细胞的浸润程度决定。第 3 层：对应于黏膜下层。第 4 层：固有肌层的增厚可能是由于固有肌层本身的增生所致，也可能是其上部结构变化造成超声伪影所致。临床上部分病例全部层次融合为一层强回声带，提示严重的全肠壁炎症。病变严重者也可探测到肠道周围肿大的淋巴结，但探测到淋巴结肿大不是疾病严重程度的标志。

EUS 诊断溃疡性结肠炎需观察以下指标：①肠壁总厚度；②黏膜层变化；③黏膜下层厚度；④黏膜下层中直径大于 2mm 的血管数；⑤淋巴结数目，并且无论大小。

（2）克罗恩病：克罗恩病患者可以观察到全肠壁和黏膜下层增厚、深溃疡和浆膜层纤维化。临床上克罗恩病病灶多首先出现在直肠，经超声肠镜检查简便易行且耐受性较好，可提供肠壁和肠周围组织清晰的超声影像。直肠克罗恩病如肠壁厚度超过 4mm、固有肌层超过 2mm，多提示有慢性炎症和纤维化。此增厚现象甚至先于黏膜溃疡等病灶而出现，提示存在全层的炎症。炎症消退后，增厚可持续存在，因此应用超声肠镜检查随访肠壁的厚度可作为估计病程的指标。

正常结肠黏膜下层中可见较多的小血管（直径多小于 2mm），如探及直径大于 2mm 的血管，则可判断为病理扩张。应用超声肠镜探出扩张的血管，有助于区别克罗恩病和处于静止期的溃疡性结肠炎。克罗恩病的假性息肉表现为第 1、2 层增厚形成向腔内隆起的低回声区域，第 3 层结构消失，第 4 层结构不规则增厚，提示炎性浸润已达固有肌层，其与结直肠息肉的区别在于无息肉蒂。

溃疡性结肠炎急性发作时很难与结、直肠克罗恩病相鉴别，超声内镜下的肠壁结构表现非常的相似，均有黏膜层消失或与黏膜下层融合、黏膜下层和肌层增厚。两者之间的主要区别在于溃疡性结肠炎有较多淋巴结，而克罗恩病则以黏膜下血管扩张为主要病变。

2. 肠结核　临床上肠结核的确切诊断需依靠组织学检查。结肠镜或者钡剂灌肠检查可在升结肠及回盲部见到不规则形状的多发性溃疡，而超声肠镜诊断肠结核的影像表现为第 2 层结构缺失，第 3 层结构增厚、回声减弱，第 4 层增厚并有中断，提示炎性细胞浸润固有肌层。

3. 结、直肠恶性肿瘤　结、直肠癌是常见的恶性肿瘤。目前，结、直肠癌术前评估常用直肠指检、肠镜、CT、MRI 等。但这些方法对直肠局部情况的评估有一定的局限性，EUS 的应用能够对局部情况做出准确的评估，有利于制订合理的治疗方案和判断预后，实现患者的个体化治疗。结、直肠癌治疗后的 EUS 随访，则有利于早期发现局部复发病灶，提高补救性手术切除率，进而改善预后。

EUS 可根据结、直肠壁各层的完整性来判断肿瘤生长的浸润深度。EUS 下结、直肠癌通常表现为低回声不规则肿块，其回声强度介于第 3 层高回声和第 4 层低回声之间。低回声肿块突入肠腔内或位于肠壁内，形成半环形、环形肿块，肠壁一层或多层层次不清、消失、扭曲、中断或者增厚部分伴低回声晕环。EUS 用于 T 分期的准确率较高，有研究报道，其准确率可高达 80% ~95%，而 CT（65% ~75%）和 MRI（75% ~85%）准确率较低。大多数学者的研究显示：EUS 判断结、直肠癌 T_1 ~ T_4 期的诊断准确率分别为 80%、68%、94%、89%，N 分期的准确率为 72% ~83%。但超声肠镜不能探测到远处淋巴结和远处脏器的转移，因此结合 CT 对结、直肠癌进行 TNM 分期，准确率将进一步提高。

EUS 在诊断结、直肠癌浸润深度时会有过高分期和过低分期发生，有资料显示分别为 2% ~24% 和 3% ~17%。当病变位于肠道的折叠或者弯曲处时，超声通过隆起性病变、肠壁皱褶和肿瘤周围炎症坏死组织时易衰减，误差较大，易造成过高分期。在鉴别肿瘤周围炎性反应、纤维化、淋巴滤泡和肿瘤浸润方面 EUS 存在缺陷，使得一些 T_2 期和 T_3 期肿瘤分期偏高。

对于结、直肠癌转移性淋巴结的检出和分期，目前仍缺乏准确性和敏感性较高的影像学检查方法。大多数学者将淋巴结回声类型、边界及大小作为 EUS 判断良、恶性淋巴结的主要标准。转移性恶性淋巴结多为圆形、类圆形低回声结节，回声值与肿瘤组织相似或者更低，声衰减系数减低，边界清晰，内部回声均质或不均质，短径大于 5mm。而非特异性炎性肿大的淋巴结常呈高回声改变，边界模糊，内部回声均匀。但是，EUS 不能发现尚未引起淋巴结结构改变的微小转移，炎性淋巴结与癌转移有时很难区别。应用淋巴造影剂有助于反应性增殖病变和转移性病变的鉴别。

此外，超声肠镜诊断结、直肠癌是否有腹膜转移也可根据以下两点诊断：①临近结肠壁第 5 层结构中有直径不小于 1cm 的低回声结节；②小肠周围有腹腔积液或网膜腔内有回声均匀的肿块。由于探头频率和探测深度的限制，EUS 对转移性淋巴结的诊断尚不尽如人意。

4. 结、直肠腺瘤和黏膜下肿瘤　超声肠镜对结、直肠腺瘤的诊断准确率可达 96%，但 EUS 仅根据影像的改变很难区分腺瘤和早期肠癌（T_1 期）。绒毛状隙瘤和早期结肠癌都分布在黏膜层至黏膜下层，两者具有以下影像学特征：结肠腺瘤多表现为均匀高回声病灶，且有时可在其内部呈现腺管样结构；而癌灶主要表现为不均匀的低回声区域。结肠平滑肌瘤表现为起源于肌层的均匀低回声区域，而脂肪瘤则为分布于第 2 层至第 3 层的均匀高回声区域。

近年来，研究报道了 EUS 引导下切除结、直肠黏膜下肿瘤的可行性和临床意义。首先 EUS 可判断肿瘤生长深度，指导内镜下切除；其次 EUS 还可判断肿瘤切除是否彻底，并可避免穿孔等并发症。

5. 大肠类癌　类癌是神经外胚层来源的生长缓慢的肿瘤，它属于胺前体摄取与脱羧（amine precursor uptake and decarboxylation，APUD）系统。它们是胃肠道最常见的神经内分泌肿瘤。1888 年 Lubarsch 首次描述了类癌，命名为“Karzinoid”。由于肿瘤可以发生转移，故认为它与癌相似，但临床表现相对良性。虽然类癌通常为胃肠道的原发肿瘤，但也可发生在其他部位，例如支气管、卵巢和肾脏。

类癌原发于肠黏膜腺体基底部的嗜银细胞（Kulchitsky 细胞），又称嗜银细胞癌，向黏膜下层生长，表现为黏膜下肿瘤，是一种低度恶性肿瘤，多呈局限性浸润生长，转移较少。类癌较少见，在大肠恶性肿瘤中约占 1.0%。

胃肠道类癌的发病率从十二指肠到回肠逐渐增加，80% 以上位于小肠远端。最常见于阑尾，可在 0.26% 的阑尾切除标本中发现。其次常见的部位是小肠，然后是直肠和胃。结肠受累并不常见，占胃肠道类癌的 2.5%。根据 Modlin 等人的研究结果表明，类癌在胃肠道内的分布情况：小肠41.8%、胃20.5%、结肠20.0%、阑尾18.2%。内镜下主要表现为黏膜下肿块，深取活检，取得病理诊断十分重要。

阑尾类癌占阑尾肿瘤的80%左右，是消化道类癌最好发的部位。多数类癌位于阑尾头部，体积小，无症状，不易被诊断。阑尾类癌通常在阑尾炎手术时被偶然发现。少数类癌在阑尾根部累及盲肠时，结肠镜可以看到阑尾开口处有单个黏膜下小隆起，表面光滑。瘤体较大发生机械阻塞时，可呈急性阑尾炎的临床表现。深部活检可取得病理诊断。

直肠类癌可发生于直肠任何部位，前壁较后壁多，表现为广基隆起型类圆形肿块，数毫米至数厘米大小不等，质硬，表面光滑，边界清楚，直肠指检常可扪及为黏膜下肿块。类癌小于1cm者，分化好，一般无转移；而大于2cm者，常伴有转移，转移部位多为区域淋巴结和肝脏。因类癌常向黏膜下层生长，其表面黏膜可不溃破。电切肿块做全瘤活检或深部活检，可取得病理诊断。

结肠类癌多发生于盲升结肠，瘤体较其他部位大，发生转移也较多。可能与结肠腔大、早期常无症状、早期不易发现有关。内镜下表现为半球形隆起，无蒂息肉状，表面光滑，呈微黄色或灰白色，中央部常见脐形凹陷，肿块较大时表面可有溃疡，此时与结肠癌不易鉴别。病理诊断仍需深部活检。

类癌的确诊有赖于瘤体的正确取材及病理活检，肠镜及活检是确诊的主要方法。但普通肠镜很难正确判断类癌的真正大小、肠壁起源和组织学特征，确定肿块浸润深度最有效的方法是超声肠镜。使用高频探头，在肠镜的指导下准确定位，置探头于肠壁隆起处进行超声检查，显示病灶与肠壁各层次的关系，判断类癌的起源、大小、内部回声性质、边界、有无肌层和周围组织浸润等。组织学上有特征性的形态变化：瘤细胞较小，形态一致，圆形，核小而规则。瘤细胞形成巢状或假菊形团结构。值得注意的是，类癌常同时或相继伴有其他肿瘤，故内镜检查时不应满足于发现一种或一处肿瘤，而应在术前、术中仔细检查，术后定期复查随访，以便及时诊治。

目前关于类癌的研究表明，肿瘤直径小于1cm的很少会发生转移，采用局部切除的方法就可以治愈；而肿瘤直径如果大于2cm，转移发生的概率就会非常的高，通常Federspiel等学者们主张对这部分患者按照肠癌的治疗原则来进行手术和化疗等。但也有部分研究者认为即使行根治性手术，也不会改变此疾病的自然进程。临床应根据肿块的大小，结合浸润深度及组织学类型选择最佳治疗方式。若肿瘤小于或等于1.5cm、浸润深度未超出黏膜下层，可行肠镜下局部切除。类癌肠镜下完全切除标准为基底无类癌组织，各边缘0.2cm以上为非类癌组织。肠镜下切除必须保证基底无类癌组织残留，方法有标准的息肉切除术和EMR治疗。对于直径0.5cm左右的直肠类癌，采用息肉切除术，黏膜下注射生理盐水后直接用圈套器圈套肿瘤进行电切。由于直肠类癌位于黏膜下，对于超过0.5cm的类癌，以往多采用EMR方法切除。目前国内、外已逐步开展ESD治疗直肠类癌。

（高　强）

第六节　胶囊内镜

一、概述

胶囊内镜（capsule endoscopy）最初被称为无线胶囊内镜，其主要特点是可对全胃肠道进行简便快捷、无创、连续的可视性检查。Given 胶囊内镜自 2001 年问世以来，已成为诊断小肠疾病的重要工具，也使小肠疾病的诊断水平得到较大的提高，被人们称为消化内镜史上的第四个里程碑。

国产“OMOM 胶囊内镜”全称为“智能胶囊消化道内镜系统”，以微机电系统（MEMS）技术为核心，由重庆金山科技集团研发，于 2005 年面市。即将上市的 Olympus 胶囊内镜将高敏感 CCD、自动亮度控制等内镜成像技术加入进来，通过“实时查看器”密切监视胶囊的行进情况，明显改善检查效率。作为无痛、无创性检查的胶囊内镜为小肠疾病的检查带来了前所未有的突破。

本文以 Given® M2A™胶囊内镜图像诊断系统为例，介绍其组成、诊断过程等。该系统由 3 个部分组成．即摄影胶囊（Given SB 和 Given Eso）、数据记录仪、RAPID 应用软件和工作站，因食管胶囊内镜检查不常用，故本章节不予以详细介绍。

二、适应证和禁忌证

（一）胶囊内镜的主要适应证

（1）无法解释的怀疑为肠源性的腹痛、腹泻患者。

（2）炎症性肠病可能累及小肠患者。

（3）缺铁性贫血患者。

（4）肠营养吸收不良患者。

（5）肠易激综合征为排除小肠病变患者。

（6）小肠肿瘤、息肉患者。

（7）原因不明的消化道出血患者。

（8）血管畸形患者。

（9）NSAIDS 所致的小肠黏膜损伤患者。

（10）肠道寄生虫病患者。

（二）胶囊内镜的禁忌证

（1）胃肠道梗阻患者。

（2）无手术条件者及拒绝接受任何外科手术者（因为一旦胶囊内镜滞留将无法通过手术取出）。

（3）有严重动力障碍者，包括未经治疗的贲门失弛缓症和胃轻瘫患者（除非用胃镜将胶囊送入十二指肠降部）。

（4）体内已有心脏起搏器或已植入其他电子医学仪器者（因可能引起相互间信号干扰而属禁忌吞服胶囊内镜范围）。

三、检查方法

（一）术前准备

（1）了解病情，核实患者确实无检查的禁忌证，并签署知情同意书。

（2）术前准备同肠镜检查，体毛较多时需备皮，范围从季肋部至耻骨之间。

（二）小肠胶囊内镜检查

（1）信息登录：将数据记录仪和电脑正确连接后，按工作站界面要求录入患者一般信息，并对数据记录仪进行初始化设置。

（2）体表粘贴传感器标签：患者平卧，充分暴露腹部皮肤，按《传感器位置指南》将传感器粘贴至指定位置。

（3）连接腰带部件：按要求连接电池、数据记录仪、传感器，调整患者所佩戴的腰带，以舒适为标准。

（4）吞服胶囊：打开胶囊内镜包装盒，若 Given SB 胶囊闪烁表明其已被激活并开始工作，此时若将其放回包装盒可取消胶囊的激活状态。让患者用一小口水吞服 Given SB 内镜胶囊，通过观察数据记录仪的指示灯证实胶囊工作是否正常。

（5）注意事项：嘱咐患者相关的注意事项，包括进食要求等，预约返回时间后患者方可离开。

检查结束后，拆卸数据记录仪及相关装置，进行数据下载并做好相关备份。

（三）术后注意事项

（1）注意大便情况，确认胶囊内镜是否排出；如无法确认，必要时行腹部 X 线检查。

（2）如出现不明原因腹痛、呕吐或其他梗阻情况，应及时确认胶囊内镜的位置并及时处理。

（四）并发症及其处理

主要并发症为内镜滞留于狭窄近侧，如小肠克罗恩病、肿瘤等，胶囊内镜在狭窄近侧的滞留率约为5%，而最终需手术者还不到1%。也有的内镜滞留在食管或胃内，此类患者都为老年人且长期卧床者。

胶囊内镜排除延迟或滞留者，可根据滞留位置选择不同的内镜将其取出；极少数患者需行手术切除狭窄段肠段、肿瘤等梗阻部位，并将胶囊一并取出。

四、胶囊内镜的优势与不足

（一）优势

（1）操作简便：吞服胶囊内镜后患者和医生都可进行日常的工作，电池工作时间 7～8h 后．取下患者腰带上的数据记录仪，并下载数据到电脑上。医生阅读图像后做出诊断。检查过程无不适或其他致敏反应，一人一镜，用后即弃，无交叉感染。

（2）技术先进：胶囊内镜是当今最先进的数码技术在医学界的应用范例。

（3）无创性：胶囊内镜大小犹如药物胶囊，患者吞服胶囊后不必留在医院观察，可自由活动，无任何痛苦，医生也不必 8h 的观察患者。

（4）临床意义大：胶囊内镜能动态、清楚地显示消化管道各部位，尤其是小肠，检查范围远远超过了前三代内镜。国内、外临床实践证实，胶囊内镜能发现以前无法证实的小肠疾病，为小肠疾病的研究做出了卓越的贡献，并将促进内镜诊断学的发展和小肠疾病的研究。

（二）不足

胶囊内镜可以发现病灶的大致部位和大致形态改变，但其不受人为控制，不能像胃镜、肠镜那样通过调节角度进行仔细观察，不能看到全貌，不能活检。因此根据胶囊内镜所见做出诊断有一定难度，需要医生耐心、细致地反复阅读图片，仔细分析，详细了解病史、体征，结合胶囊内镜所见，综合临床资料做出正确诊断，这需要很长的时间并与医生的经验水平有关。

Olympus 公司研发的胶囊内镜利用精密 CCD、白光 LED 和 Olympus 物镜技术，为全小肠的仔细观察提供了清晰明亮的视野，成像较 Given 胶囊内镜更进一步；采用实时查看器，在检查前和检查过程中，可实时观察胶囊内镜检查的进展状况，明显改善了检查效率。

（高　强）

第七节　胆道镜检查

一、适应证和禁忌证

（一）术中胆道镜检查

术中经过胆囊管残端、胆管切口、胆管残端、原胆肠吻合切开处等进行。

1. 适应证

（1）术前明确存在胆管结石，术中切开取石后检查是否有结石残留。对复杂的肝内胆管结石，可以指导取石部位和方向。

（2）术前胆道病变性质和部位不明确，需要进一步了解肝内外胆管系统及其黏膜面是否存在病变。

（3）因胆道出血行手术探查时，明确胆道出血的部位。

（4）胆管内发现肿瘤或胆道狭窄需要术中取活检明确诊断。

（5）术中扪及胆总管下端或壶腹部肿块，经常规探查方法不能明确诊断时。

（6）术中胆道造影提示胆管内有充盈缺损时，可以进一步行术中胆道镜检查。

2. 禁忌证　由于胆道镜检查操作时胆道内压有一定增加，在胆道存在急性化脓性炎症时要慎用胆道镜检查，对急性梗阻性化脓性胆管炎病例禁用。

（二）术后胆道镜检查

通过 T 管或 U 管窦道、胆囊造口的窦道或空肠盲襻瘘道进行。需要在术后 5 周以上进行，如果高龄、营养情况差、肥胖或 T 管细长弯曲患者宜延迟 1 ~ 2 周检查，以便形成牢固窦道。

1. 适应证

（1）术中明确胆道结石残留者。

（2）术后行胆道造影，发现胆管内有异常阴影，疑存在残留结石、蛔虫或异物等。术后造影发现胆管狭窄、不规则的充盈缺损或胆总管下端梗阻需要明确病因。

(3) 胆道出血需要明确诊断者。

(4) 对无法切除或不能耐受根治性切除手术的部分胆总管下端肿瘤等壶腹周围肿瘤患者，在带有T管时，可经胆道镜放置金属胆道支架。

2. 禁忌证

(1) 引流管窦道尚未形成或形成不完整者。

(2) 胆道炎症或胆道以外的感染尚未控制者。

(3) 有出血倾向尚未纠正者，有严重心律失常、房室传导阻滞等心脏疾病患者。

(4) 因其他原因不能耐受或不能配合进行检查者。

(三) 经皮经肝胆道镜检查

通过经皮经肝穿刺至肝内扩张胆管，用扩张导管逐级扩张穿刺窦道，至胆道镜可以插入，主要适用于肝内胆管扩张伴结石或肝内胆道狭窄等疾病的诊断和治疗。

1. 适应证

(1) 肝内胆管扩张伴结石者。

(2) 肝内胆管狭窄（包括外伤性狭窄），胆肠吻合口狭窄的扩张治疗者。

(3) 胆管肿瘤无法切除，行金属胆道支架置入者等。

(4) 肝内胆管蛔虫者。

2. 禁忌证

(1) 肝内胆管不扩张者。

(2) 有明显出、凝血时间异常者。

(3) 有明显心肺功能不全者。

(4) 有肝硬化、门静脉高压者。

二、检查方法

1. 设备准备　胆道镜检查室保持清洁，术前消毒。检查室内线路通畅，各设备提前通电检查。检查室内要有吸引设备，如果无中心吸引设备则需要准备电动吸引器。胆道镜检查室内应具备皮肤消毒、输液和注射的条件，应备有冲洗用生理盐水。胆道镜检查室应有术前准备消毒包，包内至少有剪刀、各种型号备用T管、缝合固定用的针、丝线、三角针及消毒敷料等。由于胆道镜检查取石时间可能会很长，要准备防水敷料或接水袋等以减少大量冲洗冷水给患者带来的不适。

胆道镜及附件（包括取石网篮）、活检钳等常规消毒。碱性戊二醛溶液浸泡是目前较常采用的内镜消毒方法。操作管道内及网篮的内鞘需用注射器注入戊二醛溶液，使其内、外均达到消毒效果。胆道镜及附件（包括管道内）使用前要用盐水冲洗，以减少消毒液对患者皮肤、黏膜的刺激。

2. 患者准备　术中准备行胆道镜检查的患者不需要特殊准备。术后行胆道镜检查的患者病情及检查目的变化很多，需要充分和全面的准备。术前要详细询问、收集病史资料，了解患者的手术情况，术后患者的恢复情况，是否有发热、腹痛、黄疸等。对于病史不详、手术细节不明等病例，术前需要进行胆道造影或磁共振胆道成像等影像学检查，以全面了解胆道情况。对于T管已经夹闭的患者，检查前最好开放引流24h。

患者一般不需要禁食，检查前排空大、小便。估计取石时间长，或患者过度紧张，可以在术前肌内注射阿托品、安定等药物，以减轻患者的紧张和疼痛，松弛括约肌有利于取石。T管窦道周围皮肤可用0.5%利多卡因局部浸润麻醉，也可以从T管窦道中滴入1%丁卡因溶液5~10ml进行黏膜表面麻醉。

3. 操作技术

（1）术中纤维胆道镜的应用：①切除胆囊后，充分显露胆总管，必要时可分离十二指肠降部，以利窥视胆总管末段。于胆总管下段前壁做1cm长的直切口，两边各缝一牵引线。取尽结石后，在无菌操作下，插入胆道镜，同时从冲洗管口灌注生理盐水，持续滴注生理盐水使胆管轻度扩张，使用距地面2m、距手术台5.86~7.84kPa水柱的压力灌注，可使观察视野清晰，并随时吸净。②一般先检视近段胆管，左右肝管，二、三级肝管，有时可达四级肝管，退镜时检查左右肝管汇合处、肝总管及胆囊管口。在窥镜下看清胆管内有结石后，再插入取石网篮取出结石；而后再检查胆总管远端，直至看清Oddi括约肌开口为止。由胆道镜看到的壶腹括约肌部，半数呈放射状，其他为鱼嘴状、三角形和无定形。放射状壶腹开口较干净，炎症较轻，纤维胆道镜容易通过。③插入胆道镜时，如遇阻力，不可硬插，以免发生并发症。在检查胆总管远端时，不必插入十二指肠。④胆道冲洗，以便冲净胆道中的胆汁、胆泥、血液等，有利于窥视病变，冲洗水压不宜过高，否则易引起胆道感染，一般以20cmH_2O压力即可，或将输液瓶悬高于患者1m。⑤胆道镜检查后，于胆总管内置粗T管引流（22~24号乳胶管），长臂与胆总管垂直，经腹壁戳孔通出，使T管瘘道粗、直、短，有助于术后行胆道镜检查取石。⑥对复杂肝内胆管结石患者，应视具体情况决定是否行肝叶切除、胆肠吻合等术式，如术中胆道镜碎石取石仍无法取尽结石时，可将T管经空肠盲襻或胆管空肠吻合处穿出腹壁，为术后反复纤维胆道镜取石提供方便。

（2）术后经T管窦道纤维胆道镜检查和治疗：①用手术黏合薄膜，贴在窦道右侧，再将患者向右倾斜5°~10°，以防止向胆道灌注的生理盐水由窦道流出，浸湿患者衣褥。②拔T管，操作野消毒、铺巾。③在无菌条件下，将胆道镜慢慢插入窦道，能见到呈暗红色的肉芽创面，到达胆总管后，色呈淡红。先检查胆总管下段，再检查胆总管上段、肝总管和肝内胆管。检视肝内胆管时，应逐级分支按序检查，着重了解胆管腔有无扩张、狭窄、炎症、残石、虫体、纤维素、肉芽肿及肿瘤等病变，同时注意胆汁黏稠度及混浊度，估计瘘道、胆管内腔及结石直径、性质，分别采用异物篮网取、狭窄扩张、炎症引流等治疗方法。④操作过程中，向胆道持续滴注含庆大霉素8万U的生理盐水500ml，以充盈胆管腔，保持视野清晰。⑤如结石未取净则应经瘘道重新放置大小相同的T管，并开放引流，以保留取石的通道。因重新放置的T管为直管，常易脱落，需妥善固定。置管时，可通过胆道镜测定窦道长度，而后置入并注意方向和长度，切忌暴力插入。结石取净后，应对比X线胆道造影摄片，以防止残石遗留，明确取净结石后无须重新放置T管。⑥对嵌顿性结石、肝胆管铸型结石和胆道残留大结石（从胆道造影片上测量结石直径大于T管窦道直径2倍以上）等难取性结石，应先行碎石治疗，再经胆道镜取出。

三、临床应用

胆道镜下常见病理改变如下。

（1）胆管炎：胆管黏膜充血水肿，血管网增加，肉芽组织形成，结石处黏膜可见溃疡，管腔中常有脓性纤维蛋白渗出物黏附于管壁或小胆管开口，胆管炎的病理改变呈节段性，远离结石部位的病变不明显或基本正常。病变常见于壶腹部及肝内胆管开口处。

（2）结石：为黑色或棕红色，常嵌顿于胆管开口和壶腹部。继发性胆管结石，常位于胆总管下段，漂浮或嵌顿于壶腹，呈乳黄色，多面形和桑葚状，坚韧。原发性胆管结石常多枚结石依次排列在胆总管或肝内胆管各分支中，呈黑褐色，易碎。

（3）蛔虫或异物：有时结石伴有黑色坏死的蛔虫尸体、完整尸体或活体，个别有食物残渣或线头。

（4）肿瘤：胆管黏膜隆起性病变多伴出血，有时呈小菜花状，必须做活检方可明确诊断。

（5）壶腹部狭窄或胆管狭窄，正常壶腹部有弹性，舒缩活动，其开口大小随舒缩改变，如有狭窄则其开口无舒缩。

（6）胆管先天性畸形：Carolis 病可见部分肝胆管开口的膜性狭窄及肝内胆管的多发性囊状改变。先天性胆总管囊肿其胆总管异常扩张，不对称。

四、并发症及其处理

（1）发热：最常见，是胆道感染或一过性菌血症引起，多经消炎利胆治疗后消退。术前、术后开放 T 管引流，必要时加用抗生素是预防和治疗的主要手段，术中的严格无菌操作也是预防术后发热的重要环节之一。

（2）导管脱出：取石后重新放入的引流导管由于没有横臂容易滑落。术后的妥善固定至关重要。一旦脱出应尽快重新置管，根据窦道粗细重新选择引流管。脱落 48h 以上者，窦道外口多自行闭合，不要勉强插管以免损伤腹腔脏器。

（3）胆道出血：多发生于病史长、合并胆管炎的病例，肝硬化门静脉高压症或巨大结石取出时损伤胆管壁及结石经过窦道擦伤肉芽面等都可能引起出血。一般为少量，可以迅速自行停止。如果出血不止，可以用加有肾上腺素的生理盐水滴入窦道，也可以用气囊导管压迫窦道止血。

（4）窦道穿孔：由于 T 管窦道壁没有完整形成，或不规则结石取出时牵拉使窦道破裂，胆道镜可经破裂处进入腹腔，看得到网膜组织或胃肠壁。此时应该立即停止操作，吸净窦道内液体，在胆道镜的指引下，自原窦道插入剪除横臂有侧孔的 T 管，外接低负压引流，保证胆汁的引流通畅。多数患者可通过保守治疗缓解。如果局部腹膜炎加重，出现发热；腹腔积液增多，远隔部位（如下腹部）穿刺吸出胆汁等，则需要行手术探查。

（5）取石网篮嵌顿或断裂：结石较大、较硬时，可能使取石网篮嵌顿于 T 管窦道胆管或腹壁开口处，此时应用镜头将结石推回胆道，松开取石网篮并抖动以使结石脱落，再改用其他方式取石或碎石。如取石网篮嵌顿无法退出，则只能于近手柄处剪断取石网篮退出胆道镜，再采取经胆道镜碎石后取出嵌顿的取石网篮。

（6）头痛、腹泻：常因腹腔注入盐水过多所致，无须特殊处理。

（7）休克：由于迷走神经亢进所致，用阿托品拮抗。

（8）急性胰腺炎：经禁食、补液、抑酸、抑酶治疗多能缓解，必要时胃肠减压治疗。

（高　强）

第八节 经口胆道镜检查

一、概述

常规胆道镜只能用于术中经胆总管或术后 T 管拔除后的窦道实施，应用有一定的局限性。经口胆道镜是最近几年发展起来的一种新型胆道内镜，它能像十二指肠镜一样，经口、食管、胃进入十二指肠，然后再经切开的十二指肠乳头插入到胆总管、肝总管、肝内胆管，甚至胆囊，对胆道疾病在直视下进行诊断、治疗，成为检查与治疗胆道疾病的手段之一。

经口胆道镜始于 1976 年，根据使用及操作方法可分为三种类型，即胆道子母镜（mother - baby scope）、滑动管型（slidingtube type）胆道镜和直接式（direct type）胆道镜。

（1）胆道子母镜：先用母镜（十二指肠镜）行十二指肠乳头切开术，然后将子镜（直径为 0.2cm 的经口胆道镜）从母镜的器械通道插入胆总管进行检查和治疗。

（2）滑动管型胆道镜：先用窥镜切开十二指肠乳头后，在滑动管的支撑下将胆道镜从切开的乳头处插入胆总管内进行检查和治疗。

（3）直接式胆道镜：将细长的经口胆道镜从十二指肠乳头切开处插入胆管，可直接进行检查或取石治疗。

二、胆道子母镜

胆道子母镜是管径较细的子镜通过母镜（十二指肠镜）的活检管道进入胆管内进行各项诊疗操作。应用母镜行逆行胆胰管造影（ERCP），然后对十二指肠乳头应用高频电切刀进行乳头切开（EST），一般切开 0.5 ~1.0cm，或是对十二指肠乳头行水囊扩张，以便于子镜进入胆总管，可直接观察胆总管、1 ~2 级肝内胆管。可判断是否存在肝内外胆管结石或占位，对了解结石或占位的大小、部位、数量，肝内胆管是否有狭窄、扩张等，具有较大的诊断价值。

实现该技术的条件是必须具备两套内镜主机系统、子母镜系统和两位具备十二指肠镜治疗技术的内镜医师。

术前准备：先用普通十二指肠镜进镜至十二指肠降部，暴露十二指肠乳头，随后应用高频电切刀对乳头括约肌进行中一大的切开。

胆道子母镜的基本操作方法如下。

（1）将母镜循腔插至十二指肠降部上段（方法同十二指肠镜），将乳头调整在视野左上方，并拉直镜身呈倒“7”字形。

（2）子镜插入母镜：根据子镜弯曲部上方的红色标记来决定插入方向，即子镜插入时该标记应与母镜向上方向一致、子镜插入母镜钳道应完全放松角度旋钮，当子镜远端插至母镜抬钳器时，应将抬钳器完全放松，再插入子镜至弯曲部完全伸出钳道。

（3）子镜胆管内插入法：调节子镜向上角度旋钮和母镜抬钳器，令子镜弧度向上弯曲、对准乳头开口，再调节母镜向上角度旋钮，使母镜弯曲部形成弧形弯曲，以利于子镜插入胆总管下端；也可拉直母镜镜身将子镜进一步深插，若子镜抵达乳头开口处插入困难，可用导丝经子镜钳道插入胆总管，再将子镜沿导丝滑入胆总管，然后将母镜抬钳器和子镜角度旋钮放松，在X线透视下，逐步向上插入。

(4) 在X线透视下确认子镜进入胆总管，通过子镜不断注水或注气并吸引，逐步向胆总管近端、肝总管、左右肝管等部位进行观察，如进入肝管困难，可通过插入导丝选择性进入左右肝管。在治疗过程中，操作母镜的医师一定要注意保持母镜在十二指肠降部合适的位置，防止母镜滑脱入胃，从而折断子镜。

(5) 子镜下治疗：胆管内在子镜直视下，可完成活组织刷检、活检、网篮取石等操作，还可进行液电、钬激光碎石等其他治疗手段无法完成的操作。

此技术的优点：可以经口途径，实现胆道内直接内镜探查和在内镜下完成一定的治疗，从而达到微创治疗的目的。缺点：技术操作复杂，对内镜医师的技术要求较高，操作过程中持母镜者和持子镜者需密切配合、相互协调。

经子母镜胆道碎石技术适用于治疗性ERCP直接网篮取石和胆管内机械碎石失败的巨大胆总管结石患者。子镜插入母镜前应先将碎石探头经子镜工作通道插入子镜前端；碎石时始终保持在子镜直视下碎石探头对着结石进行放电碎石，这是避免胆道出血和胆管穿孔等并发症发生的重要前提。子母镜还可在直视下取出肝内胆管结石，这是治疗性ERCP无法取石的部位。

传统的超声检查、CT、MRI、PTCD胆道造影及ERCP等均为影像学检查，对胆道非结石性占位性病变不能进行定性诊断，而胆道子母镜可在直视下观察胆道黏膜病变，对病灶可进行活检、刷检等操作，结合病理检查可对胆道内占位性病变做出定位、定性诊断。

胆道子母镜进行肝内胆管结石的取石治疗，开辟了一条治疗肝内胆管结石的新途径，对巨大结石可配合液电、钬激光碎石等；对高位胆管狭窄的患者，子母镜有助于诊断狭窄的原因，沈云志等报道了2例胆道术后胆管狭窄的患者接受胆道子母镜检查，在胆管内发现手术缝线，在子镜直视下拆除缝线后再进行内镜下气囊扩张术，明显改善了胆管狭窄症状。

Fujita等报道了将胆道子母镜的子镜经扩张的胆囊管插入胆囊，进行直视下的观察和诊断。沈云志等报道了对胆总管结石、疑似胆囊息肉的患者进行子母镜检查，子镜进入胆囊，诊断为胆囊结石。子母镜应用于胆囊的观察，受胆囊管直径的限制，无法广泛开展，仅限于少数胆囊管扩张的患者。

经过几十年的发展，胆道子母镜器材有了明显的改进，子镜的成像质量明显提高，子镜的活检钳道增大，可在胆道内进行更多的直视下操作。以Olympus公司最新研制的CHF-B260子母镜为例，该子母镜系统是目前最先进的子母镜系统，子镜直径3.4mm，可通过常规治疗型十二指肠镜的工作钳道（直径4.2mm），子镜自身的工作钳道为1.2mm，可进行一系列的直视下操作，如活检、细胞刷检、液电激光碎石、网篮取石等。该子镜成像的分辨率和清晰度较之前显著提高，而且支持Olympus公司的窄带成像技术，可进一步观察病灶的表面细微结构和黏膜血管形态，提高胆管肿瘤性病变的诊断率。

三、滑动管型胆道镜

滑动管型胆道镜是在胆道子母镜的基础上发展起来的，其操作原理与胆道子母镜类似。滑动管型胆道镜由一根特制的滑动管和胆道镜组成，在操作时将胆道镜装入滑动管中，两者同时插入至十二指肠降部，根据胆道镜确认十二指肠乳头部后，将胆道镜伸出滑动管，扭转两者前端弯曲部，以滑动管为支点，将胆道镜插入已切开的十二指肠乳头，进入胆总管进行检查与治疗。

滑动管型胆道镜需要两名医师协同配合，其中一名医师通过示教镜操作滑动管，另一名医师直接操作胆道镜。操作时需要与患者的呼吸运动相配合，操作复杂，成功率较低，且滑动管柔软性欠佳，操作过程中，患者较痛苦，目前已较少使用滑动管型胆道镜。

韩国学者 Hyun jong Choi 报道了一种气囊滑动管辅助式的经口胆道镜技术。这种技术使用的器材是双气囊小肠镜带气囊的外套管（TS－13140，长度 1 450mm，外径 13.2mm，内径 10.8mm，Fujinon Corp Japan）、超细上消化道内镜（Olympus，GIF－N230 或 GIF－260，外径 5.2～6.0mm）和普通胃镜。单使用外套管很难将外套管进入十二指肠，故先将外套管套于普通胃镜外，进镜至十二指肠后，使气囊充气，将外套管固定于十二指肠，退出普通胃镜，将超细胃镜循外套管腔插入十二指肠降部乳头部位，通过已切开的十二指肠乳头可进入胆道内进行一系列的诊疗操作。

四、直接式胆道镜

直接式胆道镜有多种型号，其进入胆道的原理和方法各不相同。

早期的直接式胆道镜都要求先行十二指肠乳头切开，从而使胆道镜可通过切开的乳头进入胆总管。这种类型的胆道镜前端部分可扭曲，但是操作上极为困难，目前已很少使用。

在早期直接式胆道镜的基础上，利用气囊导管作为辅助器械，可以大幅地提高胆道镜进入胆总管的成功率。这类有代表性的胆道镜是日本学者酒井等使用的 FDS－CP（fiber duodenoscope－cholangioscope peroral）型胆道镜。胆道镜整个镜身有两个可弯曲部，以适应十二指肠、胆道的自然弯曲。此类胆道镜在检查前，先使用十二指肠镜进入十二指肠降部，将气囊导管插入胆总管，注入造影剂使前端气囊膨胀，将气囊导管固定于胆总管内；然后拔除十二指肠镜，在气囊导管的引导下将胆道镜插入胆总管，排空气囊，退出气囊导管，胆道镜即可进行胆道内观察和各种治疗操作。这种类型的胆道镜，简便易行，检查成功率接近 100%，前端较细，有足够大的钳道，除可进行观察外，还可进行刷检、活检、碎石、网篮取石等各种操作。此类胆道镜也存在一些缺点：胆道镜先端细径部分较短，只能进入胆总管中部，无法进入左右肝管进行观察；胆道镜前端活动部位仅能向两个方向活动。限制了胆道镜的活动方向和观察范围。酒井等在 FDS－CP 型胆道镜的基础上，研制出了 FDS－CPL（fiber duodenoscope－cholangioscope peroral long）型胆道镜，先端细径部分加长至 100cm，前端活动部改为四方向，加大了胆道镜的活动方向和观察范围，其功能得到进一步改善，成功率也明显提高。

德国学者 Wolfram Bohle、Largi 和 Waxrnan 报道了一种简便、快速的直接胆道镜技术，这种技术的原理与 FDS－CP 型胆道镜类似。先应用十二指肠镜进入十二指肠降部，进行乳头切开后，在胆总管内留置一根直径 0.035 英尺（1 英尺 =0.304 8m）的硬质导丝，经口引出，然后应用 Olympus XP 160 型超细胃镜（外部直径 5.9mm）沿导丝引导方向插入胆总管进行观察和治疗。这种技术的优点是应用超细胃镜观察，图像质量好，镜身坚固耐用，不易损坏；超细胃镜的工作钳道约 2mm，大大超过了一般胆道镜的工作钳道，可更容易地进行更多的内镜下操作，如取石、碎石等。超细胃镜的先端活动部为四方向活动，操作更方便，观察范围更大。这种技术也有明显的局限性，Olympus XP 160 型超细胃镜外部直径 5.9mm，因此只能对有扩张的胆道进行观察，在插入胆总管前需进行乳头切开，Olympus XP 160 型超细胃镜无法进入肝内胆管进行观察和治疗。目前，这种直接式胆道镜技术应用于临床的病例数较少，其操作成功率及临床疗效仍待进一步临床验证。

美国学者 Brian 报道了对一位胆管乳头状黏液性肿瘤伴有胆总管扩张的患者进行直接式胆道镜检查，进行了内镜下染色、窄波成像，并对肿瘤病灶进行了氩离子电凝手术，取得成功。该患者 86 岁高龄，胆总管增粗，直径达 25mm，胆道子母镜发现，胆管内充满黏液样物，证实为胆管乳头状黏液性肿瘤，患者有明显的梗阻性黄疸和反复发作的胆管炎，无法耐受手术。Brian 对该患者先进行 ERCP，应用球囊及 1% 乙酰半胱氨酸成功地清除了胆管内的黏液，然后应用 Olympus H - 180 型标准电子胃镜（外径 9. 8mm，工作钳道 2. 8mm），在没有十二指肠镜及胆道内导丝的辅助下，直接进入扩张的胆总管，对胆管内病灶进行染色和窄波成像检查，明确病灶范围，并采用氩离子电凝对肿瘤组织进行电凝取得成功，减轻了患者的肿瘤负荷。

最近，美国 Boston 公司开发了一种新型的胆道直视设备——Spy Glass Direct Visualization System。这种新型设备不仅可以在直视下观察胆道系统，而且可以在直视下进行胆道内的各项操作，如活检、液电碎石、钬激光碎石等。该设备是目前为止最为先进的胆道直视设备。

Spy Glass Direct Visualization System 由以下部件组成。

1. SpyScope 胆道镜　SpyScope 胆道镜本身不能采集和传输光学图像，因此并不是真正意义上的内镜，只起到了输送导管的作用。SpyScope 胆道镜是一根长度为 230cm、直径为 10Fr 的导管，它能通过十二指肠镜的工作钳道进入胆道系统，导管内有 4 个管道：一个是光导纤维探头通道，探头通过这个通道进入胆管提供光照并采集图像；一个为操作通道，直径 1. 2mm，各种治疗设备（如活检钳、网篮、液电碎石探头等）可通过此通道进入胆道进行各项操作：另两个是独立的吸引、冲洗通道，可提供持续的吸引和冲洗，保持胆道良好的视野。SpyScope 胆道镜输送导管的末端有四方向的控制钮，可控制 SpyScope 胆道镜头端的四方向活动，使胆道镜在胆道内活动范围更大，光导纤维探头能获得更广的视野，使胆道内的操作更简便。

2. 光导纤维探头　光导纤维探头是由 6 000 根光导纤维束组成的，通过 SpyScope 的输送导管进入胆道，提供光源，照亮胆道系统，并可传输所获得的内镜图像。这种探头的长度为 231cm，能提供 70°的可视范围，可重复消毒使用。

3. 活检钳　Spy Glass Direct Visualization System 使用的是一种特制的一次性活检钳，操作医师可以在直视的条件下进行活检。这种活检钳长度为 286cm，可通过 1. 2mm 的工作钳道。

4. Spy Glass Direct Visualization System 主机系统　Spy Glass Direct Visualization System 主机与普通电子内镜系统的主机相类似，它包括显示设备、光源、图像处理设备、气泵、水泵等。

5. 其他配件　Spy Glass Direct Visualization System 可与 Northgate 公司生产的直径 1. 9Fr 的胆道探头相兼容，也可与 Autolith 体内液电碎石发生器相兼容。Spy Glass Direct Visualization System 还可通过使用钬激光探头进入胆道进行激光碎石治疗。

传统的胆道子母镜需两位有经验的医师操作，而 Spy Glass Direct Visualization System 只需要一位医师独立操作，其操控性更为简便。普通的胆道镜头端为两方向活动，而胆道镜头端为四方向活动，视野更广，操作更为灵活，而且胆道镜有独立的吸引、冲洗钳道，能更好地保持操作视野的清晰度。SpyGlass 胆道镜的工作钳道更大，可方便地进行直视下的活检、液电碎石、钬激光碎石等一系列诊疗操作。

SpyGlass 系统将最易损坏的成像系统和操控系统分开，起光源和成像作用的光导纤维探头通过胆道镜的光导纤维探头通道进入胆道进行图像采集，清洗消毒后可反复使用，而胆道镜则是一次性使用，大大降低了维护胆道镜的成本。

（高 强）

第九节 经口胰管镜检查

经口胰管镜（peroralpancreatoscopy）是一种子母镜系统，通过十二指肠镜（母镜）的活检孔将胰管镜（子镜）插入胰管中，对胰管内病变直接观察。胰管镜对胰管内病变的性质的鉴别、诊断有重要意义，并能对可疑病变做活检，甚至治疗。

一、适应证和禁忌证

1. 适应证

（1）不明原因的胰管扩张。

（2）胰管狭窄，主要是胰管良、恶性狭窄的鉴别。

（3）临床怀疑胰腺癌。

（4）可疑结石导致的梗阻性胰腺炎。

（5）胰管内占位性病变。

（6）证实胰管造影所见可疑病变并做活检。

（7）胰管镜下治疗（如碎石）。

2. 禁忌证

（1）急、慢性胰腺炎急性发作期者。

（2）急性胆道炎症者。

（3）严重的心肺疾病或精神异常而不能配合内镜检查者。

（4）上消化道狭窄或梗阻，内镜难以进入十二指肠降部者。

（5）食管、胃、十二指肠穿孔的急性期患者。

（6）腐蚀性食管炎急性期患者。

（7）碘剂过敏者。

二、术前准备

1. 器械准备　主要为胰管镜子母镜系统，母镜一般选择十二指肠侧视镜，如 Olympus TJF 系列等。子镜一般选择超细胰管镜，如 Olympus PF - 8P 型、FukudaAS - 001 型、M&MMS - 75L 型等。

2. 患者准备

（1）对患者做好解释工作，争取患者的配合。

（2）检查当天禁食至少 5h 以上。

（3）咽部麻醉：目的是减少咽部反应，顺利进镜，可采用呕部喷雾法或麻醉糊剂吞服法。

（4）镇静剂：对精神紧张患者于检查前15min可给予地西泮10mg肌内注射或缓慢静脉注射。

（5）解痉剂：术前10min肌内注射山莨菪碱10mg或阿托品0.5mg或丁溴东莨菪碱20～40mg。

（6）镇痛剂：酌情应用哌替啶25～50mg肌内注射。

（7）嘱患者解开领口及腰带，左侧卧位于检查床上，头枕于枕上，下肢半屈，放松身躯，头部保持自然。

（8）内镜医师检查内镜功能，准备进镜。

三、操作方法

（1）胰管镜的操作是在ERCP的基础上进行的，由两名内镜医师密切配合，其中一人操作母镜，另一人操作子镜。

（2）十二指肠镜检查观察乳头的情况，了解是否需要EST术，插入导管行常规造影检查，找到病变后，测量胰管直径。

（3）ERCP、EST后，将胰管镜的导管从母镜工作通道中插入，在X线监视下插至胰尾部，然后将胰管镜沿导管插入胰管内。插入胰管后，通过子镜在母镜中的插入、后退动作，同时调节母镜以利于子镜的观察、活检及治疗。

（4）胰管曲折，可先插入导丝，在导丝引导下插入导管，除掉导丝后再插入胰管镜。

四、术后处理

（1）禁食1天，低脂饮食3天，术后3h及24h查血、尿淀粉酶。单纯淀粉酶升高而无症状者不需特殊处理，一般1～2天后可恢复正常。

（2）应用H_2受体拮抗剂抑制胰液分泌，如西咪替丁0.2～0.4g，静脉注射，3～4次/天。

（3）防治感染：半合成青霉素或第二、三代头孢抗生素联合甲硝唑或替硝唑。

（4）EST后若十二指肠乳头水肿明显或反复插管造成胰管损伤，可给予激素，如地塞米松5～10mg静脉注射。

（5）血、尿淀粉酶明显升高伴发热、腹痛、白细胞升高者，应按急性胰腺炎处理，如禁食、胃肠减压、应用生长抑素等。

五、并发症及处理

1. 急性胰腺炎　国外报道该病发生率为2.6%～4%，多为单纯性胰腺炎，经过禁食、胃肠减压、抑酸、抑制胰液分泌、抗感染等处理，一般在3～5天内可恢复正常，注意监测血、尿淀粉酶、胰腺B超或CT。

2. 感染　反复行ERCP、EST及插管，易造成逆行性感染。留置鼻胰引流管及术中应用庆大霉素冲洗；应注意做到所用器械无菌；可在造影剂中加入少量抗生素，如庆大霉素8万U；术后选用广谱抗生素预防感染2～3天。

3. 出血　十二指肠乳头部切开及反复插管、进镜，能造成局部渗血或少量出血，一般无须处理。轻度出血，可给予去甲肾上腺素盐水局部喷洒或1：10 000肾上腺素注射止血，如果喷射状出血，可行电凝或血管栓塞止血，必要时需外科手术止血。

六、临床评价

经口胰管镜检查具有直观性、非侵入性的特点，它对于慢性胰腺炎和胰腺癌的鉴别、证实胰管造影所见可疑病变并做活检具有重要的意义。但由于技术条件及内镜本身所限，在大多数情况下，检查所见只能限于主胰管，尤其是胰头部。镜下治疗也有限，国内尚无有关文献报道。

1. 正常胰管的内镜像　正常胰管黏膜光滑，略呈粉红色，黏膜下毛细血管网清晰，管腔圆滑，分泌物透明、清亮、似水样。分支胰管与主胰管的汇合处呈针孔样改变。胰管由头部至尾部逐渐变细，无硬性弯曲或粗细不匀现象，也无闭塞、中断、狭窄及受压等情况。

2. 异常胰管的内镜像

（1）慢性胰腺炎：黏膜红斑或颗粒样改变，黏膜下毛细血管网模糊不清，管腔对称性狭窄，可见胰管结石、主胰管扩张、蛋白栓等。

（2）胰腺癌：胰管壁粗糙不平，不规则隆起，表面松脆，管腔呈非对称性狭窄或完全性阻塞。黏膜充血、水肿、发红，质脆，触之易出血，表面血管扭曲扩张。Makawa 将内镜下胰腺癌分为两型：表浅型和压缩型。通过胰管镜自视下取活检、进行细胞刷检可取得胰腺癌病理证据。

3. 镜下治疗　目前有关胰管镜治疗方面的文献报道较少。Hirai 等报道对 17 例有胰管结石的复发性胰腺炎进行经口胰管镜直视下激光碎石术，8 例获得成功。随着技术和设备的不断完善，胰管镜下治疗是未来发展的方向。

（高　强）

第十节　染色内镜

染色内镜（chromoendoscopy），又称色素内镜，临床应用已有 40 多年。1965 年日本学者首先使用色素喷洒进行结肠镜检查，应用刚果红对胃酸分泌的功能进行研究，随后的研究发现喷洒色素前使用蛋白分解酶分解消化道黏液，可以大大提高色素内镜的观察效果。色素内镜作为消化道肿瘤，尤其是早期癌的辅助诊断方法，可以发现常规肉眼观察难以发现的病变，其诊断阳性率在 80% 左右，最高可达 90%。

一、概述

染色内镜是指应用特殊染色剂（染料等）对消化道黏膜染色，黏膜结构比未染色时更加清晰；观察病变，病变部位与周围的对比得到加强，轮廓更加明显。结合新型的放大电子内镜，可以观察消化道黏膜的隐窝、腺管开口的形态，黏膜下血管的分布，对早期黏膜病变的诊断效果优于普通内镜，从而提高癌及癌前病变的诊断准确率。

二、原理

（一）对比法

色素不能使胃黏膜着色，而是滞留于胃黏膜皱襞和沟凹之间，与胃黏膜形成强烈对比，可以显示黏膜面的细微凹凸变化及其立体结构，借以观察胃极微小的病变。所用的染料即对比染色剂，如靛胭脂等。

（二）染色法

与对比法相反，染色法是指色素浸润消化道黏膜或被其吸收使之染色。根据染色与否及染色的形态特征，可以提高病变的发现率。常用的染料有亚甲蓝等。

（三）反应法

利用色素在特定的消化道黏膜环境中起特异化学反应发挥作用，如复方碘溶液中所含碘与食管鳞状上皮中的糖原反应而变为棕色，刚果红与胃底腺体分泌的盐酸起反应而在黏膜面上呈现黑色，由此可提高病变的发现率。

（四）荧光法

色素在消化道黏膜严重炎症或癌变区域有集中和积聚倾向，具有荧光性能的染料经口服或静脉注射进入人体后，经相应的光照激发后可以产生特征性的荧光。

三、常用染色剂

常用的黏膜染色剂有亚甲蓝、甲苯胺蓝、卢戈氏液、靛胭脂、刚果红等。

（一）亚甲蓝

亚甲蓝（methylene blue，MB）又称次甲蓝、美蓝，是噻嗪类的可吸收性染色剂，主要通过吸收活跃的细胞染色，其深蓝色与胃肠道黏膜的红色形成对比。正常的小肠细胞、结肠细胞、胃的肠化生上皮和食管的特异性肠化生上皮均可被染色，食管鳞状上皮、胃上皮和胃化生上皮不被染色，食管鳞状上皮或贲门柱状上皮的不典型增生或癌多表现为染色不良或不染。亚甲蓝可用于检测 Barrett 食管、贲门肠化生上皮以及胃的肠化生上皮。此外，亚甲蓝还可以检测热烧灼或激光下黏膜消融术后是否有肠化生上皮的残留灶。

（二）甲苯胺蓝

甲苯胺蓝（toluidine blue，TB）是一种细胞核染色剂，由于恶性肿瘤细胞核内 DNA 含量高于周围正常组织细胞核的含量，所以使用甲苯胺蓝染色后，肿瘤细胞染色较深，与周围正常上皮的界线更为清晰，有助于判断消化道黏膜癌的边界。

（三）卢戈氏液

卢戈氏液（Logul's solution）又称复方碘溶液，是一种含碘的可吸收染色剂，与非角化的鳞状上皮中的糖原有亲和力，结合后便染色，而癌变或不典型增生的黏膜细胞因代谢旺盛，细胞内糖原明显减少或消失，遇碘溶液不着色或淡染，使病灶与正常黏膜界限更为明显。卢戈氏液在食管的内镜检查中较为常用，染色后，可指导活检，提高早期食管癌检出率。

（四）靛胭脂

靛胭脂（indigo carmine，IC）又称靛红、靛卡红、靛蓝二磺酸钠，是一种黏膜非吸收性染色剂，通常采用0.4%的靛胭脂，染色后，深蓝颜色充填到平坦溃疡的缝隙、糜烂灶、黏膜皱襞、隐窝等处，可将病变的范围及表面形态清楚地显示出来，能提高平坦型和凹陷型癌以及其他异常陷窝的观察效果，而且由于靛胭脂是非吸收性染色剂，当视野不清或染色效果不佳时，可以冲洗后，再进行染色，以获得理想的染色效果，结合放大内镜可以对黏膜腺管开口形态进行观察，判断腺管开口的类型，以辨别是否为肿瘤性病变。

（五）刚果红

刚果红（congo red，CR）为溶于热水的茶红色粉末，当胃黏膜表面 pH 值为 5.0 时呈红色（pH 值为 3.0 时呈黑蓝色）。常用浓度为 0.3%，内镜直视下喷洒。

四、染色内镜的临床应用

（一）染色内镜在食管病变中的应用

1. Barrett 食管　1998 年美国胃肠病学会提出 Barrett 食管的新定义，即内镜下任何长度的食管黏膜出现柱状上皮样改变，经病理确诊为肠化生上皮，排除贲门肠化生，即可诊断为 Barrett 食管。Barrett 食管是食管腺癌最重要的癌前病变，而且预后较差，对 Barrett 食管患者早期准确诊断和有效随访将提高食管癌患者的早期诊治率，进而提高患者的生存率。新的定义强调了特异性肠化生上皮（specialized intestinal metaplasia，SIM）在食管腺癌发生中的重要作用，内镜下准确地识别特异性肠化生上皮及不典型增生比较困难。

以往对 Barrett 食管的随访普遍采用 4 象限活检方法，即对整个 Barrett 食管片断，每隔 1 ~2cm 取 4 个象限活检，此法所取组织块数较多，而且创面较大，有一定的风险，因此，对 Barrett 食管有效随访应提高 Barrett 食管患者特异性肠化生上皮的检出率。

染色之前必须首先除去消化道黏膜表面的黏液，以免影响观察，黏液和其他附着物也可导致假阳性结果。可使用 10% N_2 乙酰半胱氨酸，也可以采用消泡剂（二甲基聚硅氧烷）。染色通常使用 0.05% ~1% 的亚甲蓝溶液，染色方法是直接喷洒在黏膜表面，喷洒量按照每 5cm 柱状上皮给予 20ml 剂量计算。染色剂一般要在黏膜表面保持 2min。对肠化生上皮的染色效果在 1 ~2min 内表现出来，并在 24h 内逐渐消退。

很多因素都可能影响亚甲蓝染色的结果，如黏膜表面是否冲洗干净、黏膜是否存在炎症、亚甲蓝溶液的浓度、亚甲蓝染色时间、Barrett 食管的长度等。Duncan 等研究发现，任何程度的食管炎都更容易着色，且其表面的黏液比较难冲洗，但是着色部位活检标本中特异性肠化生上皮的检出率非常低，可疑的胃食管反流（GERD）患者先给予治疗，然后再行内镜检查。

Ragunath 等采用前瞻性的随机交叉试验，比较亚甲蓝染色指导活检（methylene blue directed biopsy，MBDB）与随机活检对 Barrett 食管中 SIM 和不典型增生的检出率，提示 MBDB 可以提高 Barrett 食管患者 SIM 的检出率，但不能显著提高 Barrett 食管患者不典型增生或癌的检出率。此外他们还发现，染色程度与病理形态有关。深蓝色染色多提示特异性肠化生上皮（$P<0.0001$），不均匀染色或不染色多提示不典型增生或癌，内镜检查时间延长约 6min。Canto 等采用体外试验和体内试验分析亚甲蓝染色特征与不典型增生或癌的关系，发现染色程度与不典型增生的程度有关。

2. 食管早期癌　食管早期癌由于病灶较小，在内镜下常表现为黏膜局限性粗糙或糜烂，常规内镜下难以发现或活检难以精确取材。染色内镜是一种用于诊断食管早期癌的内镜检查方法，普通内镜发现病灶后，应用染色技术可以明确病变的形态和范围，具有较高的敏感性和特异性。临床上使用较多的是食管碘染色，染色剂是复方碘溶液，即卢戈氏液（Logul 氏液）。其原理是，正常食管的鳞状上皮内含有大量糖原，遇碘后呈棕褐色，食管癌细胞因代谢旺盛，细胞内糖原含量减少或消失，遇碘后不染色，而食管炎或食管溃疡病灶内鳞状上皮受损，糖原含量减少，染色较浅。

在普通食管镜检查中，如发现黏膜小片状糜烂、片状颗粒样粗糙、黏膜浅剥脱、乳头状隆起或浅溃疡等病变时，均可进行食管碘染色，染色时，先用水冲洗黏膜表面，再用5ml Logul氏液喷洒于病灶表面，1min后观察黏膜着色情况，如发现病灶染色不均、染色浅、染色区边界不清或不染色，应取多点活检，有助于提高对食管早期癌的检出率，同时还有利于食管其他疾病（如食管黏膜不典型增生、食管黏膜肠化生等）的检出。

Dawsey等在河南林县选择225例经食管拉网证实为中重度增生和食管癌患者行内镜食管碘染色，染色前诊断重度不典型增生和癌的敏感性为62%，特异性为79%，染色后则分别为96%和63%。88%的病例染色后病变范围扩大，边界更清晰。Fagundes等采用该方法检测了190例食管癌高危人群，23例有不着色区者活检6例有不典型增生，而165例染色良好者仅7例发现轻度不典型增生，认为该方法可提高不典型增生的检出率。

国内外有学者对拟行食管癌手术的患者进行了全食管碘染色，结果发现这一方法有助于进一步明确病变范围和提高多发癌灶的检出率，对外科手术具有一定的指导意义。国内北京友谊医院等胃镜检查时常规对食管进行碘染色，大大提高了食管早期癌的发现率。

临床上联合使用两种染色剂进行食管染色，能更清楚地显示出病灶及病变范围，如甲苯胺蓝－复方碘溶液染色法和亚甲蓝－复方碘溶液染色法。

甲苯胺蓝－复方碘溶液染色法的原理：甲苯胺蓝可使癌灶着蓝色，复方碘溶液可使正常食管黏膜染成棕褐色，而癌灶不染色，两者合用，可使癌灶与周围正常食管黏膜界限更清晰。染色方法：先于病灶表面喷洒2%甲苯胺蓝，30s后冲洗，再用3%复方碘溶液染色，然后观察染色情况。

亚甲蓝－复方碘溶液染色法：亚甲蓝染色可使癌灶着蓝色，卢戈氏液染色癌灶不着色，双重染色后，蓝色区域为早癌病灶，棕褐色区域为正常食管黏膜，两种染色区域之间的部位为肿瘤浸润区。染色方法，先用0.5%亚甲蓝染色，1min后用清水冲洗，再用3%复方碘溶液染色，观察黏膜着色情况。

（二）染色内镜在早期胃癌中的应用

染色内镜在早期胃癌中的应用较少。一般常用局部喷洒0.4%靛胭脂染色后，结合放大内镜观察胃黏膜的形态改变，包括胃小弯形态的改变，如黏膜表面凹凸不平、糜烂、黏膜的颗粒样隆起，胃小弯细小化，变平或消失，腺管开口形态不规则、大小不一、排列紊乱等，还包括病灶表面毛细血管的改变，如正常毛细血管网消失，代之以不规则的新生毛细血管网。在观察时，在怀疑癌变的区域取材送病理组织学检查有助于临床对胃黏膜病变性质的判断。

（三）染色内镜在大肠肿瘤性病变中的应用

由于现代内镜器械和技术的高速发展，目前对于大肠息肉样病变，以及隆起型大肠癌的诊断已经积累了大量的经验。然而长期以来，内镜医师受大肠腺－癌变学说的影响，在内镜检查时往往将注意力集中在发现隆起型病变上，对于大肠平坦型病变的重视程度不够。目前的常规内镜技术，对于大肠平坦型病变或凹陷型病变的检出有一定的难度，染色内镜和放大内镜的结合应用可明显提高早期大肠癌的检出率。

日本近年来将染色内镜和放大内镜结合应用，大大提高了结肠平坦型病变和凹陷型（Ⅱc）病变的检出率。大肠染色内镜使用的染色剂主要是0.4%的靛胭脂溶液。内镜检查前的肠道准备十分重要，应尽量排尽肠道内的液体和固体粪质，以免肠内容物掩盖微小病灶。对普通内镜发现的肠黏膜隆起、红斑、黏膜表面粗糙、血管纹理改变、肠黏膜无名沟和皱襞连续性中断、病变周围白斑中央凹陷与黏膜表面凹凸不平、肠壁黏膜表面凹凸不平等征象，应使用水冲洗干净，同时与周围正常黏膜进行比较，然后应用内镜染色技术观察病变范围及表面形态。通常使用0.4%靛胭脂染色，靛胭脂不被黏膜吸收，充填于黏膜表面的腺管开口处，使病变的范围及表面形态清楚地显示出来，大体观察后，再采用放大内镜观察黏膜表面的腺管开口形态（pit pattern），则大致可以判断是否为肿瘤性病变。

（高　强）

第十一节　放大内镜

为了更好地观察消化道黏膜的细微结构，如消化道黏膜腺管开口的形态和毛细血管的改变，提高对消化道病变的诊断，1967年日本在纤维内镜的基础上生产了特殊类型的纤维内镜（即放大内镜）。但是由于性能上的限制，未能在临床上得到广泛的应用。近年来，随着电子内镜技术的发展，放大内镜已经逐步实现了电子化、数字化、可变焦、高清晰及良好的可操作性，并在临床上得到了推广和应用。目前的电子内镜对绝大部分的消化道黏膜病变都能做出正确的诊断，但是对一些黏膜的微小病变仍难以确诊，放大内镜的出现，正好填补了这个空缺。目前的电子放大内镜放大倍数可达100倍左右，其放大倍数介于肉眼和显微镜之间，可以清晰显示消化道黏膜瘘管开口和微血管等微细结构的变化，结合染色内镜或窄带成像，能进一步提高消化道微小病变的早期诊断率。放大内镜诊断主要涉及两个方面：①质的诊断，鉴别正常上皮、过形成上皮、组织异型程度和上皮性肿瘤（腺瘤和癌）；②量的诊断，判断癌浸润深度和范围。其为内镜下黏膜切除、黏膜剥离或外科手术之间的界限，提供一个较为客观的依据。

一、放大内镜的操作方法

（一）常规准备

进行放大内镜检查前，应全面了解患者的全身情况，向患者说明检查的目的和必要性，并签署知情同意书，消除患者的紧张情绪，取得患者的积极配合。因放大内镜操作时间较普通内镜检查时间长，如果患者条件许可，可开展无痛麻醉下的放大内镜检查。

（二）清除黏膜表面泡沫及黏液

由于消化道黏膜表面常有泡沫及黏液黏附，过多的泡沫及黏液可使放大内镜观察不清，因此在放大内镜检查前应当使用适量清水冲去泡沫及黏液，也可使用适量去泡剂冲洗病变范围，对于难以去除的黏液，可使用加入蛋白酶的洗净液。便秘或高龄患者，在清洁肠道的基础上加服适量去泡剂。

（三）放大内镜操作技巧

1. 调整病变位置　为提高放大图像光亮，应将被观察的病变尽量放在内镜图像的左上角，这样可获得最佳的光亮效果。

2. 调节注气量　操作中注意微调注气量。消化道腔内空气量较少时，病变得不到充分的展开，同时可能会增加消化道的蠕动；如增加注气量，可有效限制消化道蠕动，病变也可得到充分展开；但如进一步加大注气量，患者会有腹胀、腹痛等不适。

3. 利用呼吸　病变会随着呼吸运动在呼气时远离镜头而吸气时接近镜头，此时可将内镜固定在某一位置，在吸气时抓住病变接近的一瞬间固定图像，或摄影时嘱患者屏气，防止病变随呼吸上下移动而导致图像模糊不清。注意避免镜头接触病变引起出血。

4. 装透明帽　内镜与病变之间无法保持一定的距离或得不到病变的正面像时，可以用活检钳抵夹病变组织后进行观察。为防止大出血使观察失败，可先不用透明帽，必要时再装透明帽观察。透明帽可直接接触欲观察部位，固定镜头和病变间的距离，以解决食管运动中的对焦困难。但这种方法易致病变部位出血，所以应尽量轻地接触病变部位，并尽快观察。

5. 减小扩大倍率　不可能一次获取满意的高倍率图像，应减小扩大倍率、增大焦距，从低、中倍率开始，可扩大观察范围使放大观察变得容易。

二、放大内镜在食管疾病诊断中的应用

（一）Barrett 食管

2001 年美国学者 Guelrud 等对 Barrett 食管无异型增生的黏膜首次进行了内镜下分型，其分型与病理的关系为：Ⅰ型小圆型，病理多为胃底上皮；Ⅱ型网状型，90% 为贲门上皮；Ⅲ型绒毛型，肠上皮化生为 87%；Ⅳ型嵴状脑回型，肠上皮化生为 100%。临床统计资料提示，放大内镜检查发现肠化生上皮的准确率为 92%。2003 年日本学者 Hideke Toyoda 等修改了 Guelrud 的分型，根据对 Barrett 食管患者病理活检结果提出了新的分型标准，共分为 3 型：Ⅰ型小圆凹型，为胃体、胃底腺黏膜上皮；Ⅱ型裂缝、网状型，病理为贲门腺黏膜上皮，部分有壁细胞，少数为肠化生上皮；Ⅲ型脑回绒毛型，又分为三个亚型，即脑回型、绒毛型和混合型，病理均为肠上皮化生。用此标准发现肠化生上皮的敏感性为 85.5%，特异性为 92.2%，阳性预测值为 92%，阴性预测值为 92.5%，诊断准确率为 90.0%。由此可见，放大内镜检查 Barrett 食管，可提高普通内镜难以发现的肠上皮化生的检出率，而且可指导活检，明显提高 Barrett 食管的诊断率。近年来，在放大内镜的基础上发展出两种改良的放大内镜技术，一种是染色放大内镜，另一种是增强放大内镜。染色放大内镜是使用放大内镜结合 Logul 氏液、亚甲蓝或靛胭脂溶液染色。增强放大内镜应用 3% 乙酸溶液喷洒于病灶，其操作与染色内镜类似，喷洒后，食管与胃黏膜柱状上皮泛白色，2 ~ 3min 后，食管色泽变苍白，而 Barrett 上和胃黏膜上皮变为微红色，这使食管正常鳞状上皮与异常柱状上皮之间，以及胃食管黏膜连接处形成鲜明的着色对照，从而增强了放大内镜对 Barrett 食管肠化生上皮的鉴别能力。这两种改良的放大内镜技术，可提高肠上皮化生的检出率，还可提高对靶病灶活检的准确率。

（二）食管早期癌诊断

放大内镜对食管早期癌诊断中的应用，主要是观察食管黏膜的血管网透见情况。食管黏膜表面由复层鳞状上皮覆盖，放大内镜观察无明显腺管开口形态改变，但可透见黏膜下血管网，可连续观察黏膜下血管到上皮乳头内毛细血管环（intra - papillary capillary loop，IPCL）

的变化。

早期食管癌可见上皮乳头内毛细血管环的扩张、蛇行、口径不同、形状不均。这是上皮内癌的特点。当癌浸润黏膜固有层时除上述四种变化外，还伴有上皮乳头内毛细血管环的延长。癌浸润到黏膜肌层时上皮乳头内毛细血管环明显破坏，但可见连续性。癌浸润到黏膜下层时上皮乳头内毛细血管环几乎完全破坏、消失，出现异常的肿瘤血管。异常血管的出现是癌浸润到黏膜下层的特征。据日本多家医疗中心的报道结果，放大内镜观察诊断早期食管癌的正确诊断率在80%左右，使得大多数患者得到早期诊断、早期治疗，极大地改善了食管癌患者的预后。

三、放大内镜在胃部疾病诊断中的应用

放大内镜在胃疾病中的应用，主要是观察胃小凹和黏膜的小血管的形态结构。

胃黏膜表面腺体的开口为胃小凹，无数的胃小凹组成胃小区，小区与小区之间的间隔称为区间沟。目前关于胃小凹的形态的分类方法尚无统一的标准。使用较多的是 Sakaki 的分类方法，以红色部分和白色部分描述放大内镜下黏膜的形态，红色部分为向外凸出的，而白色部分为向内凹的，并将不同形态的小凹开口分为五种不同的类型：A 型为点状，B 型为短小棒状，C 型为树枝、条纹状，D 型为斑片状或网络状，E 型为绒毛状。而且 Sakaki 认为胃腺体开口和分布的不同决定了不同部位小凹的特点：胃底腺分布于胃底和胃体；幽门腺分布于幽门管部宽 4 ~ 5cm 的区域，胃小凹处胃底腺多为单支管状腺体，其颈部短而细。幽门腺分支较多而弯曲，且常为 3 ~ 5 条幽门腺共同开口于一个小凹，因此幽门部小凹常呈条纹状而胃体部小凹呈点状。

来自胃黏膜下层的细小动脉贯穿胃黏膜肌层，在胃黏膜内上行形成毛细血管网，其分支直达黏膜表层，在表层的被覆上皮下移行至表层毛细静脉丛。毛细静脉丛环绕胃小凹的颈部并彼此汇合向下注入黏膜下层的静脉丛。胃体部黏膜的集合小静脉分布非常均匀、规则，普通内镜观察时，表现为无数均匀一致的小红点遍布胃体部，当改用放大内镜观察时，此类无数的小红点实际上是集合小静脉，呈海星状。

（一）早期胃癌

普通内镜对于早期胃癌（early gastric cancer，EGC）的诊断有一定的难度，放大内镜对于胃早期癌的诊断有一定的优势。有资料表明，放大内镜较普通内镜对小胃癌具有更高的检出率，放大内镜作为诊断方法的敏感性为 96.0%，特异性为 95.5%，而且放大内镜所观察到的精细黏膜结构和微血管特征与组织病理学诊断具有很高的相关性。有助于早期胃癌的诊断。

放大内镜下，早期胃癌比较有特征性的改变是胃小凹呈条纹状、网络状、局部微血管改变是紊乱的肿瘤血管的出现和集合静脉、真毛细血管网的消失。但是由于黏膜的癌变一般均在有炎症浸润和 H pylori 感染的基础上发生的，炎症本身和 H pylori 感染对胃黏膜的细微形态有一定的影响，所以要判断出癌变的部位及界限是比较困难的。

对普通内镜观察发现的可疑病灶，先使用 0.4% 的靛胭脂溶液进行染色，然后使用放大内镜观察，不仅可以观察病灶细微结构的改变，判断病变的良恶性，还可明确病变的范围，使诊断更为准确，还可指导活检，提高活检的阳性率。

（二）萎缩性胃炎和肠化生

慢性萎缩性胃炎（chronic atrophic gastritis，CAG），目前被认为它是一种癌前病变。慢性萎缩性胃炎的诊断主要采用胃镜观察加黏膜活检的方法，而对于病变轻微局限的病例，则易于漏诊。大量的临床研究表明，放大内镜在诊断 CAG 的敏感性和准确性方面较普通内镜有很大的优势。

胃黏膜肠化生在 CAG 中较为常见，特别是大肠化生，具有癌变的倾向。肠化生结节在普通内镜下可表现为淡黄色结节、瓷白色小结节、鱼鳞状以及弥漫性颗粒等特征性改变，但在普通内镜下的检出率很低。陈磊将胃黏膜的小凹形态分为点状（A 型）、短棒状（B 型）、树枝状（C 型）、板块型（D 型）和绒毛型（E 型）五种形态，放大内镜对这五种形态病理诊断的胃黏膜肠化生的图像显示，肠化的小凹形态主要有 C、D、E 三种形态，尤其以 E 型具有很高的特征性。周雅丽等报道，利用放大内镜诊断轻、中、重度肠上皮化生的准确率分别为 47.5%、78.5% 和 75.4%，诊断准确率明显高于普通内镜，结合放大内镜，可明显提高肠化生活检的阳性率，具有较高的实用价值。

四、放大内镜技术在大肠肿瘤性病变诊治中的应用

目前随着内镜技术的发展，新型电子放大结肠镜在治疗功能、插入性等方面已与普通电子结肠镜没有明显区别，而且可以与普通结肠镜共用一台内镜主机，因此已具备常规应用于临床检查的条件。在结肠肿瘤性疾病的诊断中，仍应先用普通结肠镜检查，对于普通内镜下发现的可疑病灶，可利用放大内镜对病灶表面的腺体开口形态进行观察和分型，有助于鉴别病灶的良恶性，如能结合染色内镜检查，则能进一步提高诊断率。

在普通内镜下，正常结直肠黏膜呈粉红色，肠壁表面光滑无绒毛，黏膜下血管走行纹理清楚，结肠肠壁有隐窝形成并存在大量腺管开口，但在普通内镜下较难观察。用放大内镜观察结直肠黏膜的隐窝形态（pit pattern）有助于判断病灶良恶性和浸润程度。结直肠隐窝分为：Ⅰ型呈圆形，为正常黏膜腺管开口；ⅡL 型为星状或乳头状腺管开口，是增生性病变；Ⅱs 型管状较正常小，为凹陷性肿瘤；ⅢL 型为较大的管状或圆形开口，常见于隆起型肿瘤，多为腺瘤；Ⅲs 型为较小的管状或类圆形开口，常见于凹陷型病变；Ⅳ型分为枝状、沟状或脑回状的腺管开口，常见于隆起型绒毛状腺瘤；Ⅴ型包括Ⅴa（不规则型）或ⅤN（无结构型），为腺管开口消失或无结构，多为结直肠浸润癌。

Hart 等研究发现，内镜下 85% 的结肠病变为隆起型病变，平坦型或凹陷型病变占少数，而这些病变与结肠癌的发生更为密切，普通内镜对这类病灶诊断较难，常易漏诊。应用黏膜染色结合放大内镜可以观察病灶黏膜的微细结构，即腺管开口及隐窝等，根据大肠息肉表面腺管开口的不同可区别非瘤性及腺瘤性息肉，能有效鉴别大肠非瘤性息肉、腺瘤和癌，能实时选择是否进行内镜下治疗。

由于放大内镜的观察焦点放在肿瘤的侧面的缘故，临床上常常造成过高或过低的判断黏膜下层（sm）癌的浸润深度；当黏膜层（m）被癌浸润或破坏时，在 m 和 sm 之间生成结缔组织，导致黏膜内与黏膜下层之间癌组织的异型程度上有明显差别，形成了细胞异型程度高于癌细胞；同时，临床上许多人为因素可以造成诊断上的差异，如黏液、炎症、纤维素性渗出物或肿瘤坏死物附着、内镜切除时热变性或活检时组织结构破坏等，从而难以对腺开口做出正确诊断，造成误诊。

临床上应用Ⅴ形（不规则型和无结构型）腺开口形态来判断癌浸润深度是比较合适的。sm 癌轻度浸润时，多见腺管密集排列；黏膜下癌浸润深时，间质显露量增加，腺管与腺管之间距离变长，如开口直径变大，癌趋于向深度浸润。目前，在Ⅴ形腺开口形态中，不规则型Ⅴa 和无结构型ⅤN 开口是 m 癌、sm_1 癌、sm_2 癌和 sm_3 癌的较为可靠的诊断标准，同时还可以为内镜切除治疗和外科手术切除之间的选择提供一个较为可靠的界限依据。一般来说，m 癌和 sm_1 癌是内镜切除的指征，而 sm_2 癌和 sm_3 癌是外科手术切除的指征。目前对 sm_2 癌的处理，国外多数学者主张先采用内镜切除治疗，根据切除标本的病理诊断判断是否有淋巴结转移的危险因素（组织分化程度、脉管浸润和 sm 癌的实际浸润深度等），一旦出现上述淋巴结转移的危险因素，则应及时追加外科手术。

总之，放大内镜在观察消化道黏膜微小病变、指导活检等方面，有着不可替代的作用，对于某些病变，放大内镜甚至能直接做出诊断，对于内镜下无法直接诊断的病变，放大内镜也可为诊断提供一定的线索。但是目前放大内镜对于消化道病变的诊断，还没有建立起统一的标准，主要依靠操作医师的临床经验，故存在一定的主观性。同时，消化道的一些特殊结构，以及消化道本身的生理性蠕动，也妨碍了放大内镜的观察。这些问题有待于进一步解决。

（高　强）

第十三章

治疗内镜的临床应用

第一节 内镜下黏膜下注射术

（一）材料

（1）可以通过内镜治疗通道的注射套管针。

（2）注射器。

（3）药物：0.1%肾上腺素液、生理盐水。使用时配制成0.01%的肾上腺素生理盐水溶液。

（二）适应证

（1）溃疡或其他创面出血的止血。

（2）消化道黏膜下剥离术或黏膜切除术前作黏膜下注射。

（三）方法

（1）进行溃疡或创面止血时，于溃疡或创面周边作黏膜下注射0.01%的肾上腺素溶液，达到对出血部位的压迫止血作用，另外肾上腺素对局部血管的收缩作用增加了止血的效果。

（2）进行消化道黏膜下剥离术或黏膜切除术时，于要剥离的病变周边黏膜下注射0.01%的肾上腺素溶液，或根据情况选择于将要切除的黏膜中央进针进行黏膜下注射，直至该处黏膜能完全隆起为止。

（四）注意事项

（1）黏膜下注射对于黏膜渗血性出血的止血较理想，但对于血管性出血的长期止血效果可能不理想，应考虑配合或应用止血夹止血，效果更为可靠。高渗盐水能延长肾上腺素局部作用的时间，使黏膜下组织肿胀，使血管发生纤维化变性及血管内血栓形成，从而加强止血的效果。

（2）注意病变及其周边情况、进针深度等，以防穿孔等并发症的发生。

（3）对于没能完全隆起的黏膜病变，不宜于进行黏膜切除术或黏膜下剥离术，以免发生消化道穿孔。

（高　强）

第二节　内镜下金属止血夹应用术

（一）材料

选择能与内镜通道相适应的止血夹持放器，并根据治疗需要选择不同类型、不同大小的止血夹，目前市面上有 OLYMPUS 公司生产的大小不等的，角度分别为135°及90°的止血夹。

（二）适应证

（1）血管性出血时的止血。

（2）十二指肠乳头括约肌切开术后预防性应用以防止出血。

（3）内镜下息肉等切除术后较大创面或细小穿孔性病变的夹闭处理。

（4）病变组织部位的定位标记。

（三）方法

（1）器械准备：选择所需止血夹，并于体外与止血夹持放器相连接，然后缩入外套管内备用。在急诊情况下，如有条件应准备多套止血夹，以保证治疗时机。

（2）操作步骤：常规内镜检查，寻找确定并保证治疗部位视野清晰。在确认连接好的止血夹完全退入外套管内的情况下，由术者将止血夹经治疗通道送入消化道内。然后指导助手将止血夹送出套管外，随后缓慢将手柄内芯后滑以将止血夹张至最大张开度，必要时手柄继续后滑，张开度将逐渐缩小，并可通过旋转而调节止血夹的开口方向。对准、推压病变部位，助手用力将手柄内芯后滑直至听到“咔哒”声时表示止血夹已合拢。在确定止血夹与持放器完全脱离后，将止血夹持放器退出内镜治疗通道而完成操作。必要时重复以上步骤而可同时放置多枚止血夹。

（四）注意事项

（1）对于血管性喷血性出血的止血，宜将止血夹沿与可能的血管行径成一定角度的方向夹闭其周边的黏膜而非直接对出血的部位直接进行夹闭，以保证止血的效果。

（2）必要时尚可配合黏膜下注射以提高止血的效果。

（3）对于止血，多选用135°的止血夹，以便能更容易地夹住黏膜，尤其易于夹住更深部位的黏膜；而90°的止血夹可牢固地夹住黏膜，更常用于组织部位的标记。

（高　强）

第三节　内镜下硬化治疗术

（一）材料

（1）10ml 注射器、一次性内镜注射套管针（以短斜坡针头，针头直径 0.5mm，长度 5mm 为宜）。

（2）硬化剂：1% 乙氧硬化醇（aetboxysklerol），5% 鱼肝油酸钠或 95% 无水乙醇。

（二）适应证

（1）活动性食管曲张静脉出血：目的在于达到立即止血的效果。

（2）出血间歇期的食管曲张静脉：目的在于在消除食管曲张的静脉并纤维化食管壁黏膜下层组织，防止食管静脉再曲张。

（三）方法

术前应检查套管针的伸缩情况是否正常，用蒸馏水注射套管针以检查其通畅程度，并估算套管针的容量，再接上抽吸有硬化剂的注射器，将硬化剂推注入注射针至接近针头后备用。对于病情严重的病例，宜备有多根注射套管针以策治疗的及时性及安全性。

（1）硬化治疗方法有静脉旁注射及静脉内注射两种硬化治疗方法：对静脉旁的黏膜下层注射可达到对曲张静脉的压迫作用并可使食管壁纤维化，因而在协助消除曲张静脉的同时，也可预防新的曲张静脉的形成。而静脉内注入硬化剂可损伤曲张静脉的内皮，诱发血栓的形成，从而达到闭塞曲张静脉的目的。对于曲张明显的食管曲张静脉，以食管静脉旁注射联合静脉内注射的硬化治疗方法为佳，以免因静脉内注射过多的硬化剂而引起系统的副作用，并可提高局部硬化的治疗目的。

（2）针对曲张的食管静脉的直径的大小以及是否为活动性出血，注射方法有所不同。

对于曲张的静脉直径 >5mm 者，宜采用先两侧静脉旁黏膜下注射后再行静脉内注射的方法，具体为：①先常规检查以了解食管静脉曲张的情况，并注意有否活动性出血或新近出血病灶如血栓或红色征等，以确定首先应进行的治疗点。了解胃底有否曲张静脉、静脉曲张的程度及有否出血征，对于胃底静脉曲张明显尤其伴有出血征如活动性出血、曲张静脉溃烂伴血栓形成、红色征者，宜先处理胃底曲张静脉而暂缓食管曲张静脉的硬化治疗术；②于食管－胃接合部以上 3～5mm 的部位，寻找、确定要进行注射的曲张静脉旁注射点，在注射针头处于套管针外套管内的状态下，将注射套管针从内镜治疗通道送入并略伸出于镜端外，充分充气使食管壁充分舒张，将套管针直视下顶压于拟注射的静脉旁，由助手迅速将针头伸出而穿刺入静脉旁黏膜下，然后由助手注射硬化剂，在此同时术者一边继续进针，直至注射局部表现为灰白色黏膜隆起为止；根据术者的技术水平和操作习惯以及助手的配合因素等，也可采用确认注射部位后于镜端伸出套管针并先伸出针头，术者直接对准目标部位直接进针穿刺入黏膜后边进针边由助手推注硬化剂的方法，注射硬化剂的量仍以注射局部黏膜呈灰白色隆起为度；③以类似的方法对曲张静脉的另一侧静脉旁黏膜下进行注射硬化治疗；④在两个静脉旁硬化注射治疗点之间，穿刺曲张静脉，于静脉内注入 1～4ml 的 1% 乙氧硬化醇。注射过程中术者注意将注射针作小幅度地来回抽动调节以保证硬化剂注入于静脉内，并于退针过程中边注入 1% 乙氧硬化醇直至注射针完全退出食管黏膜为止，以减少退针后穿刺针眼出血的可能。如退针后仍有针眼出血者，可将内镜推入胃腔内，抽吸胃腔内积气与液体，利用镜身的作用压迫出血部位片刻，多能达到止血的目的；⑤再以类似的方式对同一平面上的其他食管曲张静脉进行硬化治疗。

对于曲张的静脉直径 <5mm 者，可直接采用静脉内注射硬化的方法。基本操作方法同上法，将注射针穿刺入曲张静脉后酌情注入 1% 乙氧硬化醇 2～3ml，注射过程中同样将注射针作来回抽动，一方面确保硬化剂注入于静脉内，另一方面针头刺伤曲张静脉的对侧壁后也利于硬化剂渗入曲张静脉周围而加强硬化的效果。对曲张静脉进行硬化治疗后，再酌情对食管下段曲张的静脉间的静脉旁黏膜下注射少量的硬化剂以硬化食管壁，提高硬化治疗的长远效果，并可预防静脉曲张的再形成。

对于活动性的食管曲张静脉出血，首先应于出血点的远侧对出血的曲张静脉进行硬化剂注射处理，同样提倡联合应用静脉内及静脉旁黏膜下注射的办法。活动性出血时治疗视野往往并不理想，以及患者往往病情危急，甚至较为躁动及有呕吐等因素，注射治疗难度较大，因而有时根据具体的情况而选择先静脉旁或先静脉内的注射方法。作为紧急止血的治疗，硬化剂的用量相对较大，尤其是部分病例在静脉内注射过程中部分硬化剂可随血液从出血部位流出者，具体用量因人而异。对于注射治疗后出血部位仍有渗血者，可采用以上办法，将内镜推入胃腔内，抽吸胃腔内积气与液体，利用内镜镜身压迫协助止血，而非盲目地追加注射。完成对出血部位的止血及硬化处理后，再依患者当时的状况及对患者的整个治疗方案评估后决定是否同时于食管下段对食管曲张静脉及食管壁进行硬化处理。

患者应于第一次硬化治疗后的第7天再复查内镜，以了解硬化治疗后的食管情况，及时发现及处理可能引起早期再出血的情况，酌情作第二次硬化注射治疗。以后每周进行一次复查及治疗，直至曲张静脉完全消失为止，具体的治疗次数将因人而异。

患者确认曲张静脉消失后4周进行第一次随访复查，必要时再行相应内镜下硬化治疗。如复查时没有发现曲张静脉，随后的2年内间隔3个月，2年后间隔6～12个月、3年后间隔1年进行终生随访，以及时发现新形成的曲张静脉并进行硬化处理，防止再出血。

（四）注意事项

（1）作静脉内注射前，可将针头退入套管内，用套管前端触探以确定曲张静脉的最佳穿刺部位，然后再出针进行穿刺注射治疗，以提高静脉内注射的准确性及治疗效果。

（2）注意把握注射的深度及硬化剂的注射量，以减少术后出血、穿孔及食管狭窄的并发症的发生。

（3）对于病情较严重的活动性出血病例，止血应为治疗的终点，其他的治疗留待病情稳定后再进行。

（4）就单纯消除曲张的食管静脉而言，随着多连发套扎器的出现，内镜下硬化治疗术已逐渐为内镜下套扎治疗术所替代。若能在套扎治疗消除曲张的食管静脉后，再联合应用硬化剂治疗以硬化下段食管，将可起到预防曲张静脉再形成的作用，弥补单纯套扎治疗方面的不足，提高长期疗效。

（高　强）

第四节　内镜下栓塞治疗术

食管胃静脉曲张及其出血是临床中经常处理的危重急症，其首次出血病死率达20%～40%，反复出血病死率更高。近年来内镜下套扎或硬化剂治疗食管胃静脉曲张及其出血取得较好的疗效，而内镜下注射组织黏合剂止血效果最为理想，被认为是胃底静脉曲张出血唯一可选择的有效治疗措施。进口组织黏合剂（histoacryl）价格昂贵，在国内难以普及应用，而国产组织黏合剂DTH栓塞胶较为低价。

（一）器械与药物

组织黏合剂D－TH栓塞胶、碘化油、硅油、生理盐水；OLYMPUS XQ－204胃镜，内镜注射针（OLYMPUS MAJ－66），镜端透明帽。

（二）方法

（1）术前准备：术前先给予患者及家属说明此项目的目的意义，取得患者的充分配合。必要时给予镇静药物及降低门脉压药物（奥曲肽）静滴，并备好三腔二囊管、床头心电－血氧饱和度监护。常规咽部麻醉。

（2）操作方法：用三明治夹心法快速注射，即将注射针充满生理盐水，刺入胃曲张静脉后，注入组织黏合剂1ml，再注入盐水（1ml 生理盐水＋组织黏合剂1ml＋0.5ml 生理盐水），计算组织黏合剂全部进入曲张静脉后，助手迅速退针，继续用生理盐水冲洗。组织黏合剂用量判断：曲张静脉直径1cm 约给予组织黏合剂0.5～1ml，原则上宁多勿少。观察注射部位，触之变硬，确认无出血后退镜，否则追加注射。整个注射过程要快速，合并多条曲张静脉可注射2～3点。注射后可见静脉增粗变硬，部分患者可见静脉破裂处冒出逐渐凝固变白的DTH 栓塞胶堵塞。

（3）术后处理：常规禁食2d，给予奥美拉唑静滴抑酸及奥曲肽静滴降门脉压3～5d。给足能量体液治疗。

（4）追踪随访：治疗后1～24个月观察止血及再出血情况，1个月后复查2次胃镜观察DTH 胶排出情况及曲张静脉消失情况。

（三）注意事项

（1）术前做好禁食和必要洗胃以及各种止血措施，确保上消化道清洁干净，视野清晰开阔。

（2）要充分清洁暴露好注射目标部位，可以通过冲洗或调整患者体位显露所希望观察的部位。

（3）找到目标部位注射针刺入曲张静脉后，助手要快速而有序地分层推注碘化油－DTH 胶－碘化油液，推注过程时间不能超过6s，否则易造成注射针堵塞致注射失败；

（4）注射完毕后即刻快速拔针并连续用生理盐水冲洗灌注注射针管，预防针管堵塞毁坏。

（高　强）

第五节　内镜下套扎治疗术

（一）材料

（1）多连发套扎器：由已安装了多枚橡皮圈的塑料帽及与之连结的扳机绳、扳机绳牵引钩和冲洗接头等部分组成。根据曲张静脉的大小及多少等情况可酌情选择目前市面上所具有的4连发、5连发、6连发及10连发等类型。

（2）尼龙绳圈套套扎器：其由连接于内镜前端带有前沿沟槽的透明帽、不同型号的尼龙绳圈套、安装尼龙绳圈套的内套圈、与内套圈相连接的控制套拉尼龙绳用的操作手柄、保护尼龙绳圈套用的保护套以及能与内镜治疗通道相连接的尖端套管等组成。

（二）适应证

（1）未行内镜下硬化治疗术的食管曲张静脉的快速消除治疗。

（2）食管曲张静脉首次破裂出血，未能进行栓塞或硬化治疗时的紧急止血治疗。

（3）尼龙绳套扎尚可用于消化道大息肉及黏膜下肿瘤的套扎治疗，或用于息肉高频电切除术前的蒂部套扎，达到预防及治疗术中及术后的出血。

当前常用的是多连发套扎对于曲张的食管静脉的快速消除治疗。本文以此为例进行阐述，除非有特别的说明。

（三）方法

（1）按上消化道内镜检查进行术前准备，并注意患者的一般情况及肝肾功能状态及出凝血状态，做好可能出现的治疗后出血的相应的抢救治疗措施如备血、药物、三腔二囊管、吸痰设备等。

（2）先常规用内镜检查上消化道情况，确定需要进行的套扎静脉及其套扎点分布情况，留意有否活动性出血或新近出血病灶如血栓或红色征等，以确定第一点套扎的位置，同时注意了解胃底有否曲张静脉等情况。然后吸净胃内积气，退出内镜。

（3）改用装载好多连发套扎器的内镜进镜进行套扎治疗操作，或将内镜清洁后装载上多连发套扎器进行治疗操作。

（4）先从贲门附近开始套扎，不同条曲张静脉间的套扎点呈螺旋状向上的排列，同一条曲张静脉尽量以密集的方式进行套扎，但第二套扎圈以不影响第一套扎圈为度。如有高危出血位点如上面提到的红色征等，应酌情考虑首先套扎该部位或从该点的下方（曲张静脉的贲门侧），然后再按以上顺序进行其他位点的套扎。

（5）每一次套扎时应保持良好的视野，保证套扎器的透明帽正对曲张静脉后才进行负压吸引。吸引时以曲张静脉所在的食管黏膜能被完全吸引入透明帽至紧贴内镜镜面而致满视野为红色（也称“一片红”）时为最佳，此时才转动控制手柄，释放套扎橡皮圈，然后再保持负压吸引数秒钟，让套扎橡皮圈能完全回缩后才慢慢释放负压，必要时辅以充气以使套扎成球状的曲张静脉脱离透明帽。某些部位当吸引欠理想时，可在继续负压吸引的同时稍转动内镜镜身或将内镜稍为上下移动，将能达到更好地将目标吸引入透明帽的目的。如确无法将曲张静脉吸入时，应放弃对该点的套扎治疗，而非盲目地释放套扎圈而致曲张静脉的不完全套扎，从而引发可能的术后该处脱落后的大出血。

（6）全部橡皮圈套扎完，确认没有引发出血后退镜结束套扎治疗。必要时装载另一套套扎器对其他部位进行套扎，直至满意为止。

（四）注意事项

（1）强调第一点套扎应解决高危的出血点以免术中因该处的出血而影响整个套扎治疗操作过程。如术中该点已出现活动性出血，可直接对准该点进行吸引套扎。如因出血量大的视野无法保证时应果断退镜，然后直接用内镜进行观察，并探讨内镜下硬化剂注射或组织黏合剂注射止血的可能。如果整个内镜止血无法进行时，退镜后立即用三腔二囊管进行紧急临时压迫止血，然后积极寻找其他治疗方法如介入治疗、手术治疗或经颈静脉肝内门体静脉分流术等。

（2）有胃底曲张静脉出血或出血征的患者应先进行处理，然后再考虑进行食管 曲张静脉套扎治疗。

（3）术后应严密监测患者的生命体征，及早发现和处理可能出现的出血并发症。

（4）术后禁食 1～2 天，进行静脉内营养。然后酌情予流质饮食，一周后可进食低渣半流，以后逐渐过渡到软食。目的是防止因进食而导致被套扎的静脉过早脱落而引起大出血的危险。

(5) 套扎部位一般3~5天开始坏死脱落，部分可能较长，具体因人而异。脱落后基底部遗留形成浅溃疡，2~3周后覆盖上皮组织。因而，在套扎治疗后套扎结节将要脱落的时段，是患者出现术后大出血并发症的高危时期，应避免粗糙食物引起套扎结节的过早脱落，同时应保持患者大便通畅，避免大便过度用力，以及避免其他引起腹内压增加的动作如弯腰抬重物、从床上用力仰卧起坐等而加快套扎结节的脱落。

(6) 术后6周左右复查内镜，进行第二次套扎治疗，直至曲张静脉完全消失为止。然后每3个月复查一次，2年后6~12个月复查一次，3年后终生每年复查一次。一旦发现曲张静脉复发，即再次进行根治性套扎治疗，必要时配合硬化治疗以加强治疗的效果及减少复发的机会。

（高　强）

第六节　内镜下高频电切除术

(一) 材料

(1) 高频电发生器：根据条件可选择不同类型的高频电发生器，均可产生电凝电流及电切电流，并根据需要可调整成不同比例的混合电流（电切电流+电凝电流）。高频电发生器有可粘贴于患者大腿或臀部皮肤的电极、可与治疗器械相连接的电极及与内镜相连接的电极。电流经相应电极通过治疗器械，达电切治疗部位，再经患者皮肤电极至高频电发生器而形成一个电回路。

(2) 圈套器：由张开时可成不同形状如六角形、椭圆形或半圆形等的圈套钢丝、外套管及手柄组成。手柄有连接高频电发生器电极的对应插头，不同品牌的高频电发生器的电极与手柄插头接口可能有所不同，选择相应器械时应注意配套，并于治疗操作前先检查设备的兼容性及有效性。

(3) 电热活检钳：类似于普通活检钳，手柄同样有与高频电发生器电极配套的插头。钳住组织后可行电凝而达到治疗息肉的目的，适应于较小息肉的治疗，电热活检钳杯内组织尚可送病理检查而获相应的病理学诊断资料。当手头没有电凝器时，没有张开的电热活检钳尚可作电凝器使用。

(4) 切除物回收器：根据需要可选择三叉形、五叉形、鼠齿形或网篮形等抓持钳将切除的肿物抓住后从内镜治疗通道拉出或随内镜一起退出，有时直接用圈套器套住切除物后一起退镜。

(二) 适应证

(1) 消化道息肉的摘除。

(2) 消化道黏膜下肿瘤的摘除。

(3) 消化道病变的黏膜切除术。

(4) 消化道可疑病变的大块切除活检。

(三) 方法

(1) 大多数的电切治疗可在门诊进行，肿物较大或有其他需要时可安排住院进行治疗。

（2）术前了解患者的全身状态及出凝血状态，必要时先行相应处理后方实施高频电切除术以减少出血等并发症的发生。

（3）胃肠道准备基本同普通内镜检查。手术时注意消化道的清洁，大肠息肉行高频电切除时应尽量避免使用甘露醇作为肠道清洁剂，以免因其在肠内分解而产生的甲烷及氢气等易燃性气体遇电火花而发生爆炸的危险。当患者服用甘露醇作为肠清洁剂而确需要行高频电切术时，应充分更换肠腔内的气体以策安全。

（4）电切除术前向患者解释手术的必要性及简单的过程，以取得患者的配合，可适当使用镇静剂，以减少患者的不适。对无法配合的少儿应在麻醉下进行电切除术。

（5）术时先检查整套治疗设备的功能是否正常，各种电极是否接合妥当，并将电切、电凝的脚踏开关置放于便于术者操控的位置。

（6）将治疗目标暴露于方便进行内镜下电切除治疗操作的位置，必要时变换患者的体位。根据治疗需要，将治疗器械经由内镜治疗通道进入消化道内，助手将圈套器（或其他治疗器械，下同）张开至合适的大小，套到肿物的合适位置，慢慢收紧圈套器，轻轻抬离于消化道壁，在肿物完全离开消化道壁的情况下进行电切除术。一般可先进行适当的电凝，然后用混合电流进行电切，必要时轮流交换进行，以确保在肿物被切除时基底能得到充分的电凝而减少出血的可能。具体的电凝及电切电流量据高频电发生器种类及按术者的习惯进行选择，并于术中根据情况随时进行更改，包括调整电切、电凝的电流量及应用混合电流时两者的比例等，以取得最佳的治疗效果及最大限度地避免并发症的发生。

（7）肿物被切除后检查切面情况，注意有否出血或穿孔等并发症的发生，以便得到及时的处理。

（8）如创面有出血，可用圈套器圈住残蒂进行电凝止血，或将圈套钢丝伸出少许后轻轻接触创面进行电凝止血，也可试用氩等离子体凝固术止血。对于搏动性的动脉出血，可用止血钛夹进行止血。对于蒂部较粗的大息肉，切除前可先用尼龙绳套扎蒂部，然后于套扎部位以外将息肉电切除。对于较大息肉圈套器无法完全套入者，在蒂部已用尼龙绳套扎的情况下，可分块将息肉进行切除。

（9）当术中发现有消化道小穿孔时，如病情许可，可试用止血夹对创面进行缝合处理。对于创面较深较大，有高度穿孔危险性发生可能者，也可用止血夹对创面进行缝合处理以减少穿孔并发症的发生。

（10）切除术后将肿物全部取出，分别送病理检查。大的切除物用抓持钳或圈套器抓住后随内镜取出，较小的息肉可用抓持钳抓住直接从治疗通道拉出，更小者可用纱布隔于负压软管及内镜间，然后进行负压吸引将切除物吸出至纱布时再取出。后两者方法避免了内镜拉出后再次入镜的不便，尤适合应用于在消化道较深部位进行治疗后尚需进行其他治疗操作者。

（四）注意事项

（1）因高频电需通过患者身体形成回路而发挥其治疗的作用，故不宜用于安装了心脏起搏器的患者，以免电流对起搏器的干扰而发生意外。

（2）电切时注意将被切除的肿物勿与消化道壁呈小面积的接触，以免出现被接触局部灼伤或穿孔的并发症。对于巨大的有蒂息肉，当息肉无法完全抬离消化道壁时，应使息肉与消化道壁充分接触，而使息肉蒂部被圈套器套住的部分抬离消化道壁，使该处与消化道壁的接触面减至最小再进行电凝与电切处理，以使高频电流的最大效应发生于被圈套的那小部分，从而达到电切除的目的及保证安全。

(3) 当作黏膜剥离术时常单纯采用电切电流，以减少因电凝而致基底损伤，从而减少迟发性消化道穿孔的危险。

(4) 可被高频电切除的肿物大小并没有严格的限制，具体应据患者自身的状态、肿物及根部的暴露情况，以及术者的技术水平而定。对于怀疑有恶变者，如有可能，建议还是采取整块切除作大块活检以提高病理检查的可靠性并达治疗的目的，不主张仅作单纯的活检。

(5) 对于多发性息肉者，如无法将所有息肉一次性切除，应选择较大的、有恶变可能的及可能引起出血的息肉先进行切除。一次可切除息肉的多少应据息肉情况、术者技术水平及治疗过程中的情况而定。

(6) 对消化道黏膜下肿物，如食管黏膜肌层平滑肌瘤，可直接用圈套器将肿物套取，并注意在瘤体能被完整套取的情况下，尽量减少被套取的组织，然后以电切电流为主的混合电流进行电切除术，多能将瘤体完整切除而不致明显伤及肌层。术前黏膜下注射高渗盐水或肾上腺素高渗盐水固然可能增加电切术的安全性，但对于较小的黏膜下肿瘤会因注射后而无法辨认而影响切除术的准确性。必要时可借助透明帽法进行切除，具体操作方法可参考本章内的内镜下消化道黏膜切除术。

(7) 术后创面将会出现深浅、大小不一的溃烂，然后修复，整个过程可能需要 2 周左右的时间。在这期间，患者宜适当休息，根据病变部位及病变大小、性质，考虑禁食或先进食流质，再逐渐过渡到正常饮食，勿进食多纤维食物，保持大便通畅。注意观察有否消化道出血及穿孔等并发症，指导患者当出现异常情况时如何处理。

（高　强）

第七节　内镜下消化道黏膜切除术

内镜下黏膜切除术（endoscopic mucosal resection，EMR）是针对黏膜病变，如早期胃癌、伴有重度不典型增生的黏膜病变、大肠侧向发育型腺瘤、黏膜的可疑病变等，利用高频电切技术而进行的，将病变所在黏膜剥离而达到治疗目的或作大块组织活检而协助诊断目的的内镜下操作技术。

基本的治疗器材类似于高频电切除术，主要为高频电发生器及电切圈套器等手控系统。可酌情选用钢丝带齿的圈套、针状切开刀、前端带有绝缘体的切开刀等 特殊器械。备内镜下注射套管针及肾上腺素、高渗盐水或生理盐水，应用配制成 1 ∶ 10 000 的溶液。部分病例可能会使用到专用的、可套合于内镜前端的透明帽，其前端内边带有小沟槽，用时圈套钢丝可屈曲于沟槽内，当病变组织被吸入透明帽 后再收紧钢丝，套住病变组织，然后退离透明帽，确认圈套合适后进行电切。

术前准备同高频电切除术，由于需要实施该项手术时的创面往往较大，因而术前更应清楚患者的出凝血状态，如有异常，应先行纠正。

为确保病变部位的完整切除，术前可于病变周边黏膜下注射亚甲蓝或对周边黏膜应用高频电凝作为标志，然后于病变黏膜下注射 1 ∶ 10 000 的肾上腺素生理盐水或高渗盐水溶液，将病变部位完全隆起后用圈套器对病灶进行一次性或分次切除，或借助透明帽将病变组织吸引后圈套、电切。

黏膜下注射，一方面可将黏膜层抬起而利于安全地将病变所在的黏膜完整剥离，另一方面也有利于减少术后出血的危险。注射位点以利于圈套电切为选择，多选择近镜头端或其左右方，靶组织的周边正常黏膜处注射而使靶组织完全隆起，必要时可选择在远离镜端的靶组织的远侧进行黏膜下注射。尽量于一处注射而将靶组织完全隆起，以减少注射液流失的速度，必要时方进行多点注射。注射时注意靶组织能否完全隆起，如无法完全隆起，提示黏膜病变组织已有恶变，且已侵及黏膜下层，甚至固有肌层。如此时强行进行黏膜切除术，一方面可能无法将病变组织完全清除，另一方面易于出现消化道穿孔。故当黏膜下注射后靶组织无法完全隆起（抬举征阴性）时，禁忌作黏膜切除术，只单纯作活检并建议患者接受手术治疗。切出的标本应全部取出。分多次切除者，将标本取出后应尽量将其按原貌排列复原，固定后再送检，以便病理检查时能了解标本边缘的情况，尤其当切出来的组织有恶变情况时，复原后的标本对于判断恶变组织是否完全切除，以及制订进一步的治疗措施极为重要。

（高　强）

第八节　内镜下高频电凝固术

（一）材料

（1）高频电发生器：同高频电切术所用的高频电发生器。

（2）电凝器：有单极电凝器与双极/多极电凝器之分。单极电凝器是电凝探头与组织接触，电流由电极头经由接触面积较小的组织而产热较多，致使局部组织凝固，达到消灭息肉或凝固止血的作用。另有一种单极电凝器在电凝的同时可以喷洒清水或生理盐水，使电极头与被电凝组织间形成一层水膜，从而克服了单极电凝器在电凝后易于粘连损伤局部组织的缺点。双极电凝器是在电凝探头的顶端分隔开的一对电极，电流直接在电极之间形成回路，因而所通过的电流少，仅限于黏膜内，故对组织的损伤相对于单极电凝较小、更安全。多极电凝器则于探头有成对的6个纵向排列的电凝电极，任何一对电极与组织接触均会产生电凝作用，通过其顶端圆孔尚可喷入清水或生理盐水以冲洗、清洁病灶如出血病灶等，使治疗视野更为清晰。应用双极/多极电凝器时不需要在患者身上贴上负极板。

（二）适应证

（1）消化性溃疡出血的电凝止血。

（2）息肉或黏膜下肿物电切除术后创面渗血的电凝止血。

（3）息肉电切除术后边缘残留病变的电凝灭活。

（4）细小息肉的电凝灼除。

（三）方法

（1）先内镜检查，冲洗、清洁病变部位，并充分吸除病变部位及其附近的液体，使将要接受治疗的部位充分暴露。

（2）从内镜治疗通道插入已与高频电发生器相连接的电凝器，电凝器探头接触靶组织的瞬间通电，通电时间及电凝次数因人而异，以电凝部位组织发白为度。对于出血者以最终能止血为治疗的终点，如经多方电凝止血效果不佳时应考虑配合其他的止血治疗措施。应用双极电凝者于术中及术后可通过其孔道冲洗创面及协助电极与粘连的组织分离，也可通过喷入生理盐水肾上腺素液而加强止血的效果及利于发挥电凝止血的作用。

（四）注意事项

（1）与高频电切除术相类似，电凝术不宜应用于安装了心脏起搏器的患者，尤其是单极电凝者。

（2）操作时注意控制电凝时的电流强度及电凝时间，避免过分电凝而使组织损伤面过大、过深，从而发生术后再发出血甚至穿孔的危险。

（高 强）

第九节 内镜下氩等离子体凝固术

（一）材料

（1）氩等离子体发生器：由一个氩气源和一个高频功率源组成。

（2）手控系统：连接氩等离子体发生器，氩气经由中空的管道达到管道的末端，末端有与高频功率源相连接的高频电极。

（二）适应证

（1）消化道黏膜糜烂出血或消化性溃疡出血的凝固止血。

（2）电切除术后创面渗血的凝固止血。

（3）电切除术后创面周边残余病变组织的凝固灭活。

（4）消化道细小或扁平生长的肿物的组织灭活。

（5）肿物高频电圈套切除术后残余组织的灭活。

（6）向腔内生长的肿瘤组织的灭活。

（7）支架置放术后支架内增生组织的灭活。

（三）方法

氩等离子体凝固技术（argon plasma coagulation，APC）实际上是高频电凝固技术的改良，原理与单极电凝相似，只不过与组织直接接触的不是电极头本身，而是经过高频电电离后的氩等离子束而已。

负极板粘贴于患者身上，内镜下清洁、充分暴露治疗部位，将电极由内镜治疗通道送至治疗部位附近，慢慢接近治疗部位时通电。当高频电压达到一定程度、高频电极与肌体组织之间的距离适当时，通过电离氩气流而产生导电的氩等离子束，使高频电流能够在电极与组织之间流动，将高频电流的热效应传到相应的组织上而产生凝固效应，凝固效果均匀。

在凝固过程中，电极与组织没有直接接触。氩等离子束不仅可沿电极轴向直线扩散，还可以侧向，甚至“拐弯”扩散。根据物理原理，等离子束在应用范围内自动避开已凝固区（高阻抗）而流向尚在出血或未充分凝固的部位（低阻抗）。从而自动限制过量凝固，并能在大面积范围内达到均匀的凝固效果。其对被治疗组织由浅及深分别达到干燥、凝固及组织失活作用。

氩等离子体凝固技术与常规的高频电凝方法相比，在治疗消化道肿物方面具有多方面的优势：不直接接触肿物或创面；有效地制止大面积出血；连续性凝固，高频电流自动流向尚未凝固或未完全凝固的创面；组织损伤深度限制在3mm以内，不易导致薄壁脏器穿孔；氩气为保护性惰性气体，对机体无毒无害；无碳化现象，利于伤口的愈合；无汽化现象，减低了消化道穿孔的危险性；无冒烟现象，不致影响视线。

（四）注意事项

（1）因为应用的还是高频电原理，且为单极电凝固原理，故不宜用于安装了心脏起搏器者。

（2）操作过程尽量避免电极头与组织的接触，以免堵塞氩气管及因与凝固组织粘连而损伤创面。

（3）操作过程始终保持靶部位与电极头为最近距离，而其他部位尽量远离电极头，以达到最大的治疗效果及避免伤及其他正常组织。

（4）作为肿瘤组织及支架内增生组织的灭活治疗，可在短时间内反复多次进行操作，以达到最佳的治疗效果。

（高　强）

第十节　内镜下微波凝固术

内镜微波凝固治疗（endoscopic microwave coagulation therapy，EMCT）是一种以人体组织作为热源的内部加热方法，将电磁波频率介于高频电与激光之间的微波作用于局部生物体组织，以其很小范围的高温达到凝固治疗的目的。凝固过程缓慢，安全。其通过凝固，既可直接破坏肿瘤，又可产生 Thy－1 依赖的抗肿瘤免疫，有助于肿瘤的治疗。

采用波长为12cm、频率为2 450MHz 的电磁波，功率一般为20～60W，所需时间据采用功率及治疗目的而定。有别于外部加热的高频电凝与激光光凝微波电极有穿刺型与接触型之分：穿刺型较适用于小的隆起性病变尤其是黏膜下肿瘤（其可产生楔形组织凝固）；接触型一能在短时间内产生较大范围的组织凝固作用，适用于低的隆起性病变（如病变较浅的Ⅱb 型、Ⅱc 型和Ⅲ型胃癌），由于组织凝固浅，也适用于治疗狭窄性病变及术后狭窄的预防。

（高　强）

第十四章

食管、胃底静脉曲张的内镜治疗

食管、胃底静脉曲张破裂出血为肝硬化门静脉高压症的主要并发症，起病急，出血量大，病死率高，占上消化道出血的首位，伴有肝功能损害者首次出血的死亡率高达50%以上，复发出血发生率约为80%。如何有效控制大出血和预防出血，仍是一个重要的临床课题。虽然1939年瑞典人Carfoord等首次报告应用硬管内镜注射奎宁乌拉坦治疗食管静脉曲张出血获得成功，但由于当时使用的是硬管内镜，穿孔并发症较多，患者痛苦大，需要在手术室全麻下操作，效果不理想，以致一段时间内未能推广应用。1973年Johnso报告采用纤维胃镜下食管、胃底静脉曲张硬化注射治疗后，随着内镜技术和内镜器械的不断进步和发展，经内镜注射硬化剂、栓塞剂、套扎结扎治疗食管、胃底静脉曲张出血已在国内外引起广泛重视，目前已成为首选治疗方法之一，并取得满意疗效。

一、食管静脉曲张（esophageal varices，EV）

（一）记录方法

1. 形态（Form，F）

（1）F0：EV已消失（作为治疗后的描述）。

（2）F1：EV呈直线形或略有迂曲。

（3）F2：EV呈蛇形迂曲隆起。

（4）F3：EV呈串珠状、结节状或瘤状。

注：若EV不同形态同时存在，应选择最重的进行记录。

2. 基本色调（color，C）

（1）白色静脉曲张（white varices，Cw）。

（2）蓝色静脉曲张（blue varices，Cb）。

3. 红色征（red colorsign，RC）　无红色征RC（－）；有红色征RC（＋）：主要表现为红斑，红色条纹，血泡样。

4. 部位（location，L）　EV最重的部位，以其与门齿的距离分为食管下段（locus inferior，Li）、食管中段（locus medialis，Lm）、食管上段（locus superior，Ls）。

注：伴发食管炎（esophatis，E）有/无（＋/－）黏膜糜烂。

（二）EV内镜分级（grade，G）标准

按照EV的形态及出血的危险程度分为轻、中、重3级（表14－1）。

表 14-1　EV 内镜分级标准

分级（度）	EV 形态（F）	EV 红色征（RC）
轻度（GⅠ）	EV 呈直线形或略有迂曲（F1）	无
中度（GⅡ）	EV 呈 F1	有
	EV 呈蛇形迂曲隆起（F2）	无
重度（GⅢ）	EV 呈 F2	有
	EV 呈串珠状、结节状或瘤状（F3）	无或有

二、胃底静脉曲张（gastric varices，GV）

记录方法如下。

胃底静脉曲张的部位（Lg）。

（1）胃贲门部的静脉曲张（gastric cardia，Lg-c）。

（2）离开胃贲门部的孤立（或瘤样）的静脉曲张（gastric fundus，Lg-f）。

注：①有糜烂 E（+），无糜烂 E（-）。②RC：有 RC（+），无 RC（-）。③16（+）E（+）：GV 经内镜治疗后消失；Lg：16E（+）→E（-）表明有效；RC（+）→RC（-）表明有效。④红色血栓有/无；白色血栓有/无。

三、经内镜食管静脉曲张结扎术（EVL）

内镜下食管静脉曲张结扎术是以内痔弹性橡胶圈结扎原理为基础的，用小的弹性橡胶圈结扎曲张静脉，使其缺血坏死达到止血和减少再出血的目的。此方法安全有效，简单易行。1990 年 Stiegmann 首先应用于临床，曲张静脉消失，止血成功。临床研究表明，在食管曲张静脉结扎治疗部位均发生浅表溃疡，12～16 天胃镜检查可见溃疡愈合，曲张的食管静脉经 1～2 次治疗后可变细或消失。我国从 1992 年开展此项工作，实践证明 EVL 比 EVS 的并发症少而轻，没有注射针孔出血和静脉壁撕裂伤等危险，可以肯定 EVL 至少可以作为一种安全有效的新技术，其疗效不亚于硬化疗法。如果脾功能亢进不明显，患者不愿意手术，在一定意义上讲，EVL 可以代替断流术。对于脾切除行断流和分流术后再出血者，EVL 是首选的方法。目前，采用的 EVL 有单次结扎和连续结扎（五连环、六连环、七连环）两种。连续套扎装置的发明成功将使单次结扎器逐渐被淘汰。对于快速消除食管静脉曲张，EVL 是目前最为简单而有效的内镜治疗方法。

（一）器械准备

临床上常采用日本 Olympus GIF-240 型或 260 型电子胃镜和 XQ20 型纤维胃镜，同时做好术中心电监护工作。

连续套扎装置（图 14-1）主要有美国 Boston 7 连环套扎器及 COOK 多环（4、6、10 环）套扎产品。虽然生产商不同，但安装过程大同小异，用于套扎治疗食管静脉曲张。其特点如下：①一次镜下可套扎多环；②套件为透明材料，不影响视野并带灌注导管；③套圈性能好，手动控件操作方便有效，患者痛苦少。每一套完整包装包括多环套件、手动控件、灌注导管各一件。

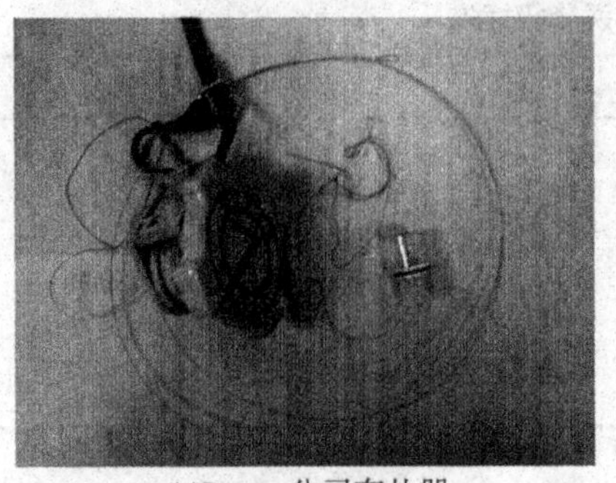
(a)Boston公司套扎器

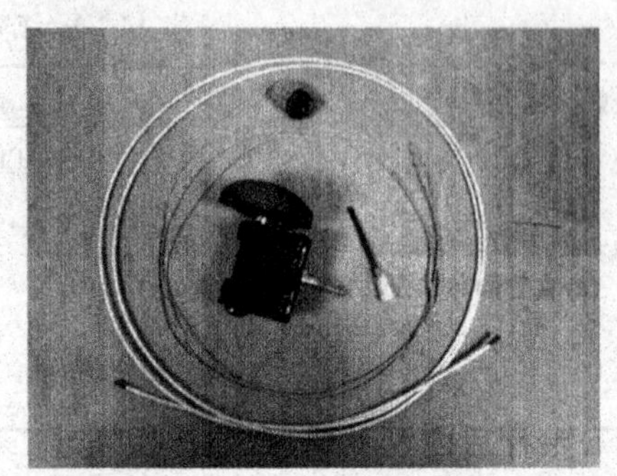
(b)COOK公司套扎器

图 14－1　连续套扎装置

（二）操作方法

术前口服盐酸利多卡因 10ml，肌内注射安定 5mg，为减少食管和胃蠕动，可静脉注射 10mg 654－2。患者取左侧卧位，先做常规胃镜检查，了解食管静脉曲张的范围和程度。轻度者直径小于 3mm，中度者为 3～6mm，重度者大于 6mm，有的呈蚯蚓状。进一步检查排除外胃、十二指肠病变，了解胃黏膜病变和胃底静脉曲张的程度。

将连续套扎装置手动控件（图 14－2）的联动钢丝穿过活检孔直至露出内镜前端，手动控件插入活检阀口并用配扣带将之固定在内镜上。然后将连环套件的拉线环与从活检前端口伸出的钢丝套环钩上拉紧，防止脱落。拉动钢丝将连环套件套在内镜前端，最后将钢丝嵌入手动控件卡槽中。

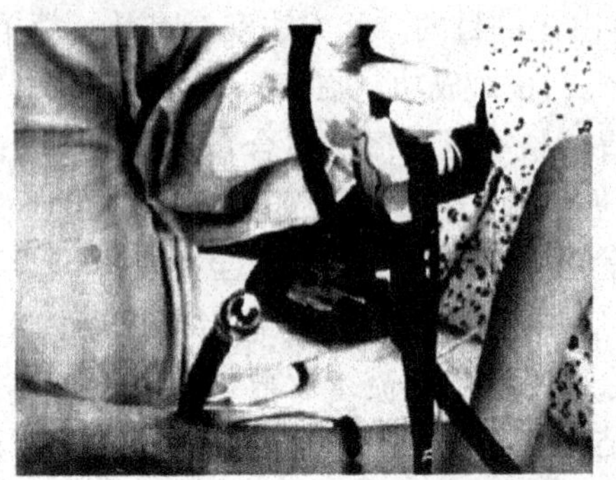
(a)COOK公司套扎器手动控件

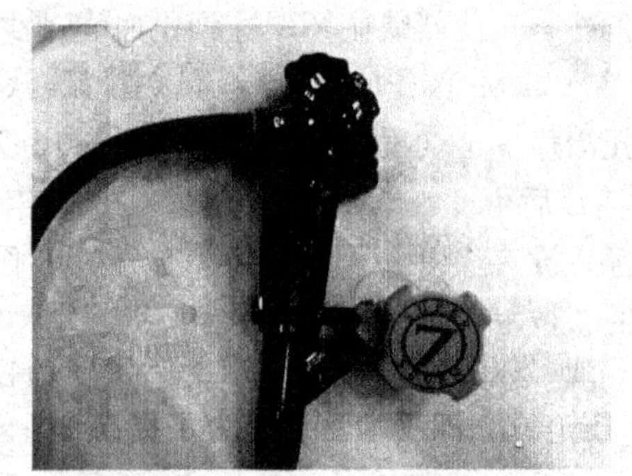
(b)Boston公司套扎器手动控件

图 14－2　连续套扎装置手动控件

装好连续套扎装置的内镜涂上硅油后，从口腔送入食管。安装套扎装置后内镜视野减少约 1/3 以上，应仔细观察。自贲门口上方约 3cm 处，仔细辨认和选择曲张静脉结扎点，尽量避免表面有溃疡、糜烂、明显红色征的曲张静脉，开始逐一向上结扎。观察到明显食管静脉曲张时，将内镜前端靠近并抽负压，当视野变成一片红色后即开始顺时针旋转手动控件的旋钮 180°，当听到“咔嗒”一声后表明皮圈已弹出并结扎在该曲张静脉上，即已完成一次套扎，如此反复在不同部位进行套扎（图 14－3）。

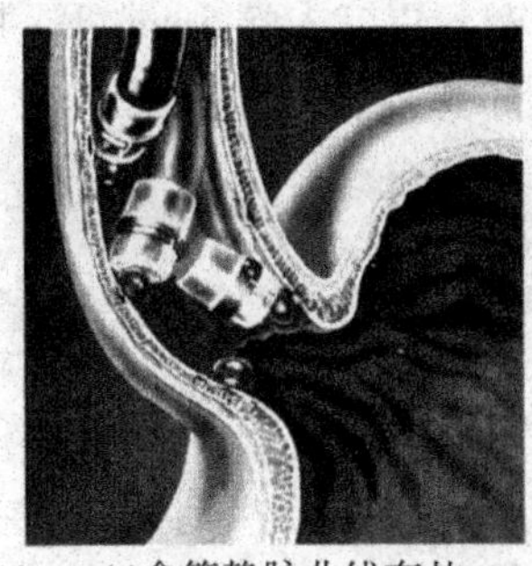
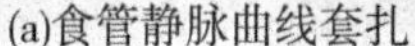
(a)食管静脉曲线套扎

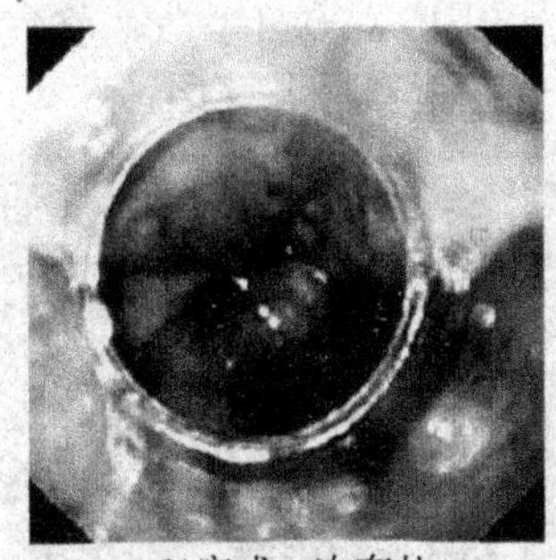
(b)完成一次套扎

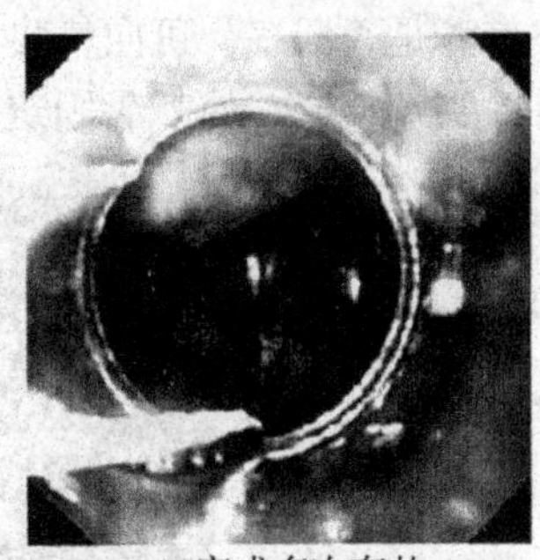
(c)完成多次套扎

图 14－3　食管静脉曲张套扎示意图

EVL 治疗后内镜下观察，结扎处隆起一个直径为 5～8mm 的组织团块，如同息肉状，根部有一个橡胶圈紧勒，色泽逐渐变紫。一次操作可用 5 个橡胶圈结扎 5 条曲张静脉。结扎点不要选择在同一水平面上，以免多个被结扎的息肉状曲张静脉堵塞食管而引起吞咽困难。

连续套扎法较单个结扎法更为便捷，不必使用外套管，内镜操作技术要求不高，患者痛苦明显减少，操作中和操作后一般无明显并发症，易为医生和患者所接受，值得推广。

最近伊藤隆启等采用经双钳道胃镜以三抓钳和端襻结扎器结扎食管曲张静脉获得成功。经内镜利用持夹器（HK－3L）和金属夹（MD－59）钳夹曲张静脉可治疗急性破裂出血，目前已应用于食管静脉曲张破裂出血上。曲张静脉被钳夹后血流阻断，静脉管腔逐渐闭塞。安置金属夹数视静脉曲张情况而定。

（三）术后处理

经胃镜 EVL 术后 6h 进流质饮食，应卧床休息。结扎后的患者在 48h 内均有不同程度的吞咽不适和哽噎感及胸骨后隐痛不适。这是由于结扎后曲张静脉局部缺血坏死，浅溃疡形成，一般无须特殊处理，可自行缓解，尚未见到明显与治疗有关的并发症（如食管狭窄、穿孔、发热等）。

四、经内镜食管静脉曲张硬化剂注射（EVS）

EVS 治疗肝硬化所引起的食管静脉曲张破裂出血的疗效已被公认，但国内 EVS 治疗迄今仍限于少数医院。其主要原因是风险大，尤其是曲张静脉较粗（直径约 6mm）时直接血管内注射时易发生拔针后针孔出血，使内镜下视野模糊，部分患者不得不中止治疗，改插三腔二囊管压迫或立即手术治疗。为了提高食管静脉曲张破裂出血 EVS 止血疗效，目前常采用胃镜末端附加气囊硬化剂注射治疗的，解决了 EVS 治疗中拔针后针孔出血的危险，实践证明该项技术更为安全有效。硬化剂治疗的主要作用如下：①食管静脉内血栓形成；②静脉周围组织粘连凝固坏死逐渐形成纤维化，增加静脉的覆盖层；③静脉管壁增厚，血管变硬。

（一）术前准备

采用日本 Olympus GTF－240 型或 260 型电子胃镜和 XQ20 纤维胃镜，NM－1 注射针头和 MD－690 气囊（内径 10.1mm，长 40mm）。

术前准备与一般胃镜检查相同，但需另备消毒注射针、硬化剂和气囊，在做 EVS 前，先了解气囊是否漏气，可向气囊内注射 15 ~ 20ml 空气。将气囊套入胃镜末端 5mm 处，用丝线将气囊头端扎紧，使气囊固定于胃镜不易滑动（图 14 - 4）。

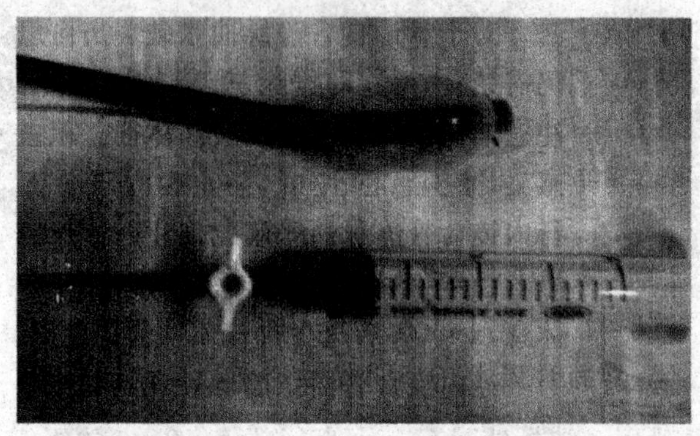

图 14 - 4　气囊的安装

选用的硬化剂应具有快速形成血栓、收缩血管、引起无菌性炎症性组织坏死等特点。目前常用的硬化剂如下。①1% 乙氧硬化醇：应用最普遍，止血和消除曲张静脉的疗效理想，未发现明显并发症。一般认为乙氧硬化醇经多次注射后易发生食管狭窄，若能注意不在同一水平面上重复注射，即可减少食管狭窄的发生。②5% 鱼肝油酸钠：用于治疗食管静脉曲张已有多年，但使用方法和临床疗效各家报道不一致，国外目前较少应用。注射后发生胸骨后疼痛、食管溃疡、发热等副作用较其他硬化剂的高，在缺少乙氧硬化醇的地方可以使用。③纯乙醇：Sarin 报道应用 99.5% 纯乙醇治疗 500 例食管曲张静脉患者，急诊止血率为 93%，经重复注射 80% 患者曲张静脉消失，认为其安全有效，常见并发症有胸痛、吞咽困难、发热和食管溃疡形成等。④其他使用的硬化剂还有十四烷基磺酸钠、乙醇胺油酸盐等。

（二）操作方法

常用的注射方法有三种。①血管内硬化法：将硬化剂直接注射到曲张静脉内，血管内血栓形成闭塞血管，达到控制出血的目的。②血管旁硬化法：将硬化剂注射到曲张静脉周围，在食管上皮和曲张静脉之间形成一层纤维化组织，防止静脉破裂出血。由于组织纤维化需要一定的时间，故在此期间可以再出血，产生止血效果较慢。③血管内和血管旁联合硬化法：其目的在于同时硬化曲张静脉和食管内壁。

先做常规胃镜检查，插入内镜至十二指肠球部，退出胃镜的同时，详细检查十二指肠球部、幽门、胃窦、胃体、胃底，最后观察食管，排除胃和十二指肠病变后，记录观察到的出血病变和胃底、食管静脉曲张的程度和范围。从活检孔内插入硬化剂注射针。常采用血管内注射法和联合注射法。直视下向曲张食管静脉内直接注射 1% 乙氧硬化醇，每条静脉为 2 ~ 5ml。每次选 5 ~ 8 条静脉为注射点，在不同部位注射，总量为 25ml 左右。注射部位根据患者身高决定，一般注射点距门齿 35 ~ 40cm。每条静脉注射完毕后，内镜与注射针保持原位不移动，留针至少 10s。然后将注射针退至针鞘内，将内镜再向食管前方推送 30 ~ 40mm，向气囊内注 20ml 空气，使气囊压迫针孔 3 ~ 5min，出血即可停止，此即完成一次硬化剂注射。一个回合可进行 3 ~ 5 次，若再注射时针孔无出血可在结束后再用气囊压迫。气囊压迫在于压迫出血静脉之远端，压迫后血流停滞，有利于硬化剂与血管有较长时间的接触，不至于被血流快速带走，同时对注射针孔直接压迫，避免拔针后针孔喷血。一般患者注射后 14

天需重复注射一次，连续 2~3 次后食管静脉曲张可变细或消失（图 14-5）。

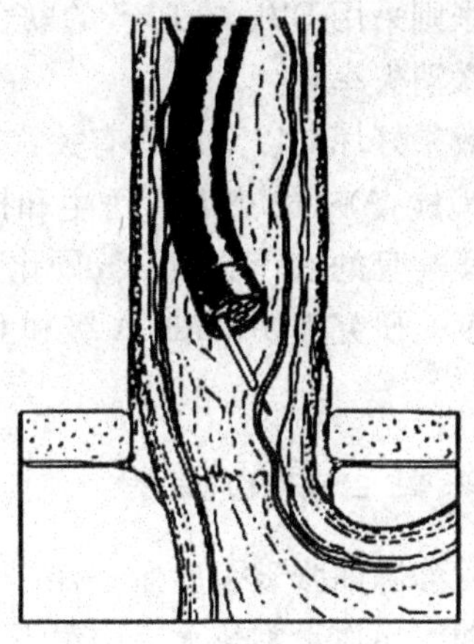

图 14-5　食管静脉曲张硬化剂注射示意图

（三）术后处理

对于急诊食管静脉曲张破裂出血患者，采用 EVS 治疗后仍需禁食，可立即拔除三腔二囊管，补液中适当加用止血剂，注意消化道有无出血和腹部体征。积极预防和治疗上呼吸道感染，减少恶心、呕吐，防止腹内压增高导致出血。对于再次行内镜食管静脉曲张硬化剂注射治疗的患者，可在门诊进行。患者经 EVS 治疗后在内镜室休息 1~2h，无特殊情况可回家休息，3~4h 后进少许流质饮食。定期门诊随访。

经内镜食管曲张静脉硬化剂注射治疗后，可出现食管胃运动功能障碍，表现为胃食管反流和运动节律迟缓。因此，治疗后常规静脉滴注 H_2 受体阻滞剂和口服胃黏膜保护剂。硬化剂治疗后再出血常发生在注射后 24~72h 内，可以表现为注射针孔出血，也可以表现为曲张静脉其他部位出血，少数患者的再出血由硬化剂注射后门静脉高压性胃病引起。一般通过内科药物治疗出血可停止。

五、EVL 和 EVS 治疗方式的选择

EVL 和 EVS 治疗食管静脉曲张破裂出血疗效肯定，但各有优缺点。食管静脉重度曲张时 EVL 较易进行圈套结扎，而 EVS 治疗时易产生拔针后针眼喷血；EVL 对轻度食管静脉曲张或以硬化注射治疗后的患者就难以进行圈套结扎，容易滑脱，对食管静脉曲张的硬化和栓塞使食管静脉曲张变细或消失显然不如 EVS。有报道表明硬化治疗可致食管内壁增厚和纤维化。而套扎的作用主要限于黏膜及黏膜下层，所致的纤维化程度远小于 EVS，且常有一些小曲张静脉团保存下来，而且 EVL 组有较高的静脉曲张复发率，一般在静脉曲张消失后 150 天左右复发。相比之下，EVS 复发率低，约 250 天复发，但并发症高于 EVL。多次采用 EVL 治疗可使食管静脉曲张缺血坏死，产生溃疡和急性炎症，但很少发生细菌性和化脓性感染。早期食管静脉重度曲张采用 EVS 治疗易产生针眼大出血和细菌性感染，若多次治疗还可产生食管贲门狭窄等并发症。EVL 和 EVS 治疗食管静脉曲张破裂出血各有优缺点，采用联合治疗互相取长补短，可进一步提高止血效果，降低并发症。

根据经验和治疗效果，一般认为首次食管静脉曲张破裂出血的患者应采用 EVL 联合

EVS。目前，采用内镜食管静脉曲张破裂出血治疗，多数专家主张先行 EVL，两周后再采用 EVS 治疗，对于重度食管静脉曲张则采用 EVL 与 EVS 的联合互补治疗，不但可提高止血效果和远期疗效，而且食管静脉曲张消失率高。

内镜下治疗食管静脉曲张的效果好坏与以下因素有关：①操作者需要有熟练的胃镜检查基础（独立地完成 500 例以上胃镜检查）；②患者、医生和护士在治疗时互相配合；③选择副作用小的有效硬化剂；④与胃镜配套的治疗器械；⑤硬化剂注射次数，一般认为注射 4 次以上疗效较好；⑥肝病的严重程度，研究表明 Child A 级和 Child B 级与 Child C 级相比治疗后 1 年成活率有显著差别。

六、胃底静脉曲张组织黏合剂的注射

胃底静脉曲张破裂出血与食管静脉曲张破裂出血一样，是肝硬化门静脉高压症的主要并发症和死亡原因之一。胃底静脉曲张出血量常较大，内镜下治疗的风险更大，故具体操作有别于食管静脉曲张破裂出血。目前，对胃底静脉曲张破裂出血的治疗和预防，除了药物治疗、手术治疗之外，介入治疗和内镜治疗都处于探索阶段。介入治疗除肝内门体分流之外，门脉穿刺胃冠状静脉栓塞术是主要的治疗措施。内镜治疗尽管有报道套扎治疗、硬化剂注射治疗及金属铗治疗，但均因治疗风险大而很少应用，组织黏合剂注射治疗是胃底静脉曲张的有效治疗，国外学者已有 10 余年的临床实践。

临床应用的组织黏合剂化学名为氰丙烯酸盐，有两个品种，即 Histoacryl（N－丁基－2－氰丙烯酸盐）和 Bucrylate（异丁基－2－氰丙烯酸盐），后者因其可疑致癌性已停止应用。Histoacryl 为一种水样固化物，与血液接触后即时产生聚合固化，经内镜注射入曲张静脉，可有效地闭塞血管和控制曲张静脉出血。一项实验研究显示，Histoacryl 与生理盐水接触后产生聚合作用的时间长达 200s，而与血液接触后聚合的时间最快，一般只需几秒。

（一）器械准备

注射组织黏合剂的器械准备与注射硬化剂相似，为纤维胃镜或者电子胃镜，通常胃镜的操作者和助手需要同时观看监视器病灶及注射过程，因为注射组织黏合剂需要助手配合。主要器械和试剂有注射针（与硬化剂注射针相同，一般一次性使用）、2～5ml 注射空针、组织黏合剂、生理盐水、碘化油或者硬化剂（乙氧硬化醇）等。

（二）患者准备与注射方法

组织黏合剂注射治疗的术前准备与胃镜检查或者治疗相同，足够长的空腹时间，口服去泡剂（盐酸利多卡因胶浆），小剂量安定注射（5mg）以增加患者的配合程度，静脉注射 10mg 654－2 减少食管胃内黏膜蠕动，患者采取左侧位，先行常规胃镜检查，了解食管、胃底静脉曲张的范围和程度，充分暴露曲张静脉并选择合适的注射点。

由于 Histoacryl 的迅速固化作用带来了操作上的困难，也使得内镜下注射组织黏合剂的方法与内镜下注射硬化剂的方法有一定的差别。临床应用时文献报告有两种方法：一种方法为稀释法，即将油性造影剂碘化油（Lipiodol）与 Histoacryl 以 0.5ml ：0.8ml 或者 1ml ：1ml 的比例稀释，这样既适当延长了其固化时间，为注射治疗提供方便，且碘化油也便于注射时行 X 线透视监测；另一种方法是三明治法，即将 0.5ml 未稀释的 Histoacryl 夹在 0.5ml 和 1ml 的生理盐水之间。

助手配合是非常重要的，每次注射过程用时必须尽可能短，整个注射过程需要在十几秒甚至几秒内完成，不然则会发生聚合固化而无法使用。通常的做法如下：操作者选择了合适的静脉注射点之后，通过活检孔插入注射针并置于注射点上方，助手用5ml注射针先抽吸2ml生理盐水，再抽吸1ml Histoacryl，再抽吸1ml生理盐水，迅速注入静脉后拔针，再迅速用生理盐水冲洗注射针以免针孔阻塞。考虑到胃底静脉曲张或者胃底静脉球体积较大，笔者采用的三明治法将生理盐水改为乙氧硬化醇，同样可获得很好的治疗效果，具体做法如下：先用空针抽吸10～15ml乙氧硬化醇，根据静脉曲张或者静脉球的大小，注射4～8ml乙氧硬化醇到胃底静脉内后，由助手迅速换用2ml干空针抽吸1ml Histoacryl注射，再更换注射乙氧硬化醇1～2ml，迅速拔针（图14－6）。

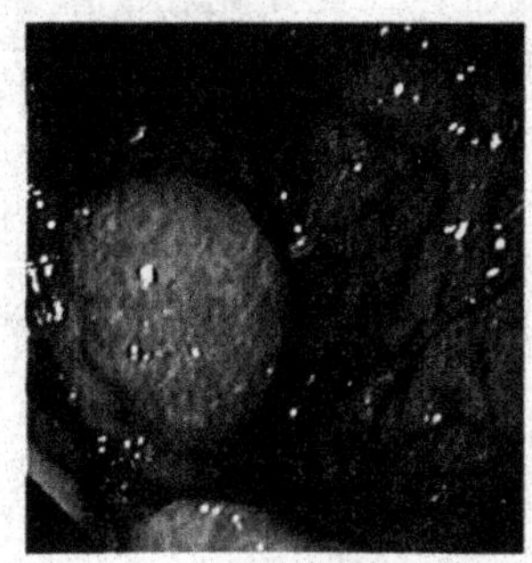

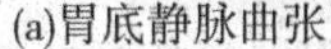

(a)胃底静脉曲张

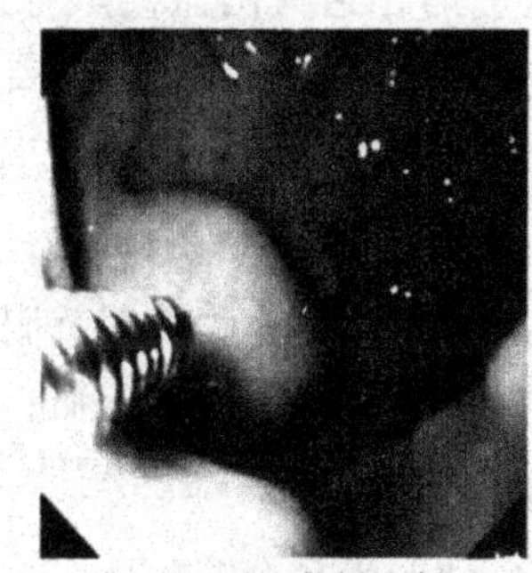

(b)组织黏合剂注射

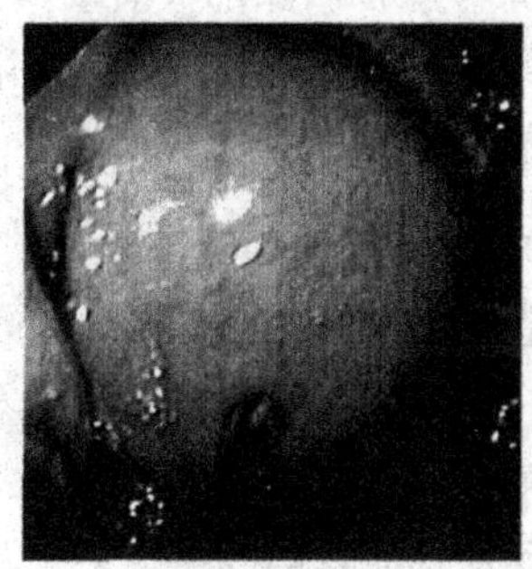

(c)注射后拔针

图14－6　胃底静脉曲张组织黏合剂的注射

适应证主要为孤立胃底静脉曲张、胃底静脉球患者，合并严重食管静脉曲张需要同时进行食管静脉曲张治疗。弥漫性胃底静脉曲张采用组织黏合剂治疗由于注射点数有限（一般一次注射1～2点），疗效常不佳；合并严重食管静脉曲张尽管主张同时进行食管处理包括套扎治疗和硬化注射治疗，但由于处理后尤其是套扎治疗后可能会增加胃底治疗后注射点出血的风险，因此，除非食管静脉曲张严重且出血风险大，如红色征明显、有血痂等，一般在胃底黏合剂治疗后2周再处理食管静脉曲张更合适。

（三）术后处理

组织黏合剂注射治疗后，患者需要卧床休息，避免恶心、用力屏气、用力排便等活动。术后禁食时间一般为4h，以后可以进冷流质饮食，急诊行活动性出血治疗的患者，禁食时间可适当延长。应用制酸药物，通常主张应用质子泵抑制剂，首次由于禁食可静脉应用，也可在开放饮食后立即口服应用，如奥美拉唑每次20mg每天2次，以免胃酸侵蚀组织粘合剂注射部位发生出血。对急性胃底静脉曲张破裂出血治疗的患者，以及红色征明显、伴有食管静脉曲张、肝功能较差、凝血酶原时间延长的高危患者，建议静脉注射奥曲肽或生长抑素治疗8～12h或更长。

七、术后并发症及防治

由肝硬化门静脉高压症所引起的食管静脉曲张破裂出血患者中，约35%为中、老年人，由于平日体弱，抵抗力差，大多患有心肺功能性疾病，加上近期患有消化道出血、低血容量性休克、严重贫血，部分患者有肝肾功能异常、黄疸、低蛋白血症、腹腔积液或脾功能亢进、血小板减少、凝血机制障碍等。患者一般情况较差，按肝功能 Child 分级，绝大多数患者为 C 级。因此在 EVL 和 EVS 治疗过程中，会出现一些并发症，常见的并发症如下。

（一）食管溃疡

食管溃疡的发生率一般为 22% ~78%，甚至有文献报道高达 90%，有人认为硬化剂注射治疗后，食管溃疡是一种必然发生的病变而不是并发症。其发生原因如下：①与硬化剂种类及刺激性有关；②血管外注射硬化剂量过大或反复注射到一点而形成深大溃疡；③注射间隔时间过短。

表浅小溃疡一般多无临床症状，经过禁食或仅进流质、口服黏膜保护药物和制酸药物，1 ~4 周可愈合。深部大溃疡可造成上消化道大出血甚至可致低血容量性休克、食管穿孔以及食管狭窄等。一般认为应间隔 7 ~10 天注射一次。注射要准确，应避免在同一部位反复注射。血管外注射剂量不能过大，速度不宜过快，以防止出现深部大溃疡。

（二）出血

造成出血的原因如下：①治疗后再出血大多为注射针眼渗血；②硬化剂引起的食管溃疡出血；③注射部位痂皮脱落、黏膜糜烂，治疗后几天出血；④术后胃底静脉压力升高，黏膜血流减少及泄漏的硬化剂流入胃内，引起急性出血性胃炎、胃溃疡和胃底曲张静脉破裂出血；⑤食管曲张静脉再次破裂出血，出血量较大。

治疗：注射结束后，若发现针眼喷血，可局部喷洒止血药物并用镜身压迫出血点，此时出血多可停止。胃镜末端附加气囊可以有效压迫针眼防止大出血。术后患者出现呕血和黑便时，应急诊行内镜检查，明确出血原因和部位。溃疡和急性出血性胃炎引起出血多为渗血，可局部喷洒止血药物或应用电凝、热凝等方法止血，同时应用黏膜保护剂（如硫糖铝、西咪替丁等）和 H_2 受体拮抗剂。若出血量较大可用止血夹子，再次注射硬化剂等方法止血。上述方法若不能控制出血，可用三腔二囊管压迫，压迫无效者应急诊手术。

（三）食管穿孔

食管穿孔是食管静脉曲张内镜治疗最严重的并发症之一，发生率较低，约低于 1%。发生原因如下：①注射硬化剂于血管外，并且注射剂量过大，注射过深达深肌层，形成深部大溃疡穿孔；②与三腔二囊管压迫并用；③注射针穿透食管壁，硬化剂引起组织坏死；④操作粗暴，胃镜刺破食管壁。

小穿孔大多可以自愈。一旦发现大穿孔可通过胃肠减压引流，必要时行胸腔引流、胃肠外营养和抗生素联合保守治疗。预防食管穿孔应注意注射穿刺针不宜过长（以 0.5cm 为宜），注射深度不能达到深肌层，应根据不同的注射部位严格控制注射量，避免一点重复注射。

（四）食管狭窄

食管狭窄的发生率在 3% 左右。发生原因如下：①食管溃疡引起；②注射时在同一平面上多点注射；③与硬化剂的剂型、浓度高及注射间隔时间短有关；④由于硬化剂损伤食管平滑肌，并使神经丛变性所致功能性狭窄。

一旦发生食管狭窄，患者可出现吞咽困难。早期在坏死愈合后狭窄形成前，采用内镜扩张术可以防止狭窄形成。后期对于已经形成的狭窄，可使用水囊扩张器进行扩张治疗。治疗后一般可恢复正常饮食，无须手术治疗。口服黏膜保护剂和 H_2 受体拮抗剂可起到预防作用。为了预防硬化剂治疗后的食管狭窄，硬化注射点不要在同一平面上，应呈斜螺旋状，注射的剂量要适当，5% 鱼肝油酸钠和 1% 乙氧硬化醇分别不超过 8ml 和 25ml 为妥。功能性食管狭窄患者多数在 3 个月后症状可以消失。

（五）胸腔积液

胸腔积液的发生多由于食管注射后引起炎症反应，被引流至胸膜而引起胸膜渗出，也可因硬化剂通过交通支到达肺与胸膜引起炎性渗出。患者出现胸闷或呼吸困难时，应行 X 线摄片检查。若胸腔积液量较少，可自行吸收；若胸腔积液量较多或患者出现发热时，需行胸腔引流。

（六）胸骨后疼痛和发热

胸骨后疼痛发生率在 40% 左右，发热发生率在 20% 以上。其发生原因是硬化剂刺激引起无菌性炎症反应所致，也可能与较大食管溃疡形成有关。这两种并发症一般无须特殊处理，经过 1 ~ 3 天可自然消失。若疼痛难忍及发热超过 38°以上，可对症处理。

其他并发症如成人呼吸窘迫综合征、纵隔炎、菌血症、血尿、门静脉和肠系膜上静脉血栓形成等，均比较少见。

（杨廷旭）

第十五章

ERCP 及胆道内镜介入治疗

第一节　概述

经内镜逆行胰胆管造影术（ERCP）是20世纪60年代后期发展起来的一项崭新的内镜诊疗技术，最初用于胰胆管疾病的诊断。自1973年、1974年Kawai及Classen分别报道乳头括约肌切开术（EST）以来，内镜诊治胆胰疾病的范围日益扩展。1979年安戎、周岱云、鲁焕章相继把此技术引进国内，技术水平也不断提高。20余年来，随着影像学技术的不断发展，就诊断而言，磁共振胰胆管成像术（MRCP）已逐步取代ERCP，成为胰胆管疾病诊断方法的首选，其具有无创、无放射线照射、不需造影剂等优点，是观察胰胆管结构的良好方法，而ERCP逐渐转向胰胆管疾病的治疗。内镜技术的问世被誉为是医学史上的一次革命，具有划时代意义。更大的变革在治疗方面，产生了"内镜外科"和"微创手术"的新概念，由于内镜技术的介入，胆胰疾病的诊治已经进入了一个精密检查和治疗的新时代。

回顾ERCP治疗胆胰疾病的历史，EST是内镜外科的典型代表，开创了内镜外科的先河，目前已成为胆管结石的主要治疗手段，并还衍生出很多相应的治疗方法；1975年竹胺、中村等人介绍了经口胰胆管镜诊疗技术，同年川井等开展了内镜鼻胆内引流术（endoscopic nasobiliary drainage，ENBD）治疗化脓性胆管炎；自1976年相继报道了经十二指肠镜套取胆道蛔虫；1980年Soehendra首创经口经十二指肠乳头的胆管内引流术（retrograde biliary drainage，ERBD）；1982年Siegel报道了胰胆管狭窄的经十二指肠镜下的水囊胆管扩张术；1983年Stantiz创用对乳头括约肌损伤较小的有望可取代部分EST的经内镜十二指肠乳头气囊扩张术（endoscopic papillosphincter balloon dilatation，EPBD）治疗胆总管结石和十二指肠乳头狭窄；1985年他又创用了药物松弛十二指肠括约肌后行内镜下非EST胆管取石的技术；同年Carrasco等率先将原用于血管内的可膨胀式金属支架应用于胆管狭窄的治疗（endoscopic biliaymetal stent drairrage，EBMSD），1989年始在世界范围内广泛用于胆管恶性梗阻的减黄治疗。近年随着腔内超声技术的发展，相继开展了胰胆管内的腔内超声检查（intraductal ultrasonography，intraductal ultrasonography，IDUS），这些技术弥补了ERCP仅能观察管腔形态，不能观察壁内或实质内病变的缺陷。上述十二指肠镜技术单独或联合应用已成为诊治胆道疾病的重要手段。当前胆道外科疾病的治疗形势是：胆总管结石和十二指肠乳头狭窄的80%可用EST（或EPBD）或配以相关技术从胆管取出结石；良性胆道狭窄的70%左右可用内镜下气囊扩张术或经皮经肝胆管内置导管扩张术来处理；晚期的胆管恶性梗阻可用经十二指肠镜或经皮经肝的胆管置管内外引流术缓解症状，提高生存质量；重症化脓性胆管炎和胰腺炎常需先行 EST（或 ENBD）治疗；部分胆肠吻合术后再狭窄可用经皮经肝的气囊扩张术或置管术，或十二指肠镜下吻合口气囊扩张术来治疗。

（高　强）

第二节　内镜下逆行胰胆管造影术

ERCP 即内镜下逆行胰胆管造影，是将十二指肠镜插至十二指肠降段，找到十二指肠乳头，经内镜活检孔道插入一造影导管，并进入乳头开口部、胆管或胰管内，注入造影剂，做 X 线胰胆管造影。ERCP 是一种无创或微创肝、胆、胰系疾病重要的诊治方法。

ERCP 对胆总管结石的诊断准确率为 92.1% ~94.6%，肝内胆管显影率为 86.6%，诊断符合率 96.6%，ERCP 表现为胆管充盈缺损，不同于肿瘤之不规则狭窄。ERCP 不仅可直观胆石的大小、数目、部位等，而且可进行活检及细胞学检查。ERCP 在早期诊断胆管癌方面明显优于 B 超及 CT 检查，其诊断符合率达 90.3%，高于 B 超的 80.7% 和 CT 的 85%，并能清晰地显示胆道系统的全貌，对治疗及手术方案选择有重要价值。ERCP 可为 87% 的 Oddi 括约肌功能紊乱（sphincter of oddi dysfunction，SOD）患者找到其阳性病变，如胆总管和/或肝内、外胆管残余结石占 36.1%，胆总管炎性扩张或狭窄为 17.6%，胆囊管残留过长为 6.5%，胆道损伤 1.8%，ERCP 检查可作为继发性 Oddi 括约肌功能紊乱病因诊断的首选方法。ERCP 可对慢性胰腺炎的病变部位、范围和程度做出诊断，其阳性率和准确率均较高。一组 ERCP 诊断的慢性胰腺炎 64 例，其中重度慢性胰腺炎 11 例，中度 28 例，轻度 25 例，ERCP 表现为胰管不整、扩张、结石、梗阻、狭窄和/或囊肿，以及胆总管胰腺部狭窄等。由于胰腺癌多起源于胰管上皮细胞，故早期就可引起胰管狭窄或梗阻、扩张和移位，所以 ERCP 对发现早期胰腺癌有重要意义。胰头癌时可引起胆总管、主胰管梗阻，出现“双管征”影像，ERCP 诊断准确率高于超声扫描或 CT，可达 95%。通过 ERCP 收集胰液做脱落细胞学检查，对胰腺癌诊断阳性率可达 75%。ERCP 是确诊乳头壶腹癌的首选方法，可见乳头不规则隆起、糜烂、坏死、溃疡及呈菜花样改变等，并可进行活检及内镜直视下刷取细胞取得病理证实。乳头部良性病变最常见为十二指肠乳头旁憩室，ERCP 可直视憩室的大小、形态、乳头及开口方位等。

ERCP 术后胰腺炎各种不尽相同的定义导致了概念的混淆。Testoni 和 Bagnolo 分析这些定义，提出建议：ERCP 术后 24h 内的腹痛及血浆淀粉酶高于正常值上限的 5 倍是发生 ERCP 术后胰腺炎最可靠的指征。他们建议制定更好的标准，因为按照上述标准，只有 41.7% 的患者在 ERCP 术 48h 后仍有腹痛及高淀粉酶血症。

ERCP 术穿孔率约 1%，死亡率约 16% ~18%。Stapler 尝试制定处理穿孔的系统原则。他将穿孔分为Ⅰ ~Ⅵ型。大多数的穿孔（78%）均在 ERCP 术中得到诊断。回顾性研究发现，十二指肠周围的穿孔发生了 14 例，8 人先行保守治疗，6 人行手术治疗，先行保守治疗的 8 人中有 3 人以后又进行了外科手术。在手术组与非手术组均有一名患者死亡。作者提议医生应掌握两种治疗方法的特点，结合患者全身情况，制定有针对性的治疗方案。ERCP 术后患者出现腹痛的原因主要有：①胆石症发作或梗阻。ERCP 术中可能将肠内细菌通过导管带入胆道内而引起急性感染，或由于胆总管结石发生嵌顿梗阻而出现腹痛。但一般胆绞痛较轻，经常规治疗后症状可缓解；②术后胰腺炎。这是 ERCP 术后最主要并发症之一。当造影注入胰管时，由于压力过大或剂量过多，常可引起上腹部疼痛，停止注射后不久疼痛即消失，但多无严重后果。有 20% ~73% 病可出现一过性血淀粉酶升高，但不伴有急性胰腺炎的临床表现，不能诊断为注射性胰腺炎；若同时有腹痛、发热、血白细胞数增高等表现，则可诊断为注射性胰腺炎，经对症治疗 3 ~5d 即可恢复正常；③化脓性胆管炎及败血症。是最严重的并发症，多发生于胆管明显狭窄或梗阻者，尤其是用高压注射造影剂强行通过狭窄段，狭窄以上的扩张胆管过度充盈而引流不畅，使感染易于扩散常在造影术后 48 ~72h 内发生寒战、高热、腹痛、黄疸加深，严重者可出现中毒性休克。应尽早进行胆管减压和胆汁引流术，是挽救患者生命的主要治疗方法。

（高　强）

第三节　乳头括约肌切开术

一、适应证逐渐扩大

急性化脓性胆管炎 EST 应作为首选方法，而且要求应在 24h 内行紧急 EST。特别是病情基本稳定，结石不大且数量不多，EST 后能即时清除结石者，如果病情不稳定或估计取石耗时多，可先行鼻胆管引流，待胆管炎控制后再做处理。胆总管合并胆囊结石可考虑实施腹腔镜胆囊切除术（LC），也可行 EST 取石。

二、插镜插管技术的改进

目前 ERCP 插镜、插管技术已基本标准化，但仍有约 5% 的患者插管失败。许多学者做了有意义的尝试，如硝酸甘油能安全有效提高操作成功率，且无明显副作用；术前进行 ERCP 操作难度分级，有助于术前对患者的准确评估及术后留置鼻胆管、各项临床处理方案的制订；常规 ERCP 失败后可在超声内镜引导下胆管穿刺并进行胆管插管、引流；LC 时探查胆总管并放置胆管支架可提高术后 ERCP 的成功率，减少并发症。

三、取石方法的改进

内镜下激光碎石：用 Nd：YAG 激光器碎石。①非接触法：将光导纤维距结石前 5mm，正面瞄准结石。胆固醇结石为（70 ~80）W ×2s，胆色素结石为 70W ×0.5s，反复照射直至破裂；②接触法：将光导纤维末端直接触及结石表面照射 15W ×10s，反复照射直至破裂。Neuhuaus 等报道应用新型激光系统（lithognost 激光）有自动瞄准结石系统，即使不在直视下，也不会损伤胆管；③电气水压碎石（EHI）：最好采用双孔道胆道镜，从活检通道滴注生理盐水，使之充满胆道，另一管道以恒压吸引，防止胆道压力过高，用双导共轴电极，瞬时通过高压电流放电，高热使水气化，产生冲击波，传至结石使之破碎。有报道 EHI 治疗 24 例肝内胆管难取性结石，于术后 4 ~6 周内 T 管窦道或胆肠吻合皮下预置空肠盲袢置入胆道镜，将碎石电极经胆道镜操作孔道，电极前端需伸出镜端 10mm，直抵结石表面，胆道内须充满生理盐水，实施碎石，需要时隔 3 ~5d 可再次行 EHI，碎石成功率 100%。

四、操作技术的改进

乳头部结石嵌顿，使受压乳头开口朝下，可将乳头勾起开口顶端，能顺利插入胆总管。也可用针状切开刀在结石上方乳头表面做一切口，并逐一将乳头切开。亦有用自制先端导管仅2mm，刀弦长1.5cm切开刀，插入时将镜面靠近乳头用抬举器用力推送切开刀，可将乳头逐一切开。乳头狭窄无法使切开刀深入胆管，可用针状切开刀于乳头开口部11～12点钟方向做一预备性切口，并逐一切开括约肌，至能看到胆管开口。预切开属高风险操作，并发症发生率约12.5%～14%，随着ERCP操作水平的提高，预切开例数也将减少，但该技术仍有其重要地位：一项包括4 097例内镜下乳头括约肌切开术的研究报道，目前5.3%的病例仍需使用针状刀行预切开。经内镜乳头气囊扩张（EPBO）治疗胆总管结石，按常规ERCP证实胆总管结石<1cm，经造影导管将斑马导丝插入胆总管，然后移去导管，沿斑马导丝将头端带有气囊的5FY导管（气囊长5cm，直径0.8cm，导管长180cm）插入，气囊中部恰好在乳头狭窄区，注入无菌生理盐水，使气囊扩张持续2min，回抽生理盐水，间歇30s后可再行扩张1～2min，一般可见乳头被扩张部位有少许渗血，然后取出气囊导管取石。姚礼庆等报道成功率96.5%。Staritg采用1.5cm直径气囊，可望取出>1.0cm结石，但对部分胆总管不扩张或轻度扩张，若用>0.8cm气囊，易造成胆总管损伤或后腹膜气肿。EPBD的远期疗效，术后乳头括约肌狭窄，结石复发有待进一步观察，周岱云则提出：结石应<0.6cm，数量≤5枚为宜。EPBD并发症较EST为低，因保留乳头括约肌故无肠胆反流之弊。乳头旁憩室：以往被认为是EST危险因素。切开时应注意以下几点：①切口切忌偏向憩室方向，始终与憩室保持一定距离；②对胆总管壁隆起不明显者，可通过导管向胆管内注入生理盐水，使之膨起后再行切开；③对无隆起的憩室内乳头，其壁内段胆总管甚短，可应用气囊导管扩张后取石；④乳头位于憩室底部时，选用推式切开刀；⑤对双侧憩室间乳头，切开刀应沿着两憩室间隆起的十二指肠胆总管皱襞，循序切开。目前已认为乳头旁憩室行EST是一种安全、有效的，能替代外科十二指肠胆总管吻合术。

国外学者对胆总管结石患者行内镜下括约肌切开术（EST）后长达18年的随访发现复发率为5%～24%。EST的长期并发症包括：胆总管结石、乳头狭窄、胆管炎、胆囊炎。Khandekar和Disario回顾了对EST、括约肌成形术、乳头切开术后胆胰管开口狭窄的所有腹痛患者的治疗。手段包括：再次EST和支架置入。内镜治疗对100%的胆管狭窄、57%的胆管/主胰管狭窄、33%的副胰管狭窄的患者有效。故认为内镜疗法缓解由于胆管狭窄引起的疼痛比缓解由于胰管口狭窄引起的疼痛更为有效，而长期放置胰管支架后由支架导致的病变可能是这些患者预后不佳的原因。加拿大研究小组报告6名患者出现的远期并发症：胆道狭窄主要发生在十二指肠壁后，从胆道开口处出现不同距离的狭窄。他们推测这是由于切开对胆道上皮的直接损伤、继发感染和纤维化造成的。所有患者均进行了型号、直径逐渐增加的支架置换：以2～4个月为间隔，直到2或3个10～11.5F的支架置入。所有患者的狭窄均得到解除。取出支架后，随访两年，患者未出现症状。

（高　强）

第四节　治疗性胆道镜检查术（TBE）的应用

TBE 在进入 21 世纪后取得了不少重要的进展，但在进步神速的同时，仍然面临不少挑战，有许多问题尚待解决。目前的研究也开始关注 TBE 与腹腔镜技术的比较，肝移植后胆道并发症的处理及成本效益问题。

一、TBE 中的麻醉

良好的麻醉是 TBE 成功操作的前提。目前苯二氮䓬类应用最为广泛，但新药层出不穷，有效改善了麻醉效果，减轻了药物不良反应，减少了患者不适。Krugliak 等通过以脑部 X 线检查法为基础的技术来比较咪达唑仑与异丙酚的麻醉效果。发现服用咪达唑仑的患者室性心动过速极为常见。两组患者的术后遗忘作用均很好，但服用异丙酚者对手术的耐受性更好，术后苏醒时间更短。故认为异丙酚应作为 ERCP 术的首选麻醉剂。Wile 等双盲对照试验研究了在 ERCP 术术前常规使用氟哌利多的效果。他发现使用氟哌利多后患者可减少服用 25% 的地西泮和哌替啶，还可显著减少插管时以及术后的恶心、呕吐，增加患者在术中的顺从性及术后的遗忘作用，且术后苏醒时间并未延长。目前为止，尚未发现其对锥体外系及血流动力学有副作用。故推荐常规使用氟哌利多作为 ERCP 术麻醉的辅助用药。

二、TBE 的插管

使用设计合理的导管后，深部插管的总成功率已达 95%。在深插管的同时，使用括约肌切开器将成为最佳选择，因为这可避免使用标准导管。Schwacha 比较了标准导管与括约肌切开器在胆总管深部插管中的成功率，发现后者初次插管成功率（84%）显著高于前者（62%）（$P=0.023$）。而且，在初次插管失败的患者中，标准导管组换用括约肌切开器则成功率提高到 94%，而括约肌切开器组换用标准导管成功率只提高到 88%。现已发现全身或局部应用硝酸甘油可以松弛 Oddi 括约肌。有人在乳头表面应用硝酸甘油，以观察是否有助于胆总管插管，结果发现：在乳头表面给予 10mg 硝酸甘油后，60% 的患者的乳头自发性张开，没有发现全身反应。而在给予碱盐泻药后只有 20% 的患者的乳头张开。而且，无论是插管次数，插管时间，还是括约肌预切开率两者均差异显著。但由于局部应用硝酸甘油的短效性（只有 3min 左右)，局部使用硝酸甘油并不能有助于胆道插管，可加用硝酸异山梨酯以延长药效。但胆总管插管能否成功更多决定于乳头及胆道的形态，而非 Oddi 括约肌的运动功能。

三、TBE 的并发症

ERCP 术的并发症率约 5% ~10%，死亡率约 1%。一次大规模多中心研究探讨了与 ERCP 术相关的并发症及危险因素。尽管预切开率为 18.7%，并发症率仍只有 5%。经过统计学分析发现胰腺炎的显著危险因素包括年龄（不大于 60 岁），预切开术及残留胆石。值得注意的是，并未有何时应行预切开术的固定标准。研究表明，反复插管是胰腺炎的危险因素，而不是预切开术本身。就出血而言，其危险因素是预切开术和 Vater 壶腹乳头开口处的狭窄，此二者可能相互影响，因为乳头狭窄者多需要预先切开括约肌。

（高　强）

第五节　经内镜胆管引流

一、外引流

若乳头插管困难，则先做 EST，后将特制导管通过内镜活检通道送入胆管梗阻或病变的近端，使胆管引流畅通（ENBD），可预防 ERCP、EST 后胆道感染。对化脓性胆管炎，不仅引流亦可进行灌洗，注入抗生素，其效果完全可以取代紧急外科手术引流，Lai 等报道急性化脓性胆管炎，鼻胆引流组死亡率 10%，而外科手术组死亡率 32%（$P<0.05$）有显著差异。对重症患者可在床边 B 超引导下行 ENBD。对无手术指征恶性胆道梗阻，可从鼻胆管内注入抗肿瘤药物如 5－Fu。胆道出血，可在鼻胆管内注入止血剂。

二、内引流

EST 后由推管沿导丝推动塑料内置管送入胆总管（ERBD），其一端大部分送入胆总管内，另一端露于十二指肠，此适合不能手术壶腹周围晚期肿瘤患者，对胆总管癌另一端可置于 Oddi 括约肌上方，以防止十二指肠－胆道反流，容易发生感染。

三、金属支架引流（EMBD）

用于恶性胆道梗阻的姑息性减黄，但金属支架价格昂贵，操作有一定失败，为确保引流效果提出最好先用鼻胆管过渡引流，确实减黄有效，再改用 EMBE。

3 种内镜胆管引流各自优缺点。ENBD：操作简单，便于观察，特别适合化脓性胆管炎。但长期引流大量胆汁丢失，致水电解质紊乱。ERBD：更符合生理，但有较高阻塞率，采用 9Fr 内置管，平均通畅 3 月。EMBD：畅通期略长，但不易取出，肿瘤易从支架网眼中长入，仍有一定阻塞率，价昂贵。3 种方法可相互转换。

新型支架现状：塑料支架以聚四氟乙烯（Teflon）最佳，其摩擦系数小，胆泥淤积量小，由于 7～8Fr 支架直径 1 个月内 1/3 发生阻塞，故目前推荐 10Fr 支架，支架侧孔胆泥易淤积，改用无侧孔，增加倒刺为双排 4 个，不易移脱，金属支架肿瘤易通过网眼长入，Instent 公司研制 Endoccil 支架，缝隙小可预防肿瘤长入，还有可抓着金属丝一端，将支架拆除。

内镜下胰管支架引流术：内镜下胰管支架引流术（endoscopic retrograde pancreatic drainage，ERPD）即内镜下胰管支架置入术。近 10 年来，随着内镜技术的发展，胰管支架引流术在胰腺疾病内镜介入治疗中广泛应用，并因疗效确切、创伤小且安全而日趋受到人们的关注。胰管狭窄是慢性胰腺炎常见的形态学改变，可引起腹痛、胰腺炎反复发作及胰腺外分泌功能不足等。内镜下胰管内引流术已作为胰管狭窄的常规治疗手段并取得了良好疗效，插管成功率达 72%～100%，放置支架后 70%～95% 的患者疼痛可获得缓解。胰腺分裂症是较为常见的先天性胰腺解剖异常，ERCP 检出率为 2%～8%，患者大部分胰液通过一个很小的副乳头排泄，副乳头基础压高于主乳头有助于诊断。胰腺分裂症的内镜治疗主要为放置支架引流，症状缓解率为 83%～90%。同样，ERPD 也可用于胰腺假性囊肿和胰瘘的引流治疗。胰腺癌患者往往有严重的腹痛，主要原因是主胰管梗阻继发胰管内高压，因此，选择性应用内镜支架引流是控制胰腺癌患者梗阻性腹痛的一种安全有效的疗法。

（高　强）

第六节　内镜下乳头括约肌气囊扩张术

EST 及内镜下胆管取石术毕竟是一种有创伤性的治疗方法，亦会引起相应的一些并发症，甚至危及患者生命。因此，近年已有报告在不破坏 Oddi 括约肌及保持乳头括约肌完整性的前提下，通过气囊导管扩张，扩大乳头开口，以便结石能顺利取出，其优点是保留了乳头括约肌正常生理功能，而不会引起 EST 后出血、穿孔等并发症。内镜下乳头括约肌气囊扩张术是近年来开展的一种新技术，有人报告在不切开乳头括约肌的情况下治疗 18 例胆管结石患者，结果结石全部被取出，结石大小为 2～10mm，平均 6mm，其中 7 例是在用气囊导管将乳头扩张后取出的，术后 1 例发生胰腺炎。多数学者认为，这种不做乳头括约肌切开而取石的最佳适应证为结石≤10mm，且无乳头及胆总管的狭窄，或对乳头括约肌切开高危患者（如胆总管不扩张等因素）的治疗。良性胆管狭窄，如硬化性胆管炎，手术胆管损伤所致狭窄，可将特制气囊导管充气扩张，持续 2～3min，可有效解除胆道梗阻。EST 还可以应用于原发性硬化性胆管炎的治疗。原发性硬化性胆管炎（PSC），是一种慢性胆汁淤积性疾病，涉及肝内外胆管，终发展至肝硬化、肝衰竭。尽管 ERCP 术可以明确诊断，还可对有明显狭窄者进行治疗，但其并发症率较高，尤其是感染。在一项研究中对考虑存在 PSC 的 83 名患者行 ERCP 术的早期并发症情况，有 9% 的患者发生并发症，胆管炎只占 2%。研究者认为对于无临床症状者，ERCP 术并发症发生少，而有症状患者则并发症率较高，但总体而言，ERCP 术仍是 PSC 有效的治疗手段。PSC 患者中有 15% ～20% 有明显胆道狭窄，治疗方法包括球囊扩张以及短期内支架置入。球囊扩张易早期复发狭窄，而支架置入则还需取出，且有发生堵塞的危险，支架放置的最佳时间也不确定。Linder 和 Soderland 报道，尽管内镜操作成功率很高，仍有 1/3 患者发生胆管炎，且 50% 的患者临床症状无明显改善。随访中有 5 名患者死于胆管癌。对 71 名有明显狭窄患者的回顾发现，2 年随访中，球囊扩张后支架置入的效果并不优于单独行球囊扩张者。支架组的并发症和急性胆管炎的发生率较高。经皮支架置入者较内镜支架置入者并发症更多。Baluyut 回顾性研究了内镜治疗对 63 名 PSC 患者生存期的影响，发现只有 1 名患者发生胆管炎。尽管在 34 个月的随访中 5 人罹患胆管癌，但接受多次内镜治疗的患者其 5 年生存率明显高于预期的 5 年生存率。研究者认为内镜治疗对提高 PSC 和胆道明显狭窄患者生存率有益。亦有人认为成功的内镜治疗可延缓肝移植的时间，不过这提出一个新问题：这种延缓对很可能发生恶变的患者到底有益还是有害？由于目前早期发现胆管癌的技术缺乏敏感性，所以尚待研究。

（高　强）

第七节　经内镜逆行胆囊插管溶石疗法

应用 TJF 型内镜，不需先行 EST，将导丝插入胆总管后沿导丝通过胆总管导管，注入造影剂显示胆道，将两管推至胆囊管、胆总管开口处，退出导丝，将胆总管导管钩住胆囊管开口，将内有导丝聚四氟乙烯管，沿导丝套入末端成猪尾状聚乙烯管，按鼻胆引流术的方式，将聚乙烯管另一端置于体外。药物灌注：以丙基叔丁醚（PTBE）最佳，溶胆固醇结石，时间2.5～16h（平均5.6h），结石溶解率95%以上，完全溶解率57%。

（高　强）

第八节　胆总管结石处理

一、球囊扩张与 EST

胆总管结石的治疗方法，除 EST 外，内镜下乳头球囊扩张（EPBD）是很有潜力的替代疗法。其优点在于发生出血、穿孔的危险性小，能长期保持括约肌功能。但有报告显示球囊扩张后发生胰腺炎的可能性增高。Bergman 等观察随机行 EPBD 或内镜下括约肌切开以去除胆道结石后，胰腺炎（以上腹部疼痛及 24h 血浆淀粉酶升高 3 倍为标准）和无症状性高淀粉酶血症（以 24h 血浆淀粉酶升高 3 倍为标准）的发生率。他发现：尽管 EPBD 组需行更多的机械碎石术，两组的胆道结石清除率相等。每组均有 7 名患者发生胰腺炎。行 EPBD 组有 23% 者发生无症状性高血淀粉酶症，后者只有 8%。故认为 EPBD 较切开术更易激惹胰腺，然而 EPBD 一般只会增加无症状性高淀粉酶血症的发生率，而不易导致胰腺炎。同一试验小组比较毕Ⅱ氏胃切除术后行 EPBD 或 EST 去除胆道结石的效果。发现在操作成功率、结石清除率、机械碎石率上两组无明显差异。内镜下括约肌切开组有 3 人发生术后出血，而前者只有一人发生轻症胰腺炎。研究者将这项研究与正常解剖情况进行对比研究，发现毕Ⅱ氏胃切除术后患者发生术后出血的危险性较大。因此对毕Ⅱ氏胃切除术后的患者而言，EPBD 是较好的选择。ERCP 术后胰腺炎各种不尽相同的定义导致了概念的混淆。Testoni 和 Bagnolo 分析这些定义，提出建议：ERCP 术后 24h 内的腹痛及血浆淀粉酶高于正常值上限的 5 倍是发生 ERCP 术后胰腺炎最可靠的指征。

二、ERCP 术与腹腔镜胆囊切除术（LC）

胆囊结石患者中的 10% 可有无症状性胆总管结石，其中只有 10%～40% 最终出现症状。LC 对胆道结石治疗的效果仍有争议。治疗方案包括：腹腔镜胆囊切除术前、术中或术后行 ERCP 术或 EST 加取石，或者手术探察（腹腔镜或开放手术）。上述方案各有缺点。最好的方案不仅要有效而且成本－效益比合理。Betdah 在 LC 术前将胆道结石患者分为高、中、低危组。高危组直接行 ERCP 术，中危组先行内镜超声检查，若发现结石再行 ERCP 术，这两组在行内镜检查及治疗后再行 LC 术。低危组直接行 LC 术。在高危和中危组各有 78% 和 19% 的患者发现有胆道结石。在平均 32 个月的随访中上述 3 组均未发现残余结石。意大利小组进行相似研究，术前将患者分组，与前一研究的差异在于：中危组的患者行静脉胆道造影或磁共振胰胆管造影（MRCP）而非内镜超声检查（EUS）。研究结果显示：此评分系统的敏感性、特异性、阳性和阴性预测值、准确性均大于 90%，研究者认为，若此评分系统能应用于前瞻性对照研究，可能会提供一个更准确的患者分组标准。国外两个小组评估研究 LC 治疗胆道结石的可行性和有效性，每组患者均超过 50 人，但两组使用的方法截然不同。Lodice 应用 rendez－vuos 技术，患者取仰卧位，导丝通过胆道和乳头，进入十二指肠，切开器在导丝指引下插入行括约肌切开术，未发现短期并发症。Cemachovic 发现结石后，患者取俯卧位或左侧卧位，行 LC 术加 ERCP 术及括约肌切开取石术。不过有 8.8% 的患者需行预切开术，短期并发症率为7%。两组报道操作成功率均为94%，尽管平均操作时间较长，约25min，但住院总时间同单纯行 LC 术者时间相同。因为其低危险性，高成功率，良好的成本效益关系，且失败后可立即行手术治疗，研究者推荐腹腔镜与内镜联合应用以治疗胆囊及胆道结石。但行 LC 时必须有内镜专家在场。Ammori 探讨了行 LC 时发现小胆道结石（直径小于5mm）的处理。他观察了22名患者，其中8人行常规的 LC 术后 ERCP 术（A 组），另14名患者随访（B 组），只有在出现症状后才行 ERCP 术。他发现平均住院天数及费用以 A 组为高，但 A 组患者随访中未出现症状；B 组有4人在行 LC 术后13个月内出现症状，行括约肌切开取石术。由于随访观察对无胆管扩张的小胆管结石既安全又有效，研究者推荐其为首选方案。Urbach 讨论对行 LC 术发现胆道结石处理的成本效益问题。一般有4种方案可供选择：常规术前 ERCP 术；LC + IOC，然后腹腔镜下胆总管探察；LC + IOC，加 LC 术后 ERCP 术；随访观察（出现症状只行 LC）。研究发现后者由于可能有残余胆总管结石，因此最无效。这与上一研究的结果相矛盾。腹腔镜下胆总管探察是最有效和最经济的方法，若无相关专家在场则选择性术后 ERCP 术是第2好的方案，不过费用会增加。常规 LC 术前 ERCP 术不合算，除非发生胆总管结石的可能性非常大，至少大于80%，由于这个研究模式的内在缺陷，我们仍需要做进一步的经济学分析和临床试验以比较上述方案的优缺点。

三、难治性胆道结石的处理

大胆道结石、肝内结石、靠近胆道狭窄处结石是胆道镜处理的难题。在运用常规处理方法（Forgarty 球囊扩张与 Dormia 取石）处理失败后，可考虑应用碎石术。目前机械碎石术应用最广，但体外冲击波碎石术（ESWL）和体内碎石术也常有应用。Sackmann 报道其用高能 ESWL 对313名内镜取石，包括机械碎石后仍残存结石的患者的治疗经验：所有患者均放置鼻胆管以引流胆汁。在行 ESWL 后，90% 的患者清除了胆道结石。结石的大小、位置及是否有胆道狭窄并不影响清除的成功率。主要并发症，如胆管炎，发生了4例；急性胆囊炎需行胆囊切除术1例；发生室性早搏需停止碎石术的2例。研究者提议 ESWL 可应用于对内镜取石术效果不好的患者。

尽管 Mirizzi 综合征的传统治疗手段是外科手术，但目前认为内镜治疗也可应用于 Mirizzi 综合征，尤其在不具备外科手术条件时。Tsuyuguchi 回顾了25名 Mirizzi 综合征患者胆管镜治疗的有效性及远期结果。2名Ⅰ型和23名Ⅱ型患者应用子母镜系统进行操作。前者手术均告失败；而后者除对残留胆囊结石的处理不成功外，手术效果很理想。术后44个月的随访发现：12名患者无胆囊结石，5名患者有胆囊结石但无临床症状（1年后1名患者死于胆囊癌），6名有大胆囊结石的患者中4人发作急性胆囊炎。研究者认为胆管镜对Ⅱ型 Mirizzi 综合征患者既有效又安全，若不存在大的胆囊结石则提示预后较好。Sugiyama 和 Atomi 报道了22名年龄大于90岁的胆总管结石患者行 EST 的成功率及并发症，其中有91% 的患者有其他的慢性并发症。研究发现总结石清除率86%，并发症仅5%。研究者认为 EST 对高龄患者也是安全有效的。

（高　强）

第九节　恶性胆道狭窄的内镜治疗

Klatskin 瘤，即肝门胆管癌（包括主要的肝门汇合区 Bismuth Ⅱ ~ Ⅳ型）在内镜治疗中遇到的难题主要是由于操作引起的细菌性胆管炎。Klatskin 瘤患者术前行 MRCP 检查有助于内镜治疗。根据 MRCP 显示肿瘤侵犯胆道的程度可将肿瘤分类，而不用冒注射造影剂的危险。Hintze 分析了 35 名 Bismuth Ⅲ ~ Ⅳ型肿瘤患者在 MRCP 指导下行内镜下单侧支架置入的结果。在成功置入支架后，血清胆红素水平明显下降［从（18.9 ±6.3）mg/dl 降到（3.2 ± 2.3）mg/dl］，86% 患者的黄疸消退。尽管 20% 的患者注射了造影剂，51% 患者在操作时导丝进入了对侧的肝叶，且没有使用抗生素，研究者报告细菌性胆管炎的发生率居然只有 6%。所有患者此后均置换支架（平均 4.4 次），一年生存率为可喜的 48%，Hintze 认为在 MRCP 指导下行内镜下单侧支架置入的并发症率和死亡率很低，有较好的临床应用价值。De Palma 比较 157 名恶性狭窄的患者行内镜下单侧或双侧支架置入的结果，发现单侧组置入的成功率显著高于双侧组，但并发症的发生率，尤其是胆管炎的发生率，也高于双侧组，两组的引流成功率、致死率无明显差异，平均生存期也相似。Gethard 研究对 41 名 Bismuth Ⅲ、Ⅳ型瘤患者行内镜引流的效果。其中 16 名患者的肿瘤经探察后认为是不可手术切除的。绝大多数患者均行双侧胆道支架置入，血生化检查发现：血清胆红素下降，碱性磷酸酶（ALP）增高，提示胆道引流只有部分成功。没有行腹腔镜探查的患者的并发症发生率远比探查者少。发生远期并发症，需要支架置换者占 91%（平均 4 个）。总体 1 年生存率 25%，研究者建议对这些患者行探查术时，应行肝内胆肠旁路术。Mezawa 研制了一种经皮肝胆道引流管，表面覆以炭精，引流管在 4 周内释放恒定量炭精。他对 5 名不能手术的患者通过管内注药进行化疗，为期 4 周，未发现明显的副作用。因为它不会发生化疗的全身并发症，因此这种技术可尝试应用于临床。

氩气刀（APC）正在持续发展。已有 APC 对胆道支架多余部分切除的成功报道，当金属支架侵犯十二指肠壁或其膨胀进入十二指肠腔时，APC 可用于缩短金属支架的长度。

（高　强）

第十六章

肝外胆管恶性肿瘤的腹腔镜手术治疗

第一节 概述

肝外胆管恶性肿瘤以往曾认为是一种少见病，近年来其发病率有增多趋势，但这种增多可能与影像诊断技术的发展和临床上对此病的重视有关。

胆囊癌是胆道系统中常见的恶性肿瘤，90%的患者发病年龄超过50岁，平均年龄59.6岁，女性发病为男性的3~4倍，国内统计约占肝外胆道癌的25%，占胆道疾病的构成比为0.4%~3.8%。

胆囊癌治疗效果很差，手术后的5年生存率在2%~3%，来就诊者多数已属晚期。胆囊癌最有效的预防是胆囊切除。

胆管癌一般是指原发自左、右肝管至胆总管下端的肝外胆管恶性肿瘤。根据肿瘤生长部位将胆管癌分为上段胆管癌、中段胆管癌、下段胆管癌，三者在临床病理、手术治疗方法及预后方面均有一定差别。

（高　强）

第二节 腹腔镜胆囊癌根治术

胆囊癌的Nevin分期：①Ⅰ期：黏膜层内原位癌；②Ⅱ期：浸入黏膜和肌层；③Ⅲ期：侵犯胆囊壁全层；④Ⅳ期：侵犯胆囊壁全层及周围淋巴结；⑤Ⅴ期：侵犯或转移至肝、胆管、邻近脏器或其他部位。

手术切除是胆囊癌的唯一有效的治疗方法。化学治疗或放射治疗效果不理想。根据病变程度选择手术治疗，Ⅰ、Ⅱ期单纯胆囊切除术即可；如为Ⅲ期以上，应视情况行根治性切除或扩大根治性切除。术后病理诊断原发性胆囊癌，应根据肿瘤细胞生物行为，临床分期决定是否开腹手术或再次手术的方式。

一、适应证

Nevin分期Ⅲ期、Ⅳ期无胆道及肝门区淋巴结转移者。

二、术前准备

常规检查血、尿、凝血常规、肝肾功能、胸腹部透视、心电图，肝、胆、胰腺CT、

MRCP 和彩超检查等，根据结果科学分析、了解淋巴结有无转移，以明确患者是否能耐受手术以及术式的选择。控制炎症，治疗伴发病，如有贫血、低蛋白血症、电解质紊乱及酸碱平衡失调应及时纠正。

术者在手术前应根据患者的病史、体检和各项检查结果，对手术的难易程度做出评估。应向家属和患者讲明有中转开腹的可能，同时安排有经验的医师参与手术。对估计手术难易有参考价值的因素包括：①有症状的病史长短，发病时是否合并发热和黄疸。发病的病史长合并发热的患者可能有粘连，发作次数越多手术困难的可能性越大；有过黄疸的患者要在术前或术中做胆道造影，以明确胆管内有无结石，胆管有无受到癌肿外压和有无胆管内侵犯。胆管内有结石，胆管受到癌肿外压和有胆管内侵犯的患者腹腔镜胆囊癌根治术手术难度大。②肝、胆、胰腺 CT、MRCP 和彩超检查的结果。显示胆囊癌有无合并胆道结石、胆囊壁的病理改变、胆囊有无积水及粘连浸润程度。

手术前 1 天常规皮肤准备，术前禁食水 6 小时以上，留置胃管及尿管，不必备血。

三、麻醉

采用气管插管全身麻醉。

四、患者体位与手术人员的位置

患者取仰卧位（根据手术的需要可以随时变换体位，如头高足低位、左侧卧位），术者位于患者的左侧，助手站于患者的右侧，持镜者靠术者左侧站在患者左方。

五、操作步骤

五个腹壁戳孔，置入 trocar：①脐部 11mm trocar；②左腹直肌外缘剑突与脐连线中点，10mm trocar；③右锁骨中线与右肋缘稍下方的交点及右腋前线脐上有 2 个孔：8 ~ 12mm trocar，5mm trocar；④右腋前线与脐水平稍下方的交点，5mm trocar。术者位于患者的左侧，持镜者靠术者左侧站在患者左方，第一助手位于患者右侧。各切口部位如（图 16 – 1）。

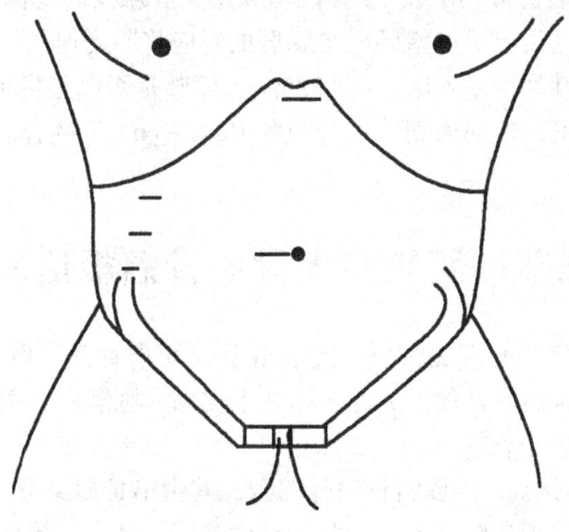

图 16 – 1　各切口部位

（1）建立气腹。

（2）trocar 置入：镜下分别穿刺置入 10mm、5mm、5mm、5mm 四个 trocar，插入手术操作器械，探查胆囊。

（3）胆囊切除。

（4）淋巴结廓清：游离肝十二指肠韧带，肝十二指肠韧带内管道系统骨骼化。

（5）肝楔形切除：自右腋前线脐上 trocar 插入肝门阻断钳，将切除范围用电烧棒进行标记。关闭肝门阻断钳，（阻断时间 <20 分钟）用 5mm 超声刀沿标记边缘进行肝脏切割，肝脏深部应用 LigaSure 进行切割，LigaSure 可以直接封闭肝脏内胆管、动脉及静脉。

（6）取出标本，切除标本装入标本袋中，自剑突下穿刺孔取出。

（7）肝脏残缘的处理：解除肝门阻断后，肝脏残缘会有渗血，应进行止血，有以下方法：①缝合残缘。②OB 胶封堵残缘出血。③止血纱布平铺出血部位。④出血部位进行电凝。

（8）确认肝残缘无活动出血后，无菌蒸馏水充分冲洗腹腔，常规置一胶管引流管于胆囊床。拔除各个 trocar，术毕。

六、术后处理

鼓励患者术后早期离床活动，术后第 1 天可进半流食。术后第 3 天停用抗生素，术后 48 ~ 72 小时视引流情况拔除引流管，切口处换药，无特殊情况可办理出院手续。

七、不同分期胆囊癌的处理方法

胆囊癌实施 LC，大多数是术中或术后病理诊断，即隐匿性癌。不只是术前难以发现，术中也很难于鉴别。尤其值得关注的并发急性炎症，胆囊红肿、增厚、张力高，完全是以急性炎症表现，术者很少能和癌症联系起来。而慢性炎症胆囊壁纤维化、组织变硬、形态变异又与癌肿相似，术中的印象性诊断往往出错，所以病理诊断是唯一标准。因此，术中怀疑癌肿者，应立即将胆囊送病理检查，作快速冰冻切片，Ⅰ、Ⅱ期胆囊癌，单纯胆囊切除，清除胆囊床肝门处疏松组织即可，对于Ⅲ期以上癌肿应行根治性切除术。要切除胆囊，楔形切除胆囊深处 2cm 的肝组织；右肝叶切除及 4、5 段切除用于肝床浸润范围较大及肝管已有直接浸润者。若胆囊癌肿浸润至胃、十二指肠或结肠肝曲时应将胆囊连同受累胃、十二指肠及结肠一并切除。胆囊癌根治性切除手术时，要特别注意癌肿是否已经浸润肝、胆总管。若肝、胆总管被癌肿浸润，应将肝、胆总管切除，行胆肠 Roux - en - Y 吻合。

（高　强）

第三节　腹腔镜上段胆管癌根治术

上段胆管癌，又称肝门部胆管癌，位于左右肝管至胆囊管开口以上部位，占胆管癌的 50% ~ 75%，95% 以上为腺癌，其他罕见的有鳞状上皮癌、腺鳞癌、类癌等，低分化、未分化癌较少见且多发生在上段胆管。

根据 Bimuth - Corlertt 分型，上段胆管癌分四型，其中第Ⅲ型又分为 a、b 亚型。各型采用不同的切除手术，同时必须清除肝十二指肠韧带内除肝动脉、门静脉以外所有淋巴结及结缔组织（肝十二指肠韧带“脉络化”）。Ⅰ型：肿瘤位于肝总管，未侵犯左右肝管汇合部；

Ⅱ型：肿瘤侵犯汇合部未侵犯左或右肝管；Ⅲa 型：已侵犯右肝管；Ⅲb 型：已侵犯左肝管；Ⅳ型：同时侵犯左、右肝管。其中Ⅰ、Ⅱ型可行腹腔镜肝门胆管、胆囊、肝外胆管切除、胆管空肠吻合术；Ⅲa 型或Ⅲb 型可分别腹腔镜胆管癌切除加同侧肝切除、对侧胆管空肠吻合术；Ⅳ型偶尔可行肝门胆管切除手术，但多数癌肿不能切除，仅能作胆道引流术。

近年来，影像诊断学发展和手术技术的进步，使本病的诊断率及手术切除率明显提高，手术切除率已从过去的 10% 提高到 58.3% ~60%。根治性切除术的 1、3、5 年生存率分别达到 69.2%、40.1%、31.7%，姑息性切除的 1、3、5 年的生存率分别为 52.9%、12.2%、12.2%，吉林省前卫医院近年来应用腹腔镜行肝门部胆管癌根治切除术 10 余例，取得了较好的治疗效果。

一、适应证

适应证与开腹手术基本相同。

（1）Ⅰ、Ⅱ型胆管癌、中段胆管癌，一经明确诊断，无手术禁忌证，可于术前准备完毕（约一周）进行手术。

（2）高位胆管损伤，狭窄。

（3）Ⅰ型胆总管囊肿范围超过肝总管达汇合部者。

二、禁忌证

有下列情况者不能行腹腔镜肝门部胆管癌切除、肝管空肠吻合术，可行姑息性手术或减黄手术治疗。

（1）局部转移、腹腔种植，不能包括在切除范围内。

（2）肝蒂外淋巴结转移。

（3）双侧肝内转移。

（4）双侧二级以上肝管受侵犯。

（5）肝固有动脉或左右肝动脉同时受累。

（6）双侧门脉干受累。

（7）合并肝炎后肝硬化，忌广泛肝切除。

三、术前准备

术前准备应包括以下几点：

（1）有可靠的定位诊断资料，基本掌握肿瘤侵犯的部位、范围，有施行根治性切除的可能性；基本可靠的全身和肝功能状态的评估，而且在积极的术前准备中有较好的反应和效果；黄疸时间短（1 个月以内），肝功能好，仅累及左或右一级肝管不必进行肝切除术者，可不做术前减压、引流。

（2）黄疸时间长或（和）肝功能不好，需作半肝或半肝以上切除的病例，有必要作术前减黄引流术，即对健侧拟保留半肝的胆管行 PTECD 术，拟切除的半肝不作引流，以减少并发症的发生率。若减压、引流术后未达到患者各方面的有效改善，对大手术的抉择也应慎重。

（3）需大手术者，可在术前行病侧门静脉干的介入性栓塞术，以促使病侧肝组织的萎缩和健侧（保留）肝的代偿性增生，既有利于手术切除又有利于减少术后并发症。

（4）对已表现慢性消耗、进食差、营养不足、消瘦的患者，应给以营养支持，针对各项检查结果，有计划的TPN治疗是必要的；同时，注意对失水、低血容量、低钾血症的纠正和给予维生素K、消化酶尤其胆盐制剂的补充，并重视对肾功能的保护。

（5）术前一天预防性抗生素的应用，以使在血内和组织内具有效浓度。术前日晚服用雷尼替丁150mg以抑制胃酸，减少术后上消化道应激性溃疡及出血（术后仍应经静脉内给药）。

（6）手术当天早晨留置胃管及尿管。

（7）胆道再次手术时需作肠道准备。

四、麻醉

采用气管插管全身麻醉。

五、患者体位与手术人员的位置

患者取仰卧位（根据手术的需要可以随时变换体位，如头高足低位、左侧卧位），术者位于患者的左侧，助手站于患者的右侧，持镜者靠术者左侧站在患者左方。

六、操作步骤

（1）建立气腹：术野皮肤常规碘伏消毒，铺无菌巾。取右侧脐旁横切口长约1.0cm，逐层切开皮肤、皮下、腹直肌前鞘、向右侧拉开腹直肌、打开腹膜，置入11mm trocar，接通气腹机，注入CO_2建立气腹，理想的气腹压力为10～14mmHg，置入腹腔镜。

（2）trocar置入：镜下分别于剑突下置入10mm trocar，右上腹锁中线、腋前线及右下腹部置入5mm trocar。

（3）探查：了解肝脏及远处淋巴结有无转移灶。

（4）切除胆囊，显露、确认胆总管。

（5）探查胆道：为进一步诊断，术中均应切开胆总管，行术中胆道镜检查，可发现肝管内被新生物充填，取活检，送快速病理。

（6）游离胆总管：应用超声刀于十二指肠上缘剪断肝十二指肠韧带，于十二指肠后方游离并剪断胆总管，向上方提起并游离胆总管，切除左、右肝管前方肝左内叶的部分肝组织（图16－2），充分显露左、右肝管，距肿瘤上方1cm处切断左右肝管。

（7）淋巴结廓清：以超声刀清除肝十二指肠韧带内除肝动脉、门静脉以外所有淋巴结及结缔组织（肝十二指肠韧带“脉络化”）。

（8）肝管盆式成形：将断端肝管侧壁剪开，进行整形缝合，使其形成一个直径较大的管腔，即所谓的盆式成形。

（9）蒸馏水充分冲洗腹腔，于肝管空肠吻合口处留置腹腔引流管，经升结肠旁沟自右下腹引出，拔除各个trocar，缝合包扎切口，术毕。

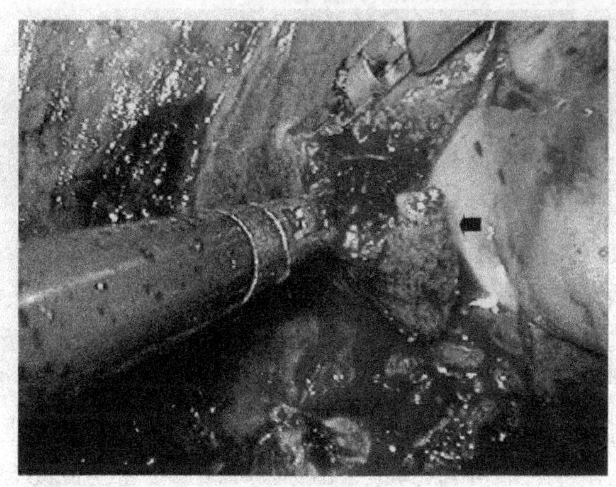

图 16－2　切除部分肝组织

七、术后处理

术后 6 小时可离床活动，术后第 1 天可进半流食。术后 24～48 小时视引流情况拔除引流管，术后第 5 天停用抗生素，切口处换药，行消化道造影，无特殊情况可办理出院手续。

八、手术要点

（1）切除范围：同开腹手术一样，胆囊切除；距肿瘤边缘上下各 1.0cm 的胆道；肝十二指肠韧带骨骼化，即切除肝动脉、门静脉以外的肝门或（和）肝外胆管、神经、淋巴、脂肪、纤维组织等可能被肿瘤侵犯的软组织结构；侵犯左或右肝一侧肝管的肿瘤，需进行同侧半肝加肝尾叶（1 段）的切除，肝尾状叶的切除有利于减少肿瘤的复发，近来越来越得到强调。

（2）手术对术者及特殊器械的要求：手术者应具有丰富的腹腔镜下手术经验，应具有熟练的腹腔镜下游离、止血及缝合技术，最好具备腹腔镜下完成胆肠 Roux－en－Y 吻合术、胃癌根治切除术（D_2）、肝叶切除术的手术经验，同时应具有较丰富的开腹手术经验。备有超声刀、LigaSuer、腹壁肋弓悬吊拉钩等腹腔镜下及开腹时所需设备条件。

（3）肝左内叶下段（方叶）及左、右半肝切除：上段胆管癌的患者由于肿瘤压迫，胆管阻塞，肝脏肿大，从而使上段肝管被肿大的肝组织所遮盖。增加了手术难度，为了更好地显露肝门 1、2 级胆管，应切除其前方肝左内叶下段的肝叶。腹腔镜下切肝主要应用超声刀、LigaSure、负压吸引、电凝止血等方法可减少出血。对于肿瘤侵犯右肝管的Ⅲa 型、肿瘤侵犯左肝管的Ⅲb 型胆管癌，需要切除右半肝或左半肝时，我们认为腹腔镜下切除也是可行的。

（4）胆总管、肝总管切除及肝门区淋巴纤维脂肪清扫：切除胆管肿瘤时，应先于远端切断胆总管，向前上方牵拉胆总管，暴露胆总管的后方，应用 5mm 超声刀边切边向上游离胆总管，在游离切除胆总管、肝门部纤维脂肪组织及淋巴结清扫时，应特别注意勿损伤胆管左侧的肝固有动脉及左后方的门静脉。清扫肝门区淋巴结时，胆囊管、胆总管及肝管分叉部的淋巴结清扫相对容易，肝固有动脉及门静脉周围的淋巴结清扫时应特别小心，注意勿撕裂血管引起不易控制的出血，纤维脂肪组织及淋巴结清扫后，要使肝固有动脉及门静脉骨骼化，以达到彻底清除病灶的目的。当血管被肿瘤广泛侵犯且较固定时，应终止分离，选择胆管癌的姑息切除。

（5）肝尾状叶切除：肝尾状叶位于肝总管的后方，尾叶胆管开口于左右肝管汇合部，上段胆管肿瘤贴近尾叶，易直接蔓延浸润，因此有学者主张胆管癌切除时常规切除尾叶。腹腔镜下肝尾叶切除并不复杂，切开小网膜后向右侧牵拉肝固有动脉即可显露尾叶，于尾叶上方超声刀切断表面肝组织，再用 LigaSuer 贴近上方将尾叶全部切除。

（6）肝管的盆式成形：距肿瘤 1cm 处切断肝管，术中快速病理证实断端无肿瘤细胞浸润后，进行肝管的盆式成形。肝管的盆式成形的口径越大，就越有利于胆肠吻合，术后狭窄机会越小。当肝内胆管阻塞时，左、右肝管则扩张，有利于吻合。若断端为 1 级胆管，则仅做左、右肝管的盆式吻合，将左、右肝管的内侧壁纵行剪开后，剪断上方的两个边及下方的两个边对拢外翻缝合，使左、右肝管形成一个喇叭口状，以备胆肠吻合用。如果断端为 2 级胆管，则左、右两侧肝管分别有 2～4 个大小不等的管腔断端口，右侧为右前叶支、右后叶支及尾叶支开口。左侧则为左内叶支、左外叶支及尾状叶支开口，如果断端达到 2 级胆管则右后叶支和左外叶支分别为两个开口。由于是 1、2 级胆管，胆管断端的位置较高，左、右肝管间距离较宽，从而使左、右肝管对拢缝合成一个喇叭口状实属不易。肝管盆式成形后，左、右肝管一般呈喇叭口状。若左右肝管断端的位置较高，则左右肝管间距增宽，对拢缝合后即不能成为理想的喇叭口状，而近似于椭圆形或亚铃形状。尽管如此，胆管的截面积得到了扩大，增加了胆肠吻合口的宽度。

（7）胆肠 Roux－en－Y 吻合：胆肠 Roux－en－Y 吻合时，空肠的端侧吻合，采取经左上腹小切口腹腔外空肠端侧吻合。胆肠吻合时在腹腔镜下完成，胆肠间采取端侧吻合的方式，采用 3－0 的可吸收线间断结节外翻缝合。

（高　强）

第四节　腹腔镜胰十二指肠切除术

1935 年美国的 Whippie 为 1 例壶腹癌患者施行二期的胰十二指肠切除术。1940 年 Whippie 施行第 1 例一期胰十二指肠切除术获得成功。此后，Whipple 的一期胰十二指肠切除术便成为治疗胰腺及 Vater 壶腹周围癌的经典术式。1944 年 Child 对 Whipple 胰十二指肠切除后的消化道重建顺序进行了修改，Whipple 法消化道重建顺序为胆肠、胰肠、胃肠的吻合的吻合顺序。Child 将消化道的重建顺序修改为胰肠、胆肠、胃肠的吻合方式（图 16－3）。以胃肠、胰肠、胆肠吻合顺序，空肠襻间再做侧－侧吻合的 Cattell 法，目前已很少采用。国内学者对此进行了深入的研究，消化道的重建方法多主张 Child 法。胰十二指肠切除术是一种高难度的手术，连同肿瘤的胃、十二指肠、空肠、胰腺及胆管的整块组织切除，消化道重建，是一个复杂的手术过程。手术技术要求高，手术耗费时间长，手术对患者的创伤大，术后还要严密观察和处理胰漏、腹腔及消化道出血等并发症。尽管如此，美国的 Gagner 医生应用腹腔镜施行胰十二指肠切除获得成功。其后，国内外很多医院相继报道了腹腔镜胰十二指肠切除术。这是腹腔镜微创外科医生，经过 20 余年的不懈努力，使腹腔镜微创技术逐渐走向成熟的结果。腹腔镜胰十二指肠切除术，要求手术医生要有丰富的临床经验，熟练的腹腔镜手术操作技巧，完备的腹腔镜手术设备、器械。腹腔镜胰十二指肠切除术，还有很多问题，尚需不断地深入研究探讨，开发相应的手术器械，缩短手术时间，提高手术质量，减少手术并发症的发生。

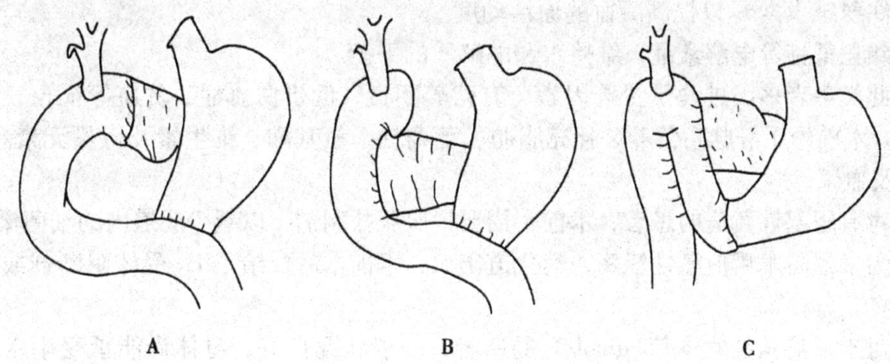

图 16－3　消化道重建方式

一、适应证及禁忌证

（一）适应证

（1）胆总管中、下段癌。

（2）乏特壶腹部癌。

（3）十二指肠乳头癌。

（4）乳头周围的十二指肠癌。

（5）局限于胰头部的胰腺肿瘤及慢性胰腺炎。

腹腔镜胰十二指肠切除术在选择手术适应证时，最好选择术前能够切取到病理组织，明确诊断的胆总管、Vater 壶腹部、十二指肠乳头及乳头周围的十二指肠癌。通过影像学检查进一步了肿瘤局部浸润程度和淋巴结转移情况。估计手术的难易程度，避开较复杂且难以操作的胰十二指肠切除术。

（二）禁忌证

（1）腹腔内已有广泛转移。

（2）胰腺癌侵犯肠系膜上血管。

（3）严重营养不良、重度梗阻性黄疸、全身情况较差、70 岁以上高龄、重要器官功能不佳，不能耐受重大手术者。

二、术前检查

同开腹手术一样，在手术前应对每一位患者详细采集病史和认真的体格检查。通过肝、胆、胰腺 CT、MRCP 和彩超检查和病理结果，明确诊断，并科学分析、了解淋巴结有无转移，估计患者是否能耐受手术并选择适宜的手术方法。由于腹腔镜手术无手的直接触觉，并且不易完成术中穿刺活检，因此，要尽量在术前明确诊断。十二指肠乳头及乳头周围的十二指肠癌，术前可以通过十二指肠镜取病理组织获得明确诊断。胆总管的中、下段肿瘤及 Vater 壶腹癌可以通过腹腔镜下胆道镜取病理获得明确诊断。B 超、CT、MRI 及术中 B 超在胰腺及乏特壶腹周围癌的诊断方面尤为重要。

三、术前准备

（1）注射维生素 K 以提高凝血酶原活动度。

（2）纠正低钾等电解紊乱，维持水和电解质的平衡。

（3）此类患者多因进食量少等因素，有营养不良，低蛋白血症，贫血等征象，术前要给予纠正。术前给予静脉高营养，补充脂肪、葡萄糖、氨基酸、维生素及微量元素。输血、输白蛋白及血浆。

（4）对有阻塞性黄疸的患者，术前一周要口服胆盐制剂，以减少肠道内的细菌滋生。

（5）为了预防术后应激性溃疡，消化道出血，术前术后要给予 H_2 受体阻断剂或质子泵抑制剂等抑酸药。

（6）对于血清胆红素 >171μmol/L 的患者，一般状况良好，身体尚能承受手术者，不强调术前的 PCBD 减黄术，如若施行了 PTBD 减黄术，应注意因此而引起的水和电解质紊乱，引流后 2 ~ 3 周施行手术。经十二指肠镜鼻胆管引流术可使患者情况较快改善。我们对深度黄疸的患者，施行一期腹腔镜胆总管切开，T 形管引流术，患者情况亦较快得到改善。

四、麻醉、患者体位、手术人员站位、穿刺锥置放

（1）连续硬膜外麻醉，同时气管插管全身麻醉，这样可以减少全麻药物用量，减轻肝脏负担。

（2）术中麻醉经过要尽量保持血压平稳，避免发生血压有较大幅度的波动，若术中缺氧、低血压，易导致肝肾综合征的发生。要充分的补液，维持足够的尿量，必要时可给予 20% 甘露醇溶液 125 ~ 250ml。

（3）患者仰卧位。

（4）术者及二助手站立于患者的左侧，第一助手站立于患者的右侧。两个监视器分别位于左右头侧。脐部放置 10mm trocar，右上腹及右中腹部 5mm trocar，左上腹小切口处及左中腹部分别放置 12mm trocar、5mm trocar。必要时剑突下放置 5mm trocar。

五、操作步骤

手术全过程均需严格遵循肿瘤根治原则，包括肿瘤非接触原则、淋巴组织清除、足够取出切除组织的切口和切口保护等，切除范围包括胆总管下端、胰头、胃幽门区、十二指肠和空肠上段以及这些脏器附近的淋巴结。

（1）一般性探查：建立气腹后，将肝圆韧带悬吊于腹壁上，扩大手术野。探查有无腹水，有无腹膜、盆腔、大网膜、肝脏、肝十二指肠韧带、横结肠系膜根部、小肠系膜根部、腹主动脉旁淋巴结转移。剪开膈结肠韧带，游离结肠肝曲、横结肠右侧系膜，并压向下方。超声刀剪开胃结肠韧带，剪开横结肠系膜与胰头间的疏松组织，LigaSuer 切断走向胰头部的肠系膜上静脉分支，显露十二指肠降部及胰头部。进一步探查胰腺周围、腹腔动脉周围、胰腺下缘有无淋巴结转移。经上述探查未发现远处及局部淋巴转移，即可继续试行分离。

（2）切开十二指肠外侧腹膜，显露下腔静脉及腹主动脉：这是判断肿瘤能否切除的第一个关键步骤。切开肝胃韧带、肝十二指肠韧带。并行 Kocher 切口，切开十二指肠外侧后腹膜，向下方切开至十二指肠水平部，此时需剪开横结肠系膜前叶。十二指肠与胰头后方的

结构间有一正常的解剖间隙，沿着此间隙向左侧游离便可显露下腔静脉及腹主动脉。腹腔镜下有利于观察此间隙，助手向左上方翻起十二指肠及胰腺，术者右手持5mm超声刀与左手无损伤抓钳配合，沿此间隙向左侧游离，探查肿物与下腔静脉、腹主动脉间有无癌浸润及淋巴结转移。若将十二指肠及胰头部游离，下腔静脉、腹主动脉得以显露，手术将进行下一步。

（3）探查肿瘤是否浸润肠系膜上静脉和门静脉：胰头癌、壶腹周围癌能否成功切除的第二个关键是癌瘤是否浸润肠系膜上静脉和门静脉。近一步游离显露十二指肠降部及水平部，探查胰腺头、钩突部与肠系膜上静脉间的关系。其后，助手将胃推向前上方显露出胰腺，观察肠系膜上动脉的搏动，于胰腺下缘，向右剪开腹膜及纤维脂肪组织。结扎一些引流胰腺血液的小静脉，稍加分离便可找到肠系膜上静脉。当寻找肠系膜上静脉有困难时，可先在横结肠系膜上找到结肠中静脉，再沿结肠中静脉分离找到肠系膜上静脉。腹腔镜下的超声探查，可以探明肠系膜上静脉的位置，有助于寻找肠系膜上静脉。找到肠系膜上静脉后，便在胰腺与肠系膜上静脉间进行分离。助手向上方提起胃，术者左手向前上方挑起胰腺，右手在胰腺与肠系膜静脉间进行分离，向上方分离直至门静脉。胰腺颈部背面与肠系膜上静脉、门静脉间一般无血管支沟通，若无肿瘤浸润，易于分离。手术进行至此步骤时，一般便可做出是否施行胰十二指肠切除术的决定。

（4）切断胃远端：胃远端的切除范围应根据患者年龄及胃酸的高低来决定。老年人胃酸分泌量较低，一般切除远端胃1/3。50岁以下，胃酸分泌量高者为防止吻合口溃疡的发生，应切除胃远端的1/2。腹腔镜下切断胃，采用腹腔镜下的直线切割缝合器（Endo - GIA），应用ATG型切割缝合器，配蓝色的钉仓切断胃组织，胃断端补加浆肌层缝合。

（5）切除胆囊、切断胆总管：助手将胃的远侧断端向右下方牵拉，术者游离肝固有动脉，清除其周围的纤维脂肪组织，显露胃十二指肠动脉，用不可吸收带锁夹夹闭切断血管。切除胰十二指肠后，因无Oddi括约功能，为防止胆道上行感染，应常规切除胆囊。游离胆总管，胆总管的切断水平应根据疾病的性质和肿瘤的部位，良性病变应在十二指肠上缘切断胆总管。壶腹癌可在胆总管上段切除胆总管（图16 - 4）。胆总管下端和胰头癌则必须在肝管离断胆道。为防止腹腔污染，应及时吸尽流入肝肾隐窝处的胆汁。

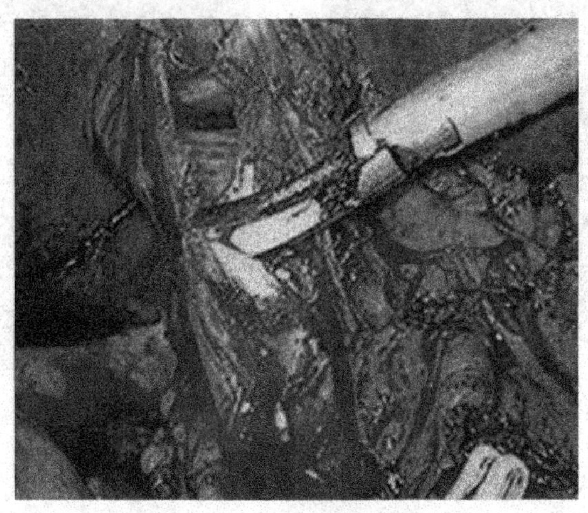

图16 - 4　切断胆总管

（6）切断胰腺：胰腺的切断范围应根据病变的性质和部位。良性病变和壶腹癌，胰腺的切断线选择胰颈部即可。胰头癌一般于腹腔动脉乃至腹主动脉左缘切断胰腺。当向左侧游离胰腺时，助手向左上方牵拉胃，术者左手托起胰腺左侧断端，右手持5mm超声刀，游离胰腺背侧，注意勿损伤脾动、静脉，切断小血管，游离胰腺断端长3～5mm（图16－5）。

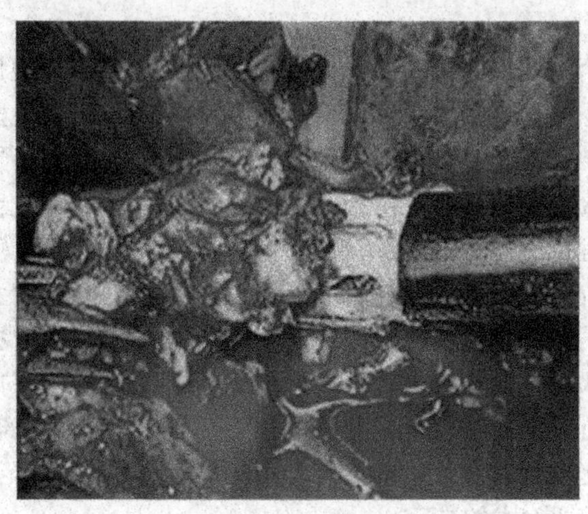

图16－5　切断胰腺

（7）切断空肠：助手向下方牵拉横结肠系膜，术者左手向右上方牵拉十二指肠，沿着十二指肠的边缘，超声刀剪断Treitz韧带的腹膜附着，便可将空肠上段游离牵拉至右上腹部，距离Treitz韧带10mm处应用特制的肠钳钳夹空肠的两侧断端切断空肠（图16－6）。

（8）切除胰腺钩突：手术至此，只有胰腺钩突与肠系膜动静脉相连，助手将十二指肠、胰头及空肠向右侧牵拉，肠系膜上静脉向左侧牵拉，于肠系膜上静脉的右侧壁及后侧壁旁小心分离，此处可见多条小静脉汇入到肠系膜上静脉，施夹后于夹的远端切断小静脉。于肠系膜上动脉的右侧LigaSuer分次切断胰腺钩突（图16－7）。切除组织放入标本袋内，纵行切开扩大左上腹部trocar切口长约4cm，放置切口保护器，取出标本。

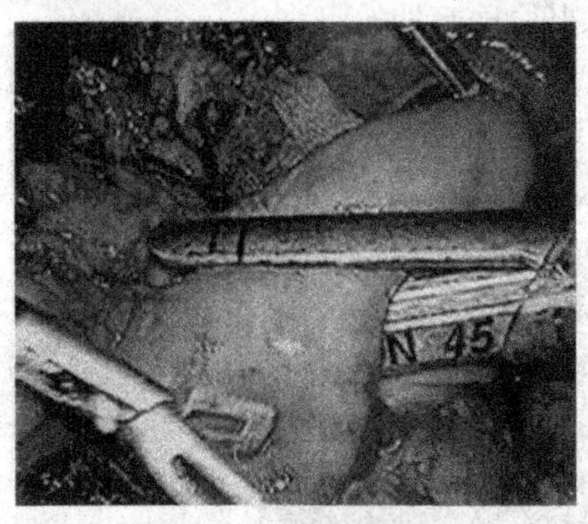

图16－6　切断空肠

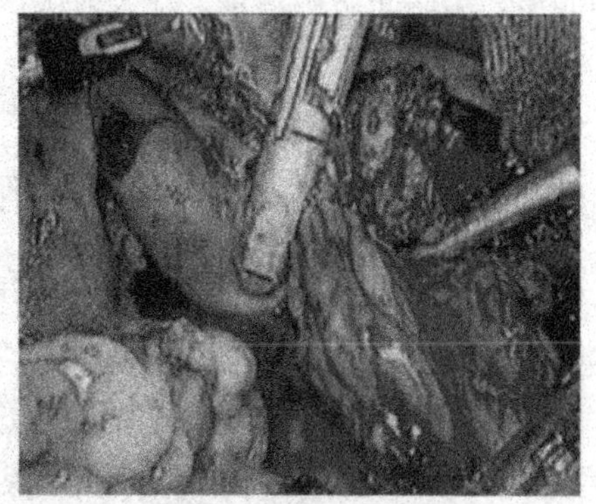

图16－7　切断胰腺钩突

（9）消化道重建：采用Child法，即胰肠、胆肠、胃肠顺序的吻合方法。

1）胰肠吻合：胰腺空肠端端嵌入式吻合法和胰腺空肠捆绑式吻合法，比较适合于腹腔镜下的胰肠吻合。胰腺空肠捆绑式吻合法操作相对较容易，国外多中心研究资料报道其胰瘘的发生率较低。胰肠嵌入式吻合时，先于腹腔外距胰肠吻合口20cm处的空肠戳孔，由空肠外向空肠内插入胰腺导管，浆肌层缝合埋入导管5cm，胰腺导管远端由空肠断端拉出，将空肠断端于横结肠系膜裂孔拉到胰腺附近。距空肠与胰腺断端2～3cm处，行空肠后壁浆肌层与胰腺后壁做结节缝合，然后行空肠后壁全层与胰腺断端后缘做结节缝合。将胰腺导管插入胰管内并缝合固定，胰腺与空肠前壁全层结节内翻缝合后，将胰腺推入空肠内，再行空肠前壁浆肌层与胰腺前壁结节缝合。捆绑式胰肠吻合时，胰腺导管的置放同嵌入式吻合法。距空肠断端6cm处放置两根牵引线，将断端空肠翻转3cm，用10%苯酚破坏空肠黏膜，然后用75%酒精和生理盐水冲洗。腹腔镜下用3－0不可吸收缝线，行胰腺残端后缘与空肠黏膜缝合，将胰腺导管插入胰管内并用可吸收线缝合固定，再将胰腺前缘与空肠黏膜缝合。肠端仅小心缝合黏膜，注意针线不穿透浆肌层，胰管的后缘应该被包入后排缝线中。剪断为翻转空肠时放置的两根牵引线，将空肠翻回原状，胰腺断端即套入肠腔中。用可吸收线在距空肠切缘1.5～2cm处环状结扎套入了胰腺残端的空肠。结扎线的松紧度要适宜，以其下能通过血管钳尖为宜。

2）胆肠吻合：腹腔镜下胆肠吻合较为方便，距胰肠吻合口10cm处切开空肠壁，胆管与空肠用可吸收线行结节外翻缝合，缝合顺序为6点至9点，6点至3点，9点至12点，3点至12点。胆管切开，放置T形管（图16－8）。T形管短臂要通过胆肠吻合口，起支撑作用。空肠壁外的胰腺导管与T形管，经右上腹trocar戳孔引出腹腔外。

3）胃肠吻合：将距胆肠吻合口40cm处的空肠于结肠前提向上方与胃靠拢，空肠近端对小弯，远端对大弯，用腔镜直线切割缝合器行胃肠吻合（图16－9），再用针持缝合切割缝合器残留的小切口。

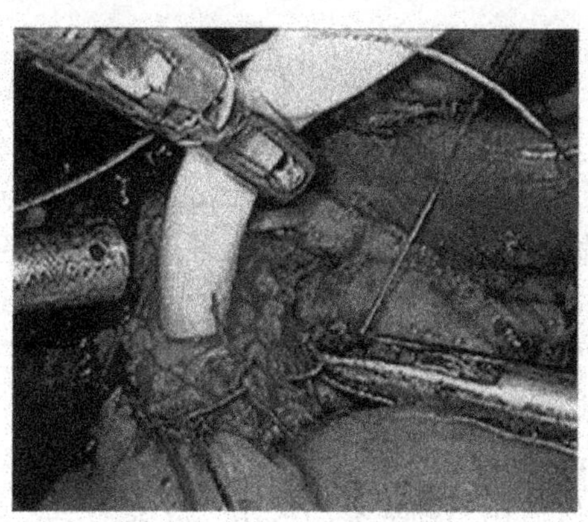

图16－8　放置T形管

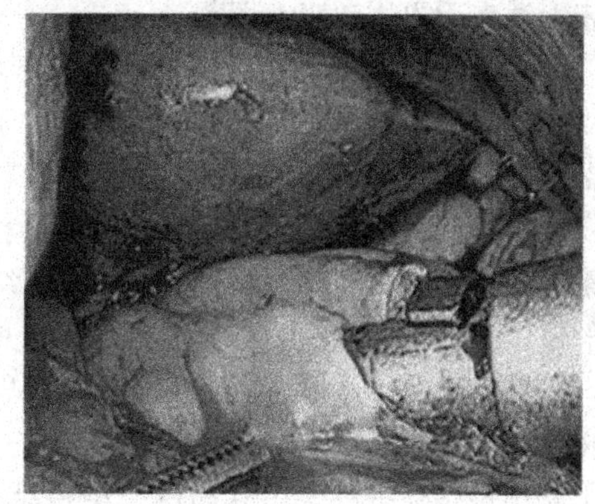

图16－9　胃肠吻合

（10）蒸馏水浸泡腹腔20分钟，胆肠吻合旁、胰肠吻合旁各置双腔引流管，经右下腹引出固定，拔除各个trocar，缝合切口，术毕。

六、术后处理

（1）禁食水，持续胃肠减压5～7天，10天后进全流食。

（2）应用抗酸药，保持胃液酸度pH 5.0左右。

（3）注意保护肾脏，避免使用庆大霉素等有肾毒性的抗生素。

（4）根据循环状况、尿量、各种引流量调节液体输入量，务必保持血压稳定，尿量 > 1 500ml/d,保持电解质平衡。

（5）重度黄疸的患者，多在手术过程中给予20%甘露醇125～250ml，若术后循环较稳定而尿量少时，可给予呋塞米10～20mg。对于术中及术后有低血压的患者应记录尿量，要求每小时尿量在60ml以上，以确保肾脏灌注。

（6）全胃肠外营养10～14天。补充能量、氨基酸、维生素及微量元素。

（7）胰肠、胆肠引流管接袋记录引流量，若无胰瘘发生，术后3周拔除胰管引流。为防止胆肠吻合口狭窄，胆道引流管闭管后可保留3～6个月后拔出。

七、术中注意事项及异常情况的处理

（1）腹腔镜下胰十二指肠切除术，缺乏手的触觉，即便是有手的触觉，确切的诊断还要靠病理的诊断，因此，腹腔镜胰十二指肠切除术，术前即应明确诊断。乳头癌、乳头周围癌，通过十二指肠镜获取病理标本。胆总管癌、壶腹癌，腹腔镜下胆道镜可以获得病理标本。通常是因黄疸而行腹腔镜胆道探查时发现的胆道或壶腹部肿瘤。胰头癌转移早切除率低，腹腔镜下很难病理取材，就现有的医疗条件，最好不作为腹腔镜胰十二指肠切除的适应证。

（2）胰腺手术易引起腹腔出血，因此，处理胃十二指肠上动脉、胃网膜右动脉时，要用锁夹夹闭血管。游离肠系膜上静脉时，易撕裂注入肠系膜上静脉的小静脉引起出血，注意小心分离。离断空肠系膜血管时用 LigaSuer 处理。离断胰腺钩突时也用 LigaSuer 处理。必要时两次并行凝固组织后再离断组织。离断胰腺与脾静脉之间的血管时，应用超声刀切断，必要时先上钛夹后再用超声刀切断。

（3）胰肠吻合口瘘可能出现在缝合针不经意穿透胰小管，或由于缝线在缝合或打结时损伤了脆弱的胰腺组织。漏出的少量胰液由于自身消化作用逐渐导致了大的吻合口瘘，这是设计捆绑式胰肠吻合的理论基础。捆绑式胰肠吻合时，胰腺切缘与黏膜的吻合要确切，这样即使发生了胰漏，胰液也会流入到消化道内。为保证结扎线远端空肠的血运，应在接近空肠断端最末两根动脉之间的系膜上穿一小孔，结扎线经由此孔穿过，这样便可保证结扎线远端肠管的血供。捆绑式胰空肠吻合的主要问题是如何掌握捆绑线结扎的松紧度，太松失去了密闭性，可能发生漏。太紧可能影响胰腺残端的血供，胰管也可能受压。适度的捆绑结扎应该是能将空肠和胰腺靠拢，在捆绑线下可见1～2mm的间隙，血管钳尖能在捆扎线下穿过。腹腔镜下应用推结器结扎，结扎后两线尾再结扎，然后用小锁夹夹闭线结，以确保结扎的可靠性。

（4）腹腔镜胰十二指肠切除术，因手术时间长，要血气分析监测，调节因 CO_2 气腹引起的酸碱平衡失调。要经常吸净腹腔内胆汁等液体，避免术后腹腔脓肿和肺部合并症的发生。

八、术后并发症及其预防

（1）腹腔出血：胰十二指肠切除术后出血有两种原因，一是手术止血不彻底或凝血功能障碍所致，二是胰液消化腐蚀周围组织所致。前者多发生在术后24～48小时内，多为鲜血自引流管引出，应严密观察患者血压、脉搏变化情况，给予输液、输血、止血药物等治疗。若经上述治疗后情况不见好转，立即开腹手术。应避免因处理不及时或使用升压药物，使患者长期处于休克状态，即便出血得到了控制，但患者可能死于多器官功能衰竭。后者应积极采取非手术治疗，有活跃出血时，可以考虑血管造影，动脉栓塞止血，手术止血难以成功，应持慎重态度。

（2）术后消化道出血：术后早期出血为胃肠吻合口出血或凝血功能障碍。应激性溃疡出血多发生在术后 5～7 天，如大量呕血、便血，应立即输血、输液。用冰盐水经粗胃管反复冲洗胃腔，去除凝血块及胃液。pH 试纸测胃液 pH，如低于 3.5 应给予碳酸氢钠、氢氧化镁、碳酸钙等抗酸剂。闭管半个小时后，再测胃液 pH，直至胃液 pH > 3.5。按去甲肾上腺素 8mg + 每 100ml 生理盐水溶液注入胃内闭管半个小时，如果出血得到控制，再经胃管注入胃内凝血酶止血。静脉注射 H_2 受体拮抗剂或质子泵抑制剂抑制胃酸分泌。亦可应用生长抑素及其衍生物。

（3）胰瘘：胰十二指肠切除术最常发生的严重并发症是胰瘘，胰瘘常为手术后感染、出血及导致死亡的原因。胰瘘多发生在手术后的 5～7 天，患者出现腹痛、腹胀、高热和腹腔引流量增加。如腹腔引流液淀粉酶增高，即可诊断为胰瘘。一般采取非手术疗法，常采用的措施是：①保持引流管通畅，持续吸引；②瘘口周围皮肤涂氧化锌软膏，免受胰液刺激；③应用抑制胰液分泌的药物生长抑素及其衍生物。

（4）腹腔感染：腹腔感染多与吻合口瘘有关，患者有腹痛、腹胀、食欲不振及发热等症状。由于手术的创伤，再加上术后腹腔感染所带来的消耗，患者出现体重减轻、贫血、低蛋白血症。采用全身支持疗法，静脉高营养、输血、血浆、白蛋白等。B 超检查确定感染部位，B 超引导下腹腔穿刺抽脓，药物敏感试验，生理盐水冲洗脓腔，向脓腔内注射庆大霉素，可以反复穿刺直至去除病灶。腹部超短波等理疗方法也有助于炎症的吸收。

（5）胆漏：腹腔镜胆肠吻合效果满意，又有 T 形管引流，即使有少量胆汁漏出，只要引流通畅胆漏很快会愈合。因此，选择粗一点的引流管，引流管头部放置在胆肠吻合口旁，经肝肾隐窝或肝肾隐窝、结肠旁沟引出腹腔外，大网膜覆盖引流管，漏出的胆汁会被充分的引流，局部包裹，使炎症局限化，漏出胆汁逐渐减少愈合。

（6）胃肠吻合口瘘：应用直线切割缝合器切割缝合断端后，还要用不可吸收的缝线补加连续浆肌层缝合。应用直线切割缝合器胃肠吻合后，缝合胃肠间吻合器遗留下的小口时，先全层后浆肌层缝合。缝合胃肠间遗留的小口前，应将胃管放入到距胃肠吻合口 10cm 的输出肠襻。

（7）胰十二指肠切除术后并发症还有急性肾功能衰竭、肝功能衰竭、胃排空功能障碍、胆肠吻合口狭窄、胃肠吻合口溃疡、糖尿病、胰外分泌功能障碍等，应注意预防和治疗。

（高　强）

第十七章

消化系统疾病的中医诊治

第一节 胃痛

一、定义

胃痛又称胃脘痛，指胃脘部疼痛为主要症状的病证，常伴见胃脘部痞闷胀满、嗳气、吞酸、嘈杂、恶心、呕吐、纳呆等脾胃症状。

二、历史沿革

本病的记载，始见于《内经》。如《素问·六元正纪大论篇》说："木郁之发，民病胃脘当心而痛，上支两胁，膈咽不通，食饮不下。"《素问·至真要大论篇》也说："厥阴司天，风淫所胜，民病胃脘当心而痛。"说明胃痛与肝木偏胜，肝胃失和有关。《素问·至真要大论篇》还指出："太阳之胜，凝溧且至……寒厥入胃，则内生心痛。"则表明太阳寒凝气滞，也可发为胃痛。《素问·举痛论篇》"寒气客于胃肠之间，膜原之下，血不得散，小络引急，故痛"、"寒气客于肠胃，厥逆上出，故痛而呕也"等论述，阐发了寒邪入侵，引起气血壅滞不通而作痛的机制。《素问·痹论篇》说"饮食自倍，肠胃乃伤"，亦为胃痛的常见原因之一。《内经》对胃痛病因病机的论述，为后世医家研究和治疗胃痛奠定了基础。

汉代张仲景《金匮要略·腹满寒疝宿食病脉证治》论及胃痛的辨治。其辨宿食之法，如"脉数而滑者实也，此有宿食，下之愈"、"下利不欲食者，有宿食也，当下之"、"脉紧如转索无常者，有宿食也"、"宿食在上脘，当吐之"等；辨腹满虚实之法，如"按之不痛为虚，痛者为实"，其如大建中汤、附子粳米汤、芍药甘草汤、吴茱萸汤、小建中汤以及黄芪建中汤等方，皆为后世用以治疗胃痛的常用效方。

唐代孙思邈《备急千金要方·心腹痛》有九种心痛之说，即虫心痛、注心痛、风心痛、悸心痛、食心痛、饮心痛、冷心痛、热心痛、去来心痛。这里所说的心痛，实际上包括了胃痛，是对心胃痛按照病因和临床表现做出的归类。

宋代方书多宗《备急千金要方》这一论述。严用和《济生方》更进一步指出九种心痛，"名虽不同，而其所致皆因外感六淫，内沮七情，或饮啖生冷果实之类……遂成心痛"。《和剂局方》、《太平圣惠方》、《圣济总录》等书收集了大量治疗胃痛的医方，多用白蔻仁、砂仁、藿香、木香、檀香、丁香、良姜、干姜等辛燥理气之品。

金元时期，李杲《兰室秘藏》卷二立“胃脘痛”一门，拟草豆蔻丸、神圣复气汤、麻黄豆蔻丸三方。论其病机，则谓多系饮食劳倦而致脾胃之虚，又为寒邪所伤而致。其用药之法，益脾胃之气多用人参、黄芪、炙甘草；温中多用益智仁、吴茱萸、白豆蔻；理气多用木香、青皮、陈皮、柴胡、厚朴、荜澄茄；和胃多用麦芽曲、法半夏、陈皮；和血多用当归、桃仁、红花。用药规律不外益气、温中、理气、和胃。朱丹溪《丹溪心法》卷四明确指出，前人所谓“心痛”，实指胃脘痛，其病以中焦脾胃病变为主：“脾病者，食则呕吐，腹胀喜噫，胃脘痛，心下急”、“胃病者，腹膜胀，胃脘当心而痛，上支两胁，膈咽不通、食饮不下。”认为胃痛固有因劳役太甚，饮食失节，中气不足，寒邪入客之所致；亦有病久“郁而生热，或素有热，虚热相搏，结郁于胃脘而痛；或有食积痰饮；或气与食相郁不散，停结胃口而痛”（《证因脉治》）。在治疗上，丹溪比较细致地分作寒、热、气、湿、痰积、死血、虚、虫八类辨证论治，认为“诸痛不可补气”、“大凡心膈之痛，须分新久，若明知身受寒气，口吃冷物而得病者，于初得之时，当与温散或温利之药；若病之稍久，则成郁，久郁则蒸热，热久必生火……若欲行温散温利，宁无助火添病耶？古方中多以山栀子为热药之向导，则邪易伏，病易退，正易复而病易安”。与李杲推崇温补不同，丹溪指出胃痛亦有属热，需用清法。

明代虞搏持丹溪同样观点，指出前人所谓心痛系指胃痛，如《医学正传·胃脘痛》说：“古方九种心痛……详其所由，皆在胃脘而实不在于心也。”对于病机亦有阐发：“未有不由痰涎食积郁于中，七情九气触于内之所至焉。”王肯堂《证治准绳·杂病》亦认为历代方论将心痛、胃痛混同一门，原因在于“胃脘痛处在心下，故有当心而痛之名”。李中梓《医宗必读》卷八指出：胃脘痛常兼有“或满，或胀，或呕吐，或不能食，或吞酸，或大便难，或泻利，面浮而黄，本病与客邪必参杂而见”。以此可与胸中心痛相鉴别。李氏还对“痛无补法”、“通则不痛”之说进行了纠正：“近世治痛，有以诸痛属实，痛无补法者；有以通则不痛，痛则不通者；有以痛随利减者，互相传授，以为不易之法。不知形实病实，便闭不通者乃为相宜；或形虚脉弱，食少便泄者，岂容混治；经日实实虚虚，损不足而益有余，如此死者，医杀之耳。”认为痛若属虚，可补而不可用通法。孙一奎《赤水玄珠》亦斥“痛无补法”为俗论。张景岳《景岳全书·心腹痛》论胃痛病因：“惟食滞、寒滞、气滞者最多，其有因虫、因火、因痰、因血者，皆能作痛，大多暴痛者多有前三证，渐痛者多由后四证。”而总其大要，“因寒者常居八九，因热者十惟一二……盖寒则凝滞，凝滞则气逆，气逆则痛胀由生”。他对丹溪“诸痛不可补气”之说提出了不同看法：“若腹无坚满，痛无结聚，则此说不可用也；其有因虚而作痛者，则此说更如冰炭。”

清代江涵暾《笔花医镜》卷二把胃痛分虚实寒热辨治，用药则补泻温凉，各有“主将”、“次将”。如其补胃猛将为白术、黄芪、大枣，次将为扁豆、山药、炙甘草、桂圆肉；温胃猛将为干姜、高良姜、益智仁、肉豆蔻、草果、丁香、木香、胡椒，次将为藿香、砂仁、白豆蔻、半夏、煨姜、厚朴、川椒。叶天士《临证指南医案·胃脘痛》对于本病的辨证、治疗都有许多独到之处：“夫痛则不通，通字须究气血阴阳，便是看诊要旨矣。”又说：“胃痛久而屡发，必有凝痰聚瘀。”特别是其“久痛入络”之说，别开生面，正如邵新甫按语所总结的：“初病在经，久痛入络，以经主气，络主血……辛香理气、辛柔和血之法，实为对待必然之理。”又指出：“如饱食痛甚，得食痛缓……有宜补不宜补之分焉；若素体之虚，时就烦劳，水谷之精微，不足以供其消磨，而营气日虚，脉络枯涩，求助于食者，甘温填补之法所宜频进也。若有形之滞，堵塞其中，容纳早已无权，得助而为实实，攻之逐之之剂，又不可缓也。寒温两法，从乎喜暖喜凉；滋燥之殊，询其便涩便滑。至于停饮必吞酸；食滞当嗳腐；厥气乃散漫无形；瘀伤则定而有象。蛔虫动扰，当频痛而吐沫；痰湿壅塞，必善吐而脉滑。营气两虚者，不离乎嘈杂动悸；肝阳冲克者，定然烦渴而呕逆。阴邪之势，其来必速；郁火之气，由渐而剧也。”对叶氏的经验总结得比较全面，足堪师法。顾靖远《顾氏医镜·胃脘痛》指出：“阳明中土，万物所归，故世人之患胃痛、腹痛者甚多。”在治疗上，他主张对肝脾不和者以芍药甘草汤为基本方，随证加减；气滞者用四磨汤；血瘀者以失笑散；食滞者用保和丸；热证用黄芩汤、竹叶石膏汤等等，亦颇能扼其要。王清任《医林改错》、唐容川《血证论》对瘀血滞于中焦，胀满刺痛者用血府逐瘀汤活血化瘀；高鼓峰《医宗己任篇》对胃脘痛属阴虚，燥热口渴者，用逍遥散加生地、丹皮、栀子或疏肝益肾汤（即六味地黄汤加柴胡、白芍）加当归，也都是很有见地的。

现代中医根据对胃痛的认识和经验，对治疗胃、十二指肠溃疡，慢性胃炎，胃神经症等多种疾病均取得了一定成绩，从而使胃痛的辨证论治内容得到了丰富和发展。

三、范围

胃痛是临床上常见的一种病证，西医学的急、慢性胃炎，胃、十二指肠溃疡病，十二指肠炎，胃黏膜脱垂，胃癌，胃神经症等病以上腹部疼痛为主症者，均可参考本篇进行辨证论治。

四、病因病机

胃痛的病位在胃，但与肝、脾的关系至为密切。胃与脾互为表里，胃主受纳，腐熟水谷，以和降为顺；脾主饮食精微的运化转输，以上升为常。二者同为后天之本，仓廪之官，在生理上相互配合，在病机上亦相互影响。如劳倦内伤，饥饱无常，每多脾胃同病。肝属木，为刚脏，喜条达，主疏泄。肝气横逆，木旺乘土，或中土壅滞，木郁不达；或肝火亢炽，迫灼胃阴；或肝血瘀阻，胃失滋荣，故胃病亦多关乎肝。根据以上认识，胃痛的病因病机大致可以归纳为以下几点。

1. 郁怒伤肝，肝气犯胃　忧思恼怒，情怀不畅，肝郁气滞，疏泄失职，横逆犯胃，气机阻滞，因而疼痛；气滞日久，可导致瘀血的产生，瘀阻络脉，不通则痛，甚至可见吐血、便血等血证；肝气久郁，化而为火，邪热犯胃，胃脘灼痛；郁热日久，迫灼肝胃之阴，导致胃阴亏虚，胃失濡养，其痛绵绵，经久难愈。

2. 饮食不节，损伤脾胃　暴饮暴食，饥饱无常，最易损伤脾胃之气。或过食生冷，寒积胃脘，气血凝滞不通，而致胃寒作痛；或恣食肥甘辛辣，过饮烈酒，以致湿热中阻，而致胃热作痛，亦皆临床之所常见。

3. 禀赋不足，脾胃虚弱　素体脾胃虚弱，或劳倦内伤，或久病不愈，或用药不当，皆可损伤脾胃。若脾胃虚寒，中阳不运，寒从内生者，则多为虚寒胃痛，常因触冒风寒，饮食不慎而发病；若阴虚火旺，或脾虚血少，木郁不达者，则多为阴虚郁火之胃痛，常因情志悖郁，或进食燥热食物而发病。

本病的发生主要有忧思恼怒导致肝气犯胃，甚则气机郁滞导致气滞血瘀；饮食不节导致食物停积不化；寒邪客胃或湿热中阻；脾胃虚弱导致脾胃虚寒或胃阴亏损。故胃痛有寒热虚实之不同，寒有寒邪客胃和脾胃虚寒，热有肝胃郁热或火郁热结，虚有阴虚阳虚，实有气滞血瘀食积。临床上更有本虚标实，寒热错杂的复杂病机存在。

五、诊断与鉴别诊断

（一）诊断

本病以胃脘疼痛为主要症状，其疼痛有胀痛、闷痛、绞痛、钝痛、灼痛、冷痛、饱痛、饥痛、刺痛、隐痛、剧痛，以及食前或食后疼痛、夜间疼痛等，疼痛的类型、程度、时间各有不同。在疼痛的同时，常伴见脘腹胀满，嗳气吞酸，嘈杂，恶心呕吐，不思食，大便或结或溏等脾胃症状，以及倦怠乏力，面黄，消瘦，失眠等全身症状。

（二）鉴别诊断

1. 心痛　古代文献常把胃痛与心痛混称，其实二者疼痛的部位、性质、程度、伴随症状以及疾病的预后均有很大不同。胃痛的病位在胃脘，即上腹部；而心痛的病位则在胸中。胃痛以钝痛、隐痛为常见，亦有疼痛剧烈如针刺者，但一般不如心痛之剧烈；心痛的疼痛表现为绞痛如割，痛彻胸背。胃痛常伴有脘腹胀满，嗳气吞酸，嘈杂，恶心呕吐，纳呆等脾胃病症状；心痛常伴有心悸，胸憋闷，气短，患者常有濒死的感觉。胃痛一般预后较好；心痛一般病情较重，特别是“真心痛”，其疼痛之持续不已者，每每“夕发旦死，旦发夕死”，甚至危殆立至。

2. 腹痛　主要是部位之异。贲门部为上脘，幽门部为下脘，上脘下脘之间为中脘，三部统称胃脘，胃痛即指脘腹部的疼痛。腹痛则包括胁腹、大腹、少腹等部位的疼痛，是指胃脘以下，耻骨毛际以上部位的疼痛。

六、辨证论治

（一）辨证

1. 辨证要点

（1）辨缓急：凡胃痛暴作，起病急者，多因外受寒邪，或恣食生冷，或暴饮暴食，以致寒伤中阳；或积滞不化，胃失通降，不通则痛。凡胃痛渐发，起病缓者，多因肝郁气滞，木旺乘土，或脾胃虚弱，土壅木郁，而致肝胃不和，气滞血瘀。

（2）辨寒热：寒性凝滞收引，故寒邪犯胃之疼痛，多伴脘腹胀满拒按，纳呆，苔白，脉弦紧等症。脾胃阳虚之虚寒胃痛，多见隐隐作痛，喜暖喜按，遇冷加剧，四肢不温，舌淡苔薄，脉弱等症。热结火郁，胃失通降之胃痛，多伴烦渴思饮，恶热喜凉，溲赤，便结，苔黄少津，脉象弦数等症。

（3）辨虚实：胃痛而胀，大便闭结不通者多实；痛而不胀，大便不闭结者多虚；喜凉者多实，喜温者多虚；拒按者多实，喜按者多虚；食后痛甚者多实；饥则腹痛者多虚；脉实气逆者多实；脉虚气少者多虚；痛剧而坚，固定不移者多实；痛徐而缓，痛处不定者多虚；新病体壮者多实；久病体衰者多虚；用补法治疗不效者多实；用攻法治疗加重者多虚。

（4）辨气血：胃痛有在气在血之分。一般初病在气，久病在血。凡痛属气分者，多见既胀且痛，以胀为主，痛无定处，时作时止，聚散无形，此乃无形之气痛。凡痛属血分者，多见持续刺痛，痛有定处，舌质紫暗，此乃有形之血痛。其他如食积、痰阻，亦属有形疼痛之列。

2. 证候

［寒凝气滞］

1）症状：胃痛甚剧，每因受寒感凉或饮食生冷而得之或加重，性喜热食，畏寒喜暖，得热痛减。舌苔白，脉弦紧或弦迟。

2）病机分析：由于腹部受寒，或过食生冷，而致寒积于中。寒为阴邪，其性凝滞而致气血迟涩，其性收引而致脉绌急，故发胃痛。喜温熨，思热饮，舌苔白，均属寒象；弦脉主痛，紧脉及迟脉主寒，寒凝胃痛，故见弦紧或弦迟脉。

［饮食积滞］

1）症状：胃脘胀满，疼痛拒按，嗳腐吞酸，呕吐，或从胃中反出不消化食物之酸腐臭，不思食，大便秘结或溏滞不爽，伴有大便不尽感。舌苔厚腻而浮，刮之可去，脉滑。

2）病机分析：食滞中焦，脾胃纳化失常，胃失和降，故胃脘胀痛拒按，呕恶不思食；食积胃脘，浊气上逆，故嗳腐吞酸，呕吐不消化食物；腑行不畅则大便难。苔厚腻，脉滑，均为食积内阻之象。

［肝郁气滞］

1）症状：胃脘攻撑胀痛，痛连两胁，胸闷嗳气，善太息，每因烦恼郁怒而痛作。苔多薄白，脉弦。

2）病机分析：恼怒忧思，肝郁气滞，不得疏泄，则横逆犯胃乘脾，肝胃不和故胃脘胀满而攻痛；气病多走窜，胁为肝之分野，故痛连胁肋；气郁不舒，胃失和降，则胸闷嗳气，善太息。苔薄白，脉弦，均是肝胃气痛的表现。

［肝胃郁热］

1）症状：胃脘灼痛，泛酸，嘈杂，口苦口干，烦躁易怒，口气热臭，或牙龈红肿、疼痛、出血。舌红苔黄，脉弦数。

2）病机分析：肝气郁结日久，气有余便是火，肝火邪热犯胃，故胃脘灼痛；肝胃郁热则泛酸嘈杂，肝胆互为表里，肝热挟胆火循经上乘，迫灼津液，故口苦口干。舌红苔黄，为里热之象，脉弦数是肝胃郁热之征。

［瘀血阻络］

1）症状：胃脘痛如针刺或刀割，痛处固定，拒按，或见吐血、黑便。舌质紫暗或有瘀斑，舌下静脉迂曲扩张，脉涩或细。

2）病机分析：胃痛反复发作，气滞血瘀，瘀血阻络，故胃痛如针刺或刀割，痛有定处而拒按；瘀痛日久，损伤络脉，血不循经，上溢则吐血，下溢则便血。舌紫暗，脉涩，均为血瘀之象。

［脾胃虚寒］

1）症状：胃脘隐隐作痛，绵绵不断，喜暖喜按，得食则减，时吐清水，纳少，乏力神疲，手足欠温，大便溏薄。舌质淡，脉细弱。

2）病机分析：胃痛日久不愈，脾胃阳虚，纳运不健，胃失温煦，中寒内生，故胃脘隐痛，喜暖喜按；时泛清水，食少，乏力，亦脾胃虚寒之象；脾主四肢，阳气虚衰，不能达于四肢，则手足欠温；脾运失司则便溏。舌淡、脉弱，均为中焦虚寒，阳气不足的表现。

［胃阴亏虚］

1）症状：胃脘隐痛，口燥咽干，食少，大便干结，舌红少苔，脉细数或细弦。

2）病机分析：胃痛日久，因寒邪化热，或气郁化火，或胃热素盛，或治疗上长期使用温燥之药，或肝阴虚，肝阳亢，迫灼胃阴，下汲肾水，而致胃液枯槁，郁火内盛，故证见胃脘灼痛，口燥咽干，烦渴思饮；阴伤肠燥则大便干。舌红少津，脉弦细数，亦是阴虚内热的征象。

（二）治疗

1. 治疗原则

（1）疏导气机，通则不痛：胃脘痛发病的基本病机亦是"不通则痛"，治疗上多用通法，使脾胃纳运升降复常，气血调畅，其痛自已。清代高士宗指出："通之之法，各有不同，调气以和血，调血以和气，通也；上逆者使之下行，中结者使之旁达，亦通也；虚者助之使通，寒者温之使通……"如寒凝者当散寒行气；食积者当消积导滞；气滞者当疏肝理气；血瘀者当活血化瘀。尤其对于"久痛入络"者需用辛润通络之法。

（2）行气止痛，中病即止：胃痛多兼气滞，所以常用辛香理气药，一般应中病即止，不可过剂，更不宜长服，以免耗气伤阴。

（3）扶助脾胃，从本论治：胃痛日久，脾胃多虚，当细辨而分治。脾胃虚弱者当健脾益气；中阳不足者当温阳益气；阴津亏损者当养阴益胃。如果辨证准确，可收不止痛而痛自止的效果。相反，见痛止痛，往往事倍功半。

2. 治法方药

［寒凝气滞］

1）治法：温胃散寒，行气止痛。

2）方药：良附丸合吴茱萸汤加减。方用高良姜、吴茱萸温阳散寒止痛；香附行气止痛，人参、大枣补气助行，共奏散寒行气止痛之效。寒重者，加肉桂、荜茇、荜澄茄；气滞较甚，胀痛并见者，可选用青皮、陈皮、甘松、九香虫、佛手、枳壳、木香之类。如寒热身痛有表证或兼有腹泻者，可用藿香正气散以疏散风寒。如寒邪郁久化热，寒热夹杂，证见胸痞脘胀，不思食，恶心呕吐，胃脘疼痛，有灼热感，口苦口干，舌红，苔黄腻，脉濡数者，用半夏泻心汤辛开苦降，寒热并调。

［饮食积滞］

1）治法：消导行滞，和胃止痛。

2）方药：保和丸加减。方中山楂酸温，善消油腻肉滞；神曲辛温，能消酒食陈腐之积；莱菔子辛甘，能宽畅胸腹，消面食积滞，并有导滞通腑作用；陈皮、半夏、茯苓，理气和胃；食滞易生郁热，佐药连翘散结清热，并非等闲之品，以上共成消食和胃止痛之剂。本方莱菔子与茯苓的使用剂量需要根据大便情况定夺，如腹泻便溏次数多，应重用茯苓；如便秘或后滞不爽，需重用莱菔子。若胃痛连及腹痛，大便秘结或里急后重、黏滞不爽，此积滞在肠，宜配合使用木香槟榔丸或枳实导滞丸以荡涤通腑。

［肝郁气滞］

1）治法：疏肝理气，和胃止痛。

2）方药：逍遥散合柴胡疏肝散加减。柴胡疏肝解郁；白芍、甘草、当归、川芎养血活血，柔肝缓急止痛；香附、枳壳、陈皮理气止痛；木郁则土衰，故以白术、茯苓扶土抑木。

痛甚者加金铃子散以增强理气解郁止痛之功，余如香橼、佛手、玫瑰花、绿萼梅等也可选用。若见目光忧郁，神情默默，悲伤欲哭，并用甘麦大枣汤。

［肝胃郁热］

1）治法：疏肝和胃，泻热止痛。

2）方药：丹栀逍遥散合清胃散加减。方用丹皮、栀子清肝泻火；柴胡、薄荷疏肝，黄连直泻胃腑之火；白芍、当归、生地养血滋阴；陈皮理气，茯苓、甘草和中。诸药共奏清泄肝胃郁热之效。如火热内盛，灼伤胃络而导致吐血，伴见面赤，便秘，心烦，可用《金匮要略》泻心汤苦寒清泄，直折其火。若伤阴明显，可并用一贯煎和沙参麦冬汤。若热中夹湿，伴舌苔黄腻，恶心，胸闷纳呆，渴不欲饮，肢体困重者，根据湿热偏颇，可选用藿朴夏苓汤、连朴饮、黄连温胆汤之类加减。

［瘀血阻络］

1）治法：活血化瘀，理气止痛。

2）方药：丹参饮合失笑散加味。丹参饮方中丹参和血，檀香调气，砂仁和中，药简意赅，其效甚佳；失笑散中蒲黄辛平行血消瘀，五灵脂甘温活血散瘀，尤以五灵脂止痛效果为佳。痛甚者还可加延胡索、乳香、没药。由于气为血帅，气行则血行，故于用活血化瘀药的同时，可酌加枳壳、青皮、佛手等以行气；气虚者可加党参、白术、黄芪以益气。党参与五灵脂古有相畏之说，其实不必顾忌，二药相伍，益气活血，相得益彰。血瘀气滞疼痛较剧者，可试用血府逐瘀汤或膈下逐瘀汤。若血瘀胃痛伴吐血便血，参照“血证”有关内容议治。

［脾胃虚寒］

1）治法：健脾益气，温中助阳。

2）方药：黄芪建中汤加减。方中黄芪补中益气；饴糖补虚健中，合桂枝补中阳而散寒；芍药、甘草和中缓急止痛；生姜、大枣健脾胃而和荣卫。若胃寒痛甚，方中桂枝改肉桂，并可加良附丸、吴茱萸汤以增强温中散寒行气止痛之效；如泛吐清水较多者可加艾叶、陈皮、半夏、茯苓以降逆和胃；若吐酸水者可去饴糖加左金丸、瓦楞子、海螵蛸。痛止之后，可服用六君子丸或香砂六君子丸以温健脾胃，巩固疗效。

［胃阴亏虚］

1）治法：养阴益胃，缓急止痛。

2）方药：芍药甘草汤合一贯煎加减。方中芍药、甘草酸甘化阴，缓急止痛；取生地、沙参、麦门冬、枸杞子滋阴益胃，当归、川楝子理气活血止痛。如兼津枯便秘，需加大生地、当归的用量；如反便溏，则需酌量减少甘润之品，并配伍茯苓、白术、山药；如阴虚兼有内热，烦闷口干，欲呕，可投竹叶石膏汤甘寒清胃泄热；如口渴明显，可再加芦根、石斛，天花粉等。

3. 其他治法

（1）中成药

1）仲景胃灵片（肉桂、高良姜、延胡索、小茴香、砂仁、白芍、牡蛎、炙甘草等），适用于寒凝气滞之胃痛，每次2～4片，每日3次。

2）安中片（桂枝、延胡索、砂仁、煅牡蛎、小茴香、高良姜、甘草等），适用于寒凝气滞之胃痛，每次2～3片，每日3次。

3）胃苏颗粒（紫苏梗、香附、陈皮、佛手等），适用于气滞型胃脘胀痛，每次1包，每日3次。

4）玄胡止痛颗粒（延胡索、白芷），适用于气滞血瘀的胃痛，每次1包，每日3次。

5）附子理中丸（附子、干姜、人参、白术、甘草）蜜丸，适用于脾胃虚寒之胃痛，每次1丸，每日2次。

（2）单方验方

1）吴茱萸沸水泡过14粒，白开水吞下。治寒凝气滞之胃痛。

2）良姜末3分，米汤调下。治寒凝气滞之胃痛。

3）二味散：小茴香30克，枳壳15克，炒，研末，盐酒调服，每次6克，治气滞胃痛。

4）延胡索炒研末，用3～5分，开水送下。治气滞血瘀之胃痛。

5）胃气痛方：五灵脂30克，半生半炒熟，为末，每服3克，用热酒调服，如不饮酒，以开水调下。治血瘀之胃痛。

6）莱菔子15克水煎，送服木香面4.5克。治食积胃痛。

7）鸡内金10克，香橼皮10克，共研细末，每服1～2克。治食积胃脘胀痛。

8）黄连18克，甘草3克，水煎温服。治肝胃郁热之胃痛。

9）砂仁30克，研为细末，以水调成糊状，涂于患者脐窝处，外以纱布覆盖，胶布固定，每日换药1次。治饮食停滞型胃痛。

10）郁金30克，研为极细粉末，用时取药末6克，以水调成糊状，涂于患者脐窝内，外以纱布覆盖，胶布固定，每日换药1次。本方适用于肝气犯胃型胃痛。

11）芒硝30克。将芒硝布包平摊，置于患者肚脐上，外用胶布固定，再用布带围裹，敷12小时取下，每晚1次。本方适用于胃部手术后引起的残胃炎。通常连用2～4次。

（3）针灸疗法：主穴：足三里、内关、中脘。寒邪犯胃者加公孙、脾俞、胃俞。饮食停滞者加梁门、下脘。脾胃虚寒者加脾俞、胃俞、章门。肝气犯胃者加太冲、期门、阳陵泉。实证用泻法，虚证用补法，寒证中脘、脾俞、胃俞加用灸法。

七、转归及预后

临床上，胃痛虽表现为不同证候，但各证候之间在病因病机上常可相互关联、相互影响，甚至互为因果。如寒凝胃中，气机为外邪壅滞，则可导致气滞，又易于招致食积胃脘；日久终致脾胃受损而虚弱。饮食停积影响脾胃运化，可变生湿热；影响气机升降，土壅木郁可加重气滞；并可或蕴热于内，或致虚于脾。肝郁气滞不除，初病在气，久病及络，导致血瘀；气郁久化火，可致肝胃郁热；郁热进一步灼伤胃津可致胃阴亏损。脾胃素虚、胃阳不振，既易感寒受冷，又易积食停滞。大抵，病之初起多见寒凝、食积、气滞、热郁、血瘀等实证，邪气久羁，消耗正气，病机由实转虚，气血不足，或为脾胃虚寒，或为胃阴亏虚。临床上更有气血同病、虚实互见、寒热夹杂等复杂证候出现。

胃痛虽然病位在胃，但胃与脾相表里，与肠相通，易受肝之疏泄功能的影响，故在临床上常出现与这些脏腑相关联的病证，如呕吐、反胃、吐酸、嘈杂、呃逆、噎膈、泄泻、便秘，以及吐血、呕血、便血等。

急性重症胰腺炎表现为上腹部疼痛剧烈拒按，大汗淋漓，四肢厥冷，脉微欲绝，为虚脱危证，如不急加救治，危殆立至。应与胃痛加以鉴别。胃痛的预后，一般实证易于治疗；虚实夹杂或正虚邪实者，治疗也并不十分困难。胃痛反复发作，每因疼痛持续、进食少而羸弱者，易于出现胃出血并发症，病机表现为脾胃虚寒、气不摄血或血热妄行、瘀久伤络，如仅系大便色黑隐血，根据辨证论治尚易于治疗；如吐血、泻血，来势急暴，出血量多而不止，则治疗相对棘手。胃痛突然引起满腹剧烈疼痛，病情较为严重，预后欠佳，应引起高度重视。

八、预防与护理

胃痛之起，多与情志不遂、饮食不节有关。因此，在预防上要重视精神与饮食的调摄。保持平和心态，饮食切忌暴饮暴食，或饥饱不匀。一般可少食多餐，以清淡易消化的食物为宜。舌苔黄腻、灰腻，久而不化者，应限制肥甘厚味，烈性酒尤当禁忌；舌质光红无苔或舌红苔少者，要忌食辛辣刺激性食物。胃痛持续不已者，必要时进流质或半流质饮食。

在护理方面，如胃痛持续不已，疼痛较剧烈者，应卧床休息，缓解后始可下床活动。出现大量黑便或吐血、便血或胃痛突然引起满腹剧烈疼痛，应及时住院治疗。内服汤药，对虚寒性胃痛，宜温服，并宜在疼痛发作前服药；对虚热性胃痛，则宜稍凉服。如患者呕吐，可在服药前用鲜生姜擦舌面，汤药改作多次分服。有些丸药质地较硬，则须用温开水化开服用。

九、现代研究

（一）几种主要的止痛治疗原则

1. 疏肝和胃，行气止痛　肝失疏泄则胃失和降，气郁致痛。洪氏用三香枳术饮治疗各种胃病属于气滞型的胃痛 46 例，治疗 15 日；叶氏用柴胡疏肝散加减治疗肝胃气滞型胃痛 50 例，治疗 3 星期，据报道总有效率均在 90% 以上。现代药理研究证实，疏肝理气、和胃降逆类药物对胃肠道有明显的双向调节作用，具有清除消化道局部炎症，促进胃排空，保护胃黏膜，抑制胆汁反流及清除幽门螺杆菌（HP）等作用。

2. 益气健脾，行气止痛　胃与脾相表里，故胃痛与脾虚关系密切。张氏报道用加味正元饮随症加减治疗各种胃病引起的胃痛 65 例，治疗 1 个月，有效率为 90. 8%。现代药理表明，党参、白术、黄芪、甘草具有调节胃液分泌的功能，可拮抗胃黏膜有害因子的刺激，保护胃肠黏膜，提高人体免疫能力，促进损伤组织的再生。

3. 活血化瘀，行气止痛　胃痛日久，气病及血，可致气滞血瘀。朱氏报道用四合汤随症加减治疗各种胃病引起的难愈性胃痛 60 例，总有效率达 100%。研究表明，活血化瘀药能扩张血管、增加胃黏膜的血流量，改善微循环，促进胃黏膜上皮的再生和黏液的分泌，减少炎性渗出，并具有较强的镇痛作用。

4. 清热化湿，行气止痛　嗜食醇醴厚味，或肝胃郁热，湿热中阻，可致胃脘作痛。赵氏报道以柴平汤加减治疗慢性胃炎及胃溃疡引起的胃痛 58 例，治疗不超过 3 星期，总有效率为 96. 5%。吴氏等报道将患者随机分组，用黄连温胆汤加减治疗浅表性胃炎及萎缩性胃炎 120 例，对照组采用维酶素片治疗，总有效率分别为 91. 7% 和 60. 0%。慢性胃炎与幽门螺杆菌感染密切相关，有研究表明，黄连、黄芩、栀子、蒲公英等清热药具有一定的抗 HP 作用。

5. 温中散寒，行气止痛　张景岳认为胃痛“因寒者常居其八九，因热者十惟一二。”寒性凝滞，收引作痛。凌氏报道以天台乌药散治疗胃炎及胃溃疡引起的寒凝气滞型胃痛 84 例，总有效率达91.7%。陈氏报道以三越六味木香胶囊治疗胃及十二指肠炎症、溃疡引起的胃痛200例，对照组口服山莨菪碱，总有效率分别为92.0%和84.0%。研究表明温里药具有较强的镇痛抗炎作用。

6. 养阴柔肝，行气止痛　肝体阴而用阳，肝郁日久则易化火伤阴，致使肝胃之阴亏耗，胃痛隐隐。冯氏报道以养阴益胃芍归煎随症加减治疗胃及十二指肠球部溃疡引起的阴虚胃痛64例，总有效率达97.8%。李氏等报道以保胃散治疗萎缩性胃炎引起的阴虚胃痛100例，4星期的总有效率达98.0%。魏氏报道酸甘化阴法对萎缩性胃炎、胃溃疡、慢性胃炎等胃酸缺乏久延不愈的阴虚胃痛具有较好的疗效。

7. 外治法止痛　刘氏等报道用自拟胃痛罩（将具有温中理气活血作用的中药装入布袋内），并合用热水袋外敷鸠尾、巨阙、中脘、上脘等穴位治疗消化性溃疡及各种胃炎引起的胃痛104例，其中脾胃虚寒型及寒邪直中型的治愈率分别为60.2%及58.8%，而食滞胃脘型、肝气犯胃型、瘀血凝滞型的治愈率分别仅为30.7%、28.5%和25.0%，充分体现出外用中药辨证论治的重要性。李氏等以胃痛宁外敷脐部、章氏以胃痛贴外敷中脘穴治疗胃痛，也均取得疗效。

（二）各种胃病的中医治疗

1. 消化性溃疡　关于消化性溃疡病的中医证型分型，李氏等分为胃气壅滞、胃中蕴热、肝胃郁热、瘀血阻滞、胃阴不足、肝胃气滞6型，其中肝胃气滞型最为多见；王氏分为中虚气滞、肝胃不和、气滞血瘀、胃阴不足4型；穆氏分为脾胃虚寒、肝胃不和、瘀血阻络、脾胃阴虚4型。

黄氏报道根据十二指肠溃疡之疼痛多以久痛，饥时痛，喜温喜按，得食少愈的特征，认为属于“虚痛”，采用归脾汤加味治疗32例，疗效显著高于雷尼替丁对照组。孙氏等报道自拟消溃灵治疗气滞血瘀偏郁热型97例，对照组采用胃三联疗法，结果中药组对HP转阴后复转阳性复发率和溃疡病灶的改善效果明显。

张氏等对48例十二指肠溃疡患者进行中医寒热辨证后，取胃窦部组织测定胃黏膜IL－8、IL－6、TNF、MDA、MPO，结果显示热证组胃黏膜IL－8、TNF、MPO及MDA较寒证组增多，认为可能是中医寒热证型形成的物质基础之一。李氏等对41例消化性溃疡手术切除标本进行病理组织学研究，发现溃疡处的动脉狭窄明显，血管管腔内有明显的瘀血，并有毛细血管增生及瘀血，提示消化性溃疡存在血瘀证的病理组织学基础，而活血化瘀可逆转血液流变学及血流动力学的异常。有报道当归建中汤对大鼠溃疡有明显的抑制作用，对胃蛋白酶活性及排出量无影响。

2. 慢性胃炎　柯氏等对542例患者的四诊资料进行病因归类和辨证分型，饮食不当者占第一位（91.5%）；并认为中虚气滞是本病的主要病机和证型（44.7%）。曹氏根据胃镜征象把本病分为三型：脾胃虚弱型表现为黏膜变薄、苍白，黏膜下血管清晰可见，胃壁蠕动减弱；脾胃湿热型表现为黏膜红白相同，以红为主，局部黏膜充血、水肿、糜烂，分泌物有臭味；胃阴不足型表现为黏膜光滑，变薄变脆，颜色红为主，分泌物少。张氏等报道将300例患者分为脾胃虚弱型、肝郁气滞型、中焦湿热型、中焦虚寒型等四型，分别用香砂六君子汤加味、自拟方（疏肝理气）、黄连平胃散、黄芪建中汤加味治疗，结果痊愈280例，好转20例。陈氏报道将96例患者辨证分为脾胃虚弱型、肝胃不和型、脾胃湿热型三型，分别辨证用药治疗，结果总有效率显著高于胃康灵胶囊对照组。

肖氏报道采用清热、补脾二法组方治疗 56 例，其疗效也显著高于阿莫西林和多潘立酮对照组。李氏等报道根据五倍子有收涩敛疮止血之功，能使黏膜组织蛋白凝固而形成一层保护膜，同时压迫血管而止血，还能使腺细胞的蛋白质凝固而抑制其分泌，故重用五倍子组方胃炎 1 号方治疗慢性浅表性胃炎 44 例，总有效率 90.9%。郑氏等筛选出三棱和莪术作为治疗慢性浅表性胃炎主要的药物，研究表明其能有效改善胃黏膜的血循环，使胃黏膜屏障作用得以增强。何氏报道以健脾益气，活血消痞为法，采用自拟参术平萎汤治疗慢性萎缩性胃炎 64 例，并与三九胃泰冲剂 34 例对照，总有效率（66.67%）显著高于对照组（37.5%）。朱氏等报道用蜥蜴散清热解毒，活血行气，祛瘀散结，抑制胃黏膜炎症，治疗慢性萎缩性胃炎 34 例，总有效率也显著高于摩罗丹对照组。有人就有关中医治疗慢性萎缩性胃炎的文献报道进行了粗略统计，组方中活血化瘀药使用率高达 50% ~60%。但也有研究认为浊毒是慢性萎缩性胃炎发生、发展及迁延难愈的关键因素，主张采取化浊利湿与清热解毒的治疗原则。

3. 胆汁反流性胃炎　胆汁反流性胃炎主要有胃脘灼痛、饱胀、嗳气、恶心或呕吐、烧心、食欲不振等临床表现。陈氏等认为该病病机以胆热、胃逆、脾胃升降失调为特点；将 75 例患者辨证分型为肝胃不和、胆胃不和、脾胃气虚、胃阴不足 4 型，分别给予柴胡疏肝散、黄连温胆汤、六君子汤、益胃汤加减治疗，据报道总有效率达 97%。除分型论治外，以专方（包括自拟方）治疗本病报道最多。如有蒿芩清胆汤加味，半夏泻心汤加减，有自拟健胃降逆汤，有自拟清胃汤，以上临床研究大多设有雷尼替丁、多潘立酮等西药对照组，中药治疗组的总有效率均显著高于西药对照组。有报道认为辨证论治外还应结合近代药理知识合理用药，如枳实能促进胃肠蠕动、增强胃排空能力；与芍药、甘草配合又可降低迷走神经的兴奋性，提高幽门括约肌的张力，从而可控制胆汁反流；其他如枳实与柴胡，郁金与柴胡，大黄与枳实相伍，对控制胆汁逆流具有一定的疗效。

4. 胃黏膜脱垂症　胃黏膜脱垂症是指异常松弛的胃黏膜经幽门管滑入十二指肠球部，在临床上也有胃痛表现。西医学内科无特效治疗，重者可行外科手术，但疗效并不理想。中医辨证论治、基础方加减以及针推手法治疗有一定作用。李氏认为本病脾胃升降失常为本，气血瘀阻不畅为标，临床辨证可分为脾胃虚寒、胃阴不足、肝气犯胃、湿热蕴结、瘀阻胃络 5 型。张氏认为该病多由于饮食不节，情志失调，劳倦过度，致脾胃虚弱，胃失和降，久病入络，气滞血瘀，自拟固膜汤治疗 32 例，并与甲氰米胍和甲氧氯普胺作对照，疗效显著高于对照组。杨氏等报道采用加味乌贝散调肝和胃理脾治疗 124 例，总有效率为 92.75%。亦有报道以点按内关、中脘、章门、天枢、关元、足三里等穴的按摩手法，和针刺艾灸中脘、足三里、内关、胃俞、天枢、关元、期门、大陵等穴治疗本病获满意疗效。

5. 胃神经症　胃神经症是胃功能障碍的一种疾病，中医药治疗主以疏肝理气、调畅气机为纲。崔氏等撰文指出本病发病常与情志、饮食、起居、寒温等诱因有关，其中情志因素作用最大，采用四磨汤加味治疗 33 例，总有效率 94%。郭氏亦认为本病主因情绪波动大，致使肝失疏泄，气机郁滞不畅，横逆犯胃所致，报道采用中成药疏肝丸及维生素 B_1、谷维素、甲氧氯普胺等联合疗 80 例，痊愈 70 例，好转 6 例，无效 4 例。方氏报道用小柴胡汤化裁配合心理治疗 42 例，总有效率 93%，显著高于谷维素、维生素 B_6、多潘立酮对照组的 71%。

6. 应用胃镜研究胃痛的发病机制　胃镜作为中医望诊的一种延伸，可为中医辨证论治提供一些客观依据。涂氏等对 1 049 例慢性胃炎患者中医证型与胃黏膜病理进行 logistic 回归分析，结果显示浅表性胃炎者多为肝胃不和型和脾胃湿热型；肝胃不和型与肠上皮化生和活动性炎症呈负相关，而脾胃湿热型则与肠上皮化生呈负相关、与活动性炎症正相关；萎缩性胃炎者多为胃阴不足型和脾胃虚弱型，其中胃阴不足型与肠上皮化生呈正相关、与活动性炎症呈负相关。王氏等选择脾胃湿热和脾胃虚弱型慢性胃炎各 526 例，进行胃镜望诊，HP 感染及舌苔细菌、炎细胞、上皮细胞观察，结果显示脾胃湿热型患者胃镜下黏膜糜烂、出血点、黏液混浊（97.3%）、HP 阳性率（91.8%）明显高于脾胃虚弱型（8.9%、59.8%），且脾胃湿热型舌苔中的细菌、炎细胞、上皮细胞数量亦明显高于脾胃虚弱型患者，认为胃镜望诊所见黏膜糜烂、出血点、黏液混浊可作为胃热辨证的依据。

（三）胃痛中医用药规律分析

从 1996—2006 年有关中医药治疗胃痛的 105 篇文献中药物出现频率来看，用药还是存在一定共性与规律性。经统计，使用频率较高的药物依次为：甘草 74 次（70.5%），白芍 53 次（50.5%），白术 51 次（48.6%），延胡索 39 次（37.1%），茯苓 33 次（31.4%），党参 33 次（31.4%），黄连 31 次（29.5%），枳壳 29 次（27.6%），柴胡 28 次（26.7%），半夏 28 次（26.7%），白及 25 次（23.8%），丹参 24 次（22.9%），乌贼骨、蒲公英、黄芪、陈皮、砂仁、木香、厚朴各 23 次（21.9%）。这些常用中药中的白芍与甘草配伍而成具有缓急止痛作用的芍药甘草汤，现代药理研究也表明该方可缓解胃肠平滑肌痉挛；延胡索行血中气滞，气中血滞，专治一身上下诸痛，这三味药具有明显的镇痛作用。白术、茯苓、党参、陈皮健脾理气，枳壳、柴胡疏肝理气，体现了肝与脾胃同治，健脾疏肝、理气止痛的大法。黄连、蒲公英清热解毒，现代药理证实有抗菌消炎作用。白及、丹参活血化瘀，有助于改善胃黏膜微循环。上述药物具有病证兼顾、标本同治的作用。由此体现出现代中医治疗胃痛，以病统证，辨证与辨病相结合，参照现代药理的知识，以理气活血止痛治标，以疏肝健脾、调理脏腑治本，已渐有成为基本治疗模式的倾向。

十、小结

胃痛是临床上最常见的疾病之一。大致包括了西医学的胃和十二指肠溃疡病、慢性胃炎、胃神经症等疾病。

引起胃痛的原因，多为情志失和，饮食不节，寒邪客胃，脾胃虚弱。其病机发展大抵为气病及血，由实致虚。脾胃纳化功能受到损害，气血运行受阻，是各类胃痛的基本病机。

胃痛在临床上可以分为寒凝中焦、饮食积滞、肝郁气滞、肝胃郁热、瘀血阻络、脾胃虚寒、胃阴亏虚等不同证候。各类证候之间常相互关联和影响，甚至有虚实兼夹，寒热错杂等比较复杂的症候出现。因此应当注意观察分析，抓住重点，针对病机进行治疗，始能收到良效。不可简单地一概运用止痛药物进行治疗。

胃痛的发生，与精神、饮食相关，预防上应当特别重视这两个方面的调摄，防患于未然。既病之后，又应及早治疗，防止病情加剧或恶化。早、中期如能得到正确的治疗与护理，预后一般均较好。即使病至正虚邪恋阶段，也可以通过调理脾胃，减轻症状，恢复体力，逐渐地得以痊愈。

附方

（1）良附丸（《良方集腋》）：高良姜　香附。

(2) 吴茱萸汤(《伤寒论》): 吴茱萸 人参 生姜 大枣。

(3) 藿香正气散(《和剂局方》): 藿香 紫苏 白芷 桔梗 白术 厚朴 半夏曲 大腹皮 茯苓 陈皮 甘草 大枣。

(4) 半夏泻心汤(《伤寒论》): 半夏 黄芩 黄连 干姜 人参甘草 大枣。

(5) 保和丸(《丹溪心法》): 神曲 山楂 茯苓 半夏 陈皮 连翘 莱菔子。

(6) 木香槟榔丸(《医方集解》): 木香 香附 青皮 陈皮 枳壳 牛蒡子 槟榔 黄连 黄柏 三棱 莪术 大黄 芒硝。

(7) 枳实导滞汤(《内外伤辨惑论》): 大黄 枳实 黄芩 黄连神曲 白术 茯苓 泽泻。

(8) 逍遥散(《和剂局方》): 当归 白芍 柴胡 茯苓 白术 甘草 薄荷 生姜。

(9) 金铃子散(《素问病机气宜保命集》): 金铃子 延胡索。

(10) 甘麦大枣汤(《金匮要略》): 甘草 小麦 大枣。

(11) 丹栀逍遥散(《医统》): 当归 白芍 白术 柴胡 茯苓 甘草 煨姜 薄荷 丹皮 栀子。

(12) 清胃散(《兰室秘藏》): 当归 生地 丹皮 升麻 黄连。

(13) 沙参麦冬汤(《温病条辨》): 沙参 麦冬 玉竹 桑叶 甘草 天花粉 生扁豆。

(14) 泻心汤(《金匮要略》): 大黄 黄芩 黄连。

(15) 藿朴夏苓汤(《医原》): 藿香 半夏 赤芩 杏仁 生薏苡仁 白蔻仁 猪苓 淡豆豉 泽泻 厚朴。

(16) 连朴饮(《霍乱论》): 厚朴 黄连 石菖蒲 半夏 豆豉 芦根 焦栀子。

(17) 黄连温胆汤(《备急千金要方》): 半夏 陈皮 茯苓 甘草 枳实 竹茹 黄连 大枣。

(18) 柴胡疏肝散(《景岳全书》): 柴胡 枳壳 芍药 甘草 川芎 香附。

(19) 左金丸(《丹溪心法》): 黄连 吴茱萸。

(20) 丹参饮(《医宗金鉴》): 丹参 檀香 砂仁。

(21) 失笑散(《和剂局方》): 蒲黄 五灵脂。

(22) 血府逐瘀汤(《医林改错》): 柴胡 枳实 芍药 甘草 生地 当归 川芎 桃仁 红花 牛膝 桔梗。

(23) 膈下逐瘀汤(《医林改错》): 五灵脂 当归 川芎 桃仁 丹皮 赤芍 乌药 延胡索 甘草 香附 红花 枳壳。

(24) 黄芪建中汤(《金匮要略》): 黄芪 桂枝 芍药 炙甘草 饴糖 大枣 生姜。

(25) 香砂六君子汤(《中国医学大辞典》): 人参 白术 茯苓 甘草 半夏 陈皮 木香 砂仁 生姜。

(26) 芍药甘草汤(《伤寒论》): 白芍 炙甘草。

(27) 竹叶石膏汤(《伤寒论》): 竹叶 石膏 人参 麦门冬 半夏甘草 粳米。

(28) 一贯煎(《柳州医话》): 北沙参 麦门冬 当归 生地 枸杞子 川楝子。

(王国庆)

第二节　腹痛

一、定义

腹痛是指胃脘以下、耻骨毛际以上部位疼痛为主症的病证。感受六淫之邪，虫积、食滞所伤，气滞血瘀，或气血亏虚，经脉失荣等，均可导致腹痛。

二、历史沿革

腹痛首见于《内经》。其对腹痛的论述，多从寒热邪气客于肠胃立论。《素问·举痛论篇》谓："寒气客于肠胃之间，膜原之下，血不得散，小络急引故痛"、"热气留于小肠，肠中痛，瘅热焦渴，则坚干不得出，故痛而闭不通矣。"《素问·气交变大论篇》还分别对雨湿、风气、燥气所致腹痛的症状作了描述。《灵枢·邪气脏腑病形》及"师传"、"胀论"、"经脉"等篇对感寒泄泻，肠鸣飧泄，胃热肠寒，热病挟脐急痛等腹痛亦有所论述。

汉代张仲景《金匮要略》在有关篇章中对腹痛，辨证确切，并创立了许多有效治法方剂。如《金匮要略·腹满寒疝宿食病脉证治》谓："病者腹满，按之不痛为虚，痛者为实，可下之。舌黄未下者，下之黄自去。"指出按之而痛者，为有形之邪，结而不行，其满为痛，并以舌黄作为实热积滞之征象，治当攻下。对"腹中寒气，雷鸣切痛，胸胁逆满，呕吐"的脾胃虚寒，水湿内停的腹满痛证及寒邪攻冲之证分别提出附子粳米汤及大建中汤治疗，而"心下满痛"及"痛而闭"则有大柴胡汤、厚朴三物汤，提示了热结、气滞腹痛的治法。此外"疮痈肠痈浸淫病脉证治"篇还对"肠痈"加以论治。以上，在理论与实践方面，均有很大的指导价值。

隋代巢元方《诸病源候论》将腹痛专立单独病候，分为急腹痛与久腹痛。该书"腹痛病诸候"篇谓："凡腹急痛，此里之有病"、"由府藏虚，寒冷之气客于肠胃膜原之间，结聚不散，正气与邪气交争，相击故痛"、"久腹痛者，藏府虚而有寒，客于腹内，连滞不歇，发作有时，发则肠鸣而腹绞痛，谓之寒中。是冷搏于阴经，令阳气不足，阴气有余也。寒中久痛不瘥，冷入于大肠，则变下利。"对病因、证候描述较之前人为详。

唐代孙思邈《备急千金要方》立"心腹痛门"，该书提出注心痛、虫心痛、风心痛、悸心痛、食心痛、饮心痛、冷心痛、热心痛、去来心痛等9种心痛名称，其中包括某些上腹部疼痛。孙氏列有治心腹痛及腹痛方十多首，如有治虚冷腹痛的当归汤方、腹冷绞痛的羊肉当归汤方、腹痛脐下绞结的温脾汤方等。包括了温中、化瘀、理气止痛等治法。此外还包括若干熨法和刺灸法，反映了治疗手段日趋丰富。王焘《外台秘要》对许多心腹痛方进行了收集，如该书载有《广济》疗心腹中气时之痛等症的桔梗散方，《肘后》疗心腹俱胀痛等症的栀豉汤方，《深师》疗久寒冷心腹绞痛等症的前胡汤方，《小品》疗心腹绞痛等症的当归汤方，《古今录验》疗心腹积聚寒中绞痛等症的通命丸方等，对急性腹痛提供了更多方剂。

宋代杨士瀛《仁斋直指方》对腹痛分寒热、死血、食积、痰饮、虫等，并对不同腹痛提出鉴别，如谓："气血、痰水、食积、风冷诸症之痛，每每停聚而不散，惟虫病则乍作乍止，来去无定，又有呕吐清沫之可验。"对临床辨证颇有裨益。

金元时期，李杲将腹痛按三阴经及杂病进行辨证论治，尤其强调腹痛不同部位分经辨治，对后世颇有启发。如谓中脘痛太阴也，理中汤、加味小建中汤、草豆蔻丸之类主之；脐腹痛，少阴也，四逆汤、姜附汤或五积散加吴茱萸主之；少腹痛，厥阴也，当归四逆汤加吴茱萸主之；杂证腹痛以四物苦楝汤或芍药甘草汤等为主方，并依据不同脉象进行加减。尤其李氏在《医学发明·泄可去闭葶苈大黄之属》，明确提出了"痛则不通"的病机学说，并在治疗上确立了"痛随利减，当通其经络，则疼痛去矣"之说，给后世很大的影响。

《丹溪心法》对腹痛以寒、积热、死血、食积、痰湿划分，尤对气、血、痰、湿作痛提出相应的用药，强调对老人、肥人应该根据不同体质施治，并提出初痛宜攻，久痛宜升消的治则，立"痛忌补气"之说。此外，朱氏对感受外邪作痛及伤食痛，颠仆损伤腹痛亦分列了处方。

明代《古今医鉴》在治法上提出"是寒则温之，是热则清之，是痰则化之，是血则散之，是气则顺之，是虫则杀之，临证不可惑也"。《医学正传》亦提出"浊气在上者涌之，清气在下者提之，寒者温之，热者清之，虚者培之，实者泻之，结者散之，留者行之，此治法之大要也"等原则。明代李梴《医学入门》对腹痛分证治疗及症状的描述则更加具体。如谓："瘀血痛有常处，或忧思逆郁，跌扑伤瘀，或妇女经来产后，恶瘀不尽而凝，四物汤去地黄，加桃仁、大黄、红花。又血虚郁火燥结阻气，不运而痛者，四物汤倍芍药加炒干姜，凡痛多属血涩，通用芍药甘草汤为主。"《医方考》则对治疗腹痛的丁香止痛散、三因七气汤、桂枝加大黄汤等有效方剂的组成、功用、配伍、适应症状等加以解说，以便于临床运用。张景岳对腹痛虚实辨证，尤为精详，认为暴痛多由食滞、寒滞、气滞；渐痛多由虫、火、痰、血。明确提出"多滞多逆者，方是实证，如无滞运则不得以实论也"。并从喜按与否、痛徐而缓、痛剧而坚以及脉象和痛的部位等方面辨证。可以看出这一时期对腹痛的病因、病机及治疗，无论理论实践，均有了进一步的深化和提高。

清代医家对腹痛证治疗更有发展。如《张氏医通》对腹痛证候方要详备。其谓感暑而痛，或泻利并作，用十味香薷饮；腹中常热作痛，此为积热，用调胃承气汤；七情内结心腹绞痛选用七气汤；酒积作痛曲药丸等皆逐一叙述，并载有大寒腹痛，瘀血留结腹痛等验案，其理法方药均可体现。

叶天士《临证指南医案》对腹痛记载了发疹腹痛。该书对腹痛辨证强调：须知其无形为患者，如寒凝、火郁、气阻、营虚及夏秋暑湿痧秽之类；所谓有形为患者，如蓄血、食滞、癥瘕、蛔蛲内疝及平素嗜好成积之类。对其治疗方法则是强调以"通"为主，如用吴茱萸汤、四逆汤为通阳泄浊法；左金丸及金铃子散为清火泄郁法；四七汤及五磨饮为开通气分法；穿山甲、桃仁、归须、韭根及下瘀血汤为宣通营络法，芍药甘草汤加减及甘麦大枣汤为缓而和法；肉苁蓉、柏子仁、肉桂、当归之剂及复脉加减为柔而通法。至于食滞消之，蛔扰安之，癥瘕理之，内疝平之，痧秽芳香解之，均理法方药具备，形成了较为完整的理论。而《医林改错》、《血证论》对瘀血腹痛的治则方剂，更有新的创见。如王清任少腹逐瘀汤即为治疗瘀血腹痛的名方。

三、范围

腹痛也是一个症状，西医学多种疾病，如急性胰腺炎、胃肠痉挛、嵌顿疝早期、肠易激综合征腹痛、消化不良腹痛，以及腹型过敏性紫癜、腹型癫痫等引起的腹痛均可参考本篇辨证论治。有关急性胃炎、十二指肠溃疡、急性胃肠炎、胆囊炎、阑尾炎、胆道蛔虫病、慢性膀胱炎、慢性前列腺炎等病引起之腹痛则可参考本书"胃病"、"胁痛"、"肠痈"、"虫证"、"淋证"、"癃闭"等篇。

四、病因病机

腹痛病因很多，外感风、寒、暑、湿，或内伤饮食，或手术外伤等均可导致腹痛，总体均可归纳为气机阻滞，或脏腑失养两端。

1. 感受寒邪，阻逆为痛　外受寒邪风冷，侵袭于中，或寒冷积滞阻结胃肠，或恣食生冷太过；中阳受戕，均可导致气机升降失常，阴寒内盛作痛。《素问·举痛论篇》指出："寒气客于脉外则脉寒，脉寒则缩蜷，缩蜷则脉绌急，绌急则外引小络，故卒然而痛。"又说："寒气客于肠胃，厥逆上出，故痛而呕也；寒气客于小肠，小肠不得成聚，故后泄腹痛矣。"均说明感受外寒与腹痛有密切的关系。

2. 素体阳虚，寒从内生　多有脾阳不运，脏腑虚而有寒；或因中阳虚馁，寒湿停滞；或因气血不足，脏腑失其温养而致腹痛。亦有房室之后为寒邪所中而导致阴寒腹痛者。

3. 饮食不节，邪滞内结　恣饮暴食，肥甘厚味停滞不化，误食腐馊不洁之物，脾胃损伤，为导致腹痛之因；里热内结，积滞胃肠，壅遏不通；或恣食辛辣，湿热食滞交阻，使气机失其疏利，传道之令不行而痛。此外暑热内侵，湿热浸淫使肠胃功能逆乱，亦可导致腹痛。

4. 情志失调，气滞不痛　情志怫郁，恼怒伤肝，肝失疏泄，气失条达，肝郁气滞，横逆攻脾，肝脾不和，气机失畅，可引起气滞腹痛。正如《类证治裁·腹痛》云："七情气郁，攻冲作痛。"《证治汇补·腹痛》谓："暴触怒气，则两胁先痛而后入腹。"可见，情志失调、气机郁滞是产生腹痛的重要因素之一。

5. 跌仆创伤，痹阻为痛　跌仆创伤，或腹部手术以致脏腑经络受损，气血瘀滞不通。如《丹溪心法·腹痛》说："如颠仆损伤而腹痛者，乃是瘀血。"血络受损，络脉不通，则腹部疼痛如针刺，痛处固定不移，痛而拒按。

总之，腹痛最主要的病机特点是"不通则痛"，或因邪滞而不通，或由正虚运行迟缓而不通。病机性质有虚有实。外邪侵袭、饮食不节、情志失调、跌仆创伤等因素导致腹内脏腑气机郁滞、血行受阻，或腹部经脉为病邪所滞，络脉痹阻，不通而痛，此属实痛。而素体阳虚，气血不足，脏腑失养所产生的腹痛，此属虚痛。与腹痛的相关病理因素有寒凝、湿热、瘀血、积食等。

腹痛之虚、实、寒、热、气、血之间常相互转化兼夹为病。如寒痛日久，郁而化热，可致郁热内结；气滞作痛，迁延不愈，由气入血，可致血瘀腹痛；实证腹痛，经久不愈，耗伤气血，可由实转虚，或虚实夹杂；虚痛感邪或夹食滞则成虚实夹杂，本虚标实之证。

五、诊断与鉴别诊断

（一）诊断

1. 发病特点　本病发作多以外感、劳作、饮食不节或情志郁怒等为诱因。

2. 临床表现　腹痛以脘以下、耻骨毛际以上部位疼痛为主要表现。急性发作时常伴有呕吐、腹泻、便秘、发热等症状。腹痛由癫病引起者，发作过程或中止后可出现意识障碍，嗜睡，腹部或肢体肌肉跳动或抽动，流涎，偏头痛和吞咽咀嚼动作表现。

（二）鉴别诊断

1. 胃脘痛　胃居上脘，其疼痛部位在胃脘近心窝处。而腹痛在胃脘以下，耻骨毛际以上的部位。胃脘痛多伴嗳气、吐酸、嘈杂或得食痛减，或食后痛增等特征。而腹痛常少有这些症状，但胃痛与腹痛因部位相近，关系密切，故临证时需谨慎鉴别。

2. 胁痛　胁痛的疼痛部位在一侧或双侧季肋下，很少有痛及脐腹及小腹者，故不难与腹痛鉴别。

3. 淋证　淋证之腹痛，多属于小腹，并伴有排尿窘迫，茎中涩痛等症。

4. 痢疾、霍乱、癥积　痢疾之腹痛与里急后重、下痢赤白黏冻同见；霍乱之腹痛往往卒然发病，上吐下泻互见；癥积之腹痛与腹内包块并见，但有时也可以腹痛为首发症状，须注意观察鉴别。

5. 外科、妇科腹痛　内科腹痛常先发热，后腹痛，一般疼痛不剧，痛无定处，难以定位，压痛不明显，腹部柔软。而外科腹痛，一般先腹痛，后发热，疼痛较剧，痛有定处，部位局限，压痛明显，常伴有肌紧张或反跳痛。妇科腹痛多在小腹，常与经、带、胎、产有关。

六、辨证论治

（一）辨证

1. 辨证要点

（1）注意分别腹痛的性质

1）寒痛：寒主收引，寒气所客，则痛多拘急，腹鸣切痛，寒实可兼气逆呕吐，坚满急痛；虚寒则痛势绵绵。

2）热痛：多痛在脐腹，痛处亦热，或伴有便秘、喜饮冷等症。

3）瘀血痛：多痛而不移其处，刺痛，拒按，经常在夜间加剧，一般伴有面色晦暗，口唇色紫。

4）气滞痛：疼痛时轻时重，部位不固定，攻冲作痛，伴有胸胁不舒，嗳气，腹胀，排气之后暂得减轻。

5）伤食痛：多因饮食过多，或食积不化，肠胃作痛，嗳腐，痛甚欲便，得便则减。

6）虚痛：一般久痛属虚，虚痛多痛势绵绵不休，可按或喜按。

7）实痛：暴痛多属实。实痛多有腹胀，呕逆，拒按等表现。

（2）注意分别腹痛的部位

1）少腹痛：腹痛偏在少腹，或左或右，或两侧均痛，多属于肝经症状。少腹痛偏于右侧，按之更剧，常欲蜷足而卧，发热，恶心，大便欲解不利，为“肠痈”。

少腹近脐左右痛，按之有长形结块（按之大者如臂，如黄瓜，小者如指），劲如弓弦，往往牵及胁下，名为“痃癖”。

2）脐腹痛：肠内绞痛，欲吐不吐，欲泻不泻，烦躁闷乱，严重者面色青惨，四肢逆冷，头汗出，脉沉浮，名为“干霍乱”。时痛时止，痛时剧烈难忍，或吐青黄绿水，或吐出蛔虫，痛止又饮食如常，为“虫积痛”，多见于小儿。腹中拘挛，绕脐疼痛，冷汗出，怯寒肢冷，脉沉紧者，名为“寒疝”。

3）小腹痛：小腹痛偏在脐下，痛时拘急结聚硬满，小便自利，甚至发狂，为下焦蓄血。

2. 证候

［实寒腹痛］

1）症状：腹痛较剧烈，大便不通，胁下偏痛，手足厥逆。苔白，脉弦紧。

2）病机分析：寒实内结，升降之机痞塞，阳气不通，故腹胀或胁下痛；手足厥逆，为阳气不能布达之象；大肠为传道之官，寒邪积滞阻结于内，传化失司，故大便秘结；舌白为寒；脉弦主痛，紧主寒。

［虚寒腹痛］

1）症状：腹中时痛或绵绵不休，喜得温按，按之则痛减，伴见面色无华，神疲，畏寒，气短等症。舌淡苔白，脉细无力。

2）病机分析：中阳虚寒，络脉不和，故腹中时痛或绵绵不休，寒得温散则痛减，虚痛得按则松；中虚不运化源不足，则面色无华，伴见气短神疲；中阳不足，卫外之阳亦虚，故形寒畏冷。舌淡苔白，脉来无力，均为虚寒之征。

［实热腹痛］

1）症状：腹部痞满胀痛，拒按，潮热，大便不通，并见于口干渴引饮，手足汗出，矢气频转，或下利清水，色纯青，腹部作痛，按之硬满，所下臭秽。苔焦黄起刺或焦黑干燥，脉沉实有力。

2）病机分析：热结于内，腑气不痛，不通则痛，故腹痛拒按，大便不通，矢气频转；实热积滞壅结，灼伤津液，故口渴引饮，潮热，手足汗出；肠中实热积滞较甚，“热结旁流”，故下利清水。苔黄，脉沉实有力，均可实热之象。

［气滞腹痛］

1）症状：腹痛兼胀闷不舒，攻窜不定，痛引少腹，嗳气则舒，情绪急躁加剧。苔薄白，脉弦。

2）病机分析：气机郁滞，升降失司，故腹痛且胀；病在气分，忽聚忽散，故攻窜不定，痛引少腹；嗳气后气机暂得疏通，故痛势稍减；若遇郁怒，肝气横逆，气聚为患，故痛势增重；脉弦为肝气不疏之象。

［瘀血腹痛］

1）症状：少腹痛积块疼痛，或有积块不疼痛，或疼痛无积块，痛处不移。舌质青紫，脉涩。

2）病机分析：瘀血阻滞，阻碍气机，不通则痛，故无论积块之有无，而腹痛可见；瘀血入络，痹阻不移，故痛有定处。舌紫，脉涩，皆为瘀血之象。

［食积腹痛］

1）症状：脘腹胀满疼痛，拒按，嗳腐吞酸，厌食呕恶，痛甚欲便，得大便痛减，或大便不通。舌苔厚腻，脉滑有力。

2）病机分析：饮食不节或暴饮暴食，以至食积不化，肠胃壅滞，故腹痛，胀满拒按；胃失和降，浊气上逆，故厌食呕恶，嗳腐吞酸；食滞中阻欲得外泄，故得便痛减；传化失司，腑气不行，故大便不通。苔腻脉滑，均为食积内停之象。

（二）治疗

1. 治疗原则　治疗腹痛，多以“通”字为法。但“通”者，绝非单指攻下通利。正如《医学真传》说：“夫通则不痛，理也。但通之之法，各有不同，调气以和血，调血以和气，通也；下逆者使之上行，中结者使之旁达，亦通也；虚者助之使之通，寒者温之使之通，无非通之之法也。若必以下泄为通则妄矣。”明代龚廷贤提出“寒者温之，热者清之，虚者补之，实者泻之”的治疗原则。由此可见，具体施治时，应视其证候的虚实寒热，在气在血，予以不同的治法。

（1）注意补通关系：腹痛初起，邪实为主，元气未虚，当首推泻法，或祛邪，或导滞，或驱虫，通则不痛，所谓“痛随利减”。若妄投补气之法，必使邪留、食滞、虫积，气机不畅，腹痛益增。然久病体虚之人，可以温中补虚，缓急止痛之法，冀其中阳恢复，腹痛逐渐向愈。虚实夹杂者，审其虚实程度，或通利为主，或补虚为主，或攻补兼施，不可一味使用补气法。

（2）寒热实证各有侧重：寒实腹痛，因阴寒凝滞所致，有大便秘结者，虽可加大黄等荡除积滞，通里攻下，以救其急，切勿过度，以免日久伤正。实热腹痛，在泄热通腑基础上，可选用理气和中之品，如木香、白蔻仁、陈皮、姜半夏之属，有助通滞。

（3）暴痛重气，久痛在血：腹痛暴作，胀痛拒按，部位不定，乃气机阻滞所致。宜通利气机，通阳泄浊。腹痛缠绵不愈，痛如针刺，部位固定，或腹痛日久，邪滞经络，由气入血，血行不畅，气滞血瘀，正如叶天士所谓“久痛入络”。宜采用辛润活血通络之法，亦可加入理气之品，气血同治，冀气行则血行。

2. 治法方药

[寒实腹痛]

1）治法：温里散寒，通便止痛。

2）方药：大黄附子汤加味。本方主在温散寒凝而开闭结，通下大便以除积滞，故用附子辛热以温里散寒治疗心腹痛。大黄荡除积结，细辛辛温宣通，散寒止痛，协助附子以增加散寒作用，共成温散寒凝，苦辛通降之剂。寒实积腹痛，在非温不能避其寒，非下不能去其实时，使用本方，最为恰当。

腹胀满，可加厚朴、木香以加强行气导滞作用；体虚而有积滞者，可用制大黄，以缓其峻下之力；如体虚较甚，可加党参、当归益气养血。恶寒腹痛，绵绵不已，手足厥冷者，亦可选五积散温通经脉。卒然心腹胀痛，痛如锥刺，口噤暴厥者，可用三物备急丸。

[虚寒腹痛]

1）治法：温中补虚，缓急止痛。

2）方药：小建中汤加减。本方以桂枝温阳，芍药益阳，饴糖补脾缓急，生姜辛温散寒，炙甘草、大枣甘温补中。其中芍药倍炙草为芍药甘草汤，有缓急止痛之效。

若失血虚羸不足，腹中疼痛不止，或少腹拘急，痛引腰背，不能饮食，属营血内虚，可于本方加当归，名当归建中汤；若兼气虚，自汗，短气困倦者，本方加黄芪，名为黄芪建中汤。

若阴寒内盛，脘腹剧痛，呕不能食，上冲皮起，按之似有头足，上下攻痛，不可触近，或腹中漉漉有声，用大建中汤温阳逐寒，降逆止痛。

肠鸣腹痛，喜按喜湿，大便溏泻或反秘结，小便清长，手足不温，脉沉细或迟缓，舌淡苔白滑，属太阴寒痛，用理中汤。若厥阴寒痛，肢厥，脉细欲绝，用当归四逆汤。若大肠虚寒，冷积便秘腹痛，用温脾汤，温补寓以通下导滞。男女同房之后，中寒而痛，属于阴寒，用葱姜捣烂炒热，熨其脐腹，以解其阴寒凝滞之气，并用理阴煎或理中汤服之。

［实热腹痛］

1）治法：清热通肺。

2）方药：大承气汤加减。方中大黄苦寒泄热通便，荡涤肠胃；辅以芒硝咸寒泻热，软坚润燥；积滞内阻，每致气滞不行，故以厚朴，行气散结，消痞除满，使积滞迅速得以外泄，其痛自已。

若属火郁腹痛，时作时止，按之有热感，用清中汤，或二陈汤、金铃子散加栀子、黄连、芍药、郁金；合并与紫癜者，可再加丹皮、失笑散等。伤暑腹痛宜香薷散加生姜、木瓜。

［气滞腹痛］

1）治则：疏肝解郁，理气止痛。

2）方药：四逆散加减。本方具疏肝行气解郁，调和肝脾之功。柴胡苦平，条达肝木而疏少阳之郁；芍药微苦寒，平肝止痛；枳实苦辛破积行滞；甘草性平，缓急而和诸药，共成疏肝理气，和中缓急之剂。本方加川芎、香附、枳实易枳壳，名柴胡疏肝散，兼有活血作用。

若腹痛拘急可加芍药甘草汤缓急止痛；若少腹绞痛，腹部胀满，肠鸣漉漉，排气则舒，或阴囊疝痛，苔白，脉弦，用天台乌药散加减，或选五磨饮子、立效散等。若寒气滞痛而腹满者，用排气饮加砂仁去泽泻。

［瘀血腹痛］

1）治则：活血化瘀。

2）方药：少腹逐瘀汤加减。方中当归、川芎、赤芍养血和营，小茴香、肉桂、干姜温通下焦而止痛；生蒲黄、五灵脂、没药、延胡索活血化瘀，和络定痛。亦可选用活血汤和营通络止通。

若瘀血积于腹部，连及胁间刺痛，用小柴胡汤加香附、姜黄、桃仁、大黄；若血蓄下焦，则季肋、少腹胀满刺痛，大便色黑，用手拈散加制大黄、桃仁，或用桃仁承气汤加苏木、红花。若合并癫痫者也可参照本型论治。

［食积腹痛］

1）治则：消食导滞。

2）方药：枳术汤加木香、砂仁送服保和丸。本方重用枳实行气消痞，辅以白术健脾，加木香、砂仁醒胃宽中，送服保和丸以助消食导滞之功。

若胸腹痞满，下痢，泄泻腹痛后重，或大便秘结，小便短赤，舌红，苔黄腻，脉沉实等，可用枳实导滞丸。

3. 其他治法

（1）针刺：腹痛取内关、支沟、照海、巨阙、足三里；脐腹痛取阴陵泉、太冲、足三里、支沟、中脘、关元、天枢、公孙、三阴交、阴谷；腹中切痛取公孙；积痛取气海、中脘、隐白。

（2）灸法：脐中痛、大便溏，灸神阙。

七、转归及预后

腹痛一证，病情复杂，如治不及时常可产生多种变证。如因暴饮暴食，进食大量肥甘厚味，或酗酒过度，致使湿热壅滞，宿食停滞，腑气不通，若治不及时，湿热蕴而化毒，气滞血瘀，腹痛益增，痛处固定拒按，腹肌紧张如板，痛引后背；因湿毒中阻，胃气上逆而呕吐频作；因湿热熏蒸而见黄疸、发热，可转为重症胆瘅、胰瘅，病情危急，预后难料。若腹痛日久，气机阻滞，血行不畅，气滞血瘀，邪滞经络，经久不散，可逐步形成积聚，预后欠佳。若虚寒腹痛，日久耗伤气血，脾胃中阳衰微，又可转为虚劳。

腹痛的预后尚取决于患者的体质、病程、病变的性质等因素。若感受时邪、饮食不节、情志抑郁，正气强盛，邪实不甚，治疗及时，则腹痛迅速缓解，预后较佳。若反复恼怒，肝郁气滞日久，或跌仆损伤、腹部手术后，血络受损，气滞血瘀，则腹痛时作时止，迁延难愈。

八、预防与护理

腹痛的发病，与感受寒邪、暴饮暴食、肝郁气滞关系最为密切。尤其是阳虚阴盛之体，在寒冷季节，更要加强腹部保暖，并避免生冷饮食，养成良好卫生习惯，不食不洁瓜果蔬菜，以防虫卵入侵。饮食须有节制，切忌暴饮暴食、过食辛辣厚味、酗酒过度。饭后不要剧烈运动。加强精神调摄，平时要保持心情舒畅，避免忧思过度、暴怒惊恐。

急性腹痛剧烈者，应卧床休息，视病情或禁食，或少量进半流质、流质饮食，一般以少油腻、高能量饮食为主；慢性腹痛者，应根据疾病性质，采用综合治疗，适当运动，避免过于劳作。对剧烈腹痛，或疼痛不止者，应卧床休息，并加强护理与临床观察。对伴见面色苍白、冷汗淋漓、肢冷、脉微者，尤应注意，谨防变端。

九、现代研究

（一）急性胰腺炎的中医药治疗

急性胰腺炎的中医辨治原则，主要分清病期、病因及虚实。本病早期多为气滞，正盛邪轻；中期湿、热、瘀兼夹，正盛邪实；晚期瘀热或痰热之邪内陷，又耗阴伤阳，正虚邪实，而虚实夹杂。本病早期以里、实、热证多见，虚寒证少见。治疗总以理气通滞、清里攻下为主，兼以调理脏腑功能为原则。气郁者理气通滞，湿热者清热燥湿，实热者清里攻下，瘀血者清热活血，虫扰者攻下驱虫。对于虚实夹杂证，当根据虚实偏重，扶正祛邪，标本兼顾。

马氏报道对 91 例患者随机分为两组，在内科治疗的基础上，治疗组 42 例给予清胰解毒汤（生大黄 15 克，芒硝 10 克，柴胡 15 克，白芍 15 克，黄芩 15 克，黄连 10 克，枳实 15 克，厚朴 15 克）每日 1 剂，分 2 次胃管内注入。治愈 39 例，死亡 3 例，出现并发症者 32 例。对照组给予硫酸镁胃管内注入，治愈 40 例，治愈率为 81.6%，死亡 9 例，出现并发症者 33 例。两组比较 $P < 0.05$。从而说明清胰解毒汤能明显降低重症急性胰腺炎的病死率，较快地恢复胃肠功能，减少胰腺继发感染的发生率。阎氏报道将 78 例患者随机分为中西医结合治疗组和单纯西医对照组，采用中药生大黄 10 克，芒硝 50 克，冰片 20 克碾末用蜂蜜调成糊状，敷在腹部胰腺处，每日 1 次，治疗组 40 例中治愈 36 例，平均治愈时间 10 日；好转 2 例。对照组 38 例中治愈 27 例，平均治愈时间 15 日；5 例中转手术，2 例并发假性囊

肿，2 例病情恶化死亡，2 例并发胰腺炎性包块。治疗组病死率、并发症发生率均较对照组明显降低，治愈的住院时间明显缩短。

研究表明：清热通腑药物能抑制肠道细菌，有减低内毒素和抑制胰腺酶的作用。大承气汤治疗急性重症胰腺炎疗效显著。倪氏等对大鼠急性胰腺炎动物实验研究发现，早期胰腺炎胰酶活化和内毒素升高，机体处在超强炎症反应过程，来自肠源性细菌的严重感染和内毒素血症是导致急性胰腺炎后期病理生理损害的基础。大承气汤的治疗作用是因为其具有保护胰腺细胞和调节细胞因子分泌的作用，而且能保护肠道黏膜屏障、抑制肠道细菌易位和减轻内毒素血症的程度。吴氏等运用中药清胰汤对急性坏死性胰腺炎进行了实验研究，用杂种犬制作急性胰腺炎模型，中药组翌日起每日经胃管灌服清胰汤每千克体重 20 毫升，连用 7 日。清胰汤组成：大黄（后下）、南柴胡、白芍各 24 克，黄芩、胡黄连、延胡索、木香、芒硝（冲服）各 18 克，用水煎成 300 毫升。实验结果表明，清胰汤能明显减轻急性坏死性胰腺炎 ANP 时各脏器的病理学变化，尤以胰、肠组织为明显；显著抑制肠道大肠杆菌的增殖；显著降低血浆内毒素水平；血清胰淀粉酶水平明显降低；保护肠屏障功能，对治疗 ANP（心钠素）后肠道细菌移位和肠源性感染具有重要作用。陈氏等将中药提取液大黄、栀子、延胡索、赤芍、丹皮以 1 ：1 浓度，桃仁为末，以蒸馏水制成 3% 的溶液，用于胰蛋白酶活性反应系统测定，结果表明：大黄、栀子、延胡索均有抑制胰蛋白酶的作用，抑制作用随应用浓度的增加而增加；赤芍、丹皮抑制胰蛋白酶的作用比栀子强；桃仁则几乎没有抑制作用。有人通过动物实验研究中药治疗急性胰腺炎的原理，其实验结果表明：中药的理气开郁药不仅可使胰腺的分泌减少，有利于患者康复，并有利胆作用，可使胆胰管括约肌松弛，有利于消除胰管的梗阻并降低其压力。

有关活血药物的研究显示，活血药物有改善微循环，保护胰腺细胞和消除氧自由基的作用。梁氏等运用复方丹参注射液对急性胰腺炎治疗中前列腺素物质变化进行观察，表明复方丹参注射液能明显降低血浆 TXA_2（血栓素 A_2）水平，相对增加了 PGI_2（前列腺素 I_2）的生成，从而改善胰腺微循环，促使胰腺炎康复。石氏等用复方丹参液对大鼠进行实验观察，结果表明本药对急性胰腺炎具有预防作用。朱氏等在研究中发现丹参能抑制急性胰腺炎早期 Ca^{2+} 的细胞内流，限制糜蛋白酶活性，减少了黄嘌呤脱氢酶转为黄嘌呤氧化酶，进而减少了氧自由基的产生，减轻急性胰腺炎的病变程度；并且还能提高血超氧化物歧化酶和谷胱甘肽过氧化酶的活性，同时丹参也是一种氧自由基的直接消除剂。

（二）肠易激综合征的临床研究

临床研究多以健脾、疏肝方药为主，并显示此类方药对胃肠功能有良好的双向调节作用。如俞氏等报道对自拟健脾疏肝汤治疗肠易激综合征进行了临床和实验研究。健脾疏肝汤药物组成为：黄芪、薏苡仁各 20 克，白术、党参、茯苓各 20 克，当归、生地、赤芍各 12 克，郁金 15 克，川楝子、木香各 10 克。腹痛甚加延胡索 20 克，白芍 30 克；黏液便加儿茶、煨诃子各 15 克；便秘加火麻仁、草决明各 20 克。每日 1 剂，20 日为一个疗程。对照组给予地西泮和丙胺太林，其中便秘者给予果导片，腹泻者给予鞣酸蛋白。结果治疗组疗效较好，与对照组比较有显著差异（$P < 0.05$）。

除内服中药外，李氏等报道用中药灌肠治疗肠易激综合征 52 例，并与用西药保留灌肠的对照组 49 例作了对比观察。治疗组中若以腹胀、便秘为主要症状，用 I 号方，干漆炭 2 克，马钱子 2 克，郁金 4 克，炒枳壳 12 克，酒大黄 3 克，白及粉 12 克，青黛 6 克，元明粉

2 克。上方共研细末，每次 5 克，加在 100 毫升 0.9% 氯化钠溶液中备用。若以腹痛、腹泻或腹泻与便秘交替为主要症状，用Ⅱ号方：金银花 24 克，马尾连 18 克，黄柏 18 克，秦皮 15 克，炒肉豆蔻 15 克，陈皮 9 克，防风 6～9 克，白芍 18～30 克，当归 9～12 克，甘草9～12 克，小蓟 12 克，每剂煎成 100 毫升备用。对照组以硫糖铝糊剂、硫糖铝合锡类散、羟乙唑糊剂行保留灌肠。两组均于每日睡前排便后行保留灌肠，14～20 次为一个疗程，停 3 日后续第 2 个疗程治疗。治疗结果，治疗组 52 例，经 1 个疗程治疗，显效 27 例，好转 22 例，无效 3 例；其中好转的 22 例，于继续治疗第 2 个疗程后显效 12 例，余 10 例仍为好转。与对照组比较有显著性差异（$P<0.01$）。方中所用干漆、马钱子剂量较小，在治疗期间未发现有明显副作用。

（三）术后肠粘连

石氏等报道针对腹部术后“血瘀停留，腑气郁结”的病机变化，提出“以通为用”、“从瘀辨治”的防治思想，以复方大黄灌肠液进行祛瘀通腑治疗，通过肠道给药，对患者进行分组对比治疗，观察各组患者术后首次肛门排气时间及血中胃动素、胃泌素浓度的变化，防治肠粘连，取得良好的临床效果。结果治疗组的各项指标均高于其他组，祛瘀通腑法能有效预防腹部手术后肠粘连的发生。邵氏等报道临床观察表明：“巴豆皮”烟具有“理气”和“消积导滞”，促进肠蠕动，早期排气之功能。

十、小结

腹痛是临床常见病证之一，也是某些疾病的常见症状。

腹痛可由多种疾病引起，凡病程中出现以腹痛为主要临床表现者，即可按本篇有关内容辨证论治。

腹痛大致有寒实，虚寒，实热，气滞，瘀血及食积之分，或由感受寒邪，客于肠胃；或由阳虚中寒，失于温煦；或里热积滞，壅阻肠道；或气滞血瘀，而经脉不通，皆可导致腹痛的发生。临床上，应视其不同证候，分别论治。大法不外实则攻之，虚则补之，热者寒之，寒者热之，滞者通之，积者散之。至若虚实夹杂，寒热混淆，又当根据其具体情况，或攻补兼施，或寒热并用，不可拘于一方一法。

在预防方面，诸如适寒温，慎饮食，怡情志，都很重要。在护理上，一般腹痛可以门诊治疗。但对于腹痛剧烈，痛无休止，或伴见面色苍白，恶心呕吐，冷汗，肢冷，脉微者，则必须加护理，注意观察，谨防变证发生。

附方

（1）大黄附子汤（《金匮要略》）：大黄　附子　细辛。

（2）三物备急丸（《金匮要略》）：大黄　干姜　巴豆。

（3）小建中汤（《伤寒论》）：桂枝　白芍　甘草　大枣　生姜　饴糖。

（4）大建中汤（《金匮要略》）：蜀椒　干姜　人参　饴糖。

（5）理中汤（《伤寒论》）：人参　干姜　甘草　白术。

（6）当归四逆汤（《伤寒论》）：当归　桂枝　芍药　细辛　甘草　通草　大枣。

（7）温脾汤（《千金要方》）：大黄　人参　甘草　干姜　附子。

（8）五积散（《和剂局方》）：白芷　橘皮　厚朴　当归　川芎　白芍　茯苓　桔梗　苍术　枳壳　半夏　麻黄　干姜　肉桂　甘草　生姜。

(9) 理阴煎(《景岳全书》):熟地　当归　炮姜　炙甘草(或加肉桂)。

(10) 大承气汤(《伤寒论》):大黄　芒硝　枳实　厚朴。

(11) 清中汤(《类证治裁》):黄连　栀子　陈皮　茯苓　半夏　生甘草　草豆蔻　生姜。

(12) 二陈汤(《和剂局方》):半夏　橘红　白茯苓　甘草。

(13) 金铃子散(《圣惠方》):金铃子　延胡索。

(14) 香薷散(《和剂局方》):香薷　白扁豆　厚朴。

(15) 四逆散(《伤寒论》):柴胡　白芍　枳实　甘草。

(16) 天台乌药散(《医学发明》):乌药　木香　小茴香　青皮　高良姜　槟榔　川楝子　巴豆。

(17) 排气饮(《类证治裁》):香附　乌药　泽泻　陈皮　藿香　枳壳　木香　厚朴(寒加姜桂,食加曲药)。

(18) 少腹逐瘀汤(《医林改错》):小茴香　干姜　延胡索　没药　当归　川芎　官桂　赤芍　蒲黄　五灵脂。

(19) 小柴胡汤(《伤寒论》):柴胡　黄芩　人参　甘草　生姜　大枣　半夏。

(20) 手拈散(《奇效良方》):延胡　五灵脂　草豆蔻　没药。

(21) 桃仁承气汤(《伤寒论》):桃核　大黄　桂枝　甘草　芒硝。

(22) 枳术汤(《金匮要略》):枳实　白术。

(23) 芍药甘草汤(《伤寒论》):白芍　炙甘草。

(24) 保和丸(《丹溪心法》):山楂　神曲　半夏　茯苓　陈皮　连翘　萝卜子。

(25) 枳实导滞丸(《内外伤辨惑论》):大黄　枳实　神曲　茯苓　黄芩　黄连　白术　泽泻。

(26) 活血汤(《寿世保元》):当归　赤芍　桃仁　丹皮　延胡索　乌药　香附　枳壳　红花　官桂　木香　川芎　甘草。

(27) 五磨饮子(《医方集解》):乌药　沉香　槟榔　枳实　木香。

(王国庆)

第三节　肠痈

一、定义

肠痈是热毒内聚,瘀结肠中,而生痈脓的一种病证。临床以发热恶寒,少腹肿痞,疼痛拘急为特征。

二、历史沿革

"肠痈"一证首载于《内经》。《素问·厥论篇》首论及本病的病机,云:"少阳厥逆,机关不利;机关不利者,腰不可以行,项不可以顾,发肠痈。"《灵枢·上膈》更对本病的病机作了阐发,认为"喜怒不适,食饮不节,寒温不时"是肠痈的病因,"卫气不营,邪气居之……积聚以留,留则痈成"是肠痈的病机。并且指出痈虽然发于内,但可以从疼痛,特别是“痈上皮热”候之。同书“玉版”对痈脓的产生也有精辟的论述：“阴阳不通，两热相持，乃化为脓”、“夫痈疽之生，脓血之成……积微之所生成。”意即瘀热蓄积，酿而为脓。此外，《内经》还记载了大肠痈的部位“天枢穴隐隐痛者大肠疽，其上肉微起者大肠痈”。汉代张仲景《金匮要略·疮痈肠痈浸淫病脉证治》对本病的病机、症状、治法论述甚详。如“肠痈之为病，其身甲错，腹皮急，按之濡，如肿状，腹无积聚，身无热，脉数，此为肠内有痈脓”、“肠痈者，少腹肿痞，按之即痛，如淋，小便自调，时时发热，自汗出，复恶寒，其脉迟紧者，脓未成，可下之，当有血。脉洪数者，脓已成，不可下也”。对肠痈的临床特征以及是否成脓，脓成及脓未成的治法都有更明晰的认识。书中对《灵枢·上膈》“痈上皮热”的认识有所发挥，明确指出：“诸痈肿，欲知有脓无脓，以手掩肿上，热者为有脓，不热者为无脓。”这是我国医学文献上最早记载的一种辨脓方法。并创制治疗肠痈的大黄牡丹皮汤、薏苡附子败酱散，至今仍为临床所引用。

隋代巢元方《诸病源候论》对肠痈的病因病机和临床表现更做了详细的记述：“肠痈者。由寒温不适，喜怒无度，邪气与营卫相干，在于肠内，遇热加之，血气蕴积，结聚成痈，热积不散，血肉腐坏，化而为脓。”

宋代《圣济总录》中有“肠痈由喜怒不节，忧思过甚，肠胃虚弱，寒温不调，邪热交攻，故营卫相干，血为败浊，流渗入肠，不能传导，蓄结成痈”的记载，除了引用前人的见解外，特别提出“肠胃虚弱”这一内因，对肠痈发病，提出了新的认识。

明代王肯堂的《证治准绳》、张景岳《景岳全书》、陈实功《外科正宗》等著作对肠痈的病因、病机、诊断和治疗，较之前人，又有更为详细的论述，如《外科正宗·肠痈论》中有肠痈看法、肠痈治法、肠痈治验、肠痈主治方、应用方等章节。论中指出：“夫肠痈者，皆湿热瘀血流入小肠而成也。又由来有三：男子暴急奔走，以致肠胃传送不能舒利，败血浊气壅遏而成者一也；妇人产后，体虚多卧，未经起坐，又或坐草艰难，用力太过，育后失逐败瘀，以致败血停积，肠胃结滞而成者二也；饥饱劳伤，担负重物，致伤肠胃，又或醉饱，房劳过伤精力，或生冷并进以致气血乖违，湿动痰生，多致肠胃痞塞，运化不通，气血凝滞而成者三也。总之，初起外症发热恶寒，脉芤而数，皮毛错纵，腹急渐肿，按之急痛，大便坠痛，小便涩滞若淋甚者，脐突腹胀，转侧水声，此等并见则内痈已成也。”指出了瘀血凝滞、剧烈运动、产后败瘀、不慎起居均能引起肠痈，而该书介绍的肠痈主治方大黄汤、活血散瘀散、牡丹皮散、七贤散、失笑散、排脓散等，都是临床上应用有效方剂，所附肠痈医案五则，亦有启发意义。

清代陈士铎《石室秘录》指出：“人腹中疼甚，手不可按，右足屈而不伸，谁知大肠生痈乎”、“腹痛足不能伸者，俱肠痈也。”这是诊断肠痈的一个重要体征，说明古代医家观察病情的精细。

近几十年来，医学工作者运用中医有关肠痈的理论方药，治疗急、慢性阑尾炎，阑尾脓肿以及腹腔脓疡、腹膜炎、盆腔炎、盆腔脓肿等病的部分证候，均有较好的效果，尤其对急性阑尾炎的治疗，取得了显著疗效，推动了中医治疗急腹症的开展。

三、范围

根据肠痈的临床表现，西医学急性阑尾炎、阑尾脓肿、克罗恩病、腹部脓肿、腹膜炎、盆腔炎、盆腔脓肿等疾病，均可参照本篇辨证论治。

四、病因病机

根据历代医家对肠痈的论述，肠痈的病因病机可概括为4个方面。

（1）饮食不节，暴饮暴食，嗜食膏粱厚味等，均能致食滞中阻，损伤肠胃，导致肠道功能失司，肠胃为腑，本属泻而不藏，若因湿滞郁积，传化不行，即致气血凝滞。又因湿滞能郁而化热，腐蒸气血，则成痈肿。《冯氏锦囊》指出“肠痈是膏粱积热所致”，《外科正宗》也指出肠痈因“饥饱劳伤”、“又或醉饱”、“或生冷并进”、“多致肠胃痞塞运化不通，气血凝滞而成”。

（2）劳伤过度，用力过度，急暴奔走，或跌仆损伤等均能导致肠络受伤，瘀血凝阻于肠中，而成肠痈。尤以饱食以后，奔走负重，最易致病。《外科医镜》说：“登高蹲下，跳跃挫折，致瘀血凝阻肠中，而成肠痈。”

（3）外邪侵袭，寒温不调，外邪乘虚侵袭，损伤肠胃，气机失调，经络受阻，气滞血瘀，瘀血阻滞而成肠痈。《灵枢·痈疽》篇指出：“寒邪客于经络之中，则血泣，血泣则不通，不通则卫气归之，不得复反，故痈肿寒气化为热，热胜则腐肉，肉腐则为脓”。

（4）肝郁热瘀，喜怒无度，忧思惊恐，郁怒伤肝，忧思伤脾，肝脾不和，气机不畅，影响肠胃正常运化功能，以致肠胃痞塞，运化失常，气血凝滞，食积痰凝，瘀结化热而成肠痈。《灵枢·上膈》、《灵枢·玉版》以及《诸病源候论》、《圣济总录》等著作均认为情志所伤是肠痈致病的一个重要因素。

上述原因均可至肠胃受损，并往往综合致病。例如胃肠虚弱，或本有湿滞蕴积者，则易受外邪侵袭；因劳伤而致肠胃损伤者，则更易因饮食不节而致病；情志所伤，影响肠胃运化功能，又更易罹患外邪。此外尚可与虫积、妇女经行、产后、瘀血阻滞等因素有关。总之，凡能导致肠道气滞血凝，产生瘀血停聚等因素，与肠痈发病均有密切的关系。

五、诊断与鉴别诊断

（一）诊断

1. 发病特点　脏腑功能失调，饮食不节，寒温不适，情志不畅均是本病的发病的常见原因。该病以青壮年为多，男性多于女性，并以腹痛，按之加剧，腹皮紧急，脘腹胀闷为基本症状。同时据不同部位的肠痈，不同原因所致的肠痈，腹痛部位也有所不同。而且据痈脓是否已成，是否溃破，腹痛剧烈程度及伴随症状也有所不同。

2. 临床表现　主症为少腹痛，腹皮紧急，按之痛甚，伴见发热、恶寒、自汗，或腿缩难伸等。

（1）脐左部位疼痛，左腿不能伸屈者为小肠痈；脐右部位疼痛，右腿不能屈伸者为大肠痈；绕脐生疮或脓从脐中出者，为盘肠痈。妇人产后及小产恶露不尽、经行瘀血内阻，小腹部疼痛，腹皮紧急，小便涩滞等为瘀血蕴积成痈。

（2）患者常喜曲右腿，牵拉右腿可使腹痛加重。多有腹皮绷急，右少腹有明显按痛，除以腹痛为主要症状外，尚可出现恶寒，发热，头痛，恶心，呕吐，食欲减退，便秘，小便黄等症状。重症患者腹痛程度剧烈，患者不能忍受，辗转呻吟，并出现恶寒壮热、呕吐频繁、面红目赤、唇干舌燥等瘀热症状。脉象多为弦紧、弦数、滑数、洪数；舌质暗红或红，舌苔薄黄或黄腻、黄糙。

儿童为稚阳之体，大多起病较急，腹痛及发热等全身症状均较剧烈，而且变证较多；婴幼儿不能正确申述病情，更须注意密切观察。

老年患者，正气亏虚，起病症状多不明显，因而就诊时间均较晚，腹部可呈全腹部隐痛，而且局限于右少腹部之特征亦不明显，痈脓又常易溃散，应特别提高警惕。

有少数患者，起病急骤，病情凶险，腹痛未几，即迅速出现高热、神昏、汗出、脉微等热厥症状，遇有此类情况，应及时进行诊断和救治。

（二）鉴别诊断

1. 胃痛　胃痛部位多在胃脘部近心窝处，肠痈则多在腹部或少腹部，并多伴有发热、恶寒、头痛等全身症状；胃痛如无其他并发症，则只局限于胃脘部疼痛，伴有吐酸、嗳气、嘈杂等症状，局部无腹皮绷急等体征，据此不难加以鉴别。

2. 虫痛　虫痛多见于儿童患者，疼痛的部位多在脐周，疼痛的性质为阵发性隐痛或绞痛；与肠痈的鉴别要点主要有三：①虫痛一般不会出现全身性恶寒、发热等症状。②虫痛的疼痛部位范围较大。③虫痛一般无腹皮绷急等体征。

3. 淋证　淋证以小便频数短涩，滴沥刺痛，欲出未尽，少腹拘急，痛及脐中，尿道不利等为其主症，多由热结膀胱所致。少腹部亦可出现疼痛拒按等体征。因此需与肠痈相鉴别。肠痈患者一般不会出现小便频数短涩，滴沥刺痛，欲出未尽等小便变化症状。若进行小便常规化验，则更可帮助作出诊断。

4. 疝气　疝气是指腹中攻筑作痛，按引上下；或少腹痛引睾丸，或睾丸肿痛等一类疾病，伴有睾丸肿痛的疝气。腹疝如发生在右侧者，则需与肠痈鉴别。鉴别的要点有二：①腹疝一般不会出现恶寒、发热等全身症状。②腹疝在局部多可扪及肿大的块物，为肠管及其内容物。肠痈初起未成脓肿时不会出现肿块。

六、辨证论治

（一）辨证

1. 辨证要点　肠痈的辨证论治，首先应据其临床症状，判断痈脓成与否，或溃破与否等各种不同情况，而进行适当治疗。对不同证候的治疗，虽有一定的原则，但仍需根据每个患者的体质、证情表现的寒热虚实等，分别给予不同措施。现根据历代文献及近代研究情况，分为瘀滞证（痈未成脓）、蕴热证（痈脓已成）、毒热证（痈脓已溃）分别叙述。

2. 证候

[瘀滞证]（痈未成脓）

1）症状：腹痛阵作，按之加剧。腹皮微急，脘腹胀闷，嗳气纳呆，恶心欲吐，大便正常或秘结，稍有发热及恶寒。舌质正常或暗红，舌苔薄白或薄黄，脉弦紧。

2）病机分析：腹痛阵作，乃因湿热积滞，阻于肠胃，气血凝聚，肠络不通所致。痈脓属实证，按之则痛更甚，右少腹部为肠痈之好发部位，故疼痛以此处为最剧；胃肠积滞，传化失职，故见脘腹胀闷，嗳气纳呆，大便秘结；胃气失降，则恶心欲吐；发热恶寒，为气血瘀阻，营卫失调，邪正相争之象；舌质暗红，舌苔薄黄为肠胃瘀热；脉象弦紧亦属气血瘀阻，不通即痛之征。

［蕴热证］（痈脓已成）

1）症状：腹痛较瘀滞型剧烈，腹皮绷急，拒按，右少腹处或可扪及肿块，壮热，自汗，大便秘结，小便短赤，舌质红，舌苔黄糙，脉弦数。或见胸脘痞闷，腹胀，呕吐，便溏而不爽。舌苔黄腻，脉滑数。

2）病机分析：气血瘀滞，郁瘀化热，腐肉蒸脓，故疼痛更甚，并可在腹外触及成脓的痈肿；壮热，自汗，大便秘结，小便短赤，舌质红，舌苔黄糙，脉弦数等为阳明热盛之征；胸脘痞闷，腹胀，呕吐，便溏而不爽，舌苔黄腻，脉滑数，则为湿热内蕴之象。

［毒热证］（痈脓已溃）

1）症状：腹痛甚剧，弥漫至全腹部，腹皮绷急，心下满硬，腹胀，矢气不通，壮热，口干唇燥，面红目赤，呕吐不能进食，小便赤涩。舌质红绛，舌苔黄糙或黄腻，脉象洪数。

2）病机分析：腹痛剧烈，且弥漫至全腹部，腹皮绷急，为痈脓已溃之征；大便秘结，矢气不通，腹胀，呕恶不能进食，为阳明腑实证；壮热，口干唇燥，面红目赤，小便赤涩，舌质红，舌苔黄，均属热毒炽盛。若见舌质红绛，则需警惕病邪已入营血。

（二）治疗

1．治疗原则　治疗肠痈大法有三：①通里攻下。②清热解毒。③活血化瘀。“六腑以通为用”，肠痈为腑证，故通里攻下应作为主要治法。肠痈又多为实证，热证。积滞、瘀血、外邪均能致热，故清热解毒必不可少。肠痈又为痛证，腹痛为其最主要症状，不通即痛，除以通里攻下为主外，并应注重活血化瘀。至于在各证中具体应如何应用，要根据患者证情而定。尚有少数肠痈变证，由于患者素体感受之不同，表现为虚证、寒证，则可参照《金匮要略》薏苡附子败酱散温阳散结，破瘀排脓的治法。

2．治法方药

［瘀滞证］（痈未成脓）

1）治法：以通里攻下为主，佐以泄热去瘀。

2）方药：以大黄牡丹皮汤为主方。方中大黄兼有通里攻下，泄热去瘀之功，为主药，可根据患者体质和病情，掌握用量，一般用量为10克，可用至20克。桃仁、冬瓜仁去瘀散结；芒硝攻下泄热；丹皮凉血解毒；并可合用张景岳肠痈秘方。阑尾化瘀汤、白花蛇舌草汤对本证患者均有疗效。

［蕴热证］（痈脓已成）

1）治法：通里攻下，清热解毒，佐以活血化瘀。

2）方药：以仙方活命饮合大黄牡丹皮汤加减为主方。大黄应重用。方中金银花、丹皮、生甘草等清热凉血解毒；当归、桃仁、冬瓜仁等活血化瘀。若已扪及肿块者，可加入皂角、穿山甲等破瘀散结。热重者可酌加蒲公英、紫花地丁；湿重者可加入藿香、佩兰、薏苡仁。阑尾清化汤亦可选用。

［毒热证］（痈脓已溃）

1）治法：首以通里攻下，继以清热解毒，活血化瘀。

2）方药：本证患者应根据病情可选用复方大承气汤加减。方中大黄逐里攻下；枳壳、厚朴、莱菔子行气散结；桃仁、赤芍活血化瘀；蒲公英清热解毒。若心下硬满手不可近者，可参用大陷胸汤，方中甘遂配大黄、芒硝，泻水逐饮，消肿散结，每日服中药2剂，共煎4次，每4～6小时服1次，一般服药1～2次，即可通下，以后再据患者病情随证施方。若见大热、大汗、大渴、脉洪大等阳明气分热者，可选用白虎汤；若见舌绛、心烦等营分症状，可选用清营汤或清瘟败毒饮，并均应加入金银花、紫花地丁等清热解毒药。待热毒症状减轻后，继以活血化瘀，可选用少腹化瘀汤、血府逐瘀汤、阑尾清解汤等。

3. 其他治法

（1）单方、验方

1）白花蛇舌草60克，每日2~3次，水煎服。

2）锦红新片（每14片内含红藤60克，蒲公英30克，生大黄1.5克），每日3次，每次5片。

3）生大蒜30克，芒硝90克，大黄末15克，加醋适量，捣烂，做成直径4~5厘米，厚2~3厘米的药饼，敷于患处，敷1.5~2小时后，换敷大黄醋糊剂8~12小时，无效者可再敷1次。

（2）针灸

1）针刺双侧足三里穴、双侧上巨虚、双侧阑尾穴，强刺激，每次留针20分钟，每日3~4次，一般连用3日。

2）电针双侧足三里穴、双侧阑尾穴、阿是穴以及包块周围，每次留针10~20分钟，每日1~4次，一般用2~3日。

3）耳针取双侧阑尾、交感、神门、大肠，强刺激，每次留针20分钟，每日3~4次，一般连用3日。

（3）直肠给药：采用通里攻下、清热解毒等中草药煎剂，作保留灌肠，使药液到达下段肠腔，加速吸收，促进肠蠕动，清热排毒。

七、转归及预后

肠痈发病急骤，变化较多。绝大多数患者，起病之初，先出现瘀热证的临床症状，此时痈未成脓，应抓紧时机，进行治疗，可使病程终止。若延误诊治，病情进一步发展，则出现痈已成脓的一系列症状，若再失治，出现痈脓已溃的临床表现，病情恶化。有部分患者，由于病邪势猛，或正气本虚，起病伊始，迅即出现蕴热型或毒热型的临床症状，尤以儿童和老年患者多见。

肠痈预后，大多良好，在瘀滞证能得到及时而正确的治疗，一般可在三五日内康复，同时药物或其他疗法，应持续给予7~10日，使能巩固疗效。若用药时间不够，有少数患者，以后可能成为慢性肠痈，反复发作，缠绵难愈。蕴热证患者，预后亦大多良好，但康复和治疗时间更长；毒热证患者，病情凶险，需密切观察，积极治疗。

八、预防与护理

肠痈病的预防工作，根据肠痈病的病因，首应注意饮食卫生，要做到饮食有节制，避免过饱过饥，以免损伤肠胃功能。用力过度，急暴奔走，都可以损伤肠络，使瘀血凝阻于肠中而成肠痈。因此勿要在饱食后奔走负重。产后经期，应当注意调摄。

对各证肠痈患者的护理，可分别归纳如下。

（一）瘀滞证

（1）患者一般卧床休息，轻者可进行适当活动，以调精神，利气血，促进体力恢复。

（2）一般不需禁食，可进流质饮食，但禁食乳、糖、辛燥之类食物。

（3）住院前3日，可每4小时测体温1次，体温正常后改为每日1~2次。

（4）疼痛剧烈时，可配合针刺治疗，取足三里、阑尾穴。用泻法；恶心呕吐配内关、中脘；高热可针曲池。

（5）中药每日服两次，重症可每日2剂，服4次，每次200~300毫升，药温以43~45℃为宜。

（6）可用低压灌肠，用清热解毒中药，每日1~2次。

（二）蕴热证

（1）患者以卧床休息为主，如有腹膜炎表现，可采用半卧位。

（2）一般可进食流质食物，发热呕吐时可暂禁食。适当补液。

（3）每4小时测体温1次，高热者如需用物理降温，以用肥皂水浴缓慢降温为佳。高热出汗多者要注意保暖，防止受凉。

（4）注意观察腹痛情况，腹痛剧烈，可用针刺治疗取足三里、阑尾穴，用泻法。

（5）中药每日服3~4次，每次200~300毫升。

（三）毒热证

（1）绝对卧床休息，半卧位。

（2）禁食，补液。

（3）密切观察体温、脉搏，血压及腹部体征，如有体温突然升高，血压下降，脉象微细，精神烦躁等，为休克早期，要积极处理。

（4）中药每日两剂，每4~6小时服1次，每次200~300毫升。如因腹胀呕吐不能服用中药，可进行胃肠减压，并从胃管中注入中药。

（5）专人护理，详细记录患者临床表现（体温、脉象、舌质、舌苔、腹痛、二便、神志等）。

九、现代研究

中医论述的“肠痈”可包括西医学的急性阑尾炎、阑尾脓肿、腹腔脓疡、腹膜炎等类疾患。本篇主要介绍对急性阑尾炎等研究情况。

随着中西医诊疗技术和水平的不断提高，通过大量临床观察，应用西医学的诊断方法参与中医的诊疗，同时运用非手术治疗的中药方法、针刺疗法，对急性阑尾炎均有确切的疗效。

（一）肠痈病因病机、辨证分型的进展

以往大多数医家对急性阑尾炎的病因病机多认为寒温不适，饮食不节，劳累过度，暴急奔走，情志内伤所致，认为其病机变化为：肠道不利，气滞血瘀（瘀滞期）→郁久化热（蕴热期）→热久腐脓（毒热期），将肠痈分为瘀滞证、蕴热证及毒热证，并基于《金匮要略·疮痈肠痈浸淫病脉证治》的论述，根据脓成已否，是否已溃制定相应的治法。不过近代有些学者认为肠痈既然包括西医学的急性阑尾炎、阑尾脓肿、腹腔脓疡、腹膜炎等诸多疾患，那就有千变万化的实际病情，且肠痈具有发病急，变化快，病情重的特点，所以有学者认为肠痈辨治仅限于3型，则范围太小。赵氏…结合《金匮要略》其他篇章，同时参照腹痈特点，妇人、小儿病变不同将其分为10证：肠痈脓未成证、肠内有痈脓证、结热痞满证、痞满燥实证、热实结胸证、热入血室证、湿热发黄证、太阳蓄血证、热痞兼卫阳虚证、厥阴气郁证，并提出相应的辨证施治。老中医张秀明认为除常用的3证外，还有阳虚阴盛，寒凝水结证，给予真武汤加人参治疗。

（二）影像学的发展对于肠痈辨证论治的辅助意义

肠痈大多属于急腹症的范围，尽快诊断及明确病情对于治疗有着重要意义。随着现代影像学技术的发展，不少学者根据影像学对肠痈的诊断率较高，故常用B超筛选肠痈以确定肠痈性质，辅助肠痈分型治疗。陈氏等研究42例肠痈患者，认为肠痈的不同证型具有不同的B超声像特点。①气滞血瘀型（急性单纯型阑尾炎）早期超声检查不易被发现，当病情发展到一定程度，阑尾区可见中等或低回声索状结构，阑尾轻度增粗，轮廓较规则或不光滑，管腔轻度扩张，可有粪石回声呈强光点伴淡声影。②湿热蕴滞型（急性早期化脓型阑尾炎），其阑尾肿块呈低回声长条状，边界清，内部回声较均匀。严重者壁间可见多个小囊肿样回声，此为壁间脓肿的声像图的特征。③热毒壅盛型（急性坏疽型阑尾炎），阑尾脓肿更明显，呈包块型，边界不清，内部回声极不均匀，可伴有脓肿液化形成的无回声区，也可伴有以坏死为主的强回声反射图像特征。韩氏等用B超研究94例肠痈患者，3种证型的B超特征与陈氏相近，并指出小儿肠痈B超显示穿孔率较高，妊娠期间的肠痈则因症状、影像均不明显，诊断需更为慎重。还指出参考B超影像特征，气滞血瘀型可行中西医非手术治疗，湿热蕴滞型和热毒壅盛型考虑手术治疗，或在准备手术治疗的情况下，行非手术治疗。可见影像学为肠痈的分型治疗有着积极的意义。

（三）治疗肠痈的进展

早期全国各地一般广泛应用中医药和针刺方法治疗急性阑尾炎。治疗的对象主要是急性单纯性阑尾炎，采用的方药多半是应用《金匮要略》的大黄牡丹皮汤。针刺穴位多采用足三里、天枢等循经职穴。

随后天津南开医院、贵州遵义医学院、上海曙光医院等有关单位，不断探索并扩大非手术疗法治疗急性阑尾炎的范围。从过去多半治疗急性单纯性阑尾炎、阑尾周围脓肿，逐步扩展到治疗急性蜂窝组织炎性阑尾炎、急性阑尾炎合并局限性腹膜炎、急性阑尾炎合并弥漫性腹膜炎。

在治疗上，总结出通里攻下、清热解毒、活血化瘀三大法则，根据辨证分别应用。现在一般应用中药复方，例如吴氏用大黄牡丹汤，李氏用小柴胡汤，陆氏用血府逐瘀汤治疗肠痈外，还应用针刺、穴位注射、局部外敷中药等方法。马氏报道取穴：大巨、天枢、外陵、阑尾穴加减治疗肠痈，取得不错的疗效。方氏报道用肠痈膏外敷治疗阑尾脓肿配合中药内服，有效率98.7%，黄氏等报道用自制肠痈汤注射入阑尾穴封闭治疗64例，有效率80%，发现可以使阑尾蠕动加强，进而增强中药活血化瘀消痈之效。同时应用中西医结合非手术治疗阑尾炎效果也明显，张氏报道用肠痈内消汤Ⅱ号（大黄、蒲公英、败酱草等）配合抗生素治疗阑尾周围脓肿有效率97%。卢氏报道用自制肠痈汤（大黄、牡丹皮、芒硝等）结合氨苄西林、阿米卡星静滴治疗急性阑尾炎，有效率92%。

在实验研究方面，南开医院对大承气汤进行了动物实验，试图阐明中药治疗阑尾炎及其他急腹症的作用原理，观察到大承气汤（下法）有增加消化道推进性运动的作用，并降低毛细血管通透性。清热解毒药对大肠杆菌、金黄色葡萄球菌、变形杆菌有抑菌作用，并能解除家兔对内毒素形成的双峰热，使家兔死亡时间延长。李氏通过实验研究显示：大黄牡丹汤具有抑菌、杀菌作用，有增强阑尾蠕动，改善阑尾壁血液循环，解除肠道障碍和镇痛、消炎的药理作用，能预防坏疽及弥漫性腹膜炎的发生，也能促进溃疡的吸收。

同时全国中西医结合治疗急性阑尾炎数次经验交流会，总结了用中医药方法治疗的各种类型的阑尾炎，其中包括合并局限性腹膜炎、弥漫性腹膜炎、阑尾脓肿，总的非手术率在60%以上。在这基础上提出了正确的诊断，合理的选择适应证；积极有效的治疗措施是治疗成功的保证。并提出选择非手术与手术疗法的适应证，要结合患者的全身情况、病情轻重而选择，不能用一律手术或一律非手术的片面观点进行治疗。对于中转手术问题，要慎重对待，在中毒症状加重，出现非手术不能克服的肠梗阻等情况，可考虑中转手术。姚氏等通过实践探索，有选择地采用非手术及中西医结合治疗。认为非手术治疗小儿急性阑尾脓肿具有缩短疗程，减少痛苦等优点。

1978 年，当时的中国医学科学院黄家驷院长指出：“目前70% ~80%的急腹症患者可经非手术方法治疗，充分发挥了以中药为主的非手术疗法的作用，提高了临床疗效”、“中西医结合治疗阑尾炎性腹膜炎取得了较大的进展，50% ~70%的患者可经非手术疗法治疗。”这是对当时中西医结合治疗急性阑尾炎的概括总结。

十、小结

肠痈是临床常见病之一。以热毒瘀结肠中为其主要病机。肠痈的辨证，一般分为瘀滞证、蕴热证、毒热证等三种类型，治疗以通里攻下、清热解毒、活血化瘀为大法。

肠痈须与胃痛、虫痛、腹疝等相鉴别，并须争取早做诊断，及时治疗，以免延误病情。肠痈的预防，主要在于节制饮食，饭后避免剧烈活动等。在护理方面须卧床休息，并严密观察病情。大多数患者均能治愈，少数患者治疗不及时或护理不当，往往恶化。

附方

（1）薏苡附子败酱散（《金匮要略》）：附子　败酱草　薏苡仁。

（2）大黄牡丹皮汤（《金匮要略》）：大黄　丹皮　桃仁　冬瓜子　芒硝。

（3）肠痈秘方（《景岳全书》）：先用红藤30克左右，以好酒二碗，煎一碗，午前一服，醉卧之。午后用紫花地丁30克左右，亦如前煎服。

（4）阑尾化瘀汤（《中西医结合治疗急腹症》）：川楝子　延胡索　丹皮　桃仁　木香　金银花　大黄。

（5）白花蛇舌草汤（《广州中医学院附属医院内部资料》）：赤芍　白花蛇舌草。

（6）仙方活命饮（《证治准绳》）：银花　陈皮　当归　白芷　甘草　贝母　天花粉　皂角　穿山甲　乳香　没药。

（7）阑尾清化汤（《中西医结合治疗急腹症》）：金银花　蒲公英　大黄　丹皮　川楝子　赤芍　桃仁　生甘草。

（8）复方大承气汤（《中西医结合治疗急腹症》）：大黄　枳壳　厚朴　桃仁　赤芍　蒲公英　炒莱菔子。

（9）大陷胸汤（《伤寒论》）：大黄　芒硝　甘遂。

（10）白虎汤（《伤寒论》）：石膏　知母　甘草　粳米。

(11) 清营汤(《温病条辨》): 犀角　生地　玄参　竹叶心　金银花　连翘　黄连　丹参　麦门冬。

(12) 清瘟败毒饮(《疫疹一得》): 生石膏　生地　乌犀角　黄连　栀子　桔梗　黄芩　知母　赤芍　玄参　连翘　甘草　丹皮　鲜竹叶。

(13) 少腹化瘀汤(《中西医结合治疗急腹症》): 红藤　牛膝　桃仁　红花　当归　赤芍　香附　川楝子　小茴香　柴胡　炮姜。

(14) 血府逐瘀汤(《医林改错》): 当归　生地　枳壳　赤芍　柴胡　甘草　桔梗　川芎　牛膝。

(15) 阑尾清解汤(《中西医结合治疗急腹症》): 金银花　大黄　冬瓜仁　丹皮　木香　川楝子　生甘草。

(王国庆)

第四节　黄疸

一、定义

黄疸亦称黄瘅，盖疸与瘅通，是以目黄、身黄、小便黄为临床特征的病证。

二、历史沿革

黄疸的论述，始见于《内经》。《素问·平人气象论篇》云:“溺黄赤，安卧者，黄疸……目黄者曰黄疸。”首先提出了病名，同时强调了目黄对黄疸诊断的重要意义。《灵枢·论疾诊尺》云:“面色微黄，齿垢黄，爪甲上黄，黄疸也。安卧，小便黄赤，脉小而涩者，不嗜食。”详细描述了黄疸常见的临床表现。关于黄疸的病因病机，《素问·六元正纪大论篇》云:“溽暑湿热相薄，争于左之上，民病黄瘅而为胕肿。”最先提出炎暑湿热之邪为黄疸的病因。《素问·玉机真脏论篇》云:“病入舍于肺……弗治，肺即传而行之肝……弗治，肝传之脾，病名曰脾风，发瘅，腹中热，烦心，出黄。”阐述了外邪侵入人体不及时治疗，经过脏腑传变而发为黄疸的机制。《灵枢·经脉》指出脾、肾“所生病”可出现黄疸，“脾所生病者……溏瘕泄，水闭，黄疸”、“肾所生病者……黄疸，肠澼”。明确了黄疸的脏腑病位与肝脾肾有关。《素问·通评虚实论篇》还提出黄疸是“久逆之所生也”，强调了人体阴阳之气久逆不和是黄疸产生的病理基础。

汉代张仲景在《金匮要略·黄疸病脉证并治》云:“黄家所得，从湿得之。”《伤寒论·辨阳明病脉证治》指出:“阳明病……此为瘀热在里，身必发黄”、“伤寒发汗已，身目为黄，所以然者，以寒湿在里不解故也。”这是在《内经》基础上的发展，对黄疸病因，不仅强调湿邪内郁是发黄的关键，而且提出了有瘀热发黄、寒湿发黄者。同时还观察到，热病发黄，往往并非一开始就出现，“伤寒七八日，身黄如橘子色，小便不利，腹微满者……”指出是在发热几日以后，才出现黄疸。对于黄疸分类，《金匮要略·黄疸病脉证治》中，据其病因分为黄疸、谷疸、酒疸、女劳疸、黑疸。认为谷疸、酒疸的发病与湿热有关，受损害的脏腑主要在脾，故云“脾色必黄，瘀热以行”。女劳疸系由于纵欲过度，肾虚热浮。黑疸则系由酒疸、女劳疸久久不愈，发展而成。并指出了各种黄疸的辨证要点。在治疗上提出了

“诸病黄家，但利其小便；假令脉浮，当以汗解之”、“热在里，当下之”、“在寒湿中求之”，以及攻逐瘀热，解表清里、和解枢机、健脾益肾等治疗大法，并创制了茵陈蒿汤、栀子柏皮汤、栀子大黄汤、大黄硝石汤、茵陈五苓散、麻黄连翘赤小豆汤、柴胡汤、小建中汤等方剂。至此，黄疸病的理法方药渐臻完整，至今仍有效地指导着临床。

晋代皇甫谧《针灸甲乙经》专篇讨论黄疸针灸配穴方法，为后世应用针灸治疗黄疸提供了丰富的经验。隋代巢元方《诸病源候论·黄疸诸候》在论述黄疸的病因时强调“凡诸疸病，皆由饮食过度，醉酒劳伤，脾胃有瘀热所致”。并对重症黄疸有了一定的认识，立有“急黄候”一篇，指出“卒然发黄，心满气喘，命在顷刻”的“急黄”，是“热毒所加”而致。唐代孙思邈《千金翼方·黄疸》提出“时行热病，多必内瘀著黄”。初步认识到某些黄疸病属于一种具有传染性的疾病。宋代韩祗和在《伤寒微旨论·阴黄证篇》提出阴黄、阳黄病名，并补充了阴黄方数首，使阴黄之治有法可循。

元代以后的学者，在总结前人经验的基础上，从临床实践出发，对黄疸的辨证论治主张执简驭繁，提出不同见解。朱丹溪《丹溪心法·疸》云：“疸不用分其五，同是湿热，如盦曲相似，轻者小温中丸，重者大温中丸。热多加芩连，湿多者茵陈五苓散加食积药。”根据病情轻重、湿热多少辨证选方。罗天益在《卫生宝鉴·发黄》中，进一步论证黄疸的辨证规律，提出“阳证，身热不大便，而发黄者，用仲景茵陈蒿汤”，若是“阴证，皮肤凉又烦热，欲卧水中，喘呕，脉沉细迟无力而发黄者，治用茵陈四逆汤”。根据阳黄与阴黄的不同辨证选方。明代王肯堂在《证治准绳·黄疸通治》中云：“治疸需分新久，新病初起，即当消导攻渗，如茵陈五苓散、胃苓饮、茯苓渗湿汤之类无不效者。久病又当变法也。脾胃受伤，日久则气血虚弱，必用补剂，如参术健脾汤、当归秦艽散，使正气盛则邪气退，庶可收功。”明确指出了根据黄疸病程新久、病情虚实采用不同治法。明代戴思恭《证治要诀·五疸证治》云：“肺为滔毒熏蒸，故外发于皮而黄。”提出酒毒熏蒸肺脾可以导致黄疸发病，并补充了黄疸从肺论治的法则，从而进一步丰富了黄疸的辨证论治。

明代张景岳补前人之不足，在《景岳全书·黄疸》中把黄疸分为4种类型：“曰阳黄，曰阴黄，曰表邪发黄，曰胆黄也。”并提出了胆黄的概念，在“胆黄证”一节中云：“盖胆伤则胆气败而胆液泄，故为此证。”明确指出了胆汁外泄不循常道是黄疸的发病机制。

清代沈金鳌在其所著《杂病源流犀烛·诸疸源流》中指出：“又有天行疫疠，以致发黄者，俗谓之瘟黄，杀人最急。”认识到这一类黄疸具有起病急，病情凶险，又有传染性等特征。黄元御《四圣心源·黄疸根源》认为黄疸“其病起于湿土，而成于风木”，是对黄疸病机的进一步发挥。钱镜湖的《辨证奇闻·肝疸》明确指出肝疸的病因是由于“肝气之郁”。叶天士《临证指南医案·疸》云：“阳黄之作，湿从火化，瘀热在里，胆热液泄”、“阴黄之作，湿从寒水，脾阳不能化热，胆液为湿所阻，渍于脾，浸淫于肌肉，溢于皮肤，色如熏黄。”明确指出了阳黄、阴黄的产生与体质从化的关系。另外，治湿热黄疸创立分消三焦法，“开上焦，佐中运，利肠间”，亦有独到之处。

三、范围

西医学的肝细胞性黄疸、阻塞性黄疸、溶血性黄疸、病毒性肝炎、肝硬化、胆石症、胆囊炎、钩端螺旋体病、某些消化系统肿瘤，以及出现黄疸的败血症等均可参照本篇辨证论治。

四、病因病机

黄疸的病因，外感源于疫毒侵袭，或饮食不节；内伤则以脾胃虚弱，或宿疾引发。主要病机是肝失疏泄，胆汁溢于血脉，外渗于肌肤，或血败不能华色。病位在肝胆脾胃。黄疸病理因素有湿邪、热邪、寒邪、疫毒、气滞、瘀血，主要以湿邪为主。

1. 疫毒侵袭　疫毒从外入里，侵袭人体，熏蒸肝胆，肝胆失于疏泄，胆汁外溢，上注肝目，下注膀胱，故身目小便发黄。疫毒其性酷烈，易入营血，损及肝肾，陷入心包，蒙蔽神明，则发为急黄重症。

2. 湿热蕴结　湿热之邪，从外侵袭，蕴阻中焦，或酒食所伤、饥饱无常，损伤脾胃，以致运化功能失常，湿浊内生，郁而化热，均可导致湿热交蒸于肝胆，肝失疏泄，胆汁外溢，浸渍于肌肤，下流于膀胱，使面目小便俱黄。

3. 肝胆郁热　由于情志不舒，气机怫郁，或经受大惊大恐，均能伤及肝胆，致使肝失条达，胆失疏泄，郁而化热；胆气不疏，胆汁受热煎熬，日积月累形成结石，阻塞胆液，胆汁排泄不循常道，泛溢于肌肤而发为黄疸。

4. 脾胃虚寒　素体虚寒，湿从寒化，或过服寒凉药，或劳伤太过，脾胃虚弱，不能运化水湿，湿从寒化，以致寒湿阻滞中焦，胆液排泄受阻，渍于肌肤而发黄疸。

5. 气血不足　脾胃素虚，气血乏源，或病后气血亏虚，血败而不华色。脾虚血败，肝血、胆汁失其生化之源，胆腑失养，胆汁疏泄失常，胆汁失约，溢于肌肤而发生黄疸。

6. 瘀血内结　湿热疫毒伏于血分，日积月累正气亏虚，气血失调，形成积聚，日久不消，瘀血阻滞胆道，胆汁外溢亦可产生黄疸。

总之，黄疸的发生，有外感和内伤两端，外感重在湿、毒，内伤以虚、瘀为主。基本病机是肝胆脾胃失常，胆汁不循常道，溢于血脉，渗于肌肤。湿从热化为阳黄，湿从寒化为阴黄。感受热毒、瘟毒则引起急黄重证。阳黄、阴黄、急黄在一定条件下可相互转化。病性有虚实不同。虚实之间可相互转化，实证日久可转化为虚证或虚实夹杂证。

五、诊断与鉴别诊断

（一）诊断

1. 发病特点

（1）初起有恶寒发热，纳呆厌油，恶心呕吐，神疲乏力等类似感冒的症状。

（2）有饮食不节，肝炎接触或应用化学制品药物等病史。

（3）黄疸病男女老少均可发生，但以青壮年患者较多。

2. 临床表现

（1）目黄、肤黄、尿黄，以目黄为主。其中以目白睛发黄最有诊断价值，因目白睛发黄是最早出现而最晚消失的指征。

（2）肝脏、脾脏或胆囊肿大，伴有压痛或触痛。

（3）相关血液生化检测及影像学检查有助于诊断。

（二）鉴别诊断

1. 黄胖病　黄胖病是因钩虫匿伏肠中，日久耗伤气血而引起面部肿胖色黄，全身皮肤色黄带白的病证。但无目黄、小便黄，可作鉴别。《杂病源流犀烛·黄胖》对这两个病的鉴别诊断有明确的论述："黄胖宿病也，与黄疸暴病不同。盖黄疸眼目皆黄，无肿状；黄胖多肿，色黄中带白，眼目如故，或洋洋少神。虽病根都发于脾，然黄疸则由脾经湿热郁蒸而成；黄胖则湿热未甚，多虫与食积所致，必吐黄水，毛发皆直，或好食生米茶叶土炭之类。"

2. 萎黄　萎黄病多因大失血或大病之后，气血亏耗，致使身面皮肤呈萎黄色的病证，病机重在血虚。《证治要诀·五疸证治》有云："诸失血后，多令面黄……亦有遍身黄者，但黄不及耳目。"与黄疸眼目全耳皆黄、小便黄短可作鉴别。

3. 湿病　湿邪郁蒸也可出现面色黄的情况，但仅表现身黄如烟熏，且两目不黄，伴一身尽痛，黄疸必两目黄染，多无一身尽痛，可作鉴别。《医学纲要》指出："色如烟熏黄，乃湿病也，一身尽痛；色如橘子黄，乃黄病也，一身不痛。"

六、辨证论治

（一）辨证

1. 辨证要点

（1）辨阳黄、阴黄、急黄：从发病时间及病程长短来辨别，阳黄起病速，病程短；阴黄起病缓，病程长；急黄起病急骤，变化迅速。从黄疸的色泽及临床的症状进行辨别，阳黄黄色鲜明，伴热证、实证；阴黄黄色晦暗或黧黑，伴虚证、寒证或血瘀证；急黄身黄如金，伴热毒炽盛，或神志异常，或动血，或正虚邪实，错综复杂等危重症。

（2）辨阳黄湿热轻重：阳黄当首辨湿热轻重，热重则见发热口渴，苔黄腻，脉滑数；湿重则见身热不扬，口黏，苔白腻，脉滑偏缓。

（3）辨阴黄虚实不同：阴黄寒湿阻遏、肝郁血瘀多为实证，或虚实夹杂；脾虚血亏为虚证。黄色晦暗，伴脘腹痞闷、畏寒神疲、苔白腻多属阴黄寒湿证；色黄晦暗，面色黧黑，舌质紫暗有瘀斑，多属阴黄血瘀证。目黄、身黄而色淡，伴心悸气短，纳呆便溏，舌淡苔薄等为阴黄虚证。

（4）辨黄疸病势轻重：判断病势轻重顺逆，主要是以黄疸的色泽变化为标志。如黄疸逐渐加深，提示病势加重；黄疸逐渐变浅淡，表明病情好转。黄疸色泽鲜明，神清气爽，为顺证，病轻；颜色晦滞，烦躁不宁，为逆证，病重。

2. 证候

（1）阳黄

[湿热兼表]

1）症状：黄疸初起，轻度目黄或不明显，畏寒发热，头重身疼，倦怠乏力，脘闷不饥，小便黄。苔薄腻，脉浮弦或浮数。

2）病机分析：湿热外袭，侵入肌表，气机不宣，阳气被郁，故畏寒发热；湿性重着，阻遏清阳则头重；阻滞经络则身痛，倦怠乏力；湿热内犯中焦，阻于脾胃则脘闷不饥；湿热下注膀胱，则小便色黄；因湿热初袭，肝胆受邪不重，胆液外溢不甚，则见眼目轻度黄染，或不很明显。苔薄腻，脉浮数或浮弦，均为湿热袭表之征。

[热重于湿]

1）症状：身目黄色鲜明，发热口渴，心烦欲呕，脘腹满胀，饮食减退，小便短赤，大便秘结。苔黄腻或黄糙，舌质红，脉弦数或滑数。

2）病机分析：热重于湿之证主要是湿热蕴蒸，肝胆失于疏泄，胆汁不循常道而泛溢于肌肤，发为黄疸。因热为阳邪，热重于湿，故身目色黄鲜明；热邪内盛，灼伤滓液，故身热口渴；湿热蕴结中焦，运化失常，故饮食减退；胃失和降，浊气上犯，则心烦欲呕；胃腑热盛，腑气不通，故脘腹满胀，大便秘结；湿热下注，邪扰膀胱，气化失利，故小便短赤。舌质红，苔黄腻或黄糙，脉弦数或滑数均为热重于湿之征。

［湿重于热］

1）症状：身目色黄而不光亮，身热不扬，头重身困，胸脘痞满，食欲减退，口不渴不多饮，便稀不爽，小便短黄。苔厚腻或黄白相兼，脉濡缓或弦滑。

2）病机分析：湿重于热之证主要由于湿遏热伏，肝失疏泄，胆液不循常道，溢于肌肤而发黄疸。因湿为阴邪，湿重于热，故身目色黄而不鲜；湿甚于内，热被湿遏，不能外透，故身热不扬；湿为阴邪故不欲饮；湿困中宫，浊邪不化，脾胃运化功能减退，故胸脘痞满，食欲减退；湿热夹滞，阻于肠道并见大便稀而不爽等症。苔厚腻或黄白相兼，脉濡缓或弦滑均为湿重于热之征。

［胆腑瘀结］

1）症状：黄疸胁痛，高热烦躁，口苦口干，胃纳呆滞，恶心呕吐，腹部满胀，大便秘结，小便短赤。苔黄糙，脉弦滑数。

2）病机分析：热邪瘀结胆腑，胆失通降，不通则痛，故胁痛；胆汁因其瘀滞而不循常道，或日积月累形成结石，阻塞胆液，泛溢于肌肤，发为黄疸。胆热炽盛，故高热、烦躁、口苦、口干；胆胃不和，故恶心、呕吐、纳呆；腑气不通，故腹满、便秘。苔黄糙，脉弦滑数均为热邪瘀结胆腑之征。

（2）阴黄

［寒湿阻遏］

1）症状：黄色晦暗，脘闷腹胀，食欲减退，大便溏薄，神疲畏寒。舌质淡胖苔白腻，脉沉细而迟。

2）病机分析：湿从寒化主要涉及太阴脾。脾虚不能运化水湿，湿从寒化或寒湿内阻，阳气不宣，土壅木郁，阻滞胆汁排泄，溢于肌肤而发为黄疸。寒湿均为阴邪，故身目黄色而晦暗；寒湿困脾，运化失调，故脘闷腹胀，食欲减退，大便溏薄；寒湿久留，阳气已虚，气血不足，故见神疲畏冷，四肢无力。苔白腻，舌淡体胖，为阳虚湿浊不化之象；脉沉细而迟，为寒湿留于阴分之征。《类证治裁·黄疸》云："阴黄系脾脏寒不运，与胆液浸淫，外渍肌肉，则发而为黄。"

［瘀血内结］

1）症状：身目发黄而晦暗，面色黧黑，胁下有癥块胀痛，皮肤可见赤纹丝缕。舌质紫或有瘀斑，脉弦涩或细涩。

2）病机分析：黄疸日久，瘀血留着，胆汁受阻，故身目发黄而晦暗。瘀血结于胁下，渐成癥块。瘀血滞塞络道，则见赤纹丝缕等症；舌脉均为瘀血之征。《张氏医通·杂门》所谓"有瘀血发黄，大便必黑，腹胁有块或胀……"说明癥瘕积聚，亦是产生黄疸的病因之一。本证多为其他黄疸病日久失治演变而来，且多虚实夹杂，有偏热者，亦有偏寒者，当根据脉症加以辨别。

［脾虚血亏］

1）症状：面目及肌肤发黄，黄色较淡，小便黄，肢软乏力，心悸气短，纳呆便溏。舌淡苔薄，脉濡细。

2）病机分析：脾胃虚弱，气血不足，血败而不华色，不能营养于内外，故面目肌肤发黄，肌肤不泽，肢软乏力；血虚心失所养则心悸，气不足则气短；脾胃虚弱，运化无权则纳呆便溏。舌淡苔薄，脉濡细，为脾虚血亏之明征。如《景岳全书·黄疸》云："阴黄证：则全非湿热，而总由血气之败，盖气不生血，所以血败；血不华色，所以色败，凡病黄疸而绝无阳证阳脉者，便是阴黄。"

（3）急黄

［热毒炽盛］

1）症状：黄疸急起，迅即加深，高热烦渴，呕吐频作，脘腹满胀，疼痛拒按，大便秘结，小便短少，烦躁不安。苔黄糙，舌边尖红，扪之干，脉弦数或洪大。

2）病机分析：热毒入侵，毒性猛烈，熏灼肝胆，则胆汁泛溢，而发为黄疸，且迅速加深；热毒内炽，灼津耗液，则高热烦渴，小便短少；热毒结于阳明，腑气不通，则大便秘结；胃失和降，则呕吐频作；热毒炎上，扰乱神明，故烦躁不安。苔黄糙，舌边尖红，脉弦数或洪大为热毒炽盛之征。

［热毒内陷］

1）症状：起病急骤，变化迅速，身黄如金，高热尿闭，衄血便血，皮下斑疹，或躁动不安，甚则狂乱、抽搐，或神情恍惚，甚则神昏谵语。舌苔秽浊、质红绛，脉弦细而数。

2）病机分析：疫邪毒热，其势凶猛，传变迅速，故起病急骤；热毒鸱张，乘势内扰，逼胆汁外溢，故身黄如金；热毒耗灼阴津，热闭膀胱，气化无权，故高热尿闭；毒热侵入营血，迫血妄行，溢于肌肤则成斑疹，上逆则为吐衄，下行则为便血；热毒扰动肝风，轻则肢体颤动，重则狂乱或四肢抽搐；热毒内陷心包，扰乱神明，蒙蔽心窍，轻则神志恍惚、躁动不安，重则神昏谵语。苔秽浊为邪毒侵袭之象；舌红绛为热毒内陷营血之征；脉弦细而数，为热毒内炽，阴精亏损的表现。

（二）治疗

1. 治疗原则

（1）祛湿为主：治疗黄疸重在祛湿，通利二便是祛湿的重要途径。若二便通利，则湿能下行，热邪与寒邪也易得泄。阳黄应配以清热解毒；阴黄应配以健脾温化，益气养血，或疏肝活血。急黄则以清热解毒，凉血养阴为治。

（2）活血退黄：黄疸病机过程均可伤及血分，故黄疸不同阶段，均应适当佐以活血化瘀。

2. 治法方药

（1）阳黄

［湿热兼表］

1）治法：清热，化湿，解表。

2）方药：麻黄连翘赤小豆汤合甘露消毒丹化裁。方中麻黄、薄荷宣散外邪，用量宜轻，取其微汗之意；藿香、豆蔻仁、石菖蒲芳香化浊；连翘、黄芩清热解毒；滑石、木通、赤小豆淡渗利湿，通小便；茵陈清热利湿退黄；加姜、枣、甘草调和脾胃；合方共为清热利湿，宣散外邪之剂。

若表证解除，麻黄、薄荷即须撤去，不可再投。

[热重于湿]

1）治法：清热化湿，解毒散结。

2）方药：用茵陈蒿汤加味。方中茵陈为清热化湿、解毒退黄之要药，用量宜重；栀子、大黄清热散结，荡涤热毒。酌加车前草、猪苓、泽泻，渗利湿邪，使湿热分消，从二便而去。药后大便稍溏，排便次数增加 1 ~2 次为度。

如药后大便不溏，可加重大黄用量，有助于黄疸的消退。若热甚有化火之势，出现口苦、渴欲饮冷、苔黄糙者，可合龙胆泻肝汤，清热泻火，化湿退黄。

[湿重于热]

1）治法：利湿化浊，清热退黄。

2）方药：用茵陈四苓汤加味。方中茵陈清热解毒，利湿退黄；猪苓、茯苓、泽泻淡渗利湿，通利小便；白术甘温健脾以除湿。并酌加藿香、豆蔻仁芳香化浊，宣利气机，助化湿退黄之力。

若湿困脾胃，便溏尿少，口中甜，可用茵陈胃苓汤，健脾除湿，化气利水。

[胆腑瘀结]

1）治法：清肝利胆，化湿退黄。

2）方药：清胆汤化裁。方中金银花、连翘、蒲公英、黄芩清热解毒，配柴胡疏达肝胆之气机；大黄、芒硝、枳实泄下通便，以荡涤郁热，配丹参加强祛瘀之力。酌加茵陈、金钱草、海金沙清热利湿以退黄。

若胁痛加川楝子、延胡索疏肝行气，开郁通络。

（2）阴黄

[寒湿阻遏]

1）治法：健脾和胃，温化寒湿。

2）方药：用茵陈术附汤加味。方中茵陈蒿除湿利胆退黄；由于阴黄属寒湿凝滞，故配以附子、干姜辛温之品，温中散寒，而化寒湿；佐以白术、甘草甘温健脾，酌加茯苓、泽泻淡渗利湿，以增强其除湿之功。

[瘀血内结]

1）治法：活血通瘀，疏肝退黄。

2）方药：用鳖甲煎丸加减。方中以鳖甲软坚散结通络为主药，用大黄、䗪虫、桃仁等破血攻瘀，疏通肝经络脉之瘀滞；用厚朴、柴胡、蜣螂等行气开郁，调达肝气之郁结；瞿麦、石韦等利水除湿；干姜、黄芩协调阴阳；人参、阿胶等益气养血。其余诸药，或入血分以通瘀，或入气分以解郁，或助正气之虚，或攻邪气之实，共成攻补兼施，寒温并用，调气理血，诸法兼备之方。因肝郁血瘀常为虚寒、寒热错杂之证，故本方较为适合。

如脘腹胀痛，纳呆神倦，食少便溏，脉细弱者，为肝郁脾虚证，当以理脾为主，而兼调肝，用六君子汤加当归、芍药。

[脾虚血亏]

1）治法：健脾温中，补养气血。

2）方药：小建中汤加味。方中桂枝配姜枣辛甘合而生阳；芍药配甘草酸甘化阴；饴糖缓中健脾。是方使阴阳既济，中气自主，脾胃健旺，气血滋生，黄即消退。

若偏于气虚者加黄芪、党参；偏于血虚者加当归、熟地；阳虚而寒者，桂枝改用肉桂。

（3）急黄

［热毒炽盛］

1）治法：清热解毒，泻火退黄。

2）方药：茵陈蒿汤、黄连解毒汤合五味消毒饮化裁。方中用茵陈清热利湿退黄；取黄芩清上焦之火；黄连清中焦之火；黄柏清下焦之火；栀子清三焦之火；大黄荡涤肠胃之瘀热，以助退黄之力。配五味消毒饮以清热解毒。三方合用有直泄三焦燎原之火．荡涤血分蕴蓄之热毒。对热毒炽盛，正气未衰，确有顿挫之功。

若热深毒重，气血两燔，见大热烦躁，皮肤发斑，齿龈出血，可用清瘟败毒饮，清热解毒，凉血救阴。

［热毒内陷］

1）治法：清热解毒，凉血救阴。

2）方药：用犀角散加减。方中犀角（用水牛角代之）是清热解毒凉血之要药，配以黄连、栀子、升麻则清热解毒之力更大，取茵陈清热利湿退黄。加生地黄、玄参、石斛、丹皮清热解毒，养阴凉血。共成清营分鸱张之热毒，救心肝耗灼之阴血的功效。

若热毒动血，迫血妄行，而见吐衄发斑者，则用犀角地黄汤清热解毒，凉血化瘀治疗。

急黄发病急骤，传变迅速，病死率高，必须及时抢救治疗，故按病势发展过程，分为热毒炽盛及热毒内陷。

热毒炽盛，属于邪实而正气尚支，元气未脱，邪毒尚未深陷，清窍蒙而未闭，故应以祛邪解毒为主。用苦寒直折，泻火解毒的方药，必须中病即撤，不可多投。同时观其脉证，酌情取舍，需要时加用凉血养阴之品，以防耗血伤阴之弊。

热毒内陷，为病势继续发展，疫热火毒，内攻心肝，迅速耗伤气阴，而呈现神昏谵语，正虚邪实，错综复杂的症候。在临床上又有痰热互结与痰湿蕴滞之辨。前者予以安宫牛黄丸、紫雪丹之类，清热解毒，开窍镇惊；后者用至宝丹、猴枣散之类，芳香开窍，清心涤痰。

此外，还有黄疸迁延，久病转虚，气血不足，阴阳俱损，肝阴亏耗，时有虚风内动之势，复因伏于血分之湿毒热邪的鼓动，以致呈现意识昏蒙，抑郁烦躁，表情淡漠，视物不清，四肢发凉，蜷卧头伏，呕恶吐衄，为阳气衰微，阴血欲竭之证，急以至宝丹加人参，以扶正固脱开窍为要。

若因热毒煽动肝风，而见颤动、抽搐则加羚羊角、钩藤、珍珠母清热凉肝息风，兼有真阴耗伤者，则宜用三甲复脉汤。如热毒迫血妄行，见吐衄、便血、斑疹者，速投犀角地黄汤加侧柏叶、仙鹤草、地榆炭凉血止血。同时配合西药进行抢救。

3. 其他治法

（1）单方验方

1）茵陈柴苓汤（《医学传灯》）：柴胡、黄芩、半夏、茵陈、甘草、猪苓、泽泻、赤茯苓、麦门冬、赤芍。治疗黄疸热多湿少者。

2）茵陈分湿汤（《辨证录》）：白术、茵陈、肉桂、猪苓、半夏。治疗黄疸寒湿困脾者。

3）瘴疸丸（《医学入门》）：茵陈、栀子、大黄、芒硝、杏仁、常山、鳖甲、巴豆，为末，蒸饼为丸梧子大，每3丸，米饮下，吐利为效，治疗急黄。

(2) 针灸疗法

1) 体针：阳黄可选合谷、太冲、内庭、足三里、章门、胆俞、阳陵泉、内庭、太冲，针刺用泻法；阴黄可选至阳、脾俞、胆俞、中脘、足三里、三阴交，针刺用平补平泻法；虚证、寒证可加用灸法。每日1次，10日为一个疗程。

2) 耳针：可选肝、胆、脾、三焦等耳穴，配穴：胃，胰，内分泌，神门，交感。每隔3日换另一侧耳穴。

(3) 外治法：急黄尿闭腹胀治疗，选用麝香1克，田螺、葱适量，捣烂外敷神阙穴，或用食盐1千克，炒热外熨腹部。

七、转归及预后

阳黄、阴黄虽属不同性质的症候，但在一定的条件下可以互相转化。如阳黄治疗不当，迁延日久，脾阳不振，可转为阴黄；阴黄不愈，重感时邪，复加热毒，可加重病情，虚中夹实，病变更为复杂。急黄抢救及时，治疗得当，虽然热毒渐解，但正气渐衰，可形成正虚邪恋之候。

一般阳黄治疗得当预后良好；急黄者邪入心营，耗血动血者预后多不良。阴黄若阳气渐复，黄疸消退，预后良好，久治不愈，化热伤阴动血，黄疸加深，日久转为鼓胀，预后多不良。《金匮要略·黄疸病脉证治》云："黄疸之病，当以十八日为期，治之十日以上瘥；反剧，为难治。"说明黄疸经过10日左右的治疗应逐渐消退，如不退而反剧者，则病属难治。

八、预防和护理

(1) 预防隔离：早期发现，早期隔离，注意饮食卫生，餐具应煮沸消毒。

(2) 饮食有节：黄疸发生后饮食应以清淡为主，禁食辛辣刺激食物，禁肥甘厚味，禁止饮酒，少食海产品，不能暴饮暴食。宜食用富有营养的软食或半流质，青菜，豆制品，水果，并可配以饮食疗法，适病情选择赤小豆、薏苡仁、山药、扁豆等。

(3) 起居有常：黄疸患者应慎起居，适寒温，避外邪，劳逸结合。急性期患者应卧床休息；急性期后可适当参加体育锻炼，如太极拳、气功之类，以增强体质，有利疾病恢复。

(4) 调摄精神：针对黄疸患者自卑、恐惧、对治疗缺乏信心，做好心理护理，疏导情绪，使黄疸患者保持心情舒畅，戒恼怒忧思，有利于病情好转。

(5) 密切观察：对急黄患者密切观察脉证及皮肤变化，以防病情恶化。如出现脉微欲绝，神志恍惚，烦躁不安，为欲脱之征象。皮肤黄疸加深，或出现斑疹，为热毒深入营血，病情恶化之兆，应及时抢救。

九、现代研究

近年来，对黄疸病的研究取得了阶段性进展，积累了丰富的经验。多数学者认为，急性传染性黄疸型肝炎多属肝胆湿热引起的阳黄证，而慢性肝炎多属寒湿阻滞之阴黄证，急黄则为阳黄之重症。阳黄的病机为湿热相搏，困阻中焦，胆汁排泄失常，胆汁渗溢肌肤早已被公认，"无瘀不作黄"是黄疸病病机的研究热点之一。

王氏认为木郁土壅，气血同病，胆汁溢于百脉，上注于目，下注膀胱，外溢肌肤，或疫毒充斥三焦，胆汁迅速外泄，而发为疫毒黄疸。强调肝胆脾胃同病是黄疸发病的基础，气血同病，胆溢百脉为其基本病机。提出活血化瘀应贯穿退黄的全过程。

对于阴黄病机的研究引起关注。虚寒是阴黄的重要病机之一，已为多数人共识。潘氏等从西医学角度研究阴黄的形成机制，初步认为，阴黄是黄疸后期肝细胞功能异常、肝纤维化，机体代谢低下等多种因素造成的综合征，根据临床分析，将阴黄病机归纳为“肝体虚损，或被邪困，肝用失职，胆汁不循常道，溢而为黄”。病位在肝、胆、脾、肾，并以虚为主，常为虚实夹杂。

临床治法研究报道很多，治疗急性传染性黄疸型肝炎，疏肝清胆、利湿清热仍为常法，方用茵陈蒿汤、甘露消毒丹等，药如茵陈、大黄、栀子、苍术、泽泻、茯苓等，都能取得较满意的疗效。近年来临床研究特点是以清热利湿为主，辅以多种治法，常与清热解毒、健脾和胃之法或与通腑、化痰、治肺等法联用，都取得了较好的疗效。

活血化瘀法在黄疸病的治疗中受到广泛重视。谌氏等报道采用温病卫气营血辨证、解毒化瘀、凉血化瘀三法治疗急性和慢性重型肝炎 104 例，三组总有效率分别为 47.1%、76.5%、72.2%，解毒组、凉血组疗效均优于辨证组（$P<0.05$）说明毒为致病之因，瘀为病变之本，治疗关键重在解毒，贵在化瘀。

王氏等报道选 120 例重度黄疸型肝炎患者，以“凉血散瘀，解毒退黄”为法，给予退高黄汤（药物组成：赤芍、水牛角、丹皮、当归、三棱、桃仁、红花、黄芪、瓜蒌）每日 1 剂，水煎服。并设对照组给予茵栀黄注射液，进行疗效观察。结果显示：治疗组各种中医症状消失率及 ALT、TBiL、PT 改善，及总有效率明显优于对照组。治疗组住院日数较对照组少，且服用退高黄汤后无明显副作用。表明：退高黄汤对重度黄疸型肝炎有效，其作用机制与改善肝脏微循环、促进胆汁排泄、恢复肝细胞的正常代谢有关。

泻下通腑是中医历来公认的治疗阳黄、急黄的重要治法。曲氏等报道使用大黄泽兰汤治疗重型病毒性肝炎高胆红素血症 66 例，随机分为两组，均给予相同的西医综合治疗，治疗组加服大黄泽兰汤，结果表明治疗组总有效率为 88.23%，较对照组 62.50% 有显著意义（$P<0.05$）。胆红素开始消退时间治疗组为（9.57 ± 3.43）日，对照组为（22.40 ± 8.41）日，两组比较有显著差异（$P<0.05$）。

对单味药物治疗黄疸报道较多的是大黄，退黄效果确切。另外凉血活血药中赤芍效果突出。汪氏报道重用赤芍治疗高胆红素血症 300 余例，退黄显效率达 94%，协作单位观察 370 例，退黄显效率 75%，用量视胆红素高低而异。大量资料表明：茵陈、板蓝根、虎杖、连翘、凤尾草、秦皮、龙胆草、田基黄、青叶胆、紫参、糯稻根、旱莲草、白薇等清热解毒药，单味使用，或配合使用，对降低转氨酶均有一定效果。

针刺治疗急性黄疸型传染性肝炎，是近年来国内较为广泛使用的一种治疗方法。临床研究表明针灸治疗黄疸有一定的疗效，其机制是通过毫针刺激特定的穴位，激发调节经络、脏腑气血功能，改善患者的临床症状。陈氏等报道选 30 例急性黄疸型肝炎住院患者进行针刺治疗，另设体检正常者 30 例为对照组。取穴：足三里、阳陵泉、太冲、胆俞。呕吐、恶心配内关；便秘配天枢；腹胀配手三里；乏力配气海，观察其对血浆胃动素的影响。结果：治疗前血浆胃动素水平明显低于正常对照组（$P<0.001$），治疗后其水平升高，优于治疗前（$P<0.05$），提示针刺可以改善急性黄疸型肝炎临床症状，有促进食欲及退黄的作用，与提高血浆胃动素的水平相关。

王氏对慢性肝炎活动期患者丙氨酸氨基转移酶和天冬氨酸氨基转移酶高、胆红素升高者，治疗方药中皆首选大黄为主药的经验。孟氏提出，急性肝炎丙氨酸氨基转移酶增高多表示湿热之毒加重，应加大清热解毒之剂。慢性肝炎应在扶正基础上加以清解，或以五味子粉冲服，配合降酶的观点，可供临床参考。

痰是黄疸病中的一个重要的病理产物引起重视，但在临床上痰的指征比较难把握，焦氏提出白睛黄染浊腻为病久肝经湿热郁积酿生痰浊，沉着于白睛，可作为黄疸患者湿聚生痰的外在指征，为合理使用化痰药提供依据，可供临床借鉴。

近年来，中医治疗黄疸的临床研究取得了较显著的成绩。辨证与辨病结合的诊疗模式是中医治疗黄疸病的优势所在。进一步加强中医证型与黄疸生化、病理指标相关性的研究，筛选研制各期疗效确切的复方制剂可能仍是今后进一步研究的方向。

十、小结

黄疸是以面、目、身黄，小便黄赤为主要特征的疾病。黄疸之因，多与湿邪有关，湿从热化则为阳黄，湿从寒化则为阴黄，湿热夹毒则为急黄。其基本病机为肝胆脾胃失常，胆汁不循常道，溢于血脉，渗于肌肤。辨证要领在于辨清证候性质与邪正盛衰。治疗重在祛湿。阳黄当清热解毒，同时分清湿重或热重，配以除湿或通腑之治法；阴黄当温化，同时要辨明血瘀或血虚，配以活血或补血之治法；急黄为阳黄重证，当清热解毒、凉血滋阴，必要时根据证候适当配用清心开窍，透邪醒神等治法。黄疸虽有寒热虚实急缓之分，但在病机演变过程中都可伤及血分，适当佐以活血化瘀之品有利于退黄。在临证时还应注意病程的阶段性，以区别邪毒之浅深，湿与热之消长，阳黄、阴黄之间转化，而相应处理。

附方

（1）麻黄连翘赤小豆汤（《伤寒论》）：麻黄　连翘　赤小豆　梓白皮　杏仁　生姜　甘草　大枣。

（2）甘露消毒丹（《温热经纬》）：滑石　茵陈　黄芩　石菖蒲　木通　贝母　射干　连翘　薄荷　白蔻仁　藿香。

（3）茵陈蒿汤（《伤寒论》）：茵陈　栀子　大黄。

（4）龙胆泻肝汤（《医方集解》）：龙胆草　黄芩　栀子　泽泻　木通　车前子　当归　柴胡　甘草　生地。

（5）茵陈四苓散（《医学传灯》）：茵陈　白术　茯苓　泽泻　猪苓。

（6）茵陈胃苓汤（经验方）：茵陈　苍术　厚朴　陈皮　甘草　生姜　大枣　桂枝　白术　泽泻　茯苓　猪苓。

（7）清胆汤（验方）：柴胡　黄芩　金银花　连翘　蒲公英　姜半夏　丹参　枳实　大黄　芒硝。

（8）茵陈术附汤（《医学心悟》）：茵陈　白术　附子　干姜　甘草。

（9）鳖甲煎丸（《金匮要略》）：鳖甲　乌扇　黄芩　柴胡　鼠妇　干姜　大黄　芍药　桂枝　葶苈　石韦　厚朴　丹皮　瞿麦　紫葳　半夏　人参　䗪虫　阿胶　蜂窠　赤硝　蜣螂　桃仁。

（10）六君子汤（《医学正传》）：人参　甘草　茯苓　白术　半夏　陈皮　生姜　大枣。

(11) 小建中汤（《伤寒论》）：桂枝　白芍　甘草　大枣　生姜　饴糖。

(12) 黄连解毒汤（《外台秘要》）：黄连　黄芩　黄柏　栀子。

(13) 五味消毒饮（《医宗金鉴》）：金银花　野菊花　蒲公英　紫花　地丁　紫背天葵。

(14) 清瘟败毒饮（《疫疹一得》）：石膏　生地　犀角　黄连　栀子　桔梗　黄芩　知母　玄参　连翘　甘草　丹皮　竹叶　赤芍。

(15) 犀角散（《备急千金要方》）：犀角　黄连　升麻　栀子　茵陈。

(16) 犀角地黄汤（《备急千金要方》）：犀角　生地　丹皮　赤芍。

(17) 三甲复脉汤（《温病条辨》）：牡蛎　鳖甲　龟板　炙甘草　生地　生白芍　麦门冬　麻仁　阿胶。

（王国庆）

第十八章

内镜护理

第一节　食管、胃内异物取出术的护理配合

一、术前准备

（1）食管、胃内金属类异物，术前胸片检查可确定异物种类、大小、数目、部位。非金属异物，须立即胃镜检查，确定异物种类，是否有必要取出。

（2）患者禁食6h，切勿行吞钡检查，以免影响视野。

（3）术前患者肌注地西泮10mg，阿托品0.5mg皮下注射。也可选择无痛胃镜。

（4）根据异物，准备好附件：鳄口形钳、“V”形钳、锐“V”形钳、三钉形爪、五钉形爪、网篮、圈套器、橡皮头形钳、国产四钉形尖爪、缝线、剪刀、切器、外科剪刀、内镜前端部保护套管、口咽食管保护套管等。

二、术中护理配合

（1）确定食管及胃内异物的部位、形态、性质。吸净胃液，充分暴露异物。

（2）单个短棒形异物、条形异物用圈套器摘取。单个扁平形异物、鱼骨、鸡骨、硬币、小刀、啤酒瓶盖、金属像章等，可用鳄口钳、橡皮头型钳、网篮摘取。胃石、果核、植物树皮等较大异物，需先在食管、胃内切割后再取或让其自行排出。

（3）吻合口残留缝线可长期存在不腐败，刺激胃黏膜形成溃疡及出血。拆线时用缝线剪刀切器或外科剪刀沿黏膜面剪掉残余缝线，残端任其退缩至黏膜下即可，切忌强行拉扯防止肌层撕裂伤。

（4）食管胃内多个、长形尖锐、多形、带钩异物给治疗带来困难，可先上口咽食管套管，然后反复多次进镜取异物可达到一次性取出多个异物，避免反复插镜造成咽喉部水肿或撕裂。还可延长异物与内镜先端部距离，避免异物损伤镜面。

（5）已有嵌顿的异物，是否能摘除，首先排除无穿透伤及大的动脉，其次排除急性穿孔，方可轻微操作，仔细观察试取。

（6）取异物相对一般胃镜检查时间更长，患者更为不适，护士更应做好必要的安慰和心理护理。

（7）完美的术中配合，可提高手术成功率，缩短手术时间，减少患者的痛苦。

三、术后护理

（1）应门诊留观2～4h。一般情况好，无异常即可离开。

（2）因为较大的锐利物在取出过程中可能会损伤消化道黏膜，尤其在咽喉部、食管、贲门、幽门、十二指肠等管径较小部位。轻者可造成黏膜撕裂出血，重者可造成穿孔。无损伤者2h后可正常饮食；造成损伤或有轻度渗血者应禁食，可使用抑制胃酸分泌的药物和黏膜保护剂。出血不止者可在内镜下止血。有穿孔者可在内镜下修补，不成功者胃肠减压，外科手术修补。

（3）所取的若为贵重或特殊物品应妥善清洗保管，并交还患者及家属。

（4）企图自杀、自伤患者，应给予心理辅导及看护，防止再吞异物。

（滕正青）

第二节　食管、胃息肉治疗的护理配合

一、术前准备

（一）患者准备

上消化道准备同胃镜准备，术前需常规检查血小板，出、凝血时间等。如有凝血机制异常，应予以纠正后才能施行切除术。术前15～30min肌注地西泮10mg，丁溴东莨菪碱20mg或654－2 10mg，以减少胃肠蠕动及患者的反应，但对≤6岁或不能合作的儿童应采用静脉麻醉。

（二）术者准备

术者应熟练掌握内镜检查技术，了解电凝切除术的操作方法及原理，了解患者的病史、体征、合并症及有关实验室和X线片检查情况，掌握适应证及禁忌证。了解息肉的部位、大小、形态，以便选择适当的内镜及圈套器。

（三）器械准备

1. 高频电发生器　其利用高频电流通过人体时产生的热效应，使组织凝固、坏死以达到息肉切除、止血等治疗目的。无神经效应，对心肌无影响，对人体绝对安全。

电切电凝和混合电流的强度选择：电流强度要根据息肉大小、有无蒂柄、蒂柄粗细等从小到大调节，最大输出功率为30～80W。电切组织损伤小，但凝血作用弱，易引起出血。电凝有止血作用，但组织损伤大、深，易引起穿孔。凝切混合电切可根据需要选择一定比例同时发出电凝、电切的混合电流。息肉切除时选择何种电流并无严格规定，需根据操作者习惯和息肉具体情况而定。一般选用先电凝，后电切，再混合电流交替使用逐渐切除。

2. 圈套灼除器

（1）圈套器：根据圈套钢丝张开的形态分六角形、半月形和椭圆形，都是纵径大于横径，操作容易。Frunmogtn设计了开放型圈套器，其头部不是圈襻，而是弯曲的金属丝，操作时不需从顶部套入，只需从蒂部插入，然后再弯曲120°，钩住息肉蒂部做电烙切除，不受息肉大小限制。每次电切前都须检查圈套器性能、有无损坏等。注意开闭圈套时，把手滑

动和圈套开闭是否顺畅，钢丝已扭曲变形、关闭不畅者应更换。

（2）电活检钳：与普通活检钳相似，只是两翼不刃，钳身由绝缘套管组成，适用于直径0.5cm以下无蒂息肉，也可用于电凝止血。

（3）氩气设备和氩气刀：现在的高频电发生器都与氩气设备相连接。氩气刀为空心塑料管，使用前须检查是否有折痕、管内必须保持干燥。

3. 高频电发生器及电灼圈套器、氩气刀的校试　根据不同品牌高频电发生器的说明书，将各部件连接完毕，指示灯正常亮起。若出现机器报警，则提示在整个电路中有连接不当或接触不良，应逐个检查连接，找出问题，正确连接。然后将肥皂置于电极板上，用圈套钢丝接触肥皂后通电，把强度调节至有火花为强度基点。校试高频电发生器功能正常，则将电极板贴于患者大腿或臀部肌肉厚实处，使电极板与患者肌肤有足够接触面积，避免因接触面积小引起电流烧伤体表皮肤。选择氩气模式时，接上氩气刀，按下充气按钮，使管腔内充满氩气。

4. 其他　息肉回收器、内镜注射针、金属夹、尼龙环与结扎装置等。

二、术中护理配合

（一）同一般胃镜检查的护理

吸净胃液，充分暴露息肉。

（二）食管胃息肉电切的护理配合

1. 黏膜下生理盐水注射的配合　黏膜下生理盐水注射抬高息肉，便于圈套且预防穿孔。用10ml或20ml无菌注射器抽取生理盐水。注射药物前，先确保内镜注射针伸缩自如，针头长度适宜，并将注射针管腔内充满药液。将收针状态（针头处于套管内）的注射针递给医师送入钳道。注射时当注射针对准息肉基底部后遵医嘱出针，针头刺入黏膜下后注射。注射结束收针后再退出钳道。

2. 圈套息肉的配合

（1）当息肉清晰地暴露于视野中时，然后伸出圈套器靠近息肉，再将圈套钢丝伸出套入息肉至基底部，然后稍向上使圈套襻正好套在基底部稍上方，再轻轻收紧圈套，稍收紧后再轻柔地提拉，使息肉形成天幕状时即可通电。切忌收过紧，造成息肉钝性分离，极易出血。

（2）特大型息肉：先将整个息肉全貌看清楚，然后张开圈套钢丝从息肉顶部慢慢套至基底部，即息肉近端，再将套圈收紧即可通电。此型息肉应采用“密切接触法”切除，即此型息肉太大无法将息肉提起悬空，所以将息肉充分地与肠或胃壁黏膜接触，使单位面积中通过电流量减少，则接触的温度就会降低不至于灼伤接触的肠或胃壁黏膜引起穿孔。

3. 息肉切除的配合　圈套完毕后即可通电，选择适宜模式，先电凝即见息肉蒂或基底部黏膜发白，同时冒出白色烟雾，后电切或混合电流切除，每次通电时间2～3s。通电时，护士慢慢收紧圈套，反复进行至息肉切下为止。在操作过程中与护士密切配合，以防机械割断引起残蒂出血。

4. 检查残蒂有无出血　息肉切断后，应立即观察残端蒂有无出血或渗血现象。正常情况下蒂的残端表面黏膜发白而无渗或出血现象。为了防止迟发性出血，可用金属夹夹闭创面，也可用电凝、氩气刀电灼（APC）预防出血。

5. 抽气　息肉切除后，残蒂无出血现象，紧接着尽量把腔内的气体抽出，减轻患者因胃肠胀气而带来的痛苦。

6. 息肉回收、标本保存并送检

（1）较大一些的息肉可用抓钳（三爪形、四爪形等）抓持息肉或用网篮网住息肉随内镜一同退出。

（2）可通过钳道的小息肉：在胃镜与吸引器连接中正确接入息肉回收器，直接对准息肉吸引，息肉即进入回收器中。多个息肉，可旋转回收器网格，分别回收，回收器上共有4个网格。

（3）特大型息肉回收：可利用圈套襻套住息肉轻轻收紧随内镜一起退出，注意观察息肉是否在胃肠生理狭窄部位或转弯处滑脱。如有滑脱必须重新寻找抓持回收。

（4）多发息肉还可用渔网网篮及捞异物的附件，一网成擒。

（三）食管胃息肉氩气刀电灼的护理配合

对于大量多发小息肉，可用APC治疗，使用方便。

正确连接高频电发生器和电极板，选择适宜模式，按下充气按钮，使管腔内充满氩气。递给医师，逐一电灼。在使用过程中，保持氩气刀管道的通畅，避免出现折痕。

（四）尼龙套扎的护理配合

（1）尼龙套扎除了用于食管静脉曲张套扎之外，可用于隆起性病变的治疗或辅助治疗。在治疗上，阻断血供，使局部组织缺血、坏死，自然脱落；辅助息肉电切治疗上，阻断血供，被阻断血供蒂部上方进行高频电切，这样大大提高了息肉电切的安全性。

（2）将尼龙套扎装置（HX-21L-1）安装手柄，露出头端钩子，扣住尼龙环（根据病变大小选择合适的直径，有13mm、20mm、30mm）的尾部后收紧。推出塑料套管，将尼龙环收入塑料套管内备用。

（3）食管胃黏膜下占位因隆起不足，尼龙套扎不便，须安装有槽平口型透明黏膜吸帽。根据病变大小选择合适的直径，为12.6～19.0mm，用胶布牢固地固定于胃镜先端部。

（4）以食管黏膜下占位尼龙环结扎为例：将事先准备好的尼龙环和结扎装置交给操作者，并顺着活检孔道插入。当塑料套管出现在视野中时，护士收回塑料套管，尼龙环露出于透明黏膜吸帽槽内，医师将内镜对准隆起病变持续负压吸引，将病变吸入透明黏膜吸帽内，护士回收手柄钳夹尼龙环扎紧基底部，直至病变表面色泽变成紫红色为止。护士用力须适当，用力不够则起不到结扎效果，用力过猛则造成组织钝性分离而致出血。放开手柄使钩子与尼龙环脱落，退回塑料套管内，退出结扎装置。

（5）可用结扎线剪刀（FS-5L/Q/U-1）剪去尼龙环的多余部分。

（五）金属夹的护理配合

金属夹在内镜治疗中越来越占有重要的地位，已从原来单纯止血作用发展为多种用途，如预防性止血、缝合、标记等。

（1）过去经常使用的金属夹有OlympusHX-5LR/5QR/6UR-1夹子装置。

1）安装：按压释放键，向后收把手翼使夹子钩伸出塑料套管的前端，将金属夹尾部的小孔与夹子钩对准，向后拉滑动部位使夹子钩钩住金属夹，但注意不要缩进太深过头使夹子的双臂提早收拢造成打开幅度缩小。按压释放键，前推把手翼，使金属夹收回到塑料套管内。

2）使用过程：将安装好的金属夹装置的前端交给医师，插入活检孔内。当看到病变部位时，后退塑料套管，使夹子及金属鞘露出塑料套管外，缓慢向后拉滑动部位，轻轻地将夹子张到最大幅度，左手拨动旋转装置可将夹子的方向调到最适位置。医师将夹子对准病变压紧，向后拉滑动部位使夹子关闭。夹完须前推滑动部位，然后按压释放键，前推把手翼，使夹子钩收回到塑料套管内后从钳道退出装置。

（2）由于安装繁琐，并且夹子连接部容易落在患者体内，吸引时极易堵塞钳道，损坏内镜。近年来出现了新产品 Olympus EZ 夹，与旧款相比，其最大的优点在于安装简便、快速且改良的手柄旋转功能更强，因此已经逐步替代了旧款。但不适用于有抬钳器内镜下使用。

1）安装：将鞘管插入夹套，然后推拉滑动把手，“咔嚓”一声即完成安装，再回收入鞘备用。在安装下一个夹子时须取下前一个夹子的连接部，否则将无法安装下一个。

2）使用过程：将安装好的金属夹装置的前端交给医师，插入活检孔内。当看到病变部位时，缓慢前推滑动部位直至连接部出现，然后缓慢向后拉滑动部位，轻轻地将夹子张到最大幅度。左手拨动滑动部位可将夹子的方向调到最适位置。医师将夹子对准病变压紧，护士向后拉滑动部位使夹子关闭。夹完可不做任何动作退出该装置。

（3）Boston 最新推出 Resolution™金属夹，其突出的优点是无需安装，可反复张开和闭合至少 5 次。缺点是手柄一次性使用，价格相当昂贵。

1）安装：无需安装，打开包装即可使用。

2）使用过程：将金属夹装置的前端交给医师，插入活检孔内，去除红色保险卡，后退外套管，露出夹子。用与活检钳相同的操作方式向前推和向后拉动滑竿可张开和闭合金属夹至少 5 次，便于准确定位。医师将夹子对准病变压紧，护士向后拉动滑竿直至超过阻力 2 次“咔嗒”声后即夹闭。夹完须前推滑竿，使金属夹与手柄装置分离，前推外套管回到塑料套管内后从钳道退出装置。

三、术后护理

（1）一般息肉切除后禁食 4h。特大型息肉切除后，术后禁食时间酌情延长，流质 24h，半流质 3d，以后普食。

（2）术后应用制酸剂和黏膜保护剂。有凝血功能障碍者术前用药纠正后或有出血倾向者，术后应用止血剂。高血压病患者术后血压应维持在正常范围内，以免导致血管扩张而出血。

（3）术后免重体力劳动，避免较长时间的热水沐浴。

（4）术后半年嘱患者复查，多发性息肉患者应定期复查。

（5）妥善放置、标贴、核对标本，及时送病理科。

（滕正青）

第三节　上消化道狭窄扩张和内支架治疗的护理配合

上消化道狭窄的常见病因有炎性狭窄、术后吻合口狭窄、肿瘤性狭窄、外压性狭窄、烧伤后狭窄、食管动力性狭窄（贲门失弛缓症）、发育异常等。患者多不能进食，长时间可引起营养不良，脱水及水、电解质失衡等。内镜下治疗有安全、有效、方法简单、痛苦少等优点，为患者带来福音。

一、上消化道狭窄的扩张治疗的护理配合

（一）术前准备

（1）进行扩张治疗之前，操作者应对患者病情做充分的了解，包括一般情况、基础疾病，如有无心脏疾病，狭窄的原因、狭窄的程度。

（2）与患者及家属进行沟通，包括扩张的作用、并发症、费用等，取得患者及家属的理解和配合，并签署手术同意书。

（3）讲清配合要领，告知患者在术中因扩张时由黏膜轻度撕裂有少许疼痛和渗血是正常的。若有不适可用眼神和肢体语言及时告知。必要时可行静脉麻醉。

（4）术前禁食12h，常规咽部麻醉，术前用镇静剂、解痉剂。

（5）扩张用器械：主要分为两种类型，即探条式扩张器和气囊扩张器。

1）探条式扩张器：由金属或聚乙烯等材料制作而成。目前国内使用较多的是由硅胶制成的探条扩张器，共由外径不同的6根探条和一根导丝组成，大小分别为5mm、7mm、9mm、11mm、13mm和15mm。该扩张器的特点是前端呈锥形，为中空管，可以通过导丝，质软而有韧性，有不透光标志，可在内镜下和（或）X线引导下进行。探条式扩张器一般用于非动力性狭窄、肿瘤性狭窄、吻合口狭窄和炎性狭窄等。

2）球囊扩张器：有很多种型号，目前主要有两种类型。①可以通过内镜活检孔的水囊扩张器：Ballon－CRE型水囊导管或COOK Eclipse TTC消化道水囊扩张器，均可以通过增加水囊内的压力而改变水囊的直径，外径有6～20mm，长度有5～10cm各种不同规格，可以通过导丝或不通过导丝。这种水囊扩张器可以用于各种狭窄，如晚期食管癌狭窄、吻合口狭窄和误服化学物质引起的严重烧伤性狭窄等。②不能通过内镜活检孔的大气囊：有3种规格，外径分别为3cm、3.5cm和4cm；该气囊一般有3个刻度，在内镜下可以见到。同时刻度也有不透X线的标志，扩张时使中间的标志位于狭窄处。这种气囊扩张器多用于贲门失弛缓症的扩张治疗。

（6）其他器械

1）导丝：如斑马导丝，检查导丝是否平直，先端部是否损坏。

2）压力泵、液状石蜡、注射器等。

（二）扩张方法

1. 探条式扩张

（1）可以在内镜、X线下或两者结合的情况下进行。

（2）常规进入内镜，选用软头硬质导丝递交医师，经活检孔道插入狭窄近端，以防导丝损伤黏膜及管壁。将导丝穿过狭窄段置入胃腔内。如果导丝能进入胃腔长度较长或使用有标志的导丝，这种情况下使用探条式扩张并不都需要X线的引导。

（3）保留导丝并退出内镜，此时要保证导丝位置没有移动，然后沿导丝送入扩张探条。送入扩张探条时用力要缓慢。当探条通过狭窄后停留1～3min，保留导丝并退出探条。

（4）然后根据病变的狭窄程度，从小到大进行逐一扩张。到最后使用的探条，连同导

丝一并退出。扩张后应常规进行内镜复查以了解扩张的程度和局部的损伤情况。

2. 水囊扩张

（1）在内镜直视下对上消化道狭窄处产生一种均匀的横向扩张力。该水囊扩张导管是由高弹力性橡胶制成，具有高强度扩张和回缩功能。

（2）水囊导管能注气也能注水，注水效果优于注气，一般注入无菌水。

（3）操作时先于活检孔道注入 5ml 液状石蜡，再插入水囊扩张导管。当水囊段插入狭窄口，并且水囊中点位于目标扩张处，配合医师用压力泵于水囊内缓慢注水，根据病情需要使压力保持在 3 ~ 8 个大气压，此时水囊扩张直径分别在 12 ~ 18mm。保持 2 ~ 5min 后抽出水囊中的无菌水，把水囊导管退回活检孔内。该过程可反复多次。

（4）由于水囊扩张起来时可能会滑出狭窄段，因此打起水囊时，务必固定好镜身和导管，使扩张起来的水囊恰好位于狭窄处，起到扩张狭窄处的作用。

（5）食管静脉曲张硬化治疗后狭窄的扩张，由于存在静脉曲张，因此扩张治疗有出血的危险。插镜和放置水囊时要轻柔，扩张压力要小，一般直径不超过 1.5cm，压力不超过 4kPa。

3. 贲门失弛缓症的扩张

（1）通过内镜活检孔置入软头硬质导丝，退出内镜，沿导丝送入气囊，然后再次进镜，在内镜直视下将中间刻度于食管狭窄处后进行扩张。

（2）扩张时保持气囊有一定张力的情况下维持 1 ~ 3min，休息 2 ~ 3min 后再次扩张。一般要反复扩张 2 ~ 3 次。

（三）术后护理

（1）治疗后应短时间留院观察，注意有无胸痛、气急、咳嗽、发热等症状出现。术后 6h 如无不适方可离院。

（2）狭窄部的黏膜轻微撕裂而有少量渗血，不需要处理。若出血明显，予局部喷洒止血药物即可。

（3）扩张术多造成食管撕裂，创伤的修复可能造成食管再狭窄，作为创伤处理和预防再狭窄可以使用一些药物进行治疗，包括质子泵抑制药、胃黏膜保护药和胃肠促动力药等。

（4）并发症及处理

1）食管穿孔：可以出现剧烈的胸痛、皮下和（或）纵隔气肿等。对于食管小穿孔，可以内镜下修补或通过禁食、胃肠减压、肠外营养和抗感染等保守治疗。对于较大的穿孔则应进行外科修补治疗。

2）食管出血：狭窄扩张后少量的出血较多见，但是大量出血则比较少见。对于表面少量渗血者多可以自行止血，不需要进行处理。有活动性出血者可以通过内镜下进行微波、热探头等治疗。局部喷血多是因为扩张造成血管破裂，这种情况多可通过内镜下用止血夹止血。

3）其他：如发热，可能由吸入性肺炎所致，可进行抗感染治疗。

二、上消化道狭窄的内支架治疗的护理配合

上消化道恶性肿瘤晚期患者失去手术机会或不能接受手术治疗，通过内镜下内支架置入，以期再通狭窄，缓解梗阻引起的吞咽困难，阻断食管、气管瘘，增进患者营养状况和生

活质量。近年来，又出现了可回收食管支架，尤其适用于术后良性吻合口狭窄、扩张治疗后狭窄复发率高、需反复扩张的患者。一般放置 7 ~ 14d，治疗效果明显。

（一）术前准备

（1）同上消化道狭窄的扩张治疗。

（2）胃镜的准备

1）若选择为钳道外释放（non through the scope，non - TTS），以选择细径胃镜较好。Olympus GIF - XP260 型胃镜前端部仅 5. 0mm，易通过狭窄段。

2）若选择为钳道内释放（through the scope，TTS），以选择大钳道胃镜较好。Olympus GIF - 1T240 型胃镜钳子管道达 3. 7mm，钳道内释放支架可通过。

（3）支架的准备：备好各种类型（记忆合金/不锈钢、带膜/不带膜、钳道内释放/钳道外释放、可回收/不可回收）、尺寸（内径/长度）的支架。检查支架的包装有无破损，消毒日期是否过期。

（4）标记物的准备：两条用回形针做成的长约 10cm 铅丝，贴在稍长的胶布上做外标记。也可用金属夹做内标记。

（5）导丝：尽量准备好各种不同类型的导丝，如斑马导丝、超滑导丝、钢导丝等，以备不时之需。检查导丝是否平直，先端部是否有损坏。

（6）异物钳：可对释放的支架位置进行微调。

（7）造影管、造影剂、液状石蜡等。

（二）术中护理配合

1. 钳道外释放　适合各种类型的食管狭窄、胃肠吻合口狭窄等易于直接释放支架的病变。

（1）患者取俯卧位，头偏向右侧。

（2）根据患者的情况行扩张后放置或直接放置。目前随着超细胃镜的出现和支架输送系统的改良，大多数狭窄支架可直接通过，无需扩张，而气囊扩张有穿孔的风险，仅在支架置入困难的病例进行，不应作为常规。

（3）置导丝：细径胃镜通过病变狭窄段，记下病变段的下缘及上缘距门齿的距离，了解病变段的长度，将硬导丝头端交于医师经钳道送入十二指肠远端。胃镜无法通过的，可先行扩张后通过。

（4）定位：X 线透视下留置导丝，退镜达病变下缘，将一条事先准备好的铅丝与导丝相垂直定位于体外皮肤上；继续退镜至病变上缘，同样方法定位第 2 条铅丝。两条铅丝之间的范围即病变范围，选择支架时，一般上下缘均须超过病变部位 2cm 以上。

（5）退镜：留置导丝，配合医师边送导丝边退胃镜，直到把胃镜全部退出。

（6）接过胃镜吸净管道中的黏液，将胃镜悬挂在镜架上。

（7）进支架：配合医师将导丝穿入根据病变长度选择的支架头端的孔中，向前推进支架置入器，进入口腔时，将患者下颌稍向上抬，用液状石蜡纱布润滑支架置入器后，就势将置入器送入食管内，在 X 线透视下见支架到达病变部，调整支架位置使支架中点基本与病变中点吻合。

（8）支架释放：护士旋开保险帽，在 X 线透视下缓缓退出置入器的外套管释放支架。

遵循“边放边拉”原则，即先满足远端，远端张开后边释放边往近端拖拉，对近端准确定位后再完全释放。待支架完全张开后，将置入器连同导丝一起退出，支架置入完成。

（9）配合医师再次胃镜复查，在支架上缘观察。若近端位置不够，可用异物钳在X线透视下牵拉支架；若支架移位太多，则需取出支架重新释放。

2. 钳道内释放　适合胃出口梗阻，包括胃、十二指肠和近端空肠梗阻需放置支架者。

（1）患者取俯卧位，头偏向右侧。

（2）多数患者无需扩张可直接放置。

（3）置导丝：大钳道胃镜进到病变上缘，将软头硬质导丝头端交于医师经钳道送入病变远端。在X线透视下确定导丝越过病变部位进入远端肠腔。

（4）造影：沿导丝插入造影管，退出导丝后注入造影剂。在X线透视下确定病变部位长度、狭窄程度。选择支架时一般上下端均须超过病变部位2cm以上。

（5）在X线透视下再次插入导丝，并尽量深插。

（6）进支架：在钳道内注入液状石蜡5ml，沿导丝插入根据病变长度选择的支架。

（7）支架释放：护士旋开保险帽，一边在胃镜下监视支架上端，一边在X线透视下缓缓退出置入器的外套管释放支架。待支架完全张开后，将置入器连同导丝一起退出钳道，支架置入完成。

（8）配合医师调整支架。若近端位置不够，可用异物钳在X线透视下牵拉支架；若支架移位太多，则需取出支架重新释放。

（三）术后护理

（1）取下患者皮肤上的标记物。

（2）治疗后应短时间留院观察，如无不适症状方可离院。

（3）饮食指导：切忌急于进食。补液1～2d后，从流质开始，逐步至半流质。待支架完全扩张后，方可改少渣饮食，但一定要忌菜叶、糯米等食物。

（4）并发症与处理

1）胸痛：最为常见，与置入支架的膨胀性刺激有关，一般可以忍受。

2）内支架移位：移位后可再次重叠放置。移位至肠道，可通过胃镜尝试取出支架。极少数患者须开腹取出。

3）内支架阻塞：常因肿瘤生长或食物阻塞引起，可通过胃镜下激光治疗和取出食物解决。

4）其他：包括胃、食管反流，穿孔，出血等。

（滕正青）

第四节　上消化道营养/减压管置入的护理配合

一、经鼻喂养管置入的护理配合

长期禁食患者只要消化道功能存在，应提倡早期经肠道营养支持，经鼻喂养管置入是临床上不能经口进食的患者最常用方法。通常直接经鼻放入，但也有部分患者直接经鼻放入困难，此时可在胃镜帮助下放置。

（一）普通胃镜放置法

1. 术前准备

（1）液状石蜡、清水、注射器、丝线、剪刀、肠镜用活检钳等。

（2）喂养管的准备：根据患者需要选择不同型号的鼻胃/肠管。术前在喂养管的头端绑上丝线并打结，打的结要求要长一点、粗一点，适合活检钳抓取。

2. 术中护理配合　以德国费森尤斯卡比公司的鼻胃/肠管为例。

（1）配合医师进行胃镜检查，了解患者食管、胃肠道一般情况。

（2）润滑鼻胃/肠管，将患者下颌稍向上抬，在胃镜所在梨状窝的对侧鼻孔插入鼻胃/肠管至食管（同侧，退镜时容易把鼻胃/肠管一起带出）。

（3）胃镜钳道插入活检钳并抓牢线结。医师进镜同时带动鼻胃/肠管一起前进，此时护士一手钳牢活检钳，一手在鼻孔旁辅助往里送鼻胃/肠管。

（4）一般小肠营养管放得越深越好，因此当胃镜不能再往里进时，可将活检钳往里送（肠镜的活检钳可比胃镜的活检钳进得更远）。

（5）送鼻胃/肠管到达部位后，松开活检钳放开线结，抖动一下（防止活检钳带着线结），关闭活检钳，从钳道内推出。

（6）胃镜下边监视鼻胃/肠管是否滑出，慢慢地抖动退镜。

（7）接过胃镜吸净管道中的黏液，将胃镜悬挂在镜架上。

（8）缓慢抽出鼻胃/肠管的原配导丝，往管内注入清水，确定是否通畅，并记录鼻外管上刻度，胶布固定鼻胃/肠管于鼻翼及脸颊。

（9）用普通胃镜放置的另一种方法：留置长导丝于胃肠道内后退镜；用吸痰管或氧气鼻导管从鼻腔插入，口腔中取出；用取出的吸痰管引导导丝末端从鼻腔出来；退出吸痰管，沿导丝进鼻胃/肠管到目标位置后，退出导丝；固定导管于鼻翼及脸颊。

3. 术后护理

（1）喂养管的护理：灌食前后均以温水注入证实喂养管通畅并冲洗。管喂饮食应现配现用，温度为38～40℃。药物应研碎、溶解后再注入。可分次注入，一次灌入从少量200ml开始，逐渐增加不超过400ml，两餐间隔喂水。亦可以输液泵持续滴入。

（2）灌食后注意患者体位，半卧或右侧卧位，减少反流。

（3）做好患者的鼻腔护理。

（4）防治肠道并发症，如腹泻等。

（二）鼻胃镜（Olympus GIF－N260/GIF－XP260N）放置法

1. 术前准备

（1）在患者一侧鼻腔喷洒2%利多卡因。

（2）液状石蜡、清水、注射器、至少3m长导丝、剪刀等。

（3）喂养管的准备：根据患者需要选择不同型号的鼻胃/肠管。

2. 术中护理配合　以德国费森尤斯卡比公司的鼻胃/肠管为例。

（1）配合医师从一侧鼻腔进行胃镜检查，了解患者食管、胃肠道一般情况。

（2）一般小肠营养管放得越深越好，因此当鼻胃镜不能再往里进时，协助医师于钳道内进长导丝，尽量深插。

（3）留置导丝，配合医师边送导丝边退鼻胃镜，直到把鼻胃镜全部退出。

（4）接过鼻胃镜吸净管道中的黏液，将鼻胃镜悬挂在镜架上。

（5）抽出鼻胃/肠管的原配导丝，剪去鼻胃/肠管头端（便于导丝通过）。液状石蜡润滑后，沿导丝送入。

（6）送入到目标位置后，缓慢退出导丝。

（7）全部退出导丝，往管内注入清水，确定是否通畅，并记录鼻外管上刻度，胶布固定鼻胃/肠管于鼻翼及脸颊。

3. 术后护理　同前。

二、Miller－Abbott 管置入的护理配合

Miller－Abbott 管（M－A 管）即单气囊双腔长管，亦称 Baker 管。M－A 管长 3.2m，可贯穿全小肠。双腔 M－A 管，一腔供气囊充水固定用，另一腔可作肠减压用。其前端为质量较重的金属铜头和充水气囊，可随肠蠕动缓慢前行。M－A 管多用于粘连性肠梗阻的患者。

其置入方法与配合大致与经普通胃镜放置鼻喂养管相同。不同点在于 M－A 管放置前需检查气囊是否漏气，放置到位后需向气囊内注入无菌水 20ml。因其可随肠蠕动缓慢前行，故不可体外固定导管而影响移动。应每日观察管外刻度和肠减压情况，以判断肠梗阻恢复情况。

三、经鼻插入型肠梗阻导管的护理配合

日本 Create Medic 株式会社的经鼻插入型肠梗阻导管（ileus tube）套件，包括亲水性导丝和导管。导管有单气囊型和双气囊型，为三腔导管：一腔供气囊充水用，一腔可作肠减压用，再一腔可作注入用。用于肠内物质（液体、气体）的吸引、减压及造影剂的注入，以及肠管内支撑、内排列肠管，预防术后肠粘连的发生。

放置前须检查导管的完整性、气囊是否漏气。亲水性导丝使用时一定要用无菌水湿润。置入方法与配合大致与经鼻胃镜放置鼻喂养管相同，关键在于必须 X 线透视结合造影，确保导丝通过狭窄病变处。也可用普通胃镜留置亲水性导丝过狭窄病变后退镜；用吸痰管或氧气鼻导管从鼻腔插入，口腔中取出；用取出的吸痰管引导导丝末端从鼻腔出来；退出吸痰管，沿导丝进导管到目标位置后，退出导丝；单气囊及双气囊的前方气囊注入无菌水 10～15ml，最大不超过 30ml；双气囊的后方气囊注入空气 30～40ml，最大不超过 60ml；最后于鼻翼及脸颊固定导管。

（滕正青）

第五节　上消化道内镜黏膜切除术和内镜黏膜下剥离术的护理配合

一、概述

内镜黏膜切除术（endoscopic mucosal resection，EMR）是食管黏膜早期癌和早期胃癌患者可供选择的治疗方法。EMR 是一种局部的治疗方法，因此必须选择淋巴结转移可能性较

低的患者。

内镜黏膜下剥离术（endoscopic submucosal dissection，ESD）是 EMR 中一种整块切除黏膜的方法，用于边缘较大的早期食管癌、早期胃癌患者，以及降低 Barrett 食管发生率。

二、适应证

（1）早期胃癌。

（2）早期食管癌。

（3）Barrett 食管。

三、禁忌证

（1）已侵犯深部的胃癌。

（2）多发的早期胃癌。

（3）有淋巴结转移的可能。

（4）有远处转移的。

四、器械和设备

（1）普通内镜/放大内镜/双腔内镜。

（2）透明帽。

（3）电极板。

（4）冲水管。

（5）热活检钳。

（6）刀：IT 刀、三角形刀、钩形刀、针形刀、扁平刀。

（7）电凝抓钳。

（8）注射针。

（9）钛夹：135°用于止血，90°用于闭合穿孔。

（10）泡沫板和大头针。

（11）染色剂准备：10ml 的 0.4% 靛胭脂、10ml 的注射用生理盐水。

（12）黏膜下注射液准备：5ml 的 0.4% 靛胭脂、100ml 的生理盐水、1ml 的 1 ∶ 10 000 肾上腺素、透明质酸钠（25mg/2.5ml）注射液。

（13）HRBE 电灼器：电切（电切 100 ~ 200W，效果 3；强力电凝 60W），电凝（电切 100 ~ 200W，效果 3；柔和电凝 80W）。

五、术前准备

（1）麻醉师评估是否可行全麻。

（2）确认病灶仅局限在黏膜下层。

（3）凝血功能检查及备血。

六、术中护理及配合

（1）在全麻时密切监测生命体征。

(2) 配合稀释染色剂以及黏膜下注射。
(3) 配合整个切除和剥离过程。
(4) 妥善处理、保存和标贴所取得的标本并送往病理室。

七、并发症

(1) 出血 (6% ~15%)。
(2) 穿孔 (5% ~30%)。
(3) 解剖充分使得边缘残留。
(4) 环形 ESD 可能造成狭窄。
(5) 局部复发。

八、术后即刻护理

(1) 参照食管、胃、十二指肠内镜检查的一般评估。
(2) 观察患者出血和穿孔的症状和体征。
(3) 将患者收入病房观察，直至从全麻中复苏。

九、术后护理

(1) 高剂量质子泵抑制剂 (PPI) 治疗。
(2) 术后 6 个月内密切内镜随访。
(3) 若出现狭窄，可在 ESD 术后第 1 周进行扩张治疗。

十、避免穿孔的技巧

(1) 足够剂量的黏膜下注射。
(2) 剥离时保持视野清晰。
(3) 避免在胃体小弯中上部进行 ESD。

十一、注意事项

(1) 全麻尤其适用于长时间的手术。
(2) 术后 72h 内以每小时 8mg 的速度静推 PPI 80mg (香港威尔斯亲王医院的用法)。

(滕正青)

第六节　下消化道内镜黏膜下剥离术的护理配合

内镜黏膜切除术 (endoscopic mucosal resection，EMR) 是局部切除黏膜的治疗方法，目前已广泛应用于消化道息肉、早期癌和黏膜下肿瘤的内镜下治疗。对于 >2cm 的消化道病灶和黏膜下肿瘤，EMR 只能通过分块切除的方法来进行，即内镜下分块黏膜切除术 (endoscopic piecemeal mucosal resection，EPMR)。但其不能获得完整的病理学诊断资料，肿瘤残留、复发的概率也大为增加。对于 EMR 术后残留和复发病灶，由于首次 EMR 术后瘢痕形成，很难再次 EMR。单纯激光、热电偶、氩离子凝固术等虽可治疗病变，但不能获得完整的病理诊断资料。

20 世纪 90 年代，国外尤其是日本逐渐开展内镜黏膜下剥离术（endoscopic submucosaldissection，ESD）治疗消化道早期癌和黏膜下肿瘤。相对于 EMR，ESD 具有以下独特的优势。

（1）可以切除较大的病变。

（2）大块、完整地切除病变组织，避免 EPMR 带来的病变残留和复发。

（3）对完整切除的病变组织进行全面的病理学检查。

（4）微创治疗消化道早期癌和黏膜下肿瘤，充分体现微创治疗的优越性。

由于 ESD 可能出现的穿孔、出血等并发症以及 ESD 治疗器械的缺乏，国内鲜有开展。复旦大学附属中山医院自 2006 年 8 月开始，在国内率先使用自制器械尝试开展 ESD，目前病例累计达 600 例。

现将下消化道 ESD 护理配合技术介绍如下。

一、适应证与禁忌证

（一）适应证

（1）早期大肠癌。

（2）黏膜下肿瘤：一般经超声内镜检查确定来源于黏膜肌层和黏膜下层的肿瘤。

（3）直肠类癌。

（4）大肠巨大平坦息肉：一般 $<2cm$ 的息肉可以进行 EMR；$>2cm$ 息肉拟用 ESD。

（二）禁忌证

（1）已侵犯深部的早期癌。

（2）多发的早期癌。

（3）有淋巴结转移和远处转移的可能。

（4）来源于固有肌层的肿瘤。但随着器械和技术的进步，其逐渐变得可能。

（5）心脏、大血管术后服用抗凝剂、血液病、凝血功能障碍者，在凝血功能没有得到纠正前。

二、术前准备

（一）患者准备

（1）了解患者的病史，包括现病史、既往史等，尤其是既往结肠镜和超声肠镜检查和治疗情况。

（2）了解患者的一般情况，全身重要脏器功能，尤其是凝血机制，询问有无使用抗凝药物等情况。

（3）肠道准备同一般结肠镜检查，要求患者术前最后一次排便应为清水样便，否则将影响术中视野和操作。如便中仍有粪渣，仍需再排便，必要时可给予灌肠清洁肠道。

（4）术前签署手术同意书：告知家属手术目的、方法、效果、并发症及处理、手术费用等相关情况，取得患者及家属的理解和同意并签署手术同意书后方可进行该项治疗，以免发生不必要的医疗纠纷。

（5）推荐使用无痛内镜技术，由于手术过程精细而复杂，且用时较长，患者的腹胀、腹痛等不适明显超过一般结肠镜检查，无痛内镜技术可使患者无痛苦的同时也方便医师操作。

（二）设备和器械准备

1. 内镜准备　Olympus 260 型电子结肠镜（带有 NBI 功能则更好）。Olympus Q260J 型一般适用于直肠需要内镜高位倒转下操作的。

2. 设备准备　ERBE VIO200D 内镜切割设备、APC2 氩气刀设备、EIP2 冲洗设备、JET2 精细水束分离设备。

所有设备打开电源并调试好。设置功率：根据病灶的大小及部位调整电凝、电切功率指数。一般标记时选用电凝 Forced coag 15 ~ 25W，切割时用 Endo - cut 60W effect 2 ~ 3、Forced coag 50 ~ 60W。JET2 模块效果：直肠 35，结肠和盲肠 30。在实际操作时还要根据具体情况随时调整。

设备的薄膜键盘不能用含醇类的消毒剂擦拭，否则会导致仪器薄膜键盘上的防反光涂层溶解。高频波电灼器虽有电绝缘装置，但若遇到接线脱落或绝缘管破裂等情况，也会发生漏电等事故，因而操作前必须详细检查。

3. 器械准备　灌洗管（喷洒型）、预切开刀（need knife）、注射针、热活检钳、电圈套器、止血夹与夹子装置（回转式）、异物钳、标本吸引瓶等，所有器械须安装到位、开关灵活。

4. 特殊器械准备

（1）透明黏膜吸套：专用或特制。

专用透明黏膜吸套：Olympus 公司专门为 ESD 设计的，一次性使用。

特制透明黏膜吸套：笔者医院自制的将常规透明黏膜吸套头端削去 3/4，使透明帽头端距内镜先端约 2mm。

（2）现配的黏膜下注射用液：1 ~ 5ml 0.4% 靛胭脂、1ml 肾上腺素、100ml 生理盐水（甘油果糖、25mg/2.5ml 透明质酸钠）。

（3）ESD 器械：有 Hook 刀（KD - 620LR）、IT 刀（KD - 610/611L）、Flex 刀（KD - 630L）、Triangle tip 刀（KD - 640L）和 BSBK21S35 等。护士必须对特殊器械的功能和使用要熟知。

Hook 刀（KD - 620LR）：切割部刀长 4.5mm，钩长 1.3mm。

IT 刀（KD - 610L）：顶端带有绝缘陶瓷圆球的电刀，切割部刀长 4mm，头端圆球直径 2.2mm。

IT2 刀（KD - 611L）：特点是陶瓷绝缘刀头的底部设计有电极，切割部刀长 4mm，头端圆球直径 2.2mm，电极厚度 0.2mm。

Flex 刀（KD - 630L）：切割部刀长 0.8mm。

Triangle Tip 刀（KD - 640L）：切割部刀长 4.5mm，头部三角长 0.7mm，厚 0.4mm。

BSBK21S35：单回使用高周波处置内视镜能动器具，具有边切割、边注水等功能。

其中 IT 刀使用最多，相对较安全。使用 IT 刀时，按黏膜的切线方向拉动 IT 刀进行切开。由于刀头的绝缘设计，操作时不易侵入黏膜过深，比普通针状刀要安全得多。但刀丝与黏膜垂直或横向切开时，绝缘刀头会被黏膜挡住，不利于切开操作。有时不得不进行一些复杂的操作，如用附件按压黏膜、内镜打角度、更换附件等。于是在 KD－610L 的基础上，Olympus公司生产出了 IT2 刀。它改善切开功能，刀丝与黏膜垂直时切开更容易。使用 IT2 刀时，绝缘刀头底部的电极可接触到黏膜，直接实施切开，为刀头的顺利移动开辟通路，避免刀头被黏膜挡住，使横向切开变得容易。IT2 刀的电极也可通电，从而使得黏膜下层剥离的操作更加容易。

5. 其他用品准备　冷冻 8% 去甲肾上腺素溶液、纱布、泡沫板、大头针等，双吸引、氧气、监护仪、呼吸机、抢救车等，在整个治疗过程中必须提供安全的保障。

（三）护士与操作医师术前沟通交流

了解大致手术过程和医师习惯，便于术中默契配合。

三、术中护理配合

（一）ESD 的配合要点

（1）环境足够大，并合理布局。内镜主机、显示器、周边仪器、患者的卧位、操作医师与配合护士的站位，对手术时间的长短与手术是否顺利起着至关重要的作用。充足的时间，可让医师有足够耐心和细心完成精细操作。

（2）一名护士负责进镜和扶镜。进镜过程缓慢，循腔而进，完成普通结肠镜检查。退镜至病变处，根据手术进展配合微调和控制内镜位置。

（3）另一名护士负责术中设备模式切换与调节、器械传递、操作配合等。护士配合要娴熟。由于操作器械很多，为了便于传递，护士应有专门的操作台，在手术前将器械标记明显、放置合理、拿取交换自如。

（二）配合步骤

一般完整的 ESD 操作步骤：染色、标记（marking）、黏膜下注射、沿标记剖开、切圆、剥离、整块切除病变、创面处理、标本固定送检。

（1）进镜前于内镜前端部安装透明黏膜吸帽，注意松紧，可用胶布固定，长短要适宜一般以 2mm 为宜。目的是使内镜前端远离黏膜组织，同时能提供清晰的视野和优质的组织观察特性。

（2）钳道安装三通接头至 EIP2 冲洗设备，彻底冲洗干净局部粪便，充分暴露病灶，选择最佳视野和操作角度。

（3）染色或使用 NBI 确定病灶大小、性质与边界。

1）染色：使用喷洒型灌洗管染色时，推送的力度要恒定，使染色均匀，一般从活检孔管道抽出喷洒型灌洗管时要回抽或先注入空气，以免染色剂外溢，不能直接从活检孔管道注入染色剂。

2）用 Olympus CLV－260SL 时，无需染色，直接按 NBI 键，使用窄带成像技术观察病变。配合 CF－H260AZI 放大肠镜，观察效果更佳。

（4）标记：一般在病灶外缘 2mm 处，可使用氩气刀、预切开刀（need knife）或 BSBK21S35。选择 ERBE：Forced coag 15～20W，注意部位与个体差异随时调节。

（5）黏膜下注射染色剂：于病灶边缘标记点外侧进行多点黏膜下注射。目前有以下两种方法。

1）用注射针直接黏膜下注射，注射时注射针内要充满注射液，由远端至近端注射，一般每点 2ml 使黏膜足够抬高，注射针进针不宜太深。正确使用注射针，进出活检孔道内时一定要将针芯回抽，否则会划破活检孔管道。Boston Interject 有隔离夹（spacer clip），在进入活检孔管道时，不要取出隔离夹，确定要注射时方可除去。

2）用 ERBE JET2，预先选择好程序、效果级别、抽吸设置。一般效果级别 Effect 选 35，抽吸（suction）设置负压 400mbar，设置续抽时间（run - on time）60s，激活喷嘴，使分离介质的染色剂灌输到软管末端。递送压力软管时勿弯折，JET2 时要注意垂直黏膜面。喷嘴不能对着工作人员和患者。

若使用透明质酸钠配制黏膜下注射染色剂时，必须在充分止血的条件下使用，否则会稀释透明质酸钠凝胶，降低其高度的渗透缓冲效应，从而降低防粘连效果。

黏膜下注射时不要过深。黏膜要足够抬高。注射时的感觉（推注阻力大，抬举不明显）要及时与医师沟通。若肿瘤浸润至黏膜下深层或固有肌层，则黏膜下注射时病变部不隆起，而周边黏膜明显隆起，继续剥离易穿孔。

（6）切开和剥离：使用 Need 刀、Hook 刀或 BSBK21S35 沿标记点外侧切开黏膜，再使用 Hook 刀、IT 刀或 BSBK21S35 切开黏膜直至一圈。追加黏膜下注射，使用 Hook 刀、IT 刀、Flex 刀、Triangle Tip 刀或 BSBK21S35 沿黏膜下层进行剥离。对于抬举不明显、病变与肌层不能分离、瘢痕形成部位，可直接使用 Hook 刀沿瘢痕基底切线方向进行剥离。对于来源层次较深的肿瘤，可将肿瘤顶部黏膜用圈套器切除（去顶）后，用 Hook 刀沿肿瘤边缘剥离，即内镜黏膜下挖除术，该操作对医生的技术要求更高，剥离病灶的同时极易穿孔，但无需紧张，金属夹夹闭即可。

配合时要注意以下。

1）调整 ERBE：Endo - cut 60W、Forced coag 50 ~ 60W。根据实际情况可调整参数。

2）保持病灶始终抬举，黏膜下染色清楚，可反复、足够剂量黏膜下注射。

3）随时冲洗，保持视野清楚，层次分明。若出血及时止血。

4）注意出刀的长度或方向。使用 Hook 刀，要旋转钩子方向与病灶基底方向相反。使用 Flex 刀，要注意刀头伸出的长短。

5）扶镜护士要配合患者的呼吸、肠蠕动，理解医师的切割思路，使用不同刀的特性，随时调整并固定内镜位置。可旋转内镜，使病灶处于 6 点钟位置最方便医师操作。配合护士要按病灶的部位、大小、来源，医师的喜好，器械的特性，随时与医师交流，传递器械。

（7）创面处理：对创面可见小血管用热活检钳、APC300 等凝固治疗；对于局部较深、肌层分离、可见裂孔和腔外脂肪者，应用金属夹缝合创面。肛塞复方角菜酸酯栓（太宁栓剂）保护创面。

（8）标本收集：ESD 要求标本的完整性，可用异物钳、抓钳等取出标本。不能盲目依靠透明帽吸出标本，它不一定能保证标本的完整性。标本取出后展开，并用大头针固定在泡沫板上，浸泡在甲醛溶液后送检。

（三）术中观察

（1）严密观察标准监测指数：心电图、SpO_2、血压、脉搏等。监护仪最好悬挂在不易被遮挡处，在氧疗下血氧饱和度下降就意味着严重的通气下降，其作用大于其他的监护仪，能对麻醉和苏醒过程中80%的严重意外起警报作用。心率加快也提示可能与操作有关。

（2）保持呼吸道通畅，尤其对超重、脖子粗短、有呼吸暂停综合征者更应严密观察。

（3）保持静脉通路通畅。

（4）操作配合时要随时注意是否有穿孔现象。

1）原因：技术因素、病灶本身的因素、术中反复电凝止血。

2）表现：皮下气肿、腹部膨隆、气道压力突然增加且持续存在、操作过程中持续注气肠腔仍不能展开，均提示穿孔的发生。

3）处理：若腹腔内游离气体较多，影响患者 SpO_2 下降，可用20G穿刺针于腹部排气减压。随后内镜下找到裂孔，金属夹夹闭。无法夹闭时，须及时外科手术治疗。

（四）术中穿孔的配合

金属夹的使用：金属夹的安装、张开、上夹与释放要一气呵成。穿孔时要体会医师的心情，充分理解医师的思路。把握每个金属夹的方向与位置最佳，一般从两侧至中，远至近，配合吸引，及时夹闭。穿孔一般使用HX－90L的金属夹。使用Boston Resolutiongr M止血夹时，该止血夹可反复张开和关闭5次，有利于准确对位。

（五）出血的预防与处理配合

一旦发生出血，影响视野，盲目止血也容易发生穿孔。出血量较大时，有时还不得不中止ESD。ESD术中必须有意识地预防出血的发生。对于剥离过程中发现的较小黏膜下层血管，可以应用Need刀、Hook刀、IT刀、Flex刀头端直接电凝止血；而对较粗的黏膜下层血管，可用热活检钳钳夹血管后外拉热活检钳，使热活检钳远离胃肠壁再电凝血管，护士配合时看见黏膜变化时立即放开热活检钳。

黏膜剥离过程中一旦出血，应及时处理。用冷冻去甲肾上腺素盐水对创面进行冲洗，明确出血点后可用APC探头、针刀、IT刀、热活检钳直接电凝止血，一般不主张用止血夹止血，往往会影响后续的黏膜下剥离手术的操作。

（滕正青）

第七节 胃镜检查的护理配合

一、适应证与禁忌证

（一）适应证

（1）凡有上消化道症状，经各项检查（包括X线检查）未能确诊者。

（2）原因不明的上消化道出血患者。

（3）已确诊的上消化道病变，需随访复查或进行治疗者。

（4）上消化道手术后仍有症状需确诊者。

（5）治疗性内镜包括食管、胃内异物夹取，息肉切除，电凝止血及导入激光治疗贲门和食管恶性肿瘤等。

（6）常规体检。

（二）禁忌证

（1）严重的心肺疾患或极度衰竭不能耐受检查者。

（2）精神病或严重智力障碍不能合作者。

（3）怀疑有胃肠穿孔或腐蚀性食管炎、胃炎的急性期。

（4）严重脊柱成角畸形或纵隔疾患如胸主动脉瘤等。

（5）严重高血压患者。

二、术前准备

（一）器械准备

（1）Olympus GIF－Q/H260 型电子胃镜：检查内镜的光源是否工作正常，镜面是否清晰，打气/水、吸引是否充足，做好白平衡的调节。及时发现并排除故障。

（2）棉垫、口圈、弯盘、无菌水、纱布、20ml 注射器、纸巾等。

（二）患者准备

（1）患者术前禁食、禁水至少 6h。吸烟患者最好检查当天禁烟，以减少胃液分泌，便于观察。钡剂检查后 3d，以免影响视野。

（2）询问病史，阅读有关 X 线片，以便了解病情及上消化道大致情况，掌握适应证。

（3）向患者说明检查的目的和大致过程，并交代术中注意事项，解除患者焦虑和恐惧心理，取得合作。

（4）有胃潴留者，应先洗胃或做胃肠减压术。

（5）咽喉部局麻，多采用口服麻醉剂，如复方达克罗宁液 2ml，于检查前 10～15min 将药物挤入患者咽部并嘱其咽下，以麻醉咽部及咽下部；或 2% 利多卡因做咽部喷雾麻醉。咽喉部良好的麻醉是插镜成功的关键。复旦大学附属中山医院采用口服盐酸利多卡因胶浆，可在上消化道内镜检查时起到表面麻醉、润滑作用，并能显著祛除胃肠道内泡沫，以利视野清晰。

（6）如有特殊情况，术前 15min 可给予阿托品 0.5mg 及地西泮（安定）10mg 肌注。

（7）检查时患者取左侧卧位，双腿微曲，松开领口及裤带，取下活动义齿（假牙）及眼镜，头部略向后仰，使咽喉部与食管成一直线。放置口圈后嘱患者咬住，放置棉垫与弯盘于患者口下。

三、术中护理配合

（一）患者护理

帮助患者取左侧卧位。整个过程护士须观察患者一般情况，嘱患者唾液自然外流，及时清除口咽部分泌物。一般情况差的患者须吸氧及心电监护。恶心、呕吐剧烈患者，给予必要的安慰，嘱其用鼻吸气、嘴呼气调整呼吸。

（二）术中普通活检钳活检的配合

术中活检是复旦大学附属中山医院胃镜检查的常规项目。活检前须检查活检钳的开闭情况，以抛物线式递给医师送入钳道。当活检钳出现于视野下即打开，待活检钳紧贴组织后即关闭。抽出活检钳，妥善放置所取组织。抽出活检钳时须用纱布，以防止黏液和血液飞溅，保护自身。

（三）胃幽门螺杆菌的检测

胃幽门螺杆菌（llelicobacter pylori）是导致慢性胃炎和消化性溃疡的重要致病因素。目前幽门螺杆菌检测已成为临床需要，是复旦大学附属中山医院胃镜检查的常规项目。

（1）检测原理：根据胃幽门螺杆菌分泌大量高活性尿素酶的特性，采用 pH 指示剂法检测尿素酶分解底物的最终产物，以辅助诊断胃幽门螺杆菌感染。

（2）监测方法：使用时揭开底物酶标条的盖子，加入酶促反应液 2 滴，待药膜完全溶解后，用标本签或洁净镊子将胃镜检查时活检取出的胃黏膜新鲜组织置入药液内，在室温条件下孵育 5min 后观察结果。

（3）结果判断：目测法，自然光线下或 40W 日光灯下观察胃黏膜组织边缘药液颜色变化，无显色反应或呈黄色为阴性。胃黏膜组织边缘药液呈浅红色至玫瑰红色反应为阳性。阴性或弱阳性患者将孵育时间延长至 10～15min。

试剂盒保存：10～30℃、相对湿度不超过 85%、无腐蚀性气体和通风良好的室内，避免酸碱类重金属盐类污染和高温、高湿环境。

四、术后护理与监护

（一）胃镜及附件的处理

当使用过的胃镜离开患者口腔后，护士即接过，用含有酶洗液的纱布擦拭插入部和先端部，并按下吸引按钮抽吸含有酶洗液的液体，取下胃镜连同弯盘、活检钳等送清洗消毒室。

（二）患者的护理与监护

（1）当胃镜离开患者口腔后，帮助患者取下口圈，并将口腔周围的黏液擦净。

（2）检查后应休息 15～20min，向患者解释可能出现短暂的咽痛及咽后壁异物感。

（3）患者多有咳痰反射，要告知不要反复用力咳嗽，以免损伤咽喉部黏膜。

（4）指导患者 2h 后方可进水，以免发生呛咳甚至误吸。可进温凉流质或半流质，以减少粗糙食物对胃黏膜创面的摩擦，造成出血。如无特殊，下餐即可恢复正常饮食。

（5）出现严重不适，应即刻来院就诊。

（三）妥善放置标本

于 4% 甲醛溶液内，标贴标本，与医师一起核对病理单和标本，及时送病理科。

五、并发症与防治

（一）吸入性肺炎

由于吸入唾液，或胃镜头端误入气管，或由于局麻、外伤，可产生轻度暂时的咽部运动功能失调。预防的方法是勿吞咽口腔内分泌物，取左侧卧位时，尽量使左口角放低，以利唾液流出；用前视胃镜检查，特别在咽下部时一定要看清食管腔后才能将胃镜向前推进，否则胃镜头端易误入气管。

（二）出血

黏膜损伤撕裂或插镜后的反复剧烈呕吐亦可致出血，故操作过程中动作要轻柔谨慎，勿用暴力，防止擦伤出血。

活检时应避开血管，避免活检时取组织太深，或撕拉过甚；对于合并动脉硬化的老年患者，在溃疡瘢痕部活检、凝血机制有障碍的患者，活检时应十分谨慎。

（三）穿孔

食管穿孔是最严重的并发症，但很少见，多为进镜时用力过猛，或试图盲目进入食管所致，可引起胸痛、纵隔炎、纵隔及皮下气肿、气胸及胸腔积液、食管气管瘘等。胃穿孔亦很少见，可能是由于操作粗暴以致损伤胃壁，或深凹病变的活检及病变的胃镜治疗，或穿透性病变注气过多，胃内压力增高，引起病变处穿孔。患者出现腹部剧痛、腹胀，且向肩部放射。体检肝浊音界消失，X 线透视可见膈下有游离气体，故穿孔一旦确诊，应立即考虑手术治疗。

（四）心血管意外

胃镜检查时可出现心率加快、血压升高、心绞痛、心律失常及心电图改变，偶尔发生心跳骤停、心肌梗死。因此对老年患者宜采用细径胃镜。对有心血管疾病的患者应事先查心电图，测血压，详细了解病情，必要时预防性应用 β 受体阻滞剂，并尽量缩短检查时间，密切观察患者。

（五）药物不良反应

极少数病例可出现麻醉药过敏。静注地西泮过快，可引起低血压、呼吸窒息；阿托品可诱发青光眼发作、排尿困难和尿潴留等。用药前应询问有无过敏史；青光眼及前列腺肥大患者应避免术前注射阿托品；检查室中应备有肾上腺素等抗过敏和抗休克药物，以备紧急情况时应用。

（六）假急腹症

当注气过多、过快时，大量气体进入小肠，引起小肠急剧胀气，特别是在用抗胆碱药后，肠紧张度减退时尤为明显。临床表现为严重腹胀、腹痛、弥漫性腹部压痛，类似穿孔。X 线检查可排除穿孔，排气后症状消失。

（七）腮腺、颌下腺肿胀

由于机械性刺激使腮腺、颌下腺分泌增加，或胃镜检查时舌向前下方压迫而导致暂时性痉挛，使分泌物潴留而引起腺体突然肿大。这种并发症多于术后自行消退，不需处理。

（八）下颌关节脱臼

患者用力咬住口圈、张口过大、呕吐时，下颌关节发生异常运动而脱臼。用手法复位即可。

（九）胃镜嵌顿

由于胃镜柔软可曲，镜前端可沿镜逆转回来，在食管内嵌顿。在胃内倒镜观察胃底时也会在该处嵌顿，曾有报道 2 例嵌顿于食管裂孔疝。

（十）菌血症、感染或败血症

国外学者研究指出，胃镜检查前后做血培养，发现少数患者血培养由术前阴性转变为术后阳性，患者无症状。乙型肝炎、艾滋病也可通过胃镜传播。但采用有效的清洁、消毒技术，对工作人员进行专职培训，遵守胃镜的操作规程，可消除上述危险。

（滕正青）

第八节 上消化道出血的紧急胃镜检查与治疗的护理配合

所谓紧急内镜检查是指上消化道出血后48h内进行的内镜检查。进行急诊胃镜检查的目的是明确出血原因和危险性，选择合适的方法行内镜下止血。只要患者神志清楚、血压相对稳定，医师操作熟练，护士配合默契，该项检查是十分安全的。

一、术前准备

除了做好一般胃镜检查前的准备外，还需做好下列准备。

（一）患者准备

（1）详细询问病史及体格检查。

（2）患者生命体征稳定，保持静脉输液管道通畅。休克患者须先补充血容量，血压维持在90/60mmHg以上。

（3）告知患者及家属手术目的、方法、风险、并发症及处理等，取得患者及家属的理解和配合，并签署手术同意书。

（4）紧急情况下可在患者床旁或手术室进行。

（二）器械准备

（1）常规内镜设备（一般选用外径细、吸引孔大的前视型内镜）。

（2）准备两路吸引器：一路接胃镜，一路及时吸引患者口咽部呕吐物。

（3）吸氧、心电监护、急救设备、抢救药品等。

（4）冲洗液（生理盐水/无菌水）、灌洗管和冲洗设备。

（5）内镜下配合止血的设备、附件、药物等。

（6）带橡皮筋的口圈、张口器、约束带等。

（三）由技术熟练的医师和护士操作

要由技术熟练的医师和护士配合进行。最好有两位护士配合，一位负责监护患者，一位负责操作配合。

二、术中护理合

（一）紧急胃镜检查的术中护理配合

（1）同一般胃镜检查的术中护理。

（2）协助医师进行冲洗与吸引。连接自动冲洗设备（图18－1），及时加水。无自动冲洗设备的，则需及时准备注射器。

（3）及时清除患者口咽部分泌物和呕吐物，尤其是大量呕吐时，及时吸出，防止窒息。

（4）严密观察患者生命体征，出现紧急情况应立即退出胃镜，就地配合抢救。

（5）躁动患者须派专人约束或约束带约束患者，保持左侧卧位，尤其头部要固定好。

（6）使用带橡皮筋的口圈或用胶布固定口圈，防止口圈脱出，损坏胃镜。

（7）牙关紧闭患者使用张口器放置口圈。

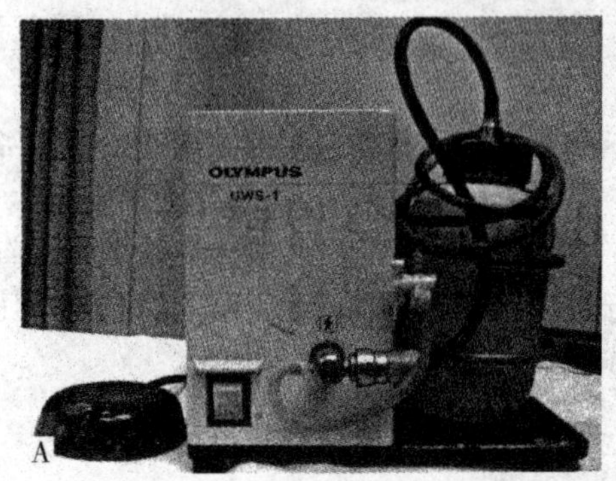

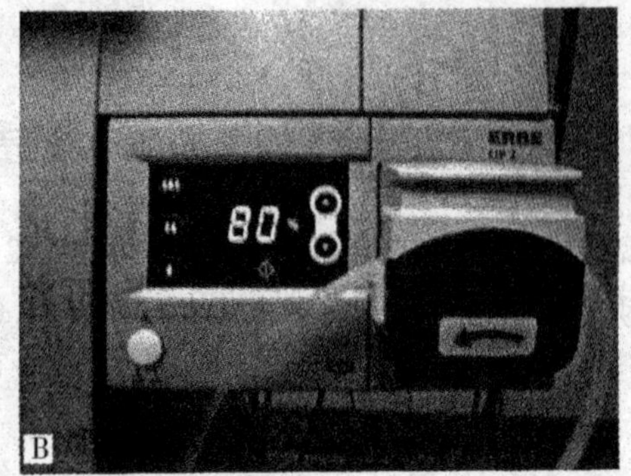

图 18－1　自动冲洗设备

A. Olympus UWS－1 型注水设备；B. ERBE EIP2 注水设备

（二）急性非静脉曲张性上消化道出血内镜治疗的术中护理配合

1. 常见原因　消化性溃疡出血、肿瘤和息肉出血、贲门黏膜撕裂等。

2. 止血方法　根据实际情况使用一种或几种方法止血。

（1）局部喷洒止血药物：常用的有冰去甲肾上腺素溶液（8%）、凝血酶溶液等。对黏膜小血管破裂出血简单、方便、有效。

（2）局部注射止血药物：常用的有硬化剂、高渗盐水稀释的肾上腺素溶液、单纯生理盐水等。

（3）热凝固止血：常用电凝止血法、热探头止血法、氩气刀止血法等。

（4）机械压迫止血法：止血夹止血法、棉球压迫止血法等。

3. 护理配合

（1）护士须及时冲配所需药液，辅助医师喷洒。

（2）局部注射止血时，用 10ml 或 20ml 无菌注射器抽取药液。注射药物前，先确保内镜注射针伸缩自如，针头长度适宜，并将注射针管腔内充满药液。将收针状态（针头处于套管内）的注射针递给医师送入钳道。注射时当注射针对准注射部位后遵医嘱出针，针头刺入黏膜下后注射。注射结束收针后再退出钳道。

（3）热凝固止血时，根据不同品牌电灼机的使用方法连接电极板和附件，根据需要调节机器模式及参数。递送附件时以纱布保护，防止血液飞溅，污染自身及环境。

（4）棉球压迫止血法是将活检钳通过胃镜钳道夹取适当大小厚度（过大过厚影响视野、过小过薄不能压迫）的干的（或冰去甲肾上腺素湿润）棉球后进镜，直接压迫于出血部位，几分钟后即可止血。

三、术后护理与监护

（一）胃镜及附件的处理

（二）患者的护理与监护

（1）同一般胃镜检查的术后护理。

（2）患者保持安静休息，支持治疗，观察生命体征及再出血体征。

（3）根据出血原因及止血情况，采取进一步措施。

（滕正青）

第九节　静脉曲张性上消化道出血内镜治疗的护理配合

一、经胃镜食管静脉曲张套扎治疗的护理配合

经胃镜食管静脉曲张结扎术（endoscopic variceal ligation，EVL）是以内痔弹性橡皮环结扎原理为基础的止血和预防出血的治疗方法。目前采用的 EVL 有单次结扎和连续结扎（六连环、七连环等）两种。由于单环单发使用过程中需提前在食管内插入直径为 2.0cm 外套管，患者不易耐受，连续结扎器的发明成功将单次结扎器逐渐淘汰。对于快速清除食管曲张静脉，结扎术是目前最为简单而有效的内镜下治疗方法：但其风险较大，操作时须谨慎。

（一）术前准备

（1）上消化道出血的紧急胃镜检查与治疗的术前准备。

（2）套扎装置的准备

1）尼龙单套的准备

A. 将有槽平口型透明黏膜吸帽（MH－593，直径 12.9mm）（图 18－2A）用胶布固定于胃镜（Olympus GIF－XQ240/260）先端部。

B. 将尼龙单套装置（HX－21L－1＞安装手柄，露出头端钩子，扣住尼龙环（MAJ－339，直径 13mm）的尾部后收紧（图 18－2B）。以普通回形针铅丝的直径为标准，回收手柄钳夹尼龙环到底，用胶布固定手柄回收的刻度（图 18－2C）。刻度的制作是手术成功的关键可防止套扎曲张的静脉时用力不够或过猛，用力不够则起不到结扎效果，用力过猛则造成静脉钝性分离而致大出血。弃去之前的尼龙环，重新安装新的尼龙环，推出塑料套管，将尼龙环收入塑料套管内备用。

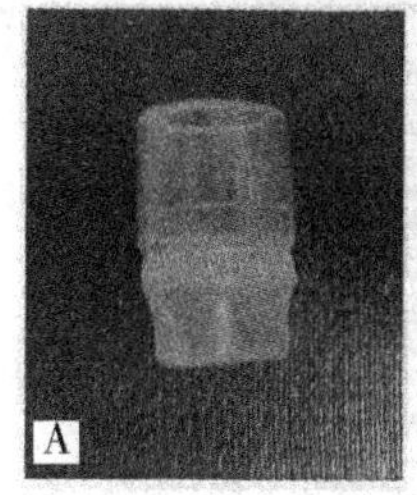

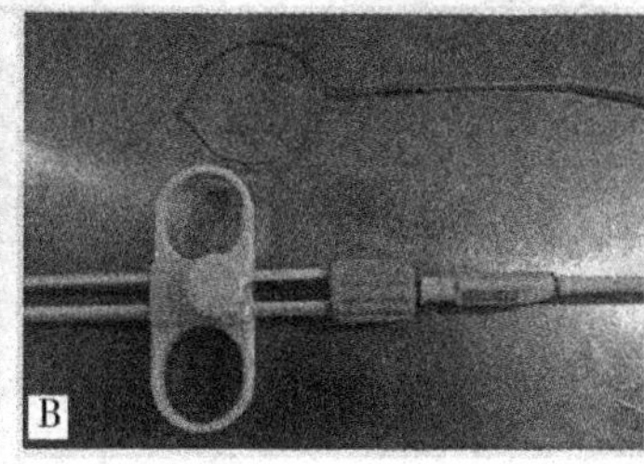

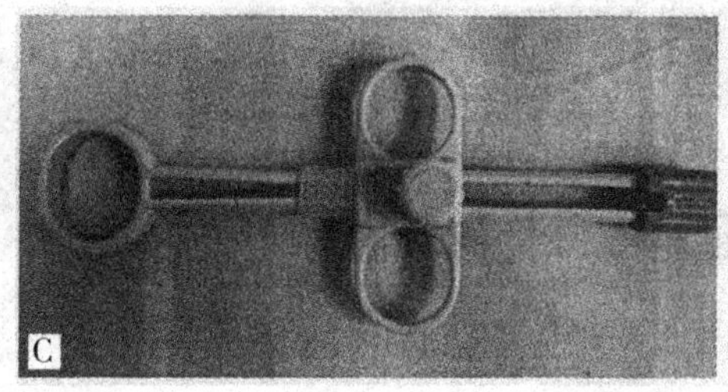

图 18－2　尼龙单套

A. 透明黏膜吸帽；B. 安装尼龙环；C. 制作刻度

2）连续套扎装置（图 18－3）：主要由美国 Boston 7 连环套扎器及 COOK 多环（4、6、10 环）套扎产品。虽然生产商不同，但安装过程大同小异。

连续套扎器由三部分组成：①透明外套柱（图 18－4），使用时插入胃镜前端，其上备有多个橡胶圈。②牵拉线，有丝线和金属线两种。③操作手柄（图 18－5），安放在胃镜活检插孔内。旋转手柄，通过牵拉线作用于外套柱上的橡胶圈使其释放。

安装时透明外套柱不能影响操作视野（图 18－6），橡胶圈集中于 5～11 点方位内。牵拉线拉紧但不能紧到装置释放。操作手柄牢固安放在胃镜活检插孔内。

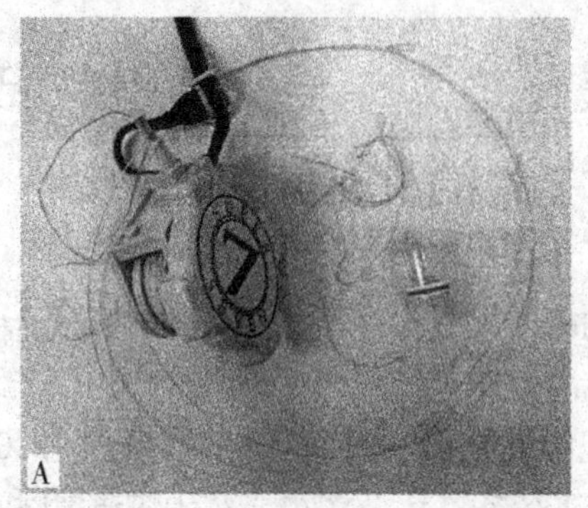

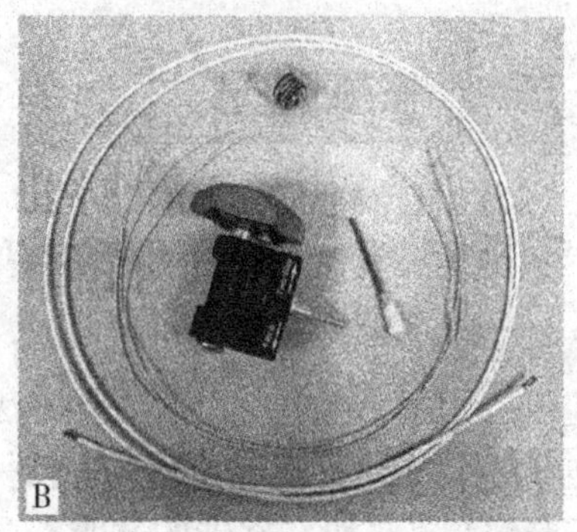

图 18－3　连续套扎装置

A. Boston 公司套扎器；B. COOK 公司套扎器

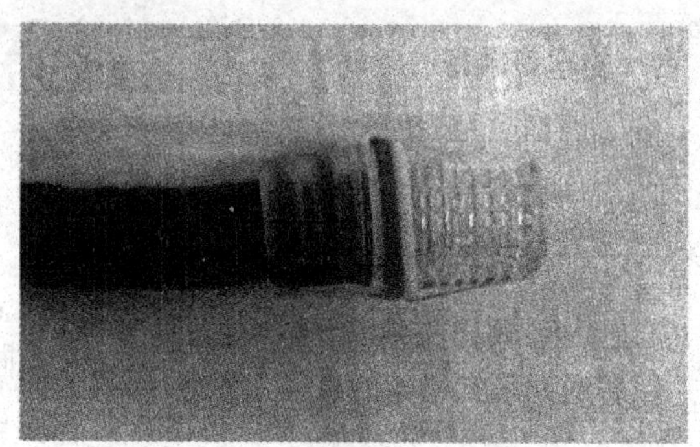

图 18－4　透明外套柱在图标题下方

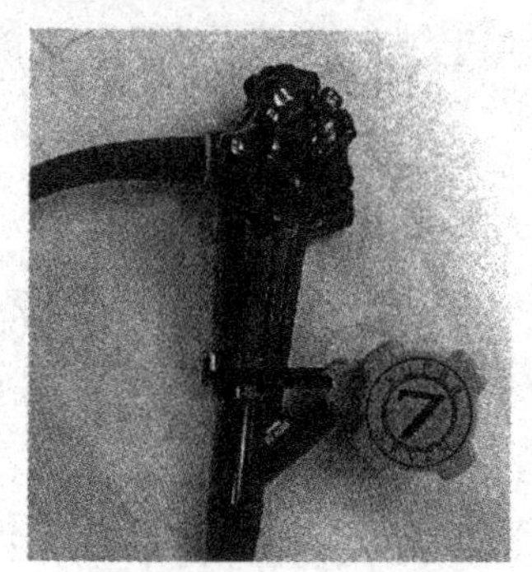

图 18－5　操作手柄

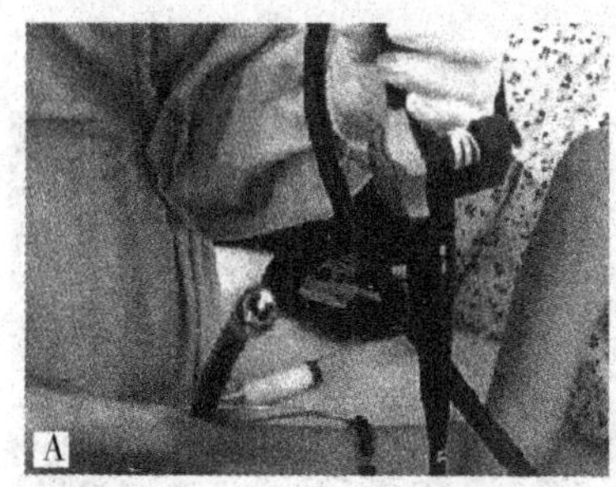

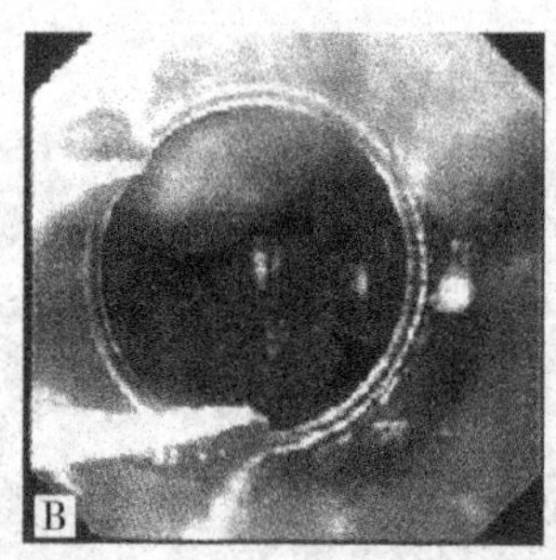

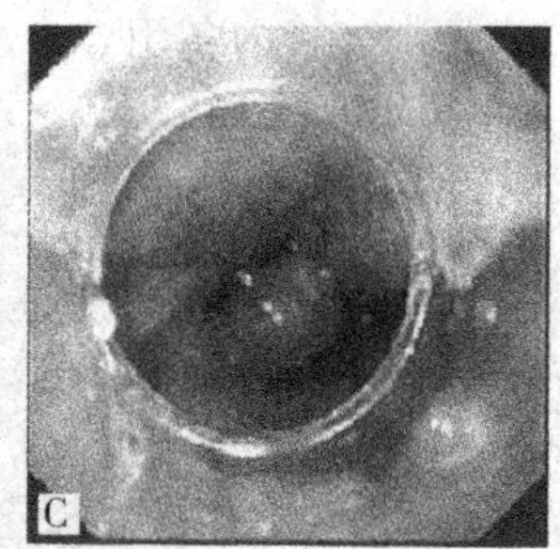

图 18－6　食管静脉曲张套扎治疗过程

A. 结扎器安装；B. 内镜下见结扎器；C. 静脉被结扎

（3）推荐行无痛胃镜：确保患者最大的配合，减少术中并发症的发生。

（4）确保吸引器的吸力正常。

（二）术中护理配合

（1）同一般胃镜检查的护理，完成普通胃镜检查，明确套扎指征。

（2）尼龙单套的护理配合：将事先准备好的尼龙环和结扎装置交给操作者，并顺着活检孔道插入。当塑料套管出现在视野时，护士收回塑料套管，尼龙环露出于透明黏膜吸帽槽内，医师将内镜对准曲张静脉持续负压吸引，将曲张静脉吸入透明黏膜吸帽内。待满视野红时，护士回收手柄钳夹尼龙环直至手柄上胶布固定的刻度处，放开手柄使钩子与尼龙环脱落。退回塑料套管内，退出结扎装置，完成一次套扎。再次安装尼龙环，相同的方法完成对所有曲张静脉结扎治疗。尼龙单套时需2名护士娴熟的配合，确保手术治疗的成功。

（3）连续套扎的护理配合：将安装好结扎器的胃镜送入食管齿状线附近，确定结扎部位。内镜对准曲张静脉持续负压吸引，将需套扎的曲张静脉完全吸入外套柱内，并接近镜面成球形出现红色征时旋转手柄释放套圈。套圈脱落后牢牢地将曲张静脉结扎为饱满球形，旋转退镜，结扎后的静脉呈紫葡萄状，套扎时注意不要在同一平面上多次结扎，以免引起食管狭窄。重复上述操作，完成对所有曲张静脉结扎治疗。

（三）术后护理

（1）同上消化道出血的紧急胃镜检查与治疗的术后护理。

（2）卧床休息，6h后可进温凉流质，而后逐渐增加饮食中的固体成分，2周内达到可进软食。饮食应柔软、清淡、易消化，忌烟酒、辛辣、刺激、质硬饮食。

（3）结扎后的患者在48h内均有不同程度的吞咽不适、哽噎感和胸骨后隐痛不适。这是由于结扎后曲张静脉局部缺血坏死，浅溃疡形成，一般无须特殊处理可自行缓解。

（4）并发症

1）一过性吞咽困难：一般在24h内自行消失。

2）食管溃疡：绝大多数患者会在皮圈脱落后形成局部浅溃疡。但经制酸，服用黏膜保护剂后溃疡多在2周左右愈合。

3）曲张静脉破裂大出血：此为橡皮圈或尼龙圈套扎不紧，过早脱落致静脉内未形成血栓，或套扎局部静脉破溃所致。发生率很低，然而一旦发生则为致命性大出血，需紧急手术治疗或双气囊三腔管压迫止血。

二、经胃镜食管静脉曲张硬化剂治疗的护理配合

经胃镜食管静脉曲张硬化剂治疗（endoscopic variceal sclerotherapy，EVS）可以制止曲张静脉出血，消除曲张静脉，有效预防和减少再出血。但其风险相当大，操作时须极其谨慎。

（一）术前准备

（1）同上消化道出血的紧急胃镜检查与治疗的术前准备。

（2）硬化药的选择：选用快速形成血栓、能收缩血管、引起无菌性炎症性组织坏死特点的油质硬化药，常用的有1%乙氧硬化醇、5%鱼肝油酸钠、95%乙醇等。用20ml无菌注射器抽取药液备用。

（3）复旦大学附属中山医院采用胃镜先端部附加气囊（Olympus MD - 689）进行硬化剂注射治疗。在滑石粉帮助下，将气囊套入胃镜先端部，其下端与胃镜头端距1~2mm，丝线固定使其不易滑脱（图18-7A）。向气囊内注射20~25ml空气没入水中，以检查气囊是否漏气（图18-7B）。

（4）注射针的选择：注射针有两种：金属型和特氟隆型。金属注射针较硬，弹性稍差，

刺入静脉后，由于食管的蠕动和患者呼吸的影响，易划破静脉，导致更大量的出血。但金属针可消毒后反复使用。而特氟隆型的注射针弹性较好，不易划破静脉。一次性使用。

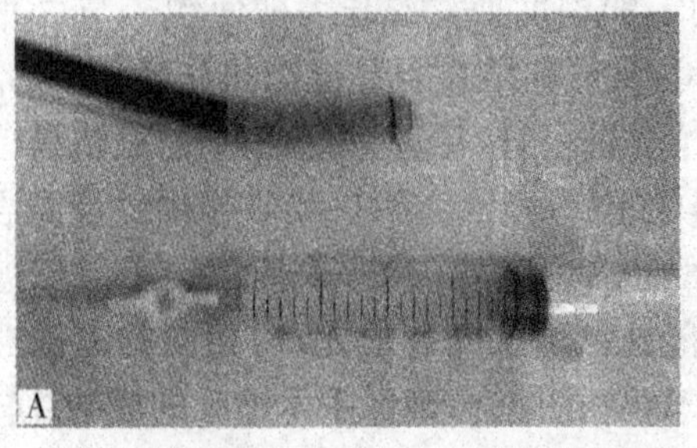

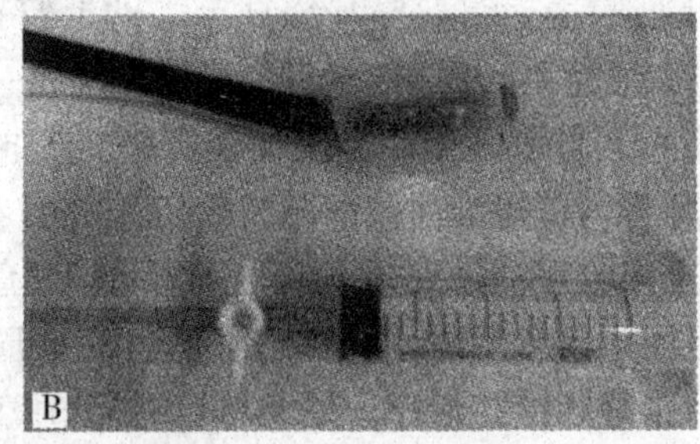

图 18－7　内镜头端安装气囊

A. 装置气囊；B. 气囊注气后

（5）检查内镜注射针的完好性和灵活件，确保内镜注射针伸缩自如，针头长度适宜（COOK 的一次性硬化注射针的针头长度可调范围为 0～0.8cm），一般选择 0.4～0.6cm 为宜，并将注射针管腔内充满硬化剂。

（6）推荐行无痛胃镜，确保患者最大的配合，减少术中并发症的发生。

（二）术中护理配合

（1）同一般胃镜检查的护理，完成普通胃镜检查，明确治疗指征。

（2）常用的注射方法有 3 种：①血管内硬化法；②血管旁硬化法；③血管内和血管旁联合硬化法。对小的曲张静脉做血管内注射，对曲张明显粗大的采取联合注射法，即先注射在曲张静脉旁，以压迫曲张静脉，使其管腔缩小，随后再行静脉腔内直接注射使之闭塞。操作过程与医师密切沟通与默契配合，任何不默契都可能导致患者大量出血。

（3）将收针状态（针头处于套管内）的注射针递给医师送入钳道。注射时当注射针对准注射部位后遵医嘱出针，针头刺入血管后推药。边推药边观察静脉情况。推药结束停顿片刻使药液发挥作用。当医师准备拔针时继续推药。此封针法是为了防止针眼中出血甚至飚血，使注射后出血减少到最低程度。当针头离开血管立即收针（图 18－8），用同样的方法完成对所有曲张静脉的治疗。

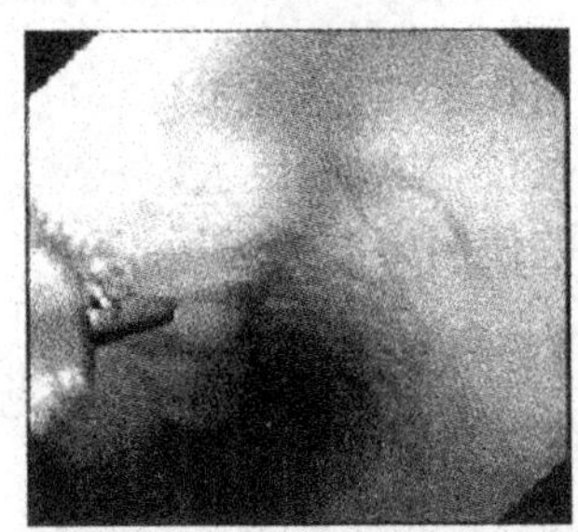

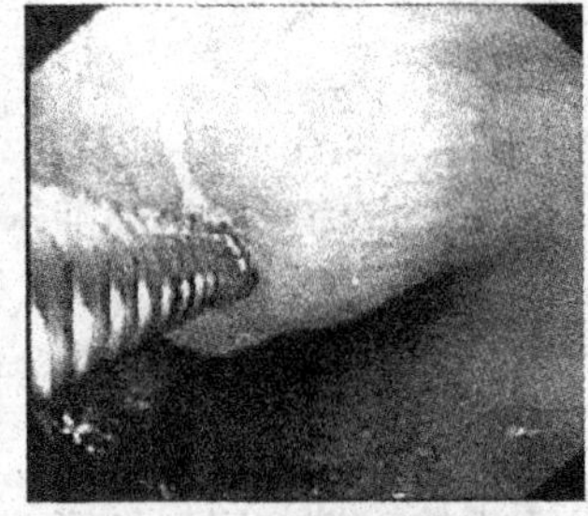

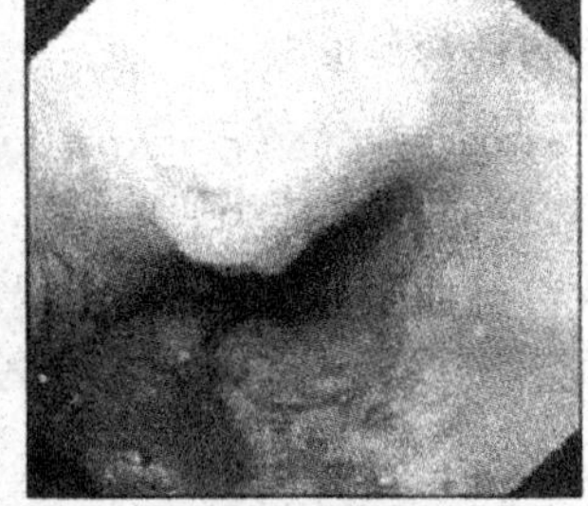

图 18－8　食管静脉曲张硬化剂治疗过程

（4）一旦出血，切莫慌张。气囊压迫胃底或镜身压迫针眼即可止血。

（5）常用硬化剂有 1% 乙氧硬化醇每点 2～4ml，一次总量不超过 30ml；5% 鱼肝油酸钠注射量每点 4～6ml，一次总量不超过 20ml 等。

（6）注射部位的选择：多选择静脉内注射法。自近贲门处的下端食管静脉开始注射。多为4条曲张静脉，每条静注1～2点。注射点应交错刺入，相差1～2cm。如在同一平面刺入，易引起注射后的狭窄形成。静脉旁注射易引起溃疡和狭窄形成，故应慎用。

（三）术后护理

（1）同上消化道出血的紧急胃镜检查与治疗的术后护理。

（2）卧床休息，对于急诊食管静脉曲张破裂出血患者采用EVS治疗后仍需禁食。可立即拔除三腔管，补液中适当加用止血剂，注意消化道有无出血和腹部体征。为防止腹内压增高导致出血，积极预防和治疗上呼吸道感染，减少恶心、呕吐。

（3）对于再次内镜食管静脉曲张硬化剂注射治疗的患者可在门诊进行。治疗后在内镜室休息1～2h，无特殊情况可回家休息，3～4h后进少许流质饮食。定期门诊随访。

（4）可能出现食管胃运动功能障碍，表现为胃食管反流和运动节律迟缓。因此治疗后常规静脉滴注H_2受体阻滞剂和口服胃黏膜保护剂。

（5）硬化剂治疗后再出血常发生在注射后24～72h内，可能是注射针眼出血，也可能是曲张静脉其他部位出血。少数患者由硬化剂注射后门脉高压性胃病引起。一般通过内科药物治疗出血可停止。

（6）并发症

1）出血：对穿刺点渗血，可用镜身压迫或喷洒凝血酶或肾上腺素，一般均可止血。注射后几日再出血，主要是穿刺点痂皮脱落、黏膜糜烂、溃疡所致。溃疡引起出血大部分为渗血，用热凝、电凝等方法有时难以控制，常用止血夹子（clip）来控制出血。

2）溃疡：有浅表溃疡及深溃疡两类，一般无症状，可在3～4周内自愈。也可用制酸药物治疗。

3）狭窄：一般采用Savary锥形硅胶扩张器扩张，无须外科治疗。

4）其他并发症：如胸骨后疼痛、吞咽困难、低热等。肺部并发症有胸腔积液和急性呼吸窘迫综合征，部分病例可发生异位栓塞，因硬化剂多引起肺的周边部位栓塞。少见并发症尚有菌血症、食管旁脓肿、纵隔炎、门静脉和肠系膜静脉血栓形成。

三、经胃镜胃底静脉曲张组织黏合剂治疗的护理配合

食管静脉曲张伴有胃底静脉曲张的患者因食管静脉曲张破裂出血，经EVL或EVS治疗后出现胃底静脉曲张。当胃底静脉曲张破裂出血时，硬化剂治疗疗效差，并发症高，组织黏合剂（histoacryl）注射已成功地应用于胃底曲张静脉破裂出血。但其风险巨大，操作时需极其谨慎，任何环节不容有失。以下介绍复旦大学附属中山医院使用康派特医用胶栓塞型治疗胃底静脉曲张的护理配合。

（一）术前准备

（1）同上消化道出血的紧急胃镜检查与治疗的术前准备。

（2）组织黏合剂是一种快速固化的水样物质，在血液和组织液中阴离子作用下，迅速固化，阻断血流，达到栓塞止血的目的。传统用“三明治夹心法”即“碘油（lipiodol）－组织黏合剂－碘油”的分层推注法。笔者医院则采用“硬化剂－组织黏合剂－硬化剂”的分层推注法。

（3）由于组织黏合剂在正常空气环境下瞬间凝固，当被推入内镜注射针时很快固化堵住管腔，无法注射到曲张的静脉内。因此注射动作需极其迅速，由两个护士默契配合，一个负责抽药，一个负责推药。用2ml的注射器配16号针头，可加快抽药速度和推药速度。

（4）准备两套内镜注射针，遇到组织黏合剂固化堵住管腔时可立即更换。检查其完好性和灵活性，确保内镜注射针伸缩自如，针头长度适宜，并将注射针管腔内充满硬化剂。

（5）若患者同时进行食管静脉曲张硬化剂治疗，必须于胃镜先端部附加气囊。

（6）准备好冰去甲肾上腺素棉球和活检钳，以备大出血紧急止血用。

（7）推荐进行无痛胃镜，确保患者最大的配合，减少术中并发症的发生。

（二）术中护理配合

（1）同一般胃镜检查的护理，完成普通胃镜检查，明确治疗指征。

（2）于曲张静脉的隆起最高点准确地进行静脉腔内注射组织黏合剂是治疗的关键。

（3）将收针状态（针头处于套管内）的注射针递给医师送入钳道。注射时当注射针对准注射部位后遵医嘱出针，针头刺入血管后推药。边推药边观察静脉情况。当医师发出推注组织黏合剂的指令后，抽药护士立即掰开安培，用事先准备好的注射器（2ml的注射器配16号针头）抽药，抽好卸下针头，交给推药护士。推药护士取下硬化剂注射器换上组织黏合剂注射器立即快速强力推药（因为抽药护士没有时间排气，因此推药护士推时注意不要将注射器内的空气推入）。推药结束再换回硬化剂注射器继续推注，把内镜注射针内的剩余组织黏合剂一起推入血管，推药结束停顿片刻使药液发挥作用后封针。当针头离开血管立即收针。整个过程不超过20s。

（4）整个操作过程护士与医师、护士与护士须密切沟通与默契配合，任何小小的不默契都有可能导致患者的大量出血。尤其是两位护士之间的配合，决定了组织黏合剂能否在固化前进入曲张的血管内，这将直接决定手术的成败。因此两位护士可事先进行模拟操练，以确保动作迅速。同时，推药护士必须对推药时的阻力和难度做好心理准备。

（5）若采取的是碘油－组织黏合剂－碘油的“三明治”分层推注法，配合方法大致同上。

（6）如同时有食管静脉曲张，采用硬化剂治疗仍有必要。

（7）即使出现血流如注的情况，也要保持镇静。立刻用棉球直接压迫可止血。

（三）术后护理

（1）同食管静脉曲张硬化剂治疗患者的术后护理。

（2）治疗后患者可感胸骨后疼痛、恶心、呕吐、发热、白细胞升高等，少数有进食不适、吞咽困难，一般2～3d后疼痛可消失。

（3）主要并发症为肺和门静脉栓塞，但发生率很低。并发症产生的主要原因是栓塞技术错误和用量过大。

（滕正青）

第十节　经皮胃镜下胃和小肠造瘘术的护理配合

传统的胃及小肠造瘘术需在麻醉下开腹手术，术后3～5d才能进行肠内营养。经皮内镜胃造瘘术（percutaneous endoscopic gastrostomy，PEG）及经皮内镜小肠造瘘术（percutaneous endoscopic jejunostomy，PEJ）是一项无须外科手术及全麻的新技术，具有操作简单、创伤小、并发症少、费用低、恢复肠内营养快等优点。

一、适应证与禁忌证

（一）适应证

各种原因引起的经口进食困难以致营养不良，而胃肠功能正常的患者。

（二）禁忌证

上消化道梗阻，内镜无法通过者；大量腹水，胃壁无法紧贴腹壁者；胃部疾病，影响操作者。

二、术前准备

（一）器械准备

（1）Olympus GTF－H/Q260 型电子胃镜（钳子管道 2.8mm 以上）、一般胃镜检查用物。

（2）胃及小肠造瘘全套配件，包括无菌巾、局麻药、无菌纱布、导引管等。

（3）口罩、帽子、无菌手套等无菌操作用物。

（二）患者准备

术前停止鼻饲 8h 以上，肌注盐酸消旋山莨菪碱 10mg，咽部喷射 2% 丁卡因麻醉。若患者张口困难应用开口器辅助放入牙垫，常规监测脉搏、血氧饱和度，必要时监护血压、心电，以保证操作过程安全顺利。

（三）医护人员准备

该项操作需要两组医护人员：一组负责内镜下操作，另一组负责患者腹壁上穿刺操作。后者医护人员需戴口罩、帽子、无菌手套，操作时需严密执行无菌操作。

三、术中护理配合

（一）PEG 的护理配合

（1）配合医师按外科手术常规，上腹部皮肤消毒铺巾。

（2）拉上窗帘，关掉室内灯光，使室内光线变暗，以便医师顺利借腹壁上投映的内镜光点找到腹壁穿刺点。一般在左上腹，距左肋缘下 4～6cm 处胃的相应部位（胃前壁的中下部近胃角处）。

（3）在胃镜直视下胃前壁有压迹，确认此处为穿刺点。一组护士递上手术刀、套管穿刺针，医师切开皮肤 0.5cm，插入穿刺针。当医师刺入胃腔拔出针芯，递上环行导丝沿套管插入至胃腔。

（4）另一组医师在胃镜直视下用圈套器将导丝套紧，连同胃镜一同拔出，护士递上造瘘管尾状扩张导管，将其与环行导丝套牢，然后将腹壁环行导丝轻轻提拉使造瘘管送入胃腔。与此同时，用内有活检钳帮助的胃镜沿造瘘管蘑菇头一同再次进入胃腔。

（5）确认胃前壁与腹壁紧密接触后，帮助医师固定造瘘管，剪除造瘘管末端，接上“Y”形接头。

(6) 协助医师纱布覆盖伤口，胶布固定。

(二) PEJ 的护理配合

(1) 在 PEG 的基础上将造瘘管置入小肠内。

(2) 护士递上标准导丝经腹壁上方 PEG 开口插入至胃腔。经口腔插入胃镜见胃腔内导丝，通过胃镜活检孔插入持物钳，夹住导丝头端后随同胃镜送入幽门，通过十二指肠与空肠交界处，并尽可能地深插。护士一同在胃造口处逐渐送导丝入小肠。送时应与胃镜同步插入，不宜过快，防止导丝在胃腔内盘曲而影响小肠造瘘管插入。

(3) 配合医师插入一定深度后，松开持物钳里的导丝头端。

(4) 胃镜退出胃腔，将小肠造瘘管沿导丝慢慢送入胃、幽门，达十二指肠进小肠。到位后抽出导丝，保持小肠造瘘管位置不变。

(5) 体外固定小肠造瘘管，医师吸尽腔内液体和气体，退出胃镜。

(6) 造瘘管末端 Y 连接口标有 PEG 的接胃肠减压，标有 PEJ 的做营养液注入，一般第 2 日即可注入肠内营养液。

四、术后护理

(1) 进行 PEG 患者予腹带加压包扎 2 周，防造瘘管不慎拔出，窦道未形成易引起腹膜炎。

(2) 24h 内要观察造瘘口处皮肤固定松紧情况：过松，PEJ 管会来回移动，易引起伤口感染；过紧，会使皮肤受压、缺血，甚至坏死。

(3) 24h 后，每日可以从胃造瘘口内多次注入营养液。进行 PEG 和 PEJ 的患者胃造瘘口应接负压吸引袋，小肠造口 24h 后给予营养液。

(4) 营养液应从少许等渗温葡萄糖盐水开始，1～2d 逐渐增加肠内营养的质和量。

(5) 注食时和注食后 30min 应保持半坐位以防误吸，卧床者床头应抬高 30°。

(6) 注食前后均应注入 30～50ml 温清水冲洗造瘘管，保持造瘘管通畅。注意不宜用太干的食物，以防管腔阻塞。

(7) 每日清洗造瘘管周围皮肤 2 次，并注意造瘘管与周围皮肤的刻度，防止松脱。

(8) 口服药物可溶于 30～50ml 清水中注入造瘘管。

(9) 注食时如出现虚脱、腹部绞痛、头痛、多汗及心跳加快等症状应停止注食；若减压可用引流袋或负压袋接通造瘘管。注入后应检查有无腹胀、腹痛和胃潴留等情况。

(10) 造瘘管的拔出：可根据病情留置半年以上，但至少需 2 周。拔出后遗留的瘘口可用凡士林纱布填塞或缝合。

(11) 健康宣教：造瘘管的留置时间相对较长，多数患者回家休养，因此健康宣教非常重要，必须教会患者及家属造瘘管的日常护理。

五、并发症的防治与护理

(1) 造瘘口周围渗血、感染及脓肿形成。病原菌主要来自上消化道，与造瘘管皮肤固定松紧也有关，可预防性使用抗生素。脓肿形成，进行切开引流换药后可好转。长时间放置造瘘管，周围有时会发生肉芽肿增生、渗血，可用剪刀剪去并用高渗盐水湿敷。

(2) 造瘘管滑出，多因固定不牢，应立即重置。

(3) 胃肠道出血，胃腔内出血一般拉紧造瘘管或内镜下处理即可止血。

(滕正青)

第十一节 胃内球囊的护理配合

一、概述

BioEonterics 胃内球囊系统（BIB）是帮助超重患者填充部分胃腔引起饱胀感，是一种非外科手术性的及可回复的操作。该操作可在镇静状态下由内镜系统操作完成。将 BIB 的球囊置入胃腔内，并于球囊内充满生理盐水使之膨胀成球形。球囊在胃内像胃石可自由移动。BIB 的球囊是可膨胀的，根据注入量以 400～700ml 来调节大小。它的自身封闭阀可以从外导管上分离。

BIB 球囊是包含在导管置入组件内的，这套导管置入组件包括一根外径 6.5mm 的导管。它一头连接鞘管内的球囊，另一头是连接充液装置的附件。充液管上还有标记。导丝也可穿过导管增加硬度。充液系统包括 IV 钉、充液管、充液阀等帮助水囊置入。

二、优点

(1) 有饱胀感。

(2) 非外科手术性的和非侵入性的操作。

(3) 对超重患者进行非药物性的治疗，同时没有药物的副作用。

(4) 很短的操作过程和住院时间，只有非常严重的恶心和呕吐患者才需住院。

三、适应证

(1) 超级肥胖患者（BMI >50）作为外科手术前的治疗以降低手术风险。

(2) BMI >37 不适合和不愿意手术的患者。

(3) BMI >30 的患者。

(4) BMI <30 有肥胖相关性疾病的患者。

四、禁忌证

(1) 怀孕及哺乳期妇女。

(2) 有腹部和妇科手术史的患者。

(3) 有胃肠道炎症，如食管炎、胃溃疡、十二指肠溃疡和克罗恩病的患者。

(4) 有潜在上消化道出血的可能性，如食管或胃静脉曲张的患者。

(5) 有巨大裂孔疝的患者。

(6) 有食管咽部结构异常，如狭窄或憩室的患者。

(7) 精神紊乱患者。

(8) 酒精或药物成瘾患者。

(9) 接受阿司匹林、抗炎剂、抗凝剂或其他胃部刺激性药物的患者。

五、器械和设备

（1）BIB 导管置入组件。

（2）BIB 充液装置。

（3）KY 胶。

（4）普通胃镜系统。

（5）生理盐水。

（6）1% 亚甲蓝。

（7）敷料。

（8）10ml 注射器。

（9）50ml 注射器。

六、术前护理

（1）术前禁进固体食物 12h，并且禁水至少 6h。

（2）术前使用止吐药。

（3）术前晚进行地塞米松抑制试验以排除库欣综合征（术前晚 11 时给予地塞米松 1mg，于次日早上 9 时抽血化验血清可的松水平）。

七、术中护理吸配合

（1）准备导管置入组件和充液装置。

（2）准备亚甲蓝溶液注入球囊。

（3）配合操作者给予球囊注水。

（4）配合球囊置入胃腔。

（5）帮助并保持患者左侧卧位。

八、并发症

（1）呕吐及腹痛。

（2）球囊漏水或破裂。

（3）堵塞于肠道。

（4）堵塞于食管。

（5）球囊不适当的放置引起穿孔。

（6）腹部沉重感。

（7）胃食管反流。

（8）球囊内液体细菌生长，快速释放液体进入肠道会导致感染、发热、痉挛和腹泻。

（9）球囊放气以及接下来的球囊重置。

九、患者宣教

（1）球囊置入后的第 1 周给予流质。

（2）第 2 周给予半流质。

（3）逐渐恢复正常饮食，进食少且慢。
（4）观察是否有蓝色尿液及大便出现，提示球囊漏水或破裂。
（5）失去饱胀感，饥饿感和（或）体重增加，提示球囊可能放气。
（6）为取得最佳效果，推荐每周150min的体育锻炼。
（7）及时通知医师意外怀孕。
（8）定期随访评估患者，并且每6个月必须取出或者重置球囊。

十、BIB的取出

（1）术前禁固体食物24h。
（2）术前晚8点后禁食。
（3）内镜检查前使患者镇静。
（4）插入胃镜至患者胃部。
（5）保持内镜下对整个鼓起球囊的视野清晰。
（6）从钳子管道插入专用套管针。
（7）用针刺穿球囊。
（8）将针连同球囊一同收入套管内。
（9）将针从套管中取出。
（10）使用吸引器从套管内将球囊内的所有液体抽出。
（11）将套管从球囊上取下并从钳子管道中取出。
（12）从钳子管道中插入两个抓钳。
（13）用抓钳抓住球囊（最好抓住底部阀门）。
（14）如果需要可静脉使用山莨菪碱来松弛食管平滑肌。
（15）抓紧球囊，慢慢从食管中提出球囊。
（16）当球囊到达咽喉时，将头部过度伸展便于球囊取出。
（17）从口中取出球囊。

十一、注意事项

（1）BIB组件有任何损坏请勿使用。

（2）BIB系统是由软硅胶做成，易于被工具或尖锐物件损坏。因此接触球囊时必须戴手套，并使用推荐的工具。

（3）如果在置入前发现球囊从鞘管中分离，请勿使用，也不要试图把球囊插回鞘管中。

（4）缓慢对球囊注水，因为快速注入会产生高的压力从而损坏BIB系统阀或导致其过早分离。

（5）最大置囊期6个月，应于期限时或之前取出球囊。

（6）及时处理胀气。

（滕正青）

第十二节　结肠镜检查的术前准备与术中护理配合

一、术前准备

（一）器械准备

1. 结肠镜的准备和检查

（1）插入部的检查：目视法检查插入部外观是否出现裂缝，是否出现内部向外突出等异常；用手轻轻握住插入部，在全长范围内滑动，检查是否有异常拉伸或松动。

（2）弯曲部检查：慢慢向各个角度转动旋钮直到旋转不动为止，工作中进一步检查没有碰撞等异常现象。同时检查弯曲部是否正常顺利弯曲；操作各个角度锁定旋钮，检查自由角度以及弯曲部维持（角度锁定）功能是否正常起作用；检查弯曲部的包覆橡胶是否出现异常松动或隆起。

（3）钳子通道的检查：检查钳子管道开口阀是否出现断裂、老化等异常。出现异常时，及时更换；检查从钳子管道口插入的钳子是否顺畅地从先端部钳子出口伸出。万一结肠镜治疗附件通行不畅时，不要勉强插入，否则会发生故障。

（4）组合检查：将结肠镜连接器可靠地插入内镜插座之后（EVIS通用光源装置）进行安装；关闭EVIS图像系统中心的电源开关。将结肠镜电缆的结肠镜端连接器，安装在结肠镜连接器的电气连接器部内；内镜电缆的插拔，要在结肠镜的电源开关关闭之后进行，否则可能损坏CCD。不要用手碰触电气连接器内部的电气接点，否则有可能损坏CCD；吸引管以及注水瓶的送水管，安装在结肠镜连接器的各个管口上。

（5）送气检查：用送气开关将送气压设定成强档；将先端部放入水中，用手指堵住送气送水按钮的小孔，确认空气从喷嘴中出现；将先端部放入深部10cm以上的水中，然后从小孔中放开手指，这时确认从喷嘴中不出现空气。

（6）吸引功能检查：将先端部放入清洁水中，用手指按下吸引开关一直到最后，这时检查是否吸水，放开手指时，检查是否停止吸水。

（7）白平衡的设定：对所用的结肠镜，能够自动进行白平衡补偿。每次更换结肠镜时，必须设定白平衡，否则有时就不能再现正确的颜色。设定白平衡时，保证白平衡帽内无室内光线；正面板的（白平衡）开关，要持续按下1s左右。如果白平衡指示灯点亮，那么设定结束；白平衡的指示灯显示暂时闪烁，然后自然熄灭。

2. 相关器械的准备和检查

（1）高频电发生器：接通电源，连接镜身，将电极板置于患者腿部，打开电源开关，检查有无报警。如警灯点亮，提示在整个电路中有连接不当或接触不良，应逐个部位检查电路的连接，找出问题，正确连接。

（2）圈套器：由钢丝圈套、绝缘套管、手柄和A导线组成。根据息肉大小、形状选择圈套器，检查圈套器打开与收拢是否灵活，钢丝有无破损，接通电源检查通电效果是否良好。

（3）活检钳：确认活检钳已经消毒处理，可安全使用；检查活检钳开合情况，是否灵活；检查钢丝外套管是否平复，手柄收放是否顺畅。

(4) 其他：尼龙绳、网篮、抓钳、吸引瓶、氩气设备、各种扩张球囊、各种规格及类型支架、套扎器等的准备和检查。

(5) 医学影像采集系统和打印机的准备：接通电源，打开电脑主机、显示屏、打印机，进入医学影像采集系统，检查视频线与主机是否连接好，将患者的基本资料输入电脑，并编号；检查打印机内的纸张。

(二) 患者准备与护理

1. 向患者做必要的解释、心理安慰等工作　告诉患者在操作过程中应注意的事项；急症需要内镜治疗者取得家属理解与签字；检查前做好病史询问，消除检查者的紧张情绪；帮助患者摆正体位，必要时建立静脉通路。

2. 肠道准备　肠道准备的好坏直接关系到结肠镜检查的效果及并发症的发生情况。肠道的清洁程度分成4级。甲级：全结肠无粪渣或积有少量清澈的液体；乙级：有少量粪渣或积有较多清澈的液体，不影响进镜及观察；丙级：有较多粪便散在肠壁上或积有较多浑浊粪便液体，稍影响进镜及观察，但有经验的医师仍可送至回盲部；丁级：肠腔积满糊状粪便及粪水，部分患者虽可以勉强通过乙状结肠及降结肠，却无法通过横结肠及升结肠。结肠镜检查的肠道准备包括饮食准备和清洁肠道。

(1) 饮食准备：检查前2d进少渣饮食，检查前1d晚上进无渣的流质。上午行肠镜检查者，当日早晨应禁食；下午行肠镜检查者，当日早晨可进流质。如患者要求无痛肠镜检查时，应禁食、禁水4～6h。

(2) 清洁肠道

1) 口服甘露醇法：将500ml 20%甘露醇与1 000ml 5%葡萄糖盐水相混合，于检查前晚6～7时开始口服，尽量在1h内服完。甘露醇进入小肠后不被吸收而提高小肠液的渗透压，导致渗透性腹泻。甘露醇对结肠黏膜无刺激作用，因而无结肠壁充血水肿等炎症反应。服药后2～3h即会腹泻。为了防止脱水，应大量饮水。一般经过6～8h的肠道准备即可进行结肠镜检查。

2) 番泻叶法：取番泻叶9g，用沸水500～1 000ml冲泡，当茶水饮用。服用方法基本同甘露醇法。番泻叶对大肠黏膜有刺激作用，可导致肠黏膜充血，应与结肠炎症相鉴别。

3) 聚乙二醇(PEG)电解质溶液口服法：为电解质和PEG的混合物，获美国FDA批准，为粉剂。检查前将其溶于2 000ml水中，混匀后服用。一般在饮用后3～4h即可行结肠镜检查。肠道准备效果好，时间短，易为患者所接受。

4) 硫酸镁口服法：于检查前4h口服硫酸镁25～30g，同时饮水1 500～2 000ml，服药后15～30min即开始腹泻。此法简单易行，但硫酸镁的口感较差。

5) 泻剂+灌肠清洁肠道法：泻剂一般选用蓖麻油，通常于检查前晚口服蓖麻油25～30ml，3～4h后可连续腹泻数次。于检查前2h内用温开水800～1 000ml灌肠2～3次，直到排出液体澄清为止。避免用肥皂水灌肠，以免肠黏膜充血。

3. 术前用药　肠镜检查或多或少都会给患者带来不适感，严重者无法耐受腹痛或腹胀等痛苦，而不得不终止检查。因此，术前给予解痉镇痛是非常必要的。

(1) 抗胆碱能药物：结肠镜刺激大肠黏膜可促进肠蠕动甚至肠痉挛。结肠镜检查时使用抗胆碱能药物，可减少肠蠕动，便于进镜及更好地观察、治疗等。常用药物为0.5～1mg阿托品，或10mg 654－2术前10min肌注，药物作用时间为0.5h。青光眼、前列腺肥大者应禁用。

（2）镇静、镇痛药：国外镇静和镇痛技术的发展及其概念形成于20世纪80年代末期，常用镇静药物有异丙酚、地西泮及咪达唑仑等，镇痛药物主要有芬太尼、吗啡和哌替啶等。近年来，复旦大学附属中山医院对部分患者采用静脉麻醉法，首先建立静脉通道，采用异丙酚+芬太尼静注，使患者处于浅睡眠状态，检查完毕后数分钟，患者即清醒。此方法必须有麻醉医生的协助。

4. 查看相关的实验室检查及其他　血清学肝炎指标的检查，如乙型肝炎表面抗原、抗丙型肝炎病毒、抗人类免疫缺陷病毒等。患者肛门周围和结肠镜镜身表面涂抹润滑剂，一方面减少内镜先端部进入直肠时的疼痛和不适感；另一方面降低插镜时的阻力。

二、术中配合和监护

常规检查：国内肠镜检查多开展双人插镜法，助手插入的最基本操作是循腔进镜；主要注意插镜阻力，及时和检查医师沟通；插镜速度要均匀；必要时调节插镜角度，及时改变患者体位。

患者取左侧卧位，插镜时，先在肛门口涂少许润滑剂，用左手拇指与食指、中指分开肛周皮肤，暴露肛门；右手握持肠镜弯曲部距镜头数厘米处，将镜头放在肛门的左侧或前侧，用食指按压镜头滑入肛门。如患者紧张，肛门收缩较紧，可让患者张口呼吸，以放松肛门，切莫将镜头强行插入。循腔进镜，不进则退。若遇半月形闭合腔，注气后仍不能扩张，多为肠襻弯曲折叠，可反复抽气，使肠管变软缩短，常可消除扭曲见到肠腔。如仍闭合不开亦可认准肠腔走行方向，将镜头越过半月形皱襞挤入扭曲的腔内滑进，但滑进距离不能太长，然后充气并稍进、退肠镜。如此反复就能通过，切忌盲进。插镜时应根据肠腔走行变换体位，消除肠管扭曲，为防横结肠下垂，可用左手从脐部向后及剑突方向推顶。如进镜有阻力时，可退镜钩拉，助手对镜子施以一定阻力，可旋转镜身，利于拉直肠镜，又不至将镜子拉出，拉直后再次向内插入。为方便插镜，减少患者痛苦，插镜时要注意患者腹壁的紧张度，提醒医师合理注气，充气过多，会使肠管膨胀增粗，肠壁变薄，甚至形成扭曲折叠，引起腹胀、腹痛，并易造成肠穿孔。在医师对肠腔吸引时，助手可进镜，这样可缩短结肠长度，使镜身有足够的长度到达回盲部。对严重溃疡性结肠炎的患者，肠黏膜特别脆，易发生肠出血及肠穿孔，应特别注意。另外，检查时要注意观察患者的生命体征，因患者对疼痛的敏感程度不同，体质不同，病情不同，有些患者在检查中可出现面色苍白、出大汗、心率加快等不良反应，护士应注意观察，及时给予适当处理，如停止检查，给予高糖口服等。检查过程中应做好患者的心理护理，患者可通过显示器观看到肠腔内的情况及病变部位，因此会产生种种疑问，护士应向患者讲解，使患者了解自己的病情。对急诊、危重患者、高血压、心肺功能不全等患者做到心中有数，密切观察患者情况，随时向医师汇报，必要时请专科医师进行监护，同时建立静脉通道以备抢救及术中用药。

单人操作法略后于双人操作法，由美国兴起，时至今日从理论到技术都已日益成熟和完善。单人操作法与双人操作法基本相同，但是由于单人操作法中医师可以随时感知插镜中的阻力，只要不盲目推进则具有较大的安全性。由于随时短缩肠管，不使肠管过度伸长和反复抽吸肠内气体，既可避免延伸肠管、加剧弯曲和结袢，又可使肠管短缩和直线化，不仅有利于快速进镜而且也可减轻或避免腹胀和疼痛。所以不论是在人数还是从检查地点考虑，不受限制的单人操作法是适合当今形式的。而且，护士可以从插镜的工作中解脱出来，更好地完成肠镜检查或治疗的配合工作。

三、无痛内镜检查及术中监护

无痛内镜技术或镇静在发展的20多年中，经历了不同的发展阶段。其发展的过程根据时间和所用药物的不同，大致可分为3个阶段。

第1阶段：即最初阶段。在此阶段中，采用的药物主要为地西泮（安定）+芬太尼。当时绝大多数的患者是不施行无痛技术的，施行的仅为个别患者，由于其对结肠检查不能耐受，而需要采取无痛技术。

第2阶段：中级阶段。采用的药物是咪达唑仑+芬太尼；咪达唑仑与地西泮为同类药物，但它起效快，半衰期相对较短（与地西泮相比）。另外，它为水溶性药物，无静脉刺激痛。由于咪达唑仑的这些优点，刚引进到国内，就替代地西泮而应用于无痛内镜检查。

第3阶段：即现行阶段。目前国内多数医疗机构采用的药物是异丙酚+芬太尼。1994年异丙酚引进到国内，由于它独特的药理作用及其特点，迅速地被应用于静脉麻醉和镇静等领域。主要特点是起效快，苏醒迅速而且完全无恶心、呕吐等并发症。

1. 无痛内镜的实施过程

（1）首先开放静脉通路。

（2）进行必要的临床监测。

（3）根据使用药物不同的药理学特点和起效快慢，制订药物给予的先后。笔者以应用芬太尼+异丙酚方法为例，此方法首先静注芬太尼，待被检查者放置合适体位后，再缓慢注射异丙酚；异丙酚的用量以被检查者入睡，对刺激无反应为宜，需要时再予追加。

（4）内镜接近或到达适当部位时，则停止注药。

（5）检查结束后，唤醒被检查者，让其休息片刻。待其达到离院的条件后，由亲属陪同下离开医院。无痛内镜检查时，被检查者会产生一些生理改变。

根据国外的有关报道，无痛内镜检查时主要生理改变有以下几点：①血氧饱和度下降（54%）；②血压的影响（44%）；③心率变化（15%）；④呼吸频率改变（4%）。

2. 施行无痛内镜检查中的意外和并发症

（1）上呼吸道梗阻：患者入睡后，由于舌后坠所致，年老或肥胖者更为常见。处理上只需将患者头偏向一侧或轻托起下颌则可。

（2）血氧饱和度下降：发生率较高，与气道阻塞和呼吸抑制有关。因此，在整个操作过程中，始终应给予吸氧。对出现的气道阻塞和呼吸抑制应及时处理，避免缺氧。

（3）呼吸抑制或呼吸暂停：通常与药物的相对过量有关。应立即停止给药，及时进行辅助通气。

（4）心率减慢：在无痛内镜检查中较为常见，可能与迷走神经反射有关。一般只要暂停操作即可恢复。极个别患者需要静注阿托品0.5mg。

（5）血压下降：一般发生于年老体弱、循环功能较差者，严重时应给予血管活性药物治疗。

（6）呕吐、反流和误吸：此为可能发生的严重意外和并发症，必须予以重视和预防，尽可能多的保留患者自身的保护性反射是防止反流的重要手段。另外，密切的临床观察十分重要。如果一旦发生，应早期吸引和用生理盐水冲洗，尽可能减少肺损伤的程度。

（7）结肠穿孔：有人认为实施无痛内镜检查可增加结肠穿孔的发生率，但到目前为止，尚无研究报告证实这一点，故此观点可能仅为一种猜测。

3. 对无痛内镜检查中并发症及意外的防治

（1）实施前了解患者情况：尽管大多为门诊患者，接触时间有限，但还是要尽可能多了解患者的情况，以便对可能发生的情况有所准备。对患有多种重要脏器疾病、一般情况极差而且目前诊断情况不明者，不应贸然施行无痛内镜检查。

（2）严密的观察与监测：必须进行的监测项目有持续的心率和脉搏血氧饱和度监测；间歇的血压和呼吸频率监测。如有可能也施行呼吸末二氧化碳分压监测。

（3）实施时应给予吸氧：吸氧对防止脉搏血氧饱和度的降低很有必要。

（4）准备好必要的复苏药物和抢救设备：应包括有关辅助呼吸器械和所有的抢救药物，万一发生危险，可及时救治。

4. 离院标准　由于内镜检查大多是门诊患者，在检查恢复后则应离开医院。离院标准应是患者基本恢复到检查前状况。这里参考国外无痛内镜检查的离院标准，综合五方面情况进行打分。

（1）意识状态：完全清醒 2 分；能唤醒 1 分；无反应 0 分。

（2）血压：变化在基础值的 30mmHg 以内者 2 分；变化在 30～40mmHg 者 1 分；变化 >40mmHg 者 0 分。

（3）呼吸：呼吸自如 2 分；呼吸受限 1 分；无呼吸 0 分。

（4）恶心、呕吐及疼痛程度：微痛、无痛或恶心 2 分；中度痛或呕吐 1 分；重度痛或呕吐 0 分。

（5）面色：红润者 2 分；苍白或灰白 1 分；发绀 0 分。

总分为 9～10 分者可准其离院。

（滕正青）

第十三节　结肠镜检查与治疗的并发症与防治

一、肠壁穿孔

肠壁穿孔是结肠镜检查和治疗比较常见的并发症，最常见的部位为乙状结肠。由于结肠内容物液体成分少而细菌含量多，故腹膜炎出现较晚，但较严重。一部分结肠位于腹膜后，穿孔后容易漏诊，常常导致严重的腹膜后感染。肠壁穿孔又可分为腹膜内和腹膜外穿孔。

（一）原因

操作手法不当导致机械性损伤，如盲目暴力操作，注气过多等；肠道本身疾病可导致肠壁结构薄弱，如结肠憩室、溃疡性结肠炎等；进行息肉切除时距离肠壁太近，未将息肉轻轻拉起悬在肠腔中，通电时间过长、电流过强等；狭窄扩张时视野不清，盲目操作，扩张力量过大等都可能导致穿孔发生。ESD 时技术因素，病灶本身的因素，术中反复电凝止血也都可能导致穿孔。

（二）临床表现

一旦出现肠壁穿孔，患者即感到下腹部持续性胀痛，并逐渐加重。检查结束下床活动后更明显。由于检查前患者已经肠道准备，穿孔后流入腹腔的肠内容物并不一定很多，因此有时早期发现穿孔较为困难。当发生弥漫性腹膜炎，患者才出现全腹压痛、反跳痛与肌紧张，但穿孔部位压痛最明显、肠鸣音消失等，故内镜医师需要提高警惕。即刻发生穿孔时，可在内镜视野下见到黄色脂肪组织为大网膜，或见到腹腔脏器。腹膜外穿孔的患者早期多无症状和体征，逐渐出现皮下气肿，继而出现发热、腹胀、腹痛等。下端直肠因位于腹膜返折以下，故下端直肠穿孔并不表现为腹膜炎，而是引起严重的直肠周围感染。腹部平片或透视发现膈下有游离气体或腹膜后积气，且腹部肠管普遍胀气或有液、气平面可明确诊断。必要时可进行诊断性腹腔穿刺。

（三）处理

对于较小或不完全的腹膜内穿孔，如果患者症状及体征较轻，可采用非手术治疗，这也可作为术前准备和术后支持疗法。给予禁食、水，胃肠减压，维持水、电解质平衡与营养。根据细菌培养及药物敏感试验选择合适的抗生素。严密观察病情变化，一旦病情加重应立即手术治疗。目前对于不完全穿孔或小穿孔可采用金属夹缝合的方法，降低了手术干预的概率，减少患者痛苦。对于较大的穿孔，患者症状、体征较重，需立即手术，除少数裂口小、腹腔污染轻、全身情况良好的患者可考虑一期修补或一期切除吻合外，大部分患者均需先进行肠造口术或肠外置术，待 3 ~4 周后患者情况好转后，再关闭瘘口。对于腹膜外穿孔，一般都采取禁食、抗感染、静脉营养支持等保守治疗。如形成脓肿，需切开引流。一般小穿孔可采用金属夹缝合穿孔。同时夹子缝合后尽量吸尽肠腔内的空气，避免过高张力。嘱患者绝对卧床休息、禁食，适当用一些抗生素和镇静剂，并严密观察，一旦病情加重即外科手术治疗。

（四）预防

肠道准备一定要充分，良好的视野对于肠镜操作是非常重要的。对于大肠狭窄患者，肠道准备往往不充分，内镜治疗时用生理盐水冲洗以获得较好的视野，减少盲目操作概率。插入时严格按照“循腔进镜”的基本原则，严禁滑行较长距离，有阻力和剧烈腹痛，应立即退镜，循腔再进，切忌暴力插镜。控制检查和治疗过程中的注气量也是预防肠穿孔的有效措施。另外，需严格掌握结肠镜检查和治疗的适应证和禁忌证，避免使用过量的镇静剂。

二、肠道出血

（一）原因

服用非甾体类抗炎药、抗凝血药或有血液系统疾病凝血功能障碍者，取活检可引起持续出血；对富含血管的病变（如毛细血管扩张）或炎症显著、充血明显的部位取活检，可引起较大量出血；息肉电切除时，圈套器圈套息肉后收紧速度过快、过猛和（或）电流强度过强致凝固不足，均可导致息肉被机械性切除而引起出血；如电流强度过弱，电凝时间过长，残蒂焦痂脱落时可引起延迟出血；ESD 时，创面大，处理不够细致，可引起延迟出血。进行内镜治疗时，由于狭窄段过度扩张，置入支架张力过高可以导致肠道黏膜撕裂；技术操作不熟练，也可导致肠道黏膜擦伤，引起出血。另外，后期支架移位也可导致肠道出血。

（二）临床表现

肠道出血按照发生时间，分为即刻出血、早期出血、延迟出血。即刻出血是在检查或治疗同时出血，早期出血即结肠镜检查后 24h 内大便出血，延迟出血是在结肠镜检查或治疗 24h 后大便出血。少数人可出现大量鲜红色血便，患者很快表现失血性休克，再次进行肠镜检查可明确出血部位。

（三）处理和预防

结肠镜检查或治疗后患者出现少量便血，可暂不处理，密切观察病情变化。如出血量增加，可立即进行内镜检查，找到出血部位后，可给予局部喷洒止血药物、硬化剂注射、金属夹，以及电凝、激光等内镜下止血措施，一般均能使出血停止。出血量较大时，同时给予静脉补液、应用止血药物。如果上述方法均不能止血，且患者处于休克状态，应做好手术准备。

三、肠系膜、浆膜撕裂

（一）原因

较罕见。在插镜过程中进镜阻力增大，结肠镜前端前进困难或不能前进反而后退且患者痛苦较大时提示肠襻已形成。如继续进镜，肠襻增大，肠管过度伸展使浆膜和系膜紧张。如再注入过多空气，使肠腔内压力升高，超过浆膜和系膜所能承受限度时便会发生撕裂。

（二）临床表现

如有少量出血，临床上无特殊症状，很难诊断。出血量较大时，表现为腹腔内出血征象，并伴有腹膜刺激征，腹腔穿刺有诊断价值。

（三）处理和预防

有腹腔内出血者一旦诊断应立即手术。伴有休克者，在抗休克同时手术治疗。肠系膜及浆膜撕裂发生率较低，但后果非常严重，插镜时应循腔进镜，滑行时要看清肠腔走行方向，不要暴力插镜，避免注气过多等。

四、肠绞痛和腹胀综合征

由于肠襻弯曲度大，结肠镜检查和治疗都是相对比较困难的。结肠镜的刺激，加上患者精神紧张，引起迷走神经兴奋，均会导致肠管痉挛性疼痛。如果镜身没有拉直，肠襻不断扩大，手法旋转镜身也会诱发剧烈的肠绞痛。当患者腹部疼痛较剧烈时，及时拉直镜身，并给予患者精神上的安慰，短时间内基本都能自行恢复。若症状较重，在排除肠穿孔的情况下，可肌注解痉剂。

检查或治疗过程中如果注气过多，或者术前应用了过多的镇静剂，可引起术后较长时间严重的腹部胀痛，即肠镜术后的腹胀综合征。主要表现为术后严重的腹胀、腹痛，症状类似于肠穿孔，X 线平片只能看到肠襻充气。此时需密切观察患者的腹部症状和体征，以防穿孔发生。腹胀综合征的患者一般均能自行缓解，无须特殊处理；而穿孔患者症状会不断加重，大多数需手术治疗。要注意两者的鉴别诊断。在治疗结束后尽可能吸尽肠内残气，可预防此并发症的发生。

五、心血管意外

（一）原因

进行内镜检查时，由于注气过多，会导致冠状动脉血流量下降，引起心脏功能失调。另外肠系膜过度牵张造成迷走神经反射增强，心率减慢，严重时可突发心跳骤停。如果患者年老体弱、精神紧张、不能配合，或合并有缺血性心脏病、慢性肺部疾病等，再加上检查前肠道准备引起脱水、低血容量和电解质紊乱，心血管意外发生的概率就大大增加。

（二）临床表现

主要表现为心率减慢、心绞痛、心律失常、心肌梗死及心跳骤停等，患者出现胸闷、心悸、胸前区疼痛、恶心、呕吐等症状，严重时可出现休克，心跳、呼吸停止。心电图可表现为ST－T改变和各种心律失常等特点。

（三）预防和处理

一旦出现心血管意外，必须立即停止治疗，根据不同情况给予相应治疗。例如对心率减慢明显者，给予阿托品注射可缓解；心跳骤停应立即进行心肺复苏。文献报道，内镜治疗时监测心电图可提示心率减慢、ST段压低、心律失常等变化，因此术前常规做心电图检查，对合并有心脏疾病者先给予必要的处理，这样可以减少此类并发症的发生。另外，对于老年人、心肺患者、高血压患者应术中监测心电图以及术后给予镇静及镇痛等处理。医师操作时要轻柔，尽量缩短操作时间，备好抢救药品、设备，早期发现，及时处理。

六、气体爆炸

非常罕见。主要由于肠内含有过高浓度的氢气和甲烷气体，通电进行息肉或黏膜切除以及电凝止血时可引起爆炸。多见于肠道准备不充分和（或）用甘露醇清洁肠道后等情况。因此，不用甘露醇清洁肠道以及在通电操作前反复抽吸肠道内的空气，抽出肠道内的可燃性气体，注入新鲜空气可避免气体爆炸。

七、内支架移位

这是支架放置最常见的并发症。任何种类的内支架均可发生移位，通常均向远端移位。如果成功放置后，向近端移位比较少见。有膜较无膜的内支架易发生移位。

（一）原因

支架外覆膜管壁摩擦系数小、稳定性差；选择支架张力偏小，不能得到有力的支撑。同时进行放疗或化疗使肿瘤缩小，也可导致内支架移位。

（二）临床表现

内支架移位可以完全没有症状，也可能导致肠道出血。如果支架向远端移位达下段直肠，患者可出现里急后重感、直肠疼痛。严重时大便失禁，甚至会再次引起肠道梗阻症状。

（三）预防和处理

根据狭窄程度不同选择适当张力支架，一般狭窄重者选用张力中等支架，轻者选用张力较高支架。处理：用内镜取出或在原有支架的基础上再重叠放置内支架。对肿瘤进行选择性化疗后，肿块缩小后，支架（带膜镍钛合金支架）在医师帮助下自行排出。

八、内支架阻塞

（一）原因

良性阻塞：局部肉芽组织增生或者粪便可能会导致支架阻塞。肿瘤再生：肿瘤向腔内生长引起再狭窄，多发生于非覆膜支架置入或非放疗患者。主要由于肿瘤组织未得到控制，经网眼向腔内生长或支架机械性刺激黏膜和纤维组织增生所致，后者具有自限性和可恢复性。对于生存期较长的病例，肿瘤继续生长越过支架两端造成两端狭窄，所以支架长度一定要大于病变长度4cm以上，即支架两端越过狭窄段上下界各2cm以上。

（二）临床表现

支架堵塞后会再次出现肠道梗阻的症状，表现为腹部疼痛，明显的腹周膨胀，呕吐不显著，直到后期可能会出现呕粪样呕吐物，排气、排便减少甚至消失。查体可见腹部膨隆，听诊肠鸣音亢进，有气过水声。腹部平片提示肠腔内气体主要位于腹部周边，显示结肠袋形。

（三）预防和处理

肿瘤患者特别是估计生存期较长的患者，多主张使用带膜支架，减少再狭窄的发生。可使用覆膜密集型网状支架，新型覆膜支架不仅有机械性阻隔作用，还可以有主动抑制作用。因为在支架覆膜上可附着或耦合抗肿瘤药物或放射性核物质，抑制肿瘤的生长；但是覆膜支架稳定性要略低于非覆膜支架，故在选用支架方面，内镜医师一定要根据患者的生存期以及病变特点来考虑。有的患者因病变部位的关系，不能使用带膜支架，则需做好预防再狭窄的准备（如可通过血管化疗或放疗等方法抑制肿瘤生长）。治疗上若位置许可，可再套入一个或两个支架，或取出原支架，重新置入长支架。若下口阻塞，最好取出原支架，重新置入新的长支架。如不能再置入支架，可考虑再次进行扩张术或激光、电切治疗。

九、其他

ESD时不足够的解剖可能使边缘或基底残留，造成局部复发；环形ESD后瘢痕形成可能使肠腔狭窄；巨大病变电切后的创面，还可能形成人工溃疡。

（滕正青）

第十四节 小肠镜的术前准备与术中护理配合

一、患者的一般准备

（1）患者术前需常规检查肝、肾功能和心电图、血常规、凝血功能等，排除严重心肺疾病，并与患者及家属耐心讲解双气囊内镜的操作过程，以及在疾病诊断中的优点和不足，使患者对该项检查有正确的认识，并与其签署知情同意书。

（2）提前开出检查申请单，并通知麻醉师做术前准备。

（3）护士及麻醉师需向患者详细介绍无痛检查的原理及无痛麻醉的技术水平，检查室内设备可以保障检查的安全性，消除紧张心理，争取配合，同时嘱其做好检查的常规准备。

（4）检查前1d流食，当日须禁食至少12h。

（5）术前注意预防呼吸道感染。

（6）经口腔进镜者，术前取下义齿（假牙），女士不要化妆。

（7）必须服用的药物，可术前1~2h用少量清水送服。

（8）了解有关病史，包括重要脏器的功能状况，既往镇静麻醉史、药物过敏史，以及目前用药、烟酒等情况。同时进行针对性的体格检查，包括心脏听诊和对气道评估。

(9) 给予留置静脉套针管，等候检查。

(10) 护士引导患者至检查室做好查对，患者签署知情同意书。

(11) 嘱患者取左侧卧位，常规鼻导管吸氧，接上心电监护仪，监测血压、脉搏、呼吸、心电图、血氧饱和度。

(12) 麻醉由麻醉师来完成。

二、经不同途径进镜的患者准备

(一) 经口进镜的双气囊内镜检查

经口进镜的患者，仅需术前禁食 12h，术前 10～12min 口服咽麻祛泡剂 10ml，将活动性义齿（假牙）、眼镜摘除，取左侧屈膝卧位，头微屈，嘴角下垫一弯盘及治疗巾，防止唾液污染检查床及患者衣物。嘱患者张口咬住牙垫，并用胶布固定好；同时嘱患者在检查过程中勿吞咽唾液，以免引起呛咳或误吸。进行全麻者，常需气管插管。

选择经口进镜的双气囊内镜检查，大多数情况下可顺利到达空肠远段或回肠，有的也可以到达回肠末端甚至大肠。一般来说，进食后大约 12h，食物残渣可到达大肠。只要患者在检查当日按照从口进镜前的常规程序准备，很少在小肠发现食物残渣。肠道里淡黄色肠液不会影响进镜或观察。在检查中需使用造影剂（复方泛影葡胺）时，会增加肠蠕动，可能影响检查。

(二) 经肛门进镜的双气囊内镜检查

经肛门进镜的双气囊内镜检查，内镜需要经过大肠才能进入回肠。由于肠道粪渣有可能覆盖内镜视野，或进入外套管内而增加内镜与外套管的摩擦力，因此，清洁肠道十分重要。

清洁肠道的方法与结肠镜检查时的肠道清洁基本相同，检查前 2d 开始进流质、少渣饮食，忌食蔬菜、水果，检查当日服用肠道清洁剂。

(1) 口服甘露醇法：于检查前 2～3h 一次口服 20% 甘露醇溶液 250ml，同时服凉开水（或糖盐水）1 500～2 000ml，无须灌肠。待患者排出清水后即可检查，其肠道清洁效果较好。

(2) 口服硫酸镁法：于检查前 4h 左右口服 2 000ml 饮水（50g 硫酸镁溶于其中）。此法简便易行，值得推荐。

(3) 口服复方聚乙烯乙二醇电解质散法：于检查前 4～5h 左右口服复方聚乙烯乙二醇电解质散 2 袋，溶于 2 000ml 温水中，搅拌至粉末完全溶解，2h 内喝完。

肠道清洁干净与否，可直接影响诊疗效果，所以非常重要。当患者排泄物为清水时，则可进行检查。

检查前，需要先换上检查裤，左侧卧位躺于检查床上。建立静脉通道，最好有心电和血氧饱和度监测。由于小肠镜检查有一定的痛苦，故术前应适量应用镇静剂和解痉剂，肌注山莨菪碱 10mg、地西泮 10mg、哌替啶 50mg。静脉麻醉者需全程心电、血压和血氧饱和度监测。需造影者进行碘过敏试验。

三、设备、器械及药品的术前准备

(1) 主机、光源。备好录像设备或其他图像记录系统。

（2）内镜、外套管、气囊。

（3）气泵。

（4）活检钳、黏膜下注射针、墨汁、钛夹、ICG、造影剂、EUS设备及治疗性附件等。

（5）润滑剂、牙垫、治疗巾、纱布等。

（6）监护仪、治疗车、麻醉机、吸引器、吸氧装置、氧气、抢救车内备有必要的急救物品和急救药品。

（7）麻醉药品：咪达唑仑、芬太尼、异丙酚、阿托品、爱可松、完维等。

（8）家属签署手术同意书。

四、内镜、双气囊外套管的安装及气泵的使用

（1）将一个20ml的注射器与内镜气囊管连接，用空气多次冲吹注气管道，除去管道里的水分，以免影响充气。

（2）用专用的软管将外套管和内镜的气囊管道分别与气泵相连。

（3）打开气泵的电源，按压和启动在控制面板上内镜气囊充气/放气键，把内镜前端浸入一杯水中以确定气泡从前端冒出。确定后，把内镜前端从水中取出，擦除水迹，然后按压相应暂停键。

（4）按压和启动在控制面板上外套管气囊充气/放气键，使气囊充气，然后把气囊浸入一杯水中观察有无空气泄漏，确定以后，再按压相应暂停键。

（5）为了减少内镜和外套管之间的阻力，向外套管内注入10～20ml水，然后拖住和移动外套管使水能遍布外套管。

（6）打开气泵的内镜气囊充气开关，使空气从内镜前端的气孔持续喷出。与此同时将内镜通过外套管，并将外套管滑向内镜的操作部，擦干内镜前端的水迹，然后打开镜身的暂停键。

（7）用乙醇纱布湿润用来安装气囊到内镜的装置（Jig），并装上一个内镜气囊。

（8）用乙醇纱布湿润内镜的前端，Jig将气囊安装到内镜前端。

（9）在安装工具（用于安装固定气囊的橡皮圈）上现装上一个固定用橡皮圈，安装工具套在镜身和气囊的外面慢慢滑向气囊的靠近操作部端，将橡皮圈从安装工具上推出，使橡皮圈将内镜气囊牢牢地固定住。

（10）安装一个盖帽到内镜气囊的前端，观看内镜显示器，确定盖帽不会遮盖内镜的视野。

（11）打开内镜气囊的充气开关，把内镜前端气囊浸入一杯水中，观察充气的内镜气囊是否漏气，然后关闭内镜气囊的充气开关，使气囊放气。

（12）使用防雾镜的清洁剂清洁内镜前端的物镜。

（13）使用气泵时注意事项：当气泵的电源被打开时，如果控制器上的两个ON/OFF开关指示灯不亮，说明两个气泵处于抽气状态。当内镜气囊的ON/OFF开关处于抽气状态时，内镜前端如果没有安装气囊，一旦将内镜前端浸入水中，水就会进入内镜气囊的进/出气道，从而堵塞管道。在操作过程中，当气囊内压不正常时，气泵控制器会自动报警。当气泵持续向气囊内充气，而气囊内压力不变的时候（在充气60s后，气囊内压力没有达到5.6kPa，或5.6kPa的囊内压力不能保持40s），或气囊内压力过高（>8.2kPa或超过5s以上），报警器就会报警。

五、术中配合

小肠镜与胃镜和结肠镜不同，镜身长、小肠迂曲，单人操作比较困难，因此医师和护士的协助配合是十分必要的。

双气囊小肠镜进镜方式有两种：从口腔进镜或肛门进镜。检查通常由 2 名医师（1 名主操作者负责插镜和控制旋钮方向，另 1 名负责托镜送外套管）、1 名护士（负责给药、观察患者和气泵操作）协同操作。操作前需将外套管套在小肠镜身上，将内镜头部进入至十二指肠水平段后，先将小肠镜头气囊充气，使内镜头部不易滑动，然后将未充气的外套管沿镜身滑插至内镜前部，随后将外套管气囊充气。此时，2 个气囊均已充气，内镜、外套管与肠壁已相对固定，然后缓慢拉直内镜和外套管，接着将内镜头端气囊放气，操作者将内镜缓慢向深部插入，直至无法继续进镜；再依次将镜头部气囊充气，使其与肠壁间相对固定，并同时释放外套管气囊，外套管沿镜身前滑。重复上述充气、放气、滑行外套管和钩拉等动作，即可使镜身缓慢、匀速地推进到深部小肠。2 个气囊抽气及注气均由气泵自动控制，抽气时压力为 -6.0 ~ -6.5kPa，注气时压力为 7.0 ~ 7.5kPa。通常情况下，口腔进镜的深度以回肠中段为界，肛门进镜的深度以空回肠交界区为界。当内镜抵达相应部位后即用黏膜下注射针向黏膜内注射 1% 靛胭脂 0.5ml 数点，作为下次检查区域标记，便于数日后另侧进镜检查时确认。

在操作过程中，可根据需要从钳子管道中注入 30% 泛影葡胺，在 X 线透视下了解内镜的位置、肠腔的狭窄及扩张情况、内镜与末端回肠的距离等。操作时如遇内镜盘曲、进镜困难时，除了采用拉直内镜和套管套拉的方法外，尚可使用变换患者体位、向肠腔内注入温水放松肠段和手掌腹壁按压等辅助手段。

双气囊小肠镜检查时间及耐受性因人而异。在双气囊推进过程中，因病变部位、患者的耐受性等不同原因，内镜到达部位和所需时间各不相同。

小肠镜检查与胃镜、结肠镜检查相比，操作困难、患者痛苦大、风险也较大，需术者与助手的良好配合，才能获得满意的检查结果。

（李卫红）

第十五节　小肠镜的术中监测与术后护理

检查中应用麻醉药物可能有一定的不良反应，特别是呼吸抑制和心血管方面的损害。因此，在检查过程中要对患者进行严密的监测，尤其是监测心率、呼吸、血压、血氧饱和度。由于检查的过程中，操作者常专注于内镜操作和病变的观察，最好能有一名医师和护士专门进行监测。行静脉麻醉者，则由麻醉医师负责患者的监测。

一、患者的监测

（1）意识状态：静脉麻醉下内镜检查是在患者睫毛反射消失后开始进镜，检查中医师通过对意识水平的观察判断是否达到期望终点，依此决定是否需要追加药物。护士应观察患者的面部表情及肢体反应，如果出现反应需及时通知医师给予追加药物。

（2）呼吸状况：呼吸抑制是麻醉或镇静镇痛的主要并发症。双气囊内镜检查本身就对呼吸有负面影响，增加剂量或联合药物都会加重对呼吸中枢的抑制，导致呼吸运动减弱甚至消失。因此，检查过程中对呼吸状况的监测尤为重要。呼吸抑制的主要表现是低通气，在实际检查中，主要观察患者的自主呼吸运动及呼吸音听诊。一旦发现患者呼吸异常或血氧饱和度下降，应及时通知医师并配合处理。

（3）循环变化：机体对低血容量和操作相关的应激反应有自主性代偿，而镇静药和镇痛药的使用可能会抑制这一代偿反应。麻醉或镇静镇痛下的内镜检查，循环系统可能出现并发症包括高血压、低血压、心律失常等。护士应严密观察患者的血压及心电图情况，如有异常应及时通知医师并配合处理。

二、术后护理

小肠镜检查完毕，只是检查过程的结束，还有术后患者未发生并发症和（或）不良反应才可放心。

由于检查前要使用镇静剂和解痉剂，拔除小肠镜后，不要急于让患者起身。要保持左侧卧位休息，吐出牙垫，清洁口腔。如有呛咳，可用吸引器吸除口、鼻腔分泌物。

当患者的生命指征恢复到治疗前水平或神志清、对答自如，医师总结药物用量签字后，可将患者及病历送至苏醒观察室。

密切监测生命体征，直到恢复正常，并观察可能出现的并发症（出血、穿孔、腹部不适等）。

一般小肠镜术后门诊患者需在内镜室留观3h，观察有无腹痛、恶心、呕吐等不适症状。如发现这些症状，应及时报告医师以做相应的检查和治疗。

1. 离院标准

（1）血压、脉搏、血氧饱和度恢复至术前或接近术前水平。

（2）清醒如常，能正常应答。

（3）步态稳健，能独立行走。

（4）进食液体食物，无恶心、呕吐。

（5）无检查后疼痛或疼痛得到有效缓解。

2. 注意事项

（1）检查后3h需有人陪护。12h内不得饮酒，24h内禁食辛辣食物。24h内不得驾驶机动车辆、机械操作和从事高空作业，以防意外。检查后24h内最好不做需精算和逻辑分析的工作。

（2）患者吞咽反射完全恢复，饮水无呛咳方可进食。因内镜检查时需反复进退，咽喉部可能会有擦伤，宜进食清淡温凉半流质1d，勿食过热食物，防止粗糙食物或刺激性食物引起咽喉部出血，次日正常饮食。

（3）经肛门进镜的患者，检查后当日不要进食产气食物如牛奶、豆浆等，次日可进普食或根据医嘱进食。

（4）经口进镜的患者，检查后2～3d可能会有咽喉部疼痛，此症状通常在2～3d会自行消失，严重者可含服消炎片。

（5）检查后可能会有不同程度的腹胀，行走可促进排气。如腹胀明显或出现腹胀，需及时告诉医师或护士。

（李卫红）

第十六节　内镜逆行胰胆管造影的护理配合

内镜逆行胰胆管造影（endoscopic retrograde cholangiopancreatography，ERCP）技术与其他内镜技术相比是一项复杂、难度较大的内镜技术，具有一定的危险性。

一、适应证与禁忌证

（一）适应证

（1）疑有胆管结石、肿瘤、炎症、寄生虫者或梗阻性黄疸且原因不明者。

（2）胆囊切除或胆道手术后症状复发者。

（3）临床疑有胰腺肿瘤、慢性胰腺炎者或复发性胰腺炎（缓解期）或原因不明者。

（4）疑有十二指肠乳头或壶腹部炎症肿瘤或胆源性胰腺炎需驱除病因者。

（5）怀疑有胆总管囊肿等先天性畸形及胰胆管汇流异常者。

（6）原因不明的上腹痛而怀疑有胆胰疾病者。

（7）因胆胰疾患需收集胆汁、胰液或进行 Oddi 括约肌侧压者。

（8）因胰胆病变需进行内镜下治疗者。

（9）胰腺外伤后怀疑胰胆疾病者。

（10）胆管手术疑有外伤者。

（11）怀疑胰腺有先天性变异者。

（12）某些肝脏疾病者。

（二）禁忌证

（1）上消化道狭窄、梗阻，估计内镜不可能抵达十二指肠降段者。

（2）有心、肺功能不全等其他内镜检查禁忌者。

（3）非结石嵌顿的急性胰腺炎或慢性胰腺炎急性发作期。

（4）有胆管狭窄或梗阻，而不具备引流手术者。

对于碘过敏者，可改用非离子型造影剂（如优维显、碘海醇等）。术前应做好急救准备，缓慢地注射造影剂，在密切观察患者反应情况下方可进行 ERCP。

二、术前准备

（一）器械及各种辅助设备准备

1. 十二指肠镜　根据情况选择合适十二指肠镜及其相应配套图像处理系统。

2. 附件　使用前检查各种附件有效期，包装有无破损。

（1）造影导管：通常为一种 6F 或 7F 的特氟隆（Teflon）塑料管，头部略细，并标有刻度及不透 X 线的标志，便于了解插管深度。接头部有单腔和双腔两种：单腔接头只有一个注射器接口，供注射造影剂用，如需插入导丝，则需拔出金属支撑内芯；双腔导管的造影剂注射孔及导丝插入孔均为独立的两个腔道，造影剂与导丝各行其路，使用起来比较方便。

（2）导丝：通常由镍钛合金制成，头端细而柔软，有不同形态。其余部分较硬，但可盘曲。常用直径为 0.47 ~ 0.91mm（0.018 ~ 0.035in），与不同规格的造影导管相匹配。常用工作长度为260～450cm。

(3) 高频电刀：包括针状刀和弓形的乳头切开刀，用于十二指肠乳头括约肌切开。由电刀、插入部、接头部、把手和导线构成。所谓电刀只是一根导电性能良好的金属丝，在其外面套有一高绝缘性的塑料导管。金属丝长度以20～30mm最常用。高频电刀有多种不同的形状，可适应不同情况下的乳头切开术。如前端塑料管长的，切割术中不易滑脱，用于乳头口较松的情况；前端塑料管短的切开刀用于乳头开口小、不易插管的情况；针状切开刀用于乳头预切开。

(4) 取石篮：用于套取结石。由网篮、插入导管、手柄组成。根据取石篮的外影，可分为六角形、八角形及螺旋形等。常用的取石篮张开后的宽度为2～3cm。工作长度为195～220cm，最大直径可达22mm。

(5) 碎石器：结构大致与取石篮相同，但网篮钢丝较粗，把手构造较复杂，主要用于取石篮取出较困难的结石的挤碎和套取。目前常用的碎石器有3种类型：①绞盘式碎石器，由金属插入部、塑料插入部、网篮和手柄组成；②摇柄式碎石器，由一般粗大的取石篮、金属套管和摇柄组成；③枪式把手碎石器，由网篮、外套管和枪式把手组成。

(6) 气囊导管：主要用于选择性造影以及细小结石的取出。气囊导管远端是一球体，近段头部有2个或3个注射器接头，分别用于注气、造影剂和通过导丝。球体的上下两端有一不透X线的标志，便于在X线透视下定位。球体注气有专用注射器。

(7) 扩张用柱形球囊导管：用于胆道狭窄及乳头括约肌的扩张，由柱状球囊导管、专用注射器及压力表组成。

(8) 扩张探条：用于狭窄部位的逐级扩张。一般头端较细，最大外径为6.0、7.0、8.5、9.0、10.0、11.5 Fr，可通过导丝。

(9) 其他：各种活检钳、细胞刷、注射针、止血夹、异物钳、圈套器、支架推送器、各种内支架、外引流管等。

3. 造影剂　为无菌水溶性碘溶液，常用的是60%泛影葡胺，非离子性造影剂更为理想。造影剂先用生理盐水稀释1倍，抽入20ml注射器中备用。注意不要使用50ml注射器抽吸造影剂，因造影剂黏度高，大的注射器不易推注和抽吸。如气温较低，可先用温水将造影剂加温至37℃左右后再使用，一方面可以减轻造影剂对胰胆管的刺激，另一方面也可以降低造影剂的黏稠度，以利推注。

4. 内镜专用高频电装置　按常规准备内镜专用高频电发生器，并调至合适参数。

5. X线透视及摄影装置　传统用于钡餐检查的X线机也可用于ERCP。X线机应能定点摄像，具有数据转换系统的C－arm X线设备或全套X线设备更佳。X线最好能向两个方向倾斜。术中患者应位于能通过X线管观察上腹部和下胸部位置。个人安全防护措施包括铅衣（术中需要经常转身者，最好穿双面铅衣）、甲状腺防护佩戴、X线剂量监测卡等。

6. 生命体征监护设备　常规准备生命体征监护设备，如心电、血压及血氧饱和度。

7. 其他　各种电源、氧气、吸引装置；无菌冲洗用水、生理盐水；无菌干、湿纱布块若干（用于清洁各种器械表面）；30%乙醇纱布若干（用于清洁手套）；各种抢救设备、药品等。

（二）患者准备

(1) 向患者做好解释工作，使其做好心理准备；介绍手术过程和注意事项；介绍医师技术、操作的娴熟性等，以消除患者顾虑，争取积极配合。

(2) 了解患者有无高血压、心脏病、麻醉药物过敏等病史，有无安装心脏起搏器。

(3) 上午检查者，前1d晚餐后禁食，当日禁食早餐。下午检查者，早餐可进少量流质，上午8时后禁食（术前空腹6h以上），禁烟48h。

(4) 咽喉部局麻：口服1%利多卡因胶浆10ml。

(5) 右前臂留置静脉通路，为了能有效地控制肠蠕动，利于操作，术前常规静注丁溴东莨菪碱20mg，肌注地西泮5mg、哌替啶25~50mg。有条件的医院根据患者情况可进行静脉麻醉下ERCP。

(6) 患者着装适当，不宜太厚；协助患者除去金属配饰及影响摄片的衣着，解开衣领、裤带；取下活动性假牙。

(7) 给予心电监护、吸氧。

(8) 将高频电发生器电极板贴至患者小腿肌肉丰富处。

(9) 患儿最好仅暴露被检查部位，其余部位均用铅橡皮遮盖，尤其是生殖器等敏感部位。

三、术中配合

(一) 患者体位

插镜开始时，为便于通过胃，通常患者取左侧卧位，左手臂置于背后，内镜进入十二指肠后再取俯卧位，头偏向右侧，以利术者操作。术中有时需按照术者要求变换患者体位。

(二) 进镜中配合

协助患者咬好口圈，最好选用带有橡皮固定带的一次性口圈，防止患者因恶心反应时口圈脱出。在整个检查过程中都应密切观察患者反应，发现异常及时报告，准确、及时执行术者口头医嘱。

(三) 插管中配合

将造影导管或切开刀递给术者前，可用食指和拇指轻轻弯曲其头端，使之保持一定弯曲度；待器械送出内镜先端部后，用少量生理盐水或稀释好的造影剂将管腔充满，以排除气泡对造影结果产生的干扰；术者将导管或切开刀插入胰、胆管后，在X线监视下缓慢推注造影剂，注意推注速度以0.2~0.6ml/s为宜，压力不宜太大，以免胰管分支过度充盈引起胰泡显影，或注入量太大过浓而遮盖病变（如结石）。造影剂量视显影情况而定，一般胰管只需2~5ml（注射过多造影剂易使胰腺泡显影，发生注射性胰腺炎），胆总管及肝管需10~20ml。若发现胆管梗阻性病变，在注入造影剂前则应先抽出等量胆汁，再注入等量造影剂，以免注入量大，致胆管压力过高，引起败血症。造影如发现胆管结石，注药速度不能太快，以免结石被冲入肝内胆管中，使以后进行的取石术变得困难。

(四) 使用导丝时的配合

可先在需通过导丝的腔道内灌注2~5ml生理盐水，以便导丝通过时顺畅；根据器械型号选择相匹配的导丝，通常使用0.035in的导丝。导丝一般较长，较难控制，故在使用中可将末端导丝在手中盘成直径约20cm的圈，盘圈的方向应一致，防止器械在交换过程中打结；同时减少占用空间，避免导丝污染。助手一手拿一块无菌湿纱布，另一手将备好的导丝的前端部经由器械相应接口送入。当在内镜下看到导丝先端到达其所通过的器械先端后，应改在X线监视下插入导丝，不要盲目推进，根据术者要求不断调整导丝的位置，直至送达合适的位置。送入导丝时，用力要均匀，遇有阻力时不要强行通过，应检查原因：①导丝未插入胆、胰管，顶在黏膜壁上，应退出重插；②导丝与器械不匹配或有折痕，应更换导丝；③导丝或其所通过的管道太干燥，送入时太涩；可用无菌湿纱布擦拭导丝，或在需通过导丝的管道内灌注适当生理盐水；④内镜弯角太锐，或抬钳器升到最高位，此时术者应将内镜角度钮完全松开，将抬钳器放至最低位。退导丝时应在X线监视下进行，应保持其所通过的器械位置不动而拔导丝。全部退出后，将导丝放在污染区内待术后处理。

四、术后护理

（1）嘱患者禁食24h，术后3h及次日晨抽血查淀粉酶，常规查白细胞。无腹痛、无发热、无血淀粉酶增高、无白细胞计数增高，可逐步进流质、低脂少渣半流质至正常饮食。

（2）卧床休息。

（3）遵医嘱使用止血、消炎、抑酶及保护胃黏膜等药物。

（4）严密观察患者生命体征。注意患者主诉，是否有剧烈腹痛、腹胀；观察呕吐物、排泄物的性质、颜色、量；观察患者黄疸消退程度；定时测量体温。

（5）如术后放置鼻胆引流管，需注意患者口、鼻腔护理；注意引流液性质，记录引流量，更换引流袋时应注意无菌操作。

五、内镜肌附件消毒

（1）内镜：以清洗－酶洗－次洗－浸泡消毒－清洗五步式进行全浸泡消毒。消毒液为2%戊二醛，消毒时间不少于10min，终末消毒时间为30min。

（2）一次性附件：毁形后置2 000mg/L含氯消毒液中浸泡30min后弃去。

（李卫红）

第十七节　ERCP下治疗的护理配合

由于核医学科的逐渐成熟，单纯用于诊断性的ERCP已大大减少，ERCP下治疗手术已逐步为人们所知和接受。

一、乳头括约肌切开术中的配合

按术者要求选择高频电刀，将电刀交予术者，切割钢丝应处于中立位，不要拉紧钢丝或推出钢丝。这样电刀不易通过钳子管道，同时也易损坏电刀。待术者插管造影成功后，在X线监视下，助手将导丝插入胆管中。X线下见导丝向上走，证实导丝进入胆管，如导丝走向水平方向，说明导丝进入胰管，应退出后重新再插。导丝进入胆管后，术者可将电刀送入乳头进行切开。将高频电导线与电刀接好，检查电极板与患者接触良好后，开启高频电发生器。根据发生器型号选择合适混合电流，确保正常工作。一般切口方向保持在11～1点位置。调整电刀位置到最适合进行切开的位置后，助手逐渐收紧切开刀钢丝，使电刀钢丝与欲切开的组织密切接触，术者踩下凝切踏板，进行乳头切开术。术中需时时调整切刀方向，不时放松电刀钢丝，密切与术者配合。在送切开刀插入部时，导丝往往会向胆道深部移位，故在送进电刀插入部时应时时注意调整导丝位置，向前送一段导管，向外抽出一点导丝，可防止导丝进入太深。待切开刀暴露在内镜视野时，术者掌握电刀送入深度，进行乳头切开。注意：此时高频电回路已建立，术者及助手都要注意绝缘，不要用无橡皮防护部分的身体接触患者。电刀在伸出内镜前端之前，绝对不能踩下凝切踏板，否则会造成内镜损坏。切开过程中发生切口出血，如出血量不大，可先不予处理，待切开及取石或支架植入完成后再处理，有时小量出血会自行停止；如出血量大时，先以0.6% ~0.8%去甲肾上腺素盐水从电刀注射器接口注入，冲洗切口，待视野清晰后，再在切口周围组织中注射1：10 000肾上腺素盐水止血。如见小动脉搏动性出血，可以止血夹止血。经上述处理后出血不止，可进行DSA止血处理。此时首先要保持镇静，建立静脉通道，给予患者吸氧，做好心理护理，严密监测血压、脉搏等生命体征等。术中患者突然烦躁不安，诉有腹痛，腹部触诊呈板状腹，可能是发生肠穿孔。这时首先进行X线透视，看有无膈下游离气体。若怀疑穿孔，应立即退镜，以胃肠减压后视患者情况予以处理。

二、取石篮取石术的配合

根据结石大小、性状，选择合适取石篮。将检查证实完好的取石篮收回至塑料外套管中交给术者，待术者将取石篮由内镜前端部伸出并插入胆管中后，在X线监视下待术者将网篮送过结石后，将取石篮张开，术者上下抖动将结石抓入网篮中，助手慢慢收紧网篮，结石被网篮套紧。此时网篮不能完全收回至塑料套管中，透视下见网篮呈圆形。术者慢慢将取石篮向胆总管下端拉，助手注意，在结石未随取石篮拉出胆管以前，不能将取石篮松开，但也不能收得过紧，以防网篮钢丝嵌入结石中，不能松开；待结石从胆管内拉出至十二指肠后，松开取石篮，术者反复抖动取石篮，结石从取石篮中脱出，掉入十二指肠。如结石过大，取石篮越不过结石或张不开，可缓慢注射稀薄造影剂，使胆管扩张，在胆管壁与结石之间形成空隙，使取石篮越过结石并张开。如胆管宽，结石小，取石篮不易捕捉，可改用梅花形取石篮或球囊导管进行取石。如结石过大而乳头切口小，或结石下端胆管狭窄，结石不易拉出而嵌顿在取石篮内。这种情况不要惊慌，可将结石推入上端扩张胆总管内，一边抖动取石篮，一边将生理盐水注入取石篮注水孔，以水的冲力冲击嵌顿结石，使之慢慢与网篮分开；若嵌顿太紧，网篮松解不开，可剪断取石篮手柄，退出内镜，换用Soehendra体外碎石装置。

三、球囊导管取石术的配合

根据胆管扩张情况选择合适球囊，抽空球囊中气体，将球囊导管交给术者，自钳子管道中伸出，插入至胆管中；在X线监视下可见球囊导管上球囊上下两端标记，待此标记越过结石后，按胆管扩张程度注入球囊规定容量以内的空气，闭锁球囊通道，术者由上向下牵拉球囊，使结石向胆总管末端移动，直至最后结石从乳头切口排出。注意：如结石多为多角形或碎石后的碎块，很容易损坏球囊。如注气后在X线屏幕上看不到球囊充气影，说明球囊已破，应更换球囊或改用取石篮取石。肝内胆管结石常需借助导丝引导球囊导管进行取石。胆管内结石取尽后，应选用球囊导管造影。术者将球囊导管插至肝总管起始部，助手经导管注入造影剂，注意应先排尽需注入造影剂的管腔内气体，使造影剂充盈整个管腔。术者缓缓向下拉导管的速度与助手注射造影剂的速度相一致，使胆管完全充盈造影剂，直到球囊到达壶腹部。术者停止下拉导管，助手亦停止注射造影剂，摄取X线片。

四、胆管柱形球囊扩张术的配合

选择合适大小柱形球囊，将已插入胆管的导丝尾端插入柱形球囊导管的先端，在X线监视下延导丝将导管插入。在送入导管时导丝往往会向胆管深部移动，故应注意时时调整导丝位置，避免插得过深损伤胆管。待球囊导管送入内镜视野后，术者将导管插入乳头开口，在X线监视下将球囊放置在乳头内2～3cm处，使柱形球囊中部恰好在胆道狭窄区。接上压力表及注射器，向球囊内注气或水，根据扩张球囊型号、大小，缓慢给予相应压力，直到球囊原先成腰的部分“腰”消失。保持1～2min，放气或水，间歇扩张，一般可见乳头被扩张部位有少许渗血。扩张术毕，退出导管和导丝。

五、胆道内多引流术的配合

先行胆管造影，确认狭窄部位。根据病变狭窄程度、病变性质及十二指肠乳头口至狭窄段上缘长度选择合适长短及粗细的支架。

1. 塑料支架　一般良性病变的狭窄及某些恶性病变所致狭窄选用塑料支架。可用多种方式估算狭窄段长度，选择合适长度支架（如壶腹部狭窄一般4～5cm，胰头部肿瘤压迫成的狭窄一般为7～9cm，右肝管狭窄为10～12cm，左肝管狭窄为13～15cm）。预先冲洗润滑各管道后，正确安装支架于相应的推送器上（一体式塑料支架无须安装），将支架与推送器沿导丝置入狭窄段以上，确认支架的两端均在狭窄段以外，支架末端侧翼正好顶住十二指肠乳头。术者用推送器顶住支架，助手拉出支架内支撑及导丝，最后退出整个推送器，可见胆汁顺利流出。

2. 金属支架　一般恶性病变均选用金属支架。根据不同厂家金属支架的回缩率、狭窄段长度来计算支架长度，选择合适长度金属支架。预先冲洗润滑支架推送系统，将金属支架及其推送器沿导丝置入狭窄段以上，确认金属支架两端的标记均露出狭窄段以外。遵术者嘱咐一手固定推送器内管，一手缓慢外拉外鞘。注意配合术者使内镜下支架在乳头外的长度保持不变，透视下可见支架完全扩张后，退出推送器及导丝。

（李卫红）

参考文献

[1] 刘厚宝．消化疾病．北京：人民卫生出版社，2012.

[2] 唐丕斌．实用消化疾病诊疗学．北京：中国医药科技出版社，2010.

[3] 王一平．消化疾病．北京：人民卫生出版社，2011.

[4] 严耀东．消化科用药．北京：中国医药科技出版社，2010.

[5] 邹声泉．胆管病学．北京：人民卫生出版社，2010.

[6] 张军．消化疾病症状鉴别诊断学．北京：科学出版社，2011.

[7] 林三仁．消化内科高级教程．北京：人民军医出版社，2009.

[8] 邓长生．消化疾病急症学．北京：人民卫生出版社，2012.

[9] 钱家鸣，王莉瑛．消化疾病．北京：科学出版社，2010.

[10] 胡大一，刘玉兰．消化内科．北京：北京科学技术出版社，2010.

[11] 李益农，陆星华．消化内镜学．北京：科学技术出版社，2014.

[12] 张澍田，于中麟．消化内科临床常见疑难问题及对策．北京：清华大学出版社，2012.

[13] 隋忠国．常见消化系统疾病用药指导．北京：人民卫生出版社，2009.

[14] 傅志君．消化系统症状鉴别诊断学．北京：人民卫生出版社，2009.

[15] 徐细则，周中银，杨继元．消化系统恶性肿瘤的诊断与治疗．北京：科学出版社，2011.

[16] 刘厚钰，姚礼庆．现代内镜学．上海：复旦大学出版社，2010.

[17] 张澍田．慢性胃炎的分类及内镜诊断标准．中华消化内镜杂志，2010，1（4）：15－19.

[18] 钟延美，王帮茂，章明放，等．胃肠道间质肿瘤和平滑肌瘤的临床内镜及病理学特点研究．中华消化内镜杂志，2009，22（6）：417－418.

[19] 许国铭，李兆申．上消化道内镜学．上海：上海科学技术出版社，2008.

[20] 马丽黎，陈世耀．内镜黏膜下剥离术治疗上消化道病变．胃肠病学，2008，13（8）：495－498.

[21] 周平红，姚礼庆．内镜黏膜切除及黏膜下剥离术操作方法和技巧．中华消化内镜杂志，2014，25（11）：564－567.

[22] 施新岗，李兆申，徐丹凤，等．内镜黏膜下剥离术治疗早期胃癌．中华消化内镜杂志，2008，25（11）：574－577.

[23] 周平红，姚礼庆，徐美东，等．消化道黏膜下肿瘤的内镜黏膜下挖除术治疗．中国医疗器械信息，2010，14（10）：6－9.

[24] 令狐恩强．癌前病变与早癌内镜下切除术的演变与发展．中华消化内镜杂志，

2008, 25 (11): 562 - 564.

[25] 马丽黎，陈世耀，周平红，等．内镜黏膜下剥离术治疗上消化道病灶的初步评价．中华消化内镜杂志，2010，25：529 - 534.